高等职业教育中医药类创新教材

诊断学基础

（供中医学、中西医结合、针灸推拿、康复治疗技术等专业用）

主　编　王龙梅　蒲永莉

副主编　庞淑珍　孙永显　黄金珠　于连峰

　　　　戴小丽　谭　倩

编　委　（以姓氏笔画为序）

于连峰［山东医学高等专科学校（临沂）］

王龙梅（山东中医药高等专科学校）

孙　萌（烟台高新技术产业开发区医院）

孙永显（山东中医药高等专科学校）

宋凯丽（山东中医药高等专科学校）

邵小琳［山东医学高等专科学校（临沂）］

庞淑珍（菏泽医学专科学校）

黄金珠（南阳医学高等专科学校）

蒋　蕾（南阳医学高等专科学校）

蒲永莉（重庆三峡医药高等专科学校）

解秋菊（重庆三峡医药高等专科学校）

谭　倩（重庆三峡医药高等专科学校）

戴小丽（江苏医药职业学院）

中国健康传媒集团

中国医药科技出版社

内容提要

本教材是全国高等职业教育中医药类创新教材之一，根据本套教材的编写指导思想，结合中医药类专业培养目标和本课程的教学目标与任务要求编写而成。涵盖了中医执业助理医师资格考试、基层岗位专业需求等内容。本教材以培养技能型、应用型人才为目标，注重与临床岗位衔接，阐述了疾病诊断的基础理论、基本知识和基本技能。本教材为书网融合教材，配套资源有PPT、视频、题库等，教学资源多样化、立体化。本教材供全国高职高专院校中医学、中西医结合、针灸推拿、康复治疗技术等专业使用。

图书在版编目（CIP）数据

诊断学基础 / 王龙梅，蒲永莉主编 . —北京：中国医药科技出版社，2022.8
高等职业教育中医药类创新教材
ISBN 978-7-5214-3188-9

I. ①诊⋯ II. ①王⋯②蒲⋯ III. ①诊断学—高等职业教育—教材 IV. ①R44

中国版本图书馆CIP数据核字（2022）第078652号

美术编辑 陈君杞
版式设计 南博文化

出版 **中国健康传媒集团** | 中国医药科技出版社
地址 北京市海淀区文慧园北路甲22号
邮编 100082
电话 发行：010-62227427 邮购：010-62236938
网址 www.cmstp.com
规格 889×1194mm $\frac{1}{16}$
印张 31
字数 955千字
版次 2022年8月第1版
印次 2022年8月第1次印刷
印刷 三河市万龙印装有限公司
经销 全国各地新华书店
书号 ISBN 978-7-5214-3188-9
定价 93.00元

获取新书信息、投稿、为图书纠错，请扫码联系我们。

版权所有 盗版必究
举报电话：010-62228771
本社图书如存在印装质量问题请与本社联系调换

《高等职业教育中医药类创新教材》

建设指导委员会

主 任 委 员

吴少祯（中国健康传媒集团董事长）

袁志勇（山东中医药高等专科学校党委书记）

战文翔（山东中医药高等专科学校校长）

副主任委员

荆雪宁（山东中医药高等专科学校副校长）

范　真（南阳医学高等专科学校副校长）

沈　力（重庆三峡医药高等专科学校副校长）

葛淑兰（山东医学高等专科学校副校长）

蒋继国（菏泽医学专科学校副校长）

覃晓龙（遵义医药高等专科学校副校长）

何　坪（重庆医药高等专科学校副校长）

高璀乡（江苏医药职业学院副校长）

张明理（中国医药科技出版社执行董事、经理）

委　　　员

沈　伟（山东中医药高等专科学校教务处处长）

刘荣志（南阳医学高等专科学校教务处处长）

孙　萍（重庆三峡医药高等专科学校发展规划处处长）

来卫东（山东医学高等专科学校教务处副处长）

代爱英（菏泽医学专科学校教务处处长）

刘　亮（遵义医药高等专科学校教务处副处长）

兰作平（重庆医药高等专科学校教务处处长）

王庭之（江苏医药职业学院教务处处长）

张炳盛（山东中医药高等专科学校教务教辅党总支原书记）

张明丽（南阳医学高等专科学校中医系党委书记）

苏绪林（重庆三峡医药高等专科学校中医学院院长）

王　旭（菏泽医学专科学校中医药系主任）

于立玲（山东医学高等专科学校科研处副处长）

冯育会（遵义医药高等专科学校中医学系副主任）

万　飞（重庆医药高等专科学校中医学院院长）

周文超（江苏医药职业学院医学院党总支书记）

办公室主任

范志霞（中国医药科技出版社副总编辑、副经理）

徐传庚（山东中医药高等专科学校中医系原主任）

数字化教材编委会

主　编　王龙梅　蒲永莉

副主编　庞淑珍　孙永显　黄金珠　于连峰
　　　　戴小丽　谭　倩

编　委　（以姓氏笔画为序）
　　　　于连峰［山东医学高等专科学校（临沂）］
　　　　王龙梅（山东中医药高等专科学校）
　　　　孙　萌（烟台高新技术产业开发区医院）
　　　　孙永显（山东中医药高等专科学校）
　　　　宋凯丽（山东中医药高等专科学校）
　　　　邵小琳［山东医学高等专科学校（临沂）］
　　　　庞淑珍（菏泽医学专科学校）
　　　　黄金珠（南阳医学高等专科学校）
　　　　蒋　蕾（南阳医学高等专科学校）
　　　　蒲永莉（重庆三峡医药高等专科学校）
　　　　解秋菊（重庆三峡医药高等专科学校）
　　　　谭　倩（重庆三峡医药高等专科学校）
　　　　戴小丽（江苏医药职业学院）

出版说明

中医药职业教育是医药职业教育体系的重要组成部分,肩负着培养中医药行业多样化人才、传承中医药技术技能、促进就业创业的重要职责。为深入贯彻落实国务院印发的《中医药发展战略规划纲要（2016—2030年）》《国家职业教育改革实施方案》和教育部等九部门印发的《职业教育提质培优行动计划（2020—2023年）》等文件精神,充分体现教材育人功能,适应"互联网+"新时代要求,满足中医药事业发展对高素质技术技能中医药人才的需求,在"高等职业教育中医药类创新教材"建设指导委员会的指导下,中国医药科技出版社启动了本套教材的组织编写工作。

本套教材包含21门课程,主要特点如下。

一、教材定位明确,强化精品意识

本套教材认真贯彻教改精神,强化精品意识,紧紧围绕专业培养目标要求,认真遵循"三基""五性"和"三特定"的原则,在教材内容的深度和广度上符合中医类专业高职培养目标的要求,与特定学制、特定对象、特定层次的培养目标相一致,力求体现"专科特色、技能特点、时代特征"。以中医药类专业人才所必需的基本知识、基本理论、基本技能为教材建设的主题框架,充分体现教材的思想性、科学性、启发性、先进性和适用性,注意与本科教材和中职教材的差异性,突出理论和实践相统一,注重实践能力培养。

二、落实立德树人,体现课程思政

党和国家高度重视职业教育事业的发展,落实立德树人是教材建设的根本任务。本套教材注重将价值塑造、知识传授和能力培养三者融为一体,在传授知识和技能的同时,有机融入中华优秀传统文化、创新精神、法治意识,弘扬劳动光荣、技能宝贵、创造伟大的时代风尚,注重加强医德医风教育,着力培养学生"敬佑生命、救死扶伤、甘于奉献、大爱无疆"的医者精神,弘扬精益求精的专业精神、职业精神、工匠精神和劳模精神,以帮助提升学生的综合素质和人文修养。

三、紧跟行业发展,精耕教材内容

当前职业教育已经进入全面提质培优的高质量发展阶段。教育部印发的《"十四五"职业教育规划教材建设实施方案》强调:教材编写应遵循教材建设规律和职业教育教学规律、技术技能人才成长规律,紧扣产业升级和数字化改造,满足技术技能人才需求变化,依据职业教育国家教学标准体系,对接职业标准和岗位能力要求。本套教材编写以学生为本,以岗位职业需求为标准,以促进就业和适应产业发展需求为导向,以实践能力培养为重点,增加实训内容和课时的设置,力争做到课程内容与职业标准对接、教学过程与生产过程对接,突出鲜明的专业特色。内容编写上注意与时俱进,注重吸收融入行业发展的新知识、新技术、新方法,以适应当前行业发展的趋势,实现教材与时代的融合,以提高学生创造性解决实际问题的能力。

四、结合岗位需求，体现学考结合

为深入贯彻执行《国家职业教育改革实施方案》中推动的1+X证书制度，本套教材充分考虑学生考取相关职业资格证书、职业技能等级证书的需要，将岗位技能要求、劳动教育理念、国家执业助理医师资格考试等有关内容有机融入教材，突出实用和实践。教材理论内容和实训项目的设置涵盖相关考试内容和知识点，做到学考结合，满足学生在学习期间取得各种适合工作岗位需要的职业技能或资格证书的需求，以提升其就业创业本领。

五、配套数字教材，丰富教学资源

本套教材为书网融合教材，编写纸质教材的同时，重视数字资源配套增值服务的建设，通过教学课件PPT、思维导图、视频微课、题库等形式，丰富教学资源，利用中国医药科技出版社成熟的"医药大学堂"智能化在线教学平台，能够实现在线教学、在线评价、在线答疑、在线学习、在线作业、在线考试、在线互动等功能，极大提升教学手段，满足教学管理需要，为提高教育教学水平和质量提供支撑。

六、以学生为本，创新编写形式

本套教材在编写形式上坚持创新，在内容设置上注重模块化编写形式，整套教材设立相对统一的编写模块，模块设计分为"必设模块"和"选设模块"两种类型。"必设模块"是每本教材必须采用的栏目，使整套教材整齐划一。"选设模块"是每本教材根据课程的特点自行设计，目的是增强课堂互动和教材的可读性，提高学习的目的性和主动性。模块设置注重融入中医经典，融入课程思政，融入职业技能与中医助理执业医师资格考试内容，凸显本轮中医学专业教材编写的"传承创新"特色。

为编写出版一套高质量的精品教材，本套教材建设指导委员会的专家给予了很多宝贵的、建设性的指导意见，参编的几十所院校领导给予了大力支持和帮助，教材的编写专家均为一线优秀教师，他们业务精良，经验丰富，态度认真严谨，为本套教材的编写献计献策、精益求精、无私奉献，付出了辛勤的汗水和努力，在此一并表示衷心感谢。

本套教材目标明确，以满足高等职业院校中医药类专业教育教学需求和应用型中医药学人才培养目标要求为宗旨，旨在打造一套与时俱进、教考融合、特色鲜明、质量优良的中医类高职教材。希望本套教材的出版，能够得到广大师生的欢迎和支持，为促进我国中医类相关专业的职业教育教学改革和人才培养做出积极贡献。希望各院校师生在教材使用中提出宝贵意见或建议，以便不断修订完善，为下一轮教材的修订工作奠定坚实基础。

中国医药科技出版社

2022年6月

本教材的编写以《国家职业教育改革实施方案》（国发〔2019〕4号）的总体要求和目标为指导，按照医药卫生行业用人要求，基于临床工作过程，突出高职高专临床专业特色，围绕高职高专中医药类专业人才培养目标，遵守与医考、医改、教改相结合的原则，与最新国家执业助理医师资格考试大纲接轨。教材注重综合素质培养，使其具有理论性、知识性和能力性；注重面向社会，面向岗位，使其具有实用性和适用性；注重面向未来和发展，使其体现科学性和先进性，力求成为培养高职高专中医药类临床专业人才的必备教材。

诊断学是联系基础医学与临床医学的桥梁课程，在医学教育中占有重要地位。通过本书的学习，使学生系统掌握诊断的基础理论、基本知识和基本技能，学会利用正确的方法和技巧获取临床资料，以科学的思维方式综合分析做出初步诊断，并能完成规范的病历书写，为从事临床工作打下坚实的基础。本教材供全国中医药高职高专院校中医学专业及医学相关专业使用，亦可作为中医学、中西医结合、针灸推拿、康复治疗技术等专业技术人员的临床参考用书。

本教材的编写采用章前岗位情景模拟导入，章中设置课堂互动、知识拓展，章末设置目标检测，重点知识回顾。新增加思政课堂，把思政教育与医学专业知识紧密结合，最终达到传授知识、掌握技能、立德树人、培养新时代合格医学生的目的。教材同时提供多媒体融合配套增值服务，实现纸质教材与数字教材融合，教师和学生可以登录中国医药科技出版社"医药大学堂"智能化在线学习平台，充分利用平台提供的电子教材、PPT、题库和微课等教学资源，可满足教师日常教学、在线教学和学生自学等多种需求。

本教材采取分工编写、集体审定、主编把关的原则。教材的编写分工如下：绪论由王龙梅编写，第一篇由戴小丽、解秋菊编写；第二篇由庞淑珍编写；第二篇由王龙梅、邵小琳、宋凯丽、蒲永莉、孙萌编写；第四篇由于连峰、孙永显、王龙梅编写，第五篇由蒋蕾、于连峰编写，第六篇由黄金珠、庞淑珍编写，第七、八篇由谭倩、孙萌编写，第九篇实训实练由蒲永莉、王龙梅编写。数字化教材的编写分工同纸质教材。

本教材在编写过程中得到了中国医药科技出版社和各参编单位的大力支持。编写过程中，参考了万学红、卢雪峰主编的《诊断学》，李广元、周艳丽主编的《诊断学基础》第4版教材，熊洁琳、张新鹃主编的《诊断学》，以及其他一些专家、学者的著作和文献中部分内容，在此一并表示最真诚的谢意！

尽管编写团队在编写过程中，费心构思、精心推敲，付出巨大努力，但难免有不足之处，恳请各院校教师、学生和其他读者在使用过程中提出宝贵意见，以便下次修订和完善。

《诊断学基础》编委会

2022年5月

CONTENTS 目录

绪论 …………………………………………… **001**

第一篇　常见症状

第一章　呼吸系统症状 ………………… **005**

第一节　呼吸困难 ……………………… 005
第二节　咯血 …………………………… 008
第三节　咳嗽与咳痰 …………………… 009

第二章　消化系统症状 ………………… **012**

第一节　腹痛 …………………………… 012
第二节　腹泻 …………………………… 015
第三节　便秘 …………………………… 017
第四节　恶心与呕吐 …………………… 018
第五节　呕血与便血 …………………… 020

第三章　循环系统症状 ………………… **023**

第一节　胸痛 …………………………… 023
第二节　心悸 …………………………… 025

第四章　泌尿系统症状 ………………… **027**

第一节　血尿 …………………………… 027

第二节　尿频、尿急、尿痛 …………… 029
第三节　少尿、多尿和无尿 …………… 030

第五章　神经精神系统症状 …………… **032**

第一节　头痛 …………………………… 032
第二节　眩晕 …………………………… 034
第三节　意识障碍 ……………………… 037

第六章　运动系统症状 ………………… **040**

第一节　腰背痛 ………………………… 040
第二节　关节痛 ………………………… 043
第三节　抽搐与惊厥 …………………… 046

第七章　其他系统症状 ………………… **049**

第一节　发热 …………………………… 049
第二节　水肿 …………………………… 054
第三节　发绀 …………………………… 058
第四节　黄疸 …………………………… 060

第二篇　问诊

第一章　问诊的重要性与医德要求 …… **067**

第一节　问诊的概念与重要性 ………… 067
第二节　问诊的医德要求 ……………… 067

第二章　问诊的内容 …………………… **069**

第三章　问诊的方法与技巧 …………… **073**

第一节　问诊的基本方法 ……………… 073
第二节　重点问诊的方法 ……………… 074
第三节　特殊情况的问诊技巧 ………… 075

第三篇　体格检查

第一章　体格检查概述 ················ 079

第一节　常用器具和物品 ········· 079
一、必要的器具和物品 ·········· 079
二、选择性的器具和物品 ········ 079
三、体格检查的注意事项 ········ 079

第二节　基本方法 ··············· 080
一、视诊 ······················ 080
二、触诊 ······················ 080
三、叩诊 ······················ 082
四、听诊 ······················ 083
五、嗅诊 ······················ 084

第二章　一般检查 ··············· 086

第一节　全身状态检查 ··········· 086
一、性别 ······················ 086
二、年龄 ······················ 087
三、生命体征 ·················· 087
四、发育与营养状态 ············ 088
五、意识状态 ·················· 090
六、面容与表情 ················ 090
七、体位与步态 ················ 091

第二节　皮肤检查 ··············· 092
一、颜色 ······················ 092
二、湿度 ······················ 093
三、弹性 ······················ 093
四、皮疹 ······················ 094
五、出血 ······················ 094
六、蜘蛛痣与肝掌 ·············· 094
七、水肿 ······················ 095
八、皮下结节 ·················· 095
九、毛发 ······················ 095

第三节　淋巴结检查 ············· 095
一、表浅淋巴结分布 ············ 095
二、检查方法 ·················· 096
三、淋巴结肿大的临床意义 ······ 097

第三章　头部检查 ················ 098

第一节　头发与头皮 ············· 098
一、头发 ······················ 098
二、头皮 ······················ 098

第二节　头颅外形 ··············· 098
一、头颅的大小与外形 ·········· 098
二、头颅运动 ·················· 099

第三节　颜面及其器官 ··········· 099
一、眼 ························ 099
二、耳 ························ 102
三、鼻 ························ 103
四、口腔 ······················ 104
五、腮腺 ······················ 106

第四章　颈部检查 ··············· 107

一、颈部外形与分区 ············ 107
二、颈部姿势与运动 ············ 107
三、颈部血管 ·················· 107
四、甲状腺 ···················· 108
五、甲状腺肿大的临床意义 ······ 109
六、气管 ······················ 110

第五章　胸部检查 ··············· 111

第一节　胸部的体表标志与分区 ··· 111
一、骨骼标志 ·················· 111
二、垂直线标志 ················ 112
三、自然陷窝 ·················· 113

第二节　胸壁、胸廓与乳房 ······· 114
一、胸壁 ······················ 114
二、胸廓 ······················ 114
三、乳房 ······················ 115

第三节　肺及胸膜 ··············· 117
一、视诊 ······················ 117
二、触诊 ······················ 118
三、叩诊 ······················ 119

四、听诊 ……………………………… 121

第四节　呼吸系统常见疾病的症状和体征… 124

一、慢性阻塞性肺疾病 ……………… 124

二、支气管哮喘 …………………… 124

三、肺炎链球菌肺炎 ……………… 124

四、胸腔积液 ……………………… 125

五、气胸 …………………………… 125

第五节　心脏检查 …………………… 126

一、视诊 …………………………… 126

二、触诊 …………………………… 127

三、叩诊 …………………………… 128

四、听诊 …………………………… 130

第六节　血管检查 …………………… 137

一、脉搏 …………………………… 137

二、血压 …………………………… 138

三、血管杂音及周围血管征 ……… 139

第七节　循环系统常见疾病的症状和体征… 140

一、心力衰竭 ……………………… 140

二、心包积液 ……………………… 141

三、心脏瓣膜病 …………………… 141

六、脾脏触诊 ……………………… 156

七、胆囊触诊 ……………………… 157

八、肾脏触诊 ……………………… 158

九、膀胱触诊 ……………………… 158

第四节　叩诊 ………………………… 159

一、腹部叩诊音 …………………… 159

二、肝脏和胆囊叩诊 ……………… 159

三、胃泡鼓音区及脾脏叩诊 ……… 159

四、移动性浊音 …………………… 160

五、肾叩诊 ………………………… 160

六、膀胱叩诊 ……………………… 161

第五节　听诊 ………………………… 161

一、肠鸣音 ………………………… 161

二、振水音 ………………………… 161

三、血管杂音 ……………………… 162

第六节　腹部常见疾病的症状和体征 …… 162

一、消化性溃疡 …………………… 162

二、急性腹膜炎 …………………… 163

三、急性阑尾炎 …………………… 164

四、肠梗阻 ………………………… 164

第六章　腹部检查 …………………… 144

第一节　腹部的体表标志与分区 ………… 144

一、腹部体表标志 ………………… 144

二、腹部分区 ……………………… 145

第二节　视诊 ………………………… 147

一、腹部外形 ……………………… 147

二、呼吸运动 ……………………… 148

三、腹壁静脉 ……………………… 148

四、胃肠型和蠕动波 ……………… 149

五、腹壁皮肤 ……………………… 149

六、上腹部搏动 …………………… 150

第三节　触诊 ………………………… 150

一、腹壁紧张度 …………………… 150

二、压痛及反跳痛 ………………… 150

三、腹部包块 ……………………… 152

四、液波震颤 ……………………… 153

五、肝脏触诊 ……………………… 154

第七章　生殖器、肛门、直肠检查 …… 166

第一节　男性生殖器检查 ……………… 166

一、阴茎 …………………………… 166

二、阴囊 …………………………… 167

三、前列腺 ………………………… 168

四、精囊 …………………………… 168

第二节　女性生殖器检查 ……………… 168

一、外生殖器 ……………………… 168

二、内生殖器 ……………………… 169

第三节　肛门与直肠检查 ……………… 169

一、检查体位 ……………………… 170

二、检查方法 ……………………… 170

第八章　脊柱与四肢检查 …………… 173

第一节　脊柱检查 …………………… 173

一、脊柱弯曲度 …………………… 173

二、脊柱活动度 …………………… 174

三、脊柱压痛与叩击痛 ……………… 176
四、脊柱检查的特殊试验 …………… 176
第二节 四肢检查 ……………………… 177
一、形态异常 …………………………… 177
二、运动功能障碍 …………………… 180

第九章 神经系统检查 ……………… 181

第一节 脑神经检查 …………………… 181
一、嗅神经 ……………………………… 181
二、视神经 ……………………………… 182
三、动眼神经、滑车神经、展神经 … 182
四、三叉神经 …………………………… 182
五、面神经 ……………………………… 182
六、位听神经 …………………………… 183
七、舌咽神经、迷走神经 …………… 183
八、副神经 ……………………………… 183
九、舌下神经 …………………………… 184
第二节 运动功能检查 ………………… 184
一、肌力检查 …………………………… 184
二、肌张力检查 ……………………… 184
三、不随意运动检查 ………………… 185

四、共济运动检查 …………………… 185
第三节 感觉功能检查 ………………… 186
一、浅感觉检查 ……………………… 186
二、深感觉检查 ……………………… 186
三、复合感觉检查 …………………… 186
四、感觉障碍 …………………………… 187
第四节 神经反射检查 ………………… 187
一、生理反射 …………………………… 187
二、病理反射 …………………………… 190
三、脑膜刺激征 ……………………… 191
四、拉赛克征 …………………………… 192
第五节 自主神经功能检查 ………… 192
一、眼心反射 …………………………… 192
二、卧立位试验 ……………………… 192
三、竖毛反射 …………………………… 192
四、皮肤划痕试验 …………………… 193
第六节 神经系统常见疾病的症状和体征 … 193
一、蛛网膜下腔出血 ………………… 193
二、特发性面神经炎 ………………… 193
三、重症肌无力 ……………………… 193
四、帕金森病 …………………………… 193

第四篇 实验室检查

第一章 血液学检查 ……………… 196

第一节 血液一般检查 ………………… 196
一、标本采集 …………………………… 196
二、红细胞一般检查 ………………… 197
三、白细胞一般检查 ………………… 199
四、血细胞相应参数 ………………… 202
五、血小板一般检查 ………………… 205
第二节 血栓与止血检查 …………… 205
一、毛细血管抵抗力试验 …………… 205
二、出血时间 …………………………… 205
三、血块收缩试验 …………………… 206
四、凝血时间 …………………………… 206
五、活化部分凝血活酶时间 ………… 206

六、凝血酶原时间 …………………… 206
七、凝血酶时间 ……………………… 207
八、纤维蛋白原检测 ………………… 207
第三节 骨髓细胞学检查 …………… 207
一、骨髓检查的方法 ………………… 207
二、正常骨髓象 ……………………… 208
第四节 血型鉴定与交叉配血试验 ……… 208
一、ABO 血型系统 …………………… 209
二、Rh 血型鉴定 ……………………… 210

第二章 排泄物、分泌物及体液检查 … 211

第一节 尿液检查 ……………………… 211
一、尿液标本采集和保存 …………… 211
二、尿液一般性状检查 ……………… 212

三、尿液化学检查 ………………… 213
四、尿液显微镜检查 ……………… 215
第二节 粪便检查 ……………………… 217
一、标本采集 …………………… 218
二、一般性状检查 ……………… 218
三、粪便化学检查 ……………… 219
四、粪便显微镜检查 …………… 220
第三节 脑脊液检查 …………………… 220
一、标本采集 …………………… 220
二、一般性状检查 ……………… 220
三、化学检查 …………………… 221
四、显微镜检查 ………………… 222
第四节 浆膜腔积液检查 ……………… 223
一、标本采集 …………………… 223
二、一般性状检查 ……………… 224

第三章 肾脏功能实验室检查 ………… 226
第一节 肾小球功能检查 ……………… 226
一、标本采集 …………………… 226
二、肾小球功能检查 …………… 227
第二节 肾小管功能检查 ……………… 229
一、昼夜尿比重试验 …………… 229
二、尿渗量测定 ………………… 229
第三节 肾小球与肾小管功能试验 …… 230
一、β_2-微球蛋白测定 …………… 230
二、α_1-微球蛋白（游离）测定 …… 230
三、视黄醇结合蛋白（游离）测定 … 230
四、血尿酸检测 ………………… 230

第四章 肝脏功能实验室检查 ………… 232
第一节 蛋白质代谢检查 ……………… 232
一、血清总蛋白、清蛋白测定 … 232
二、血清蛋白电泳 ……………… 233
第二节 胆红素代谢检查 ……………… 234
第三节 血清酶学检查 ………………… 234
一、血清转氨酶测定 …………… 234
二、血清碱性磷酸酶 …………… 235
三、γ-谷氨酰转移酶测定 ……… 236

第五章 临床常用生物化学检查 ……… 237
第一节 血清电解质检查 ……………… 237
一、血清钾测定 ………………… 237
二、血清钠测定 ………………… 238
三、血清钙测定 ………………… 238
四、血清氯测定 ………………… 239
五、血清磷测定 ………………… 239
六、血清铁测定 ………………… 240
第二节 血清脂类检查 ………………… 240
一、血清总胆固醇测定 ………… 240
二、血清三酰甘油测定 ………… 240
三、血清乳糜微粒测定 ………… 241
四、血清高密度脂蛋白测定 …… 241
五、血清低密度脂蛋白测定 …… 241
六、血清脂蛋白（a）测定 …… 241
七、血清载脂蛋白A-Ⅰ测定 … 242
八、血清载脂蛋白B测定 ……… 242
第三节 血糖及其相关检查 …………… 242
一、空腹血糖测定 ……………… 242
二、糖化血红蛋白测定 ………… 243
三、血清胰岛素测定 …………… 243
四、口服葡萄糖耐量试验 ……… 243
第四节 心肌酶和心肌蛋白检查 ……… 244
一、肌酸激酶测定 ……………… 244
二、血清肌酸激酶同工酶测定 … 244
三、乳酸脱氢酶测定 …………… 245
四、乳酸脱氢酶同工酶测定 …… 245
五、心肌肌钙蛋白T测定 ……… 245
六、心肌肌钙蛋白I测定 ……… 245
七、脑钠肽测定 ………………… 246
第五节 其他血清酶检查 ……………… 246
一、血清淀粉酶测定 …………… 246
二、血清脂肪酶测定 …………… 246
三、血清胆碱酯酶测定 ………… 247
第六节 内分泌激素 …………………… 247
一、甲状腺素和游离甲状腺素测定 … 247
二、三碘甲状腺原氨酸和游离三碘甲状腺
原氨酸测定 ………………… 248

三、促甲状腺激素测定 ……………… 248
四、生长激素测定 …………………… 248
五、促肾上腺皮质激素测定 ………… 249

第六章　临床常用免疫学检查………… **250**

第一节　血清免疫球蛋白与补体检查 …… 250
一、血清免疫球蛋白测定 …………… 250
二、血清补体测定 …………………… 251

第二节　细胞免疫检查 ……………… 251
一、T淋巴细胞花结形成试验 ……… 251
二、B细胞分化抗原检测 …………… 252
三、自然杀伤细胞免疫检测 ………… 252

第三节　肿瘤标记物检查 …………… 252
一、蛋白质肿瘤标志物检测 ………… 252
二、糖类肿瘤标志物检测 …………… 253
三、酶类肿瘤标志物检测 …………… 254

第四节　自身抗体检查 ……………… 255
一、类风湿因子测定 ………………… 255
二、抗核抗体测定 …………………… 255
三、抗甲状腺球蛋白抗体测定 ……… 255
四、抗甲状腺微粒体抗体测定 ……… 256

第五节　感染免疫检查 ……………… 256
一、血清抗链球菌溶血素"O"试验 … 256

二、幽门螺杆菌抗体检测 …………… 256
三、C-反应蛋白检测 ………………… 256
四、结核分枝杆菌抗体和DNA测定 …… 257
五、肥达反应 ………………………… 257

第七章　临床常用病原学检查………… **258**

第一节　标本采集 …………………… 258
一、采集方法 ………………………… 258
二、注意事项 ………………………… 259

第二节　常见细菌病原学检查 ……… 259

第三节　病毒性肝炎检查 …………… 260
一、甲型肝炎病毒标志物检查 ……… 260
二、乙型肝炎病毒标志物检查 ……… 261
三、丙型肝炎病毒标志物检查 ……… 262
四、丁型肝炎病毒标志物检查 ……… 263
五、戊型肝炎病毒标志物检查 ……… 263

第四节　常见性传播疾病病原体检查 …… 264
一、梅毒血清学检查 ………………… 264
二、获得性免疫缺陷病病原体测定 … 264
三、淋病病原体检测及DNA测定 ……… 265
四、非淋菌尿道炎病原体检测 ……… 265
五、生殖器疱疹和尖锐湿疣病原体检测 … 265
六、软下疳病原体检测 ……………… 266

第五篇　医学影像诊断

第一章　X线、CT与MRI诊断 ……… **268**

第一节　成像技术与临床应用 …………… 269
一、X线成像 ………………………… 269
二、CT成像 …………………………… 272
三、MRI成像 ………………………… 274

第二节　呼吸系统 …………………… 278
一、检查方法 ………………………… 278
二、正常影像学表现 ………………… 279
三、异常影像学表现 ………………… 282
四、常见疾病影像诊断 ……………… 286

第三节　循环系统 …………………… 292
一、检查方法 ………………………… 292

二、正常影像学表现 ………………… 293
三、异常影像学表现 ………………… 295
四、常见疾病影像诊断 ……………… 297

第四节　消化系统 …………………… 299
一、检查方法 ………………………… 299
二、正常影像学表现 ………………… 300
三、异常影像学表现 ………………… 302
四、常见疾病影像诊断 ……………… 304

第五节　泌尿系统 …………………… 307
一、检查方法 ………………………… 307
二、正常影像学表现 ………………… 308
三、异常影像学表现 ………………… 309

四、常见疾病影像诊断 …………… 310

第六节　生殖系统 …………… 312
　一、检查方法 ………………… 312
　二、正常影像学表现 ………… 312
　三、常见疾病影像诊断 ……… 313

第七节　骨骼肌肉和关节系统 …………… 314
　一、检查方法 ………………… 314
　二、正常影像学表现 ………… 315
　三、异常影像学表现 ………… 317
　四、常见疾病影像诊断 ……… 319

第八节　中枢神经系统 ……… 322
　一、检查方法 ………………… 322
　二、正常影像学表现 ………… 322
　三、异常影像学表现 ………… 323
　四、常见疾病影像诊断 ……… 324

第九节　头颈部 ……………… 326
　一、检查方法 ………………… 326

二、正常影像学表现 …………… 327
三、异常影像学表现 …………… 328
四、常见疾病影像诊断 ………… 329

第二章　超声诊断………………… **332**

第一节　超声诊断的基础知识 ………… 332
第二节　超声诊断的临床应用 ……… 335
　一、肝脏常见疾病的超声表现 ……… 335
　二、胆囊常见疾病的超声表现 ……… 336
　三、胰腺常见疾病的超声诊断 ……… 337
　四、脾脏常见疾病的超声表现 ……… 338
　五、肾脏常见疾病的超声表现 ……… 338
　六、膀胱常见疾病的超声表现 ……… 339
　七、妇科常见疾病的超声表现 ……… 340
　八、心脏常见疾病的超声诊断 ……… 341
　九、乳腺疾病的超声诊断 …………… 343
　十、甲状腺疾病的超声表现 ………… 344

第六篇　器械检查

第一章　心电图………………… **346**

第一节　心电图基本知识 ………… 347
　一、心电图产生原理 ………… 347
　二、心电图导联体系 ………… 349
　三、心电图各波段的组成和命名 ……… 351
　四、心电图描记的操作方法 … 352

第二节　心电图的测量和正常数据 … 354
　一、心电图的测量 …………… 354
　二、正常心电图各波段波形特点和正常值 … 356

第三节　心房肥大和心室肥厚 … 358
　一、心房肥大 ………………… 358
　二、心室肥厚 ………………… 359

第四节　心肌缺血与ST-T改变 ……… 361
　一、心肌缺血的心电图类型 … 361
　二、临床意义 ………………… 363
　三、鉴别诊断 ………………… 363

第五节　心肌梗死 ……………… 363

一、基本图形 …………………… 363
二、心肌梗死的图形演变及分期 ……… 364
三、心肌梗死的定位诊断 ……… 365
四、心肌梗死的分类 …………… 365
五、心肌梗死合并其他病变 …… 366
六、心肌梗死的鉴别诊断 ……… 366

第六节　心律失常 ……………… 367
　一、概述 ……………………… 367
　二、窦性心律及窦性心律失常 ………… 367
　三、期前收缩 ………………… 369
　四、异位性心动过速 ………… 371
　五、扑动与颤动 ……………… 372
　六、传导异常 ………………… 374

第七节　电解质紊乱和药物影响 … 378
　一、电解质紊乱 ……………… 378
　二、药物影响 ………………… 378

第八节　心电图的分析方法和临床应用 … 379
　一、心电图的分析方法和步骤 ………… 379

二、心电图的临床应用 ············· 380

第二章　肺功能检查 ················ **381**

第一节　通气功能检查 ············· 381
　一、肺容积 ·················· 382
　二、通气功能 ················ 383
第二节　换气功能检查 ············· 385
　一、通气/血流比值 ············ 385
　二、肺泡弥散功能 ············· 386
第三节　小气道功能检查 ··········· 386
　一、闭合容积 ················ 386
　二、最大呼气流量–容积曲线 ····· 386

三、频率依赖性肺顺应性 ············· 387
第四节　血气分析和酸碱测定 ············ 387
　一、血气分析指标 ··············· 388
　二、酸碱测定指标 ··············· 389

第三章　内镜检查 ·················· **391**

第一节　内镜检查基本知识 ············· 391
第二节　常用内镜检查 ··············· 392
　一、上消化道内镜检查 ············· 392
　二、结肠镜检查 ················ 394
　三、超声内镜检查 ··············· 396
　四、支气管镜检查 ··············· 397

第七篇　诊断方法与病历书写

第一章　诊断疾病的步骤和临床
　　　　思维方法 ················ **402**

第一节　诊断疾病的步骤 ··········· 402
　一、搜集临床资料 ············· 403
　二、分析、综合、评价资料 ······· 404
　三、提出初步诊断 ············· 404
　四、验证或修正诊断 ··········· 404
第二节　临床思维方法 ············· 405
　一、临床思维的要素 ··········· 405
　二、临床思维的方法 ··········· 405
　三、诊断思维的基本原则 ········ 406
　四、诊断思维中应注意的问题 ····· 407

第三节　临床诊断的内容 ············· 408
　一、诊断的内容 ················ 408
　二、诊断的格式 ················ 409
　三、诊断书写要求 ··············· 409

第二章　病历书写 ················· **410**

第一节　病历书写的基本要求 ············ 410
第二节　病历书写的种类、格式及内容 ··· 412
　一、住院病历 ················· 412
　二、门（急）诊病历 ············· 420
　三、表格式住院病历 ············· 421
第三节　电子病历 ·················· 421

第八篇　临床常用诊断技术

第一节　胸膜腔穿刺术 ············· 426
　一、适应证 ·················· 426
　二、禁忌证 ·················· 426
　三、术前准备 ················ 426
　四、操作步骤 ················ 427
　五、注意事项 ················ 427
　六、并发症 ·················· 427

第二节　腹膜腔穿刺术 ··············· 428
　一、适应证 ··················· 428
　二、禁忌证 ··················· 428
　三、术前准备 ················· 428
　四、操作步骤 ················· 429
　五、注意事项 ················· 429
第三节　腰椎穿刺术 ················ 429

一、适应证 ················ 430
二、禁忌证 ················ 430
三、术前准备 ·············· 430
四、操作步骤 ·············· 430
五、注意事项 ·············· 431
第四节　骨髓穿刺术 ·········· 431
一、适应证 ················ 431
二、禁忌证 ················ 431
三、术前准备 ·············· 431
四、操作步骤 ·············· 431
五、注意事项 ·············· 432
第五节　眼底检查术 ·········· 432
一、术前准备 ·············· 432
二、操作步骤 ·············· 432
三、注意事项 ·············· 433
第六节　导尿术 ············· 433

一、适应证 ················ 433
二、禁忌证 ················ 433
三、术前准备 ·············· 433
四、操作步骤 ·············· 434
五、注意事项 ·············· 434
第七节　心包腔穿刺术 ········ 434
一、适应证与禁忌证 ········· 435
二、术前准备 ·············· 435
三、操作步骤 ·············· 435
四、注意事项 ·············· 435
第八节　肝脏穿刺术 ·········· 435
一、适应证与禁忌证 ········· 436
二、术前准备 ·············· 436
三、操作步骤 ·············· 436
四、注意事项 ·············· 437

第九篇　实训实练

实训实练一　一般检查 ········ 440
实训实练二　头部检查 ········ 441
实训实练三　颈部检查 ········ 442
实训实练四　胸廓及肺脏检查 ··· 442
实训实练五　心脏检查 ········ 443

实训实练六　腹部检查 ········ 444
实训实练七　脊柱及四肢检查 ······ 446
实训实练八　神经反射检查 ········ 447
实训实练九　全身体格检查 ········ 449

附　录

临床检验参考值 ············· 453

　　诊断学是阐述诊断疾病的基础理论、基本技能和基本方法的一门学科，是医学生从医学基础课程过渡到临床各科的桥梁课程。诊断疾病是医学生最重要和最基本的临床实践活动，也是医生认识疾病、研究疾病客观规律的过程。"诊"是通过问诊、体格检查、实验室检查及其他辅助检查收集临床资料的过程。"断"是对获得的临床资料进行综合归纳、分析比较，结合临床各科知识由表及里，去伪存真，揭示疾病本质，得出准确而完善的结论。正确的诊断来自科学的诊断步骤和缜密的诊断思维，熟练地掌握诊断学的基础理论、基本知识和基本技能，是对疾病做出正确诊断的前提。只有正确的诊断才能有正确恰当的治疗。医学生务必高度重视、全面掌握其知识与技能，为进一步学习临床医学的各科课程奠定基础。

一、诊断学的内容

　　诊断学内容包括病史采集、体格检查、实验室检查、其他辅助检查、诊断和病历书写及临床诊断技术等内容。

　　1. **常见症状**　本教材介绍了呼吸系统、消化系统、循环系统、泌尿系统、神经系统、运动系统及其他临床较为常见的症状。症状是指患者患病之后自身的体验和感觉。在疾病的早期，机体往往缺乏器质性或形态学方面的改变，只是处于功能或病理生理改变的阶段，而患者可以更早地陈述某些特殊的感受，如头晕、心悸、气短、乏力、眩晕等症状。这些异常感觉能够较早地提示疾病的存在，对于早期发现疾病、诊断疾病具有重要意义。症状一般通过问诊获知。

　　2. **问诊**　是医生通过对患者或相关人员进行全面、系统询问而获得临床资料的一种诊断方法，又称病史采集。通过问诊可以了解疾病的发生、发展、诊治经过、既往健康状况和生活经历等情况，对诊断具有极其重要的意义。有经验的临床医生常常通过问诊即可对某些患者提出准确诊断，如胆道蛔虫病、消化性溃疡、上呼吸道感染、心绞痛、癫痫、泌尿系结石等。采集病史是医生诊治患者的第一步，正确的方法和良好的问诊技巧，使患者感受到医生的亲切和可信，有信心与医生合作，对医嘱有更好的依从性，这对诊治疾病十分重要。本教材主要介绍问诊的内容、方法与技巧等。

　　3. **体格检查**　体格检查是指医生运用自己的感觉器官或借助于简单的诊断工具（听诊器、血压计、叩诊锤、体温计）对患者进行系统的检查，从而客观地了解和评估身体状况的一系列基本的检查方法。包括视诊、触诊、叩诊、听诊和嗅诊。通过体格检查，可以发现患者的客观异常表现如肝大、脾大、肺部啰音、心脏杂音等，这就是体征。体征是诊断疾病的重要依据，也是所有医学生必须掌握的基本技能。本教材主要介绍基本检查方法、一般检查和全身各部位检查等。

　　4. **实验室检查**　是运用物理、化学和生物学、免疫学等实验室方法对患者的血液、体液、分泌物、排泄物、组织细胞等标本进行观察和测定，目的是获得反映机体功能状态、病理变化、病因等客观资料。它对于协助疾病的诊断、进行病情观察、制定治疗措施、判断患者的预后等具有重要意义。当实验室检查结果与临床表现不相符时，应结合临床症状和体征来分析，必要时进行复查。对于化验结果偶然的阳性或阴性不应作为肯定或否定某一诊断的依据。本教材主要介绍血液检查，分泌物、排泄物检查，肝肾功能检查，临床常用生物化学、免疫学、病原学检查等。

　　5. **影像学检查**　是利用X线成像、计算机体层成像（computed tomography，CT）、磁共振成像（magnetic

resonance imaging，MRI）、超声成像（ultrasonography，USG）、核素显像等成像技术，显示人体内部形态与功能信息，从而了解人体解剖结构与功能状况及病理变化，以达到诊断疾病的目的。同时在医学成像技术引导下应用介入器材，可对人体疾病进行微创性诊断和治疗。主要包括X线检查、超声检查、计算机体层成像检查（CT）、磁共振成像检查等，尤其是X线检查、超声检查和计算机体层成像检查已广泛运用于我国各级医疗机构，应用范围及诊断价值也越来越大。

6. 器械检查 西医学的发展已无法离开医疗器械的发展，自1816年听诊器的发明和1850年医用体温计问世以来，医疗器械随着科学技术的进步已被广泛应用于临床，某些辅助检查的结果已成为某些疾病诊断的确切依据，部分操作可以进行疾病的治疗，如内镜下息肉的摘除，胸腔化疗等。在临床工作中，可根据具体情况，恰当选择。

（1）心电图检查 是临床常用器械检查方法之一，其操作简便且对人体无创伤，已成为某些疾病尤其是心血管疾病如心律失常、心肌缺血、心肌梗死等重要的检查方法。心电图检查利用心电图机在体表间接记录心脏每一心动周期产生电活动变化的曲线图形，即为心电图。本章主要介绍心电图常用导联、心电图描记的操作方法、正常心电图、常见异常心电图。

（2）肺功能检查 包括通气功能、气体交换功能、小气道功能、血气分析和酸碱度测定等检查项目，肺功能检查可对患者呼吸功能的基本状况做出评价，是胸、肺疾病的重要检查内容。本章主要介绍临床常用肺功能检查的项目及正常成人参考值与临床意义。

（3）内镜检查 又称内窥镜，是通过物理成像的原理，将一根配有灯光的管子经人体的自然孔道或切口部位插入，用以窥视人体内部结构和病理变化，用来进行诊断和治疗的一类医疗器械，是各种内脏器官医疗用镜的总称。目前常用的内镜检查包括胃镜、十二指肠镜、小肠镜、结肠镜、腹腔镜、胆道镜、支气管镜、膀胱镜等。本章主要介绍内镜检查的原理、临床应用和常用内镜检查的操作技术。

7. 诊断与病历书写 医生将收集到的各种临床资料：采集的病史、体格检查的体征、辅助检查的结果等进行综合分析、推理判断，得出一个对患者所患疾病符合临床思维逻辑的结论，即初步诊断。如果将上述诊断过程的有关资料加以整理，进行归纳、分析形成医疗活动记录，即形成病历。病历是记载疾病发生、发展和转归的诊疗记录，是进行诊断和治疗的依据，也是临床教学、科研和信息管理的基本资料，同时也是医疗服务质量评价、医疗保险赔付参考的主要依据，更是具有法律效力的医疗文件，是涉及医疗纠纷和诉讼的重要依据。因此，书写完整而规范的病历是每个医生必须掌握的一项基本功。本篇主要介绍疾病诊断的步骤、临床思维的方法及病历书写的格式与内容。

二、诊断学的学习方法

1. 明确学习目的 树立全心全意为人民服务的精神，具备救死扶伤的职业道德，培养严谨求实的科学态度和团队协作精神，做一名具有高尚医德修养的医务工作者。

2. 掌握扎实基础理论 作为医学生，必须重视理论知识的学习与更新，刻苦钻研，切实掌握基础理论、基本知识，善于归纳总结，将各科知识融会贯通，提高临床思维能力。面对临床上出现的复杂疾病表现，要本着实事求是的态度，发扬理论联系实际的作风，全面运筹，科学思维，综合分析、判断，使自己的思维和推理力求符合客观实际情况，从而提高诊断的准确性。

3. 强化基本技能训练 诊断学是一门实践性很强的学科，需要重视临床实践能力的培养，加强动手能力，反复练习，规范操作，能熟练运用基本检查技能，进行系统、全面、重点、有序的体格检查。

4. 培养严谨临床思维 临床思维方法是医生认识疾病、诊断疾病和治疗疾病等临床实践过程中一种推理方法。科学的临床思维方法除要求医生具有丰富的医学知识外，还需具备哲学、社会学、生物学、心理学等诸多学科的知识，需要经过反复的临床实践训练。它是开启诊断和治疗大门的钥匙，是医生认识疾病、处理疾病的能力体现。医学生应精于思考，刻苦钻研，培养自己独立思考的能力。

（王龙梅）

第一篇
常见症状

第一章　呼吸系统症状

第二章　消化系统症状

第三章　循环系统症状

第四章　泌尿系统症状

第五章　神经精神系统症状

第六章　运动系统症状

第七章　其他系统症状

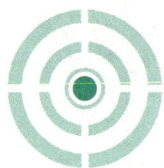

学习目标

知识要求：

1. 掌握常见症状的主要临床表现、病因及临床意义。
2. 熟悉常见症状的伴随症状（该症状本系统及其他系统的伴随症状）。
3. 了解常见症状的发病机制。

能力要求：

1. 熟练掌握各系统常见症状的问诊要点。
2. 学会应用学过的知识，发现疾病症状，结合伴随症状及其他情况，初步推导出可能的诊断。

🍎 思政课堂

中国外科之父——裘法祖

裘法祖，中国著名医学家，现代普通外科主要开拓者，肝胆外科和器官移植外科主要创始人和奠基人之一，晚期血吸虫病外科治疗开创者，中国科学院资深院士，被誉为"中国外科之父"，其刀法以精准见长，被医学界称为"裘氏刀法"。

20世纪50年代，他开创了中国晚期血吸虫病外科治疗，为上百万患者开辟生命之路；20世纪70年代，他主持门静脉高压外科治疗，手术时间缩短3小时，治愈率提高到80%以上，这一成果获首届全国科学大会奖；20世纪80年代，他主持创建了中国第一个器官移植机构，率先开展器官移植研究。他主持的肝移植至今保持"手术例数最多"和"存活时间最长"两项全国纪录。他改进的胃大部切除手术，胃肠吻合前先缝扎胃黏膜下层血管，使手术后吻合口出血大为减少；改变国外切除胃体积75%以上的老规则，切除部分仅稍稍超过50%，术后患者不会发生小胃症状，溃疡又不会复发，远期效果令人满意。

裘法祖的手术操作和手术风格，对国内普通外科产生巨大影响，被公认为中国外科界的"一把宝刀"。他操作稳、准、快、细，在不少疑难复杂及再次手术中独具"绝招"。他被称为外科全才，其手术之精准，被誉为"要划破两张纸，下面的第三张一定完好"。从医近70年，裘法祖施行手术无数，未错一刀。每次手术前后，他一定要亲自清点每一件手术器械、每一块纱布，他的手术台被认为是最安全的手术台。

他说："德不近佛者不可以为医，才不近仙者不可以为医。"他也一直以此为标准严格地要求自己。裘老精湛医术、高尚医德、大爱情怀，赢得了海内外患者的尊敬，我们要向以裘老为代表的老一辈医学家学习，成长为德才兼备的高素质医学人才。

症状是指患者主观感受到的不适、痛苦等异常感觉，和某些客观的病态改变。有些症状只有患者主观的感觉，如疼痛、眩晕等；有些症状主观客观均有异常，如发热、黄疸等；甚至有些症状主观无异常，客观检查才发现，如黏膜出血、腹部包块等；还有一些如肥胖、消瘦、尿量异常等，需通过一些具体的客观评定指标才能确定。以上各种表现，包括了一些体征，广义上均为症状。

知悉患者的症状是问诊的主要内容，也是医患沟通的第一步，是诊断与鉴别诊断的重要线索和依据，是反映患者病情的重要指标之一。症状的多样性和异质性，以及不同疾病的重叠性，在诊断疾病时务必结合临床各种资料，进行综合分析，切忌草率诊断。

临床症状很多，本篇分系统介绍临床较为常见的症状。

第一章 呼吸系统症状

PPT

岗位情景模拟 1

王某，女，32岁。近1个月来出现呼吸费力，无胸痛，偶有咳嗽，就诊我院。查体见患者两颧紫红，口唇发绀。

问题与思考

1. 对该患者应重点询问什么？
2. 该患者最可能的病因是什么？

答案解析

第一节 呼吸困难

呼吸困难是指患者主观上感觉空气不足、呼吸费力，客观上出现呼吸用力，严重时鼻翼扇动、张口呼吸、端坐位，甚至发绀，并有辅助呼吸肌参与运动，出现呼吸深度、频率与节律的改变。

【病因】

（一）呼吸系统疾病

1. **气道阻塞** 常见于喉、气管、支气管等气道炎症、水肿、异物或肿瘤压迫所致呼吸道狭窄或阻塞及支气管哮喘、慢性阻塞性肺疾病等。

课堂互动 1-1

气胸为什么会引起呼吸困难？

答案解析

2. **肺部疾病** 肺炎、肺结核、肺脓肿、肺不张、肺水肿、肺淤血等。
3. **胸廓疾病** 严重胸廓畸形、胸腔积液、气胸、广泛胸膜粘连、胸部外伤、结核等。
4. **呼吸肌功能障碍** 重症肌无力、脊髓灰质炎、急性多发性神经根神经炎、药物导致呼吸肌麻痹等；膈肌麻痹、腹腔积液、腹腔巨大肿瘤、妊娠末期等影响膈肌运动所致。

（二）循环系统疾病

各种原因导致左心、右心衰竭，心包压塞，肺栓塞，肺动脉高压等。

（三）其他

1. **中毒** 糖尿病酮症酸中毒，吗啡、氰化物、有机磷农药、一氧化碳中毒等。
2. **血液病** 严重贫血、高铁血红蛋白血症、硫化血红蛋白血症等。

3. **神经精神性疾病**　颅脑疾病如脑外伤、脑出血、脑炎、脑膜炎、脑肿瘤等；精神因素如癔症、过度焦虑等。

【发病机制与临床表现】

（一）肺源性呼吸困难

见于呼吸系统疾病引起的通气、换气功能障碍，导致缺氧、二氧化碳潴留。临床常分为以下三种类型。

1. **吸气性呼吸困难**　见于喉部、气管、大支气管的狭窄与阻塞。患者吸气显著费力，严重者吸气时呼吸肌极度用力，胸腔负压增加，出现胸骨上窝、锁骨上窝和肋间隙明显凹陷，称为"三凹征"。可伴干咳、高调吸气性喉鸣音。

2. **呼气性呼吸困难**　见于支气管哮喘、慢性阻塞性肺疾病、弥漫性泛细支气管炎等。患者呼气缓慢费力，呼吸时间明显延长，多伴呼气相哮鸣音。主要是由于肺泡弹性减弱、小支气管的痉挛或狭窄所致。

3. **混合性呼吸困难**　见于重症肺炎、肺结核、大面积肺栓塞或梗死、气胸、胸腔大量积液、广泛胸膜增厚、弥漫性肺间质疾病等。患者吸气及呼气时均费力、呼吸频率增快、深度变浅，可伴呼吸音异常。主要是由肺或胸膜腔病变，导致呼吸面积减少、换气功能障碍。

（二）心源性呼吸困难

见于左心、右心或全心衰竭，左心衰竭时呼吸困难尤为严重。

1. **左心衰竭引起的呼吸困难**

（1）基础心脏疾病　风湿性心瓣膜病、高血压性心脏病、冠状动脉粥样硬化性心脏病等。

（2）发病机制　①肺淤血，气体弥散功能降低；②肺泡张力增高，刺激牵张感受器，通过迷走神经反射兴奋呼吸中枢；③肺泡弹性减退，肺活量减少；④肺循环压力升高，反射性刺激呼吸中枢。

（3）临床表现　多为混合性呼吸困难，活动加重，休息减轻或消失；卧位明显，立位或坐位减轻；患者往往被迫采取半坐或半卧位，称端坐呼吸；两肺底部或全肺闻及湿啰音；改善左心功能（应用强心剂、利尿剂和血管扩张剂）后，呼吸困难随之好转。

急性左心衰竭时，常可出现夜间阵发性呼吸困难，表现为夜间睡眠时突感胸闷气急，惊醒后被迫坐起，惊恐不安。轻者数分钟至数十分钟后症状减轻、消失；严重者出现发绀、端坐呼吸、咯粉红色浆液性泡沫痰，伴哮鸣音，两肺底闻及较多湿啰音，心率加快，可有奔马律，称为"心源性呼吸困难"。

2. **严重右心衰竭时引起呼吸困难**

（1）基础心脏疾病　见于慢性肺源性心脏病、一些先天性心脏病或由左心衰发展而来。此外，也可见于各种原因导致的心包积液。

（2）发病机制　①右心房、上腔静脉压增高，刺激压力感受器，可反射性地兴奋呼吸中枢；②血氧含量减少，代谢产物如乳酸、丙酮酸等增多，刺激呼吸中枢；③淤血性肝大、腹腔积液和胸腔积液，限制呼吸运动，影响肺的气体交换。

（3）临床表现　程度较左心衰竭轻，主要由于大量心包渗液导致心脏压塞、心包纤维性增厚、钙化、缩窄，限制心脏舒张，引起体循环淤血出现呼吸困难。

（三）中毒性呼吸困难

1. **代谢性酸中毒**

（1）病因　糖尿病酮症、尿毒症等。

（2）发病机制　血液中酸性代谢产物增多，刺激颈动脉窦、主动脉体化学感受器，甚至直接刺激呼吸中枢导致呼吸困难。

（3）临床表现　出现Kussmaul呼吸，也称酸中毒大呼吸，呼吸深长而规则，可伴鼾音。

2. 药物中毒

（1）病因　某些药物如吗啡类、巴比妥类等中枢抑制药物以及有机磷农药中毒等。

（2）发病机制　抑制呼吸中枢，导致呼吸困难。

（3）临床表现　呼吸缓慢、变浅伴有呼吸节律异常的改变。如出现潮式呼吸（Cheyne-Stokes呼吸）或间停呼吸（Biots呼吸）等。

3. 化学毒物中毒

（1）一氧化碳中毒　形成碳氧血红蛋白　失去携氧能力，机体因缺氧导致呼吸困难。

（2）苯胺类、亚硝酸盐中毒　使血红蛋白变为高铁血红蛋白，失去携带氧的能力。

（3）氰化物中毒　抑制细胞色素氧化酶的活性，影响细胞呼吸作用，导致组织缺氧，引起呼吸困难。

（四）神经精神性呼吸困难

1. 神经性呼吸困难

（1）病因　多见于重症颅脑疾病，如脑出血、脑炎、脑膜炎、脑脓肿、脑外伤及脑肿瘤等。

（2）发病机制　颅内压增高，供血减少，刺激呼吸中枢。

（3）临床表现　呼吸变深变缓，常伴呼吸节律改变，如双吸气样（抽泣样）呼吸、呼吸遏制（吸气突然停止）等。

2. 精神性呼吸困难

（1）病因　多见于癔症、焦虑症患者。

（2）发病机制　多为过度通气，引发呼吸性碱中毒。

（3）临床表现　呼吸浅快，伴叹息样呼吸，出现手足搐搦，严重时可出现意识障碍。

（五）血源性呼吸困难

多见于重度贫血、高铁或硫化血红蛋白血症等，导致红细胞携氧量下降，血氧含量降低，出现呼吸浅快，伴心率增快；此外，休克或大出血时，出现血压下降和缺氧，刺激呼吸中枢，也可使呼吸浅快。

【伴随症状】

1. **伴发热**　多见于感染性疾病，如肺炎、胸膜炎、肺结核、肺脓肿、急性心包炎等。

2. **伴咳嗽与咳痰**　多见于肺炎、肺脓肿、支气管扩张、慢性阻塞性肺疾病等；伴粉红色泡沫痰见于急性左心衰。

3. **伴单侧胸痛**　多见于气胸、肺癌、肺栓塞、胸膜炎、大叶性肺炎，急性心肌梗死等。

4. **伴意识障碍**　多见于脑出血、脑膜炎、尿毒症、肺性脑病、急性中毒、糖尿病酮症酸中毒等。

5. **发作性呼吸困难伴哮鸣音**　多见于支气管哮喘、心源性哮喘；突发重度呼吸困难多见于气管异物、自发性气胸、急性喉头水肿、大面积肺栓塞等。

【问诊要点】

1. 诱因

（1）基础疾病　有无心、肺、肾疾病，代谢性疾病。

（2）直接诱因　有无毒物、药物摄入史，有无颅脑外伤史，有无头痛、意识障碍。

2. 起病情况　急性左心衰、气管与支气管异物、气胸、肺栓塞、中毒等多为突然发作的呼吸困难；慢性阻塞性肺疾病、间质性肺疾病等多为渐进性呼吸困难。

3. 呼吸困难特点　表现为哪种类型的呼吸困难，发作与活动、体位的关系。

4. 伴随症状 有无咯血、胸痛、咳嗽、咯痰、发热等。

第二节 咯 血

咯血是指喉及喉以下的呼吸道及肺部出血，经口腔咯出。少量咯血仅有痰中带血，大咯血可堵塞呼吸道，导致窒息。口腔、鼻腔等上呼吸道出血不属于咯血范畴。咯血还需与呕血鉴别（详见本篇第二章第五节）。

【病因与发病机制】

（一）呼吸系统疾病

1. 支气管疾病 常见于支气管扩张、支气管肺癌、支气管结核、慢性支气管炎等，发生机制主要是毛细血管通透性增加，或支气管黏膜下血管破裂，引起出血经口腔咯出。

2. 肺部疾病 在我国引起咯血的首要病因为肺结核（多为浸润型、空洞型和干酪样肺结核），此外还可见于肺栓塞、肺淤血、肺炎、肺脓肿、肺寄生虫病、肺含铁血黄素沉着症等。结核、炎症病变引起毛细血管通透性增高，血液渗出，出现痰中带血或小血块；病灶侵蚀小血管，血管破裂，会造成中等量咯血；肺小动脉瘤破裂或动静脉瘘破裂，则会造成大咯血。

（二）心血管疾病

多见于二尖瓣狭窄、先天性心脏病、原发性肺动脉高压、肺栓塞等。其发生机制是肺淤血，造成肺泡壁或支气管内膜毛细血管破裂，或支气管黏膜下层静脉曲张破裂，出现痰中带血、小量咯血或大咯血，有时出现粉红色泡沫样痰或暗红色黏稠血痰。

（三）其他

1. 血液病 白血病、血友病、血小板减少性紫癜、再生障碍性贫血等。

2. 传染病 流行性出血热、肺出血型钩端螺旋体病等。

3. 风湿性疾病 系统性红斑狼疮、结节性多动脉炎、白塞病、Wegener肉芽肿等。

4. 子宫内膜异位症 气管、支气管的子宫内膜异位症等。

【临床表现】

（一）年龄

1. 儿童 慢性咳嗽伴少量咯血，出现小细胞低色素性贫血，须排查特发性含铁血黄素沉着症。

2. 青壮年 多见于肺结核、支气管扩张、二尖瓣狭窄等。

3. 中老年 40岁以上有长期吸烟史，应高度警惕支气管肺癌。

（二）咯血量

1. 小量咯血 24小时咯血量在100ml以内。见于支气管肺癌，表现为持续性或间断性痰中带血；慢性支气管炎、支原体肺炎为痰中带血或血性痰，多伴剧烈咳嗽。

2. 中等量咯血 24小时咯血量100~500ml，可见于二尖瓣狭窄。

3. 大量咯血 24小时咯血量大于500ml或一次咯血100~500ml，多见于空洞型肺结核、支气管扩张、慢性肺脓肿。

（三）颜色和性状

肺结核、支气管扩张、肺脓肿和出血性疾病引起的咯血多为鲜红色；大叶性肺炎多为铁锈色血痰，肺吸虫病和肺泡出血也可出现铁锈色血痰；克雷伯杆菌肺炎为砖红色胶冻样痰；左心衰肺水肿时出现大量浆液性粉红色泡沫痰；二尖瓣狭窄咯血呈暗红色；肺栓塞为暗红色黏稠血痰。

【伴随症状】

1. **伴发热**　多见于肺结核、肺炎、肺脓肿，也可见于支气管肺癌、流行性出血热、肺出血型钩端螺旋体病等。
2. **伴呛咳**　多见于支气管肺癌、支原体肺炎等。
3. **伴脓痰**　多见于肺脓肿、支气管扩张、空洞型肺结核继发细菌感染等。
4. **伴胸痛**　多见于肺炎链球菌性肺炎、肺结核、肺栓塞（梗死）、支气管肺癌等。
5. **伴黄疸**　多见于钩端螺旋体病、肺栓塞、肺炎链球菌性肺炎等。
6. **伴杵状指（趾）**　多见于肺脓肿、支气管扩张、支气管肺癌等。
7. **伴皮肤黏膜出血**　多见于血液病、风湿病、肺出血型钩端螺旋体病、流行性出血热等。

【问诊要点】

1. **咯血与呕血的鉴别**　出血是咯出还是呕出；出血有无基础病因及前驱症状；出血的颜色及有无混合物等。
2. **症状特点**　发病年龄及咯血性状。
3. **个人史**　职业、饮食习惯、居住地、月经史等。
4. **伴随症状**　是否伴发热、胸痛、咳嗽咳痰等。

第三节　咳嗽与咳痰

咳嗽与咳痰是临床最常见的症状之一。咳嗽是一种保护性反射，通过咳嗽清除呼吸道异物或分泌物，但频繁地咳嗽影响工作和休息时即为病理状态。咳痰是通过咳嗽，将气管、支气管的分泌物，或肺泡内的渗出液排出。

【病因】

咳嗽与咳痰的病因很多，除呼吸系统相关疾病外，心血管疾病、神经因素及某些药物及心理因素等也可引起咳嗽和（或）咳痰。

（一）呼吸系统疾病

1. **呼吸道疾病**　呼吸道感染是最常见的原因，如肺部细菌（含结核分枝杆菌）、病毒、真菌、支原体、寄生虫感染及肺部肿瘤等。此外，呼吸道黏膜受到物理（异物，或肺泡内分泌物进入小气道）或化学刺激，也可引起咳嗽。如咽炎、喉癌、喉结核等引起干咳；气管支气管炎、支气管扩张、支气管哮喘、支气管结核、过敏等引起咳嗽咳痰。

2. **胸膜疾病**　胸膜炎、胸膜间皮瘤、自发性气胸、胸腔穿刺等均可引起咳嗽。

（二）心血管疾病

二尖瓣狭窄或其他病因引起左心衰，出现肺淤血、肺水肿，浆液性或血性渗出至肺泡及支气管内，引起咳嗽和咳痰。体循环或右心静脉栓子脱落，造成肺栓塞，也可引起咳嗽。

（三）中枢神经因素

皮肤受冷、鼻黏膜与咽喉部黏膜受刺激时，引起反射性咳嗽。正常人可随意引起咳嗽或抑制咳嗽，因此会出现习惯性、心理性咳嗽等。

（四）其他因素

高血压患者服用血管紧张素转化酶抑制剂后出现难以抑制的干性咳嗽，胃食管反流病也会引起咳嗽。

【发病机制】

咳嗽是由于各感受区，包括耳、鼻、咽、喉、支气管、胸膜等受到刺激，由迷走神经、舌咽神经和三叉神经的感觉纤维传入延髓咳嗽中枢，再将冲动传给运动神经，包括喉下神经、膈神经和脊髓神经，引起咽肌、膈肌和其他呼吸肌的运动来完成咳嗽动作。表现为深吸气后，声门关闭，继之突然剧烈地呼气，气体冲出声门裂隙发出声音产生咳嗽。

咳痰是一种病态现象。支气管黏膜腺体和杯状细胞正常情况下，只分泌少量黏液，以保持呼吸道湿润。但当呼吸道发生炎症时，黏膜出现充血、水肿，黏液分泌增多，毛细血管壁通透性增加，浆液渗出增多。这些黏液与渗出液，混合被吸入呼吸道的尘埃及损坏的组织，随咳嗽排出体外。

【临床表现】

（一）咳嗽的性质

1. **干性咳嗽**　即咳嗽无痰或痰极少，多见于咽喉炎、喉癌、急性支气管炎初期、支气管异物、气管受压、支气管肿瘤、胸膜疾病、二尖瓣狭窄、原发性肺动脉高压等。

2. **湿性咳嗽**　即咳嗽有痰，多见于慢性支气管炎、肺炎、肺脓肿、支气管扩张和空洞型肺结核等。

（二）咳嗽的时间与规律

1. **突发性咳嗽**　多见于吸入刺激性气体，或异物、肿瘤、淋巴结压迫气管引起。

2. **发作性咳嗽**　见于百日咳、咳嗽变异性哮喘等。

3. **夜间咳嗽**　多见于左心衰竭、咳嗽变异性哮喘。

4. **长期慢性咳嗽**　多见于慢性支气管炎、支气管扩张、肺脓肿及肺结核等。

（三）咳嗽的音色

1. **声音嘶哑**　多见于声带炎症，或肿瘤压迫一侧喉返神经。

2. **咳嗽声音低微或无力**　多见于声带麻痹、极度衰弱患者，也可见于严重肺气肿。

3. **犬吠样咳嗽**　又称鸡鸣样咳嗽，多见于百日咳、会厌、喉部疾病或气管受压，出现连续的阵发性剧烈咳嗽，伴高调吸气回声。

4. **金属音咳嗽**　多见于纵隔肿瘤、支气管癌或主动脉瘤直接压迫主支气管。

（四）痰的性状和痰量

1. **痰量**　健康人几乎无痰，急性呼吸道炎症时痰量少，支气管扩张、肺脓肿、支气管胸膜瘘等痰量多。肺泡细胞癌会出现日咳数百至上千毫升浆液泡沫痰。

痰量多时静置后出现分层现象：上层为泡沫，中层为浆液或浆液脓性，下层为坏死物质。

2. **痰的性质**　可分为浆液性、黏液性、脓性和血性等。肺水肿、肺泡细胞癌等为浆液性痰。急慢性支气管炎、肺结核、支气管哮喘、大叶性肺炎初期等多为黏液性痰。肺炎、支气管扩张、肺脓肿等化脓性细菌引起的下呼吸道感染多为脓性痰。呼吸道黏膜受侵害、损害毛细血管或血液渗入肺泡可出现血性痰。

3. **痰的颜色与气味**　肺水肿时出现粉红色泡沫痰；大叶性肺炎（即肺炎球菌感染）典型表现为铁锈色痰；金黄色葡萄球菌感染痰呈金黄色；真菌感染痰白黏稠且呈拉丝状；铜绿假单胞菌感染时痰液呈黄绿色或翠绿色；包虫病（棘球蚴病）时出现含粉皮样物的大量稀薄浆液性痰。厌氧菌感染时痰有恶臭味。

【伴随症状】

1. **伴发热**　多见于急性呼吸道感染、胸膜炎、肺结核等。
2. **伴脓痰**　多见于支气管扩张、肺脓肿、肺结核伴感染、支气管胸膜瘘等。
3. **伴胸痛**　多见于肺炎、胸膜炎、肺栓塞、自发性气胸、支气管肺癌等。
4. **伴咯血**　多见于肺结核、支气管扩张、支气管肺癌、二尖瓣狭窄等。
5. **伴呼吸困难**　多见于喉头水肿、支气管哮喘、慢性阻塞性肺疾病、大量胸腔积液、肺水肿、气道异物等。
6. **伴哮鸣音**　多见于支气管哮喘、心源性哮喘、慢性阻塞性肺疾病、弥漫性泛细支气管炎等。支气管肺癌多为局限性哮鸣音。
7. **伴杵状指（趾）**　多见于支气管扩张、慢性阻塞性肺疾病、肺脓肿、脓胸、支气管肺癌等。

【问诊要点】

1. **症状特点**　咳嗽的性质、程度及音色。
2. **咳嗽发作的时间、急缓及规律**　突然发作的咳嗽，多提示异物吸入等；反复发作的咳嗽，则提示呼吸系统慢性疾病。
3. **性别与年龄**　儿童咳嗽可因异物吸入所致；青壮年慢性咳嗽可为肺结核等；青年女性患者还须注意支气管扩张症、支气管结核和支气管腺瘤；有吸烟史的中老年男性出现长期咳嗽，有可能是支气管肺癌。
4. **痰的性状和量**　不同的疾病引起痰的性状和量各不相同。
5. **伴随症状**　明确诊断和鉴别诊断有重要价值。

（戴小丽）

书网融合……

| 目标检测 | 知识回顾 | 习题 |

PPT

岗位情景模拟2

徐某，男，35岁。2天前无明显诱因下出现恶心、呕吐，16小时前出现全腹钝痛，伴有轻微腹胀，无明显发热寒战，随后疼痛有缓解，患者未予重视。9小时前腹痛加剧、逐渐转移至右下腹，低热，无恶心、呕吐，来我院急诊就诊。

问题与思考

1. 对该患者应重点询问什么？
2. 该患者最可能的诊断是什么？

答案解析

第一节 腹 痛

腹痛多由腹部脏器疾病引起，但腹外与全身性疾病也可引起。腹痛的程度和性质，既受病变严重程度和病变性质影响，也受神经心理因素影响。腹痛的病因多，病理机制复杂，所以诊断前必须认真了解患者的病史，并进行全面的体格检查与必要的辅助检查，结合病理生理改变进行全面综合分析。

临床上将腹痛按起病缓急、病程长短分为急性腹痛和慢性腹痛。

【病因】

（一）急性腹痛

1. **腹腔器官急性炎症** 急性阑尾炎、急性胆囊炎、急性胃炎、急性肠炎、急性胰腺炎、急性出血坏死性肠炎等。

2. **腹膜炎症** 多由胃肠穿孔引起，少部分为自发性腹膜炎。

3. **脏器破裂** 胃肠穿孔、肝破裂、脾破裂、肠破裂、异位妊娠破裂等。

4. **脏器扭转** 绞窄性肠梗阻、肠扭转、肠系膜或大网膜扭转、卵巢囊肿蒂扭转。

5. **空腔脏器阻塞或扩张** 肠梗阻、肠套叠、泌尿系统结石、胆结石、胆道蛔虫症等。

6. **腹腔内血管阻塞** 缺血性肠病、腹主动脉瘤、门静脉血栓等。

7. **腹壁疾病** 腹壁挫伤、腹壁皮肤带状疱疹等。

8. **胸腔疾病** 心绞痛、心肌梗死、急性心包炎、肺梗死、胸膜炎、大叶性肺炎、胸椎结核、食管裂孔疝等导致的腹部牵涉痛。

9. **全身性疾病** 过敏性紫癜（腹型）、尿毒症、糖尿病酮症酸中毒、铅中毒等导致的腹痛。

（二）慢性腹痛

1. **腹腔脏器慢性炎症**　胃、十二指肠溃疡，慢性胃炎、慢性胆囊炎及其他胆道感染、慢性胰腺炎、结核性腹膜炎、克罗恩（Crohn）病、溃疡性结肠炎等。

> ✎ **知识拓展**
>
> ### 克罗恩病
>
> 克罗恩（Crohn）病是一种原因不明的肠道炎症性疾病，在胃肠道的任何部位均可发生，好发于末端回肠和右半结肠。本病和慢性非特异性溃疡性结肠炎两者统称为炎症性肠病（IBD）。本病临床表现为腹痛、腹泻、肠梗阻，伴有发热、营养障碍等肠外表现。病程多迁延，反复发作，不易根治。腹痛、腹泻和体重下降是该病的三大症状。临床又称做局限性肠炎、局限性回肠炎、节段性肠炎和肉芽肿性肠炎。
>
> 本病目前尚无根治的方法，许多患者出现并发症，需手术治疗，而术后复发率很高。本病的复发率与病变范围、病症侵袭的强弱、病程的延长、年龄的增长等因素有关，死亡率也随之增高。

2. **腹腔脏器扭转或梗阻**　慢性胃肠扭转、慢性肠梗阻、十二指肠壅滞症。
3. **脏器包膜的牵张**　肝炎、肝癌、肝脓肿、肝淤血，导致实质性脏器肿胀，包膜张力增加，导致腹痛。
4. **肿瘤压迫及浸润**　多见于恶性肿瘤，肿瘤不断生长、压迫和侵犯感觉神经。
5. **消化道的运动障碍**　功能性消化不良、肠易激综合征、胆道运动功能障碍等。
6. **中毒与代谢障碍**　尿毒症、铅中毒等。

【发病机制】

（一）内脏性腹痛

是腹内某一器官的痛觉信号经交感神经传入脊髓导致。疼痛特点为：①疼痛部位不确切，多接近腹中线；②疼痛不明显，多表现为痉挛、不适、钝痛、烧灼痛；③多有恶心、呕吐、出汗等其他自主神经兴奋表现。

（二）躯体性腹痛

是由来自腹膜壁层及腹壁的痛觉信号，经体神经传至神经根，投映到相应脊髓节段支配的皮肤引起疼痛。疼痛特点是：①定位准确，多位于单侧腹部；②多为持续、剧烈的疼痛；③可有局部的腹肌强直；④可因咳嗽、体位变化而腹痛加重。

（三）牵涉痛

是内脏性疼痛牵涉到体表，即内脏痛觉信号传至相应脊髓节段，导致该节段支配的体表部位出现疼痛。疼痛特点是：①定位明确；②程度剧烈；③多有压痛、肌紧张及感觉过敏等。

临床上某种疾病的腹痛可能涉及多种机制，如急性阑尾炎，早期为内脏性疼痛，腹痛位于脐周或上腹部，多伴恶心、呕吐；随着疾病的进展，出现牵涉痛，腹痛转移至右下腹麦氏（McBurney）点；炎症进一步发展，波及腹膜壁层后，出现剧烈的躯体性疼痛，并有肌紧张、压痛、反跳痛等腹膜刺激征表现。

【临床表现】

（一）部位

1. **解剖部位**　右上腹疼痛，多见于胆石症、胆囊炎、肝脓肿；中上腹疼痛，多见于胃、十二指肠，胰腺疾病；脐部或脐周疼痛多为小肠疾病；右下腹 McBurney 点疼痛，一般为急性阑尾炎；下腹部疼痛，多见于结肠疾病，也可见于膀胱炎、盆腔炎、异位妊娠破裂。

2. 弥漫性或部位不定的疼痛　见于机械性肠梗阻、急性弥漫性腹膜炎、急性出血坏死性肠炎、过敏性紫癜（腹型）、铅中毒、卟啉病等。

（二）程度和性质

1. 突发性或阵发性　①突发中上腹，剧烈、刀割或烧灼样疼痛，多见于胃、十二指肠溃疡破裂穿孔；②阵发性剧烈绞痛，患者辗转不安，多为胆道或泌尿系统结石；③阵发性剑突下钻顶样疼痛，为典型的胆道蛔虫症临床表现。

2. 持续性　①持续性中上腹隐痛，见于慢性胃炎，胃、十二指肠溃疡；②持续性、广泛性剧烈腹痛，伴腹壁板样强直，可能为急性弥漫性腹膜炎；③持续性上腹部钝痛，或刀割样疼痛阵发性加剧多为急性胰腺炎。

（三）发作时间

周期性、节律性上腹痛见于胃、十二指肠溃疡；餐后痛多因消化不良、胆胰疾病、胃部肿瘤；月经间期腹痛多为卵泡破裂；月经来潮相关腹痛见于子宫内膜异位症。

（四）诱因

1. 饮食史　胆囊炎或胆石症发作前常有进油腻食物史，急性胰腺炎发作前常有酗酒和（或）暴饮暴食史。

2. 外伤、手术史　腹部手术或可导致机械性肠梗阻；肝、脾破裂多因腹部受暴力引起，多为剧痛可伴休克。

（五）与体位的关系

某些体位可使腹痛加剧或减轻，见表 1-2-1。

表 1-2-1　腹痛与体位的关系

疾病	加重	减轻
反流性食管炎	躯体前屈	直立位
胃黏膜脱垂	右侧卧位	左侧卧位
十二指肠壅滞症	无	膝胸位或俯卧位
胰腺癌	仰卧位	前倾位或俯卧位

【伴随症状】

1. 伴发热　多为炎症性疾病，如急性胆囊炎、胆道感染、肝脓肿、腹腔脓肿，或感染性腹腔外疾病，发热时可同时伴有寒战。

2. 伴呕吐　呕吐量大见于胃肠道梗阻；伴反酸、嗳气见于胃炎或胃、十二指肠溃疡。

3. 伴腹泻　见于消化吸收障碍，肠道炎症、溃疡或肿瘤。

4. 伴黄疸　多见于肝胆胰疾病，也可见于急性溶血性贫血。

5. 伴血尿　多见于泌尿系统疾病，如结石等。

6. 伴休克　见于胃肠穿孔、肠扭转、绞窄性肠梗阻、急性出血性坏死性胰腺炎，腹外疾病如心肌梗死等也可引起腹痛与休克；出现贫血多见于腹腔脏器破裂。

【问诊要点】

1. **病因与诱因**　发病年龄，有无诱因，有无外伤史及腹部手术史，有无心血管事件及其他病史。
2. **起病情况**　起病情况与开始疼痛的时间。
3. **主要症状特点**　疼痛的部位与性质，疼痛的程度与发作时间，发作是间歇性还是持续性，有无牵涉痛，以及发作时的加重与缓解因素。
4. **伴随症状**　有无反酸、呕吐、腹泻、黄疸，有无休克，有无发热寒战，有无血尿，有无妊娠史等。
5. **其他**　诊疗经过及治疗效果；既往史、个人史及家族史等。

第二节　腹　泻

腹泻是指排便次数增多（每日3次以上），大便性状发生改变（如混有黏液、脓血或未消化食物）或每天粪便总量超过200g，且含水量大于80%，即为腹泻。腹泻分为急性腹泻和慢性腹泻，超过2个月为慢性腹泻。

【病因】

（一）急性腹泻

1. **肠道疾病**　多见于病毒、细菌、真菌、原虫、蠕虫等感染所引起的肠炎，此外还有急性出血性坏死性肠炎，溃疡性结肠炎、克罗恩（Crohn）病急性发作，急性缺血性肠病等。
2. **药物不良反应**　抗生素使用不当导致的抗生素相关性小肠、结肠炎；利血平、新斯的明、氟尿嘧啶等药物也可导致腹泻。
3. **急性中毒**　毒蕈、河豚、桐油、鱼胆等食物中毒；砷、铅、汞、磷等化学药物中毒。
4. **全身性感染**　败血症、伤寒与副伤寒、钩端螺旋体病等。
5. **其他**　变态反应性肠炎、过敏性紫癜、甲状腺危象、肾上腺皮质功能减退危象等。

（二）慢性腹泻

1. **消化系统疾病**

（1）胃部疾病　见于慢性萎缩性胃炎、胃大部切除术后胃酸缺乏。

（2）肠道疾病　见于肠结核、慢性痢疾（细菌性与阿米巴性）、血吸虫病、钩虫病、绦虫病等肠道感染；溃疡性结肠炎、克罗恩（Crohn）病、结肠多发性息肉、吸收不良综合征等肠道非感染性疾病；结肠绒毛状腺瘤、肠道恶性肿瘤等疾病。

（3）肝胆胰疾病　见于肝硬化、慢性胆囊炎与胆石症、胆汁淤积性黄疸；慢性胰腺炎、胰腺癌、胰腺切除术后。

2. **全身性疾病**

（1）内分泌及代谢障碍　见于甲状腺功能亢进症、糖尿病性肠病、肾上腺皮质功能减退症、血管活性肠肽（VIP）瘤、胃泌素瘤、类癌综合征等。

（2）神经功能紊乱　见于肠易激综合征。

（3）其他系统疾病　尿毒症、放射性肠炎、系统性红斑狼疮、硬皮病等。

3. **药物不良反应**　利血平、洋地黄、甲状腺素、考来烯胺、抗生素与某些抗肿瘤药物等。

【发病机制】

腹泻的某些发病因素互为因果，发病机制复杂，从病理生理角度归纳为以下五方面。腹泻往往不是单一的致病机制，可涉及多种原因，以其中之一机制占优势。

（一）分泌型腹泻

肠道分泌大量液体超过肠黏膜吸收能力。

1. 典型分泌型腹泻 霍乱弧菌外毒素引起大量水样腹泻。

2. 渗出增多性腹泻 见于肠道炎症（感染性、非感染性），如痢疾（细菌性、阿米巴）、溃疡性结肠炎、克罗恩（Crohn）病、肠结核、放射性肠炎、肿瘤溃烂等疾病。

3. 内分泌性腹泻 见于VIP瘤、胃泌素瘤等病。

（二）渗出型腹泻

炎症性肠病、感染性肠炎、缺血性肠炎、放射性肠炎等，出现肠黏膜炎症，渗出大量黏液、脓血导致腹泻。

（三）渗透型腹泻

乳糖酶缺乏，乳糖不能水解，导致肠内容物渗透压增高，阻碍肠内水分与电解质的吸收而引起腹泻；使用甘露醇、盐类泻剂等也可导致此类腹泻。

（四）动力型腹泻

肠炎、胃肠功能紊乱、甲状腺功能亢进症、糖尿病等，使肠蠕动亢进，导致肠内食糜停留时间缩短、未被充分吸收所引起的腹泻。

（五）吸收不良型腹泻

吸收不良综合征、小肠大部分切除术后、乳糜泻（小儿或成人）、热带口炎性腹泻等，肠黏膜吸收面积减少或吸收障碍所致。

【临床表现】

不同病因的腹泻在起病与病程、腹泻次数与粪便性质、与腹痛关系差异明显，见表1-2-2。

表1-2-2　急、慢性腹泻临床表现鉴别

	急性腹泻	慢性腹泻
病因	感染或食物中毒	慢性感染、非特异性炎症、消化功能障碍、吸收不良、肠道肿瘤、神经功能紊乱等
起病情况	起病急骤	起病缓慢
诱因	常有不洁饮食史，于进食后24小时内发病	无明显诱因
病程长短	病程较短，一般不超过2个月	病程较长，多超过2个月
腹泻次数	每天数次，甚至数十次	排便次数增多
粪便性质	多呈糊状或水样便，少数为脓血便	可为稀便，亦可带黏液、脓血（慢性细菌性痢疾、炎症性肠病及结肠、直肠癌等）；暗红色果酱样（阿米巴痢疾）；带黏液而无其他异常（肠易激综合征）
腹泻与腹痛的关系	常有腹痛，尤以感染性腹泻较为明显；分泌型腹泻往往无明显腹痛	小肠疾病常在脐周，便后腹痛缓解不明显；结肠病变多在下腹，便后疼痛常可缓解

【伴随症状】

1. 伴发热 见于感染性疾病，如急性细菌性痢疾、伤寒或副伤寒、肠结核、溃疡性结肠炎、克罗恩

（Crohn）病、败血症等。

2. **伴里急后重** 病变多位于直肠乙状结肠，如细菌性痢疾、直肠炎、直肠肿瘤等。

3. **伴重度失水** 多见于分泌性腹泻，如霍乱、尿毒症、细菌性食物中毒等。

4. **伴腹部包块** 见于胃肠道恶性肿瘤、肠结核、克罗恩（Crohn）病、血吸虫病性肉芽肿。

5. **伴明显消瘦** 病变多位于小肠，如胃肠道恶性肿瘤、肠结核、吸收不良综合征。

6. **伴关节痛或关节肿胀** 见于溃疡性结肠炎、克罗恩（Crohn）病、肠结核、系统性红斑狼疮、Whipple病等。

7. **伴皮疹或皮下出血** 见于败血症、过敏性紫癜、伤寒或副伤寒、麻疹、糙皮病等。

【问诊要点】

1. **病因与诱因** 有无受凉、进食高脂饮食、过度劳累及情绪紧张等诱因。

2. **起病情况与病程** 判断是急性还是慢性腹泻。

3. **主要症状特点** 排便的次数，粪便的量、颜色、性状与气味等特点。

4. **伴随症状** 有无腹痛、发热、消瘦、皮肤黏膜出血等。

5. **其他** 诊疗经过、既往史、个人史、家族史等。

第三节 便 秘

正常人一般每天排便1~2次，为黄褐色成形软便，不含异常成分。便秘是指排便次数减少，每周少于3次，伴粪便干结、排便困难等，多见于肠道疾病，也可见于其他病因，多长期持续存在，影响生活质量。

【病因与发病机制】

（一）功能性便秘

1. **生活习惯** 工作紧张、生活节奏过快、工作性质和时间变化、精神因素等干扰了正常的排便习惯；进食少、食物缺乏纤维素或水分不足，对结肠运动的刺激减少。

2. **动力不足** 年老体衰、经产妇女（尤其多产）或其他影响肠蠕动的手术后，肠肌、腹肌及盆腔肌张力差，排便推动力不足，难以将粪便排出体外，可出现慢性习惯性便秘。

3. **功能紊乱** 多见于肠易激综合征，因结肠或乙状结肠痉挛，可表现为便秘与腹泻交替。

4. **其他** 滥用泻药，形成药物依赖；结肠冗长；老年体弱，活动过少，肠痉挛导致排便困难。

（二）器质性便秘

1. **肠道疾病** 痔、肛裂、肛周脓肿或溃疡、直肠炎等直肠与肛门病变，出现肛门括约肌痉挛、排便疼痛，患者惧怕排便；结肠良、恶性肿瘤，克罗恩（Crohn）病，先天性巨结肠，或各种原因引起的肠粘连、肠扭转、肠套叠等，导致完全或不完全性肠梗阻。

2. **全身性疾病** 如脑血管意外、截瘫、尿毒症、糖尿病、多发性硬化等，使肠肌松弛、排便无力。

3. **局部病变** 子宫肌瘤等盆腔肿瘤压迫；大量腹腔积液、肌营养不良等局部病变，导致排便无力。

4. **药物不良反应** 吗啡类、抗胆碱药、钙离子拮抗剂、镇静剂、抗抑郁药等，可使肠道肌肉松弛、蠕动减少，引起便秘。

【临床表现】

1. **急性便秘**　多见于各种肠梗阻，患者有腹痛、腹胀，恶心、呕吐等表现。
2. **慢性便秘**　多无特征性表现，有自诉食欲减退、口苦、腹胀不适，有时伴轻度神经紊乱症状，如头晕、疲乏、头痛等；长期便秘会导致痔疮加重，也可出现肛裂，出现大便带血或便血；严重便秘患者，粪便坚如羊粪，伴左下腹痉挛性疼痛及下坠感。

【伴随症状】

1. **伴精神紧张**　多为功能性便秘，可随生活环境改变。
2. **伴腹部包块**　见于结肠肿瘤、Crohn病、肠结核等。
3. **伴呕吐腹痛**　见于各种原因引起的肠梗阻。
4. **便秘与腹泻交替**　见于肠结核、溃疡性结肠炎、肠易激综合征等。

【问诊要点】

1. **病因与诱因**　精神紧张、进食少及工作压力大等诱发、加重便秘的因素。
2. **起病情况与病程**　急性或慢性及具体病程时间。
3. **主要症状特点**　排便次数，粪便的性状、量，是否里急后重等。
4. **伴随症状**　有无腹痛、腹胀、发热、消瘦等。
5. **其他**　诊疗经过，既往史、个人史及家族史、饮食习惯等。

第四节　恶心与呕吐

恶心是上腹部自觉不适与紧迫欲吐感，多为呕吐前奏。呕吐则是胃出现强烈收缩，导致胃内容物经食管、口腔排出体外。

【发病机制】

呕吐中枢位于延髓，包括神经反射中枢和化学感受器触发带。神经反射呕吐中枢位于延髓外侧网状结构的背部，化学感受器触发带位于延髓第四脑室底部。神经反射呕吐中枢支配呕吐的实际动作，它接受来自消化道和身体其他部分、大脑皮质、前庭器官以及化学感受器触发带的传入冲动。化学感受器触发带本身不能直接引起呕吐动作，但可接受药物（如吗啡、洋地黄、依米丁等）与化学物质的刺激，产生传入冲动至呕吐中枢而引起呕吐。

恶心与呕吐同属于一个复杂的反射动作，一般包括恶心、干呕、呕吐三个阶段。首先是幽门收缩，贲门关闭，胃逆蠕动，胃底充盈，继而贲门开放，同时腹肌收缩，腹内压增高，迫使胃内容物通过食管、咽部而排出口外。若胃逆蠕动较弱或贲门不开，胃内容物无从排出，则表现为恶心。

【病因】

恶心与呕吐均为复杂的反射动作，可由多种原因引起。

（一）前庭功能障碍

晕动病，多在乘车、乘船或飞机时发生；伴眩晕、听力障碍多见于梅尼埃病、迷路炎等。

（二）神经精神因素

1. **颅脑损伤**　见于蛛网膜下腔出血、颅内血肿、脑挫裂伤等。
2. **颅内感染**　见于各种脑炎、脑膜炎、脑脓肿。
3. **脑血管疾病**　见于脑出血、脑血栓形成、脑栓塞、偏头痛等。
4. **精神因素**　癔症、癫痫、神经官能症等。

（三）全身性疾病

尿毒症、糖尿病酮症酸中毒、甲状腺危象、甲状旁腺危象、肾上腺皮质功能不全、低血糖、低钠血症及早孕均可引起呕吐。

（四）药物与中毒

1. **药物**　某些抗生素、抗癌药、洋地黄、吗啡等可因兴奋呕吐中枢而致呕吐。
2. **中毒**　有机磷农药、一氧化碳、乙醇、重金属等中毒均可引起呕吐。

（五）反射性呕吐

1. **咽部受刺激**　吸烟、剧咳、鼻咽部炎症或溢脓等。
2. **消化系统疾病**　急、慢性胃炎、消化性溃疡、功能性消化不良等胃、十二指肠疾病；肝炎、肝硬化、胆囊炎、胰腺炎等肝胆胰疾病；其他疾病如急性阑尾炎、肠梗阻、急性腹膜炎等。
3. **其他疾病**　泌尿系结石、急性肾盂肾炎、急性盆腔炎、异位妊娠破裂、心肌梗死、心力衰竭等。

【临床表现】

1. **呕吐时间**　早期妊娠、鼻窦炎、尿毒症、慢性酒精中毒或功能性消化不良多为晨起呕吐；幽门梗阻多为夜间呕吐。
2. **呕吐物性质**　上消化道出血患者呕吐物呈咖啡渣样；胃潴留患者呕吐物有发酵、腐败气味；低位小肠梗阻者有粪臭味；贲门狭窄、贲门失弛缓症，呕吐大量无酸味液体；胃泌素瘤多有酸味。
3. **呕吐特点与进食关系**　颅内高压为喷射性呕吐，吐后不轻松，与进食无关；精神性呕吐、幽门溃疡多为进食中或餐后立即呕吐；胃排空延迟、胃张力下降，出现延迟性（餐后大于1小时）呕吐；幽门梗阻发作于数餐后；食物中毒多为与就餐有关的集体发病；神经官能症患者，几乎无恶心，进食后立即呕吐，吐后再食，长期反复发作，与精神因素密切相关。

【伴随症状】

1. **已婚育龄妇女**　可能为早孕反应。
2. **伴腹痛、腹泻**　多见于急性胃肠炎、食物中毒等。
3. **伴发热、寒战、黄疸**　多为急性胆囊炎或胆石症。
4. **伴眩晕、眼球震颤**　多见于前庭功能障碍性疾病。
5. **伴头痛、喷射性呕吐**　多见于青光眼、颅内压增高。
6. **有服药史**　多为药物不良反应。

【问诊要点】

1. **病因与诱因**　有无受凉或不洁食物等诱发、加重或缓解因素。
2. **起病情况与病程**　急性或慢性起病，具体发病时间。
3. **主要症状特点**　呕吐频率、持续时间，呕吐物的性状、气味及量，与体位、进食及情绪的关系等。

4. 伴随症状 有无头痛、腹痛、黄疸、眩晕、发热等；诊疗经过；既往史、个人史，女性患者询问月经史。

第五节 呕血与便血

呕血是上消化道（屈氏韧带以上）疾病或全身性疾病导致的上消化道出血，血液经口呕出。上消化道是指十二指肠以上的消化道，包括食管、胃、十二指肠。胃空肠吻合术后的空肠、胰腺、胆道的出血也属于上消化道出血的范围。便血是消化道出血，经肛门排出。少量出血粪便颜色不变者，需经隐血试验才能确定，为隐血便。

【病因】

（一）消化系统疾病

1. 上消化道疾病 包括食管、胃、十二指肠、肝、胆、胰及胃空肠吻合术后的空肠上段疾病。

（1）食管疾病 反流性食管炎、食管憩室炎、食管癌、食管异物、食管贲门黏膜撕裂综合征（Mallory-Weiss综合征）、食管损伤等。门静脉高压所致的食管静脉曲张破裂及食管异物戳穿主动脉均可造成大量呕血，并危及生命。

（2）胃及十二指肠疾病 消化性溃疡最常见；其次为肝硬化门脉高压引起的食管–胃底静脉曲张破裂出血；亦可见于急性糜烂出血性胃炎、胃癌、胃泌素瘤等。

（3）邻近器官或组织 胰腺炎、胰腺癌；胆结石、胆道蛔虫症、胆道或胆囊癌性出血等。

2. 下消化道疾病

（1）小肠疾病 急性出血性坏死性肠病、伤寒、肠结核、肠套叠、麦克尔（Meckel）憩室炎、钩虫病、肿瘤等。

（2）结肠疾病 痢疾（细菌性、阿米巴）、溃疡性结肠炎、克罗恩（Crohn）病、血吸虫病、结肠息肉、结肠癌等。

（3）直肠肛管疾病 外伤或手术损伤、痔疮、肛裂、肛瘘、直肠息肉、直肠肿瘤、直肠炎（放射性或非特异性）等。

（二）全身性疾病

1. 血液系统 多见于白血病、血友病、紫癜、淋巴瘤、凝血障碍等。

2. 结缔组织病 系统性红斑狼疮、皮肌炎、结节性多动脉炎等。

3. 感染 流行性出血热、败血症、钩端螺旋体病等。

4. 其他 尿毒症、维生素C或K缺乏症。

下消化道疾病为便血独有病因，不会引起呕血；其他病因视出血量与速度的不同，可表现为呕血和（或）便血。

【临床表现】

（一）呕血

呕吐前多有上腹部不适、恶心，随后呕吐，呕吐物一般为血与胃内容物的混合。出血量大、出血部位高、胃内停留时间短则为鲜红或为暗红色，多有血凝块；出血量少、出血部位低、停留时间长，血液被胃酸酸化，呕吐物多为咖啡渣样。呕血与咯血的鉴别见表1-2-3。

表1-2-3　咯血与呕血鉴别

特点	咯血	呕血
病因	肺结核等	消化性溃疡等
出血方式	咯出	呕出
前驱症状	咳嗽、胸闷	恶心、呕吐
血液颜色	鲜红	暗红
混合物与酸碱反应	痰液，碱性	未消化食物，酸性
出血后情况	血痰数天	黑便或隐血数天

（二）便血

1. **黑便**　上消化道出血，血液在肠道下行过程中，红细胞被破坏，释放出血红蛋白，血红蛋白与食物中的硫化物结合形成硫化铁（FeS），粪便呈灰黑色，硫化铁刺激肠道分泌黏液附着于黑便表面，外观油亮似柏油，故又称柏油样便。

2. **隐血便**　消化道出血在5~10ml以内者，无内眼可见颜色改变，需做隐血试验才能确定，有一定的假阳性。

3. **鲜血便**　下消化道出血时，可表现为急性大出血、慢性少量或间断性出血。出血量大、速度快、肠腔内停留时间短则为鲜红色；量小、速度慢、停留时间长，呈暗红色。

4. **粪便性状**　可仅附着于粪便表面，也可为排便后滴血；亦可全为血液或混有粪便。

（三）周围循环衰竭

患者失血过多，会出现失血性休克，见表1-2-4。

表1-2-4　失血后表现鉴别

	失血量/循环血量10%~20%	失血量/循环血量20%~30%	失血量/循环血量30%以上
症状	头晕、乏力	心悸、出冷汗、四肢厥冷	神志不清、面色苍白、呼吸急促
体征	无脉压、脉搏变化	脉搏增快	血压下降、心率加快、脉搏细速
血液学改变	不明显	不明显	早期无明显改变，出血3~4小时后，血红蛋白及血细胞比容降低
其他表现	不明显	不明显	氮质血症、发热

【伴随症状】

1. **伴腹痛**　慢性、周期性、节律性上腹痛，提示为消化性溃疡；中老年慢性腹痛，无明显规律性，伴贫血、消瘦多为恶性肿瘤。

2. **伴有肠鸣音、黑便**　多有活动性出血。

3. **伴腹部肿块**　肝脾肿大考虑肝硬化；肝区疼痛、肿块有结节者考虑肝癌；腹部肿块有便血，考虑结肠癌、肠套叠等。

4. **伴黄疸**　多见于胆道疾病、败血症及某些感染性疾病。

5. **伴里急后重**　多见于肛门、直肠疾病。

6. **伴出血倾向**　多见于白血病等血液疾病；也可见于重症肝炎等传染性疾病。

7. **伴头晕、黑蒙、口渴、冷汗**　提示血容量不足。

【问诊要点】

1. **病因与诱因**　有无受凉、不良饮食等呕血与便血的诱因或加重因素。
2. **起病情况与病程**　是急性或慢性起病，具体时间。
3. **主要症状特点**　呕血或便血的颜色、量及次数；血压、脉搏等生命征表现。
4. **伴随症状**　有无腹痛、眩晕、黄疸、发热、皮肤黏膜出血等；便血还要注意询问有无里急后重。
5. **诊疗经过**　有无使用药物（抗酸、止血等），以及药物剂量与疗效；有无行胃镜、肠镜、腹部B超及肝肾功能检查等。
6. **其他**　既往史、个人史、家族史等。

（戴小丽）

书网融合……

目标检测　　知识回顾　　习题

第三章　循环系统症状

PPT

岗位情景模拟 3

张某，男，65岁。自诉2天前胸闷，3小时前胸骨后压榨性疼痛，伴大汗淋漓，患者惊恐不安，入我院急诊求诊。

问题与思考

1. 对该患者应重点询问什么？
2. 该患者最可能的诊断是什么？

答案解析

第一节　胸　痛

胸痛是临床上常见的症状，主要是胸部疾病所致，少数由其他疾病引起。胸痛的程度因个体痛阈的差异而不同，与疾病病情轻重程度不完全一致。

【病因】

1. **循环系统疾病**　心绞痛、心肌梗死、其他类型冠心病、主动脉夹层、肺梗死、肺动脉高压等。
2. **呼吸系统疾病**　自发性气胸、胸膜炎、肿瘤等。
3. **纵隔疾病**　纵隔炎症、纵隔气肿、纵隔肿瘤等。
4. **胸壁疾病**　带状疱疹、肋间神经炎、肋软骨炎、肋骨骨折、皮下蜂窝织炎等。
5. **其他疾病**　食道癌、食管裂孔疝、膈下脓肿、急性白血病、多发性骨髓瘤和神经官能症等。

【临床表现】

（一）发病年龄

青壮年胸痛多为自发性气胸、心肌炎、风湿性心瓣膜病、结核性胸膜炎等，中年以上考虑支气管肺癌、心绞痛和心肌梗死。

（二）胸痛部位

1. **循环系统疾病**　心绞痛、心肌梗死的疼痛多在心前区、胸骨后；夹层动脉瘤多为胸背部疼痛。
2. **呼吸系统疾病**　胸膜炎多为侧胸部疼痛；肺尖部肺癌（Pancoast癌）多为肩部、腋下疼痛。
3. **纵隔、横膈疾病**　纵隔病变多为胸骨后疼痛；膈下脓肿多为右下部胸痛。
4. **胸壁疾病**　胸痛一般在病变处，伴压痛。若为炎症性病变则同时有红、肿、热、痛表现；带状疱疹一般是单侧肋间神经部位有剧痛，一般不超过前正中线；肋软骨炎为第一、二肋软骨处，有压痛的单个或多个隆起，无红肿。

5. **其他**　食管病变为胸骨后疼痛；肝胆疾病为右下部胸痛。

（三）性质与程度

胸痛性质可分为锐痛、钝痛；胸痛程度可依次为隐痛、轻微痛和剧痛。性质和程度不能作为评判病情轻重的标准，其意义可大可小。

1. **锐痛**　气胸发病初期为撕裂样疼痛；夹层动脉瘤常为突发的、胸背部、撕裂样剧痛；带状疱疹多为刀割样剧痛、局部有灼热感；肋间神经痛多为阵发性刺痛；心绞痛、急性心肌梗死多为压榨性或窒息性闷痛，心肌梗死疼痛更为剧烈伴恐惧、濒死感。

2. **钝痛**　胸膜炎多为隐痛、钝痛，偶有刺痛；肺梗死多为胸部绞痛，有时比较剧烈，多伴发绀、呼吸困难；食管炎多为烧灼痛。

（四）牵涉痛

牵涉痛是因病变内脏的传入神经与分布于体表的传入神经进入脊髓同一节段并在后角发生联系，故来自内脏的痛觉冲动直接激发脊髓体表感觉神经元，引起相应体表区域的痛感。如心绞痛、心肌梗死的疼痛多在心前区、胸骨后，还可向左肩及左前臂内侧放射；夹层动脉瘤疼痛可向下腹部放射、甚至腹股沟、会阴部以及下肢；Pancoast癌疼痛会向上肢内侧放射；膈肌中心受侵犯时疼痛放射至右肩部。

（五）持续时间

炎症、肿瘤、栓塞、梗死导致持续性胸痛；血管狭窄导致的缺血、平滑肌痉挛导致的阵发性胸痛。如胸壁疾病、胸膜及肺疾病、纵隔疾病多为较长时间的持续疼痛；心绞痛发作时间短1~5分钟，一般不超过15分钟；急性心肌梗死疼痛可持续数小时以上；心脏神经症疼痛可为数秒钟。

（六）影响因素

胸膜炎、心包炎时，咳嗽或用力呼吸会导致胸痛加剧；食管疾病时，进食会诱发或加剧，抗酸剂、促动力药物可减轻或使疼痛消失；心绞痛常于活动或精神紧张时诱发，服硝酸甘油片迅速缓解；心脏神经症的疼痛多在休息时出现，活动或转移注意力可消失。

【伴随症状】

1. **伴休克**　患者胸痛时有苍白、大汗、血压下降甚至发生休克，多见于心肌梗死、主动脉夹层、动脉瘤破裂和大面积肺栓塞。

2. **伴呼吸困难**　多为范围较大的病变，如自发性气胸、肺栓塞、大叶性肺炎、渗出性胸膜炎。

3. **伴咯血**　多见于支气管肺癌、肺梗死、肺栓塞。

4. **伴咳嗽、咳痰**　多见于呼吸系统疾病。

5. **伴吞咽困难**　多见于食管疾病。

【问诊要点】

1. **病因与诱因**　发病年龄，有无诱因，有无外伤与手术史，有无心血管事件及呼吸、消化等其他系统病史。

2. **起病情况**　起病情况与开始疼痛的时间。

3. **主要症状特点**　疼痛的部位与性质，疼痛的程度与发作时间，发作是间歇性还是持续性，有无放射痛，以及发作时的加重与缓解因素。

4. **伴随症状**　有无咯血、呼吸困难，有无咳嗽咳痰，有无休克，有无吞咽困难等。

5. **其他**　诊疗经过及治疗效果；既往史、个人史及家族史等。

第二节　心　悸

心悸指患者自觉心慌或有心脏跳动的不适感。心悸是临床上常见的症状之一，可以是生理性的反应，也可能是病理性表现。心悸时，心率可快可慢，也可有心律失常，也可无其他异常仅自觉心悸。

【病因与临床表现】

（一）生理性

1. **特殊生理状况**　见于妊娠、剧烈运动或精神过度紧张时。
2. **食物与药物影响**　见于浓茶、咖啡或饮酒后；使用肾上腺素、麻黄碱、阿托品、甲状腺素等。

（二）功能性

患者无器质性心脏病，多为自主神经功能紊乱所致，多见于焦虑、紧张、情绪激动时。

1. **心脏神经官能症**　多见于青年女性，易发于焦虑、情绪激动等情况，常伴心前区或心尖隐痛，心率增快；另有神经衰弱表现，如失眠、乏力、头痛、头晕、耳鸣、记忆力减退等。

2. **β受体亢进综合征**　与心脏器质性病变不易鉴别，多发生于患者紧张时，伴心率增快，可有头晕、胸闷，心电图有时出现窦性心动过速，也可能有轻度T波低平或倒置，ST段下移。使用普萘洛尔（心得安）后心电图可恢复正常。

3. **围绝经期综合征**　绝经期前后出现，尚有其他内分泌与自主神经功能紊乱症状。

◈ 知识拓展

普萘洛尔试验

普萘洛尔试验的做法是：①描记常规静息心电图；②口服普萘洛尔20mg或普萘洛尔20mg加于25%葡萄糖注射液中静脉注射；③用药后0.5小时、1小时、2小时各描记心电图一次；④将常规静息心电图与用药后心电图对照，若用药后心电图ST段、T波恢复正常，为阳性，提示为功能性，即β肾上腺素能受体功能亢进综合征；若用药后心电图ST段、T波仍不正常，为阴性，提示为器质性，可能为心肌缺血或心肌损害。

（三）心脏疾病

1. **心脏搏动增强**　器质性心脏病出现心室肥大，一般为左心室，心脏收缩力增强，心搏出量增加，或因回心血量增多，出现心悸，见于高血压性心脏病、主动脉瓣关闭不全、二尖瓣关闭不全、室间隔缺损、动脉导管未闭。

2. **心律失常**

（1）心动过速　见于窦性、阵发性室上性，室性心动过速等。心悸产生是由于心率快时舒张期短，充盈量少，收缩时室内压力上升过快，心室肌与心瓣膜的紧张度突然增高。

（2）心动过缓　见于二、三度房室传导阻滞，窦性心动过缓，病态窦房结综合征等。由于心率缓慢，舒张期延长，充盈量多，收缩力增强，引起心悸。

（3）其他　见于期前收缩、心房扑动或颤动等。由于长间歇之后的心脏收缩强而有力，或心搏间歇短，心跳连续所致。

3. **心力衰竭**   各种原因引起的心力衰竭均可以出现心悸。因为心脏射血减少，引起肾血流减少，肾素－血管紧张素－醛固酮系统被激活，收缩力增强引起心悸。

（四）全身性疾病

1. **基础代谢率增高的疾病**   见于发热、甲状腺功能亢进症。交感神经兴奋性增高，导致心率增快、脉搏增强。

2. **代偿性心率增快**   见于急性失血或慢性贫血时，血液携氧量减少，组织缺血缺氧，为保证氧的供给，通过增加心率，提高心排出量来代偿，心率加快导致心悸。

3. **其他**   低血糖症、嗜铬细胞瘤时交感神经兴奋性增高，心率增快，心搏增强；另可见于胸腔大量积液、高原病等。

心悸常与心率、心律、心肌收缩力及心搏出量的改变有关，临床表现也与之相关。

【伴随症状】

1. **伴胸痛**   见于冠心病、心肌炎、心包炎、心脏神经官能症等。
2. **伴晕厥、抽搐**   见于心律失常，如房室传导阻滞、室性心动过速、窦性停搏、病态窦房结综合征等。
3. **伴呼吸困难**   见于心肌梗死、心力衰竭、心肌炎、重症贫血等。
4. **伴发绀**   见于休克、先天性心脏病及各种病因所致右心衰。
5. **伴发热**   见于感染性疾病。
6. **伴消瘦**   见于甲状腺功能亢进症。
7. **伴贫血**   见于各种原因引起的急、慢性失血。

【问诊要点】

1. **病因与诱因**   有无浓茶、咖啡、烟酒情况，有无精神刺激史。
2. **主要症状特点**   发作频率、持续时间、与活动有无关系、病程长短、如何缓解。
3. **伴随症状**   有无胸痛（心前区）；有无消瘦、多汗、失眠、焦虑；有无头晕、头痛、晕厥、抽搐、呼吸困难、发热等症状。
4. **其他**   有无心脏病、神经官能症、内分泌系统疾病、贫血病史等。

（戴小丽）

书网融合……

| 目标检测 | 知识回顾 | 习题 |

第四章 泌尿系统症状

PPT

岗位情景模拟 4

李某，男，55岁。近2个月来饮水增多，每天饮水约2暖瓶；饭量增多，仍觉腹中饥饿；自诉夜尿增多，无其他异常表现。入院查体：体重76kg，心肺未见异常。

问题与思考

1. 对该患者应重点询问什么？
2. 该患者最可能的诊断是什么？

答案解析

第一节 血 尿

血尿是泌尿系统疾病最常见的症状之一，包括肉眼血尿和镜下血尿。每升尿液内含血量超过1ml，肉眼可见尿液呈淡红色，即为肉眼血尿；尿液外观颜色正常，经离心沉淀后显微镜检查，红细胞>3个/高倍视野（HP）即为镜下血尿。

【病因】

（一）泌尿系统疾病

1. **肾小球疾病** 急、慢性肾小球肾炎，IgA肾病，遗传性肾炎等。
2. **其他疾病** 尿路感染、泌尿系统结石、肿瘤、多囊肾、间质性肾炎、先天性畸形等。

（二）全身性疾病

1. **感染性疾病** 败血症、猩红热、流行性出血热、钩端螺旋体病等。
2. **免疫和自身免疫性疾病** 系统性红斑狼疮、结节性多动脉炎、类风湿关节炎等引起的肾损害。
3. **血液病** 白血病、血友病、再生障碍性贫血、各种紫癜等。
4. **心血管疾病** 急进性高血压、亚急性感染性心内膜炎、肾静脉血栓形成、肾动脉栓塞等。

（三）尿路邻近器官疾病

阑尾炎、前列腺炎、盆腔炎症与脓肿、直肠与结肠癌、宫颈癌等。

（四）化学物质或药品对尿路的损害

汞、铅、镉等重金属对肾小管的损伤，磺胺药、甘露醇、肝素等药物过量也可出现血尿。

（五）功能性血尿

运动性血尿，见于健康人，平时运动量小，突然加大运动量时出现。

【临床表现】

（一）尿的颜色

肉眼血尿主要表现是尿的颜色改变，出血量的不同会导致尿呈不同颜色。

1. **洗肉水样尿**　尿液淡红色，提示每升尿含血量超过1ml。
2. **血液状尿**　提示出血严重。膀胱、前列腺出血时，尿色鲜红，可有血凝块；肾脏出血时，尿与血混合均匀，呈暗红色。
3. **其他非血尿的颜色改变**　血红蛋白尿，尿呈酱油色，镜检无或仅少量红细胞；卟啉尿，尿呈葡萄酒色，镜检无红细胞。利福平、氨基比林或进食某些红色蔬菜也可出现红色尿液，但镜检无红细胞。

（二）镜下血尿

肾性血尿，镜下红细胞大小不一、形态多样，也称肾小球性血尿，多见于肾小球肾炎；肾后性血尿，镜下红细胞形态单一，近似于外周血，为均一型血尿，见于肾盂、肾盏、膀胱、输尿管、前列腺病变。

（三）分段尿

尿三杯试验，将全程尿用三个清洁玻璃杯分别留起始段、中段和终末段尿，进行分段观察。起始段血尿，提示出血部位在尿道；终末段血尿，提示病变在膀胱颈部、三角区或后尿道的前列腺和精囊腺，三段均血尿为全程血尿，提示病变为肾脏或输尿管。

（四）无症状血尿

部分肾结核、肾癌或膀胱癌早期患者既无泌尿道症状也无全身症状，称无症状血尿。

（五）其他症状

肾脏病变可有泌尿系统症状，如肾区钝痛或绞痛；膀胱和尿道病变常有尿频、尿急和排尿困难；部分患者甚至会出现全身症状。

【伴随症状】

1. **伴肾区疼痛**　肾绞痛见于肾或输尿管结石；腰痛、高热、畏寒见于肾盂肾炎。
2. **伴尿流异常**　尿流中断见于膀胱和尿道结石；尿流细、排尿困难，见于前列腺增生、前列腺炎症或前列腺癌。
3. **伴尿频、尿急、尿痛**　见于膀胱炎和尿道炎。
4. **伴水肿、高血压、蛋白尿**　见于肾小球肾炎。
5. **伴肾区肿块**　单侧见于肿瘤、肾积水和肾囊肿；双侧见于先天性多囊肾。
6. **伴有皮肤黏膜及其他部位出血**　见于血液病、某些感染性疾病。

【问诊要点】

1. **主要症状特点**　尿的颜色，是否全程血尿，有无血块；是否伴其他部位出血。
2. **鉴别诊断**　尿呈红色，须排除假性血尿；还须询问是否服用药品或食物引起尿呈红色；是否为月经期。
3. **伴随症状**　全身或泌尿系统症状。
4. **诊疗经过**　是否就诊；相关检查与结果；治疗用药情况与效果等。
5. **其他**　有无高血压和肾炎病史；有无腰腹部新近外伤或泌尿道器械检查史；有无耳聋和肾炎家族史。

第二节 尿频、尿急、尿痛

尿频、尿急和尿痛合称为膀胱刺激征。

尿频：正常成人排尿频率一般白天4~6次，夜间0~2次，单位时间内排尿次数增多即为尿频。

尿急：患者难以控制排尿，一有尿意即迫不及待需要排出。

尿痛：排尿时，耻骨上区、会阴部和尿道内有疼痛或烧灼感。

【病因与临床表现】

（一）尿频

1. **生理性** 为正常现象，因饮水过多、精神紧张或气候寒冷导致排尿次数增多。每次尿量无异常，无尿痛、尿急等其他症状。

2. **病理性**

（1）多尿性 排尿次数增多，单次尿量无明显改变，每日总尿量增多。见于糖尿病、尿崩症、急性肾衰竭的多尿期和精神性多饮。

（2）炎症性 单次尿量少，伴尿急、尿痛，镜检可见炎性细胞。见于膀胱炎、尿道炎、尿道旁腺炎和前列腺炎等。

（3）神经性 单次尿量少，无尿急、尿痛，镜检无炎性细胞。见于癔症、神经源性膀胱。

（4）膀胱容量减少 单次尿量少，尿频呈持续性，药物难缓解。见于膀胱占位性病变、妊娠时增大的子宫、囊肿的卵巢压迫膀胱；或膀胱结核导致膀胱纤维性缩窄。

（5）尿道口周围病变 息肉、尿道旁腺囊肿等刺激尿道口。

（二）尿急

（1）炎症 急性膀胱炎、尿道炎，急、慢性前列腺炎。

（2）结石、异物和肿瘤 膀胱和尿道结石、异物，膀胱癌、前列腺癌，会刺激黏膜或产生压迫。

（3）神经源性 精神因素和神经源性膀胱。

（4）其他 高温导致尿液高度浓缩，刺激膀胱或尿道黏膜。

（三）尿痛

引起尿急的疾病几乎都可同时出现尿痛。疼痛部位多位于耻骨上区、会阴部和尿道内，为灼痛或刺痛。

【伴随症状】

1. **尿频、尿急、尿痛** 见于膀胱炎和尿道炎；伴腰痛见于肾盂肾炎。

2. **伴血尿、午后低热、乏力盗汗** 见于膀胱结核。

3. **伴多饮、多尿、口渴** 见于精神性多饮、糖尿病、尿崩症。

4. **伴无痛性血尿** 见于膀胱癌。

5. **伴排尿异常** 尿流突然中断，见于膀胱或后尿道结石嵌顿或堵塞尿道；老年男性伴进行性排尿困难，见于前列腺增生。

【问诊要点】

1. **病因与诱因**　有无慢性尿路感染史；有无近期导尿、尿路器械检查，流产术史；是否月经期；有无劳累、受凉等。

2. **病程与主要症状特点**　尿频、尿急、尿痛发生的时间；单位时间排尿次数与间隔及每次尿量；尿频同时有无尿急和尿痛；尿痛的部位、性质、时间和放射部位；有无排尿困难等。

3. **伴随症状**　有无发热、畏寒、乏力、盗汗等全身症状。

4. **其他**　诊疗经过；有无不洁性交史；有无结核、糖尿病、肾炎和尿路结石等慢性病史。

第三节　少尿、多尿和无尿

正常成人24小时排尿量一般为1000~2000ml，平均1500ml。少尿指24小时尿量少于400ml，或每小时尿量少于17ml。无尿指24小时尿量少于100ml，或12小时完全无尿。多尿指24小时尿量超过2500ml。

【病因与发病机制】

（一）少尿与无尿

1. 肾前性
（1）有效血容量减少　重度缺水、大出血、休克、肾病综合征、肝肾综合征等。
（2）心脏排血功能下降　心功能不全、严重的心律失常等。
（3）肾血管病变　肾血管狭窄、肾病综合征、狼疮性肾炎、高血压危象、妊娠高血压综合征等。

2. 肾性
（1）肾小球病变　急性重症肾炎、急进性肾炎、慢性肾炎伴肾功能急剧恶化。
（2）肾小管病变　急性药物性或感染性间质性肾炎、重金属或生物化学毒物，导致急性肾小管坏死等。

3. 肾后性
（1）机械性尿路梗阻　结石、血凝块或坏死组织堵塞输尿管、后尿道、膀胱进出口。
（2）尿路受压　肿瘤、前列腺肥大、腹膜后淋巴瘤等压迫尿路。
（3）其他　泌尿系统术后、结核或溃疡愈合后瘢痕挛缩，严重肾下垂或游走肾扭转，神经源性膀胱等。

（二）多尿

1. 暂时性　短时间内摄入过多水、饮料和含水量高的食物或使用利尿剂后，可出现多尿。
2. 持续性
（1）内分泌代谢障碍　糖尿病、垂体性尿崩症、原发性醛固酮增多症、原发性甲状旁腺功能亢进等。
（2）肾脏疾病　肾性尿崩症、慢性肾炎或肾盂肾炎所致肾小管浓缩功能不全，肾小球硬化、肾小管性酸中毒，或急性肾衰竭多尿期等。
（3）精神因素　患者大量饮水，出现多饮多尿。

【伴随症状】

（一）少尿与无尿

（1）伴大量蛋白尿、水肿、高脂血症和低蛋白血症　见于肾病综合征。
（2）伴血尿、蛋白尿、高血压和水肿　见于急性肾炎、急进性肾炎。

（3）伴发热、腰痛、尿频、尿急、尿痛　见于急性肾盂肾炎。

（4）伴肾绞痛　见于肾动脉血栓形成、肾结石。

（5）伴排尿困难　见于前列腺肥大。

（6）伴心悸、气促、胸闷、不能平卧　见于心功能不全。

（二）多尿

（1）多尿于少尿数天后出现　见于急性肾小管坏死恢复期。

（2）伴多饮、多食和消瘦　见于糖尿病。

（3）伴烦渴、多饮、尿比重低　见于尿崩症。

（4）伴酸中毒、骨痛和肌麻痹　见于肾小管性酸中毒。

（5）伴高血压、低钾血症和周期性瘫痪　见于原发性醛固酮增多症。

（6）伴神经症状　精神性多饮。

【问诊要点】

（一）少尿与无尿

1. **病因与诱因**　有无休克、大出血、脱水或心功能不全等可引起少尿与无尿的因素；有无泌尿系统结石、前列腺增生、慢性肾小球肾炎等泌尿系统疾病。

2. **病程与主要症状特点**　开始出现少尿与无尿的时间；少尿与无尿的程度及具体的尿量（24小时尿量）。

3. **伴随症状**　有无血尿、蛋白尿、水肿、高血压、高脂血症和低蛋白血症；有无发热、腰痛、尿路刺激征；有无排尿困难；有无伴心悸等。

4. **其他**　诊疗经过等。

（二）多尿

1. **病因与诱因**　有无服用利尿剂；有无精神性多饮。

2. **病程与主要症状特点**　开始出现多尿的时间；24小时总尿量；全天水摄入量；尿比重。

3. **伴随症状**　有无烦渴、多饮、多食与消瘦；多尿前有无少尿与无尿；有无酸中毒、水与电解质异常等。

（戴小丽）

书网融合……

目标检测　　　知识回顾　　　习题

岗位情景模拟 5

陈某，女，54岁。20年前无诱因出现间断性头痛头晕，时轻时重，严重时伴有恶心呕吐。无眼痛眼胀，无耳鸣耳痛，无颈肩疼痛，无心慌胸闷等症状，无咳喘及特殊气味。

问题与思考

该患者的头痛是何种病因所致？

答案解析

第一节 头 痛

头痛是指眉弓、耳廓上缘、枕外隆突连线以上的部位疼痛，大多无特异性。头痛既可由头部病变引起，又可因全身或内脏器官疾病造成。根据头痛发生病因，国际头痛疾病分类第3版（beta版）将头痛分为三部分。①原发性头痛：包括紧张型头痛、偏头痛、丛集性头痛等；②继发性头痛：包括头颈部外伤、血管性因素、非血管性疾病、感染、精神因素等原因引起头痛；③痛性脑神经病和其他头痛等。

【病因】

头痛的病因较为复杂，原发性头痛发病机制尚不清楚，常涉及遗传、饮食、内分泌以及精神因素等；继发性头痛则往往存在明确的病因，以病因为主要分类依据。

1. 颅内疾病

（1）颅内感染 各种病原体所致的脑膜炎、脑炎都可出现头痛。常见的疾病有：流行性脑脊髓膜炎、结核性脑膜炎、流行性乙型脑炎、新型隐球菌性脑膜炎、病毒性脑炎、脑脓肿、颅内寄生虫感染（如囊虫、包虫）等。

（2）血管病变 脑出血、蛛网膜下腔出血、脑动脉血栓形成、脑栓塞、脑供血不足、脑血管畸形、颅内静脉窦血栓形成、偏头痛等。

（3）占位性病变 包括脑肿瘤和颅内转移癌。常见的脑肿瘤有：神经胶质瘤、脑膜瘤、垂体腺瘤、神经纤维瘤等。颅内转移癌为肺癌、鼻咽癌、乳腺癌等转移而来，最多见的是由肺癌和鼻咽癌转移来的。

（4）颅脑损伤 脑震荡、脑挫裂伤、慢性硬膜下血肿及慢性脑内血肿、脑外伤后遗症等。

（5）其他 如腰椎穿刺及腰椎麻醉后头痛等。

2. 颅外疾病

（1）颅骨疾病 颅底凹陷症、颅骨骨折、颅骨肿瘤、畸形性骨炎等。

（2）颈部疾病 如颈椎病及其他颈部疾病。

（3）神经痛 三叉神经痛、舌咽神经痛、枕神经痛等。

💻 课堂互动 1-2

什么是畸形性骨炎？

答案解析

（4）其他　眼（远视、近视、散光）、耳（中耳炎）、鼻（鼻炎、鼻窦炎、鼻咽癌）、齿（牙龈炎、龋齿等）等疾病引起的头痛。

3. 全身性病变

（1）急性感染　流行性感冒、急性肾盂肾炎、伤寒、肺炎球菌性肺炎等。

（2）心血管疾病　高血压、充血性心力衰竭等。

（3）中毒　重金属（铅、汞）中毒，一氧化碳中毒，药物（有机磷农药、阿托品、颠茄）中毒等。

（4）其他　尿毒症、低血糖、贫血、中暑、经期头痛等。

4. 神经症　见于抑郁、焦虑等精神障碍。

【发生机制】

头痛的发生机制非常复杂，颅内、外痛敏结构内的痛觉感受器受到牵拉、化学、生物等刺激，经感觉传导通路传到大脑皮质而引起头痛。颅内痛敏结构包括脑静脉窦、脑膜动脉、颅底硬脑膜、脑神经（三叉神经、舌咽神经、迷走神经）、中脑导水管周围灰质等；颅外痛敏结构有颅骨骨膜、帽状腱膜、头部皮下组织、头部皮肤、头颈部肌肉、颅外动脉神经等。

头痛发生机制有：①各种原因引起的颅内外血管的收缩、扩张以及血管受牵引或伸展均可导致头痛；②颅内炎症或出血刺激脑膜，或因脑水肿而牵拉脑膜引起头痛；③传导痛觉的脑神经和颈神经受刺激、挤压或牵拉均可引起头痛；④头、颈部肌肉的收缩也可引起头痛；⑤眼、耳、鼻、鼻窦及牙齿等病变疼痛，可扩散或反射到头部而引起疼痛；⑥神经症和精神疾病影响神经功能。

【临床表现】

1. 起病情况　①急性起病，常见于脑血管疾病、脑膜炎或脑炎等。如有高热、恶心呕吐、抽搐等提示是脑炎；如有血压急骤升高提示高血压脑病、重度癫痫前期；如头痛剧烈，持续不减，并有不同程度的意识障碍而无发热者，提示颅内血管性疾病（如蛛网膜下腔出血）；②亚急性发作，如慢性脑炎、颅内肿瘤、脑积水等引起；③慢性发作，如偏头痛、紧张型头痛、丛集性头痛、药物依赖性头痛等；④长期反复发作的头痛多见于血管性头痛、反射性头痛、体位性头痛等。

2. 头痛部位　头痛的部位是一侧或双侧、额部或枕部、颅内或颅外等对诊断有重要意义。急性感染性疾病引起的头痛多呈弥漫性全头痛。偏头痛与脑神经痛出现一侧头痛。流行性脑脊髓膜炎、蛛网膜下腔出血引起的头痛多在颈枕部。肌肉收缩性头痛多在额部及双侧颞部，以隐痛或者胀痛为主。一侧枕部及颞部，疼痛是以牵拉样或放电样为主，持续时间很短，一分钟甚至是数秒钟阵发性的发作，考虑可能存在神经性头痛。

3. 头痛程度　头痛的程度一般分轻、中、重三种，但与病情的轻重并无平行关系。头痛能忍受，不影响生活、学习、工作，为轻度头痛；头痛尚能忍受，对生活、学习、工作有一定影响，为中度头痛；头痛严重，对生活、学习、工作有影响，必须休息甚至卧床，为重度头痛。三叉神经痛、偏头痛、脑膜刺激所致头痛最为剧烈。脑肿瘤所致的疼痛在长时间内多为轻度或中度。神经官能症性头痛也可相当剧烈。鼻源性、眼源性、牙源性头痛为中度头痛。

4. 头痛性质　头痛的性质是比较多，一般有胀痛、钝痛、跳痛、刺痛、电击样痛、灼痛或捶打痛等。高血压性、血管源性及发热性疾病的头痛，经常表现为搏动性头痛或跳痛。神经（三叉神经、舌咽神经、枕大神经）痛多表现为持续数秒至数十秒的刺痛或电击样痛。肌紧张性头痛多为重压感、紧箍感或戴帽感等非搏动性疼痛。爆裂样或斧劈样头痛可见于蛛网膜下腔出血。

5. **头痛出现的时间与持续时间**　某些头痛可发生在特定时间，如颅内占位性病变往往清晨加剧，鼻窦炎的头痛也常发生于清晨或上午，丛集性头痛常在晚间发生，女性偏头痛通常与月经周期有关。脑肿瘤的头痛多为持续性可有长短不等的缓解期。

6. **头痛的加重、缓解因素**　如咳嗽、打喷嚏、摇头、俯身则头痛加剧，多提示高颅压性头痛、颅内感染性头痛及脑肿瘤性头痛。坐位或立位时出现，卧位时减轻或缓解多为低颅压性头痛。颈部运动后头痛加剧由颈肌急性炎症所致。活动按摩颈肌而逐渐缓解的头痛，多由姿势或职业性的颈肌痉挛所致。

> ⊛ **知识拓展**
>
> ### 偏头痛患者的饮食禁忌
>
> 偏头痛患者要避免食用含有酪胺成分的食物，因为酪胺会刺激大脑释放去甲肾上腺素，进而引发头痛。许多常见的食物均含有酪胺，比如茄子、土豆、香肠、培根、火腿、菠菜、糖、成熟干酪、啤酒、红酒、巧克力、油炸食品、香蕉、李子、蚕豆、番茄和柑橘类水果，含有大量调味料（比如味精、人工添加剂）的食物也会引起偏头痛，大豆制品也含有大量酪胺，特别是经过发酵的食品，比如豆腐、酱油、照烧酱和味噌汤等，偏头痛患者要少食或禁食上类食品。

【伴随症状】

1. **伴剧烈呕吐**　多见于颅内压增高，头痛在呕吐后缓解者见于偏头痛。
2. **伴眩晕**　见于小脑肿瘤、椎-基底动脉供血不足等。
3. **伴发热**　常见于感染性疾病，包括颅内或全身性感染。
4. **慢性进行性头痛伴精神症状**　应注意颅内肿瘤。
5. **慢性头痛突然加剧并伴意识障碍**　提示可能发生脑疝。
6. **伴视力障碍**　可见于青光眼或脑肿瘤。
7. **伴脑膜刺激征**　提示有脑膜炎或蛛网膜下腔出血。
8. **伴癫痫发作**　可见于脑血管畸形、脑内寄生虫病或脑肿瘤等。

【问诊要点】

1. 头痛发作的急缓、部位、程度、性质、加重和缓解因素等。
2. 有无感染、高血压、动脉硬化、颅脑外伤、精神病、癫痫病、神经官能症及五官疾病，有无毒物接触史，有无诊疗经过。
3. 有无伴失眠、焦虑、视力障碍、剧烈呕吐（是否为喷射性）的症状，有无精神异常、嗜睡、意识障碍等相关症状。

第二节　眩　晕

> 👤 **岗位情景模拟 6**
>
> 李某，女，49岁。1个月前突感眩晕，伴耳鸣、听力减退、恶心呕吐、面色苍白、心慌出汗，闭目卧床，不敢翻身，1个月来发作频繁，每1~2日发作一次，工作受影响。
>
> **问题与思考**
> 该患者眩晕可能由哪种原因引起？
>
> 答案解析

眩晕是患者感到自身或周围环境物体旋转或摇动的一种主观感觉障碍，常伴有客观的平衡障碍，一般无意识障碍。临床上将眩晕分为两种：①前庭系统性眩晕：亦称真性眩晕，由前庭神经系统功能障碍引起，表现有旋转感、摇晃感、移动感等；②非前庭系统性眩晕：亦称假性眩晕，由其他系统或全身性疾病而引起，仅有头重脚轻、站立不稳、脑昏眼花感觉，无明确的自身或周围环境物体旋转感。

👥 课堂互动 1-3 ————————————————————————

头昏就是眩晕，这个说法对吗？

——
答案解析

【病因与发生机制】

人体在空间中的自身定向和平衡，主要是通过视觉、肌腱关节本体感觉、前庭感觉和小脑等把躯体的位置信息通过感觉神经传入中枢神经系统，在大脑皮质的统一协调下共同完成的，若任一和（或）大脑皮质感觉中枢发生病变时，将导致位置信息不能在大脑协调一致而产生眩晕。眩晕发生有多种因素，可因病因不同而异，其中以前庭系统病变所致的眩晕最常见。

（一）前庭系统性眩晕

1. **周围性眩晕**　是指内耳迷路或前庭部分至前庭神经颅外段的病变所引起的眩晕。常见疾病如下。

（1）梅尼埃病　一般认为由内耳的淋巴代谢失调、内耳淋巴分泌过多或吸收障碍，引起内耳膜迷路积水所致。

（2）迷路炎　多由中耳炎直接破坏迷路的骨壁引起。

（3）前庭神经元炎　目前认为跟病毒感染有关。

（4）药物中毒　药物对内耳前庭或耳蜗损害所致。

（5）位置性眩晕　患者头部处在特定位置时出现。

（6）晕动病　乘坐车船或飞机时，内耳迷路受到机械性刺激，引起前庭功能紊乱所致。

2. **中枢性眩晕**　是指前庭神经颅内段、前庭神经核及其纤维联系、小脑、大脑等病变所引起的眩晕。

（1）颅内血管性疾病　见于椎-基底动脉供血不足、锁骨下动脉偷漏综合征、延髓外侧综合征、脑动脉粥样硬化、高血压脑病和小脑或脑干出血等。

（2）颅内占位性病变　见于听神经瘤、小脑肿瘤、第四脑室肿瘤和其他部位肿瘤。

（3）颅内感染性疾病　见于颅后凹蛛网膜炎、小脑脓肿等。

（4）颅内脱髓鞘疾病及变性疾病　见于多发性硬化和延髓空洞症。

（5）其他　如癫痫、脑震荡、脑挫伤及脑寄生虫病等。

（二）非前庭系统性眩晕

1. **眼性眩晕**　包括先天性视力减退、屈光不正、眼肌麻痹、青光眼、视网膜色素变性等眼病。看电视、用电脑时间过长和（或）距屏幕距离过近可引起屏幕性眩晕。

2. **心血管疾病**　见于高血压、低血压、心律失常、病态窦房结综合征、心脏瓣膜病、心肌缺血、颈动脉窦综合征、主动脉弓综合征等。

3. **全身中毒性代谢性疾病**　见于急性发热性感染、尿毒症、重症肝炎、重症糖尿病等。

4. **神经精神性眩晕**　见于神经官能症、围绝经期综合征、抑郁症等。

5. **其他**　各类原因的贫血、头部外伤性眩晕、颈椎病。

【临床表现】

（一）前庭系统性眩晕

1. 周围性

（1）梅尼埃病　以反复发作的眩晕伴耳鸣、波动性听力减退及眼球震颤为主要特点，严重时可伴有恶心、呕吐、面色苍白和出汗，发作多短暂，很少超过2周。男女发病无明显差别。

（2）前庭神经元炎　多在发热、上呼吸道感染后突然出现剧烈眩晕，转头加重，持续7~10天后逐渐减轻，6周后消失，伴患侧持续眼球震颤、恶心、呕吐，多无耳鸣及听力减退。痊愈后很少复发。

（3）内耳药物中毒　有使用损害前庭药物史，常先有口周及四肢发麻等，后出现渐进性眩晕伴耳鸣、听力减退。对内耳前庭造成损害的药物主要是氨基糖苷类药物，包括链霉素、庆大霉素、卡那霉素、阿米卡星、新霉素等。另外，异烟肼、水杨酸钠、奎宁、某些镇静安眠药（氯丙嗪、哌替啶等）亦可引起眩晕。

（4）迷路炎　多由于中耳炎并发，阵发性或激发性眩晕，可伴恶心、呕吐，检查发现鼓膜穿孔，有助于诊断。

（5）位置性眩晕　患者头部处在一定位置时出现眩晕和眼球震颤，持续时间较短，可自动缓解或周期性加重，多数不伴耳鸣及听力减退。

（6）晕动病　发生于乘船、乘车、乘飞机时，常伴恶心、呕吐、面色苍白、出冷汗等症状。

2. 中枢性

（1）颅内血管性疾病　多有眩晕、头痛、耳鸣等症状。高血压脑病可有恶心呕吐，重者抽搐或昏迷。小脑或脑干出血常以眩晕、头痛、呕吐起病，重者很快昏迷。椎-基底动脉供血不足表现为旋转性眩晕、构语障碍、言语含糊不清、吞咽障碍等，常伴有共济失调，但多无耳鸣与听力下降。

（2）颅内占位性病变　听神经瘤、小脑肿瘤除有眩晕外，常有进行性耳鸣和听力下降，伴头痛、复视、构音不清等。

（3）颅内感染性疾病　除神经系统临床表现外，尚有感染症状。

（4）颅内脱髓鞘疾病及变性疾病　多发性硬化是以中枢神经系统多发病变为特点的脱髓鞘疾病，常以肢体疼痛、感觉异常及无力为首发症状，可有眩晕、视力障碍及相关的神经系统症状和体征。延髓空洞症是进行性变性疾病，可出现软腭瘫痪、吞咽困难、发音障碍等表现，部分患者伴有眩晕。

（5）癫痫　有些患者出现眩晕性发作，多见于颞叶癫痫和前庭癫痫。

（二）非前庭系统性眩晕

1. 眼性眩晕　表现为视力减退、屈光不正、眼肌麻痹等，眩晕是其症状之一。

2. 心血管疾病　出现血压、心率、心律变化的同时伴有眩晕，不同疾病有其相应的临床表现。

3. 全身中毒性代谢性疾病　每种疾病均有其特征性的临床表现，眩晕只是一个伴随症状。

4. 神经精神性眩晕　可出现头晕、头痛、失眠多梦、胸闷、心悸、气短、食欲不振、乏力、情绪低落、自卑、无自信心、思维缓慢等临床表现。

5. 血液病　眩晕是其中一个症状，还有贫血、出血等其他的一些表现。

【伴随症状】

1. 伴耳鸣、听力下降　见于前庭器官疾病、第Ⅷ对脑神经损害及肿瘤等。

2. 伴恶心、呕吐　见于梅尼埃病、晕动病等。

3. 伴共济失调　见于小脑、颅后凹或脑干病变等。

4. 伴眼球震颤　见于脑干病变、梅尼埃病等。

5. **伴听力下降**　见于药物中毒。

6. **伴颈部发紧、活动不灵活，手指发凉、发麻**　见于颈椎病。

【问诊要点】

1. 眩晕的发作时间、病程、诱因，有无复发性等特点。
2. 有无晕车、晕船及服药史。
3. 有无急性感染、中耳炎、颅脑外伤及脑内疾病、心血管疾病、糖尿病、严重肝肾疾病等病史。
4. 有无发热、恶心、呕吐、出汗、耳鸣、听力减退、视力变化、平衡失调等伴随症状。

第三节　意识障碍

> **岗位情景模拟 7**
>
> 张某，男性，65岁。4小时前晨练时突感头痛、肢体无力，伴恶心呕吐，为胃内容物，继之意识不清、呼之不应，高血压病史20年，测血压180/120mmHg。
>
> **问题与思考**
>
> 引起该患者意识障碍的可能原因是什么？
>
> 答案解析

　　意识障碍是多种原因引起的一种严重的脑功能紊乱，机体对自身和周围环境的识别和觉察能力出现障碍。大多由于高级神经中枢功能活动（意识、感觉和运动）受损所引起，可表现为嗜睡、意识模糊、昏睡和谵妄，严重者甚至出现昏迷。

【病因】

（一）颅脑疾病

1. **局限性病变**　①脑血管病：脑出血、脑缺血、脑梗死、蛛网膜下腔出血、暂时性脑缺血发作、高血压脑病等；②颅内占位性病变：神经胶质瘤、脑膜瘤、垂体腺瘤、神经纤维瘤、肺癌和鼻咽癌的颅内转移瘤、脑脓肿、脑肉芽肿、脑寄生虫囊肿等；③颅脑外伤：脑挫裂伤、颅内血肿、脑震荡、颅骨骨折等。

2. **弥漫性病变**　①颅内感染性疾病：各种脑炎、脑膜炎、蛛网膜炎、室管膜炎、颅内静脉窦感染等；②弥漫性颅脑损伤；③脑变性及脱髓鞘性病变；④脑水肿。

3. **癫痫发作**

（二）颅外疾病

1. **急性感染性疾病**　见于全身各种严重感染性疾病，如伤寒、中毒型细菌性痢疾、重症肝炎、流行性出血热、钩端螺旋体病、中毒性肺炎、败血症等。

2. **内分泌与代谢性疾病**　如肝性脑病、肾性脑病、肺性脑病、糖尿病性昏迷（酮症酸中毒昏迷及高渗性昏迷）、黏液水肿性昏迷、垂体危象、甲状腺危象、肾上腺皮质功能减退性昏迷、乳酸性酸中毒、妊娠高血压综合征等。

3. **外源性中毒**　一氧化碳中毒、镇静催眠药中毒、有机磷农药中毒、酒精中毒等。

4. **心血管疾病**　心律失常、心力衰竭、心脏停搏、心肌梗死、休克等。

5. **水、电解质平衡紊乱**　低钠血症、低氯性碱中毒、高氯性酸中毒等。

6. 物理性及缺氧性损害 如高温中暑、触电、电击伤、溺水、高山病、严重贫血等。

【发生机制】

由于脑缺血、缺氧、葡萄糖供给不足、酶代谢异常等因素引起脑细胞代谢紊乱，从而导致网状结构功能损害和脑活动功能减退，均可产生意识障碍。意识有两个组成部分即意识内容及其"开关"系统。意识内容即大脑皮质的功能活动，包括记忆、思维、定向力和情感，以及通过视、听、语言和复杂运动等与外界保持紧密联系的能力。意识"开关"系统包括经典的感觉传导通路（特异性上行投射系统）和脑干网状上行激动系统（非特异性上行投射系统）。意识内容与行为有赖于大脑皮质的高级神经活动的完整。颅内病变可直接或间接损害大脑皮质及网状结构上行激活系统，颅外疾病影响了神经递质和脑的能量代谢，均可造成意识障碍。

【临床表现】

1. 嗜睡 是最轻的意识障碍，患者处于病理持续睡眠状态。轻刺激如推动或呼唤患者，可被唤醒，醒后能进行一些简短而正确的交谈或做一些简单的动作，但对周围环境的鉴别能力较差，反应迟钝，刺激停止后很快又复入睡。

2. 意识模糊 意识障碍的程度较嗜睡深，具有简单的精神活动，但对外界刺激不能清晰地认识，定向力障碍，表现为对时间、空间、人物失去正确的判断力。思维不连贯，常答非所问等，情感淡漠可为突出表现，幻觉少见。

3. 昏睡 是接近于人事不省的意识状态。患者处于熟睡状态，呼喊或推动肢体不能引起反应。在强烈刺激下（如压迫眶上神经，摇动患者身体等）可被唤醒，醒后可简短回答提问，但答话含糊或答非所问，很快又再入睡。此时，深反射亢进、震颤及不自主运动，角膜、睫毛等反射减弱，但对光反射仍存在。

4. 谵妄 是一种以兴奋性增高为主的急性高级神经中枢活动失调状态。表现为注意力涣散、定向力障碍，伴错觉、幻觉、躁动不安、谵语。谵妄常见于急性感染的高热期，也可见于某些中毒（如急性酒精中毒）、代谢障碍（肝性脑病）等。由于病因不同，有些患者可以康复，有些患者可发展为昏迷状态。

5. 昏迷 是严重的意识障碍，表现为意识持续地中断或完全丧失。按其严重程度可分为以下三阶段。

（1）轻度昏迷 意识大部分丧失，无随意运动，对声、光刺激无反应，对强疼痛刺激如压眶可出现痛苦的表情或肢体退缩等防御反应。浅反射消失，腱反射、舌咽反射、角膜反射、瞳孔对光反射存在，呼吸、脉搏无明显变化。可伴谵妄或躁动。

（2）中度昏迷 对周围事物及各种刺激均无反应，对于剧烈刺激可出现防御反射。四肢完全处于瘫痪状态，腱反射亢进，病理反射阳性，角膜反射减弱，瞳孔对光反射迟钝，眼球无转动，咳嗽反射和吞咽反射减弱。呼吸和循环功能尚稳定。

（3）深昏迷 全身肌肉松弛，对各种刺激全无反应。深、浅反射均消失，眼球固定，瞳孔散大，病理反射也消失，呼吸不规则，血压下降，大小便失禁。（表1-5-1）。

表1-5-1 意识障碍的临床表现

	嗜睡	意识模糊	昏睡	轻度昏迷	中度昏迷	深度昏迷
唤醒反应	可被唤醒，停后入睡	可被唤醒，停后入睡	不易唤醒，停后很快入睡	不被唤醒	不被唤醒	不被唤醒
应答	正确	基本正确	答话含糊	无应答	无应答	无应答
瞳孔对光反射	灵敏	灵敏	灵敏	灵敏	迟钝	消失
角膜反射	存在	存在	存在	存在	减弱	消失
生命体征	平稳	平稳	平稳	无变化	轻度变化	明显变化

【伴随症状】

1. **伴发热**　先发热后有意识障碍，见于重症感染性疾病；先有意识障碍后有发热，见于脑出血、蛛网膜下腔出血、巴比妥类药物中毒等。

2. **伴高血压**　见于高血压脑病、脑血管意外、肾炎等。

3. **伴低血压**　见于各种原因的休克等。

4. **伴瞳孔缩小**　见于吗啡类、巴比妥类、有机磷农药等中毒。

5. **伴瞳孔散大**　见于颠茄类、酒精、氰化物等中毒以及癫痫、低血糖状态等。

6. **伴呼吸缓慢**　见于吗啡、巴比妥类、有机磷农药等中毒及颅内高压等。

7. **伴心动过缓**　见于颅内高压症、房室传导阻滞以及吗啡类、毒蕈等中毒。

8. **伴皮肤黏膜改变**　出血点、瘀斑和紫癜等见于严重感染和出血性疾病；口唇呈樱红色提示一氧化碳中毒。

9. **伴脑膜刺激征**　见于各种脑膜炎、蛛网膜下腔出血等。

10. **伴瘫痪**　见于脑出血、脑梗死等。

【问诊要点】

1. 意识障碍的起病时间，发病前后情况及诱因，发生环境，病程进展及病情严重程度。

2. 有无急性感染性休克、颅脑外伤、高血压、动脉硬化、肺源性心脏病、肝肾疾病、糖尿病、癫痫、肿瘤及毒物接触史等其他病史。

3. 有无发热、头痛、腹泻、呕吐、皮肤黏膜出血及感觉与运动障碍等相关伴随症状。

（解秋菊）

书网融合……

目标检测　　知识回顾　　习题

第六章 | 运动系统症状

PPT

第一节 腰背痛

岗位情景模拟 8

向某，男，69岁。反复腰痛不适2年，加重3天。患者2年前因长期弯腰劳动后突感腰部疼痛不适，无畏寒发热。3天前患者腰部疼痛症状再次加重，行走受限，无恶心、呕吐等症状，患者神志清，精神可，腰部压痛明显，饮食可，睡眠欠佳，二便及体重无改变。

问题与思考

1. 该患者最有可能是因什么原因引起的腰痛？
2. 临床特点有哪些？

答案解析

腰背痛是临床常见的症状之一。多种疾病可引起腰背痛，多数是由局部病变引起，也可能与腰背部长期负重，其结构易于损伤有关。邻近器官病变波及或放射性腰背痛也很常见。

【病因与发生机制】

腰背痛的病因与发生机制复杂多样，腰背部是一个非常广泛的范围，腰背部的组织自外向内包括皮肤、皮下组织、肌肉、韧带、脊椎、肋骨和脊髓，上述任何组织的病变均可引起腰背痛。此外，腰背部的邻近器官病变也可引起腰背痛。

（一）外伤

1. **急性损伤** 见于各种直接或间接暴力所致的腰椎骨折、脱位，韧带、肌肉、关节囊的撕裂，急性椎间盘突出等。

2. **慢性损伤** 见于长期不良体位、劳动姿势等引起的慢性累积性损伤。如韧带炎、肌肉劳损、脊柱骨关节的增生和退变、脊柱滑脱等。

（二）炎性病变

1. **感染性炎症** 可分为化脓性和特异性感染。化脓性感染多见于椎间隙感染、硬膜外脓肿、椎体骨髓炎等；特异性感染如脊柱结核等。

2. **非无菌性炎症** 如风湿性肌纤维组织炎、类风湿关节炎、强直性脊柱炎及因寒冷、潮湿、重手法推拿等引起骨及软组织炎症。

（三）退行性改变

如椎间盘退变、小关节退变性骨关节炎、继发性椎管狭窄、老年性骨质疏松症、假性滑脱及脊柱不稳定。

（四）发育异常

如腰椎骶化、骶椎腰化、隐性脊柱裂、骨性椎管狭窄、棘突过度增生、脊柱侧弯、椎体发育畸形等。

（五）肿瘤性疾病

脊柱肿瘤包括脊柱的原发肿瘤和转移瘤，腰椎是脊柱转移瘤最常见的部位。常见的肿瘤有：骨肉瘤、骨样骨瘤、多发性骨髓瘤、乳腺癌转移、肺癌转移、前列腺癌转移、胃癌转移、肝癌转移、肾癌转移、大肠癌转移、宫颈癌转移等。

（六）内脏疾病引起的牵涉性痛

女性盆腔疾病（子宫附件炎、子宫颈癌与子宫内膜癌、痛经），男性前列腺疾病（前列腺炎、前列腺癌），肾脏疾病（如肾结石、肾盂肾炎），胆囊疾病（如胆囊炎或胆囊结石），胰腺疾病（胰腺炎、胰腺癌）等可引起腰背痛。

📖 **知识拓展**

脊椎退行性病变

脊椎退行性病变，主要特征是骨质增生、椎间盘变薄。临床主要表现为脊椎僵硬、酸痛，活动范围缩小，有时会伴随着头晕、头痛、手臂腿脚麻木及脊椎相关性疾病。产生退化的原因有：扭伤、摔伤、车祸、运动损伤、长期姿势不良、工作劳累、内分泌改变等。腰椎是人体躯干活动的枢纽，而所有的身体活动都无一不在增加腰椎的负担，随着年龄的增长，过度的活动和超负荷的承载，使腰椎加快出现老化，并在外力的作用下，继发病理性改变，以致椎间盘纤维环破裂，椎间盘内的髓核突出，引起腰腿痛和神经功能障碍。

【临床表现】

（一）脊椎病变

1. **脊椎骨折**　有明显的外伤史，多因高处跌落时臀部或足部先着地，伤处局部压痛、叩击痛、活动受限。胸椎骨折合并肋骨骨折可出现呼吸受限。腰椎骨折时屈伸下肢时感腰痛。骨折合并脊髓损伤，可有不全或完全瘫痪的表现（如感觉、运动功能丧失，大小便障碍等）。

2. **增生性脊柱炎**　又称退行性脊柱炎，主要指的是腰椎、颈椎、胸椎后面的小关节增生，多见于50岁以上患者。临床表现为晨起时感腰痛、酸胀、僵直、活动不便，活动腰部后疼痛好转，但过多活动后腰痛又加重。疼痛以傍晚时明显，平卧可缓解。疼痛不剧烈，叩击腰部有舒适感。腰椎无明显压痛，如果压迫或刺激神经，可出现四肢麻木无力等症状。

3. **结核性脊椎炎**　是感染性脊椎炎中最常见的疾病，腰椎最易受累，其次为胸椎。发病前多有结核病史或结核接触史，起病缓慢，背痛常为结核性脊椎炎的首发症状。疼痛局限于病变部位，呈隐痛、钝痛或酸痛，夜间明显，活动后加剧，伴有低热、盗汗、乏力、食欲下降、消瘦等结核病症状。晚期可有脊柱畸形、冷脓肿及脊髓压迫症状。

4. **化脓性脊柱炎**　本病不多见，常因败血症、外伤、腰椎手术、腰穿和椎间盘造影感染所致。患者感到局部剧烈腰背痛、活动障碍，伴畏寒、高热、出冷汗等全身中毒症状，查体有明显压痛及叩痛。如感染损伤脊柱内神经，还会出现神经受压的相应表现。

5. **脊椎肿瘤**　包括脊柱的原发性肿瘤和转移性肿瘤，以转移性恶性肿瘤多见，如前列腺癌、甲状腺癌和乳腺癌等转移或多发性骨髓瘤累及脊椎。其表现为顽固性腰背痛，持续性剧痛，休息和药物均不能缓解，伴放射性神经根痛。

6. **腰椎间盘突出**　是较常见的脊柱退行性疾病之一。青壮年多见，以腰4~骶1易发，常有搬重物或扭伤史，可突然或缓慢发病，主要表现为腰腿痛和坐骨神经痛等。咳嗽、喷嚏时疼痛加重，卧床休息时缓解，可有下肢麻木、冷感或间歇性跛行。

（二）脊柱旁组织病变

1. **腰肌纤维炎**　表现为腰背部弥漫性疼痛，以腰椎两旁肌肉及髂嵴上方为主，晨起时加重，活动数分钟或轻叩腰部疼痛可缓解，但活动过多会导致疼痛加重。

2. **腰肌劳损**　常因腰部肌肉、韧带等软组织损伤导致疼痛，多因治疗不彻底或累积性损伤。疼痛为酸痛、胀痛，可向臀部放射，休息或改变体位后有一定程度的缓解，劳累、受风寒后可加重。

（三）脊神经根病变

1. **腰骶神经根炎**　主要为下背部和腰骶部疼痛，并有僵直感，疼痛向臀部及下肢放射，腰骶部有明显压痛，严重时有节段性感觉障碍，下肢无力，肌萎缩，腱反射减退。常在受寒、劳累后明显，休息后减轻。

2. **脊髓压迫症**　主要表现为神经根激惹征，出现颈背痛或腰痛，沿一根或多根神经后根分布区放射，疼痛剧烈，呈烧灼样或绞榨样疼痛，脊柱活动、咳嗽、喷嚏时加重，为定位性疼痛，并可出现感觉障碍。

3. **蛛网膜下腔出血**　血液刺激脊膜和脊神经后根时可引起剧烈的腰背痛。

（四）内脏疾病引起的腰背痛

1. **泌尿系统疾病**　肾炎、肾盂肾炎、泌尿道结石、结核、肿瘤、肾下垂和肾积水等多种疾病可引起的腰背痛。肾炎呈深部胀痛，位于腰肋三角区，并有轻微叩击痛；肾盂肾炎腰痛、叩击痛较明显；肾脓肿多为单侧腰痛，常伴有局部肌紧张和压痛；肾结石多为绞痛，叩击痛剧烈；肾肿瘤引起的腰痛多为钝痛或胀痛，有时呈绞痛。

2. **盆腔器官疾病**　男性前列腺炎和前列腺癌常引起下腰骶部疼痛，伴有尿频、尿急、排尿困难；女性慢性附件炎、宫颈炎、子宫脱垂和盆腔炎等可引起腰骶部疼痛，且伴有下腹坠胀感和盆腔压痛。

3. **消化系统疾病**　内脏器官的传入纤维与一定皮肤区的传入纤维进入相同的脊髓段，故内脏传入疼痛可刺激兴奋皮肤区的传入纤维，引起感应性疼痛。胃、十二指肠溃疡，后壁慢性穿孔时直接累及脊柱周围组织，引起腰背部肌肉痉挛而出现疼痛。急性胰腺炎，常有左侧腰背部放射痛。溃疡性结肠炎和克罗恩病有消化道功能紊乱，时常伴有下腰部疼痛。

4. **呼吸系统疾病**　胸膜炎、肺结核和支气管肺癌等可引起后胸和侧胸肩胛部疼痛，常在深呼吸时加重，背痛的同时常伴有呼吸系统症状及体征。

【伴随症状】

1. **伴脊柱畸形**　外伤后畸形多因脊柱骨折、错位所致；自幼畸形多为先天性脊柱疾病所致；缓慢起病者见于脊柱结核和强直性脊柱炎。

2. **伴活动受限**　见于脊柱外伤、强直性脊柱炎、腰背部软组织急性扭挫伤。

3. **伴发热**　长期低热见于脊柱结核和类风湿关节炎；高热见于化脓性脊柱炎和椎旁脓肿。

4. **伴尿频、尿急及排尿不尽**　见于尿路感染、前列腺炎或前列腺肥大；腰背剧痛伴血尿，见于肾或输尿管结石。

5. **伴嗳气、反酸和上腹胀痛**　见于胃、十二指肠溃疡或胰腺病变。

6. **伴腹泻或便秘** 见于溃疡性结肠炎或克罗恩病。

7. **下腰痛伴月经异常、痛经、白带过多** 见于宫颈炎、盆腔炎、卵巢及附件炎症或肿瘤。

【问诊要点】

1. 腰背痛的起病急缓、有无诱因。

2. 疼痛的部位、程度、性质，持续性或间断性，有无规律，白天重或夜间重，休息后可否缓解，活动后是加重还是缓解。

3. 既往有无类似发作，有无过敏史，职业特点，月经婚育史，家族史。

4. 是否伴随全身症状、其他关节痛等。

第二节 关节痛

岗位情景模拟 9

向某，男，35 岁。1 周前大量饮酒后出现右足红肿疼痛，活动受限，无发热寒战，无头痛头晕，无胸闷气短，无腹胀腹痛。今日来我院就诊。检查腹平，无压痛，无反跳痛及肌紧张，神经系统无异常。

问题与思考

1. 该患者最可能的诊断是什么？

2. 该症状应完善哪些检查？

答案解析

关节痛是关节疾病最常见的症状，可因急性损伤、慢性损伤、关节炎、感染以及肿瘤等引起。关节痛分为急性和慢性两类。急性关节痛以关节及其周围组织的炎性反应为主，慢性关节痛则以关节囊肥厚及骨质增生为主。

【病因与发生机制】

引起关节痛的疾病种类繁多，病因复杂，可因单纯的关节病变或全身性疾病所致。常见的有如下几类。

（一）外伤性

1. **急性损伤** 由于外力碰撞关节或使关节过度运动，造成关节脱位或骨折，血管破裂出血，组织液渗出，关节肿胀而引起疼痛。

2. **慢性损伤** 持续的慢性机械损伤，长期摩擦关节面，产生慢性损伤。长期负重，使关节软骨及关节面受到破坏；关节活动过度，可造成关节软骨的累积性损伤；关节扭伤后处理不当或骨折愈合不良，畸形愈合所致负重不平衡，造成关节慢性损伤。

（二）感染性

细菌直接侵入关节内，如外伤后细菌侵入关节；败血症时细菌经血液到达关节内；关节邻近骨髓炎、软组织炎症、脓肿蔓延至关节内；关节穿刺时消毒不严或将关节外细菌带入关节内。

（三）变态反应和自身免疫性

1. **变态反应性关节炎** 往往是继发于身体其他部位感染后出现的急性非化脓性关节炎，是由于病原微生物及其产物、药物、异种血清与血液中的抗体形成免疫复合物，沉积在关节腔，引起四肢关节无菌性的炎症。如类风湿关节炎、细菌性痢疾、过敏性紫癜和结核菌感染所致的反应性关节炎。

2. **自身免疫性关节炎** 是一种免疫应答疾病。外来抗原或理化因素使宿主组织成分改变，形成自身抗原刺激机体产生自身抗体，引起器官和非器官特异性自身免疫病。关节病变是全身性损害之一，表现为滑膜充血水肿，软骨进行性破坏，导致关节畸形。如类风湿关节炎，系统性红斑狼疮引起的关节病变。

（四）退行性关节病

又称老年性关节炎、肥大性关节炎。分原发性和继发性两种。原发性无明显局部病因，多见于肥胖、高龄、女性、有家族史者，好发于负重及活动量较多的关节（如颈椎、腰椎、膝关节、髋关节等）。继发性骨关节病多有创伤、感染或先天性畸形等基础病变，并与吸烟、肥胖和重体力劳动有关，多由于关节的炎症或慢性劳损、局部损伤等引起关节面发生退行性改变，软骨下骨板反应性增生，形成骨刺，导致关节肿胀、疼痛及功能受限。

（五）代谢性骨病

骨组织由细胞及细胞外基质构成，青壮年细胞外基质含有机质35%、无机质65%。当机体因先天或后天性因素破坏或干扰了正常骨代谢和生化状态，导致骨生化代谢障碍而发生的骨病。阳光照射不足、消化不良、维生素D缺乏和磷摄入不足等使维生素D代谢障碍，引起骨质软化性骨关节病；老年性、失用性骨质疏松等骨质疏松性关节病；脂质代谢障碍所致的高脂血症性关节病；骨膜和关节腔组织脂蛋白转运代谢障碍性关节炎；嘌呤代谢障碍所致的痛风；糖尿病性骨病、皮质醇增多症性骨病、甲状腺或甲状旁腺疾病等内分泌疾病引起的骨关节病，均可出现关节疼痛。

（六）骨关节肿瘤

良性肿瘤常见有软骨瘤、骨软骨瘤、骨巨细胞瘤和骨纤维异常增殖症；恶性骨肿瘤常见有骨肉瘤、软骨肉瘤、骨纤维肉瘤、滑膜肉瘤和转移性骨肿瘤等。

（七）儿童生长痛

多见于生长期的儿童（男孩多见），由于儿童活动量较大、长骨生长较快与局部肌肉筋腱的生长发育不协调所致的一种正常的生理现象。疼痛部位常见于膝关节、髋关节等。

【临床表现】

（一）化脓性关节炎

起病急，有畏寒、寒战和高热等明显的全身中毒症状，体温可达39℃以上。多见于膝关节、髋关节等大关节，肩关节、肘关节、踝关节等也常见。病变关节出现疼痛、活动受限、局部红肿热痛，而深部的肩关节和髋关节红肿不明显。

（二）外伤性关节痛

常发生在持重关节，在外伤后即出现受损关节疼痛、肿胀和功能障碍。慢性外伤性关节炎有明确的外伤史，反复出现关节痛，常于过度活动和负重及气候寒冷等刺激时诱发，药物及物理治疗后缓解。

（三）结核性关节炎

儿童和青壮年多见。常侵犯脊柱、髋、膝关节，多为单关节炎。慢性起病，早期症状和体征不明显。活动期常有低热、乏力、纳差、盗汗及体重减轻等。病变关节疼痛、肿胀，但疼痛程度较化脓性关节炎轻，活动后疼痛加重。晚期关节功能障碍、畸形和强直。

（四）风湿性关节炎

发病前常有上呼吸道感染史，典型的表现是游走性多关节炎，常对称累及膝、踝、肩、腕、肘、髋等大关节，局部呈红、肿、热、痛等炎症表现，呈游走性，肿胀时间短，消失快，常在1~6周内自然消肿，不留下关节僵直和畸形改变。可伴有风湿热的其他表现如心肌炎、环形红斑、皮下结节等。

（五）类风湿关节炎

慢性、全身性自身免疫性疾病。关节痛往往是最早的症状，最常出现的部位为腕、掌指、近端指间关节，其次是足趾、膝、踝、肘、肩等关节。多呈对称性、持续性。病变关节活动受限，僵硬和胶着感，晨起明显，活动后减轻。晚期常因关节附近肌肉萎缩、关节软骨增生而出现畸形。如手有梭形肿胀、尺侧偏斜、天鹅颈样畸形、纽扣花样畸形等。

（六）退行性关节炎

早期表现为步行、久站和天气变化时病变关节疼痛，休息后缓解。如受累关节为掌指及指间关节，患者常感觉手指僵硬肿胀，关节疼痛、活动不便。如病变在膝关节则常伴有关节腔积液，关节边缘有压痛。晚期病变关节疼痛加重，关节有摩擦感，活动时有响声。关节周围肌肉挛缩常呈屈曲畸形，患者常有跛行。

（七）痛风关节炎

常在饮酒、劳累或高嘌呤饮食后，起病急骤，常于夜间突然发病，关节及周围组织出现明显的发红、发热和肿胀、活动受限、剧痛难忍，局部甚至不能碰触。大部分首发于第1跖趾关节，其次为跖跗关节，踝、手、膝、腕和肘关节也可受累。病变呈自限性，有时在1~2周内自行消退，但经常复发。晚期可出现关节畸形，在关节旁或耳、鼻软骨处出现痛风石，破溃后常有白色乳酪状分泌物流出。

👥 **课堂互动 1-4**

什么是高嘌呤饮食？

答案解析

【伴随症状】

1. **伴低热、乏力、纳差、盗汗、体重减轻**　见于结核性关节炎。
2. **伴高热、畏寒、寒战、局部红肿灼热**　见于化脓性关节炎。
3. **双侧小关节对称性疼痛伴晨僵和关节畸形**　见于类风湿关节炎。
4. **关节疼痛呈游走性伴心肌炎、舞蹈病**　见于风湿热。
5. **伴血尿酸升高、局部红肿灼热**　见于痛风。
6. **伴皮肤红斑、光过敏、低热和多器官损害**　见于系统性红斑狼疮。
7. **伴皮肤紫癜、腹痛、腹泻**　见于关节受累型过敏性紫癜。

【问诊要点】

1. 关节痛发生的起病诱因；有无外伤，急、慢性感染及家族史；部位是大关节还是小关节，多发还是单发，单侧还是双侧，有无游走性、对称性，局部有无红肿及发热；病程长短，关节痛是持续性还是间断性，与季节、气候的关系，有无活动障碍或变形。
2. 有无发热、盗汗、乏力、食欲不振、寒战、皮肤改变、腹痛、腹泻等伴随症状。

第三节　抽搐与惊厥

岗位情景模拟 10

　　伍某，男，4岁。入院当日晨起6时许无明显诱因突然出现抽搐，表现为双眼向一侧斜视，口周发绀，四肢呈强直，伴意识丧失，口吐白沫，二便失禁，无发热，持续1~5分钟后缓解。间隔5~10分钟后再次抽搐。查体：体重16kg，发育、营养良好，神志不清。

问题与思考

该患儿最有可能是何种原因引起抽搐？

答案解析

　　抽搐与惊厥均属于不随意运动，是神经科及小儿科常见的临床症状之一。抽搐是指全身或局部成群骨骼肌不自主地抽动或强烈收缩，常可引起关节运动和强直。根据骨骼肌收缩的范围，可分为局限性抽搐和全身性抽搐。根据骨骼肌收缩的性质分为间歇性收缩、强直性收缩和阵挛性收缩。骨骼肌呈强直性收缩与阵挛性收缩时称为惊厥，惊厥呈现的抽搐一般为全身性、对称性、伴或不伴有意识丧失。

课堂互动 1-5

如何区分抽搐和惊厥？

答案解析

【病因】

　　抽搐与惊厥的病因可分为特发性与症状性。特发性常由于先天性脑部不稳定状态所致。症状性病因如下。

（一）脑部疾病

1. **感染**　如脑炎、脑膜炎、脑脓肿、脑结核瘤、脑灰质炎等。
2. **外伤**　如产伤、颅脑外伤等。
3. **肿瘤**　包括原发性肿瘤、脑转移瘤。
4. **血管疾病**　如脑出血、蛛网膜下腔出血、高血压脑病、脑栓塞、脑血栓形成、脑缺氧等。
5. **寄生虫病**　如脑型疟疾、脑血吸虫病、脑棘球蚴病、脑囊虫病等。
6. **其他**　如先天性脑发育障碍、结节性硬化、播散性硬化、胆红素脑病等。

（二）全身性疾病

1. **感染**　如急性胃肠炎、中毒型菌痢、链球菌败血症、中耳炎、百日咳、狂犬病、破伤风等。另外，小儿高热惊厥主要由急性感染所致。
2. **代谢障碍**　如脂质累积、甲状旁腺功能低下、低血糖、低钙血症、低镁血症、子痫、维生素B_6缺乏症等。其中低钙血症可表现为典型的手足搐搦症。
3. **中毒**　尿毒症、肝性脑病等内源性中毒；乙醇、苯、铅、砷、汞、氯喹、阿托品、樟脑、白果、有机磷等外源性中毒。
4. **心血管疾病**　如阿-斯综合征等。

5. **风湿病** 如系统性红斑狼疮等。

6. **其他** 如突然撤停安眠药、抗癫痫药，还可见于热射病、溺水、窒息、触电等。

（三）神经官能症

如癔症性抽搐和惊厥。

【发生机制】

抽搐与惊厥发生机制极其复杂，可能是中枢神经系统功能或结构异常，也可能是周围神经乃至效应器的异常。目前认为可能是由于运动神经元的异常放电所致。按肌肉异常收缩的兴奋信号的来源不同，可分为两种情况：大脑功能障碍和非大脑功能障碍。正常情况下，脑部神经元具有一定的自身稳定作用，其兴奋与抑制系统处于相对平衡，脑部或全身疾病破坏了这一平衡，就会引起大脑功能障碍而抽搐。非大脑功能障碍主要是脊髓的运动或周围神经障碍。

【临床表现】

由于病因不同，抽搐和惊厥的临床表现形式也不一样。

（一）全身性抽搐

以全身骨骼肌强直及阵发性抽动为主要表现，多伴有意识丧失。

1. **癫痫大发作** 表现为患者突然意识模糊或丧失，全身强直性、阵挛性抽搐，呼吸不规则，大小便失禁、发绀，发作约半分钟自行停止，也可反复发作或呈持续状态。发作时可有瞳孔散大，对光反射消失或迟钝、病理反射阳性等。发作停止后不久意识恢复。由破伤风引起者为持续性强直性痉挛，伴肌肉剧烈的疼痛。

2. **癔症性发作** 发作前常有一定的诱因，如生气、情绪激动或各种不良刺激，发作样式不固定，时间较长，没有舌咬伤和大小便失禁。

（二）局限性抽搐

表现以身体某一局部骨骼肌强直性收缩，如口角肌、眼睑肌、手足等部位。而手足搐搦症则表现间歇性双侧强直性肌痉挛，以上肢手部最典型，呈"助产士手"表现。

（三）高热惊厥

多见于婴幼儿，是常见的一种儿科急症，大多在急骤高热（39~41.5℃）开始后12小时内忽然出现短暂的全身性惊厥发作，伴有意识丧失，抽搐后神志可以恢复到清醒状态。惊厥时间过长或多次反复发作可致脑组织受损，影响智力发育甚至危及生命。

【伴随症状】

1. **伴发热** 多见于婴幼儿的急性感染，也可见于重度失水、胃肠功能紊乱等。但要注意，惊厥也可引起发热。

2. **伴剧烈头痛** 见于高血压、急性感染、蛛网膜下腔出血、颅脑外伤、颅内占位性病变等。

3. **伴脑膜刺激征** 见于脑膜炎、脑膜脑炎、假性脑膜炎、蛛网膜下腔出血等。

4. **伴瞳孔扩大与舌咬伤** 见于癫痫大发作。

5. **伴血压增高** 见于高血压、肾炎、子痫等。

6. **伴意识丧失** 见于癫痫大发作、重症颅脑疾病等。

【问诊要点】

1. 抽搐与惊厥发生的年龄、急缓、病程、诱因；部位是呈全身性还是呈局限性；抽搐的性质是持续性、强直性，还是间歇性、阵挛性；发作时意识状态如何；有无大小便失禁；有无舌咬伤及肌肉痛。

2. 抽搐前有无脑部疾病（感染、外伤、肿瘤、脑血管病等）、全身性疾病（感染、中毒、心血管病、风湿病等），有无毒物的接触史，有无外伤史等。

3. 如果是新生儿，应注意询问分娩史，生长发育有无异常史。

（解秋菊）

书网融合……

目标检测　　知识回顾　　习题

第七章 其他系统症状

第一节 发 热

岗位情景模拟 11

杨某，女，56岁。2天前淋雨后出现发热、寒战，体温最高达39.2℃，伴咳嗽咳痰、全身肌肉酸痛，来我院就诊。查体：体温38.5℃，呼吸22次/分，脉搏91次/分，血压正常。

问题与思考

1. 该患者发热可能由什么原因引起？
2. 最有可能为哪种热型？

答案解析

正常人的体温在体温调节中枢的调控下，通过神经、体液因素使机体的产热和散热过程保持动态平衡。当机体在致热原作用下或体温中枢出现功能障碍时，产热增加，散热减少，体温升高超出正常范围，称为发热。正常人腋窝温度为36~37℃，口腔温度为36.3~37.2℃，直肠温度为36.5~37.7℃。在机体内、外因素的作用下，体温可因时间、季节、环境、月经等在正常范围内稍有变动，但一般波动范围不会超过1℃。24小时内下午体温较早晨稍高，剧烈运动、劳动或进餐后体温也可稍升高，女性月经前及妊娠期体温略高于正常，老年人因代谢率偏低，体温相对低于青壮年。

【病因】

发热的病因很多，临床上可分为感染性与非感染性两大类，通常以感染性发热最多见。

（一）感染性发热

各种病原体侵入机体后引起的感染，如病毒、细菌、支原体、衣原体、真菌、立克次体、螺旋体、寄生虫等，不论是急性、亚急性或慢性，局部性或全身性，均可出现发热。见于急性阑尾炎、急性扁桃体炎、流行性感冒、肺结核等。

（二）非感染性发热

主要有下列几类病因。

1. **血液病与恶性肿瘤** 各种恶性肿瘤、白血病、淋巴瘤、恶性组织细胞病等，均有可能出现发热。
2. **结缔组织疾病** 如类风湿关节炎、系统性红斑狼疮、皮肌炎、硬皮病和结节性多动脉炎等。
3. **变态反应性疾病** 如药物热、风湿热、血清病、溶血反应等。
4. **内分泌与代谢疾病** 如甲状腺功能亢进症、痛风和重度脱水等。
5. **无菌性组织坏死** 如心肌梗死、肺栓塞、脾梗死、大面积烧伤、大手术所致组织损伤、内出血、急性溶血等。

6. **中枢神经系统疾病**　如脑出血、脑震荡、脑外伤等，为中枢性发热。癫痫持续状态可引起发热，为产热过多所致。

7. **皮肤病变**　皮肤广泛病变致皮肤散热减少而发热，见于大面积烧伤后、广泛性皮炎、鱼鳞病等。慢性心力衰竭使皮肤散热减少也可引起发热。

🏫 **课堂互动 1-6**

你知道热射病吗？

答案解析

8. **物理及化学损害**　如重度安眠药中毒、中暑、手术后等。

9. **自主神经功能紊乱**　由于自主神经功能紊乱，影响正常的体温调节，产热大于散热，体温升高，多为低热，常伴自主神经功能紊乱的其他表现。临床常见：①原发性发热：自主神经功能紊乱影响正常的体温调节过程或体质异常，低热可持续数月或数年之久；②感染后低热：原有感染已愈，但体温调节中枢对体温的调节功能仍未完全恢复正常，故低热不退；③夏季低热：发生于夏季，秋凉后自行退热，每年如此，反复出现，连续数年后多可自愈。常见于营养不良或脑发育不良的幼儿。

> ✒️ **知识拓展**
>
> **鱼鳞病**
>
> 　　鱼鳞病是一种遗传性角化障碍性皮肤病，皮肤角化障碍造成全身皮脂腺及汗腺的分泌减少。其共同临床特点为四肢伸侧或躯干部出现干燥、粗糙、状如鱼鳞的角化性鳞屑。一般在寒冷干燥季节加重，温暖潮湿季节缓解。

【发生机制】

各种原因引起产热增加或散热减少，打破产热和散热的动态平衡，则出现发热。

（一）致热原性发热

致热原包括外源性和内源性两大类。

1. **外源性致热原**　外源性致热原包括各种微生物病原体及其产物、炎性渗出物及无菌性坏死组织、抗原-抗体复合物、某些类固醇物质、多糖体成分及多核苷酸、淋巴细胞激活因子等。外源性致热原多为大分子物质，不能透过血-脑屏障直接作用于体温调节中枢，而是通过激活血液中的中性粒细胞、嗜酸性粒细胞和单核-吞噬细胞系统，使其产生并释放内源性致热原，引起发热。

2. **内源性致热原**　又称白细胞致热原，如白介素（IL-1）、肿瘤坏死因子（TNF）和干扰素等，内源性致热原也不能直接引起发热，它们透过血-脑屏障后，作用于体温调节中枢，使其释放中枢发热调节介质，作用于体温调节中枢的体温调定点，使调定点（温域）上升，使产热增多，散热减少，体温升高引起发热。

（二）非致热原性发热

1. **体温中枢直接受损**　脑出血、脑炎症、脑肿瘤、颅脑外伤、中暑等因素直接作用于下丘脑的体温中枢引起发热。

2. **组织产热过多**　①甲状腺激素分泌过多时，机体组织器官代谢增强，氧化加速，产热增加；②癫痫持续状态，骨骼肌持续性收缩，产热增多；③自主神经功能紊乱，交感神经兴奋，组织产热增加。

3. **身体散热减少**　①汗腺缺乏或破坏，造成皮肤散热不良，如大面积烧伤、鱼鳞病等；②严重脱水，热量通过水分蒸发散热减少。

目前认为致热原引起发热是机体发热的主要机制。

【临床表现】

（一）发热的分度

以口腔温度为标准，可将发热分类如下。

（1）低热　37.3~38℃。

（2）中等度发热　38.1~39℃。

（3）高热　39.1~41℃。

（4）超高热　>41℃。

脉搏和呼吸通常随体温升高而加快。一般说来，体温升高1℃，脉搏每分钟约增加10次，呼吸每分钟增加3~4次。

（二）发热的临床过程及特点

发热的临床过程一般分为以下三个阶段。

👥 **课堂互动 1-7** ——————————————————————

发热为什么会全身颤抖起"鸡皮"？

答案解析

1. **体温上升期**　此期产热大于散热，使体温持续上升。常表现为疲乏无力、肌肉酸痛、皮肤苍白、畏寒或寒战、皮肤干燥等现象。皮肤苍白是因交感神经兴奋引起皮肤血管收缩，浅层血流减少所致，甚至伴有皮肤温度下降。由于皮肤散热减少刺激皮肤的冷觉感受器并传至中枢引起畏寒。中枢发出的冲动再经运动神经传至运动终板，引起骨骼肌不随意地周期性收缩，发生寒战及竖毛肌收缩，使产热增加。体温上升方式有骤升型和缓升型。

（1）骤升型　体温在几小时内达39~40℃或以上，常伴有寒战。小儿易发生惊厥。见于疟疾、大叶性肺炎、败血症、流行性感冒、急性肾盂肾炎、输液或某些药物反应等。

（2）缓升型　体温逐渐上升在数日内达高峰，多不伴寒战。如伤寒、结核病、布氏杆菌病等所致的发热。

2. **高热期**　此期体温达高峰，产热与散热过程在较高水平保持相对平衡，持续一定时间，持续时间的长短可因病因不同而有差异，可为数小时、数天，甚至数周不等。如疟疾可持续数小时，大叶性肺炎、流行性感冒可持续数天，伤寒则可为数周。患者表现面颊潮红、皮肤有灼热感、口干舌燥、呼吸加深加快，同时还会出现头痛、头晕、食欲不振、全身不适等症状。

3. **体温下降期**　此期散热大于产热，表现为大量出汗、皮肤潮湿、温度下降。是由于病因消除，致热原的作用逐渐减弱或消失，体温中枢的体温调定点逐渐降至正常水平，产热相对减少，使体温降至正常水平。体温下降有两种方式。

（1）骤降　指体温于数小时内迅速下降至正常，有时可略低于正常，常伴有大汗淋漓。常见于疟疾、急性肾盂肾炎、大叶性肺炎及输液反应等。

（2）渐降　指体温在数天内逐渐降至正常，如伤寒、风湿热等。

【热型及其临床意义】

将发热患者在不同时间测得的体温数值分别记录在体温单上（符号为：腋温"×"、口温"●"、肛温

"○"），并将各体温数值点连接起来成体温曲线，该曲线的不同形态（形状）称为热型。不同的病因引起的热型常不相同。临床上常见的热型有以下几种。

1. **稽留热** 是指体温恒定地维持在39~40℃以上的高水平，达数天或数周，24小时内体温波动范围不超过1℃。常见于大叶性肺炎、伤寒等（图1-7-1）。

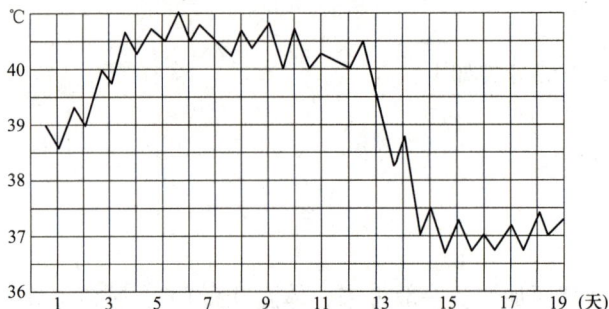

图1-7-1 稽留热

2. **弛张热** 因常见于败血症，又称败血症热型。体温常在39℃以上，24小时内波动范围在2℃以上，但最低体温仍在正常水平以上。常见于败血症、风湿热、重症肺结核及化脓性炎症等（图1-7-2）。

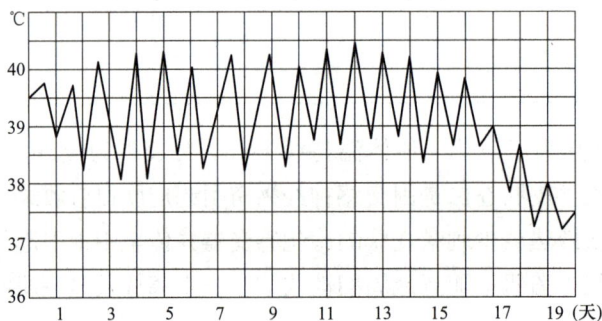

图1-7-2 弛张热

3. **间歇热** 体温骤升达高峰并持续数小时（高热期），又骤降至正常水平（无热期），持续1天至数天后又骤升，如此高热期与无热期反复交替出现。常见于疟疾、急性肾盂肾炎等（图1-7-3）。

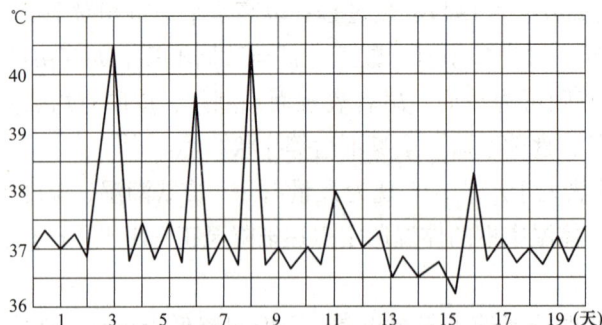

图1-7-3 间歇热

4. **波状热** 体温逐渐上升达39℃或以上，持续数天后又逐渐下降至正常水平，数天后又逐渐升高，如此反复多次。常见于布氏杆菌病（图1-7-4）。

5. **回归热** 体温急剧上升至39℃或以上，持续数天后又骤然下降至正常水平。高热期与无热期各持续若干天后规律性交替一次。可见于回归热、霍奇金淋巴瘤等（图1-7-5）。

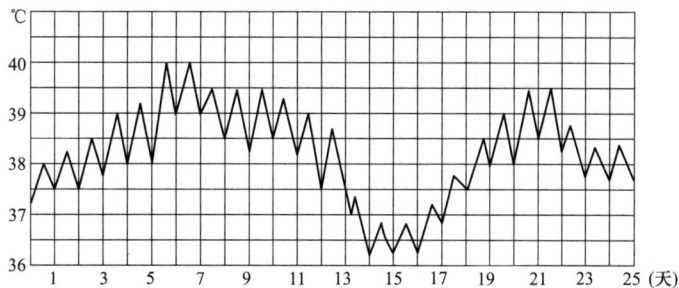

图1-7-4　波状热

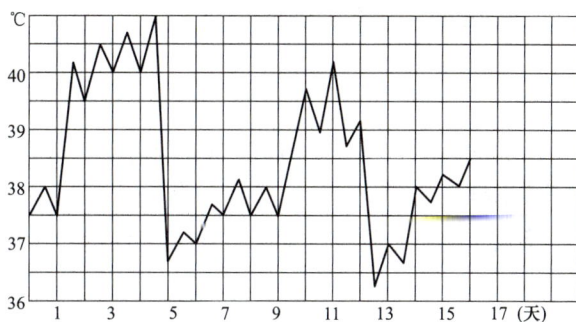

图1-7-5　回归热

6. **不规则热**　发热的体温曲线无一定规律，可见于结核病、风湿热、支气管肺炎、渗出性胸膜炎等（图1-7-6）。

不同病因引起的发热性疾病各有相应的热型，根据热型的不同有助于发热病因的诊断和鉴别诊断。但必须注意：①由于抗生素的广泛应用，及时控制了感染，或因解热药或糖皮质激素的应用，可使某些疾病的特征性热型变得不典型或呈不规则热型；②热型也与个体反应的强弱有关，如老年人休克型肺炎时可仅有低热或无发热，而不具备肺炎的典型热型。

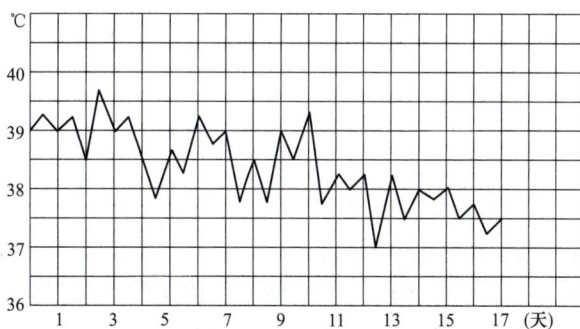

图1-7-6　不规则热

【伴随症状】

1. **伴寒战**　见于大叶性肺炎、疟疾、急性肾盂肾炎、急性胆囊炎、急性骨髓炎、丹毒、败血症、流行性脑髓膜炎、钩端螺旋体病、药物热及急性溶血性疾病等。

2. **伴结膜充血**　见于麻疹、流行性出血热、斑疹伤寒、钩端螺旋体病、恙虫病等。

3. **伴口唇单纯疱疹**　出现于急性发热性疾病，见于大叶性肺炎、流行性脑脊髓膜炎、疟疾、流行性感冒等。

4. **伴淋巴结肿大** 见于传染性单核细胞增多症、风疹、淋巴结结核、局灶性化脓性感染、丝虫病、白血病、淋巴瘤、转移癌等。

5. **伴肝脾肿大** 见于传染性单核细胞增多症、病毒性肝炎、肝及胆道感染、布氏杆菌病、疟疾、结缔组织病、白血病、淋巴瘤、黑热病、急性血吸虫病等。

6. **伴皮肤黏膜出血** 可见于重症感染及某些急性传染病,如流行性出血热、病毒性肝炎、斑疹伤寒、败血症等。也可见于某些血液病,如急性白血病、再生障碍性贫血、恶性组织细胞病等。

7. **伴关节肿痛** 见于败血症、猩红热、布氏杆菌病、风湿热、结缔组织病、痛风等。

8. **伴皮疹** 见于麻疹、猩红热、风疹、水痘、斑疹伤寒、风湿热、结缔组织病、药物热等。

9. **伴昏迷** 先发热后昏迷者见于流行性乙型脑炎、斑疹伤寒、流行性脑脊髓膜炎、中毒性菌痢、中暑等;先昏迷后发热者见于脑出血、巴比妥类药物中毒等。

【问诊要点】

1. 发热的起病时间、季节、起病缓急、病程、程度(热度高低)、频度(间歇性或持续性)、诱因。

2. 有无畏寒、寒战、大汗或盗汗。

3. 是否伴有咳嗽、咳痰、咯血、胸痛;腹痛、恶心、呕吐、腹泻;尿频、尿急、尿痛;皮疹、出血、头痛、肌肉关节痛等。

4. 患病以来一般情况,如精神状态、食欲、体重改变、睡眠及大小便情况。

5. 诊治经过,如是否服用药物、服用剂量及疗效等。

6. 传染病接触史、疫水接触史、手术史、流产或分娩史、服药史、职业特点等。

第二节 水 肿

岗位情景模拟 12

王某,男性,20岁。晨起眼睑和颜面部水肿3天,半月前有受凉咽部疼痛不适,测量血压165/95mmHg。

问题与思考

该患者水肿的原因可能是什么?

答案解析

水肿是指人体组织间隙内有过量的液体积聚使组织肿胀。水肿按部位可分为全身性水肿和局部性水肿;按性质可分为凹陷性水肿与非凹陷性水肿。当液体在体内组织间隙呈弥漫性分布时为全身性水肿;液体积聚在局部组织间隙时呈局部水肿;按压后出现凹陷的水肿称为凹陷性水肿;按压后无明显凹陷的水肿称为非凹陷性水肿。发生于体腔内称积液,如胸腔积液、腹腔积液、心包积液。一般情况下,水肿这一术语,不包括内脏器官局部的水肿,如脑水肿、肺水肿等。

【发生机制】

正常情况,血管内液体不断地从毛细血管小动脉端滤出到组织间隙成为组织液,与组织进行物质交换后,组织液又不断从毛细血管小静脉端或毛细淋巴管重吸收入血液或淋巴内。当滤出与重吸收的动态平衡被打破时,组织液的生成大于重吸收时,则可产生水肿。产生水肿机制如下。

1. **毛细血管血流动力学改变**　组织液生成增多，出现水肿。

🖥 **课堂互动 1-8**

你知道什么是有效滤过压吗？

答案解析

（1）毛细血管内静水压增加　见于各种原因引起的静脉阻塞或静脉回流障碍。局部静脉回流受阻引起相应部位的组织水肿或积水，如肝硬化引起胃肠壁水肿和腹水，心力衰竭时腔静脉回流障碍则引起全身性水肿。

（2）血浆胶体渗透压降低　见于蛋白质吸收不良或营养不良及伴有大量蛋白尿的肾脏疾患等，水肿为全身性。

（3）毛细血管通透性增强　血管活性物质（组胺、激肽）、细菌毒素、缺氧等可增加毛细血管壁的通透性而引起水肿。炎性病灶的水肿是由于毛细血管壁的通透性增高，血管神经性水肿和变态反应引起的水肿亦属此机制。此类水肿通常发生于血管壁受损的局部。

2. **水钠潴留**　见于应用皮质激素的患者、各种肾脏疾病等。发生机制如下。

（1）肾小球滤过功能下降　肾小球滤膜通透性降低、球–管平衡失调、肾小球滤过面积减少、肾小球有效滤过压下降致肾小球滤过功能降低，原尿生成减少。

（2）肾小管重吸收能力增强　肾小球滤过分数增加、醛固酮和抗利尿激素分泌增加，肾小管对钠水的重吸收增加，终尿减少。

【病因与临床表现】

（一）全身性水肿

1. **心源性水肿**　见于右心衰竭、渗出性心包炎、慢性缩窄性心包炎，以右心衰竭最常见。

（1）发生机制　①静脉回流受阻，毛细血管内静水压升高，组织液重吸收减少所致；②心排出量减少，有效循环血量减少，肾血流量减少，继发性醛固酮增多引起肾小球对水和钠滤过减少，出现水钠潴留。

（2）水肿特点　上行性水肿。水肿首先发生于身体下垂部位（低垂部流体静水压较高），立位时，首先出现于下肢，尤其以踝内侧较明显；半卧位时，则先出现在臀部、大腿部及腰背部；卧位时，则首先出现于骶部。水肿为对称性、凹陷性，在劳累后明显，休息后减轻。水肿程度可由于心力衰竭程度而有所不同，可自轻度的踝部水肿直至严重的全身性水肿。此外，通常有尿量减少、颈静脉怒张、肝大、静脉压升高，严重时还出现胸腔积液、腹腔积液等右心衰竭的其他表现。

2. **肾源性水肿**　可见于各型肾炎和肾病。

（1）发生机制　水钠潴留是肾源性水肿的基本机制。发生机制因疾病而异。①肾炎性水肿主要是由于毛细血管壁通透性增加，血浆渗出增多；肾小球滤过功能降低，水钠潴留；循环血量减少，肾血流量减少，继发性醛固酮增多，引起水钠潴留；②肾病性水肿主要是由于大量蛋白尿，使血浆胶体渗透压降低，出现低蛋白血症，组织液重吸收减少，引起组织水肿；另外循环血量减少，继发性醛固酮增多，肾小管对钠水重吸收增加，引起钠水的潴留。

（2）水肿特点　下行性水肿。水肿早期多于晨起时发现眼睑与颜面水肿，以后迅速延及全身。常有尿常规改变、高血压及肾功能损害的表现。肾病综合征的全身性水肿最明显，以重度全身性水肿、大量蛋白尿、严重低蛋白血症、高胆固醇血症为特征，其水肿的分布与体位关系不大。

心源性水肿与肾源性水肿的鉴别见表 1-7-1。

表1-7-1　心源性水肿与肾源性水肿的鉴别

鉴别点	心源性水肿	肾源性水肿
起始部位	从足踝部开始，向上延及全身	从眼睑、面部开始向下延及全身
发展速度	发展较缓慢	发展常较迅速
水肿性质	较坚实，移动性小	较软，移动性大
伴随症状	心脏增大、心脏杂音、肝大、静脉压升高等	高血压、蛋白尿、血尿、管型尿等

3. 肝源性水肿　肝硬化是肝源性水肿最常见的原因。

（1）发生机制　①肝功能障碍，合成血浆蛋白减少（低蛋白血症），血浆胶体渗透压降低；②门静脉高压，致腹腔脏器血液回流受阻，毛细血管内静水压升高；③肝硬化致淋巴液回流障碍。

（2）水肿特点　主要表现为腹腔积液，水肿发生缓慢，常首先出现于踝部，逐渐向上蔓延，而头、面部及上肢常无水肿。肝硬化在临床上主要有肝脾大、黄疸、肝掌、蜘蛛痣等肝功能减退和门静脉高压两方面表现。

4. 内分泌代谢疾病所致水肿

（1）甲状腺功能减退症　水肿为非凹陷性，由于组织间隙亲水物质增加而引起的一种特殊类型水肿，称为黏液性水肿。水肿部位皮肤增厚、粗糙、苍白、温度减低。伴有乏力、怕冷、皮肤粗糙、反应迟钝、毛发（特别是眉毛）脱落等表现。水肿不受体位影响。

（2）甲状腺功能亢进症　部分患者可出现凹陷性水肿及局限性黏液性水肿，其原因可能与蛋白质分解加速而致低蛋白血症及组织间隙黏多糖、黏蛋白等胶体物质沉积有关。

（3）原发性醛固酮增多症　可出现下肢及面部轻度水肿，其主要原因为醛固酮及去氧皮质酮分泌过多致水钠潴留。

（4）库欣综合征　出现面部及下肢轻度水肿，其原因是肾上腺皮质激素分泌过多，引起水钠潴留。临床以向心性肥胖、满月脸、紫纹、高血压等主要表现的临床综合征。

5. 营养不良性水肿　见于慢性消耗性疾病、长期营养缺乏、蛋白丢失性胃肠病、重度烧伤等。

（1）发生机制　①血浆蛋白减少而引起的胶体渗透压降低；②皮下脂肪减少所致组织松弛，组织压降低，加重了水肿液的潴留；③维生素 B_1 缺乏亦可引起水肿。

（2）水肿特点　先有体重减轻和消瘦等表现，以后才出现水肿。水肿常从足部开始逐渐蔓延至全身。

6. 其他原因的全身性水肿

（1）妊娠性水肿　大多数孕妇在妊娠后期出现不同程度的水肿，多属于生理性水肿，待分娩后水肿可自行消退；部分妊娠妇女的水肿为病理性的。妊娠性水肿主要原因为水钠潴留，血浆胶体渗透压降低，静脉和淋巴回流障碍等。

（2）变态反应性水肿　由于对某些致病微生物、异种血清、动植物毒素、某些食物、药物或环境中的某种因素过敏（冷、热空气）引起的水肿，其特点是水肿突然发生，水肿部位无疼痛，但可有麻胀感，多见于面部、舌及唇处，消失较快。若水肿发生在喉头和（或）声门时，可危及患者生命。

（3）药物性水肿　药物性肾脏损害，见于某些抗生素、磺胺类、别嘌醇、木通、雷公藤等；药物致内分泌紊乱，见于肾上腺皮质激素、性激素、胰岛素、萝芙木制剂、甘草制剂和钙拮抗剂等。引起水肿原因为水钠潴留，水肿特点是用药后发生，停药不久后消失。

（4）经前期紧张综合征　女性在月经来潮前7~14天，出现眼睑、手、踝部轻度水肿，体重增加1~2kg。常伴有烦躁、易怒、失眠、头痛、乏力、乳房胀痛、盆腔部沉重感，月经后水肿消失。其原因可能与内分泌激素改变有关。

（5）特发性水肿　水肿原因不明，可能与内分泌功能失调有关，绝大多数见于女性，水肿和月经有关，多局限于踝部与眼睑，一般为轻度，于站立或工作劳累后出现或加重。常伴有其他自主神经功能失调症状，而体格检查基本正常，水负荷试验可鉴别。

✍ **知识拓展**

水负荷试验

水负荷试验，又称立卧位水试验，是诊断周期性特发性水肿常用的一种临床试验。

操作方法：试验前计算理想体重，停用利尿剂等药物至少2周。第一天：空腹12小时，清晨8：00排空膀胱后，指导患者饮水20ml/kg，持续30分钟以上，收集4小时尿液，整个过程患者保持卧位。第二天：重复以上试验，但整个过程患者保持立位。

结果判断：正常，立卧位排出水量占饮水量的70%以上；周期性特发性水肿，立位水的排泄少于卧位水的排泄的70%。同时排除其他引起阳性结果的因素包括肥胖、肾上腺功能不全、自主神经系统功能不全、甲状腺疾病、抗利尿激素分泌失调综合征（SIADH）、容量不足等。

（二）局部性水肿

1. **炎症性水肿** 见于疖肿、蜂窝织炎、痈、丹毒、高温及化学灼伤等，水肿局部红、肿、热、痛。

2. **淋巴回流障碍性水肿** 见于非特异性淋巴管炎、淋巴结切除后、丝虫病等。丝虫病引起的水肿多发生在下肢与阴囊处，状如象皮，按压无凹陷。淋巴结清扫术后引起的肢体水肿多因癌肿及手术史，开始水肿尚软，后逐渐变硬。

3. **静脉回流障碍性水肿** 见于静脉曲张、静脉血栓和血栓性静脉炎、上腔静脉阻塞综合征、下腔静脉阻塞综合征等。上腔静脉阻塞综合征水肿呈"披肩样"，即水肿发生于上腔静脉引流的面、颈、肩、上肢及上胸部。下肢深静脉血栓形成临床表现为突发一侧下肢（血栓形成部位以下）肿胀，伴疼痛和浅静脉扩张。

【伴随症状】

1. **伴肝大** 可为心源性、肝源性。若同时有颈静脉怒张、肝-颈静脉回流征阳性，提示右心衰竭。发现以脐为中心向四周伸展的腹壁静脉曲张提示肝硬化。

2. **伴重度蛋白尿** 常为肾源性，儿童或青少年在水肿出现前1~3周有上呼吸道感染史者，提示急性肾炎。轻度蛋白尿也可见于心源性。

3. **伴呼吸困难与发绀** 常提示由于心脏病、上腔静脉阻塞综合征等所致。

4. **伴心跳缓慢、血压偏低** 可见于甲状腺功能减退症。

5. **伴消瘦、体重减轻** 可见于营养不良。

6. **水肿与月经周期有明显关系** 可见于经前期紧张综合征。

【问诊要点】

1. 水肿发生情况及特点，时间、急缓、部位（起始部位及蔓延情况），全身性或局部性，是否呈对称性，是否凹陷性，与体位变化及活动的关系。

2. 其他病史，有无心、肝、肾、内分泌及过敏性疾病病史及其相关症状；是否有使用肾上腺皮质激素、睾酮、雌激素等药物史；有无诊疗经过。

3. 女性患者应注意水肿与饮食、药物、月经及妊娠的关系。

第三节 发 绀

岗位情景模拟 13

李某，男，出生48小时。1天前发现患儿口唇微绀，哭闹后明显，全身皮肤欠红润，反应欠佳。查体：T 37℃，P 140次/分，R 50次/分，无鼻翼扇动，无三凹征，前囟平软，心肺腹（－）。

问题与思考

1. 该患儿发绀的原因最可能是什么？
2. 为确诊下一步应该做什么检查？

答案解析

发绀又称紫绀，是指血液中还原血红蛋白增多或出现异常血红蛋白衍化物（如高铁血红蛋白、硫化血红蛋白）而使皮肤黏膜呈青紫色改变的现象称为发绀。全身皮肤黏膜均可出现发绀，但在皮肤较薄、色素较少和毛细血管较丰富的部位，如口唇、鼻尖、颊部、指（趾）及甲床等处更明显。

【发生机制】

血液中还原血红蛋白增多。当血红蛋白充分与氧结合成为氧合血红蛋白时，血液的颜色是鲜红的；当它释放氧成为还原血红蛋白时，颜色变为暗红。血液中还原血红蛋白增多引起的发绀出现与否，取决于血液中还原血红蛋白的量。还原血红蛋白浓度可用血氧的未饱和度来表示。正常血液中含血红蛋白150g/L，能携带20vol/dl的氧，当毛细血管内的还原血红蛋白超过50g/L时，皮肤黏膜可出现发绀。但临床所见并不完全如此。以正常血红蛋白浓度150g/L计，50g/L为还原血红蛋白时，提示已有1/3血红蛋白不饱和。当动脉血氧饱和度（SaO_2）为66%时，相应动脉血氧分压（PaO_2）已降至34mmHg（4.5kPa）的危险水平。事实上，在血红蛋白浓度正常的患者，如SaO_2<85%时，口唇、黏膜发绀已很明显。在轻度发绀患者中，60%左右的患者SaO_2>85%。此外，若患者血红蛋白增多达180g/L（如真性红细胞增多症）时，虽然SaO_2>85%，亦可出现发绀。而重度贫血（Hb<60g/L）虽然SaO_2明显降低，但常不能显示发绀。因此发绀虽然是缺氧的表现，但缺氧不一定都导致发绀。

【病因与临床表现】

根据引起发绀的原因可将发绀分为两类。

（一）血液中还原血红蛋白增加（真性发绀）

1. **中心性发绀** 由心、肺疾病引起呼吸功能衰竭、通气与换气功能障碍、肺氧合作用不足导致血氧饱和度（SaO_2）降低，动脉血中还原血红蛋白增多所致。临床特点是发绀呈全身性，除颜面和四肢外，还累及黏膜和躯干的皮肤；发绀部位的皮肤温暖；局部虽经加温和按摩，发绀仍不消退。

（1）肺性发绀 常见于各种严重的呼吸系统疾病，如喉阻塞、气管阻塞、支气管阻塞、肺炎、慢性阻塞性肺疾病、肺淤血、肺水肿、弥漫性肺间质纤维化、急性呼吸窘迫综合征、肺栓塞、原发性肺动脉高压等。其发生机制是血液流经肺脏时，未得到充分的氧合。

（2）心性发绀 常见于发绀型先天性心脏病，如法洛四联症等。其发生机制是由于异常通道分流，使部分静脉血未经肺氧合直接进入体循环动脉血，如分流量超过心输出量的1/3，即可出现发绀。

> **知识拓展**
>
> **法洛四联症**
>
> 　　法洛四联症是一种常见的先天性心脏畸形，1888 年由 Fallot 首先描述。其基本病理改变为室间隔缺损、肺动脉狭窄、主动脉骑跨和右心室肥厚，又称发绀四联症。该症在儿童发绀型心脏畸形中居首位，患儿的预后主要取决于肺动脉狭窄程度及侧支循环情况，患儿可由于慢性缺氧导致红细胞增多症、继发性心肌肥大和心力衰竭而死亡。患者主要表现为发绀、杵状指、活动时呼吸急促、喜蹲踞等。目前主要通过手术纠正畸形。

　　2. 周围性发绀　是由于周围循环血流障碍所致。临床特点是发绀为局部性，常出现于肢体末端及下垂部位，发绀部位的皮肤是冰冷的，若加温或给予按摩，使皮肤转暖，发绀可消退，此特点可作为与中心性发绀的鉴别点。

　　（1）静脉淤血性发绀　常见于右心衰竭、渗出性心包炎、心脏压塞、缩窄性心包炎、血栓性静脉炎、上腔静脉阻塞综合征、下肢静脉曲张等。其发生机制是体循环淤血，周围血流缓慢，血液脱氧过多所致。

　　（2）动脉缺血性发绀　常见于严重休克、暴露于寒冷中和血栓闭塞性脉管炎、雷诺病、肢端发绀症等。其发生机制是：①循环血量不足，微循环淤血，周围循环缺血、缺氧；②周围血管舒缩功能紊乱致局部血流障碍引起发绀。

　　3. 混合性发绀　中心性发绀与周围性发绀同时存在，见于心力衰竭等。

（二）血液中存在异常血红蛋白衍生物

　　1. 高铁血红蛋白血症　包括先天性和后天获得性。①先天性高铁血红蛋白血症是指自幼有发绀，并无心、肺疾病及引起异常血红蛋白的其他原因。通常有家族史，身体一般状况较好；②后天获得性高铁血红蛋白血症，最常见于各种化学物质或药物中毒引起血红蛋白分子中二价铁被三价铁所取代，使其失去与氧结合的能力。当血液中高铁血红蛋白量达到 30g/L 时可出现发绀。常见于伯氨喹、亚硝酸盐、磺胺类、硝基苯、苯胺等中毒所致。发绀的特点是急骤出现，呈暂时性，静脉血呈深棕色，暴露于空气中不转变为鲜红色，氧疗不能改善发绀，只有给予静脉注射亚甲蓝或大量维生素 C 等可使发绀消退。分光镜检查可证实高铁血红蛋白的存在。大量进食含亚硝酸盐的变质蔬菜引起的中毒性高铁血红蛋白血症，也可出现发绀，称"肠源性青紫症"。

　　2. 硫化血红蛋白血症　为后天获得性。服用某些含硫药物或化学物质后，血液中硫化血红蛋白上升达 5g/L 即可出现发绀。但一般认为患者同时有便秘或服用含硫药物、食物（主要为含硫的氨基酸，如干酪、蛋类、鱼、谷类、谷物制品、豆类、肉类、坚果类和家禽等），在肠内形成大量硫化氢，硫化氢与血红蛋白结合形成硫化血红蛋白。发绀的特点是持续时间长，可达数月以上，血液呈蓝褐色，分光镜检查可确定硫化血红蛋白的存在，发绀虽重但一般无呼吸困难。临床上罕见。

【伴随症状】

　　1. 伴呼吸困难　常见于重症肺、心疾病及急性呼吸道梗阻、大量气胸等。

　　2. 伴杵状指（趾）　常见于法洛四联症、慢性肺脓肿、支气管扩张症等。

　　3. 伴意识障碍　常见于肺性脑病、某些药物或化学物质中毒、休克、急性肺部感染或急性心功能衰竭等。

【问诊要点】

　　1. 发绀的发生情况，发病的年龄、时间、诱因、急缓。

2. 发绀的特点及严重程度，注意发绀的部位与范围、青紫的程度，是全身性还是局部性。如为周围性，是否有心脏和肺部疾病症状，如心悸、晕厥、胸痛、气促、咳嗽等；发绀部位皮肤的温度，给予按摩或加温后发绀能否消退，发绀是否伴有呼吸困难。

3. 有无心肺疾患及其他与发绀有关的疾病病史，是否出生及幼年时期就发生发绀，有无家族史，有无摄入相关药物、化学物品、大量变质蔬菜和在持久便秘情况下过食蛋类或硫化物病史等。

4. 有无伴随症状，如意识障碍、杵状指（趾）、呼吸困难等。

第四节　黄　疸

岗位情景模拟 14

　　杨某，男，49岁。2天前进食油腻食物后出现右上腹剧烈疼痛，阵发性加剧。伴畏寒、发热，体温达39℃，尿黄、皮肤黄染。既往有胆结石。

问题与思考

1. 该患者的黄疸是由哪种病所引起？
2. 进一步做哪些检查有助于诊断？

答案解析

　　黄疸是指血清中胆红素浓度升高（超过 34.2 μmol/L）而使皮肤、黏膜、巩膜黄染的现象。正常血清总胆红素（total bilirubin，TBil）为 1.7~17.1 μmol/L（0.1~1mg/dl）。当血清胆红素在 17.1~34.2 μmol/L 时，虽然超过了正常范围，但皮肤、黏膜、巩膜无肉眼可见黄染，称为隐性黄疸。超过 34.2 μmol/L 时出现临床可见黄疸。

【胆红素的正常代谢】

　　胆红素的主要来源是衰老的红细胞崩解，正常红细胞寿命约120天。衰老的红细胞经单核-吞噬细胞吞噬，降解为血红蛋白，血红蛋白在组织蛋白酶的作用下分解为血红素和珠蛋白，血红素在催化酶的作用下转变为胆绿素，后者再经还原酶还原为胆红素，占总胆红素来源的80%~85%。另外有少量胆红素来源于骨髓未成熟红细胞的血红蛋白和肝内含有亚铁血红蛋白的蛋白质，占总胆红素的15%~20%。

　　上述形成的胆红素称为游离胆红素或非结合胆红素（unconjugated bilirubin，UCB），非结合胆红素是脂溶性的，在水中溶解度很小，在血液中与血浆白蛋白结合，由于结合稳定且难溶于水，不能从肾小球滤出，故尿液中不出现非结合胆红素。

　　非结合胆红素随血液运输至肝脏，与血浆白蛋白分离后被肝细胞摄取，与肝细胞内 Y、Z 两种载体蛋白结合，并被运输至肝细胞滑面内质网的微粒体部分，经葡萄糖醛酸转移酶的催化作用与葡萄糖醛酸结合，形成胆红素葡萄糖醛酸酯，又称结合胆红素（conjugated bilirubin，CB）。结合胆红素为水溶性，可通过肾小球滤过从尿中排出。结合胆红素被主动排泌入毛细胆管，成为胆汁的一部分。

　　结合胆红素从肝细胞经胆管排入肠道后，在回肠末端及结肠经细菌酶的分解与还原作用，形成无色的尿胆原。尿胆原大部分从粪便排出，称为粪胆原。粪胆原遇空气氧化为粪胆素，这是粪便呈黄褐色的原因。小部分（10%~20%）尿胆原在肠内被重吸收入血液，经门静脉带回肝脏。其中大部分回肝的尿胆原以原形形式随胆汁排入肠道，形成所谓的"胆红素的肠肝循环"。小部分回肝的尿胆原则经体循环由肾脏排出，遇到空气被氧化为尿胆素，这是尿液呈浅黄色的原因之一（图1-7-7）。

　　正常情况下，血中胆红素浓度保持相对恒定，总胆红素（TB）1.7~17.1 μmol/L，其中结合胆红素（CB）0~6.8 μmol/L，非结合胆红素（UCB）1.7~10.2 μmol/L。结合胆红素和游离胆红素的理化性质有极大的不同，两者的区别见表1-7-2。

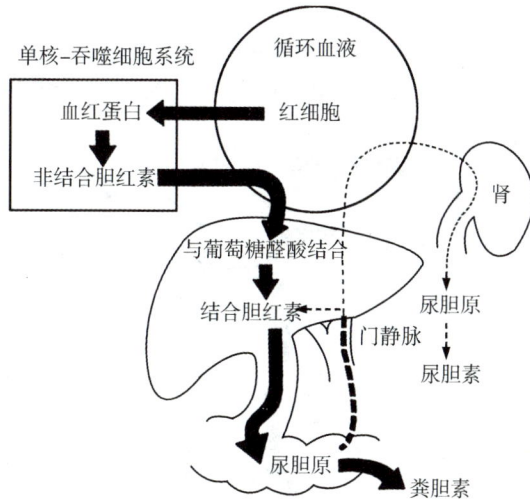

图1-7-7 胆红素的正常代谢

表1-7-2 两种胆红素的区别

结合胆红素	非结合胆红素
呈水溶性	呈脂溶性
形成后被排入胆汁中	产生后被释放入血液中
可通过肾小球滤过排出	不能被肾小球滤过排出
尿液中可有	尿液中无

【分类】

1. **按病因学分类**　按照病因，一般把黄疸分为溶血性黄疸、肝细胞性黄疸、胆汁淤积性黄疸。另外，还有一种临床少见的黄疸，先天性非溶血性黄疸，是由于机体胆红素代谢功能缺陷引起的，大多为遗传性。

2. **按胆红素性质分类**　以UCB增高为主的黄疸、以CB增高为主的黄疸、两者同时增高的黄疸。

【病因、发生机制和临床表现】

（一）溶血性黄疸

1. **病因**　凡能引起溶血的疾病都可引发溶血性黄疸，包括：①先天性溶血性贫血，如海洋性贫血、遗传性球形红细胞增多症等；②后天性获得性溶血性贫血，如自身免疫性溶血性贫血、新生儿溶血症、不同血型输血后的溶血以及蚕豆病、伯氨喹、蛇毒、毒蕈、阵发性睡眠性血红蛋白尿症等引起的溶血。

2. **发生机制**　①由于红细胞大量被破坏，形成大量的非结合胆红素，超过肝细胞的摄取、结合与排泌能力；②红细胞大量破坏造成的贫血、缺氧和红细胞破坏产物的毒性作用等，削弱了肝细胞对胆红素的代谢功能，使非结合胆红素在血中潴留，超过正常水平而出现黄疸（图1-7-8）。

3. **临床表现**　①一般为轻度黄疸，皮肤黏膜呈浅柠檬色，不伴皮肤瘙痒。②血红蛋白尿（尿呈酱油色或茶色），隐血试验阳性；尿中尿胆原增加，但无胆红素。③大便颜色变深，粪便中粪胆原大量增加。④急性溶血时出现发热、寒战、头痛、呕吐、腰痛等，而慢性溶血时可表现为贫血、黄疸和脾肿大。⑤实验室检查血清以UCB增加为主，CB基本正常；网织红细胞增加，骨髓红细胞系统增生旺盛。

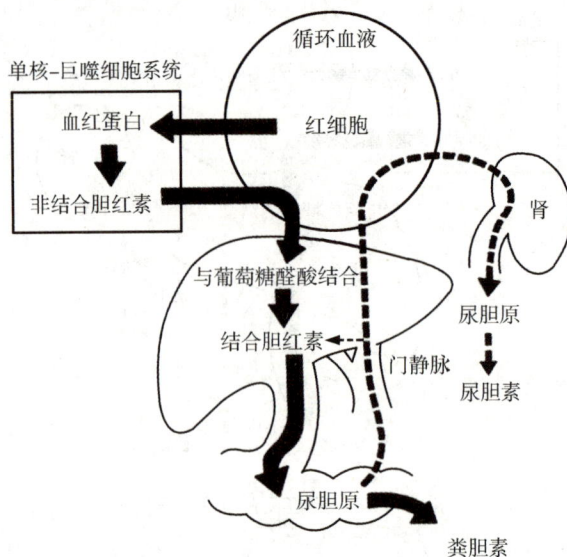

图1-7-8 溶血性黄疸的胆红素代谢

（二）肝细胞性黄疸

1. **病因** 多由各种致肝细胞严重损害的疾病引起，如病毒性肝炎、败血症、肝硬化、中毒性肝炎、钩端螺旋体病等。

2. **发生机制** ①由于肝细胞严重损伤，致肝细胞对胆红素的摄取、结合功能降低，因而血中的UCB增加；②未受损的肝细胞仍能将部分UCB转变为CB，已经形成的CB可通过破裂的肝细胞及破裂的小胆管反流入血，致血中CB亦增加而出现黄疸（图1-7-9）。

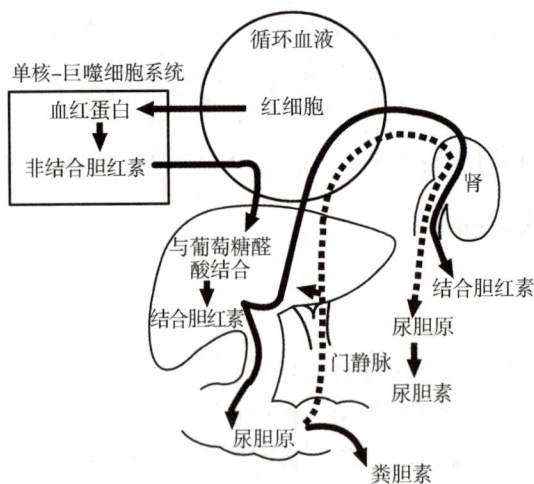

图1-7-9 肝细胞性黄疸的胆红素代谢

3. **临床表现** ①皮肤、黏膜呈浅黄至金黄色，有时伴轻度皮肤瘙痒；②小便颜色加深，尿中尿胆原增加（肝细胞损害，处理吸收尿胆原的能力下降）或减少（肝内毛细胆管阻塞），尿中胆红素定性试验阳性；③大便颜色正常或变浅，粪便中粪胆原正常或减少（肝内毛细胆管阻塞）；④常伴有全身乏力、食欲不振、恶心、厌油腻、腹胀、右上腹痛，严重者可有出血倾向、腹腔积液、昏迷等；⑤实验室检查血清中

CB与UCB均增加，肝功能检查氨基转移酶特别是丙氨酸氨基转移酶升高。

（三）胆汁淤积性黄疸

1. 病因 胆汁淤积是由于各种有害因素致使肝细胞胆汁排泄功能障碍、胆汁分泌受抑制或肝内外胆道梗阻导致胆汁流速减慢或停滞。胆汁淤积可分为肝内性和肝外性。肝内性又可分为肝内阻塞性胆汁淤积和肝内胆汁淤积，前者见于肝内泥沙样结石、癌栓、寄生虫病（如华支睾吸虫病）。后者见于病毒性肝炎、药物性胆汁淤积（如氯丙嗪、甲睾酮、避孕药等）、原发性胆汁性肝硬化、妊娠期肝内胆汁淤积症等。肝外性胆汁淤积可由胆总管结石、狭窄、炎性水肿、肿瘤及蛔虫等阻塞所引起。

2. 发生机制 由于肝外或肝内胆管阻塞，结合胆红素不能随胆汁排入肠道，阻塞部位上方的胆汁淤积，胆管内压力升高，胆管扩张，致小胆管与毛细胆管破裂，胆汁中的胆红素反流入血，血液中结合胆红素含量升高（图1-7-10）。

3. 临床表现 ①皮肤、黏膜呈暗黄色，胆道完全阻塞者颜色呈深黄色，甚至呈黄绿色；②小便颜色加深，尿中尿胆原减少（不完全梗阻时）或消失（完全梗阻时），尿中胆红素定性实验阳性；③大便颜色变浅或呈白陶土色，粪便中粪胆原减少或消失；④常伴有皮肤瘙痒、心动过缓（血液中胆酸盐升高所致）；⑤实验室检查血清CB增加为主，血清碱性磷酸酶升高是胆汁淤积的标志。

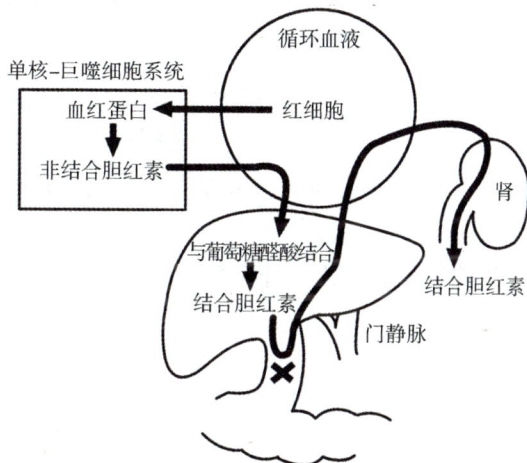

图1-7-10 胆汁淤积性黄疸的胆红素代谢

（四）先天性非溶血性黄疸

系由肝细胞对胆红素的摄取、结合和排泄有缺陷所致的黄疸，临床较少见，有以下四种类型。

1. Gilbert综合征 是由肝细胞摄取UCB功能障碍及微粒体内葡萄糖醛酸转移酶不足，致血中UCB增高而出现黄疸。黄疸一般较轻，呈波动性，肝功能检查正常。

2. Dubin-Johnson综合征 是由肝细胞对CB及某些阴离子（如靛氰绿、X线造影剂）向毛细胆管排泄发生障碍，致血清GB增加而发生的黄疸。

3. Crigler-Najjar综合征 是由肝细胞缺乏葡萄糖醛酸转移酶，致UCB不能形成CB，导致血中UCB增多而出现黄疸。本病由于血中UCB甚高，故可产生胆红素脑病，见于新生儿，预后极差。

4. Rotor综合征 是由肝细胞摄取UCB和排泄CB存在先天性缺陷致血中胆红素增高而出现黄疸。

综上所述，黄疸可根据临床表现、辅助检查（血生化、尿常规检查等）做出诊断。三种黄疸实验室检查的鉴别见表1-7-3。

表1-7-3　三种黄疸的胆色素代谢检查结果

	血清胆红素			尿胆色素	
	CB	UCB	CB/STB	尿胆红素	尿胆原
正常人	0~6.8 μmol/L	1.7~10.2 μmol/L	20%~40%	阴性	0.84~4.2 μmol/L
胆汁淤积性黄疸	明显增加	轻度增加	>50%	强阳性	减少或缺如
溶血性黄疸	轻度增加	明显增加	<20%	阴性	明显增加
肝细胞性黄疸	中度增加	中度增加	20%~50%	阳性	正常或轻度增加

【伴随症状】

1. **伴发热**　见于急性胆管炎、肝脓肿、钩端螺旋体病、败血症、大叶性肺炎及病毒性肝炎等。急性溶血可先有发热而后有黄疸。

2. **伴上腹剧痛**　见于胆道结石、肝脓肿或胆道蛔虫病；右上腹剧痛、寒战高热和黄疸为夏科（Charcot）三联征，提示急性化脓性胆管炎；持续性右上腹钝痛或胀痛见于病毒性肝炎、肝脓肿或原发性肝癌。

3. **伴肝大**　若轻度至中度肝大，质地软或中等硬度且表面光滑，见于病毒性肝炎、急性胆道感染或胆道阻塞；明显肝大，质地坚硬，表面凹凸不平有结节者见于原发或继发性肝癌；肝大不明显，质地较硬边缘不整齐，表面有小结节者见于肝硬化。

4. **伴胆囊肿大**　提示胆总管有梗阻，常见于胰头癌、壶腹癌、胆总管癌、胆总管结石等。中年以上进行性加深的无痛性黄疸应考虑胰头癌。胆总管结石与壶腹癌所致的黄疸常为波动性。

5. **伴脾肿大**　见于病毒性肝炎、钩端螺旋体病、败血症、疟疾、肝硬化、各种原因引起的溶血性贫血及淋巴瘤。

6. **伴腹水**　见于重症肝炎、失代偿期肝硬化、肝癌等。

【问诊要点】

1. 黄疸发生的年龄、急缓、诱因。

2. 黄疸的范围（是否皮肤、巩膜均黄染）、颜色特点、持续时间、波动情况。

3. 有无肝病、胆道疾病、血液病史，有无寄生虫感染史，有无特殊药物服用史，有无药物过敏史，有无疫区、疫水接触史，有无大量饮酒史，有无家族史。

4. 伴随症状，是否有皮肤瘙痒、尿和大便颜色改变，有无胃肠道症状，有无发热、腹痛及与发热和腹痛的关系，有无贫血。

（解秋菊）

书网融合……

目标检测　　知识回顾　　习题

第二篇
问　诊

第一章　问诊的重要性与医德要求

第二章　问诊的内容

第三章　问诊的方法与技巧

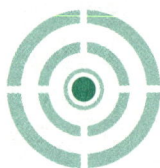

知识目标：

1. 掌握问诊的重要性、问诊的内容。
2. 熟悉问诊的医德要求、问诊的基本方法和技巧。
3. 了解重点问诊的方法、特殊情况的问诊技巧。

技能要求：

1. 学会运用问诊的方法和技巧对常见症状进行系统问诊。
2. 具备良好的医患沟通能力。

思政课堂

"感动中国"——吴孟超院士

颁奖词这样形容吴孟超院士：手中一把刀，心中一团火，他是一匹不知疲倦的老马，把患者一个一个驮过河。

吴孟超院士说："我是一名医生，更是一名战士，只要我活着一天，就要和肝癌战斗一天。即使有一天倒在手术台上，也是我最大的幸福。"

吴孟超院士面对患者时始终有和蔼的面孔和一双温柔的眼睛。一次门诊迎来一位两岁的孩子，吴孟超院士笑眯眯地望着孩子，伸出手摸了摸孩子的肚子。孩子看着白眉爷爷慈祥的脸，也笑了。一旁，那位年轻的妈妈却哭了："生病一年多了，这是我第一次见孩子笑。"原来，她带着孩子多地求医，孩子一看到穿白大褂的医生就哭。吴孟超院士曾说：患者描述病情时，无论多啰嗦，医生一定要眼睛望着患者。每个患者背后，都是一个家庭。患者渴求希望的眼神，他不敢辜负，更不忍辜负。

吴孟超院士桃李满天下，许多学生也已是有名望的专家教授，但吴孟超院士依然把他们当孩子般一遍遍地教诲："这世界上不缺乏专家，不缺乏权威，缺乏的是一个'人'——一个肯把自己给出去的人。当你们帮助别人时，请记得医药有时是会穷尽的，唯有不竭的爱能照亮一个受苦的灵魂。"

问诊的重要性与医德要求

PPT

第一节 问诊的概念与重要性

问诊是医生通过对患者或相关人员进行全面、系统询问而获得临床资料的一种诊断方法,又称病史采集,是诊断学最重要的基本功之一。临床诊断通常是从问诊开始的,是诊断的第一步。病史的完整性和准确性直接影响着疾病的诊断和治疗,因此问诊是每个临床医生必须掌握的基本技能。

👑 **课堂互动 2-1**

诊断疾病最基本最重要的手段是什么?

答案解析

问诊的意义与重要性如下。

1. **提出诊断** 通过问诊可以了解疾病的发生、发展、病因、诊治经过、患者既往健康状况和曾患疾病等情况,对诊断具有极其重要的意义。有经验的临床医生常常通过问诊即可对某些患者提出准确诊断,如胆道蛔虫症、消化性溃疡、心绞痛、癫痫、泌尿系结石等。

2. **提供诊断方向或思路** 在某些疾病或是在疾病的早期,机体尚无器质性或组织、器官形态学方面的改变,只是处于功能或病理生理改变的阶段,而患者却可以更早地陈述某些特殊的感受,如头晕、乏力、食欲改变、疼痛、失眠、焦虑等症状。在此阶段,体格检查、实验室检查甚至特殊检查均无阳性发现,问诊为随后对患者进行的体格检查和各种诊断性检查的选择提供最重要的依据,如患者以咳嗽、咳铁锈色痰、胸痛、高热为主要症状时,则提示大叶性肺炎的可能,以此为线索,进一步做肺部体格检查和肺部影像检查,就可明确诊断。

3. **建立良好医患关系** 采集病史是医生诊治患者的第一步,正确的问诊方法和良好的问诊技巧,使患者感到医生的亲切、可信,有信心与医生合作,对医嘱有更好的依从性,这对诊治疾病十分重要。问诊的过程除收集患者的疾病资料用于诊断和治疗外,还能够对患者进行心理疏导,有时候交流本身也具有治疗作用。医学生从接触患者开始,就必须认真学习和领会与患者交流的内容和技巧。交流与沟通技能是现代医生重要的素质特征。

4. **忽视问诊会容易漏诊或误诊** 忽视问诊,必然导致病史资料不全面,对病情的了解不够详细准确,往往造成临床工作中的漏诊或误诊。尤其是病史长、病情复杂而又缺乏典型症状和体征的病例,深入、细致的问诊尤为重要。

第二节 问诊的医德要求

医德是一种职业道德,从其涉及的范围来看,涵盖的内容很多,本节介绍的是问诊中的医德要求。问诊是医患沟通的第一步，在双方的交流中会涉及很多方面的问题，例如医生会接触到患者疾病、生活、工作、家庭等方面的大量资料，包括一些对任何人都不愿意讲的隐私。在问诊中必须注意以下医德要求。

1. **严肃认真，一丝不苟**　这是医德的一个基本和主要的内容。认真才能让患者信任，才能保证患者的合作，才能以科学的方式收集到完整、准确的病史资料。听患者诉说病情时，医生应集中注意力，耐心、专心和关心地倾听患者的诉说，使患者有充裕的时间描述自己身体的症状或痛苦，取得患者的信任。患者求医，都希望自己的痛苦与烦恼能够被消除，疾病能够被治愈。医生对患者的这种心情应予同情和理解，认识到自己对患者、对社会的责任，尽自己最大的能力帮助患者战胜疾病。

2. **尊重隐私，保守秘密**　问诊是一个非常严肃的医疗行为，对患者提供的任何资料只能作为解决患者痛苦的科学依据，而绝不作他用。医生应严格履行世界医学日内瓦宣言的精神，涉及患者隐私的内容，应依法为其保密，不能传播给无关的任何人，也绝不能嘲弄和讥笑，真正取得患者的信任，建立良好的合作关系。

3. **对患者一视同仁**　医生应无条件接受患者，无论什么样的患者，医生必须如实地加以接受，不能有任何拒绝、厌恶、嫌弃和不耐烦的表现。不能因为患者的经济状况、社会地位、文化程度、家庭背景、性别、年龄、种族等不同而采用不同的态度和言行。对经济困难的患者，还应给予更多的关怀，对其处境给予更多的理解。当遇到残疾、精神疾病等特殊患者绝不能有歧视的言行。老年人和儿童有时不能像普通成人一样流畅地提供病史，医生应给予特别的耐心、关心和鼓励。

4. **对同道不随意评价**　病史采集过程中，患者会诉说其过去的诊疗经过，有时会对过去医生的诊断和（或）治疗提出质疑，甚至表达其不满和愤怒。医生问诊时，不能随意附和，不能在不明全部真相的情况下随意做出评价，更不能在患者面前诋毁其他医生。

5. **患者教育和健康指导**　医生利用与患者交流的机会对患者及其家属进行教育和指导，包括有关疾病的知识，以及如何多方共同承担起维护健康、促进康复的责任。医生重视诊疗，也重视未病先防。对患者进行健康教育是医生对社会、对大众的义务和责任，也是问诊的医德要求之一。

PPT

岗位情景模拟 15

耿某，男，42岁。3年前出现间断上腹部痛，有时夜间痛醒，饮水或吃些饼干能够缓解，未予重视。3天前出现恶心、呕吐，昨天排黑色不成形大便，今晨感全身乏力、头晕，急来求诊。

问题与思考

1. 该患者的主诉是什么？

2. 询问的现病史及相关病史有哪些？

答案解析

全面系统地询问病史才能取得完整的临床资料。问诊的顺序可根据具体情况做适当调整，以利于问诊的顺利进行。问诊内容包括如下。

1. **一般项目** 包括姓名、性别、年龄、籍贯、民族、婚姻、职业、电话号码、工作单位、住址、入院时间、记录时间、病史陈述者及可靠程度等。若病史陈述者不是本人，则应注明与患者的关系。记录年龄时应填写具体年龄，不能用"儿童"或"成年"代替，因年龄本身也具有诊断参考意义。

2. **主诉** 是患者感受最主要的痛苦或最明显的症状或（和）体征及其持续时间。确切的主诉可初步反映病情轻重与缓急，并提供对某系统疾病的诊断线索。主诉应简明扼要，突出疾病的主要问题，注明自症状或体征发生到就诊的时间，如"腹痛、腹泻3天"。若主诉包括前后不同时间出现的几个症状，则按其发生的先后顺序排列，如"活动后心慌胸闷3年，加重伴双下肢水肿7天"。有时患者所述的主要症状不突出或含糊不清，医生应归纳整理、高度概括出疾病的主要症状或就诊的主要原因。主诉的描述一般避免用诊断术语或病名，如"糖尿病5年"，亦不能用患者的方言土语，如"拉肚子3天"。对当前无症状，诊断资料和入院目的又十分明确的患者，也可以用以下方式记录主诉，如"确诊白血病2个月，要求入院行第二次化疗"。

3. **现病史** 是病史的主体部分，记述患者现患疾病的全过程，包括疾病的发生、发展、演变和诊治经过。如反复发作多年的慢性疾病，现又复发就诊，则应从第一次出现症状开始描述。可按以下的内容和顺序询问。

（1）起病情况与患病时间 每种疾病的起病或发作都有各自的特点，详细询问起病的情况对诊断疾病具有重要的鉴别作用。疾病的起病常与某些因素有关。例如，突然发作的夜间阵发性呼吸困难，应考虑左心衰竭；进食生冷不洁饮食史而急骤起病，考虑急性胃肠炎；情绪激动或紧张状态时突然出现剧烈头痛，提示脑出血。有的疾病起病急骤，如心绞痛和急性胃肠穿孔等；有的疾病则起病缓慢，如肿瘤、COPD、风湿性心瓣膜病等。患病时间是指从患者起病到就诊或入院的时间。时间长短可按年、月、日计算，发病急骤者可按小时、分钟为计时单位。如先后出现几个症状则需追溯到首发症状的时间，并按时间顺序询问整个病史后分别记录。

（2）主要症状的特点 包括主要症状出现的部位、性质、持续时间和程度，缓解或加重的因素，了解这些特点对判断疾病所在的系统或器官以及病变的部位、范围和性质有很大帮助，有的可以做出初步诊断。以腹痛为例，详细询问腹痛发生的时间，疼痛的部位、性质、程度，是否有放射及放射部位，是持续性还是阵发性痛，发作与间歇的时间，饮食与药物对腹痛的影响等。如右上腹部发作性绞痛并向右肩背放射多为胆石症；胃溃疡的主要症状的特点为慢性节律性上腹部疼痛，腹痛多在餐后出现或加重，呈周期性发作或有一定季节性发病等特点。

（3）病因与诱因　尽可能了解与本次发病有关的病因和诱因，有助于明确诊断与拟定治疗措施。患者对直接或近期的病因容易提出，当病因比较复杂或病程较长时，患者往往记不清说不清，或者提出一些似是而非或自以为是的因素，这时医生应进行科学归纳和分析，不可盲目记入病历。还有一些患者未察觉到病因或诱因，因此，发病也可能是"不明原因"或无明显诱因。

（4）病情的发展与演变　包括患病过程中主要症状的变化或新症状的出现。自疾病发生后，病情是呈进行性还是间歇性？是逐渐加重还是反复发作？缓解与加重的因素是什么？主要症状如何发展或变化？又出现哪些症状或表现？这些应仔细询问清楚。如消化性溃疡患者出现了呕血、黑便，考虑合并了上消化道出血。如有心绞痛史的患者本次发作疼痛加重而且持续时间较长时，则应考虑到急性心肌梗死的可能。

（5）伴随病状　在主要症状的基础上出现的其他症状即是伴随症状。伴随症状常是鉴别诊断的依据，或提示出现了并发症。如表现为黄疸的患者，如果伴有陶土色大便和皮肤瘙痒，提示胆汁淤积性黄疸；而伴有酱油色尿、贫血，则考虑溶血性黄疸的可能。反之，按一般规律在某一疾病可能出现的伴随症状而实际上没有出现的阴性症状，也应将其记述于现病史，可作为诊断和鉴别诊断的重要参考资料。

（6）诊治经过　患者于本次就诊前在何时何地接受过哪些检查和治疗，检查结果是什么，使用过的药物的名称、剂量、时间和疗效，为本次诊治疾病提供参考。但不可以用既往的诊断代替自己的诊断。

（7）病程中的一般情况　指的是患者患病后的精神、体力状态，食欲及食量的改变，睡眠与大小便的情况，体重的变化等。这部分内容有时对鉴别诊断能够提供重要的参考资料。

4. 既往史　患者从出生至这次发病为止的健康状况。包括患者既往的健康状况和过去曾经患过的疾病（包括各种传染病）、外伤手术、预防接种、输血史、食物或药物过敏史等，与现病史有关的过去史应重点询问，这对于现疾病的诊断、鉴别诊断、治疗都有帮助。如风湿性心瓣膜病患者应询问过去是否反复发生过咽痛、游走性关节痛等。消化性溃疡患者，可把历年发作情况记述于现病史中。若患者诉说过去曾患某病时，医生应对该种疾病的主要症状进行询问核实，以保证临床资料真实可靠。在记录时应将其病名加引号注明，如"肺结核""高血压"等。此外，对居住或生活地区的主要传染病和地方病史，外伤、手术史，预防接种史，以及对药物、食物和其他接触物的过敏史等，也应记录于既往史中。记录顺序一般按年月的先后排列。

👥 **课堂互动 2-2** ──────────────────────────────

　　主诉和现病史的区别和联系是什么？

───────────────────────────────────
答案解析

5. 系统回顾　为了避免遗漏，按机体各系统疾病的主要症状进行有顺序的询问，以帮助医生在短时间内扼要地了解患者除现在所患疾病以外的其他各系统是否发生目前尚存在或已痊愈的疾病，以及这些疾病与本次疾病之间是否存在着因果关系。实际应用时，每个系统可咨询2~4个症状，如有阳性结果再深入细致询问该系统症状，如为阴性可直接过渡下一系统。

（1）头颅及五官　有无视力障碍、耳聋、耳鸣、眩晕、鼻出血、牙痛、牙龈出血、咽喉痛、声音嘶哑等。

（2）呼吸系统　有无咳嗽、咳痰、咯血、呼吸困难、胸痛等症状。咳嗽的性质、程度、频率、与气候变化及体位改变的关系。痰的颜色、量、黏稠度和气味等。咯血的颜色和量。呼吸困难的性质、程度和出现的时间。胸痛的部位、性质以及与呼吸、咳嗽、体位的关系。有无食欲不振、发冷、发热、盗汗等。

（3）循环系统 有无心悸、胸闷、胸痛、呼吸困难、水肿等。呼吸困难出现的诱因和程度，发作时与体力活动和体位的关系，有无咳嗽、咯血等。心悸发生的时间与诱因，心前区疼痛的性质、程度以及出现和持续的时间，有无放射痛、放射的部位，疼痛发作的诱因和缓解方法。水肿出现的部位和时间，尿量多少，昼夜间的改变，有无腹水、肝区疼痛、头痛、头晕、晕厥等。有无风湿热、心脏疾病、高血压、动脉硬化等病史。

（4）消化系统 有无腹痛、腹泻、食欲改变、嗳气、反酸、腹胀、黑便、便秘等。上述症状与食物种类、性质的关系及有无精神因素的影响。呕吐的诱因、次数，呕吐物的内容、量、颜色及气味。呕血的量及颜色。腹痛的部位、程度、性质和持续时间，有无规律性，是否向其他部位放射，与饮食、气候及精神因素的关系，按压时疼痛减轻或加重。排便次数、颜色、性状、量和气味。排便时有无腹痛和里急后重，有无发热与皮肤、巩膜黄染等。

（5）泌尿系统 有无尿频、尿急、尿痛和排尿困难，尿量和夜尿量多少，尿液的颜色（洗肉水样或酱油色）、清浊度，有无尿潴留及尿失禁等。

（6）造血系统 有无乏力、头晕、眼花、耳鸣等。皮肤黏膜有无苍白、黄染、出血点、瘀斑、血肿。有无淋巴结、肝、脾肿大、骨痛等。

（7）内分泌及代谢系统 有无怕热、多汗、乏力、畏寒、头痛、视力障碍、心悸、食欲异常、烦渴、多尿、水肿等。有无肌肉震颤及痉挛。性格、智力、体格、性器官的发育，骨骼、甲状腺、体重、皮肤、毛发的改变。有无产后大出血等。

（8）肌肉骨骼系统 有无肢体肌肉麻木、疼痛、痉挛、萎缩、瘫痪等。有无关节肿痛、运动障碍、外伤、骨折、先天畸形、关节脱位等。

（9）神经精神系统 有无头痛、失眠、嗜睡、记忆力减退、意识障碍、晕厥、痉挛、瘫痪、视力障碍、感觉及运动异常、性格改变、感觉与定向障碍。如疑有精神状态改变，还应了解情绪状态、思维过程、智能、自知力等。

6. 个人史 指患者自出生至就诊时的社会经历与生活习惯等。具体包含以下内容。

（1）社会经历 包括出生地、居住地和居留时间（尤其是疫源地和地方病流行区）、受教育程度、经济生活和业余爱好等。

（2）职业及工作条件 包括工种、劳动环境、与工业毒物、化学药品、放射性物质的接触情况及时间。

（3）习惯与嗜好 起居与卫生习惯、饮食的规律与质量。烟酒嗜好时间与摄入量，以及其他异嗜物和麻醉药品、毒品等。

（4）冶游史 有无不洁性交史，是否患过淋病性尿道炎、尖锐湿疣、梅毒等。

7. 月经史 月经初潮的年龄、月经周期和经期天数，经血的量和颜色，经期症状，有无痛经与白带，末次月经日期，闭经日期，绝经年龄。月经记录格式如下：

$$初潮年龄\frac{行经天数（天）}{月经周期（天）}末次月经日期或绝经年龄$$

例如：一位16岁女性患者月经情况记录为：

$$13\frac{5\sim6}{28\sim30}2022.4.11$$

8. 婚姻史 包括未婚、已婚或再婚，结婚年龄，配偶健康状况（如配偶已故，应注明死亡时间及原因）、性生活情况、夫妻关系等。

9. 生育史 妊娠与生育次数，人工或自然流产的次数，有无死胎或难产、现存孩子数及年龄与性别、避孕措施等。

10. 家族史　询问双亲与同胞兄弟、姐妹及其子女的健康情况，特别应询问是否有与患者同样的疾病，有无与遗传有关的疾病，如血友病、白化病、遗传性球形红细胞增多症、糖尿病、精神病等。对已死亡的直系亲属要问明死因与年龄。

（庞淑珍）

问诊的方法与技巧跟获取病史资料的数量和质量有密切的关系，涉及一般交流技能、收集资料、医患关系、医学知识，以及提供咨询和教育等多个方面。在不同的临床情景，要根据具体情况采用相应的方法和某些技巧进行问诊。

第一节　问诊的基本方法

1. **问诊前要沟通**　问诊开始，由于患者对医院环境生疏、对本身疾病的恐惧，对接诊医生陌生等，就诊时常有紧张情绪。医生应主动创造一种宽松和谐的环境以解除患者的不安心情。问诊一般从礼节性的交谈开始，医生可先作自我介绍（佩戴胸牌是很好的自我介绍的一种方式），讲明自己的职责。使用恰当的言语或体语表示愿意为解除患者的病痛尽自己所能。采取身体前倾姿势以示正在注意倾听，与患者有视线接触。通过医生和蔼的态度，亲切的语言，细致的作风和负责的精神会使患者感到医生的亲切、温暖和可信，缩短医患之间的距离，让病史采集在轻松、愉快的氛围中进行下去。注意保护患者隐私，最好不要当着陌生人开始问诊。如果患者要求家属在场，医生可以同意。

2. **询问病史要程序化**　问诊可以先从日常情况开始，以消除患者的恐惧或紧张心理。如"您家里有几口人？""今年多大啦？"一般由简单问题开始逐步深入，即由患者感受明显、容易回答的问题问起，如"您哪儿不舒服？""病了多久了？"然后围绕患者陈述的主要痛苦（主诉）逐步深入进行有顺序、有层次、有目的地询问。医生尽可能让患者充分地陈述和强调他认为重要的情况和感受，患者诉说离题太远时，要及时巧妙地引导患者回到与疾病有关的话题中来，不要生硬地打断患者的话，引发患者的对抗情绪。

3. **询问症状要详细**　对主要症状或体征要详细询问特点，包括出现的时间、部位、性质、程度、持续时间、缓解和加剧的因素等。如患者主诉腹痛，医生应问"腹痛是什么时候开始的？""哪个部位痛得最厉害？""是持续性还是阵发性疼痛""除腹痛外还有哪些表现？"等，以获取患者病史中的规律和特点。如有几个症状或体征同时出现，要明确出现的先后顺序，根据时间顺序追溯疾病演变过程，有利于对诊断提供重要线索。医生应注意及时核对患者陈述中不确切或有疑问的情况。对与鉴别诊断相关的阴性症状也应进行详细询问。问诊过程中，医生应一边听患者陈述，一边不断地进行思考、分析、判断、综合，分清主次，去伪存真，发现问题。

4. **选择合适的提问方式**　①一般性提问（或称开放式提问），常用于问诊开始，可获得某一方面的大量资料。这种提问应该在现病史、过去史等每一部分开始时使用，例如："您今天来，哪里不舒服？""您以前患过什么病吗？"待获得一些信息后，再着重追问一些重点问题。②直接提问，用于收集一些特定的有关细节，例如"您饮酒多少年了？""您胸痛时自行服用了什么药物？"这样获得的信息更有针对性；直接选择性提问，要求患者回答"是"或"不是"，例如"您每天是按时服药的吗？"或者对提供的选择作出回答，例如"您曾有过严重的头痛吗？""您的疼痛是持续性还是阵发性？"根据问诊时期和内容的不同采用不同的提问方式，才能获得准确的资料。

5. 恰当应用评价、赞扬与鼓励　可促使患者积极与医生合作，有利于病史采集顺利进行。例如"可以理解""那你一定很不容易""您已经戒烟了？有毅力！""小朋友真有礼貌！"等。但对有精神障碍的患者，不可随便用赞扬或鼓励的语言。

6. 其他　为了完整、准确、全面、顺利地采集病史，医生还需要注意以下几点。

（1）仪表端庄、态度诚恳　问诊时态度要诚恳，语气要和蔼，适当的时候应微笑或赞许地点头示意。这些有助于发展与患者的和谐关系，使患者感到温暖亲切，获得患者的信任，甚至能使患者讲出原想隐瞒的敏感事情。

（2）避免使用医学术语　问诊时语言要通俗易懂，不要使用医学术语，如心悸、紫癜等，以免患者因不理解而受窘或答错。患者使用医学术语时，要问明患者具体意思，评估其使用是否合理。如有些患者将"晕厥"表述为"休克"，将"胆囊炎"表述为"胃炎"等。

（3）避免诱导性或责难性提问　因患者易于接受医生的诱导、暗示或并不明白医生询问某些问题的目的，而茫然地回答"是"或"不是"，如"发热是不是在下午？""您是不是一饿就上腹部疼痛？"等，这样提问容易使患者错误地提供符合医生主观所需的资料。还要避免如"知道喝酒不好为什么还喝了？"等责难性提问，这样常使患者产生防御心理，不利于问诊的顺利进行。

（4）避免心理损害　问诊时要遵循对患者无心理损害的原则。忌用对患者有不良刺激的语言或表情，如"好麻烦""不好治"或皱眉头、叹气等，以免增加患者的心理负担，加重病情。对一些敏感问题要婉转询问，对恶性疾病要谨慎询问或询问患者家属。

（5）减少重复提问　提问要注意系统性、目的性，医生要认真倾听患者的回答，有时为了核实资料的真实性，需要就同样的问题进行强调，但无计划地重复或杂乱无章的提问是不负责任的，会让患者感到医生不认真倾听而产生反感或失去患者的信任。

（6）区分轻重缓急　对急危重症患者，在作扼要的询问和重点检查后，应立即进行抢救，详细的病史采集宜在病情改善之后再进行，以免延误治疗。

（7）保护患者隐私　问诊中涉及患者隐私，医生绝不可随意泄露，更不得将患者隐私作为谈笑资料，应依法为其保密。

第二节　重点问诊的方法

重点问诊是指针对就诊的最主要或"单个"问题（现病史）来问诊，并收集除现病史外的其他病史部分中与该问题密切相关的资料。要采集重点病史，要求医生必须具有丰富的病理生理学和疾病的知识，具有病史资料分类和提出诊断假设的能力。

重点的病史采集，医生应基于患者表现的问题及其紧急程度，以科学的态度，运用医学知识进行取舍，选择针对该问题所必需的内容进行问诊，所以病史采集是以一种较为简洁的形式和调整过的顺序进行的。但仍必须获得主要症状发生、发展、演变的整个过程，即发生、发展、性质、强度、诱因和缓解因素及相关症状等。随着问诊的进行，医生逐渐形成诊断假设，判断该患者可能是哪些器官系统患病，下一步在过去史、个人史、家族史和系统回顾中即可选择相关系统内容进行重点问诊，忽略那些对解决本次就诊问题无关的病史内容，不必面面俱到。

一旦明确现病史的主要问题，指向了某（或某些）器官系统，医生应重点对该系统的内容进行全面问诊，抓住主要问题问深、问透。通过直接提问收集有关本系统中疑有异常的更进一步的资料，对阳性的回答应全面系统去问，而阴性症状也应记录下来。例如，一个主要症状是上腹部疼痛的患者，消化系统疾病是其主要的原因，但是与心血管、呼吸系统疾病也密切相关，因此，与这些系统和器官相关的其他症状就应包括在问诊之中，如询问腹痛加重与缓解的因素，有无腹泻、食欲改变、反酸、腹胀、黑便、便秘，还要询问有无胸闷憋喘、心悸、咳嗽、咳痰和发热等。阳性回答应分类并按恰当的发生时间顺序记录，阴性的回答也应加以分类并记录。这对明确该诊断或做进一步的鉴别诊断意义重大。

为进一步证实诊断假设，需要采集过去史资料，如针对目前考虑的受累器官系统询问是否患过疾病或是否做过手术，患者过去是否有过该病的症状或类似的症状。例如患者持续性腹痛并阵发性加剧，肛门停止排便排气，需要询问腹部是否做过手术，过去有没有类似情况。如果有，应该询问当时的诊断是什么（不是用来作为现在的诊断，而仅作为一种参考资料）？结果怎么样？不必询问全面系统的常规的过去史的全部内容，除非询问者认为这样对解决目前问题很有帮助。但是药物（包括处方和非处方药）和过敏史对每位患者都应询问。对育龄期妇女，应询问有无妊娠的可能性。

医生根据诊断假设确定是否询问个人史、家族史或询问家族史中的哪些内容。但患者普通的个人史资料，包括年龄、职业、生活状况、近来的精神状态和体力情况等必须进行常规问诊。系统回顾所收集的资料会对先前提出的诊断假设进行支持或修改。

问诊本身就是收集客观资料与医生的主观分析不断相互作用的过程。科学的诊断步骤和缜密的诊断思维，以及丰富的理论基础是对疾病做出正确诊断的前提，也是反映医生专业水平和业务素质的具体表现。这一过程是对医生的挑战，也会因探索到疾病的本质而带给医生成就感。较好地完成重点的病史采集以后，医生就有条件选择重点的体格检查内容和项目，体格检查结果将支持、修正或否定病史中建立的诊断假设。

第三节　特殊情况的问诊技巧

在询问一些特殊患者时，应根据患者的具体情况采取可行的方法与技巧，必要时要陪同人员协助提供病史。

1. **多话与唠叨**　这类患者不停地讲述，医生不易插话或提问。对这类患者，提问应限定在主要问题上，在患者提供不相关的内容时，巧妙地打断，或者采取一问一答的方式提问。同时仔细观察患者有无思维奔逸或逻辑混乱等情况，必要时按精神科要求采集病史和行精神状态检查。

2. **缄默与忧伤**　可能由于疾病的原因使患者对治疗丧失信心而绝望，或者医生所提的问题触及患者的敏感方面而使其伤心甚至泣不成声，或批评性的提问使其缄默不语，医生应有耐心，采取同情、安抚、等待、减慢问诊速度等办法，使患者镇定后继续叙述病史。问诊时，医生应注意观察患者的表情、目光和躯体姿势，为可能的诊断提供线索。

3. **焦虑与抑郁**　对这类患者应多宽慰，鼓励患者讲出其感受，注意其语言的和非语言的各种异常的线索，确定问题性质。抑郁是很常见的临床问题，且易于忽略，应予特别重视。如询问患者平常的情绪如何，对未来、对生活的看法和态度，如考虑有抑郁症可能，则应按精神科要求采集病史和作精神检查。

4. **愤怒与敌意**　对于愤怒与敌意，要注意寻找和发现其原因，是否是因为医生态度生硬或语言不恰当，或问及了患者认为十分敏感或隐私问题所引发。弄清原因后，恰当处理。如果属于医生的责任，医生要表示歉意并请患者理解。医生一定不能失态、发怒，要冷静和克制，要提醒自己担负的职责，采取坦然、理解、宽容、不卑不亢的态度，予以解释、说明，注意切勿使其迁怒他人或医院其他部门。对个人史及家族史或其他可能比较敏感的问题，询问要十分谨慎，或分次进行，以免加重患者的愤怒情绪。

5. **重危和晚期患者**　重危患者需要高度浓缩病史采集及体格检查，并可将其同时进行。在扼要询问、重点检查后立即抢救。详细的病史待病情缓解或脱离危险后再补充询问。如果患者不能支持过久的谈话，可将病史分几次问完。

6. 多种症状并存　有的患者因病程长及并发症存在，多种症状并存，讲述又无侧重时，医生应注意在其描述的大量症状中抓住关键、把握实质；另一方面，在注意排除器质性疾病的同时，亦考虑其可能由精神因素引起，一经核实，不必深究，必要时可建议其作精神检查。

7. 儿童　小儿多不能自述病史，须由家长或保育人员代述，应注意病史材料的可靠程度并在病历记录中注明。询问病史时应注意态度和蔼，认真地对待家长或保育人员所提供的每个症状，他们能最早发现小儿病情的变化。5~6岁以上的儿童，可让他补充叙述一些有关病情的细节，但应注意其记忆及表达的准确性。有些患儿由于惧怕住院、打针等而不肯实说病情，在与他们交谈时仔细观察并全面分析，有助于判断其可靠性。

> **知识拓展**
>
> ### 儿科问诊
>
> 儿科问诊内容与成人有一定的不同，需要重点询问生产史、喂养史、生长发育史及预防接种史。生产史与婴儿疾病诊断关系密切，要询问胎次、产次，是否足月产，顺产还是难产，出生时情况，出生体重等，必要时还要询问母亲孕期情况等；喂养史包括婴儿期喂养方法、添加辅食情况、平时饮食习惯、起病前有无进不洁饮食或其他特别饮食等；生长发育史包括小儿体格发育、智能发育方面的各项重要指标。预防接种史指接受预防接种的情况，是否按时接种或漏接种，这与传染病诊断密切相关。

8. 老年人　老年人由于听力、记忆力减退或反应迟钝，在病史采集中应说话适当大声，先提简单清楚、容易回答的问题，并减慢提问的速度，使患者有足够时间进行思考、回忆，必要时重复提问，或向家属和朋友收集病史加以补充。老年人往往有多系统病变，应耐心进行系统回顾，以便发现重要线索。

9. 文化程度低下和残疾患者　文化程度低下一般不妨碍其提供适当的病史，但患者理解力及医学知识贫乏可能影响回答问题及遵从医嘱。问诊时，语言应通俗易懂，减慢提问的速度，注意必要的重复及核实。患者通常对症状耐受力较强，不易主动陈述；对医生的尊重及环境生疏，使患者通常表现得过分顺从，实际上可能并不理解，也不一定是同意或肯定的回答，对此应特别注意。残疾患者如聋哑人或盲人等，需要更多的同情、关心和耐心采集病史，对不同的患者我们采用不同的问诊方法，如对待聋哑人一是使用简单明了的体语及手势，特别注意患者表情的回应；二是请其亲属、朋友解释或代叙；三是必要时，通过书面交流进行。对盲人，先向患者自我介绍及介绍现场情况，搀扶患者就座，这有利于减轻患者的恐惧，取得患者的信任。

10. 精神疾病　对有自知力的精神疾病患者，问诊对象是患者本人，问诊时要仔细观察患者的情绪反应、语气、面部表情和行为。尽可能花时间耐心、专心地倾听患者的诉说，不能有任何拒绝、厌恶、嫌弃和不耐烦的表现，可通过手势、眼神、频频点头等让患者描述自己的感受，完成医患沟通。对缺乏自知力的患者，问诊对象是患者家属或相关人员。

（庞淑珍）

书网融合……

目标检测　　　知识回顾　　　习题

第三篇
体格检查

第一章　体格检查概述

第二章　一般检查

第三章　头部检查

第四章　颈部检查

第五章　胸部检查

第六章　腹部检查

第七章　生殖器、肛门、直肠检查

第八章　脊柱与四肢检查

第九章　神经系统检查

糖丸之父——顾方舟

脊髓灰质炎俗称"小儿麻痹症"，是由脊髓灰质炎病毒所致的急性传染病。

1955年，全国多地暴发"脊髓灰质炎"疫情。顾方舟——我国脊髓灰质炎疫苗研发生产的拓荒者，临危受命研制脊髓灰质炎疫苗。顾方舟和同事们争分夺秒地研发疫苗，克服重重困难，终于在1959年生产出第一批减毒活疫苗，而为了观察其安全性，顾方舟让自己刚1岁的儿子"试药"，他的儿子成了全国第1个服用疫苗的儿童。1960年底，正式投产的首批500万人份疫苗推向全国11座城市，脊髓灰质炎疫情流行高峰纷纷削减。顾方舟借鉴中医制作丸剂的方法，创造性地改良配方，把液体疫苗融入糖丸，糖丸疫苗的诞生，是人类脊髓灰质炎疫苗史上的点睛之笔，既有效遏制了当时"脊灰"肆虐的势态，也使成千上万的儿童免于残疾。2000年，经世界卫生组织证实，中国成为无脊灰质炎的国家。从1957~2000年，消灭脊髓灰质炎这条不平之路，顾方舟艰辛跋涉了44年。"我一生只做了一件事，就是做了一颗小小的糖丸。"顾方舟一路艰辛跋涉，护佑中国儿童远离小儿麻痹症，荣获全国科学大会成果奖和"全国消灭脊髓灰质炎工作先进个人"等称号。2019年被授予"人民科学家"国家荣誉称号。

顾方舟的精神，贵在专、贵在坚持不懈，一生都在为医学事业奋斗，始终践行医疗工作者的使命。舍己幼，为人之幼，是医者大仁。为一大事来，成一大事去。功业凝成糖丸一粒，是治病灵丹，更是拳拳赤子心。这种对于科学执着的钻研和持之以恒的精神，是当代大学生敬仰和学习的榜样，也是医学生未来不断努力的方向。

体格检查是指医生运用自己的感官（眼、耳、鼻、手）或借助简单的工具，如听诊器、体温表、血压计、叩诊锤等，客观地评价身体状况的一系列最基本的检查方法。医生通过体格检查所发现的患者客观异常表现称为体征，体征是临床诊断的主要依据之一。临床疾病往往要通过体格检查，结合病史以及辅助检查结果综合分析才能得出诊断。要达到熟练掌握和准确运用体格检查方法的目的，既需要扎实的医学知识，更需要反复的练习和临床实践。

第一章　体格检查概述

PPT

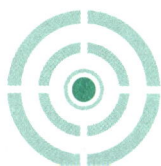

学习目标

知识要求：

1. 掌握触诊、听诊、叩诊检查方法。
2. 熟悉嗅诊异常的临床意义。
3. 了解体格检查的注意事项。

技能要求：

1. 熟练掌握体格检查的基本操作方法。
2. 学会与患者进行有效沟通，诊疗过程中注意人文关怀，保护患者隐私。

岗位情景模拟 16

徐某，男，40岁。长期饮食不规律，有进餐后上腹痛。近日患者自觉上腹痛明显加重，伴反酸、嗳气。今日进餐后突然出现上腹剧痛，并迅速转为全腹痛，伴恶心、呕吐，急诊入院。

问题与思考

1. 对该患者应重点检查哪个部位？
2. 该患者体检时可能出现哪些异常体征？

答案解析

第一节　常用器具和物品

一、必要的器具和物品

听诊器、血压计、体温计、压舌板、手电筒、叩诊锤、检眼镜、大头针或别针、软尺和直尺、棉签等。

二、选择性的器具和物品

检耳镜、检鼻镜、检眼镜、鹅颈灯、音叉、视力表、胶布、纱布垫、乳胶手套、润滑油等。

三、体格检查的注意事项

体格检查的过程是获取临床资料的过程，也是与患者交流、沟通、建立互信医患关系的过程。在体格检查中，医生应注意：

（1）以患者为中心，关心爱护患者。仪表端庄，举止大方，态度温和，认真负责，实事求是。

（2）体检时宜在安静的环境，适宜的室温，充足的光线下进行。

（3）检查前，向患者说明检查的原因、目的和要求，取得患者的合作。一般应站在患者右侧，但在检查过程中可根据实际需要随时调整或变换位置，必要时应有第三者在场。体格检查按一定的顺序进行，避免反复翻动患者，避免重复和遗漏。依次检查生命体征、一般检查、头、颈、胸、腹、脊柱、四肢和神经反射，必要时进行生殖器、肛门和直肠检查。检查中，随时与患者交流，询问患者的感觉；检查后，对患者的合作表示感谢。

（4）根据患者病情轻重缓急，合理调整检查顺序。危重患者，应打破常规，扼要询问、重点检查后立即抢救，待患者脱离危险后再补充检查。

（5）对住院患者或再次求诊者应根据病情变化随时复查，以补充或修正诊断。

（6）避免交叉感染，检查前医生应按七步洗手法常规洗手，必要时可穿隔离衣戴手套，做好消毒隔离工作。

（7）检查过程中注意保护患者隐私，依次充分暴露检查部位，检查完毕即行遮蔽。

第二节　基本方法

体格检查的基本方法有五种：视诊、触诊、叩诊、听诊、嗅诊。在查体过程中可根据检查部位的不同，有所侧重地选择使用或配合使用。

一、视诊

视诊是医生利用眼睛来观察患者的全身或局部状态的检查方法。

（一）视诊方法

可分为一般视诊和局部视诊两种。

1. 一般视诊　用于一般状态和许多全身性体征的检查，如年龄、性别、发育、营养、体型、体位、面容、表情、姿势、步态、意识状态等。

2. 局部视诊　是对患者身体的某一部位的细致观察，如舌、巩膜、甲状腺、咽及扁桃体检查等。特殊部位的视诊需借助于某些仪器进行检查。如观察鼓膜，需用检耳镜；观察眼底，需用检眼镜；观察鼻腔，需用检鼻镜等。

（二）视诊的注意事项

（1）视诊时，被检部位要充分暴露，最好在自然光线下进行，因夜间在灯光下常不易辨出黄疸、轻度发绀和某些皮疹。

（2）观察局部搏动和肿物的轮廓时，借助侧面来的光线更加明显。

二、触诊

医生通过手的感觉来判断所触部位脏器状态或患者反应的检查方法称为触诊。触诊的适用范围可遍及全身各部，尤以腹部触诊更为重要。触诊可进一步明确视诊所不能察觉到的体征，如体温、湿度、波动、震颤、摩擦感等。手指指腹对触觉比较敏感，掌指关节部掌面皮肤对震动较为敏感，手背皮肤对温度较为敏感，因此触诊时多用这些部位。

（一）触诊方法

根据检查目的和触诊力量的大小可将触诊分为浅部触诊法和深部触诊法。

1. 浅部触诊法　适用于检查表浅病变，如关节、软组织、皮肤、浅部的动脉及静脉、浅表淋巴结、阴囊和精索等。医生将一手轻轻平放在被检查部位，利用手掌关节和腕关节的力量弹性柔和地进行滑动触摸。此法因其不引起患者痛苦，也不致引起肌肉紧张，故多用于检查腹部压痛、抵抗感、搏动、包块和某些肿大脏器。浅部触诊法的深度为1~2cm。

2. **深部触诊法**　多用于检查腹腔脏器和组织。检查时可用单手或双手重叠由浅入深，逐渐加压以达到深部，确定深部病变部位和性质。深部触诊法的深度在2cm以上，必要时可达4~5cm。根据检查目的和手法不同可分为以下几种。

（1）深部滑行触诊法　嘱被检者张口平静呼吸，或与其谈话以转移其注意力，尽量使腹肌松弛。医生一手或两手重叠，由浅入深，逐渐加压，以手指末端逐渐触向腹腔深部。触到深部脏器或包块后，用稍弯曲并自然并拢的第2、3、4指的掌面在它的上面做上下左右的滑动触摸。此法多用于检查腹腔脏器、肠管、深部包块等。

（2）双手触诊法　医生将左手置于被检脏器或包块的背部，右手中间三指并拢平置于腹壁被检部位，左手掌将被检脏器或包块推向右手方向，使被检查的脏器或包块位于双手之间，起到固定作用，同时使被检脏器或包块更接近体表，有利于右手触诊检查。检查时嘱被检者进行腹式呼吸配合。此法主要用于肝、脾、肾、子宫等的检查（图3-1-1）。

🎓 **课堂互动 3-1**

你知道什么是腹式呼吸吗？

答案解析

图3-1-1　双手触诊法

（3）冲击触诊法　又称浮沉触诊法。检查时，医生用右手并拢的示、中、环手指指端与腹壁成70°~90°角，置于腹壁上相应的部位，向腹腔深部作数次快速有力的连续冲击，在冲击时即会出现腹腔脏器或包块在指端沉浮的感觉。由于采取急速的冲击，可使腹水从脏器表面暂时移去，脏器随之浮起，故指端易于触及肿大的脏器或腹腔包块。此法适用于大量腹水时触诊肿大的肝、脾。冲击触诊会使患者感到不适，操作时应避免用力过猛（图3-1-2）。

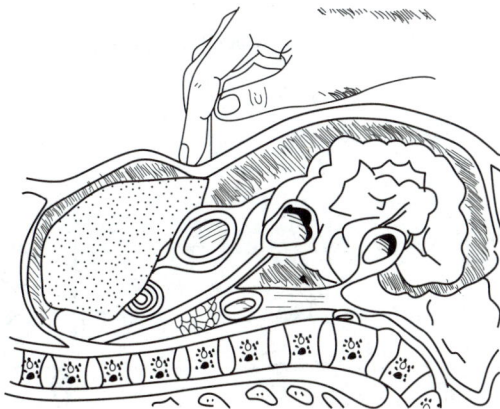

图3-1-2　冲击触诊法

（4）深压触诊法　医生用一或二三个并拢的手指指端逐渐用力深压，用以探测腹腔深在部位的病变和确定腹腔压痛点，如阑尾压痛点、胆囊压痛点、输尿管压痛点等。当触到腹壁压痛点后，医生按压原处稍停片刻，使压痛感觉趋于稳定，然后突然迅速松开手指，若患者感到疼痛加重或面部有痛苦表情，即为反跳痛。

（二）触诊的注意事项

（1）检查前医生要向被检者讲清楚触诊的目的和需要配合的动作，检查时手要温暖，手法应轻柔，从"健康"部位逐渐移向"病变"部位，尽可能地避免或减轻被检者的痛苦。

（2）被检者采取屈膝仰卧位，尽量放松腹肌。做下腹部检查时，应嘱被检者排尿、排便，以免将充盈的膀胱或粪团误认为腹腔肿块。

三、叩诊

医生用手指叩击身体某部，使之震动而产生音响，根据音响的特点及指下的震动感来判断所叩脏器的状态与病变性质的检查方法称为叩诊。因人体各组织的密度、弹性和含气量不同，出现的叩诊音也各不相同，因此，医生可借此判断检查部位有无异常改变。该法最常运用于胸腹部。

（一）叩诊方法

根据叩诊的手法和目的不同，叩诊分为直接叩诊法和间接叩诊法两种。

1. **直接叩诊法**　医生用右手并拢的二、三、四指的手指掌面直接拍击被检查部位，借拍击震动产生的声响来判断病变情况的方法称为直接叩诊法（图3-1-3）。此法适用于胸腹部大面积浅部的病变，如气胸、大量胸腔积液、肺组织大面积实变、腹部胃肠高度胀气等。

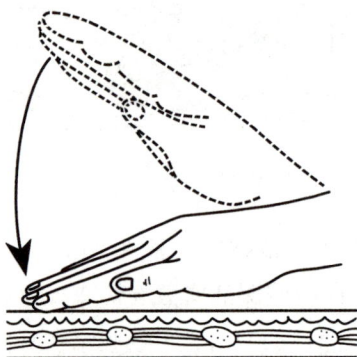

图3-1-3　直接叩诊法

2. **间接叩诊法（又称指指叩诊法）**　临床应用最广泛。叩诊时，医生左手中指第二指节紧贴在叩诊部位，其他手指稍微抬起，避免与体表接触；右手自然弯曲，以中指指端垂直叩击左手中指末端指关节或第二节指骨的远端（图3-1-4）。

正确姿势　　　错误姿势

图3-1-4　间接叩诊法

（二）叩诊的注意事项

（1）叩诊主要靠腕关节与掌指关节的力量叩击，避免肘、肩关节参与运动。

（2）叩击的动作要灵活、短促、富有弹性，叩击后，右手中指立即抬起，以免影响震动的振幅与频率。

（3）叩击力量和间隔时间要均匀一致，以免影响音响的性质；一个部位一般只需要连续叩击2~3次。

（4）不同的病灶或检查部位，可视具体情况运用不同的叩击力量。病灶小或位置表浅，宜轻叩。如叩诊前胸和腋部的力量要比叩背部轻，确定心、肝相对浊音界及叩诊肺界时宜采取轻叩；检查部位范围较大或位置较深时，则需采用中等力量叩诊；当病灶位置距体表深远（7cm左右）时应采取重叩法。

（三）基本叩诊音

叩诊时被叩击部位产生的反响，称为叩诊音。由于被叩击部位致密度、弹性、含气量及与体表的距离不同，可产生不同的叩击音，故在临床上根据叩诊音的强弱、长短和高低不同，将其分为清音、鼓音、过清音、浊音、实音5种基本叩诊音见表3-1-1。

表3-1-1　常见叩诊音的特点及临床意义

叩诊音	叩诊组织或脏器特点	声音特点	正常出现部位	临床意义
清音	肺组织弹性、含气量、致密度正常	音调低、音响较强、震动时间较长	正常肺部	
浊音	肺部含气量少，实质脏器或病变部位被肺组织覆盖	音调较高、音响较弱、震动时间较短	心脏或肝脏被肺覆盖的部分	大叶性肺炎、肺梗死
实音	实质性脏器或病变	比浊音音调更高、音响更弱、震动时间更短	心脏、肝脏、脾脏	大量胸腔积液、肺组织实变
鼓音	含有大量气体的空腔器官或组织	音响比清音更强，震动时间也较长	胃泡区、腹部	大量气胸、肺内大空洞、气腹
过清音	含气量增多、弹性减退的肺组织	音响、强度、震动时间介于清音与鼓音之间		肺气肿

🖉 知识拓展

叩诊法的提出

18世纪中叶的一天，奥地利医生奥恩布鲁格在对一具男尸进行解剖后，证实其死因是胸腔积液。于是，他思考能不能在死者生前就发现胸腔积液呢？他想到了童年敲酒桶的方法，经营酒业的父亲不时用手指敲打酒桶，凭敲打时酒桶发出的沉闷或清脆的声音来估计酒桶内酒量的多少。他想人的胸腔很像酒桶，这种敲打法可以用来诊断胸腔积液。于是他选择正常人及疑有胸腔积液的患者进行叩诊，结果发出的声音迥然不同。经过反复的实验、观察以及对患者尸体抽液前后的对比研究，他探索出胸腔疾病与叩诊音之间的关系，于1761年发表了专著《新的诊断法》，正式提出叩诊法。

四、听诊

医生直接用耳或借助听诊器在被检者体表听取身体各部发出的声音，借以判断被查脏器状态正常与否的检查方法称为听诊。听诊在心、肺检查中尤为重要，如心脏的杂音、心律失常、肺部病理呼吸音、啰音等均可通过听诊发现。

（一）听诊方法

分为直接听诊法和间接听诊法两种。

1. **直接听诊法**　医生用耳直接贴附于被检者的体表进行听诊。此法听取的声音很弱，辨识度低且不方便，目前只有在某些特殊或紧急情况下偶尔采用。

2. **间接听诊法**　借助于听诊器听诊的检查方法。此法使用方便，听诊效果好，且听诊器对脏器运动的声音起放大作用，故在临床上广为应用。

听诊器由耳件、体件、胶管等部分组成。使用时，耳件嵌在耳孔内，耳件方向要与外耳道相顺应。体件放在要听诊的部位，即可听到该部位脏器运动发出的声音（图3-1-5）。

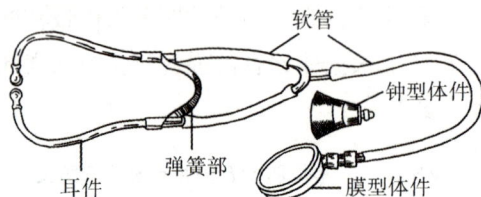

图3-1-5　听诊器

（三）注意事项

（1）听诊时环境要安静、温暖，避免外界噪声和寒冷致肌肉震颤产生附加音。

（2）听诊器的体件要紧贴皮肤，避免与皮肤摩擦产生摩擦音，切忌隔衣听诊。听诊器体件过凉可用手摩擦捂热体件。

（3）听诊时要注意力集中，排除其他声音的干扰，如肺脏听诊时要排除心音的干扰，听心音时要排除呼吸音的干扰。

（4）选择合适的听诊器。听诊器体件有钟型和膜型两种。钟型体件适用于听取低调声音，如二尖瓣狭窄的隆隆样舒张期杂音；膜型体件适用听取高调声音，如主动脉瓣关闭不全的舒张期杂音。

五、嗅诊

嗅诊是医生运用嗅觉来判断发自患者的异常气味与疾病之间关系的检查方法。异常气味主要来自患者的呼吸道、汗腺、胃肠道、分泌物、呕吐物、排泄物、脓液和血液等。嗅诊时，医生用手将患者散发的气味扇向自己的鼻部，然后仔细判断气味的性质与特点。

嗅诊对疾病的诊断往往能提供重要的线索。常见的异常气味及临床意义如下。

1. **呼吸气味**　刺激性大蒜味提示有机磷农药中毒；烂苹果味提示糖尿病酮症酸中毒；氨味见于尿毒症；浓烈酒味见于酒精中毒或饮酒后；肝腥味见于肝性脑病。

2. **呕吐物气味**　强烈酸臭味见于胃潴留、幽门梗阻或贲门失迟缓症；粪臭味见于肠梗阻或胃结肠瘘者。

3. **痰液气味**　正常痰液无特殊气味。恶臭味提示患者患支气管扩张症或肺脓肿，血腥味见于大量咯血的患者。

4. **汗液气味**　正常汗液无特殊强烈刺激气味。酸性汗液，见于长期服用水杨酸、阿司匹林等药物者及活动性风湿热患者；特殊的狐臭味见于腋臭；脚臭味见于多汗者或脚癣合并感染者。

5. **尿液气味**　尿液有大蒜味，见于有机磷农药中毒或近日大量食蒜者；浓烈的氨味提示尿液在膀胱内被细菌发酵，见于膀胱炎。

6. **粪便气味** 腐败性粪臭味，见于消化不良或胰腺病变；腥臭味见于细菌性痢疾；肝腥味见于阿米巴痢疾。

7. **尿液和汗液** 呈鼠尿味提示苯丙酮尿症。

（王龙梅）

书网融合……

目标检测　　知识回顾　　习题

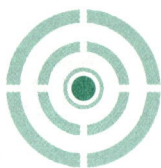

第二章 一般检查

PPT

学习目标

知识要求:

1. 掌握全身状态检查的内容、方法及异常表现的临床意义。掌握表浅淋巴结的检查方法及肿大的意义。

2. 熟悉皮疹、蜘蛛痣、肝掌的临床意义。

3. 了解皮肤检查的内容。

技能要求:

1. 熟练掌握生命体征的检查,能根据患者面容、体位、步态等辨别临床意义。

2. 学会与患者沟通并建立良好医患关系,取得患者配合。具备敏锐的观察力能发现异常体征,分析其临床意义。

岗位情景模拟 17

王某,女,46岁。双侧颈前区肿大伴多食消瘦,怕热多汗,心悸1年入院就诊。

体检:眼球略凸,眼裂增宽,双侧甲状腺Ⅱ度肿大,质地中等,表面光滑,无压痛,可随吞咽上下移动。患者多食易饥,每日进食4~5餐,伴胸闷乏力、失眠、手抖,近2个月来体重减轻约4kg。

问题与思考

1. 该患者是什么面容?

2. 该患者最可能的诊断是什么?体检还可发现哪些异常体征?

答案解析

一般状态检查是全身检查的第一步,是对患者全身状态的概括性观察,以视诊为主,必要时配合触诊、听诊和嗅诊等。

一般检查的内容包括全身状态、皮肤及淋巴结检查等。

第一节 全身状态检查

一、性别

(一)检查方法

性别的判断主要根据性征观察,正常人性别特征很明显,不难判断。对某些特殊患者,如真、假两性畸形、肾上腺性征综合征等,其性别不易准确辨认,需做专科检查,必要时进行染色体检测。

性征的正常发育与雌激素和雄激素有关。某些疾病或性染色体异常时会使性征发生改变，某些疾病的发生也与性别有一定的关系。

（二）疾病对性征的影响

肾上腺皮质肿瘤或长期使用肾上腺皮质激素，可使女性男性化，表现为：痤疮，喉结突出，声音低粗，长胡须，月经稀少，阴蒂肥大，乳房不发育，闭经等。肝硬化所引起的睾丸功能损害或肾上腺皮质肿瘤可引起男性女性化，表现为：乳房发育，皮肤细腻，皮下脂肪丰满，性欲低下等。垂体肿瘤侵犯下丘脑时，可造成弗勒赫利希综合征（Frohlich syndrome），又称肥胖生殖无能综合征。男性表现为：阴茎、阴囊、睾丸小，往往有隐睾，至青春期无外生殖器发育，胡须、阴毛、腋毛均缺乏，身材较矮小，音调尖细，皮肤细腻，中等肥胖，生长发育延迟等；女性表现为：内、外生殖器均发育不良，呈幼稚型，无月经来潮及第二性征出现或推迟出现，中等肥胖等。

（三）性染色体对性别和性征的影响

性染色体是指携带性别遗传基因的染色体。在正常情况下，人体内每个细胞内有23对染色体，包括22对常染色体和1对性染色体。男性为46XY，女性为46XX。某些疾病与性染色体的数目异常有关，如特纳（Turner）综合征和克兰费尔特（Kliefelter）综合征。①Turner综合征，又称性腺发育障碍症，染色体核型多为45XO，表现为女性，出现以下特征：身材矮小，低智力，短颈，颈蹼，肘外翻，上腭高尖，下颌收缩，子宫、卵巢发育严重不全，甚至呈幼儿状，原发性闭经，阴毛稀少，没有腋毛；②克兰费尔特综合征（Kliefelter综合征），又称细精管发育障碍症，染色体核型多为47XXY，表现为男性，特征是：阴茎小，睾丸小，无胡须和喉结等男性第二性征，阴毛相对稀少，无精子，不育，乳房发育，智力低下。

（四）性别与疾病发生率的关系

临床统计某些疾病的发生率与性别有关，如甲型血友病多见于男性，女性罕见，甲状腺疾病和系统性红斑狼疮多见于女性，胃癌、食管癌多发生于男性。

二、年龄

（一）检查方法

年龄的判断主要通过问诊和外貌观察，必要时进行骨龄测定。通常可以根据皮肤的弹性与光泽、肌肉的状态、毛发的颜色与分布、面与颈部皮肤的皱纹、牙齿的状态等来判断。

（二）年龄与疾病发生的关系

年龄与疾病的发生、发展及预后关系密切。如佝偻病、麻疹、白喉多发生于儿童；结核病、风湿热多发生于少年与青年；高血压、动脉硬化性疾病和某些癌症则多发生于中、老年人。一般情况下，青少年病后恢复较快，老年人则恢复较慢。

三、生命体征

生命体征包括体温、脉搏、呼吸和血压，是评价生命活动存在与否及其质量的指标，也是体格检查时必须检查的项目之一。

（一）体温

生理情况下体温受体内外因素的影响而稍有波动。一般早晨体温略低，下午略高，但24小时内体温波动一般不会超过1℃；剧烈活动或进餐后体温略高；年轻人体温偏高，老年人体温略低；女性月经期体温较低，月经前期或妊娠期体温略高。

1. 体温测量方法及正常范围

（1）口测法　将消毒体温计头端置于患者的舌下，紧闭口唇，不用口腔呼吸，以免影响结果，5分钟后读数，正常值为36.3~37.2℃。

（2）腋测法　将体温计头端放入腋窝深处，嘱患者夹紧，10分钟后读数，正常值为36~37℃。此法简便、安全，不易发生交叉感染，在临床应用最为广泛。

（3）肛测法　患者侧卧位，将肛门体温计头端涂以润滑剂，徐徐插入肛门，深达体温计的一半为止，5分钟后读数，正常值为36.5~37.5℃。肛测法一般较口测法高0.2~0.5℃。此方法安全，测量结果最准确，但操作不太方便，多用于婴幼儿及神志不清者。

> **知识拓展**
>
> **体温计的发明**
>
> 最早的温度计是由意大利科学家伽利略（1564~1642）发明。1592年的一天，伽利略（Galileo）在一所大学里上实验课时，问他的学生："当水的温度升高时，装在罐内的水为什么会上升？"有位学生回答说："因为这时候水体积增大，所以会膨胀上升。一旦水冷却了，体积就缩小，又会降下来。"这位学生的回答，使伽利略深受启发。他把一根一端带有核桃大的玻璃泡、另一端敞口的玻璃管，加热后垂直插进一杯水中，发现随着周围温度的变化，玻璃管中的水面也随之上下移动，根据移动的多少就可以判定温度的变化和温度的高低。这就是温度计的雏形。此后，经桑克托里、伏迪南、阿克得米亚等人的改进，制成了现在临床上广泛使用的体温计。

2. 体温测量注意事项　①婴幼儿及神志不清者禁用口测法，可采用肛测法；②使用口测法或腋测法时，不能用温水漱口或放热水袋等；③体温计附近不能放置冰袋、热水袋等，以免对测量结果造成影响。

（二）呼吸

观察记录患者呼吸的节律性及每分钟次数，检查方法与临床意义见本篇第五章第三节。

（三）脉搏

观察记录患者脉搏的节律性及每分钟次数，检查方法与临床意义见本篇第五章第六节。

（四）血压

观察动脉血压的高低，检查方法与临床意义见本篇第五章第六节。

四、发育与营养状态

（一）发育

发育是根据年龄、智力和体格成长状态（身高、体重、第二性征）之间关系来判断。发育正常时，年龄、智力和体格成长状态之间的关系是均衡一致的。

1. 判断成人发育正常的指标　①头部长度为身高的1/7~1/8；②胸围约等于身高的1/2；③双上肢平展，左右中指指端的距离约等于身高；④坐高约等于下肢的长度。

2. 影响因素　机体的发育受种族、遗传、内分泌、营养代谢、生活条件及体育锻炼等多种因素的影响。

3. 发育异常　与内分泌的关系非常密切。常见的发育异常有巨人症、肢端肥大症、垂体性侏儒症、呆小病。在发育成熟前，如出现腺垂体功能亢进，生长激素分泌增多可致体格异常高大，称巨人症；如出现腺垂体功能减退，生长激素分泌不足可致体格异常矮小（但智力正常），称垂体性侏儒症；发育成熟后，生长激素分泌增多可致肢端及面部骨骼明显增长，称肢端肥大症；甲状腺激素对体格发育也有很大影响，如在新生儿期分泌减少可致体格矮小伴智力低下，称呆小病。

（二）体型

体型是身体各部分发育的外观表现，包括骨骼、肌肉的生长与脂肪分布状态等。正常成人体型分为以下3种。

1. **正力型（匀称型）** 表现为身体各部分匀称适中，腹上角90°左右。一般正常人多为此型。
2. **无力型（瘦长型）** 表现为体高肌瘦、颈细长、胸廓扁平、腹上角小于90°。
3. **超力型（矮胖型）** 表现为体格粗壮、颈粗短、肩宽平、胸围增大、腹上角大于90°。

（三）营养状态

机体的营养状态与食物的摄入、消化、吸收和代谢等因素密切相关，其状态可作为鉴定健康和疾病的标准之一。营养状态可根据皮肤、皮下脂肪、肌肉发育、毛发等情况综合进行判断。

1. **检查方法**

（1）测量体重与身高 ①标准体重：标准体重（kg）=身高（cm）-105。实际体重在标准体重的±10%范围内属于正常，②体重指数（body mass index，BMI）：体重指数（BMI）=体重（kg）/身高的平方（m²）。我国成人BMI正常范围为18.5~24。

（2）测量皮下脂肪厚度 ①上臂肱三头肌皮下脂肪厚度测量：被检者手臂自然下垂，掌心朝向大腿侧面，医生站在被检者背面，用拇指和食指在肩峰与尺骨鹰嘴的中点沿肢体长轴方向捏起皮下脂肪，两指间的距离为3cm，用皮脂卡尺测量被捏起部位的厚度，重复2次，取平均值；②背部肩胛骨下皮下脂肪厚度测量：被检者取坐位或俯卧位，手臂、肩部放松，医生用拇指和食指捏起肩胛下角下方的皮下脂肪，两指间的距离为3cm，用皮脂卡尺测量被捏起部位的厚度，重复2次，取平均值。标准厚度：男性为1.25cm，女性为1.65cm。

2. **营养状态分级** 根据皮肤、毛发、皮下脂肪、肌肉的发育等综合判断，临床上一般把营养状态分为良好、中等与不良三个等级。

（1）良好 皮肤红润光泽、弹性良好，皮下脂肪丰满，肌肉结实，毛发指甲润泽，肋间隙、锁骨上窝深浅适中，肩胛骨及股部肌肉丰满。

（2）不良 皮肤萎黄干燥、弹性差，皮下脂肪菲薄，肌肉松弛无力，毛发稀疏干枯，指甲粗糙而无光泽，肋间隙、锁骨上窝凹陷，肩胛骨与髂骨嶙峋突出。

（3）中等 介于两者之间。

3. **常见的营养状态异常**

（1）营养不良 主要由于摄食不足和（或）消耗增多引起。体重低于正常（标准体重）的10%以上或BMI<18.5kg/m²称消瘦，极度消瘦称恶病质。常见原因如下：①摄食障碍：多见于食管、胃肠道、肝、胆、胰腺等疾病引起的严重的恶心、呕吐；②消化吸收障碍：见于胃肠道、肝胆、胰腺疾病所致消化液或酶的生成减少，影响消化和吸收；③消耗增多：各种慢性消耗性疾病，如活动性结核病、恶性肿瘤、代谢性疾病、内分泌疾病等，引起的糖、蛋白质、脂肪的消耗过多。

（2）营养过度 体内脂肪过多积聚引起体重增加，超过正常（标准体重）20%以上，或BMI>30kg/m²（WHO标准）、≥28kg/m²（我国标准）为肥胖。肥胖主要原因为摄食过多，超过消耗量，也与内分泌、遗传、生活方式、运动及精神因素等有关。按病因肥胖可分为原发性和继发性两种：①原发性肥胖：亦称单纯性肥胖，为摄入热量过多所致，表现为全身脂肪分布均匀，多无异常改变，常有一定的遗传倾向；②继发性肥胖：多由某些内分泌疾病引起，如肾上腺皮质功能亢进、垂体疾病、甲状腺功能减退症、性腺功能减退症等。

五、意识状态

意识是大脑功能活动的综合表现，即对环境和自身状态的认知和觉察能力。正常人意识清晰、反应敏锐、思维合理、语言清晰，语句流畅、描述恰当，表达自如，定向准确。凡能影响大脑功能活动的疾病都可引起不同程度的意识改变，称为意识障碍。

（一）检查方法

常用的检查方法有：①问答形式，通过交谈，了解患者的思维、反应、情感活动、计数、定向力（即对时间、人物、地点的判断分析能力）等方面的情况；②痛觉试验；③各种反射测定，如瞳孔对光反射、角膜反射及腱反射等。

（二）意识障碍

根据意识障碍的程度可将其分为嗜睡、意识模糊、昏睡、昏迷、谵妄等。详见第一篇第五章第三节。

六、面容与表情

面容是指面部呈现的状态，表情是指情感或情绪在面部的表现。健康人面容润泽，表情自然，神态安怡。疾病可影响患者的面部表情或面容变化。患病后，常可出现痛苦、忧虑或疲惫的面容和表情，某些疾病有特殊的面容和表情，对疾病诊断具有重要价值。

临床上常见的典型面容改变如下。

1. **急性面容**　面色潮红、兴奋不安、呼吸急促，可有鼻翼扇动或口唇疱疹。常见于急性感染性疾病，如肺炎球菌肺炎、疟疾、流行性脑脊髓膜炎等。

2. **慢性面容**　面容憔悴，面色晦暗或苍白，双目暗淡。多见于慢性消耗性疾病，如恶性肿瘤、严重肺结核、肝硬化等。

3. **贫血面容**　面色苍白，唇舌色淡，表情疲惫。见于各种原因引起的贫血。

4. **肝病面容**　面色黧黄，额部、鼻背、双颊有褐色色素沉着，有时可见蜘蛛痣。见于慢性肝脏疾病，如慢性肝炎、肝硬化、慢性血吸虫肝病。

5. **肾病面容**　面色苍白，双睑、颜面浮肿，舌色淡，舌缘有齿痕。见于慢性肾脏疾病。

6. **二尖瓣面容**　面色晦暗，两颊紫红，口唇发绀。见于风湿性心脏病二尖瓣狭窄（图3-2-1）。

7. **甲状腺功能亢进面容**　表情惊愕，眼裂增宽，眼球突出，双目炯炯有神，兴奋不安，瞬目少，烦躁易怒。见于甲状腺功能亢进症（图3-2-2）。

8. **黏液性水肿面容**　颜面肿胀苍白，睑厚面宽，表情淡漠，目光呆滞，眉发脱落，反应迟钝，动作缓慢。见于甲状腺功能减退症（图3-2-3）。

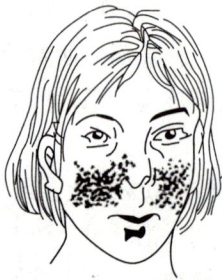

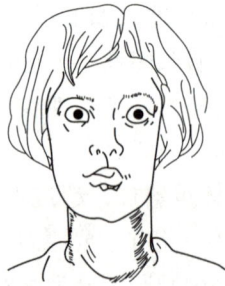

图3-2-1　二尖瓣面容　　　图3-2-2　甲状腺功能亢进面容　　　图3-2-3　黏液性水肿面容

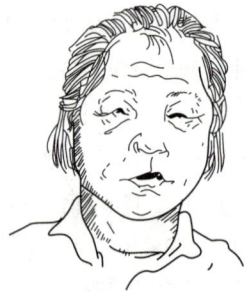

9. **伤寒面容**　表情淡漠，反应迟钝，呈无欲状态。见于伤寒、脑脊髓膜炎、脑炎等高热衰竭患者。

10. **肢端肥大症**　面容头颅增大，面部变长，下颌增大向前突出，眉弓及颧骨隆起，耳鼻增大，唇舌肥厚。见于肢端肥大症（图3-2-4）。

11. **满月面容**　面如满月，皮肤发红，常伴有痤疮和胡须生长。见于库欣综合征及长期应用糖皮质激素者（图3-2-5）。

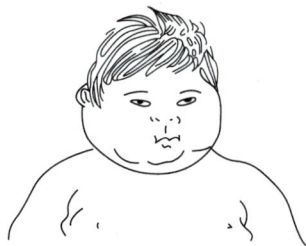

图3-2-4　肢端肥大症面容　　　　　　　　图3-2-5　满月面容

12. **苦笑面容**　牙关紧闭，面肌痉挛，呈苦笑状。见于破伤风。
13. **面具面容**　面部呆板、无表情，似面具样，见于帕金森病、脑炎等。

七、体位与步态

（一）体位

体位指患者身体所处的状态。体位对某些疾病的诊断具有一定的意义。常见的体位有以下几种。

1. **自动体位**　身体活动自如，不受限制。见于正常人、轻症或疾病早期。
2. **被动体位**　患者不能自己调整及变换身体所处的位置。见于瘫痪、极度衰弱或意识丧失者。
3. **强迫体位**　患者为减轻痛苦而被迫采取某种特殊的体位。常见的强迫体位有以下几种。

（1）强迫仰卧位　患者仰卧，双腿蜷曲，以减轻腹部肌肉的紧张程度。见于急性腹膜炎、消化性溃疡穿孔等。

（2）强迫俯卧位　患者俯卧可减轻脊背肌肉的紧张程度。见于脊柱疾病。

（3）强迫侧卧位　患者卧向患侧，以减轻疼痛并有利于健侧呼吸。见于一侧胸膜炎和大量胸腔积液。

（4）强迫坐位　亦称端坐呼吸。患者坐于床沿，两手置于膝盖上或扶持床边，双下肢下垂。该体位可增加肺通气量，改善呼吸，同时减少下肢回心血量，减轻心脏负担。见于心、肺功能不全患者。

（5）强迫蹲位　患者在步行或活动过程中，由于呼吸困难或心悸而采取蹲踞位或膝胸位以缓解症状。见于法洛四联症等先天性发绀型心脏病。

（6）角弓反张位　患者颈及脊背肌肉强直，头向后仰，胸腹前凸，背过伸，躯干呈弓形。见于破伤风及小儿脑膜炎。

（7）辗转体位　患者因疼痛辗转反侧，坐卧不安。见于胆绞痛、胆道蛔虫症、肾绞痛等。

（8）强迫停立位　患者在步行时心前区疼痛突然发作，被迫立刻停止行走，并以右手按抚心前区，待症状稍微缓解后才继续行走。见于心绞痛。

（二）步态

步态指走路时所表现的姿态。健康人躯干端正，动作自如，步态稳健。在某些疾病时，可引起步态的改变，并且具有一定的特征性，有助于诊断疾病。常见典型的异常步态有以下几种。

1. **蹒跚步态**　走路时身体左右摇摆似鸭行。见于佝偻病、大骨节病、进行性肌营养不良及先天性双侧髋关节脱位等。

2. **醉酒步态**　行走时躯干重心不稳，步态紊乱似醉酒状。见于小脑疾患、酒精及巴比妥中毒。

3. **跨阈步态**　由于踝部肌腱、肌肉弛缓，患足下垂，行走时必须抬高下肢才能起步。见于腓总神经麻痹（图3-2-6）。

4. 共济失调步态　起步时将一脚高抬，骤然垂落，双目向下注视，两脚间距较宽，闭目时不能保持平衡。见于脊髓病变患者。

5. 慌张步态　起步后小步急速趋行，身体前倾，有难以止步之势。见于帕金森病（图3-2-7）。

6. 剪刀步态　由于双下肢肌张力增高，移步时下肢内收过度，双腿交叉呈剪刀状。见于脑性瘫痪与截瘫患者（图3-2-8）。

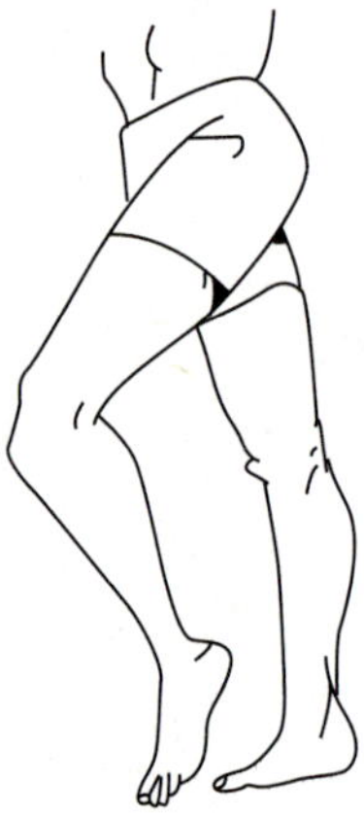

图3-2-6　跨阈步态 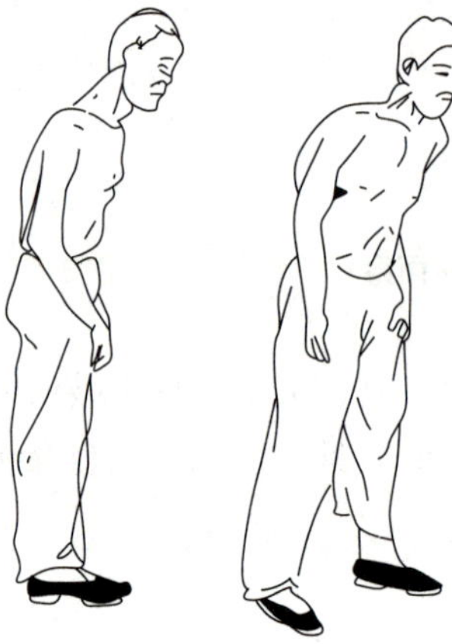　　　　图3-2-7　慌张步态 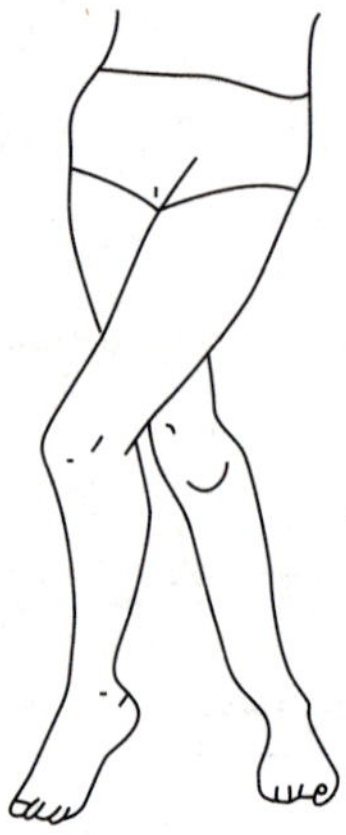　　　　图3-2-8　剪刀步态

7. 间歇性跛行　行走中常因下肢突发性酸痛乏力，而被迫停止行进，需稍休息片刻后方能继续行走。见于高血压、动脉硬化患者。

8. 痉挛性偏瘫步态　瘫痪侧上肢呈内收、旋前，指、肘、腕关节屈曲，无正常摆动；下肢伸直并外旋，举步时将患侧骨盆抬高以提起瘫痪侧下肢，然后以髋关节为中心，脚尖拖地，向外划半个圆圈并跨前一步，故又称划圈样步态。多见于急性脑血管疾病的后遗症。

第二节　皮肤检查

📱 岗位情景模拟 18

患儿，女，5岁。因发热4天伴喷嚏、流涕、流泪，面部出现米粒样丘疹1天入院。患儿昨天体温骤升达39℃，面部出现红斑、丘疹，皮疹之间有正常皮肤，颌下淋巴结肿大。扁桃腺Ⅰ度肿大，口腔黏膜充血，可见柯氏斑。今天患儿体温36.8℃，胸腹部及四肢出现大片疹子，右眼结膜有片状出血点，呼吸急促，干咳频作，肺部可闻及少量散在的大水泡音。

问题与思考

1. 该患者最可能的诊断是什么？
2. 该疾病的典型出疹特点是什么？

答案解析

皮肤的检查主要通过视诊观察，必要时可配合触诊检查。应在良好的自然光线下进行。

一、颜色

皮肤的颜色除与种族有关外，还与毛细血管的分布、血管充盈度、色素量的多少、皮下脂肪的厚薄等有关。临床常见的皮肤颜色改变如下。

1. **苍白**　全身皮肤黏膜苍白，多因贫血、末梢毛细血管痉挛或充盈不足所致，如寒冷、惊恐、虚脱或休克等；四肢末端的局限性苍白，多由于局部动脉痉挛或闭塞所致，见于雷诺病、血栓闭塞性脉管炎等。

2. **发红**　皮肤发红是由于毛细血管扩张充血、血流加速和血量增多以及红细胞增多所致。生理情况见于运动、饮酒、日晒等；病理情况见于发热性疾病如肺炎球菌肺炎、肺结核及阿托品中毒、一氧化碳中毒等。

3. **发绀**　皮肤黏膜呈青紫色，常发生在皮肤较薄、色素较少和毛细血管较丰富的部位，如口唇、耳廓、面颊、指（趾）和甲床等。见于血液中还原血红蛋白增多或异常血红蛋白血症。详见第一篇第七章第三节。

4. **黄染**　皮肤、黏膜、巩膜呈黄色，常见的原因如下。

（1）黄疸　黄疸是由于血清中胆红素升高致使皮肤、黏膜和巩膜发黄的症状和体征。血清总胆红素超过34.2μmol/L时出现临床可见黄疸。详见第一篇第七章第四节。

（2）胡萝卜素增高　过多食用胡萝卜、南瓜、橘子、橘子汁等可引起血中胡萝卜素增高，也可使皮肤黄染。其特点是：①黄染首先出现于手掌、足底、前额及鼻部皮肤；②一般不出现巩膜和口腔黏膜黄染；③血清中胆红素不高；④停止食用后，皮肤黄染逐渐消退。

（3）药物　长期服用含有黄色素的药物如呋喃类、利福平、异烟肼等药物也可引起皮肤黄染。其特点是：①黄染首先出现于皮肤，严重者也可出现于巩膜；②巩膜黄染特点是近角巩膜缘处黄染重，黄色深，离角巩膜缘越远，黄染越轻。这一点与黄疸正好相反。

5. **色素沉着**　色素沉着是由于表皮基底层的黑色素增多，致使部分或全身皮肤色泽加深。正常人身体的外露部分，以及乳头、腋窝、生殖器官、关节、肛门周围等处色素较深。如果这些部位色素加深或其他部位出现色素沉着，则提示为病理现象。全身性色素沉着见于慢性肾上腺皮质功能减退症、肝硬化、肝癌晚期、黑热病以及长期使用某些药物如砷剂、抗肿瘤药物等。

女性妊娠期，面部、额部可出现棕褐色对称性色素斑，称为妊娠斑。老年人也可出现全身或面部散在的色素斑片，称为老年斑。

6. **色素脱失**　主要原因是酪氨酸酶合成障碍，使体内酪氨酸不能转化为多巴而形成黑色素，即可导致全身或局部皮肤色素脱失。

（1）白化病　一种遗传性疾病，由先天性酪氨酸酶缺乏引起，临床表现为全身皮肤和毛发色素脱失，头发呈浅黄色或金黄色。

（2）白斑　为圆形或椭圆形色素脱失斑片，面积一般不大，常发生于口腔黏膜与女性外阴部，部分白斑可发生癌变。

（3）白癜风　为多形性、大小不等的色素脱失斑片，其进展缓慢，无自觉症状也不引起生理功能改变。

二、湿度

皮肤湿度与皮肤的排泌功能有关，排泌功能由汗腺和皮脂腺完成，汗腺起主要作用。在气温高、湿度大的环境里出汗增多是一种生理调节。病理性出汗增多见于甲状腺功能亢进症、风湿热、结核病、佝偻病及布氏杆菌病等。夜间睡眠中出汗称盗汗，多见于结核病。手脚皮肤发凉而大汗淋漓称为冷汗，见于休克和虚脱患者。皮肤少汗或无汗、皮肤异常干燥见于维生素A缺乏症、严重脱水、黏液性水肿及干燥综合征等。

三、弹性

皮肤的弹性与年龄、营养状态、皮下脂肪及组织间隙液体量多少有关。一般儿童和青年人皮肤紧张富有弹性；中年以后逐渐松弛；老年皮肤组织萎缩，皮下脂肪减少，弹性减退。皮肤弹性检查是用食指和拇指将手背或上臂内侧皮肤提起，松手后，如皮肤皱褶迅速恢复原状为弹性正常，如皱褶展平缓慢为弹性减弱，见于慢性消耗疾病或严重脱水者。

四、皮疹

皮疹是皮肤疾病和全身性疾病的重要体征之一，常见于传染病、皮肤病、药物及其他物质所致的过敏反应等。皮疹的形态特点和出现的规律有一定的特异性，检查时应仔细观察和记录皮疹初现部位、发展顺序、分布情况、形态、大小、颜色，压之是否褪色，持续及消退时间，有无痛痒及脱屑等。

1. **斑疹** 表现为局部皮肤发红，一般不隆起皮面。见于斑疹伤寒、丹毒、风湿性多形性红斑等。

2. **丘疹** 局部皮肤颜色改变，凸出皮肤，表面可呈扁平、圆形或乳头状，为局限性。见于药物疹、麻疹、猩红热、湿疹等。

3. **斑丘疹** 在丘疹周围有皮肤发红的底盘称为斑丘疹。见于风疹、猩红热、药物疹等。

4. **玫瑰疹** 为一种鲜红色圆形斑疹，直径2~3mm，手指按压可褪色，松开时又复出现，多出现于胸腹部皮肤，因病灶周围血管扩张所致。为伤寒、副伤寒的特征性皮疹。

5. **荨麻疹** 又称风团，为稍隆起皮肤表面的苍白色或红色的局限性水肿，形态各异，大小不等，发生快，消退亦快，常伴有瘙痒，为速发性皮肤变态反应所致。见于各种食物或药物过敏。

五、出血

皮下出血根据其直径大小可分为以下几种：小于2mm称为瘀点；3~5mm为紫癜；5mm以上为瘀斑；片状出血伴皮肤隆起者为血肿。

较小的瘀点应注意与红色皮疹或小红痣进行鉴别。皮疹受压时一般可褪色或消失，瘀点和小红痣受压后不褪色，且小红痣表面光亮，触诊时可感到稍高于皮肤。皮下出血见于造血系统疾病、重症感染、某些血管损害性疾病以及毒物或药物中毒等。

六、蜘蛛痣与肝掌

皮肤小动脉末端分支扩张所形成的血管痣，形似蜘蛛，称为蜘蛛痣。蜘蛛痣大小不等，多出现于上腔静脉分布的区域，如面、颈、手背、上臂、前胸及肩部等处。检查时用棉签按压蜘蛛痣的中心，则其辐射状小血管网立即褪色，去除压力后又复出现（图3-2-9）。一般认为蜘蛛痣的出现与肝脏对体内雌激素灭活作用减弱有关。常见于急、慢性肝炎或肝硬化。

慢性肝病患者手掌大、小鱼际处常发红，加压后褪色，称为肝掌，其发生机制和临床意义与蜘蛛痣相同。

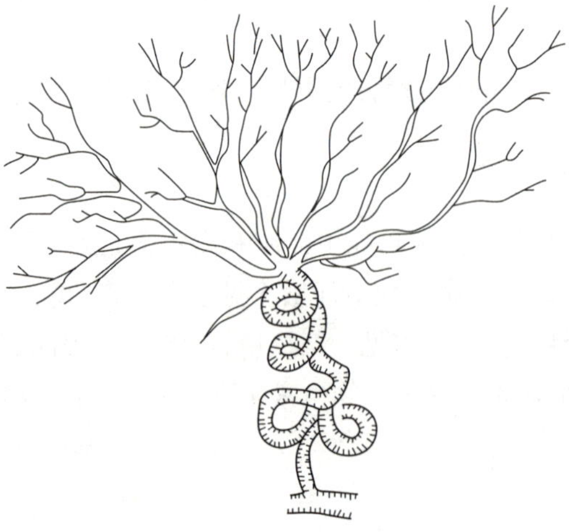

图3-2-9　蜘蛛痣

七、水肿

水肿是指组织间隙内有过多的液体积聚使组织肿胀。水肿的检查以视诊和触诊相结合。轻度水肿视诊不易发觉，可配合触诊。凹陷性水肿局部受压后可出现凹陷，见于大多数水肿。非凹陷性水肿如黏液性水肿、象皮肿，指压后无组织凹陷。根据水肿的范围和程度，临床上分为轻、中、重三度。

1. **轻度**　仅见于眼睑、眶下软组织、胫骨前、踝部皮下组织，指压后可见组织轻度下陷，平复较快。
2. **中度**　全身疏松组织均可见水肿，指压后可出现明显的或较深的组织下陷，平复缓慢。
3. **重度**　全身组织严重水肿，身体低垂部位皮肤张紧发亮，甚至有液体渗出。此外，胸腔、腹腔、鞘膜腔内可见积液，外阴部亦可见严重水肿。

八、皮下结节

正常人皮肤无结节。皮下结节无论大小均应触诊。触诊时应注意其部位、大小、硬度、压痛及移动度。

1. **风湿小结**　位于关节附近及长骨骨骺端，圆形质硬无压痛，大小不等，数目不多。见于风湿热和类风湿等疾病。
2. **欧式（Osler）小结**　位于指尖、足趾、大小鱼际肌腱部位，粉红色有压痛的小结节。见于感染性心内膜炎。
3. **痛风结节**　也称痛风石，位于耳廓、跖趾、指（趾）关节及掌指关节等部位，大小不一，直径1~2cm，黄白色结节，为尿酸盐结石，是痛风的特征性病变。
4. **囊蚴结节**　位于躯干、四肢皮下，直径0.5~1.0cm大小的圆形或椭圆形结节，数个至数百个不等，质坚韧似软骨，具有弹性感、无压痛、与周围组织无粘连，结节可分批出现，时间久者结节变小变硬。见于囊尾蚴病，也称囊虫病。

九、毛发

毛发的多少、分布和颜色因性别、年龄、种族而有所不同，亦受遗传、营养和精神状态的影响。一般男性体毛较多，阴毛呈菱形；女性体毛较少，阴毛呈倒三角形。中年以后因毛发根部的血运和细胞代谢减退，头发可逐渐减少或色素脱失，形成秃顶或白发。

1. **病理性脱发**　脂溢性皮炎、螨虫寄生等，脱发以顶部为著。斑秃，多为圆形脱发，范围大小不等，发生突然，可再生。甲状腺功能减退症、垂体功能减退症、过量的放射线影响、应用抗癌药物如环磷酰胺等，均可引起毛发脱落。
2. **毛发异常增多**　见于内分泌疾病如库欣综合征、肢端肥大症、多囊卵巢综合征等。另外大剂量应用睾酮，长期应用糖皮质激素、口服避孕药等可引起毛发增生。

第三节　淋巴结检查

淋巴结分布于全身，一般体格检查时仅能检查身体各部表浅的淋巴结。正常淋巴结很小，直径多在0.2~0.5cm，质地柔软，表面光滑，单个散在，与毗邻组织无粘连，亦无压痛，一般不易触及。

一、表浅淋巴结分布

表浅淋巴结呈组群分布，一个组群的淋巴结收集一定区域内的淋巴液，局部炎症或肿瘤往往引起相应区域的淋巴结肿大。表浅淋巴结分布部位及收集淋巴液的范围见表3-1-2。

表3-1-2 表浅淋巴结分布部位及其收集淋巴液的范围

淋巴结	分布部位	收集范围
耳前	耳屏前	眼睑、腮腺、颊部、耳、颞、颞部
耳后（乳突）	耳后乳突表面、胸锁乳突肌止点处	颞顶、乳突区、耳廓
枕部	枕部，斜方肌起点与胸锁乳突肌止点之间	枕部、顶部
颌下	颌下腺附近，在下颌角与颏部的中间部位	面部、鼻部、口腔
颏下	颏下三角内，下颌舌骨肌表面，两侧下颌骨前端中点后方	颏下三角区内、唇、舌
颈前	胸锁乳突肌表面及下颌角处	鼻咽部、喉、甲状腺、气管
颈后	斜方肌前缘	气管、胸膜、肺
锁骨上	锁骨与胸锁乳突肌所形成的夹角处	食管、胃、气管、胸膜、肺
腋窝	共五群，外侧淋巴结群位于腋窝外侧壁，胸肌淋巴结群位于胸大肌下缘深部，肩胛下淋巴结群位于腋窝后皱襞深处，中央淋巴结群位于腋窝内侧壁近肋骨及前锯肌处，腋尖淋巴结群位于腋窝顶部	躯干上部、乳腺、胸部
滑车上	上臂内侧，肱骨内上髁上方3~4cm处，肱二头肌与肱三头肌之间的肌间沟内	手、前臂
腹股沟	位于腹股沟韧带下方股三角内，分上、下两群，上群（水平组）位于腹股沟韧带下方，与韧带平行排列；下群（垂直组）位于大隐静脉上端，沿静脉走向排列	下肢、会阴部、外生殖器
腘窝	小隐静脉和腘静脉的汇合处	小腿、足部

二、检查方法

检查时一般应用视诊和触诊，视诊主要观察局部征象，触诊是检查淋巴结的主要方法，以浅部触诊法为主。医生将示、中、环三指并拢，指腹紧贴检查部位，由浅入深进行滑行触诊。

检查时要按一定顺序进行，以免遗漏。颈部淋巴结（图3-2-10）的检查顺序是：耳前、耳后、乳突区、枕骨下、颌下、颏下、颈前、颈后、锁骨上淋巴结。上肢淋巴结的检查顺序是：腋窝淋巴结、滑车上淋巴结。其中腋窝淋巴结应按照腋窝尖群、中央群、胸肌群、肩胛下群和外侧群的顺序进行。下肢淋巴结的检查顺序是：腹股沟淋巴结（先查上群再查下群）、腘窝淋巴结。

1. 颈部淋巴结检查 医生站在被检者前面或背后，让其头稍低，或偏向检查侧，以使皮肤或肌肉松弛，有利于触诊。

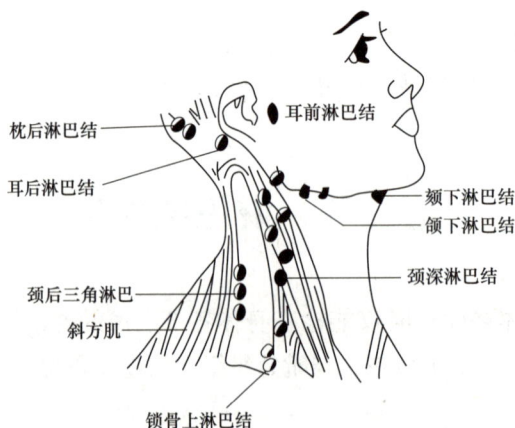

枕后淋巴结
耳后淋巴结
耳前淋巴结
颏下淋巴结
颌下淋巴结
颈后三角淋巴
颈深淋巴结
斜方肌
锁骨上淋巴结

图3-2-10 颈部淋巴结

2. 锁骨上淋巴结检查 被检者取坐位或卧位，头稍向前屈，医生用双手进行触诊，左手触诊右侧，右手触诊左侧，由浅入深进行触诊。

3. **腋窝淋巴结检查**　医生用左手扶住被检者左前臂并稍外展，以右手检查左侧；再用右手扶住被检者右前臂并稍外展，以左手检查右侧，由浅入深触诊直至腋窝顶部。

4. **滑车上淋巴结检查**　被检者取坐位或仰卧位，医生面对被检者，以右手检查左侧，以左手检查其右侧。检查左侧时，医生左手握住被检者左手腕，右手小指抵在肱骨内上髁，无名指、中指、示指并拢在肱二头肌与肱三头肌之间的浅沟内滑行触摸，检查右侧时，右手握被检者右手腕，左手触摸，检查方法同左侧。

5. **腹股沟淋巴结检查**　被检者仰卧下肢稍屈曲，医生右手检查左侧，左手检查右侧，由浅入深地进行触诊。

发现肿大淋巴结时，应注意其大小、数目、硬度、压痛、活动度、有无粘连，局部皮肤有无红肿、瘢痕、瘘管等。同时注意寻找引起淋巴结肿大的原发病灶。

三、淋巴结肿大的临床意义

1. 局限性淋巴结肿大

（1）非特异性淋巴结炎　由引流区域的急、慢性炎症所引起，如化脓性扁桃体炎、牙龈炎可引起颈部淋巴结肿大。急性炎症初期，肿大的淋巴结柔软、有压痛、表面光滑、无粘连，肿大至一定程度即停止。慢性炎症时，淋巴结较硬，最终可缩小或消退。

（2）单纯性淋巴结炎　淋巴结本身的急性炎症，肿大的淋巴结有压痛、中等硬度，多发生于颈部淋巴结。

（3）淋巴结结核　肿大的淋巴结常发生在颈部血管周围，多发性，大小不等，质地稍硬，可相互粘连，或与周围组织粘连，如发生干酪性坏死，则可触及波动感。晚期破溃可形成瘘管，愈合后可形成瘢痕。

（4）恶性肿瘤淋巴结转移　恶性肿瘤转移的淋巴结质地坚硬，或有橡皮样感，与周围组织粘连，不易推动，一般无压痛。胸部肿瘤如肺癌可向右侧锁骨上窝或腋窝淋巴结群转移。胃癌、食管癌多向左侧锁骨上窝淋巴结群转移，这种肿大的淋巴结称为Virchow淋巴结，为胃癌、食管癌转移的标志。

2. 全身淋巴结肿大
肿大的淋巴结可遍及全身，大小不等，可活动、无粘连，光滑，无压痛。常伴有肝、脾肿大，可见于淋巴瘤、各型急慢性白血病、系统性红斑狼疮及某些感染性疾病，如传染性单核细胞增多症、艾滋病、布氏杆菌病等。

（王龙梅）

书网融合……

目标检测　　　知识回顾　　　习题

PPT

岗位情景模拟 19

患儿，男，8岁。1天前受凉后出现畏寒、发热，体温最高达39.0℃，伴明显咽痛，吞咽时加重，患儿食欲减退，发热时全身酸痛、疲乏无力，来院就诊。

问题与思考

1. 对该患儿应重点检查哪个部位？
2. 体检时该部位可能出现哪些异常体征？

答案解析

头部检查内容包括头发、头皮、头颅和面部器官等，检查时以视诊为主、触诊为辅。

第一节　头发与头皮

一、头发

检查时注意观察头发的颜色、密度、分布、质地，有无脱发及脱发的类型与特点，注意有无头虱。头发脱落可因头皮脂溢性皮炎、发癣、甲状腺功能减退、伤寒等导致；脱发也可因肿瘤放射治疗和化学治疗后引起，停止治疗后头发可逐渐长出。

二、头皮

检查头皮时需拨开头发，观察头皮的颜色，有无头皮屑、头癣、炎症、血肿、外伤及瘢痕等。

第二节　头颅外形

注意检查头颅的大小、外形及有无异常运动。

一、头颅的大小与外形

头颅的大小以头围来衡量，其长度以软尺自眉弓上缘经枕骨粗隆绕头一周。新生儿头围约34cm，随年龄增长而增加，出生后的前半年增加8cm，后半年增加3cm，第2年增加2cm，第3、4年内约增加1.5cm，4~10岁共增加1.5cm，到18岁正常成人头围≥53cm，此后基本无变化。婴幼儿需检查囟门情况。

头颅大小及外形异常有以下几种。

1. **小颅**　正常小儿前囟多在12~18个月内闭合。如囟门过早闭合可致小颅畸形，常伴有智力障碍。

2. **尖颅**　又称塔颅，由于矢状缝和冠状缝过早闭合所致。特征表现为头顶部尖突，与颜面比例失常。常见于先天性尖颅并指（趾）畸形，即 Apert 综合征（图 3-3-1）。

3. **方颅**　前额左右突出，头顶平坦呈方形，多见于小儿佝偻病或先天性梅毒。

4. **巨颅**　表现为额、顶、颞及枕部突出膨大呈圆形，颜面很小，头皮静脉充盈。因颅内压增高压迫眼球而形成的双目下视、巩膜外露，称为落日现象，常见于脑积水的患儿（图 3-3-2）。

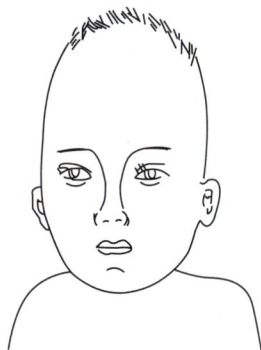 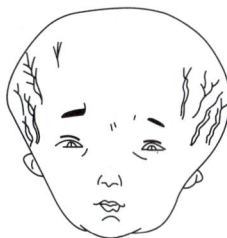

图 3-3-1　尖颅　　　　　　图 3-3-2　巨颅

5. **变形颅**　以颅骨增大变形为特征，同时伴有长骨的骨质增厚与弯曲，见于畸形性骨炎（Paget 病）。

二、头颅运动

头部活动受限常见于颈椎疾病；头部不随意颤动见于帕金森病；与颈动脉搏动一致的点头运动称 De-Musset 征，见于重度主动脉瓣关闭不全。

第三节　颜面及其器官

颜面及其器官检查以视诊为主、触诊为辅，其内容主要包括眼、耳、鼻、口及腮腺等。

一、眼

眼的检查包括四部分：视功能、外眼、眼前节和眼底。

（一）眼的功能检查

1. **视力**　视力分为中心视力与周边视力两种。中心视力是检查眼底黄斑中心凹的功能，周边视力即视野的检查，是指黄斑中心凹以外的视网膜功能。通常所指的视力即中心视力。中心视力的检测通用国际标准视力表进行，包括远距离视力表和近距离视力表。

（1）远距离视力表　患者距视力表 5m 远，两眼分别检查。能看清"1.0"行视标者为正常视力。若不能在 1m 处看见视力表上"0.1"行视标，则可检查患者能否数手指或有无光感。

（2）近距离视力表　如在距视力表 33cm 处，能看清"1.0"行视标者则为正常视力。

近视力检查能了解眼的调节功能，再与远视力检查配合则可初步诊断是否有屈光不正（散光、近视、远视）和老视或器质性病变，如白内障、眼底病变等。

2. **视野**　是当眼球向正前方固视不动时所见的空间范围，与中心视力相对而言，它是周围视力，是检查黄斑中心凹以外的视网膜功能。采用对比检查法可粗略地测定视野。

检查方法为：被检者与医生相对而坐，距离约 1m，两眼分开检查。检查右眼时，则嘱其用手遮住左眼，右眼注视医生的左眼，此时，医生也应将自己的右眼遮住；然后，医生将其手指置于自己与被检者中间等距离处，分别自上、下、左、右等不同的方位从外周处逐渐向眼的中央部移动，嘱被检者在发现手指时，立即示意。如被检者能在各个方向与医生同时看到手指，则大致属正常视野。若对比检查法结果异常或疑有视野缺失，可利用视野计作精确的视野测定。

视野的左或右一半缺失，称为偏盲。双眼视野颞侧偏盲或象限偏盲，见于视交叉以后的中枢病变，单侧不规则的视野缺损见于视神经和视网膜病变。

3. 色觉 色觉的异常可分为色弱和色盲两种。色弱是对某种颜色的识别能力减低；色盲是对某种颜色的识别能力丧失。

色觉检查要在适宜的光线下进行，让被检者在50cm距离处读出色盲表上的数字或图像，如5~10秒内不能读出表上的彩色数字或图像，则可按色盲表的说明判断为某种色盲或色弱。

色觉障碍的患者不适合从事交通运输、服兵役、警察、美术、医疗、化工等工作，色觉检查已被列为体格检查的常规项目之一。

（二）外眼检查

1. 眼睑

（1）睑内翻 由于瘢痕形成导致睑缘向内翻转，主要见于沙眼。

（2）上睑下垂 单侧上睑下垂提示动眼神经麻痹，见于脑炎、脑外伤等；一侧上眼睑下垂，眼球下陷，瞳孔缩小及同侧面部无汗为该侧颈交感神经节麻痹所致，称霍纳综合征（Horner syndrome）。双侧上睑下垂见于先天性上睑下垂、重症肌无力。

（3）眼睑闭合障碍 单侧眼睑闭合障碍见于面神经麻痹；双侧眼睑闭合障碍见于甲状腺功能亢进症。

（4）眼睑水肿 因眼睑组织疏松，某些疾病引起体液潴留时，首先可表现出眼睑水肿。临床常见于肾炎、营养不良、慢性肝病、血管神经性水肿。

2. 泪囊 嘱被检者向上看，医生用双手拇指轻压被检者眼内眦下方，挤压泪囊，若有黏液脓性分泌物流出，考虑慢性泪囊炎，有急性炎症时应避免作此检查。

3. 结膜 结膜可分为睑结膜、球结膜和穹隆部结膜。最好在自然光线下检查。检查时需将上眼睑外翻，充分暴露睑结膜及穹隆部结膜。检查上眼睑结膜时，嘱被检者向下看，用示指和拇指捏起上睑中外1/3交界处的边缘，轻轻向前下方牵拉，同时示指轻向下压，配合拇指将睑缘向上捻转即可将眼睑翻开。检查下眼睑结膜时，嘱被检者向上看，用拇指将下眼睑向下翻开，暴露下眼睑结膜。

结膜常见的改变如下。

（1）发红 为充血，见于结膜炎、角膜炎。

（2）苍白 见于贫血。

（3）发黄 见于黄疸。

（3）出血点 见于亚急性感染性心内膜炎、SLE、败血症。

（4）颗粒与滤泡 见于沙眼。

（5）球结膜水肿 见于颅内压增高、肺性脑病、EHF等。

4. 眼球 注意眼球的外形和运动。

（1）眼球突出 单侧眼球突出多见于局部炎症或眶内占位性病变。双侧眼球突出见于甲状腺功能亢进症。甲亢时患者除突眼外可伴有以下眼征：①Graefe征（图3-3-3）：眼球下转时上睑不能相应下垂；②Stellwag征（图3-3-4）：瞬目减少；③Mobius征（图3-3-5）：集合运动减弱；④Joffroy征（图3-3-6）：上视时无额纹出现。

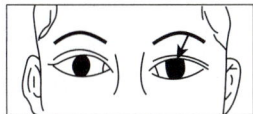

图 3-3-3　Graefe 征　　　　图 3-3-4　Stellwag 征　　　　图 3-3-5　Mobius 征　　　　图 3-3-6　Joffroy 征

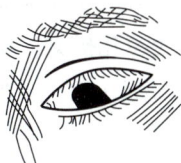

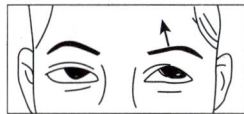

（2）眼球下陷　双侧眼球下陷见于消瘦或严重脱水，老年人由于眶内脂肪萎缩亦有双眼眼球后退；单侧眼球下陷见于眶尖骨折或 Horner 综合征。

（3）眼球运动　主要是检查六条眼外肌的运动功能。眼球运动受动眼神经、滑车神经、展神经支配。检查时嘱被检者头部固定不动，将示指置于其眼前 30~40cm 处，眼球随被检者手指所指示方向按左→左上→左下→右→右上→右下 6 个方向的顺序运动，每一方向代表双眼的一对配偶肌的功能，若某一方向运动受限提示该对配偶肌功能障碍，注意观察眼球有无斜视、复视或震颤等运动异常。

眼球震颤是指双侧眼球发生有节律的快速往返运动，运动的速度起始时缓慢，称为慢相；复原时迅速，称为快相。运动方向以水平方向多见，垂直和旋转方向少见。检查时，嘱被检者眼球随医生手指所示方向（水平和垂直）运动数次，观察是否出现震颤。自发的眼球震颤见于耳源性眩晕、小脑疾患和视力严重低下等。

（4）眼压　眼内压可采用触诊法或眼压计来检查。前者是医生凭手指的感觉判断其眼球的硬度，该法不够准确，但简便易行。如发现眼球张力异常，则需用眼压计进一步测量。眼压的正常范围是 11~21mmHg。眼压增高见于颅内压增高、青光眼；眼压降低见于严重脱水、眼球萎缩等。

✍ 知识拓展

眼压的测量

眼压检查可用简便的触诊法：让被检者双目下视但不闭目，医生两示指交替轻按上眼睑，其余手指置于额部及颞部，仔细感觉眼球的张力是否异常。若张力增高，则需眼压计进一步测量。眼压增高见于青光眼、颅内压增高；眼压降低见于眼球萎缩、重度脱水等。

（三）眼前节检查

1. **巩膜**　正常呈瓷白色。黄疸时巩膜黄染最明显，这种黄染是连续的，越近角巩膜缘处越轻，越远离角巩膜缘处黄染越重。中年以后在内眦部可出现不均匀的黄色斑块，为脂肪沉着导致，应注意与黄疸鉴别。

2. **角膜**　角膜感觉末梢神经非常丰富。检查时用笔形手电筒由角膜斜方照射进行视诊，观察角膜的光泽、透明度，有无云翳、白斑、溃疡、软化及新生血管等。发生在瞳孔部位的白斑和云翳可引起不同程度的视力障碍；角膜软化见于婴幼儿营养不良、维生素 A 缺乏；角膜周围血管增生见于严重沙眼；角膜边缘及周围出现灰白色浑浊环，为类脂质沉着所致，多见于老年人，又称为老年环，无自觉症状，不影响视力；角膜边缘出现黄色或棕褐色的色素环称凯-佛（Kayser-Fleischer）环，环的外缘较清晰，内缘较模糊，为铜代谢障碍所致，见于肝豆状核变性。

3. **虹膜**　正常呈圆形，中央有圆形孔洞即瞳孔。虹膜纹理近瞳孔部分呈放射状排列，周边呈环形排列。虹膜炎症、水肿或萎缩时纹理模糊或消失。虹膜后粘连、外伤或先天性缺损时，虹膜出现形态异常或裂孔。

4. **瞳孔**　为虹膜中央的孔洞，检查时要注意瞳孔大小、形状，双侧是否等大等圆，对光反射是否灵敏、迟钝或消失，集合反射是否存在。瞳孔检查是危重患者的重要监测项目之一。

（1）大小和形状　正常呈圆形，两侧等大，直径3~4mm，随光源的强弱缩小或扩大。生理情况下，婴幼儿和老年人瞳孔较小，青少年瞳孔较大，精神兴奋或在暗处瞳孔扩大。

常见病理表现有：①瞳孔形状改变：青光眼或眼内肿瘤时瞳孔散大呈椭圆形；虹膜粘连时形状可不规则；②瞳孔大小改变：瞳孔缩小见于有机磷农药中毒，毛果芸香碱、吗啡、氯丙嗪等药物中毒；瞳孔扩大见于外伤、颈交感神经受刺激、青光眼绝对期、视神经萎缩或服用阿托品、颠茄、可卡因等药物；两侧瞳孔不等大，提示颅内病变，如脑外伤、脑肿瘤、脑疝等。如双侧瞳孔不等大且伴有对光反射减弱或消失以及神志不清，往往是中脑功能损害的表现。

（2）对光反射　检查时嘱被检者注视正前方，用手电筒光源直接照射一侧瞳孔，被照侧瞳孔立即缩小，移开光源后瞳孔迅速复原，称直接对光反射。用手隔开两眼，光照一侧瞳孔时，对侧瞳孔也立即缩小，称间接对光反射。瞳孔对光反射迟钝或消失，见于昏迷，瞳孔散大伴对光反射消失为濒死状态的表现。

（3）集合反射　嘱被检者注视1m外医生的手指，然后将手指迅速移近到被检者眼球约20cm处，正常人瞳孔逐渐缩小，称调节反射；再次将手指由1m外缓慢移近眼球5~10cm处，正常人可见双侧眼球内聚，为辐辏反射。动眼神经功能受损时，集合反射消失。

（四）眼底检查

检查内容包括视网膜、视神经盘、视神经乳头、黄斑、视网膜血管等。应在暗室或光线暗处用检眼镜进行检查。

正常人视神经乳头淡红色，呈圆形或椭圆形，边界清晰。动脉细，色鲜红；静脉粗，色暗红；动、静脉之比为2∶3。视网膜全部为鲜橘红色，黄斑区位于视盘颞侧偏下方，呈暗红色，中央有一小反光点。当颅压升高时，视盘水肿，中心凹消失，边缘模糊不清，静脉淤血，可见到出血，称视盘水肿。视盘色苍白、边缘清晰为原发性视神经萎缩，见于多发性硬化症或肿瘤直接压迫视神经。视网膜动脉变细、反光增强，动、静脉比例失常，见于视网膜动脉硬化。

二、耳

1. 外耳

（1）耳廓　注意检查耳廓的外形、大小、位置和对称性，有无发育畸形、瘘管、瘢痕、红肿、结节。耳廓上触及黄白色痛性结节见于痛风；耳廓红肿伴局部发热和疼痛者见于急性炎症；局部红肿疼痛伴耳廓牵拉痛为疖肿。

（2）外耳道　注意检查外耳道有无红肿、分泌物、流血、溢液等。有脓性分泌物流出伴全身症状见于急性中耳炎；外伤后有血液或脑脊液流出提示颅底骨折；对耳鸣患者应注意是否有外耳道瘢痕狭窄、耵聍或异物堵塞。

2. 中耳
检查时先将耳廓拉向上后方，可使外耳道变直，并用检耳镜观察。正常鼓膜平坦，颜色灰白，呈圆形。注意鼓膜是否有内陷、外凸、穿孔及穿孔位置，如鼓膜穿孔有溢脓伴有恶臭，可能是表皮样瘤。

3. 乳突
为耳后的骨性隆起部分，其外壳由骨密质组成，内腔为大小不等的骨松质小房，乳突内腔与中耳道相连。检查时注意乳突有无红肿、瘢痕、瘘管、压痛。化脓性中耳炎引流不畅时可蔓延至乳突引起乳突炎，表现为乳突部皮肤红肿、压痛，有时可见瘘管，严重时可继发耳源性脑脓肿或脑膜炎。

4. 听力
有粗略法和精确法两种检查方法。先用粗略法了解被检者的听力，方法是在静室中嘱被检者闭目静坐，用手指堵塞非受检耳道，医生立于背后手持嘀嗒表或用捻指声（拇指与示指互相摩擦）自1m以外逐渐移向被检者耳部，直至听到声音为止，测量其距离。用同样方法检测另一耳。正常人一般在1m处听到嘀答声或捻指音。精确方法是使用规定频率的音叉或电测听设备进行一系列较精确的测试方法，对粗略法测试异常的被检者精确法有明确诊断的重要价值。听力减退见于外耳道有耵聍、异物，咽鼓管堵塞，鼓膜穿孔，局部或全身动脉硬化，听神经损害，中耳炎等。

三、鼻

1. **鼻外形检查**　应注意观察鼻部皮肤颜色和外形有无改变，有无鼻翼扇动。酒渣鼻表现为鼻尖和鼻翼皮肤发红，伴有毛细血管扩张和组织肥厚；鞍鼻是因鼻骨破坏后鼻梁塌陷，见于鼻骨骨折、鼻骨发育不良、先天性梅毒；蛙鼻表现为鼻翼扩大鼻腔部分或完全阻塞，鼻梁增宽如蛙状，见于肥大性或多发性鼻息肉；蝶形红斑表现为鼻梁部皮肤出现红色斑块高于皮面，并向两侧面颊部扩展呈蝴蝶形，见于系统性红斑狼疮。

2. **鼻翼扇动**　为吸气时鼻孔开大，呼气时鼻孔回缩，见于高度呼吸困难者，如支气管哮喘或心源性哮喘发作及小儿肺炎等。

3. **鼻中隔检查**　注意鼻腔是否通畅，有无鼻中隔偏曲。短时间鼻腔通气不畅见于鼻腔炎症；长期单侧鼻腔通气不畅见于鼻中隔重度偏曲、鼻息肉等。鼻中隔出现孔洞称为鼻中隔穿孔，检查时可听到鼻腔中有哨声，检查时用手电筒照射一侧鼻孔，可见对侧有亮光透入。鼻中隔穿孔多为慢性炎症或外伤等引起。

4. **鼻出血**　鼻腔出血多为单侧，见于外伤、鼻腔感染、局部血管损伤、鼻咽癌等；双侧多为全身疾病引起，如某些发热性传染病、血液系统疾病、高血压、肝脏疾病等。女性如发生周期性鼻出血，应考虑为子宫内膜异位症。

5. **鼻腔黏膜**　急性鼻黏膜充血肿胀，伴鼻塞和流涕，见于急性鼻炎；慢性鼻黏膜肿胀常为鼻黏膜组织肥厚所致，见于慢性鼻炎；鼻黏膜萎缩、鼻腔分泌物减少、鼻甲缩小、鼻腔宽大、嗅觉减退，见于慢性萎缩性鼻炎。

6. **鼻腔分泌物**　鼻腔有黏稠发黄的分泌物见于鼻或鼻窦的化脓性炎症；清稀无色的分泌物为卡他性炎症，如急性上呼吸道感染、过敏性鼻炎等。

7. **鼻窦**　为鼻腔周围含气的骨质空腔，包括额窦、筛窦、上颌窦、蝶窦共4对（图3-3-7），均有窦口与鼻腔相通，引流不畅时易发生鼻窦炎，表现为鼻塞、流涕、头痛和鼻窦区压痛。由于蝶窦位置较深，不能在体表进行检查，其余3对检查时应询问有无压痛，并注意对比两侧有无差异。鼻窦检查顺序为额窦→筛窦→上颌窦。具体方法如下。

（1）额窦　一手扶持被检者枕部，另一手拇指置于眼眶上缘内侧向后向上按压，或以双手固定头部，两手拇指置于眼眶上缘内侧向后向上按压。

（2）筛窦　双手固定被检者两侧耳后，双侧拇指分别置于鼻根部与眼内眦之间向后方按压。

（3）上颌窦　双手拇指置于鼻侧左右颧部向后按压，其余四指固定在两侧耳后。

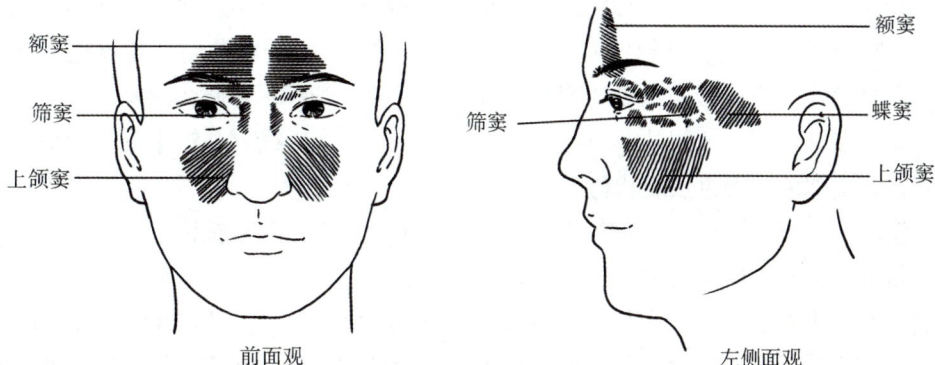

图3-3-7　鼻窦

四、口腔

口腔检查包括口唇、口腔内器官及组织、口腔气味等。检查时从外向内顺序为口唇→口腔黏膜→牙齿→牙龈→舌→口咽→口腔气味等。

1. **口唇视诊**　注意口唇颜色,有无疱疹、口角糜烂或歪斜。正常人口唇红润,有光泽。口唇病变常见病因如下。

(1)口唇颜色改变　口唇苍白见于贫血、虚脱、主动脉瓣关闭不全;口唇发绀见于心肺功能不全;口唇呈樱桃红色见于一氧化碳中毒;口唇颜色深红见于发热性疾病。

(2)口唇干燥并有皲裂　见于严重脱水患者。

(3)口唇疱疹　表现为口唇黏膜与皮肤交界处有成簇小水疱,伴痒痛感,1周左右结痂,多为单纯疱疹病毒感染所引起,常见于大叶性肺炎、感冒、流行性脑脊髓膜炎、疟疾等。

(4)口角糜烂　见于核黄素缺乏症。

(5)口角歪斜　见于面神经瘫痪或脑血管意外。

(6)口唇肥厚　见于黏液性水肿、肢端肥大症等。

2. **口腔黏膜**　正常口腔黏膜光洁呈粉红色。检查时,医生用压舌板撑开被检者的口腔,在充分的自然光线下或用手电筒照明,观察口腔黏膜的颜色,有无出血点、溃疡及真菌感染。

黏膜苍白见于贫血;出现蓝黑色斑片状色素沉着见于肾上腺皮质功能减退症(Addison病);出现大小不等的黏膜瘀点、瘀斑、血疱,见于损伤、感染、维生素C缺乏及血小板减少症;若在相当于第二磨牙的颊黏膜处出现帽头针大小的白色斑点,周围有红晕,为麻疹黏膜斑(Koplik斑),是麻疹的早期征象;黏膜溃疡见于口腔炎症;黏膜上附有白色或白色乳凝块状物,称为鹅口疮,见于白色念珠菌感染,多发生于衰弱的患者,或长期使用广谱抗生素和抗肿瘤药物者。

3. **牙齿视诊**　注意有无龋病、缺齿、残根或义齿。如发生牙齿疾患时应按下列格式标明所在部位:

$$
\begin{array}{c}
上 \\
右 \quad \dfrac{8\ 7\ 6\ 5\ 4\ 3\ 2\ 1\ |\ 1\ 2\ 3\ 4\ 5\ 6\ 7\ 8}{8\ 7\ 6\ 5\ 4\ 3\ 2\ 1\ |\ 1\ 2\ 3\ 4\ 5\ 6\ 7\ 8} \quad 左 \\
下
\end{array}
$$

1.中切牙　2.侧切牙　3.尖牙　4.第一前磨牙　5.第二前磨牙　6.第一磨牙　7.第二磨牙　8.第三磨牙

如 7| 为左上第二磨牙病变;|1 为右下中切牙病变;6| 与 |4 为龋齿,则记录为:$\dfrac{6}{4}$| 龋齿。

牙的色泽与形状具有临床诊断意义。正常牙齿呈瓷白色,如牙齿呈黄褐色称斑釉牙,为长期饮用含氟量较高的水所致;儿童若长期服用四环素可使牙齿变黄,称四环素牙;若中切牙切缘凹陷呈月牙状且齿缝增宽,称为哈钦森(Hutchinson)牙,为先天性梅毒的重要体征之一;单纯齿缝增宽见于肢端肥大症。

4. **牙龈**　正常牙龈呈粉红色,质坚韧且与牙颈部紧密贴合。检查时注意牙龈颜色,有无肿胀、溢脓及出血。牙龈水肿或挤压后有脓液渗出见于慢性牙周炎、牙龈瘘管等;牙龈出血见于牙石、维生素C缺乏症、血液系统疾病或刷牙不当;牙龈的游离缘出现蓝灰色点线称为铅线,是铅中毒的特征。在铋、汞、砷等中毒时,也可出现类似的黑褐色点线状色素沉着。

5. **舌**　注意舌质、舌苔及舌的运动情况。嘱被检者将舌伸出,舌尖翘起,左右侧移。正常人舌质淡红、舌苔薄白、湿润、柔软、伸舌居中、活动自如、无颤动。

(1)干燥舌　表现为舌面干燥,舌体缩小并有纵沟,见于严重脱水、大量吸烟、阿托品或放射治疗后。

(2)镜面舌　表现为舌乳头萎缩,舌体变小,舌面光滑呈粉红色或红色,见于缺铁性贫血、恶性贫血及慢性萎缩性胃炎。

（3）裂纹舌　舌面上出现横向裂纹，见于先天愚型与核黄素缺乏，后者有舌痛。纵向裂纹见于梅毒性舌炎。

（4）草莓舌　表现为舌乳头肿胀、凸起，呈鲜红色，形如草莓，见于猩红热或长期发热的患者。

（5）牛肉舌　表现为舌面绛红，如生牛肉状，见于糙皮病。

（6）地图舌　表现为舌面出现不规则的黄色隆起，状如地图，见于核黄素缺乏。

（7）毛舌　表现为舌面附有黄褐色或黑色毛，见于久病体弱或长期使用抗生素后，丝状乳头缠绕真菌菌丝及舌面上皮细胞角化形成。

（8）舌的运动异常　伸舌时有细微震颤见于甲状腺功能亢进症；伸舌偏斜见于舌下神经麻痹。

6. 咽部与扁桃体　咽部分为三个部分。

（1）鼻咽　位于软腭平面之上、鼻腔的后方。注意有无腺状体（增殖体）过度肥大及血性分泌物等。如一侧有血性分泌物和耳鸣、耳聋，应考虑早期鼻咽癌。

（2）口咽部　位于软腭平面以下，会厌上缘的上方，前方为口腔，后方是咽后壁。软腭向下延续，形成前后两层黏膜皱襞，前为舌腭弓，后称咽腭弓，扁桃体位于两者之间的扁桃体窝内。检查时注意咽部有无充血、肿胀、分泌物及扁桃体大小。

检查方法：被检者取坐位，面向光源，头稍后仰，张大嘴发"啊"音。医生用压舌板在舌前2/3与后1/3的交界处迅速下压，此时软腭上抬，在照明的配合下即可看到软腭、腭垂、舌腭弓、咽腭弓、扁桃体、咽后壁等。

急性咽炎时，咽部黏膜充血、红肿、黏膜腺分泌物增多；慢性咽炎时，咽部黏膜表面粗糙、充血，可见呈簇状增生的淋巴滤泡。急性扁桃体炎时，扁桃体肿大、充血，表面有黄白色的分泌物或渗出物形成的苔片状假膜，易于拭去，此可与咽白喉假膜不易剥离相鉴别，咽白喉假膜若强行剥离，易引起出血。扁桃体肿大分三度（图3-3-8）：扁桃体不超出咽腭弓为Ⅰ度肿大；超出咽腭弓为Ⅱ度肿大；达到或超出咽后壁正中线为Ⅲ度肿大。

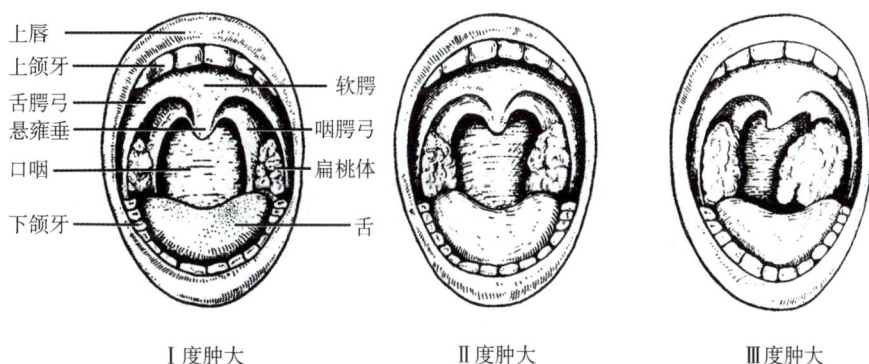

Ⅰ度肿大　　　　　Ⅱ度肿大　　　　　Ⅲ度肿大

图3-3-8　扁桃体肿大分度

（3）喉咽　位于口咽之下，前方通喉腔，下端通食管。此部分的检查需用间接或直接喉镜才能进行。

7. 喉　位于喉咽之下，向下连接气管，是发音的主要器官。急性嘶哑或失音常见于急性炎症，慢性失音要考虑喉癌。纵隔或喉肿瘤时，喉上神经或喉返神经受到损害，可引起声带麻痹以至失音。

8. 口腔气味　健康人口腔无特殊气味，吸烟或饮酒可出现烟、酒味。如口腔有特殊难闻的气味称为口臭，可由口腔局部、胃肠道及全身疾病引起。

（1）口腔局部病变　牙龈炎、龋齿、牙周炎可产生臭味；牙槽脓肿为腥臭味；牙龈出血为血腥味。

（2）全身性疾病　消化不良可致口臭；有机磷农药中毒患者可闻及大蒜味；糖尿病酮症酸中毒者可有烂苹果味；尿毒症患者可有氨味；肝坏死患者口腔中有肝臭味；肝脓肿患者呼吸时可有组织坏死的臭味。

五、腮腺

腮腺位于耳屏、下颌角、颧弓所构成的三角区内，正常时腮腺腺体薄软，不能触及腺体的轮廓（图3-3-9）。腮腺导管位于颧骨下1.5cm处，横过咀嚼肌表面，开口相当于上颌第二磨牙相对的颊黏膜上。检查时主要使用视诊和触诊。

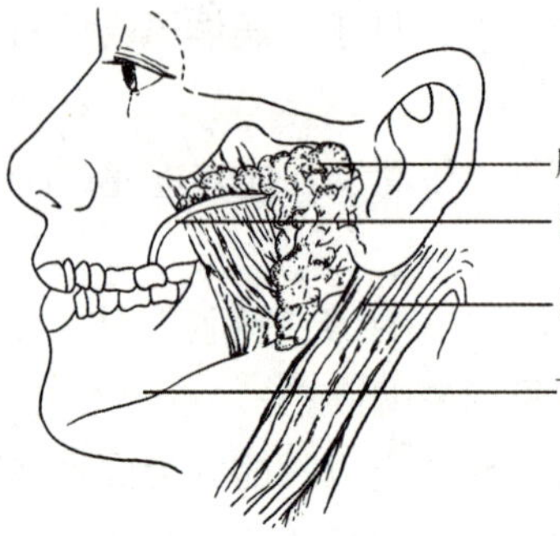

图3-3-9 腮腺

常见腮腺肿大临床意义如下。

1. **化脓性腮腺炎** 腮腺肿大多为单侧，表面皮肤红肿，有压痛，可有波动感，挤压时，腮腺导管口可见脓性分泌物溢出，见于抵抗力低下的重症患者或口腔卫生不良者。

2. **急性流行性腮腺炎** 腮腺迅速肿大，先为单侧，继而可累及对侧，有压痛，腮腺导管口可见红肿，挤压无脓性分泌物流出。急性期可累及胰腺、睾丸或卵巢。

3. **腮腺肿瘤** 腮腺混合瘤时，腮腺质韧呈结节状，边界清楚，可移动；恶性肿瘤时质硬、固定、粘连、有痛感，发展迅速，可伴有面瘫。

（邵小琳）

书网融合……

目标检测　　　知识回顾　　　习题

PPT

岗位情景模拟 20

刘某某，女，20岁。1个月前开始出现疲乏无力、怕热多汗、食欲亢进，伴体重减轻，1周前自觉心慌、胸闷，来院就诊。

问题与思考

1. 该患者应重点检查哪个部位?
2. 体检时该部位可能出现哪些异常体征?

答案解析

检查颈部时，应在平静、自然的状态下进行，被检者取坐位，解开内衣，暴露颈部和肩部。检查者手法尽量轻柔，当怀疑颈椎有疾病时更应注意保护颈椎，避免二次伤害。观察颈部外形、运动、血管、甲状腺、气管的位置等。

一、颈部外形与分区

正常人颈部直立，左右对称，矮胖者较粗短，瘦长者较细长。男性甲状软骨较突出，女性则平坦。转头时可见胸锁乳突肌突起。头稍后仰，更易观察颈部有无包块、瘢痕、两侧是否对称。静坐时颈部血管不显露。

为描述和标记颈部病变的部位，根据解剖结构将颈部每侧分为两个大三角区域：颈前三角区为胸锁乳突肌内缘、下颌骨下缘与前正中线之间的区域。颈后三角区为胸锁乳突肌外缘，锁骨上缘与斜方肌前缘之间的区域。

二、颈部姿势与运动

正常人坐位或立位时颈部直立、两侧对称、活动自如。如颈部向一侧偏斜称为斜颈，见于外伤、先天性颈肌挛缩、斜颈。先天性斜颈患者的一侧胸锁乳突肌粗短，如两侧胸锁乳突肌差别不明显，可嘱患者把头位复正，此时患侧胸锁乳突肌胸骨端会立即隆起，为本病特征性表现；颈向前倾，甚至头不能抬起，见于重症肌无力和进行性肌萎缩等；颈部活动受限伴有疼痛，见于软组织炎症、颈肌扭伤、肥大性脊椎炎、颈椎结核等；颈项强直为脑膜刺激征的表现，见于各种脑膜炎、蛛网膜下腔出血等。

三、颈部血管

（一）颈静脉

正常人立位或坐位时看不到颈外静脉，平卧位时可稍见充盈，但充盈的水平仅限于锁骨上缘至下颌角连线的下 2/3 以内。被检者取30°~45°半卧位，颈静脉充盈超过正常水平，或坐位、立位时颈静脉充盈明显，称为颈静脉怒张。颈静脉怒张提示静脉压增高，见于右心衰竭、心包积液、缩窄性心包炎、上腔静脉阻塞综合征，以及胸腔、腹腔压力增加等。平卧位若看不到颈静脉充盈，提示低血容量状态。颈静脉搏动可见于三尖瓣关闭不全等。

（二）颈动脉

正常人安静状态下不易看到颈动脉搏动，仅在剧烈活动后心搏出量增加时可见到颈部动脉微弱搏动。如在静息状态下出现明显的颈动脉搏动，提示脉压增大，常见于高血压、主动脉瓣关闭不全、甲状腺功能亢进症及严重贫血。颈动脉搏动应与颈静脉搏动相鉴别，前者搏动为膨胀性，比较有力，能看到也能触到；后者搏动柔和，范围弥散，能看到但触不到。

四、甲状腺

甲状腺位于甲状软骨下方和环状软骨两侧，略呈"H"形，分左、右两个侧叶，中间以峡部相连。正常甲状腺15~25g，表面光滑、柔软不易触及。检查过程中凡能看到或能触及甲状腺均提示甲状腺肿大。甲状腺检查按视、触、听诊的顺序进行（图3-4-1）。

微课

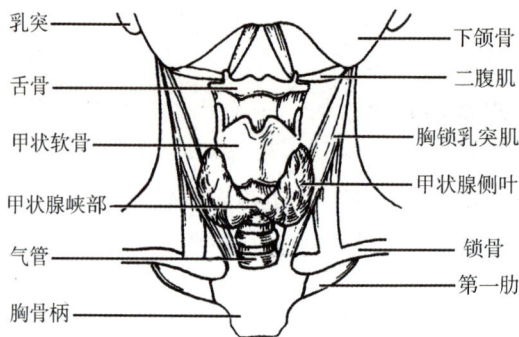

图3-4-1　甲状腺位置

（一）视诊

被检者取坐位，头稍后仰，嘱其做吞咽动作，甲状腺可随吞咽上下移动，以此可与颈前的其他肿块相鉴别。如不易辨认，可嘱被检者两手放于枕后，头向后仰再观察。注意甲状腺的大小及对称性。正常人甲状腺多不突出，女性在青春发育期可略增大，属正常现象。

（二）触诊

触诊包括甲状腺峡部和侧叶的检查，比视诊更能反映甲状腺的轮廓和病变的性质。检查动作宜轻柔，以防过于重压引起被检者出现咳嗽、憋气等不适感觉。

1. 甲状腺峡部　位于环状软骨下方第二至第四气管环前面。医生站于被检者前面用拇指从胸骨上切迹往上触摸，嘱被检者做吞咽动作，感觉气管前软组织在手下滑动，判断有无增厚及肿块。

2. 甲状腺侧叶

（1）前面触诊　医生站于被检者前面，一手拇指施压于一侧甲状软骨，将气管推向对侧；另一手示、中指在对侧胸锁乳突肌后缘向前推挤甲状腺侧叶，拇指在胸锁乳突肌前缘触诊，配合吞咽动作，重复触摸，可触及被推挤的甲状腺侧叶。用同法检查另一侧甲状腺（图3-4-2）。

（2）后面触诊　医生站于被检者后面，一手示、中指施压于一侧甲状软骨，将气管推向对侧，另一手拇指在对侧胸锁乳突肌后缘向前推挤甲状腺，示、中指在其前缘触诊甲状腺，配合吞咽动作，重复触摸。用同法检查另一侧甲状腺（图3-4-3）。

检查时如触及肿大的甲状腺时，应注意观察肿大的程度、质地、是否对称、表面是否光滑，有无结节、震颤及压痛。

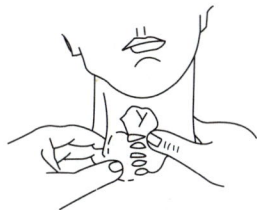

图 3-4-2　前面触诊甲状腺侧叶　　　　　　　图 3-4-3　后面触诊甲状腺侧叶

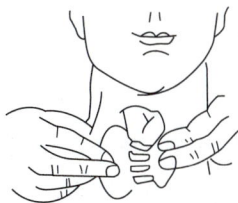

（三）听诊

当触及肿大的甲状腺时应以钟型听诊器置于其上进行听诊。甲状腺功能亢进时，可闻及连续性低调静脉"嗡嗡"杂音；弥漫性甲状腺肿伴功能亢进者可听到收缩期动脉杂音。

甲状腺肿大可分为三度：不能看到但能触及者为Ⅰ度；能看到又能触及，但在胸锁乳突肌以内者为Ⅱ度；超过胸锁乳突肌外缘者为Ⅲ度。

课堂互动 3-2

甲亢患者有哪些体征？

答案解析

五、甲状腺肿大的临床意义

1. **甲状腺功能亢进**　甲状腺腺体多为弥漫性肿大，质地较韧，无压痛，两侧可对称或不对称，可触到震颤，听诊能闻及明显的吹风样血管杂音。触及震颤和闻及血管杂音是甲状腺功能亢进症的特征性体征。

2. **单纯性甲状腺肿**　腺体肿大显著，多为弥漫性，质地柔软，无压痛。也可为结节性，不伴有甲亢的体征。包括地方性、散发性、生理性，以地方性甲状腺肿常见。

3. **甲状腺炎**　①急性化脓性甲状腺炎：细菌感染所致，表现为发热、甲状腺肿大及表面皮肤红、肿、热，化脓后有波动感；②亚急性甲状腺炎：目前认为与病毒感染有关，甲状腺多为轻度肿大，常伴有结节，质稍韧，自觉痛感，压痛明显，与周围组织无粘连；③慢性淋巴细胞性甲状腺炎，又称桥本（Hashimoto）甲状腺炎，目前认为是自身免疫性疾病，甲状腺弥漫性肿大，表面光滑，质地似橡胶，可有痛感和压痛；④慢性侵袭性纤维性甲状腺炎：又称 Riedel 甲状腺炎，原因未明，有学者认为与自身免疫有关，甲状腺出现单侧不规则坚硬肿块，与周围组织粘连、固定，压痛不明显，常伴咽部异物感、吞咽不适、声嘶、呼吸困难等周围器官压迫症状。

4. **甲状腺腺瘤**　生长缓慢，多为单个，呈圆形或椭圆形，无压痛，质地韧。

5. **甲状腺癌**　触诊甲状腺呈不规则结节，质地硬，可与周围组织粘连，活动度差，无压痛。

知识拓展

甲状腺功能亢进患者眼征分类

1. **单纯性突眼眼征**　包括 6 个方面：①轻度突眼；②上睑挛缩，睑裂增宽；③Graefe 征；④Stellwag 征；⑤Joffroy 征；⑥Mobius 征。

2. **浸润性突眼**　眼球显著突出，眼内有异物感、畏光、流泪、复视、视力下降，体检可见眼睑肿胀，结膜充血水肿，眼球活动受限，眼睑闭合不全，角膜外露形成角膜溃疡，甚至失明。

六、气管

（一）检查方法

正常气管位于颈前正中部。检查时，被检者取坐位或仰卧位，使颈部处于自然直立状态。医生将右手示指与无名指分置于被检者两侧胸锁关节上，中指置于胸骨上窝气管位置处，观察中指与示指及中指与无名指之间的距离。正常人两侧距离相等，提示气管居中。两侧距离不等表示气管移位。

（二）气管移位的临床意义

根据气管的偏移方向可以判断病变的性质。

1. 气管向健侧移位　见于患侧大量胸腔积液、大量胸腔积气、纵隔肿瘤及单侧甲状腺肿大等。

2. 气管向患侧移位　见于患侧肺不张、肺纤维化、广泛胸膜粘连等。

3. 气管牵曳　又称为Oliver征，是指在主动脉弓动脉瘤时，由于心脏收缩时瘤体膨大将气管压向后下，因而每随心脏搏动可以触到气管向下的拽动。

（邵小琳）

书网融合……

目标检测　　知识回顾　　习题

第五章　胸部检查

PPT

学习目标

知识要求：

1. 掌握肺和心脏的检查方法、正常表现及异常的临床意义。
2. 熟悉胸廓、乳房的检查方法及临床意义。
3. 了解呼吸和循环系统常见疾病的症状和体征。

技能要求：

1. 熟练掌握胸部检查的操作方法，并对异常体征做出临床解析。
2. 学会与患者沟通并建立良好医患关系，取得患者配合。具备敏锐的观察力能发现异常体征。

胸部指颈以下和腹部以上的区域。检查内容主要包括胸壁、胸廓、乳房、肺、胸膜、心脏和血管等，检查时应尽量充分暴露胸部，一般先检查前胸部和侧胸部，最后检查背部，按照视诊、触诊、叩诊和听诊的顺序进行检查。

第一节　胸部的体表标志与分区

一、骨骼标志

（一）胸部正面观

常用的胸部正面观骨骼标志如下（图3-5-1）。

1. **胸骨上切迹**　位于胸骨柄上方。正常情况下，气管位于切迹正中。
2. **胸骨柄**　是指胸骨上端略呈六角形的骨块，其上部两侧与左右锁骨的胸骨端相连，下部与胸骨体相连。

🎓 **课堂互动 3-3**

同学们知道有什么简便的方法找到第二肋骨吗？

答案解析

3. **胸骨角**　由胸骨柄与胸骨体的连接处向前突起而成，又称路易（Louis）角。其两侧分别与左右第2肋软骨相连，为计数肋骨和肋间隙顺序的主要标志。胸骨角还标志支气管分叉、主动脉弓上缘、心房上缘和上下纵隔交界，相当于第4或第5胸椎水平。

4. **剑突** 胸骨体下端的突出部分，呈三角形，其底部与胸骨体相连。正常人剑突的长短存在很大的差异。

5. **肋骨** 共12对。在背部与相应的胸椎相连，由后上方向前下方倾斜，其倾斜度上方略小，下方稍大。第1~7肋骨在前胸部与各自的肋软骨相连，第8~10肋骨与3个联合一起的肋软骨连接后，再与胸骨相连，构成胸廓的骨性支架，第11~12肋骨又称为浮肋，其前端为游离缘，不与胸骨相连。

6. **肋间隙** 是指两个肋骨之间的空隙，第1肋骨下面的间隙为第1肋间隙，第2肋骨下面的间隙为第2肋间隙，其余以此类推。

7. **腹上角** 即胸骨下角，是由左右肋弓（由两侧的第7~10肋软骨相互连接而成）在胸骨下端会合处形成的夹角，相当于横膈的穹隆部，正常70°~110°。

（二）胸部背面观

常用的胸部背面观骨骼标志如下（图3-5-1）。

1. **肩胛骨** 位于后胸壁第2~8肋骨之间。

2. **肩胛下角** 是指肩胛骨的最下端，在被检者取直立位，双上肢自然下垂时，两侧肩胛下角的连线一般通过第7或第8肋骨、第8胸椎水平，可作为后胸部计数肋骨的标志。

3. **脊柱棘突** 为后正中线的标志。让被检者低头，沿颈椎自上而下触摸，所触到的最突出的椎体即第7颈椎棘突，其下即为胸椎的起点，常以此处作为计数胸椎的标志。

4. **肋脊角** 为第12肋骨与脊柱构成的夹角，其前为肾脏和输尿管上端所在的区域。

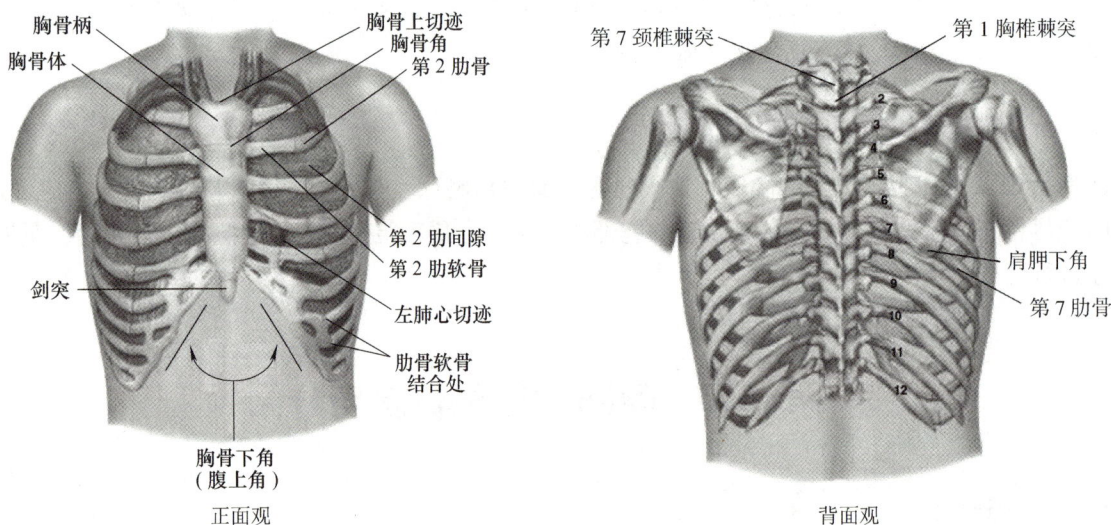

图3-5-1 胸部骨骼标志

二、垂直线标志

（一）胸部正面观

常用的胸部正面观垂直线标志如下（图3-5-2）。

1. **前正中线** 即胸骨中线，通过胸骨正中的垂直线。

2. **胸骨线** 沿胸骨左、右边缘与前正中线平行的垂直线。

3. **胸骨旁线** 通过胸骨线与左、右锁骨中线中间的垂直线。

4. **锁骨中线** 通过左、右锁骨的肩峰端与胸骨端之间的中点与前正中线平行的垂直线。

（二）胸部侧面观

常用的胸部侧面观垂直线标志如下（图3-5-2）。

1. **腋前线**　通过左、右腋窝前皱襞沿前侧胸壁向下的垂直线。
2. **腋中线**　自左、右腋窝顶端于腋前线和腋后线之间向下的垂直线。
3. **腋后线**　通过左、右腋窝后皱襞沿后侧胸壁向下的垂直线。

（三）胸部背面观

常用的胸部背面观垂直线标志如下（图3-5-2）。

1. **后正中线**　即脊柱中线，为通过椎骨棘突的垂直线。
2. **肩胛线**　又称为肩胛下（角）线，为通过肩胛下角与后正中线平行的垂直线。

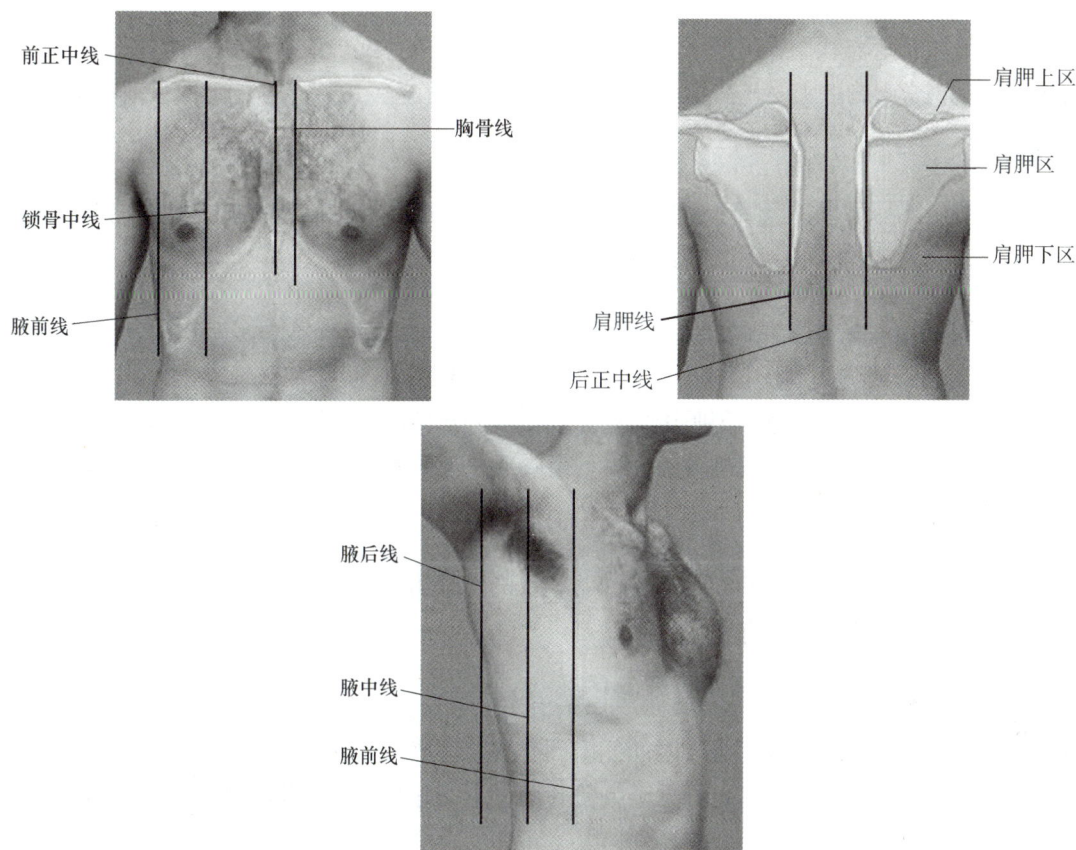

图3-5-2　胸部垂直线标志

三、自然陷窝

（一）胸部正面观

常用的胸部正面观自然陷窝。

1. **胸骨上窝**　为胸骨上方的凹陷部位。
2. **锁骨上窝**　为左、右锁骨上方的凹陷部位，相当于肺尖的上部。
3. **锁骨下窝**　为左、右锁骨下方的凹陷部位，相当于肺尖的下部。

（二）胸部侧面观

腋窝　双上肢内侧与胸壁相连的凹陷部位。

（三）胸部背面观

常用的胸部背面观解剖区域。

1. **肩胛间区**　为双侧肩胛骨内缘之间的区域。
2. **肩胛上区**　为肩胛冈以上的区域，其外上界为斜方肌的上缘。
3. **肩胛下区**　为两肩胛下角的连线与第12胸椎水平线之间的区域。

第二节　胸壁、胸廓与乳房

一、胸壁

胸壁检查一般包括营养状态、皮肤、淋巴结和骨骼肌发育等，此外应着重检查静脉、皮下气肿、胸壁压痛、肋间隙等。正常人胸壁无明显静脉可见，无皮下气肿，胸壁无压痛，肋间隙无凹陷或膨隆。

（一）静脉

正常人胸壁静脉不易显现，但当上腔静脉或下腔静脉阻塞时，可见胸壁静脉充盈或曲张。上腔静脉阻塞时，静脉血流方向为自上而下；下腔静脉阻塞时，血流方向为自下而上。

（二）皮下气肿

肺、气管、支气管或胸膜等受损或发生病变后气体逸出存积于皮下组织称为皮下气肿。此时用手指按压皮肤，可出现捻发感或握雪感，用听诊器按压皮下气肿部位时，可听到类似捻发音。常见于胸腔穿刺后、外伤等，偶见于产气杆菌感染。严重者气体可由胸壁皮下向颈部、腹部或其他部位蔓延。

（三）胸壁压痛

正常人胸壁无压痛，但在患有肋间神经炎、肋软骨炎、软组织炎症、皮肌炎、外伤及肋骨骨折等疾病时，局部可有压痛。白血病患者可有胸骨压痛。

（四）肋间隙

应观察肋间隙有无凹陷或膨隆。吸气时肋间隙凹陷提示呼吸道阻塞。肋间隙膨隆见于严重慢性阻塞性肺疾病、大量胸腔积液和气胸患者，也可见于胸壁肿瘤、主动脉瘤、婴幼儿心脏明显增大者。

二、胸廓

正常胸廓外形两侧对称，呈椭圆形。锁骨稍突出，锁骨上、下窝稍凹陷。两肩在同一水平线上，胸骨平直，胸骨角可显出。胸廓外形可因年龄不同而有变化。成人胸廓前后径较左右径短，前后径与左右径比例约为1 : 1.5。小儿和老年人的前后径略小于或者等于左右径。临床上常见的异常胸廓类型如下（图3-5-3）。

（一）扁平胸

胸廓呈扁平状，前后径短于左右径的一半。见于瘦长体形者，也可见于肺结核、恶性肿瘤等慢性消耗性疾病。

（二）桶状胸

胸廓呈圆桶状，前后径增加，可与左右径相等或超过左右径，肋骨上抬，肋间隙变宽，腹上角增大。可见于老年人、矮胖体型者及慢性阻塞性肺疾病患者。

（三）佝偻病胸

为佝偻病所致的胸廓改变，多见于儿童。常表现为以下几种形式。

1. **佝偻病串珠**　沿胸骨两侧各肋骨与肋软骨交界处隆起，呈串珠状。
2. **肋膈沟**　下胸部前面的肋骨外翻，沿膈肌附着的部位其胸壁向内凹陷形成的沟状带。
3. **漏斗胸**　胸骨剑突处明显内陷，似漏斗状。
4. **鸡胸**　胸廓前后径略长于左右径，其上下距离较短，胸骨下端前突，胸廓前侧壁肋骨凹陷。

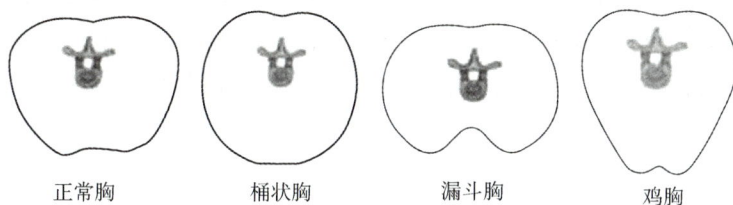

正常胸　　　　桶状胸　　　　漏斗胸　　　　鸡胸

图3-5-3　正常胸廓及常见异常胸廓

（四）胸廓局部隆起

常见于心脏明显扩大、大量心包积液、主动脉瘤及胸内或胸壁肿瘤等，还可见于肋软骨炎和肋骨骨折等。

（五）胸廓一侧变形

胸廓一侧明显膨隆多见于一侧严重慢性阻塞性肺疾病、大量胸腔积液和气胸患者。胸廓一侧平坦或凹陷常见于肺不张、肺纤维化、胸膜广泛粘连、增厚等。一侧多根多处肋骨骨折时也可表现一侧胸廓塌陷变形。

（六）脊柱畸形

胸椎畸形可引起胸部变形。如发生严重的脊柱前凸、脊柱后凸等，使胸廓不对称、肋间隙增宽或变窄、胸腔内器官与胸壁表面标志关系发生改变。常见于脊柱结核、发育畸形等。

三、乳房

乳房位于胸部，左右成对出现。女性从青春期开始，在雌激素作用下，乳房会逐渐发育变大凸起，发育成熟的乳房呈半球形，乳头呈圆柱状，乳房的上界在第2或第3肋骨，下界在第6或第7肋骨，内界起自胸骨缘，外界止于腋前线。男性及儿童的乳房一般不明显。

乳房检查包括视诊和触诊，检查时被检者取坐位或仰卧位，充分暴露胸部，按照先健侧、后患侧的顺序进行，不仅检查乳房，还应检查乳房引流部位的淋巴结。

（一）视诊

1. **对称性**　正常人两侧乳房基本对称，但由于两侧乳房发育程度不同，也可稍不对称。一侧乳房明显缩小多因发育不全导致。一侧乳房明显增大见于先天畸形、乳腺炎症、囊肿或肿瘤等。
2. **皮肤变化**　观察皮肤有无红肿、溃疡、色素沉着和瘢痕等。

（1）孕妇及哺乳期妇女　乳房明显增大，向前突出，乳晕扩大，色素加深，乳房皮肤可见浅表静脉扩张。

（2）皮肤发红　多提示局部炎症，常伴局部肿、热、痛等特征。当乳腺癌累及浅表淋巴管引起癌性淋巴管炎时，局部皮肤呈深红色，不伴疼痛。

（3）乳房水肿　见于乳腺炎和乳腺癌。炎症引起的水肿是由于炎症刺激使毛细血管通透性增加，血浆渗出进入细胞间隙所致，常伴有皮肤发红。癌肿性水肿为癌细胞浸润阻塞皮肤淋巴管所致。此时，因毛囊及毛囊孔明显下陷，局部皮肤外观呈"橘皮"或"猪皮"样。

（4）乳房皮肤回缩　可由于外伤或炎症，使局部脂肪坏死，成纤维细胞增生，造成受累区域乳房表层和深层之间悬韧带纤维缩短。除外伤史外，皮肤回缩一般提示乳腺癌的存在，当癌肿组织侵犯到乳房悬韧带，可引起局部皮肤向内凹陷，形成"酒窝征"。

3. 乳头　重点观察乳头的大小、两侧是否对称、有无回缩和溢液。自年幼时乳头回缩，多为发育异常所致；若近期发生则可能为乳腺炎或乳腺癌。乳头溢液提示乳腺导管病变，分泌物可呈浆液性，黄色、绿色或血性。出血最常见于乳管内乳头状瘤，也可见于乳腺炎或乳腺癌。

（二）触诊

触诊乳房时，被检者可采取仰卧位，双臂放松平放在身体两侧。以乳头为交叉点，划纵、横两条垂直线，将乳房分为四个象限，即外上象限、内上象限、内下象限和外下象限（图3-5-4）。

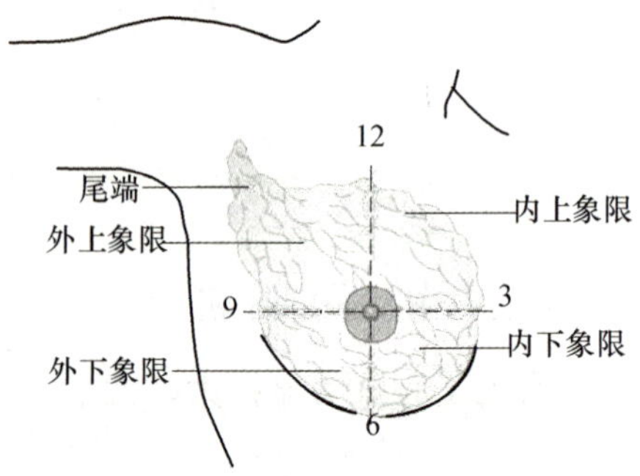

医生将一手的手掌和手指平置在乳房上，用指腹轻施压力（以能触及肋骨而不引起疼痛为宜），以旋转或来回滑动的方式进行触诊。检查左侧乳房时，从外上象限开始，按照顺时针方向进行触诊，最后触诊乳头。以同样方式检查右侧乳房，也是从外上象限开始，但按照逆时针方向进行触诊。触诊乳房时应注意有无红肿、触痛和包块，乳头有无凹陷和溢液。如果发现乳房包块，应注意以下特征。

图3-5-4　乳房区域划分图

1. 部位　描述包块的确切部位。一般以乳头为中心，按时钟钟点的方位和轴向予以描述。还应记录包块与乳头间的距离，使包块的定位确切无误。

2. 大小　描述长度、宽度和厚度。

3. 外形　描述包块外形是否规则，边缘是否清晰或与周围组织是否粘连。良性肿瘤表面多光滑规整，而恶性肿瘤则凹凸不平，边缘多与周围组织粘连。

4. 硬度　一般可描述为质地柔软、质韧、中等硬度或坚硬等。良性肿瘤多呈中等硬度，恶性肿瘤一般质地坚硬。

5. 压痛　描述包块是否有压痛，炎性病变常表现为中度至重度压痛，而多数恶性肿瘤无压痛的表现。

6. 活动度　描述包块是否可移动，多数良性病变的包块活动度较大，炎性病变则较固定，晚期恶性包块的固定度则明显增加。

知识拓展

乳腺癌

乳腺癌是女性最常见的恶性肿瘤之一，据统计，目前在很多大城市乳腺癌的发病率位居女性恶性肿瘤的首位。在我国，乳腺癌的发病率呈逐年上升趋势，严重影响妇女身心健康甚至危及生命。乳腺癌的病因尚不清楚，可能与一些高危因素有关，目前所认为的高危因素包括月经初潮年龄早、绝经年龄晚、不孕及初次生育年龄晚、哺乳时间短等。此外，遗传因素、肥胖等也是发病的高危因素。乳腺癌典型的临床表现包括乳房肿块（多单发、质硬、边缘不规则、不易被推动、无痛性肿块），乳房皮肤异常（"橘皮征""酒窝征"等），乳头内陷、溢液，腋窝淋巴结肿大等。目前，手术治疗是乳腺癌的首选治疗方案。由于乳腺癌早期症状多不明显，因此，推荐成年女性至少每年进行1次乳腺超声检查。

第三节 肺及胸膜

👤 岗位情景模拟 21

李某，男，72岁。吸烟史40余年，反复咳嗽、咯痰30年，咯白色黏痰，气喘20年，常在冬春季节发作。患者2周前感冒后上述症状加重，伴有呼吸困难，胸闷，气短，乏力，为进一步治疗收入院。

问题与思考

1. 对该患者应重点检查哪个部位？
2. 体检时该部位可能出现哪些异常体征？

答案解析

肺及胸膜的检查方法按照视诊、触诊、叩诊和听诊的顺序进行。

一、视诊

（一）呼吸运动

正常男性与儿童以腹式呼吸为主，主要表现为膈肌运动，即胸廓下部及上腹部的动度较大。女性以胸式呼吸为主，主要表现为肋间肌运动。实际上这两种呼吸运动同时存在。某些肺部或腹部疾病可使呼吸运动发生改变，如肺炎、重症肺结核和胸膜炎等肺或胸膜疾病，均可使胸式呼吸减弱而腹式呼吸增强。而腹膜炎、大量腹水、肝脾大、腹腔内巨大肿瘤及妊娠晚期时，膈肌向下运动受限，则腹式呼吸减弱，胸式呼吸增强。

（二）呼吸频率

正常成人静息状态下，呼吸频率为12~20次/分常见呼吸类型及其特点见图3-5-5。

1. **呼吸过速** 指呼吸频率>20次/分，见于发热、疼痛、贫血、甲状腺功能亢进及心力衰竭等。
2. **呼吸过缓** 指呼吸频率<12次/分，见于麻醉剂或镇静剂过量和颅内压增高等。

（三）呼吸深度

1. **呼吸浅快** 见于胸膜炎、胸腔积液、气胸、腹水和肥胖等。
2. **呼吸深快** 见于剧烈运动时、情绪激动时等。

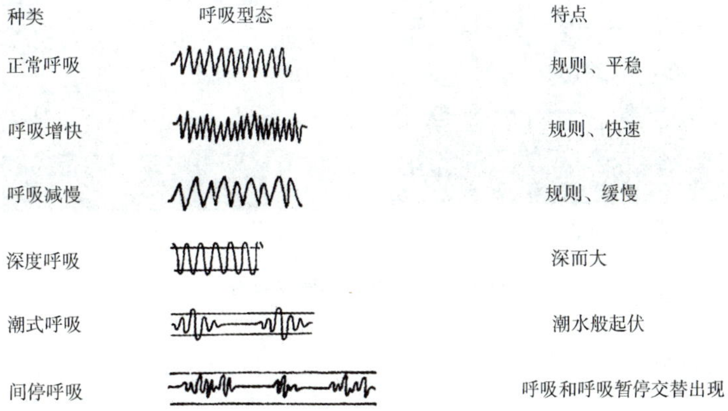

种类	呼吸型态	特点
正常呼吸		规则、平稳
呼吸增快		规则、快速
呼吸减慢		规则、缓慢
深度呼吸		深而大
潮式呼吸		潮水般起伏
间停呼吸		呼吸和呼吸暂停交替出现

图3-5-5 常见的呼吸类型及其特点

3. 呼吸深长   此种呼吸可伴有鼾音，又称库斯莫尔（Kussmaul）呼吸，为严重的代谢性酸中毒时，因细胞外液碳酸氢离子不足，pH降低，需通过肺脏排出过多的CO_2进行代偿，以调节细胞外酸碱平衡，多见于糖尿病酮症酸中毒和尿毒症酸中毒等。

（四）呼吸节律

正常人在静息状态下，呼吸节律规整。病理状态下，出现呼吸节律的各种变化。

1. 潮式呼吸   又称陈-施（Cheyne-Stokes）呼吸，呼吸特点是先由浅慢逐渐变为深快，然后再转为浅慢，此期持续30秒至2分钟，直至出现呼吸暂停，经过5秒至30秒的呼吸暂停，又重复上述规律周而复始。多发生于脑炎、脑膜炎、颅内压增高等中枢神经系统疾病，以及巴比妥中毒等。

2. 间停呼吸   又称比奥（Biots）呼吸，特点是规则呼吸几次后，突然出现长时间的呼吸停止，又开始呼吸。见于中枢神经系统疾病和中毒性疾病。间停呼吸较潮式呼吸更为严重，预后不良。

上述两种异常呼吸均由呼吸中枢的兴奋性降低所致。只有当缺氧加重，二氧化碳潴留到一定程度时，才能刺激呼吸中枢，使呼吸恢复和加强。但呼吸增强，二氧化碳呼出后，呼吸中枢又失去刺激，呼吸再次减弱，乃至暂停。此两种呼吸多见于中枢神经系统疾病（脑炎、脑膜炎、颅内压增高等）和某些中毒（糖尿病酮症酸中毒、巴比妥中毒等）。另外，某些老年人深睡时可出现潮式呼吸，提示有脑动脉硬化，呼吸中枢供血不足。

3. 抑制性呼吸   胸部发生剧烈疼痛所致的吸气相突然中断，呼吸运动短暂地突然受到抑制，患者表情痛苦，呼吸较正常浅而快。常见于急性胸膜炎、胸膜恶性肿瘤、肋骨骨折及严重外伤致胸部剧烈疼痛

4. 叹气样呼吸   特点为一段正常呼吸节律中插入一次深大呼吸，并常伴有叹息声。多为功能性改变，见于神经衰弱、精神紧张或抑郁症。

二、触诊

微课

（一）胸廓扩张度

胸廓扩张度是指呼吸时，胸廓随之扩大和回缩，有一定运动度，亦称呼吸动度。其检查包括前胸廓扩张度和后胸廓扩张度的检查。前胸廓扩张度的检查，医生将两手掌平放于被检者前胸下部两侧，拇指沿肋缘指向剑突，在深呼气末，拇指尖置于前正中线两侧对称部位，嘱其做深呼吸，两手随之移动，观察两手拇指分开的距离（图3-5-6）；后胸廓扩张度的检查，将两手平置于被检者背部，相当于第10肋骨水平，拇指与中线平行，并将两侧皮肤向中线轻推，观察两拇指随胸廓扩张分开的距离是否相等。两种检查均嘱被检者进行深呼吸。若一侧胸廓扩张受限，见于大量胸腔积液、气胸、胸膜增厚和肺不张等。

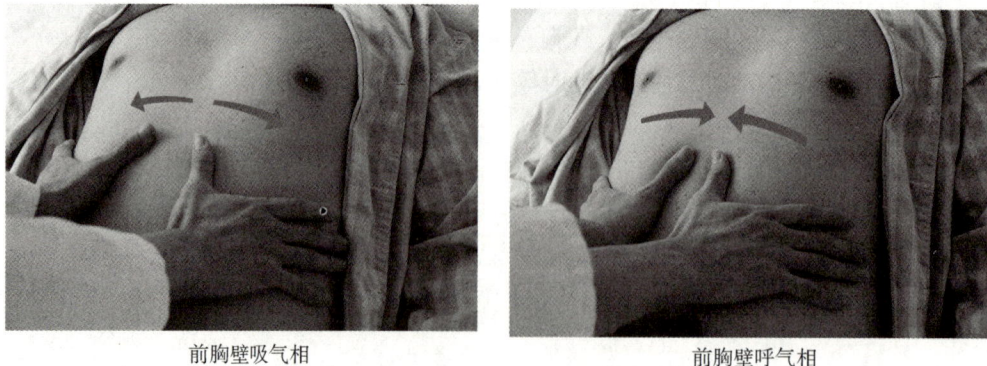

前胸壁吸气相   前胸壁呼气相

图3-5-6   胸廓扩张度检查

（二）语音震颤

语音震颤是指被检查发出声音，声波产生的振动，沿着气管、支气管及肺泡，传到胸壁所引起共鸣的

振动，医生可用手感知。医生将两手掌或尺侧缘轻贴在患者胸壁两侧对称部位，让被检者用同等的强度重复发长音"yi"，自上而下，从内到外，两手交替对比检查两侧是否相同，注意有无单侧、双侧或局部的增强、减弱或消失（图3-5-7）。

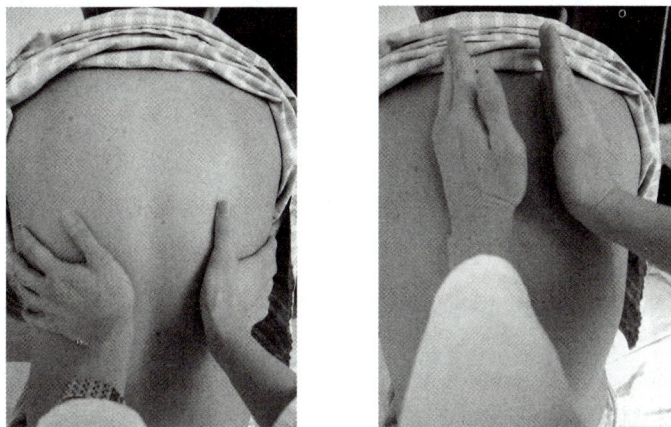

图3-5-7 语音震颤检查

语音震颤的强弱主要取决于气道是否通畅，胸壁传导是否良好。凡能增强声波传至胸壁的疾病，皆可出现语音震颤增强；相反，凡任何阻碍声波传至胸壁者，均可引起语音震颤减弱或消失。

1. 语音震颤增强

（1）肺组织实变 如大叶性肺炎实变期因肺泡内有炎症浸润，肺泡含气量显著减少，声音传导良好，导致语音震颤增强。

（2）肺内巨大空腔 肺内有接近胸壁的巨大空腔，且与支气管相通，声波在空腔中产生共鸣，若空腔周围有炎性浸润或与胸壁粘连，更有利于声波传导，如肺结核空洞、肺脓肿等。

（3）压迫性肺不张 肺组织受压，膨胀不全，组织变致密，利于声波传导，如胸腔积液的上方可触及语音震颤增强。

2. 语音震颤减弱或消失

（1）肺泡内含气量过多，如慢性阻塞性肺疾病。

（2）支气管阻塞，声波传导受阻，如支气管异物、阻塞性肺不张。

（3）大量胸腔积液或气胸。

（4）胸膜高度增厚粘连。

（5）胸壁皮下气肿。

（三）胸膜摩擦感

正常胸膜光滑，胸膜腔内有少量浆液起润滑作用，呼吸时不产生摩擦感。胸膜摩擦感是胸膜发生炎症时，渗出的纤维蛋白在脏、壁层胸膜沉积，使胸膜表面粗糙，呼吸时两层胸膜相互摩擦，触诊时可感觉到如皮革相互摩擦的感觉。该体征在患侧胸廓的下前侧部最为清晰。但当出现胸腔积液时，两层胸膜分离，胸膜摩擦感消失。在积液吸收过程中摩擦感可再次出现。在腋中线5~7肋间较易触及，呼气和吸气时均可出现，但吸气末更为明显。

三、叩诊

胸部叩诊可采用间接和直接叩诊法两种，临床上以间接叩诊法最常用。

1. 体位 被检者可取坐位或卧位，叩诊前胸时，胸部挺直；叩诊背部时，向前稍低头，双手交叉抱肩或抱肘，上半身略向前倾；叩诊侧胸时，嘱被检者举起上臂置于头部。

2. **板指方向**　叩诊前胸部时，板指平贴在肋间且与肋骨平行；叩诊肩胛间区时，板指与脊柱平行；至肩胛下角以下，板指仍需平贴于肋间并与肋骨平行。

3. **顺序**　应按照从上到下，从前胸到侧胸壁，最后为背部的顺序进行。首先叩诊前胸，沿锁骨中线、腋前线从第1肋间开始，沿肋间隙逐一进行，然后叩诊侧胸壁，自腋窝开始沿腋中线、腋后线向下叩诊至肋缘，最后进行背部叩诊，自肺尖开始沿肩胛线逐一肋间隙向下叩诊。要做到从上而下，左右对比，内外对比和上下对比。

（一）正常胸部叩诊音

正常肺部叩诊为清音，其音响受肺脏的含气量的多少、胸壁的厚薄以及邻近器官的影响。前胸上部较下部叩诊音相对稍浊，右肺上叶较左肺上叶叩诊音相对稍浊，背部较前胸部稍浊，右侧腋下叩诊音稍浊，左侧腋前线下方叩诊呈鼓音，又称Traube鼓音区（图3-5-8）。

（二）肺界的叩诊

包括肺上界、肺前界和肺下界的叩诊。

微课

1. **肺上界**　肺尖的宽度，首先找到斜方肌，从斜方肌前缘中点开始向外侧叩诊，当叩诊音由清音变为浊音时，即为肺上界的外侧终点。然后，再由斜方肌前缘中点开始向内侧叩诊，叩诊音由清音变为浊音时，即为肺上界的内侧终点。该清音带的宽度即为肺尖的宽度，又称Kronig峡，正常为4~6cm。右侧较左侧稍窄。肺上界变窄，常见于肺结核；肺上界变宽，常见于慢性阻塞性肺疾病。

2. **肺下界**　通常在两侧锁骨中线、腋中线和肩胛线上叩诊。叩诊方法：在右锁骨中线上自上而下轻叩，先为清音，然后是浊音，最后是实音，浊、实音交界即为肺下界，然后在腋中线、肩胛线上分别叩出肺下界，同样方法叩诊左肺下界。正常人平静呼吸时肺下界位于锁骨中线第6肋间隙，腋中线第8肋间隙，肩胛线第10肋间隙。肺下界降低见于慢性阻塞性肺疾病；肺下界上升见于肺不张、腹腔积液、肝脾肿大、腹腔内巨大肿瘤等。

（三）肺下界移动度

相当于呼吸时膈肌的移动范围（图3-5-9）。叩诊方法：首先在平静呼吸时于肩胛线上叩出肺下界的位置，被检者作深吸气后，在屏住呼吸的同时沿该线继续向下叩诊，当由清音变为浊音时，即为肩胛线上肺下界的最低点，再嘱被检者作深呼气屏住呼吸，然后再由下向上叩诊，直至浊音变为清音时，即为肩胛线上肺下界的最高点。最高至最低点间的距离即为肺下界移动度。正常人肺下界的移动范围为6~8cm。肺下界移动度减弱见于慢性阻塞性肺疾病、肺不张、肺纤维化、肺水肿等。大量胸腔积液和气胸时肺下界移动度无法叩出。

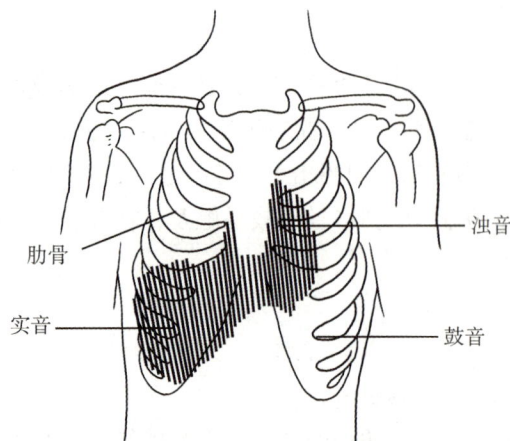

图3-5-8　正常胸部叩诊音

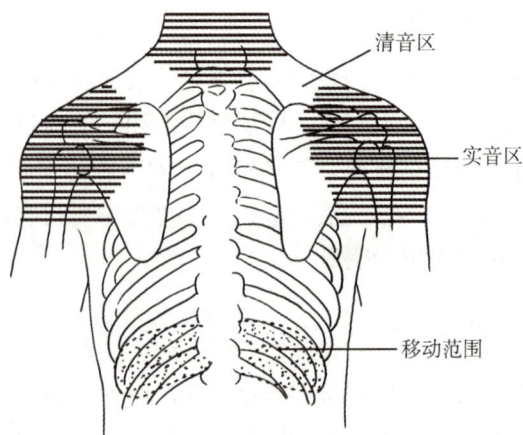

图3-5-9　肺下界移动度

（四）异常胸部叩诊音

正常肺脏的清音区，如果出现浊音、实音、过清音或鼓音时则为异常叩诊音，提示肺、胸膜、膈或胸壁病理改变。

（1）浊音 主要见于肺部大面积含气量减少的病变，如肺炎、肺不张、肺结核、肺梗死等；肺内不含气的占位病变，如肺肿瘤等，以及胸腔积液、胸膜增厚等病变。

（2）实音 主要见于胸腔积液、胸膜肥厚、胸壁水肿、胸壁肿瘤等。

（3）鼓音 接近胸壁的肺内大空腔，叩诊呈鼓音，如肺脓肿、空洞型肺结核、肺肿瘤或囊肿破溃形成的空洞；胸膜腔积气，如气胸时，病侧呈鼓音。

（4）空瓮音 位置表浅的巨大空洞或张力性气胸时，叩诊呈鼓音兼有金属性回响，称为空瓮音。

（5）过清音 是由于肺泡含气量增加且弹力减弱所致，见于慢性阻塞性肺疾病。

四、听诊

肺部听诊时，被检者取坐位或仰卧位，嘱被检者微张口作均匀而平静的呼吸，必要时可做深呼吸、屏气或咳嗽后听诊。听诊一般从肺尖开始，自上而下、左右对比，避开心脏，分别听诊前胸部、侧胸部和背部。听诊前胸部应沿锁骨中线和腋前线进行，听诊侧胸部应沿腋中线和腋后线进行，听诊背部应沿肩胛线进行。

（一）正常呼吸音

1. **支气管呼吸音** 为吸入的气体在声门、气管或主支气管形成湍流所产生的声音，类似抬舌后经口腔呼气时发出"ha"音，该呼吸音强而高调。吸气相较呼气相短，呼气音较吸气音强而高调，正常人于喉部、胸骨上窝、背部第6、7胸椎及第1、2胸椎附近均可听到支气管呼吸音。

2. **肺泡呼吸音** 吸气时，气流经过支气管进入肺泡，冲击肺泡壁，使肺泡由松弛变为紧张，呼气时肺泡由紧张变为松弛，肺泡弹性的变化和气流产生的振动，形成肺泡呼吸音。肺泡呼吸音类似上牙咬住下唇，吸气时发出的"fufu"声，在大部分肺野内可听及。吸气时音响较强，音调较高，时相较长。反之，呼气时音响较弱，音调较低，时相较短。正常人肺泡呼吸音的强弱与性别、年龄、呼吸的深浅、肺组织弹性的大小及胸壁的厚薄等有关。

3. **支气管肺泡呼吸音** 兼有支气管呼吸音和肺泡呼吸音特点的混合性呼吸音，其吸气音的性质与正常肺泡呼吸音相似，其呼气音的性质则与支气管呼吸音相似。正常人于胸骨两侧第1、2肋间隙，肩胛间区第3、4胸椎水平以及肺尖前后部可听及支气管肺泡呼吸音（图3-5-10，表3-5-1）。

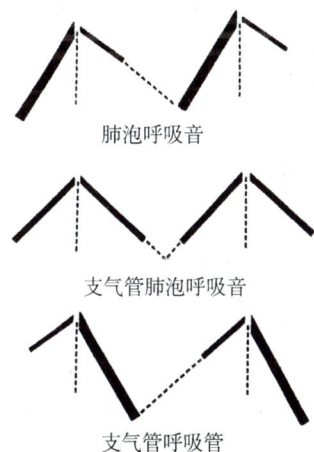

肺泡呼吸音

支气管肺泡呼吸音

支气管呼吸管

图3-5-10 正常呼吸音

表3-5-1 正常呼吸音的特点

特点	支气管呼吸音	支气管肺泡呼吸音	肺泡呼吸音
强度	响亮	中等	柔和
音调	高	中等	低
吸：呼	1：3	1：1	3：1
性质	管样	沙沙声，但管样	轻柔的沙沙声
正常听诊区域	喉部、胸骨上窝	胸骨两侧1、2肋间	大部分肺野

（二）异常呼吸音

1. 异常肺泡呼吸音

（1）肺泡呼吸音减弱或消失　与肺泡内的空气量减少或进入肺内的空气流速减慢及呼吸音传导障碍有关。常见于：①胸廓活动受限，如肋骨骨折等；②呼吸肌疾病，如膈肌受损等；③支气管阻塞，如支气管异物等；④压迫性肺膨胀不全，如气胸等；⑤腹部疾病，如肝脾肿大。

（2）肺泡呼吸音增强　与呼吸运动增强，进入肺泡的空气流量增多或进入肺内的空气流速加快有关。常见原因有：①运动、发热等；②贫血；③酸中毒等。

2. 异常支气管呼吸音
如在正常肺泡呼吸音部位听到支气管呼吸音，则为异常的支气管呼吸音，又称为管样呼吸音。常见于：①大叶性肺炎实变期、肺梗死等。支气管呼吸音通过致密的实变部位，由于传导良好，在胸壁易于听到。实变范围愈大、愈浅，其声音愈强；反之则弱；②肺内大空腔，如肺脓肿或空洞型肺结核。当空洞较大与支气管相通，且其周围肺组织又有实变时，音响在空洞内产生共鸣，加之实变组织传导良好，故可在胸壁听到支气管呼吸音；③压迫性肺不张，如大量胸腔积液。肺组织受压，使肺膨胀不全，组织变致密，传导良好，在积液的上方可听到较弱的支气管呼吸音。

3. 异常支气管肺泡呼吸音
在正常肺泡呼吸音区域内听到的支气管肺泡呼吸音，则为异常的支气管肺泡呼吸音。产生机制为肺部实变区域较小且与正常含气肺组织混合存在，或正常肺组织覆盖肺实变部位所致。常见于肺结核、大叶性肺炎初期或胸腔积液上方肺膨胀不全区域。

（三）啰音

啰音是呼吸音以外的附加音，正常情况下并不存在，按性质的不同可分为下列几种。

1. 湿啰音

（1）产生机制　湿啰音是由于吸气时气体通过呼吸道内的稀薄分泌物如渗出液、黏液、痰液等，形成的水泡破裂所产生的声音，又称水泡音。其听诊特点为：①吸气与呼气均可听到，但以吸气末明显，断续而短暂，一次连续多个出现；②稳定，部位及性质等易变性小；③同一机体可同时听到两种以上水泡音。

（2）分类　按呼吸道腔径的大小和腔内渗出物的多少分为粗、中、细湿啰音和捻发音。①粗湿啰音，又称大水泡音。发生于气管、主支气管或空洞部位，多出现在吸气早期，见于支气管扩张、肺水肿或空洞型肺结核等；②中湿啰音，又称中水泡音。发生于中等大小的支气管，多出现在吸气中期，见于支气管炎，支气管肺炎等；③细湿啰音，又称小水泡音。发生于小支气管，多在吸气后期出现。常见于细支气管炎、支气管肺炎、肺淤血等；④捻发音，是一种极细而均匀一致的湿啰音。多在吸气的终末期听及，颇似在耳边用手指捻搓一束头发时所发出的声音。常见于细支气管和肺泡炎症或充血，如肺淤血、肺泡炎等（图3-5-11及表3-5-2）。捻发音是一种特殊的湿啰音。老年人或长期卧床患者，可在肺底听到捻发音，经数次深呼吸后消失，一般无临床意义。

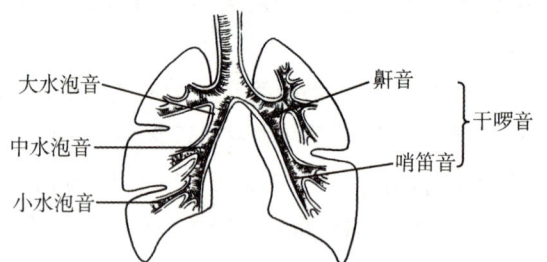

图3-5-11　啰音的发生部位

表3-5-2　湿啰音的分类

特点	粗湿啰音	中湿啰音	细湿啰音	捻发音
发生部位	气管、主支气管或空洞部位	中等大小支气管	小支气管	细支气管、肺泡
出现时相	吸气早期	吸气中期	吸气后期	吸气终末期
临床意义	支气管扩张、肺水肿或空洞型肺结核等	支气管炎，支气管肺炎等	细支气管炎、支气管肺炎、肺淤血等	肺淤血、肺泡炎等

（3）临床意义 肺部局限性湿啰音，提示该处的局部病变，如肺炎、肺结核或支气管扩张等；两侧肺底湿啰音，多见于心力衰竭所致的肺淤血和支气管肺炎等；若两肺野满布湿啰音，则多见于急性肺水肿。

2. 干啰音

（1）产生机制 干啰音是由于气管、支气管或细支气管狭窄或阻塞，空气进出产生湍流发出的声音，其听诊特点为：①吸气与呼气均可听到，但在呼气末明显，持续时间较长；②不稳定，强度、性质、部位和数量易发生改变；③同一机体可同时听到两种干啰音。（图3-5-12）。

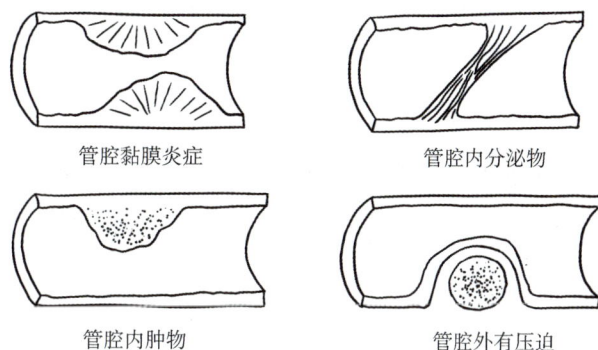

管腔黏膜炎症   管腔内分泌物

管腔内肿物   管腔外有压迫

图3-5-12 干啰音的产生机制

（2）分类 按音调的高低分为高调和低调干啰音。①高调干啰音，又称哨笛音。音调高，带音乐性，多发生于较小的支气管或细支气管；②低调干啰音，又称鼾音。音调低，呈鼾声的特点，多发生于气管或主支气管。

（3）临床意义 双侧肺部干啰音，常见于支气管哮喘、慢性支气管炎、慢性阻塞性肺疾病等，肺部局限性干啰音，常见于支气管结核或肿瘤等。

（四）语音共振

与语音震颤产生方式基本相同，指用听诊器听及的喉部发长音"yi"产生的振动经气管、支气管、肺泡传至胸壁的声音。语音共振一般在气管和大支气管附近听到的声音最强，在肺底则较弱。语音共振减弱见于支气管阻塞、胸腔积液、胸膜增厚、胸壁水肿、肥胖等疾病；语音共振增强见于大叶性肺炎、肺脓肿、空洞型肺结核等。

根据听诊音的差异，分为支气管语音、胸语音、羊鸣音和耳语音。

1. **支气管语音** 语音共振增强且更加清晰，见于肺实变。

2. **胸语音** 语音共振比支气管语音更强、更响亮、更清晰，见于大范围的肺实变。

3. **羊鸣音** 似羊叫声，可在中等量积液上方肺受到压迫的区域或肺实变伴有少量积液的部位听到。

4. **耳语音** 被检者用耳语音调发"一"时，正常在肺泡呼吸音的区域仅听到极微弱的声音，该音增强且清晰时称耳语音，常见于肺实变。

（五）胸膜摩擦音

胸膜由于炎症、纤维素渗出而变得粗糙时，胸膜脏层和壁层之间随着呼吸相互摩擦出现的声音。胸膜摩擦音通常于呼吸双相均可听到，一般于吸气末或呼气初较明显，屏气时消失。胸膜摩擦音最常听到的部位是前下侧胸壁（腋中线5~7肋间），因呼吸时该区域的呼吸动度最大。常见于纤维素性胸膜炎、肺梗死、胸膜肿瘤及尿毒症等。

第四节　呼吸系统常见疾病的症状和体征

一、慢性阻塞性肺疾病

慢性阻塞性肺疾病（chronic obstructive pulmonary disease，COPD）是气道、肺实质及肺血管的慢性非特异性炎症，其特征是持续存在的呼吸系统症状和气流受限。其病因尚不完全清楚，多与长期吸烟，反复呼吸道感染，长期接触职业粉尘及化学物质，空气污染，气候寒冷，以及免疫功能紊乱和自主神经功能失调等有关。

（一）症状

起病缓慢，临床上常表现为慢性咳嗽、咳痰，可伴有气短或呼吸困难，是COPD的标志性症状，晨间咳嗽明显伴咳白色黏液或浆液泡沫痰，量少，偶可带血丝，急性发作期痰量增多并呈脓性。随着病情逐渐发展可有喘息或胸闷，严重者可伴有食欲减退、体重下降等。

（二）体征

1. **视诊**　胸廓的前后径增大，肋间隙增宽，剑突下胸骨下角增宽，称为桶状胸。
2. **触诊**　呼吸动度减弱，语音震颤减弱。
3. **叩诊**　双肺叩诊呈过清音，肺下界下降，移动度变小。心浊音界缩小或消失，肝浊音界下移。
4. **听诊**　双肺呼吸音减弱，呼气相延长，可听到湿和（或）干啰音，部位常不稳定。

二、支气管哮喘

支气管哮喘是一种有多种炎症细胞（如嗜酸性粒细胞、肥大细胞、T细胞、巨噬细胞）参与的，以慢性气道炎症和气道高反应性为特征的疾病，可引起不同程度的广泛的可逆性气道受限。其病因主要是遗传因素和环境因素共同作用，环境因素包括过敏原性因素，如尘螨、宠物毛发、花粉、海鲜、牛奶、抗生素等；环境因素，如空气污染、吸烟等。

（一）症状

多数患者在幼年或青年期发病，多反复发作，有一定的季节性，夜间及凌晨易发作或加重。典型症状为反复发作的伴有哮鸣音的呼气性呼吸困难。发作前常有过敏原接触史，或过敏性鼻炎症状，如鼻痒、喷嚏、流涕等。症状可数分钟发作，持续数小时至数天，可经平喘药物治疗后缓解或自行缓解。

（二）体征

1. **视诊**　严重哮喘患者急性病容，端坐呼吸，大汗淋漓，并伴发绀，鼻翼扇动，呼气性呼吸困难，胸廓胀满。
2. **触诊**　呼吸动度减弱，语音震颤减弱。
3. **叩诊**　叩诊呈过清音。
4. **听诊**　可闻及广泛的哮鸣音，呼气音延长，有时吸气、呼气时均有干啰音。但当非常严重的哮喘发作时，哮鸣音反而减弱甚至完全消失，表现为"沉默肺"，是病情危重的表现。

三、肺炎链球菌肺炎

肺炎链球菌肺炎是由肺炎链球菌感染引起的肺部的急性炎症，病变呈大叶性分布，又称大叶性肺炎。胸部影像学检查呈肺段或肺叶急性炎症实变。病理改变可分为四期，即充血期、红肝变期、灰肝变期及消散期。肝变期实际并无明确分界，经早期抗菌治疗，典型病理分期已经很少见。病变消散后肺组织结构多无损坏，不留纤维瘢痕。

（一）症状

好发于青壮年男性，冬春季发病比较多，患者常见诱因如受凉、淋雨、疲劳、酗酒等，多有上呼吸道感染的前驱症状。起病多急骤，寒战，高热，头痛，全身肌肉酸痛，体温可达39~40℃，常呈稽留热，呼吸加快，咳嗽，咳铁锈色痰，可有胸痛的表现。

（二）体征

1. **视诊**　急性热病容，颜面潮红，鼻翼扇动，口角及鼻周有单纯疱疹，可有发绀的表现。脓毒症者可出现皮肤、黏膜出血点，巩膜黄染。
2. **触诊**　实变期胸廓呼吸动度减弱，语音震颤增强。
3. **叩诊**　充血期病变叩诊浊音，实变期叩诊为浊音或实音，消散期病变局部叩诊逐渐变为清音。
4. **听诊**　充血期可听及捻发音，实变期可听到支气管呼吸音、胸膜摩擦音，消散期支气管呼吸音逐渐减弱，可闻及湿啰音，最后湿啰音逐渐消失，呼吸音恢复正常。

四、胸腔积液

胸膜腔是位于肺和胸壁之间的潜在腔隙。在正常情况下胸膜表面光滑，胸膜腔内有微量液体存在，在呼吸运动时起润滑作用。各种因素使胸膜腔内液体产生过多或吸收减少，即产生胸腔积液，简称胸水。

（一）症状

呼吸困难是最常见的症状，多伴有胸痛和咳嗽。当胸腔积液<300ml时症状多不明显，但少量炎性积液以纤维素性渗出为主的患者常诉刺激性干咳，患侧胸痛，于吸气时加重。喜患侧卧位以减少呼吸动度，减轻疼痛。当积液增多时，胸膜脏层与壁层分开，胸痛可减轻或消失。胸腔积液>500ml的患者，常诉气短、胸闷，大量积液时因纵隔脏器受压而出现心悸、呼吸困难，甚至端坐呼吸并出现发绀。

（二）体征

少量积液者，常无明显体征或仅见患侧胸廓呼吸运动减弱。中等及大量积液时体征较明显。
1. **视诊**　患者常取患侧卧位或端坐位，呼吸急促。患侧胸廓饱满，呼吸运动减弱或消失。
2. **触诊**　气管移向健侧，积液区语音震颤减弱或消失。积液上方由于肺组织受压，语音震颤可增强。
3. **叩诊**　积液区呈浊音或实音，左侧积液时心界叩不出来，右侧积液时心界向左侧移位。
4. **听诊**　积液区呼吸音减弱或消失。积液上方可听到异常支气管呼吸音或异常支气管肺泡呼吸音。

五、气胸

气胸是指空气进入胸膜腔内造成的积气状态。根据脏层胸膜破裂情况及其后对胸腔内压力分类，可分为闭合性气胸、开放性气胸和张力性气胸。

（一）症状

剧烈运动、咳嗽、提重物或上臂高举、举重运动、用力解大便等常为其诱因。患者常突感一侧胸痛，呈针刺样或刀割样，进行性呼吸困难，不能平卧或被迫健侧卧位，患侧朝上以减轻压迫症状。可有咳嗽，但无痰或少痰。小量闭合性气胸者仅有轻度气急，数小时后可逐渐平稳。大量气胸者，还有烦躁不安，大汗淋漓，脉速，发绀、休克、晕厥等表现。

（二）体征

1. **视诊** 气管向健侧移位，患侧胸廓饱满，肋间隙变宽。
2. **触诊** 胸廓呼吸动度减弱，语音震颤减弱或消失。
3. **叩诊** 患侧叩诊呈鼓音，心或肝浊音界缩小或消失。
4. **听诊** 呼吸音减弱或消失。

第五节　心脏检查

> **岗位情景模拟 22**
>
> 周某，女，40岁。风湿性关节炎病史十余年，体力劳动后心悸、气促2年，3天前受凉后症状加重，夜间不能平卧，咳粉红色泡沫痰，来我院急诊。患者自患病以来精神差、睡眠差。
>
> **问题与思考**
>
> 1. 对该患者应重点检查哪个部位？
> 2. 体检时该部位可能出现哪些异常体征？
>
> 答案解析

心脏位于胸骨体和第2~6肋软骨后方，第5~8胸椎前方，在胸腔中纵隔内，上方与大血管相连，下方为膈，其2/3居正中线左侧，1/3在其右侧，心脏前部大部分为右心室和右心房，小部分为左心室和左心房，心脏后部大部分为左心房，小部分为右心房，心脏膈部主要为左心室。

即便在西医学诊断手段高度发展的今天，仍有一些心脏的体征是目前常规检查仪器不能发现的，如心音的改变、心脏杂音的判断等。心脏的体格检查对于初步判定有无心脏病，了解其病因、性质、部位、病变程度等有很大帮助，特别是动态检查体征的变化更有意义，多数心脏病依据视、触、叩、听诊检查便可做出初步诊断，同时也为进一步的仪器检查的选择提供参考。

一、视诊

被检者尽可能取仰卧位，室内安静，光线充足。医生一般站在患者右侧，除一般观察胸廓轮廓外，必要时医生也可将视线与胸廓同高，以便更好地观察心前区外形、心尖搏动及其他搏动等。正常人心前区与右侧相应部位对称，无异常隆起或凹陷。

（一）心前区外形

1. **心前区隆起** 儿童先天性心脏病心脏显著增大时，挤压正在发育的胸部骨骼，前胸受压而向前隆起，常见胸骨下段及胸骨左缘3~5肋间，如法洛四联症等。也可见于主动脉弓动脉瘤，临床可见胸骨右缘第二肋间附近局部隆起，常伴有收缩期搏动等。

2. **心前区饱满** 心前区肋间隙突出，见于大量心包积液。

（二）心尖搏动

心脏收缩时，心尖撞击心前区左前下方胸壁，使其向外搏动，称为心尖搏动。

1. **正常心尖搏动** 一般位于第五肋间左锁骨中线内0.5~1.0cm处，搏动范围直径2.0~2.5cm。体胖者或女性乳房会遮盖心尖搏动，因此有些正常人观察不到。

2. **影响心尖搏动位置的生理情况**

（1）体位　仰卧时，心尖搏动略上移；左侧卧位时，心尖搏动向左移2.0~3.0cm；右侧卧位时，可向右移 1.0~2.5cm。

（2）体型 瘦长型，心脏呈垂直位，心尖搏动向下移，可达第6肋间；肥胖体型及妊娠期女性，心脏呈横位，心尖搏动向外上移位。

3. 影响心尖搏动位置的病理因素

（1）心脏疾病 左心室增大，心尖搏动向左下移位，甚至移至腋中线，见于主动脉瓣关闭不全等；右心室增大时，心脏呈顺钟向转位，可使心尖搏动向左侧移位，甚至可稍向上，但不向下移位，见于二尖瓣狭窄等；全心增大时，心尖搏动向左下移位，心界可向两侧扩大，见于扩张型心肌病等。

（2）胸部疾病 能引起纵隔及气管移位的胸腔内或肺部疾患，均可使心尖搏动移位，如一侧胸膜增厚或肺不张使心尖搏动向患侧移位，一侧胸腔积液或气胸等使心尖搏动向健侧移位。

（3）腹部疾病 大量腹水、腹腔内巨大肿瘤等使腹腔内压增高，膈肌位置升高，从而使心尖搏动位置向左外侧移位。

4. 负性心尖搏动 心脏收缩时，心尖搏动内陷，称为负性心尖搏动。见于粘连性心包炎或心包与周围组织广泛粘连。

5. 心尖搏动强度及范围的变化

（1）生理条件下 心尖搏动的强弱主要与胸壁厚度和心脏收缩力有关。休胖者，胸壁粘连、肥厚或肋间变窄时，心尖搏动较弱，范围也减小；体瘦者，儿童或肋间增宽时，心尖搏动较强，范围也较大。剧烈活动、情绪激动、兴奋时，心脏活动加强，心尖搏动亦增强。

（2）病理条件下 高热、严重贫血、甲状腺功能亢进等可使心肌收缩力增加从而使心尖搏动增强；相反，心肌收缩力下降可使心尖搏动减弱，如心绞痛、心肌梗死等。其他胸部疾病如慢性阻塞性肺疾病、大量胸腔积液、气胸等也可使心尖搏动减弱。

（三）心前区搏动

1. 心底部搏动 胸骨左缘第2肋间（肺动脉瓣区）收缩期搏动，多见于肺动脉扩张或肺动脉高压，也可见于少数瘦长体型者在体力活动或情绪激动时。胸骨右缘第2肋间（主动脉瓣区）收缩期搏动，多为主动脉弓动脉瘤或升主动脉扩张。

2. 胸骨左缘第3~4肋间搏动 当心脏收缩时出现强有力而较持久的搏动，可持续至第二心音开始，为右心室后负荷持久增加所致的右心室肥厚征象，多见于先天性心脏病，如房间隔缺损的患者。

3. 剑突下搏动 可能是右心室收缩期搏动，也可由腹主动脉搏动产生。前者可见于肺源性心脏病右心室肥大者，后者常由腹主动脉瘤引起。鉴别搏动来源的方法主要有两种：一是嘱患者深吸气，搏动增强则为右心室搏动，减弱则为腹主动脉搏动。二是用二三个手指平放于患者剑突下向上压入前胸壁后方，搏动冲击手指末端，吸气时增强，则为右心室搏动；搏动冲击手指掌面，吸气时减弱，则为腹主动脉搏动。

二、触诊

心脏触诊可进一步确定心尖搏动位置和心前区异常搏动的结果，还可发现心脏病特有的震颤及心包摩擦感等异常体征。触诊时，医生先用右手全手掌并拢置于心前区感受心尖搏动，逐渐改换为用手掌的尺侧缘（小鱼际），或用示指和中指指腹并拢触诊，确定心尖搏动的位置、范围、强度。必要时也可单指指腹触诊。

微课

（一）心尖搏动及心前区搏动

进一步确定心尖搏动的位置，同时判断有无心尖或心前区的抬举性搏动。心尖区抬举性搏动是指心尖区缓慢、有力的搏动，可使手指尖端抬起且持续至第二心音开始，与此同时心尖搏动的范围也增大，是左心室肥厚的体征。而胸骨左下缘收缩期抬举性搏动提示右心室肥厚。对视诊所发现的心前区其他异常搏动也可用触诊进一步确定。

（二）震颤

震颤是指心脏跳动时，用手触诊感觉到的一种细小的震动感，其感觉与猫喉部所摸到的呼吸震颤类似，故又称猫喘。临床上凡触及震颤，均可认为心脏有器质性病变。

1. 发生机制 系血液经狭窄的口径或血流方向紊乱形成涡流造成瓣膜、血管壁或心腔壁震动传至胸壁所致，与杂音的发生机制相似。震颤一般常见于某些先天性心脏病和心脏瓣膜狭窄时。触及震颤者，多数也可听到响亮的杂音。但是，听到杂音时，不一定能触及震颤，这是因为触诊对低频振动较敏感，而听诊对高频振动较敏感，如对二尖瓣狭窄产生的低音调的舒张期杂音，听诊几乎听不到，但触诊时可察觉到震颤。

2. 分类 根据震颤出现的时期，可分为收缩期震颤、舒张期震颤和连续性震颤三种。心前区不同部位与时相的常见疾病见表3-5-3。

表3-5-3 心前区震颤的临床意义

部位	时相	常见疾病
心尖区	收缩期	重度二尖瓣关闭不全
心尖区	舒张期	二尖瓣狭窄
胸骨左缘3~4肋间	收缩期	室间隔缺损
胸骨左缘第2肋间	收缩期	肺动脉瓣狭窄
胸骨左缘第2肋间	连续性	动脉导管未闭
胸骨右缘第2肋间	收缩期	主动脉瓣狭窄

（三）心包摩擦感

多在心前区或胸骨左缘第3、4肋间触及，多呈收缩期和舒张期双相的粗糙摩擦感，以收缩期、前倾体位和呼气末（使心脏靠近胸壁）更为明显。正常时心包腔内有少量的液体，以润滑壁层和脏层的心包膜。心包摩擦感是由于心包发生炎症时心包膜纤维素渗出致表面粗糙，心脏收缩时脏层与壁层心包摩擦产生的振动传至胸壁所致。随心包积液的增多，使心包脏层与壁层分离，摩擦感则消失。多见于纤维素性心包炎，又称干性心包炎。

三、叩诊

心脏叩诊的目的用于确定心界的大小及其形状。心脏浊音界包括相对浊音界和绝对浊音界，心脏左右缘被肺遮盖的部分，叩诊呈相对浊音，而不被肺遮盖的部分则叩诊呈绝对浊音，通常心脏相对浊音界反映心脏的实际大小（图3-5-13）。

锁骨中线

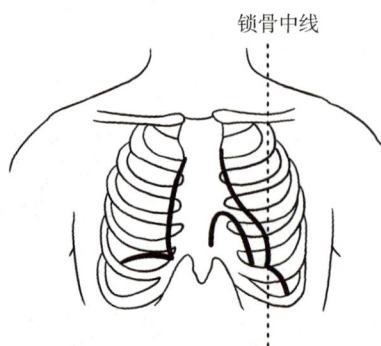

图3-5-13 心脏浊音界

微课

（一）叩诊方法和顺序

1. 叩诊方法 采用间接叩诊法，嘱被检者取仰卧位，叩诊时，左手中指为板指，平置于心前区拟叩诊的部位，以右手中指为叩打指，借右腕关节活动均匀叩击板指，由外向内逐渐移动板指，以听到声音由清变浊来确定心浊音界。

2. 叩诊顺序 先叩左界，后叩右界。左侧在心尖搏动最强点外2~3cm处开始，由外向内，逐个肋间向上，直至第2肋间；如果心尖搏动不清楚，需从腋前线开始，从外向内叩诊。右界叩诊时，先在右侧锁骨中线上叩出肝上界，然后于其上一肋间向上叩诊，直至第2肋间。对各肋间叩得的浊音界逐一做出标记，并测量其与胸骨中线间的垂直距离。

（二）叩诊的注意事项

1. **板指方向** 仰卧位时，指板与肋间平行，坐位时，指板与所测定的心脏边缘平行。
2. **叩诊力度** 通常用轻叩诊法测定左侧的心浊音界，而用较重的叩诊法测定右侧的心浊音界，叩诊时也要注意根据患者胖瘦程度等调整力度。
3. **移动距离** 叩诊时板指每次移动距离不宜过大，并在发现声音由清变浊时，需进一步往返叩诊几次，以免测出的心界范围小于实际大小。

（三）正常心浊音界

叩诊后，以胸骨中线至心脏相对浊音界线的垂直距离（cm）表示心界，并标出胸骨中线与左锁骨中线的距离（表3-5-4）。

表3-5-4　正常心脏相对浊音界与前正中线的距离

右界（cm）	肋间	左界（cm）
2~3	II	2~3
2~3	III	3.5~4.5
3~4	IV	5~6
	V	7~9

注：左锁骨中线距前正中线8~10cm。

（四）心浊音界各部的组成

心脏左界第2肋间处相当于肺动脉段，第3肋间为左心耳，第4、5肋间为左心室；右界第2肋间相当于升主动脉和上腔静脉，第3肋间以下为右心房；心上界相当于第3肋骨前端下缘水平，其上为心底部浊音区，相当于主动脉、肺动脉段；主动脉与左心室交接处向内凹陷，称为心腰；心下界由右心室及左心室心尖部组成（图3-5-14）。

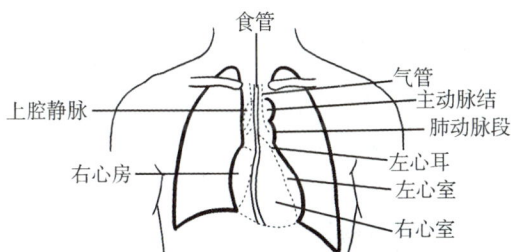

图3-5-14　心脏在胸壁的投影

（五）心浊音界的改变及其临床意义

心界大小、形态和位置的变化可因心脏本身病变所致，也可受心外因素的影响。

1. **心脏本身因素** 心房、心室增大与心包积液等（表3-5-5）。

表3-5-5　心浊音界改变与临床意义

影响因素	心浊音界	临床意义
左心室增大	向左下增大，心腰加深，心界似靴形（图3-5-15）	主动脉瓣关闭不全等
右心室增大	轻度增大：绝对浊音界增大，相对浊音界无明显改变；显著增大：心浊音界向左右两侧增大	肺源性心脏病或房间隔缺损等
左、右心室增大	普大型：向两侧增大，且左界向左下增大	扩张型心肌病等
左心房增大和肺动脉段扩大	左房与肺动脉段均增大：胸骨左缘第2、3肋间心界增大，心腰膨出，如梨形（图3-5-16）	二尖瓣狭窄等
主动脉扩张	胸骨右缘第1、2肋间浊音界增宽	升主动脉瘤等
心包积液	两侧增大，相对、绝对浊音界几乎相同，并随体位而改变，坐位时心界呈三角形烧瓶样，卧位时心底部浊音增宽	心包积液

图3-5-15 靴形心   图3-5-16 梨形心

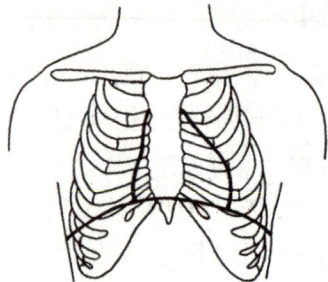

2. 心外因素 ①胸部疾病：慢性阻塞性肺疾病时，心浊音界变小；胸腔积液、肺浸润或实变、肺部肿块或纵隔淋巴结肿大，心脏浊音区与胸部病变的浊音区连在一起，心脏本身的浊音区无法叩出；一侧大量胸腔积液、气胸可使心浊音界移向健侧；一侧胸膜粘连、增厚与肺不张则使心界移向患侧；②腹部疾病：大量腹腔积液或腹腔巨大肿瘤可使膈肌抬高，心脏呈横位，叩诊时心界向左扩大。

四、听诊

听诊是心脏检查的重要内容，常可获得极其重要的阳性体征，作为诊断的依据。但是，心脏听诊需要反复实践，细心体验，才能逐步掌握这项较难的临床基本功。听诊时，患者多取仰卧位或坐位，在安静环境下听诊，注意不能隔衣听诊。

微课

（一）心脏瓣膜听诊区

心脏各瓣膜关闭与开放时产生的声音，常沿血流方向传导到前胸壁体表的不同部位，此处听诊最清楚，称为心脏瓣膜听诊区。

1. 二尖瓣区（心尖部） 位于心尖搏动最强点，心脏大小正常时，多位于第5肋间左锁骨中线稍内侧；当心脏增大时，听诊部位随心尖位置向左或左下移位。

2. 肺动脉瓣区 胸骨左缘第2肋间。

3. 主动脉瓣区 胸骨右缘第2肋间。

4. 主动脉瓣第二听诊区 胸骨左缘第3、4肋间。

5. 三尖瓣区 胸骨下端左缘，即胸骨左缘第4、5肋间。

听诊顺序通常先从心尖区开始，逆时针方向依次听诊，先从二尖瓣区开始，再听肺动脉瓣区、主动脉瓣区、主动脉瓣第二听诊区，最后听三尖瓣区（图3-5-17及图3-5-18）。

图3-5-17 心脏瓣膜解剖部位及其在胸壁的投影   图3-5-18 心脏瓣膜听诊区

（二）听诊内容

听诊内容包括心率、心律、心音、额外心音、心脏杂音和心包摩擦音。

1. **心率**　指每分钟心跳的次数，正常成人在安静的情况下心率为60~100次/分。老年人偏慢，女性稍快，儿童较快，年龄<3岁的儿童心率多在100次/分以上。

（1）心动过缓　心率低于60次/分，称为心动过缓，生理状况下见于身体十分健壮者，如运动员；病理状态下见于甲状腺功能减退症、高钾血症、过量使用β受体阻滞剂等。

（2）心动过速　成人心率超过100次/分或婴幼儿心率超过150次/分，称为心动过速，正常人情绪激动、剧烈运动时，心率明显增加，病理状态下见于发热、严重贫血、甲状腺功能亢进症等。

2. **心律**　指心脏跳动的节律。正常成人心律规整，部分健康的儿童及青少年可出现吸气时心率增快，呼气时心率减慢，屏气时均匀，称为窦性心律不齐，一般无临床意义。

临床常见的心律失常主要有期前收缩和心房颤动。

（1）期前收缩　是指在规则心律基础上，突然提前出现一次心跳，其后有一较长间歇。如果期前收缩规律出现，可形成联律，例如连续每一次窦性搏动后出现一次期前收缩，称二联律；每两次窦性搏动后出现一次期前收缩则称为三联律，以此类推。根据异位起搏点的不同，可分为室性早搏、房性早搏和交界性早搏，临床上以室性早搏最常见。根据早搏发生的频率可分为频发早搏（≥5次/分）与偶发早搏（<5次/分）。常见于洋地黄中毒或心肌病变。

（2）心房颤动　是由于心房内异位起搏点发出的高频率的冲动，听诊特点为：①心律绝对不齐；②第一心音强弱不等；③心率大于脉率，这种脉搏脱漏现象称为脉搏短绌。常见于二尖瓣狭窄、冠状动脉粥样硬化性心脏病、甲状腺功能亢进等。

👐 **课堂互动 3-4**

简述心脏听诊的内容以及房颤的听诊特点。

答案解析

3. **心音**　听诊健康心脏时，可以听到两个性质不同的声音交替出现，按其在心动周期中出现的先后次序，称之为第一心音（first heart sound，S_1）和第二心音（second heart sound，S_2）。某些健康儿童和青少年可听到一个较弱的第三心音（third heart sound，S_3），第四心音（fourth heart sound，S_4）一般听不到，如听到第四心音，属病理性。

（1）第一心音　第一心音的产生主要是因二尖瓣和三尖瓣关闭，瓣叶突然紧张引起振动所致。第一心音标志着心室收缩（收缩期）的开始。听诊特点：音调较低，声音较响，性质较钝，占时较长（持续时间约0.1秒），与心尖搏动同时出现，在心尖部最强。

（2）第二心音　第二心音的产生主要是肺动脉瓣和主动脉瓣的突然关闭和血流在主动脉与肺动脉内突然减速引起瓣膜振动所致。第二心音标志着心室舒张（舒张期）的开始。听诊特点：音调较高，强度较低，性质较清脆，占时较短（持续0.08秒），在心尖搏动后出现，心底部听诊最清楚。

（3）第三心音　出现在心室舒张早期、快速充盈期之末，是由心室快速充盈的血流自心房冲击室壁，使心室壁、腱索和乳头肌突然紧张、振动所致。听诊特点：音调轻而低，持续时间短（约0.04秒），局限于心尖部或其内上方，仰卧位、呼气时较清楚，见于部分正常的儿童和青少年。

（4）第四心音　出现在心室舒张末期，收缩期前。与心房收缩使房室瓣及其相关结构（瓣膜、瓣环、腱索和乳头肌）突然紧张、振动有关。听诊特点：低调、沉浊而弱。正常情况下，不能被人耳听到，如能闻及则通常为病理性。

心脏听诊最基本的技能是要判定第一心音和第二心音，并以此来判定心脏杂音或额外心音所处的心动周期时相。第一心音和第二心音的区别见表3-5-6。

表3-5-6　第一心音和第二心音的区别

区别点	第一心音	第二心音
最响部位	心尖部	心底部
音调	较低	较高
强度	较强	较弱
持续时间	较长，0.1s	较短，0.08s
与心尖搏动的关系	同时出现	在其后出现

4. 心音的改变及其临床意义　心音的改变包括心音强度的改变、性质的改变和心音分裂。

（1）心音强度改变　影响心音强度的因素包括心脏因素和心外因素，前者包括心肌收缩力与心室充盈程度，以及瓣膜位置的高低、瓣膜的结构和活动性等，后者包括肺含气量多少、胸壁或胸腔病变等。

1）S_1强度的改变：主要决定因素是心室内压增加的速率，心室内压增加的速率越快，S_1越强；其次受心室开始收缩时二尖瓣和三尖瓣的位置及其他因素影响。

①S1增强：可见于二尖瓣狭窄，是由于心室充盈减慢、减少，以致在心室开始收缩时二尖瓣位置低垂，以及由于心室充盈量少，使心室收缩时左室内压上升加速和收缩时间缩短，造成瓣膜关闭振动幅度大，因而S_1亢进。心动过速或心室收缩力增强时，S_1亦可增强，如发热、甲状腺功能亢进等。完全性房室传导阻滞时，心房和心室的搏动各不相关，形成房室分离，各自保持自己的心律，当心房、心室同时收缩时，则第一心音极强，称"大炮音"。

②S_1减弱：常见于二尖瓣关闭不全，是由于左心室舒张期过度充盈，左心室充盈的血液包括由肺静脉回流的血液以及收缩期反流入左房的血液，这使二尖瓣漂浮，以致在心室收缩前二尖瓣位置较高，关闭时振幅小，因而S_1减弱。值得注意的是，如果二尖瓣狭窄时伴有严重的瓣叶病变，瓣叶显著纤维化或钙化，使瓣叶增厚、僵硬，瓣膜活动明显受限，S_1也会减弱。其他原因如主动脉瓣关闭不全、心肌炎、心肌病、心肌梗死或心力衰竭时，均可致S_1减弱。

③S1强弱不等：主要见于心房颤动、频发性室性期前收缩及三度房室传导阻滞。

2）S_2强度的改变：体循环或肺循环阻力的大小和半月瓣的病理改变是影响S_2的主要因素。S_2有两个主要部分即主动脉瓣部分（A_2）和肺动脉瓣部分（P_2）。通常A_2在主动脉瓣区最清楚，P_2在肺动脉瓣区最清晰。一般情况下，青少年$P_2>A_2$，成年人$P_2=A_2$，而老年人$P_2<A_2$。

①S_2增强：可见于高血压、动脉粥样硬化、肺源性心脏病及先天性心脏病等。发生机制：体循环阻力增高或血流增多时，主动脉压增高，主动脉瓣关闭有力，振动大，A_2增强或亢进，可呈高调金属撞击音，亢进的A_2可向心尖及肺动脉瓣区传导，如高血压、动脉粥样硬化；同样，肺循环阻力增高或血流量增多时，肺动脉压力增高，P_2亢进，可向胸骨左缘第3肋间传导，但不向心尖传导，如肺源性心脏病、左向右分流的先天性心脏病（如房间隔缺损、室间隔缺损、动脉导管未闭等）、二尖瓣狭窄伴肺动脉高压等。

②S_2减弱：可见于低血压、主动脉瓣狭窄或肺动脉瓣狭窄等，是由于体循环或肺循环阻力降低、血流减少、半月瓣钙化或严重纤维化时均可分别导致第二心音的A_2或P_2减弱。

（2）心音性质的改变　心肌严重病变时，第一心音失去原有性质且明显减弱，第二心音也弱，S_1、S_2极相似，可形成"单音律"。当心率增快，收缩期与舒张期时限几乎相等时，听诊类似钟摆声，又称"钟摆律"，提示病情严重，如大面积急性心肌梗死和重症心肌炎等。

（3）心音分裂　正常人心室收缩时，构成第一心音的二尖瓣与三尖瓣的关闭并不同步，三尖瓣关闭迟于二尖瓣关闭0.02~0.03秒。心室舒张时，构成第二心音的主动脉瓣与肺动脉瓣的关闭也不同步，肺动脉瓣关闭则迟于主动脉瓣关闭约0.03秒。当时间差小于0.03s时，人耳是分辨不出来的，故听诊时为一个声音。如果S_1或S_2两个成分的间隔时间延长，听诊时出现一个心音分裂成性质相同的两个成分的现象，称为心音分裂。

1）S_1分裂：构成S_1两个成分即二尖瓣和三尖瓣关闭时间差距加大，>0.03秒，形成S_1分裂。在心尖或胸骨左下缘可闻及，见于完全性右束支传导阻滞、肺动脉高压等。

2）S_2分裂：临床上较常见，以肺动脉瓣区明显。见于下列情况：生理性分裂、通常分裂、固定分裂和反常分裂。

①生理性分裂：在青少年中常见。发生机制：深吸气时胸膜腔负压增大，右心回心血流增加，右室排血时间延长，使肺动脉瓣关闭延迟，如果肺动脉瓣关闭时间明显迟于主动脉瓣关闭时间，则可在深吸气末出现S_2分裂。

②通常分裂：临床上最常见的S_2分裂，受呼吸影响，见于某些使右室排血时间延长的情况，如二尖瓣狭窄伴肺动脉高压、肺动脉瓣狭窄等，也可见于左室射血时间缩短，使主动脉瓣关闭时间提前，如二尖瓣关闭不全、室间隔缺损等。

③固定分裂：指S_2分裂不受呼吸的影响，S_2分裂的两个成分时距较固定，可见于先天性心脏病房间隔缺损。发生机制：房间隔缺损时，虽然呼气时右心房回心血量有所减少，但由于存在左房向右房的血液分流，右心血流仍然增加，排血时间延长，肺动脉瓣关闭明显延迟，致S_2分裂；当吸气时，回心血流增加，但右房压力暂时性增高同时造成左向右分流稍减，抵消了吸气导致的右心血流增加的改变，因此其S_2分裂的时距较固定。

④反常分裂：是指肺动脉瓣关闭早于主动脉瓣，吸气时分裂变窄，呼气时变宽，又称逆分裂。S_2逆分裂是病理性体征，见于完全性左束支传导阻滞。另外主动脉瓣狭窄时，左心排血受阻，排血时间延长使主动脉瓣关闭明显延迟，也可出现S_2反常分裂（图3-5-19）。

5. 额外心音 指在原有的心音外出现的病理性附加心音。大部分出现在S_2后，与原有的心音S_1、S_2构成三音律，主要有奔马律、开瓣音和心包叩击音；也可出现在S_1之后，如收缩期喷射音和喀喇音。

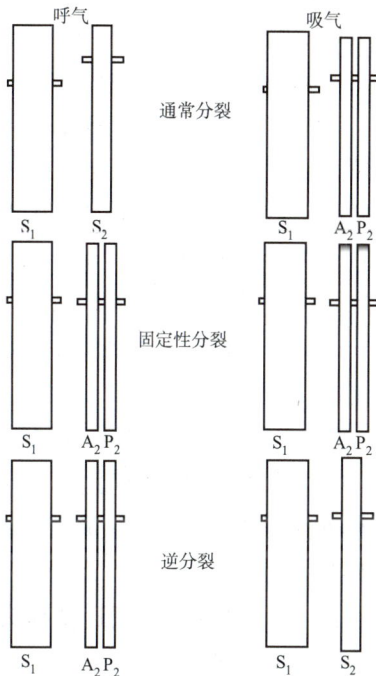

图3-5-19 第二心音分裂示意图

（1）舒张期额外心音

1）奔马律：系一种发生在舒张期的三音心律，由于同时存在心率增快，额外心音与原有的S_1、S_2组成类似马奔跑时的马蹄声，故称奔马律。①舒张早期奔马律：最常见，又称第三心音奔马律。是由于心室舒张期负荷过重，心肌张力减低、顺应性减退，以致心室舒张时，血流充盈引起室壁振动造成。舒张早期奔马律提示有严重器质性心脏病，见于急性心肌梗死、重症心肌炎、心肌病等引起的心力衰竭；②舒张晚期奔马律：又称收缩期前奔马律或房性奔马律，发生在第四心音出现的时间，为增强的第四心音，是由于心室舒张末期压力增高或顺应性减退，以致心房为克服心室的充盈阻力而加强收缩所产生的异常心房音。常见于高血压性心脏病、肥厚型心肌病、主动脉瓣狭窄等；③重叠型奔马律：为舒张早期和晚期奔马律重叠出现引起，常见于心肌病、心力衰竭等。奔马律是心肌严重损害的体征。

2）开瓣音：又称二尖瓣开放拍击声，见于二尖瓣狭窄。由于舒张早期血液自左房流入左室，导致弹性尚好的瓣叶迅速开放后又突然停止，使瓣叶振动引起的拍击样声音。听诊特点为音调高、短促而响亮、清脆，呈拍击样，在心尖内侧较清楚。开瓣音的存在可作为二尖瓣瓣叶弹性及活动尚好的间接指标，是二尖瓣分离术适应证的重要参考条件。

3）心包叩击音：见于缩窄性心包炎，在S_2后0.09~0.12秒出现的中频、较响而短促的额外心音。在舒张早期心室快速充盈时，由于心包增厚，阻碍心室舒张以致心室舒张被迫停止，导致室壁振动而产生的声音，在胸骨左缘最易闻及。

4）肿瘤扑落音：见于心房黏液瘤患者，出现在第二心音后0.08~0.12秒，位于心尖或其内侧胸骨左缘第3、4肋间，音调较低且随体位改变。为黏液瘤在舒张期随血流进入左室，碰撞室壁和瓣膜，以及瘤蒂柄突然紧张产生振动所致。

（2）收缩期额外心音

1）收缩早期喷射音：又称收缩早期咯喇音，为爆裂样声音，高调、短促而清脆，在心底部听诊最清楚。其产生机制为扩大的肺动脉或主动脉在心室射血时动脉壁振动，以及在主、肺动脉阻力增高的情况下半月瓣瓣叶用力开启，或狭窄的瓣叶在开启时突然受限产生振动所致。根据发生部位可分为肺动脉收缩期喷射音和主动脉收缩期喷射音。①肺动脉收缩期喷射音：在肺动脉瓣区最响，吸气时减弱，呼气时增强。见于肺动脉高压、肺动脉瓣狭窄和房间隔缺损、室间隔缺损等疾病；②主动脉收缩期喷射音：在主动脉瓣区听诊最响，可向心尖传导，不受呼吸影响。见于高血压、主动脉瘤、主动脉瓣狭窄、主动脉瓣关闭不全与主动脉缩窄等。

2）收缩中、晚期咯喇音：高调、短促、清脆，如关门落锁的Ka-Ta样声音，在心尖区及其稍内侧最清楚，改变体位从下蹲到直立可使咯喇音在收缩期的较早阶段发生，而下蹲位或持续紧握拳可使咯喇音发生时间延迟。咯喇音是由于二尖瓣在收缩中、晚期脱入左房，瓣叶突然紧张或其腱索的突然拉紧产生震动所致，称为二尖瓣脱垂。由于二尖瓣脱垂可造成二尖瓣关闭不全，血液由左室反流至左房，因而二尖瓣脱垂患者可同时伴有收缩晚期杂音。收缩中、晚期咯喇音合并收缩晚期杂音也称二尖瓣脱垂综合征。

（3）医源性额外心音　治疗心血管疾病时，人工器材置入心脏，也可导致额外心音。常见的有两种：人工瓣膜音和人工起搏音。

6. 心脏杂音　是指心音和额外心音之外，在心脏收缩或舒张期发现的异常声音。

（1）杂音的产生机制　正常血流呈层流状态，不发出声音。在血流加快、异常血流通道、血管管径异常改变等情况下，使层流变为湍流（漩涡）冲击心壁、大血管壁及瓣膜、腱索使之振动而产生杂音（图3-5-20）。

1）血流加速：血流速度越快，就越容易产生漩涡，杂音也越响。例如剧烈运动、严重贫血、高热、甲状腺功能亢进等。

2）瓣膜口狭窄：血流通过狭窄处会产生湍流而形成杂音，是杂音的常见原因。如二尖瓣狭窄、主动脉瓣狭窄、肺动脉瓣狭窄等。

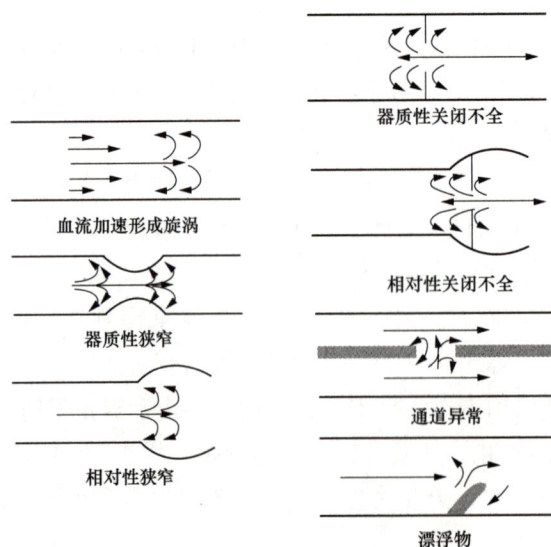

器质性关闭不全

血流加速形成旋涡

相对性关闭不全

器质性狭窄

通道异常

相对性狭窄

漂浮物

图3-5-20　心脏杂音的产生机制

3）瓣膜关闭不全：血液反流经过关闭不全的部位会产生漩涡而出现杂音。如主动脉瓣关闭不全的主动脉瓣区舒张期杂音，扩张性心肌病左心室扩大导致的二尖瓣相对关闭不全的心尖区收缩期杂音。

4）异常血流通道：在心腔内或大血管间存在异常通道，如室间隔缺损、动脉导管未闭等，血流经过时会形成漩涡而产生杂音。

5）心腔异常结构：心室内乳头肌、腱索断裂的残端漂浮，均可能扰乱血液层流而出现杂音。

6）大血管瘤样扩张：血液在流经动脉瘤时会形成涡流而产生杂音。

（2）杂音的特性与听诊要点　杂音的听诊应注意其出现的时期、最响部位、性质、传导方向、强度与形态，以及与体位、呼吸和运动的关系。

1）时期：按心动周期可分为收缩期杂音、舒张期杂音和连续性杂音和双期杂音4种。收缩期和舒张期均出现杂音时，称为双期杂音。还可根据杂音收缩期或舒张期出现的早、晚和持续时间的长短分为早期、中期、晚期和全期杂音。

2）性质：杂音的性质是指音色或音调的不同，取决于振动的频率不同。临床上常以生活中的声音来描述，如隆隆样、吹风样、叹气样、机器样、乐音样等。此外，根据音调高低可分为柔和、粗糙两种，一般功能性杂音较柔和，器质性杂音较粗糙。临床上可根据杂音的性质，推断不同的病变。如心尖区舒张期隆隆样杂音是二尖瓣狭窄的特征；心尖区粗糙的吹风样全收缩期杂音，常提示二尖瓣关闭不全；心尖区柔和的吹风样杂音常为功能性杂音；主动脉瓣第二听诊区舒张期叹气样杂音为主动脉瓣关闭不全等。

3）最响部位：杂音最响的部位常与病变的部位有关，如心尖部杂音最响，提示病变在二尖瓣；在主动脉瓣区或肺动脉瓣区最响，则分别提示为主动脉瓣或肺动脉瓣病变。室间隔缺损的收缩期杂音则在胸骨左缘第3、4肋间处最响；先天性主动脉瓣狭窄的收缩期杂音在背部肩胛间区听得最清楚。

4）传导方向：杂音的传导方向一般沿着血流方向传导。杂音可以较局限，也可以向远处传导。如二尖瓣狭窄的隆隆样杂音局限于心尖区，而二尖瓣关闭不全的杂音多向左腋下及左肩胛下角传导，主动脉瓣狭窄的杂音向颈部传导。一般说来，杂音传导越远，声音越弱，但性质不变。

5）强度与形态：收缩期杂音的强度通常用Levine 6级分级法（表3-5-7），记录方法为：杂音的级别为分子，6级为分母，如杂音的强度为3级，则记录为3/6级杂音。舒张期杂音绝大多数为器质性，所以一般不分级。

表3-5-7　杂音强度分级

级别	响度	听诊特点	震颤
1	很轻	很弱，易被初学者或缺少心脏听诊经验者所忽视	无
2	轻度	能被初学者或缺少心脏听诊经验者听到	无
3	中度	明显的杂音	无
4	中度	明显的杂音	有
5	响亮	响亮的杂音	明显
6	响亮	响亮的杂音，即使听诊器稍离开胸壁也能听到	明显

杂音的强度不一定与病变的严重程度成正比，病变较重时，杂音可较弱，相反，病变较轻时，杂音也可能较强。

常见的杂音形态有5种（图3-5-21）。①递增型杂音：杂音由弱逐渐增强，如二尖瓣狭窄的舒张期隆隆样杂音；②递减型杂音：杂音由较强逐渐减弱，如主动脉瓣关闭不全时的舒张期叹气样杂音；③递增递减型杂音：又称菱形杂音，杂音由弱转强，再由强转弱，如主动脉瓣狭窄时的收缩期杂音；④连续型杂音：杂音由收缩期开始，逐渐增强，高峰在第二心音处，舒张期开始渐减，直到下一心动周期的第一心音前消失，如动脉导管未闭时的连续性杂音；⑤一贯型杂音：杂音强度大体保持一致，如二尖瓣关闭不全时的全收缩期杂音。

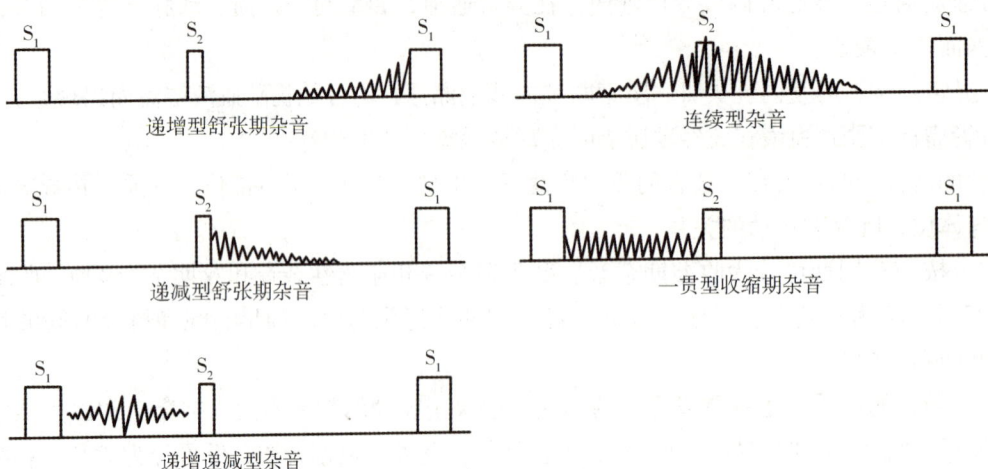

图3-5-21　常见的心脏杂音形态

6）与体位、呼吸和运动的关系：二尖瓣狭窄的舒张期杂音在左侧卧位时明显，主动脉瓣关闭不全的舒张期杂音在坐位且身体稍前倾时更清楚。深吸气时，胸腔负压增强，回心血量增多，与右心相关的三尖瓣、肺动脉瓣狭窄或关闭不全的杂音增强；剧烈运动时，心脏活动增强，杂音增强。

（3）杂音的临床意义　根据产生杂音的心脏部位有无器质性病变可区分为器质性杂音与功能性杂音，一般认为1/6和2/6级收缩期杂音多为功能性的，无病理意义；3/6级及以上杂音则多为器质性的，具有病理意义，但应结合杂音的性质、粗糙程度、是否传导等情况综合判断。临床上常见的杂音特点及意义简述如下。

1）收缩期杂音

二尖瓣区　①功能性杂音：常见于发热、贫血、甲状腺功能亢进、剧烈运动等情况，听诊特点为吹风样，性质柔和，短而弱（1/6或2/6）多局限在收缩中期，不向他处传导；②相对性杂音：左室扩大，引起二尖瓣相对性关闭不全，见于扩张型心肌病、高血压性心脏病等，听诊特点为杂音呈吹风样，较柔和；③器质性杂音：主要见于风湿性心脏病二尖瓣关闭不全、二尖瓣脱垂、乳头肌功能失调等，听诊特点是全收缩期递减型吹风样杂音，可遮盖第一心音，高调较粗糙，强度常在3/6级或以上，向左腋下或左肩胛下区传导，吸气时减弱，呼气时加强，在侧卧位更明显；④心前区其他部位的杂音亦可传至心尖部，例如主动脉瓣狭窄或三尖瓣关闭不全的收缩期杂音。

主动脉瓣区　①器质性杂音：见于主动脉瓣狭窄，听诊特点为喷射或吹风样杂音，性质粗糙，常伴有震颤，杂音向颈部传导，伴A_2减弱；②功能性杂音：见于主动脉粥样硬化、高血压等，听诊特点是较柔和的吹风样杂音，常伴有A_2亢进。

肺动脉瓣区　①功能性杂音：在健康儿童和青少年中多见，呈柔和而较弱、音调低的吹风样杂音，不传导，常为2/6级以下，卧位时明显，坐位时减弱或消失；②器质性杂音：少见，可见于先天性肺动脉瓣狭窄，杂音呈喷射性，粗糙而响亮，强度在3/6级或以上，向四周及背部传导，伴震颤。

三尖瓣区　①相对性杂音：多见，因右室腔扩大，三尖瓣相对性关闭不全所致，听诊特点为吹风样，较柔和，吸气时增强，呼气末减弱，可向心尖区传导；②器质性杂音：很少见，杂音特点与二尖瓣关闭不全类同。

其他部位　室间隔缺损时，在胸骨左缘第3、4肋间可闻及粗糙而响亮的收缩期杂音，响度常在3/6以上，并可传导至心前区其他部位，伴震颤。

2）舒张期杂音

二尖瓣区　①器质性杂音：见于风湿性心脏病二尖瓣狭窄，听诊特点为舒张中晚期隆隆样杂音，呈递增型，音调较低，局限于心尖部，左侧卧位较清楚，常伴有舒张期震颤；②相对性杂音：见于主动脉瓣关闭不全引起的相对性二尖瓣狭窄，在心尖部可以听到舒张期隆隆样杂音，称为Austin-Flint杂音，其听诊特点为柔和、递减型、舒张早期杂音。

主动脉瓣区　见于风湿性心脏病主动脉瓣关闭不全等器质性心脏病变，听诊特点是舒张早期开始，递减型叹气样杂音，在胸骨左缘第3肋间（主动脉瓣第二听诊区）最清楚，坐位及呼气末屏住呼吸可使其更明显。该杂音沿胸骨左缘下传，可达心尖部。

肺动脉瓣区　多为功能性杂音，多由肺动脉扩张引起肺动脉瓣相对性关闭不全产生舒张期杂音，称为Graham-Steel杂音。常见于二尖瓣狭窄、肺源性心脏病、房间隔缺损、原发性肺动脉高压等。听诊特点为递减型、吹风样或叹气样增强。如伴有右心室扩大及心脏顺钟向转位，该杂音亦可传至心尖部。

三尖瓣区　杂音局限于胸骨左缘第4、5肋间，低调、隆隆样，深吸气末增强，见于三尖瓣狭窄。

3）连续性杂音：常见于先天性心脏病动脉导管未闭，可在胸骨左缘第1、2肋间处闻及粗糙、响亮而嘈杂的类似机器转动时的噪音，故又称作机器样杂音，持续整个收缩期和舒张期，向上胸部和肩胛间区传导，常伴有连续性震颤。主动脉瘤所在部位、动静脉瘘及主动脉窦破裂等也可出现连续性杂音。

7. 心包摩擦音　正常的心包膜表面光滑，且壁层和脏层之间有少量的液体起润滑作用，因此两层不会因摩擦而发出声音。心包因炎症或其他原因发生纤维蛋白沉着而变得粗糙，在心脏搏动时两层粗糙的表面相互摩擦可产生振动。在心前区或胸骨左缘第3、4肋间最响亮，坐位前倾及呼气末更明显。常见于感染性心包炎、心肌梗死等。

第六节　血管检查

血管检查主要包括脉搏、血压、血管杂音和周围血管征。

一、脉搏

检查脉搏主要采用触诊法。一般多查桡动脉，在某些特殊情况下也可查肱动脉、股动脉、颈动脉及足背动脉等。医生以示指、中指和环指指腹平放于患者手腕桡动脉搏动处，压力大小以清楚触到脉搏为宜，计数1分钟，在检查脉搏时应注意两侧对比，还应注意脉率、节律、强弱等。

（一）脉率

正常成人脉率在安静、清醒的情况下为60~100次/分，老年人偏慢，婴幼儿偏快，可达130次/分。此外，还应观察脉率与心率是否一致。当心房颤动时，由于部分心脏收缩的搏出量低，不足以引起周围动脉搏动，故脉率小于心率。

（二）脉律

正常人脉律规则。部分健康的儿童、青少年可出现窦性心律不齐，表现为脉搏吸气时增快，呼气时减慢。各种心律失常均可影响脉律，如心房颤动者，表现为脉搏强弱不等、脉律绝对不规则以及脉率少于心率，后者称脉搏短绌。

（三）强弱

脉搏的强弱与心搏出量、脉压和外周血管阻力相关。脉搏增强是由于心搏出量大、脉压大和外周阻力低所致，常见于高热、甲状腺功能亢进、主动脉瓣关闭不全等。脉搏减弱是由于心搏出量少、脉压小和外周阻力增高所致，见于心力衰竭、主动脉瓣狭窄与休克等。

（四）异常脉搏

1. **水冲脉** 表现为脉搏骤起骤落，犹如潮水涨落。医生紧握患者手腕掌面，将其前臂高举过头，可明显感知犹如水冲的脉搏，为脉压差增大所致。这是由于周围血管扩张、血流量增大，或存在血液分流、反流引起。前者常见于甲状腺功能亢进、严重贫血等，后者常见于主动脉瓣关闭不全、动脉导管未闭、动静脉瘘等。

2. **交替脉** 节律规则而强弱交替的脉搏，一般认为是左心室收缩力强弱交替所致，为左室心力衰竭的重要体征之一。常见于高血压性心脏病、急性心肌梗死和主动脉瓣关闭不全导致的心力衰竭等。

3. **奇脉** 是指吸气时脉搏明显减弱或消失，又称"吸停脉"，系左心室搏血量减少所致。心脏压塞或缩窄性心包炎时，吸气时右心舒张受限，回心血量减少，右心排血量相应减少，使肺静脉回流入左房血量减少，左室排血减少，形成脉搏减弱，甚至不能扪及。（图3-5-22）。

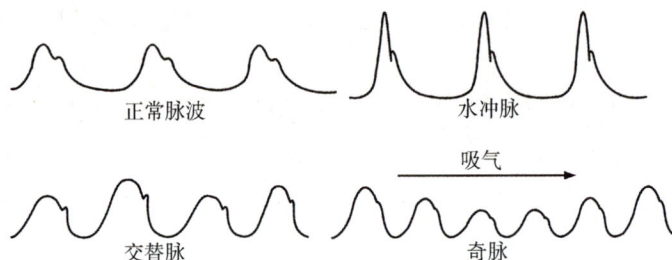

图3-5-22　常见脉搏的波形

4. **无脉** 脉搏消失，多见于休克和多发性大动脉炎。

二、血压

血压是指流动的血液对血管壁的侧压力，通常指动脉血压。

（一）血压测量

1. **直接测量法** 经皮穿刺将导管送至周围动脉（如桡动脉）内，导管末端接监护测压系统，自动显示血压值。因为该方法为有创方式，仅适用于危重、疑难病例。

2. **间接测量法** 即袖带加压法，以血压计测量。血压计有汞柱式、弹簧式和电子血压计，临床常用汞柱式血压计或经过验证（BHS和AAMI、ESH）合格的电子血压计进行测量。

操作方法：嘱被检者在安静环境下休息5~10分钟。取坐位或仰卧位，脱去衣袖，上肢裸露伸直并轻度外展，肘部与心脏同高，将气袖均匀紧贴皮肤缠于上臂，使其下缘在肘窝以上2~3cm，气袖的中央位于肱动脉表面。医生在肘窝处触及肱动脉搏动后，将听诊器体件置于肱动脉上。然后向袖带内充气，边充气边听诊，待肱动脉搏动声消失，再将水银柱升高20~30mmHg后，缓慢放气。首先听到的第一声响的数值代表收缩压，最终声音消失时的数值为舒张压。血压至少应测量2次，每次间隔1~2分钟；如收缩压或舒张压2次读数相差5mmHg以上，应再次测量，以3次读数的平均值作为测量结果。血压记录用收缩压/舒张压表示，单位为毫米汞柱（mmHg）。

收缩压与舒张压之差为脉压。正常脉压为30~40mmHg，两上肢血压可相差5~10mmHg，下肢血压比上肢血压高20~40mmHg。

（二）血压标准

根据最新的中国高血压防治指南的标准，18岁及以上成人血压标准及高血压分级见表3-5-8。

表3-5-8　血压水平及分级

级别	收缩压（mmHg）		舒张压（mmHg）
正常血压	≤120	和	≤80
正常高值	130~139	和（或）	85~89
高血压	≥140	和（或）	≥90
1级高血压	140~159	和（或）	90~99
2级高血压	160~179	和（或）	100~109
3级高血压	≥180	和（或）	≥110
单纯收缩期高血压	≥140	和	<90

注：当收缩压和舒张压分属于不同分级时，以较高的级别作为标准。

（三）临床意义

1. **高血压**　在安静、清醒和未使用降压药的条件下采用标准测量方法，至少3次非同日血压值达到或超过收缩压140mmHg和（或）舒张压90mmHg，即可诊断为高血压，如果仅收缩压达到标准则称为单纯收缩期高血压。高血压绝大多数是原发性高血压，约5%继发于其他疾病，称为继发性高血压，如慢性肾炎、肾动脉狭窄等。

👥 **课堂互动 3-5**

某一患者的血压为170/115mmHg，思考该患者是几级高血压？

答案解析

2. **低血压**　凡血压低于90/60mmHg时称低血压。多见于休克、心肌梗死等患者。

3. **脉压的改变**　脉压>40mmHg为脉压增大，见于主动脉瓣关闭不全、甲状腺功能亢进症、严重贫血等。脉压<30mmHg为脉压减小，见于主动脉瓣狭窄、心包积液、心力衰竭等。

4. **上下肢血压差异常**　正常双侧上肢血压差达5~10mmHg，若超过此范围则属异常，见于多发性大动脉炎或先天性动脉畸形等。正常下肢血压高于上肢血压达20~40mmHg，若下肢血压低于上肢应考虑主动脉缩窄，或胸腹主动脉型大动脉炎等。

三、血管杂音及周围血管征

（一）动脉杂音

多见于周围动脉、肺动脉和冠状动脉。常见于甲状腺功能亢进症、肾动脉狭窄、冠状动静脉瘘等疾病。

（二）静脉杂音

由于静脉压力低，不易出现涡流，故杂音一般多不明显。临床较有意义的有颈静脉营营声，可出现低调、柔和、连续性杂音，压迫静脉后杂音消失，系颈静脉血液快速流入上腔静脉所致，属无害性杂音。

（三）周围血管征

常见于主动脉瓣重度关闭不全、甲状腺功能亢进和严重贫血等。包括毛细血管搏动征、枪击音和杜若兹（Duroziez）双重杂音。

1. **毛细血管搏动征**　用手指轻压患者指甲甲床末端或用玻片轻压患者口唇黏膜，使局部发白，当心脏收缩和舒张时则发白的局部边缘发生有规律的红、白交替改变。

2. **枪击音**　听诊器位于股动脉处听诊，可闻及与心跳一致短促如射枪的声音，系血流冲击血管壁所致。

3. **Duroziez双重杂音**　听诊器置于股动脉处，稍加压听诊，可闻及收缩期与舒张期双期吹风样杂音，称Duroziez双重杂音。

第七节　循环系统常见疾病的症状和体征

一、心力衰竭

心力衰竭是各种心脏疾病导致心室充盈和（或）射血功能受损，引起心排血量减少，不能满足机体代谢需要的一种综合征。临床上以肺和（或）体循环淤血，器官、组织灌注不足为特征。根据心力衰竭发生的时间、速度、严重程度可分为慢性心衰和急性心衰，根据发生部位可分为左心衰竭、右心衰竭和全心衰竭。

（一）病因

心力衰竭的病因可分为心肌损害和心室负荷过重两大类。

1. **心肌损害**　原发性心肌损害，如心肌缺血、心肌梗死、心肌炎、扩张型心肌病、肥厚型心肌病等；继发性心肌损害，如糖尿病、甲状腺疾病、结缔组织病物等并发的心肌损害。

2. **心室负荷过重**　压力负荷过重，如高血压、主动脉瓣狭窄、肺动脉高压、肺动脉瓣狭窄等；容量负荷过重，如二尖瓣或主动脉瓣关闭不全、慢性贫血、甲状腺功能亢进症等。

3. **诱发因素**　感染、心律失常、钠盐摄入过多、输液过多和（或）过快、过度劳累、情绪激动、原有心脏病变加重等增加心脏负荷的多种因素。

（二）症状

1. **左心衰竭**　以肺循环淤血为主要临床表现，包括乏力，进行性劳力性呼吸困难、夜间阵发性呼吸困难、端坐呼吸，急性肺水肿，咳嗽、咳白色浆液性泡沫痰，少数出现咯血，乏力、疲倦、运动耐量减低、头晕、心慌等。

2. **右心衰竭**　以体循环淤血为主要表现，包括腹胀、食欲不振、恶心、呕吐等消化道症状。

（三）体征

1. 左心衰竭

（1）视诊　程度不同的呼吸急促、发绀、端坐体位。急性肺水肿时可咳大量粉红色泡沫痰，呼吸窘迫，大汗淋漓，鼻翼扇动。

（2）触诊　严重者可出现交替脉。

（3）叩诊　除基础心脏病固有体征外，通常无异常。

（4）听诊　单侧或双侧肺可闻及不同程度的细小湿啰音，也可伴少量哮鸣音；急性肺水肿时，双肺满布湿啰音和哮鸣音。心率增快，心尖区及其内侧可闻及舒张期奔马律，肺动脉瓣区第二心音亢进，心脏扩大及相对性二尖瓣关闭不全的反流性杂音。

2. 右心衰竭

（1）视诊　对称性水肿，颈静脉怒张，可有周围性发绀。

（2）触诊　肝大、压痛、肝-颈静脉回流征阳性，下肢或腰骶部等下垂部位凹陷性水肿。

（3）叩诊　可有胸腔积液与腹腔积液体征。

（4）听诊　右心室扩大，可在三尖瓣区闻及三尖瓣相对关闭不全的收缩期吹风样杂音，以及右心室舒张期奔马律。

二、心包积液

心包积液指心包腔内积聚过多液体（>30~50ml），包括液性、浆液纤维蛋白性、脓性和血性等。病因可有感染性如结核、病毒、化脓性等，与非感染性如风湿性、肿瘤、穿刺伤、心室破裂等。由于心包腔内压力增高致使心室舒张期充盈受阻，影响静脉回流，周围静脉压升高，心排血量明显降低。大量或迅速心包积液可引起心脏压塞。

（一）症状

心前区胸闷、心悸、呼吸困难、腹胀、水肿等，以及原发病的症状，如化脓性感染的畏寒、高热等。严重的心脏压塞可出现休克。

（二）体征

1. 视诊　心前区饱满，颈静脉怒张，心尖搏动减弱或消失。

2. 触诊　心尖搏动减弱，不易触到。大量心包积液时，不同程度的肝大、压痛及肝-颈静脉回流征阳性。

3. 叩诊　心浊音界向两侧扩大，随体位改变，即卧位时，心底部浊音界增宽，坐位时，心尖部增宽，呈烧瓶心。

4. 听诊　心音低而遥远，少量心包积液可在心前区闻及心包摩擦音，积液量增多后摩擦音消失。

当肺组织受压时出现心包积液征（Ewart征），即左肩胛下区语颤增强、叩诊浊音，并可闻及支气管呼吸音，脉压减小，出现奇脉。

三、心脏瓣膜病

心脏瓣膜病是由多种原因引起的心脏瓣膜狭窄或（和）关闭不全所致的心脏疾病。常见的病因包括细菌感染、黏液样变性、老年瓣膜钙化退行性变、先天性畸形、缺血性坏死、创伤性等。心脏瓣膜病种类包括二尖瓣疾病、主动脉瓣疾病、三尖瓣疾病、联合瓣膜病。

（一）二尖瓣狭窄

二尖瓣狭窄是我国常见的心脏瓣膜病，主要病因为风湿热，多有反复链球菌感染所致的上呼吸道感染史。正常二尖瓣口径面积为4.0~6.0cm^2，瓣口面积缩小至1.5~2.0cm^{2}是轻度狭窄，1.0~1.5cm^{2}是中度狭窄，<1.0cm^{2}是重度狭窄。主要病理改变为瓣叶和腱索的纤维化和挛缩，瓣叶交界面相互粘连，使瓣膜位置下移，二尖瓣开放受限，瓣口面积缩小，血流受阻。

1. 症状

（1）呼吸困难　最早出现，也是最常见的症状，在运动、情绪激动、感染时易被诱发。随病程进展，可出现静息时呼吸困难、夜间阵发性呼吸困难、端坐呼吸甚至急性肺水肿。

（2）咳嗽　常见，多在夜间睡眠或劳动后出现，为干咳无痰或泡沫痰，并发感染时咳脓性痰。

（3）咯血　严重二尖瓣狭窄支气管静脉破裂出血导致大咯血；肺充血或肺毛细血管破裂导致痰中带血或血痰；急性肺水肿咳粉红色泡沫痰；肺梗死时咳胶冻状暗红色痰。

（4）血栓栓塞　为二尖瓣狭窄的严重并发症，约20%的患者发生血栓栓塞，栓塞者约80%伴有心房颤动。

（5）其他症状　左心房显著扩大、左肺动脉扩张压迫左喉返神经引起声音嘶哑；压迫食管可引起吞咽困难；右心室衰竭时可出现食欲减退、腹胀、恶心等消化道症状。

2. 体征

（1）视诊　"二尖瓣面容"，口唇发绀。心尖搏动向左移位。

（2）触诊　左心室扩大时，心尖搏动向左移位，剑突下可触及收缩期抬举样搏动。心尖区常有舒张期震颤。

（3）叩诊　二尖瓣狭窄引起左心房增大和肺动脉扩张时，胸骨左缘第2、3肋间心浊音界向左扩大，心腰部膨出，心浊音界呈"梨形"。

（4）听诊　心尖区多可闻及亢进的第一心音，呈拍击样，并可闻及开瓣音。肺动脉高压时，P₂亢进。典型杂音为心尖区舒张中晚期低调的隆隆样杂音，呈递增型，局限，左侧卧位明显，运动或用力呼气可使其增强。严重肺动脉高压时，导致相对性肺动脉瓣关闭不全，在胸骨左缘第2肋间可闻及递减型高调叹气样舒张早期杂音（即Graham-Steel杂音）。

（二）二尖瓣关闭不全

二尖瓣关闭不全可分急性与慢性两种类型。急性二尖瓣关闭不全常由感染、外伤、人工瓣膜周漏引起腱索断裂或乳头肌坏死，慢性二尖瓣关闭不全的病因可有风湿性、黏液样变性、钙化退行性变、冠心病伴乳头肌功能不全。二尖瓣关闭不全的主要病理生理变化是左心室每搏喷出的血流一部分反流入左心房，使前向血流减少，同时使左心房负荷和左心室舒张期负荷增加，从而引起一系列血流动力学变化。

1. 症状

（1）急性二尖瓣关闭不全　轻者可仅有轻微劳力性呼吸困难，重者可很快发生急性左心衰竭、急性肺水肿、心源性休克。

（2）慢性二尖瓣关闭不全　早期无明显症状，严重的二尖瓣关闭不全患者，可表现为疲乏无力，活动耐力下降，呼吸困难，晚期则出现右心衰竭的表现。

2. 体征

（1）急性二尖瓣关闭不全　心尖搏动为抬举样搏动。心尖区闻及>3/6级的收缩期粗糙的吹风样杂音。急性肺水肿时双肺可闻及干、湿啰音。

（2）慢性二尖瓣关闭不全

①视诊：心尖搏动向左下移位。

②触诊：收缩期可触抬举性心尖搏动。病情严重者可触及收缩期震颤。

③叩诊：心浊音界向左下扩大，后期也可向右扩大。

④听诊：心尖区第一心音减弱，第二心音分裂，严重反流可出现低调第三心音。典型杂音为心尖区全收缩期吹风样杂音，杂音强度≥3/6级，可伴有收缩期震颤。前叶损害为主者，杂音向左腋下或左肩胛下传导，后叶损害为主者杂音向心底部传导。严重反流时，由于舒张期大量血液通过二尖瓣口，导致相对性二尖瓣狭窄，故心尖区可闻及短促的舒张中期隆隆样杂音。

（三）主动脉瓣狭窄

主动脉瓣狭窄主要病因包括先天性病变、老年退行性变和风湿炎症性病变。正常成人主动脉瓣口面积3~4cm²，瓣口面积缩小至>1.5cm²是轻度狭窄，1.0~1.5cm²是中度狭窄，<1.0cm²是重度狭窄。主动脉瓣口面积减少至正常1/3，血流动力学改变不明显。当主动脉瓣口面积≤1.0cm²时，左心室排血明显受阻，产生左心室肥厚，使左心室舒张末压进行性升高，左心房后负荷增加导致左心室功能衰竭。同时心肌耗氧增加，冠状动脉血流不足，产生心绞痛和左心衰竭。

1. 症状　早期无明显症状，当主动脉瓣口面积≤1.0cm²时，出现呼吸困难、心绞痛和晕厥是典型主动脉瓣狭窄的三联征。

2. 体征

（1）视诊　心尖搏动向左下移位。

（2）触诊　心尖区可触及收缩期抬举样搏动。严重的主动脉瓣狭窄者，颈动脉搏动明显延迟。胸骨右缘第2肋间可触及收缩期震颤。

（3）叩诊　心浊音界正常或可向左下扩大。

（4）听诊　第一心音减弱，主动脉瓣区第二心音减弱或消失，可逆分裂。典型杂音为粗糙而响亮的射流性杂音，3/6级以上，呈递增-递减型，向颈部传导，在胸骨右缘第2肋间听诊最清楚。

（四）主动脉瓣关闭不全

主动脉瓣关闭不全可分急性与慢性两种类型。急性主动脉瓣关闭不全常由感染性心内膜炎、外伤、主动脉夹层、人工瓣膜撕裂引起瓣叶破损、脱垂。慢性主动脉瓣关闭不全的病因包括先天畸形、风湿性心脏病、感染性心内膜炎、钙化退行性变、黏液样变性和结缔组织病等。主动脉瓣关闭不全的主要病理生理变化是舒张期主动脉的血流一部分反流入左心室，使前向血流减少，使左心室舒张期容量负荷增加，从而引起一系列血流动力学变化。

1. 症状

（1）急性主动脉瓣关闭不全　严重时急性发作可突发呼吸困难，端坐呼吸，全身大汗，咯粉红色泡沫痰，更重者可出现烦躁不安，神志模糊，甚至昏迷。

（2）慢性主动脉瓣关闭不全　早期多无明显症状。随病情发展，表现为与心搏量增多有关的症状，如心悸、心前区不适、头颈部强烈动脉搏动感、体位性头晕等。晚期左心衰时出现呼吸困难，心肌缺血时出现心绞痛。

2. 体征

（1）急性主动脉瓣关闭不全　严重者出现休克，血压下降、脉搏细速等。第一心音减弱或消失，肺动脉瓣区第二心音亢进，常可闻及病理性第三心音和第四心音。双肺满布湿啰音。

（2）慢性主动脉瓣关闭不全

①视诊：心尖搏动向左下移位，颈动脉搏动明显，并可随心脏收缩时出现点头征。

②触诊：心尖搏动向左下移位，收缩期可触及高动力性心尖搏动，伴有水冲脉。

③叩诊：心浊音界向左下扩大，心腰明显凹陷，靴形心。

④听诊：主动脉瓣区第一心音减弱，主动脉瓣区第二心音减弱或消失，常可闻及病理性第三心音。典型杂音为主动脉瓣第二听诊区高调、递减型、叹气样舒张期杂音，杂音向心尖区传导，以前倾坐位最易听清。严重主动脉瓣关闭不全导致反流明显者，常在心尖区闻及柔和低调的隆隆样舒张期杂音（Austin-Flint杂音）。

（宋凯丽）

书网融合……

目标检测　　知识回顾　　习题

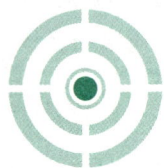

第六章 | 腹部检查

PPT

学习目标

知识要求：
1. 掌握腹部检查的内容、方法及常见异常体征的临床意义。
2. 熟悉腹部检查的正常状态（值）。

技能要求：
1. 熟练掌握腹部检查的基本操作方法，尤其是触诊的手法。
2. 学会按照视、听、叩、触诊的顺序进行完整、规范的腹部查体，准确记录检查结果，发现异常体征，得出初步诊断。

📋 岗位情景模拟 23

章某，男性，51岁。9年前患乙型肝炎，未系统治疗，迁延未愈。近2年常感全身乏力、食欲缺乏，时有齿龈出血，鼻出血。半年来腹部明显鼓胀，下肢水肿，尿量减少。

问题与思考
1. 该患者最可能诊断的疾病？
2. 该疾病的临床特点？腹部查体可能会出现的阳性体征？

答案解析

腹部位于胸廓和骨盆之间，包括腹壁、腹腔和腹腔内脏器。腹部范围上起膈，下至骨盆，腹部上以两侧肋弓下缘和胸骨剑突与胸部为界，下至两侧腹股沟韧带和耻骨联合，前面和侧面由腹壁组成，后面为脊柱和腰肌。

腹腔内有很多重要脏器，包括消化、泌尿、生殖、内分泌、血管系统等。腹腔脏器很多，且又互相交错重叠，故腹部检查是体格检查中的重要组成部分，是诊断疾病的方法之一。腹部检查可采用视诊、触诊、叩诊、听诊，最主要的检查方法是触诊。检查时，腹部触诊可能影响肠鸣音的活跃程度，可按照视、听、叩、触诊的顺序进行，但记录顺序仍然是视、触、叩、听诊。

第一节　腹部的体表标志与分区

微课

一、腹部体表标志

为了有助于描述病变部位，常用腹部体表标志如下（图3-6-1）。

1. **腹上角**　两侧肋弓的交角，常用于判断体型和肝脏测量。
2. **肋弓下缘**　由第8~10肋软骨连接形成的肋弓，肋弓下缘是腹部体表的上界。

3. **腹中线（腹白线）** 前正中线在腹部的延续，此处易有白线疝。

4. **腹直肌外缘（上端）** 相当于锁骨中线在腹部的延续，常为手术切口和胆囊点的定位。

5. **脐** 位于腹部中心，向后投影相当于第3~4腰椎之间，是腹部四区分法的标志。

6. **耻骨联合** 两耻骨间的纤维软骨连接，共同组成腹部体表下界。

7. **腹股沟韧带** 是腹部体表的下界，是寻找股动、静脉的标志。

8. **髂前上棘** 是髂嵴前方突出点，是腹部九区法的标志和骨髓穿刺的部位。

9. **胸骨剑突** 是胸骨下端的软骨，是腹部体表的上界，常作为肝脏测量的标志。

10. **肋脊角** 两侧背部第12肋骨与脊柱的交角。

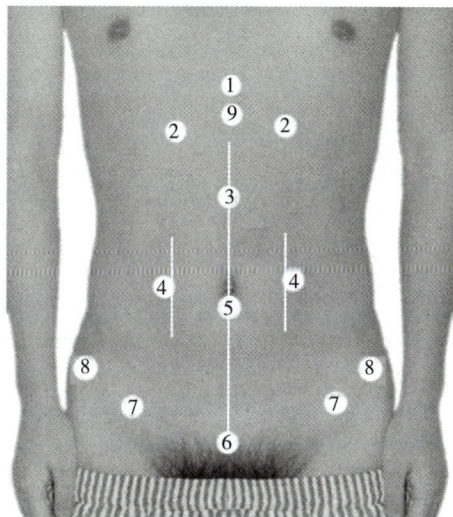

图3-6-1　腹部体表标志

1.腹上角；2.肋弓下缘；3.腹中线；4.腹直肌外缘；5.脐；6.耻骨联合；7.腹股沟韧带；8.髂前上棘；9.胸骨剑突

二、腹部分区

目前常用的腹部分区有以下两种方法。

（一）四区分法

通过脐划一水平线与一垂直线，两线相交将腹部分为四区，即左、右上腹部和左、右下腹部（图3-6-2）。四区所包含主要脏器如下。

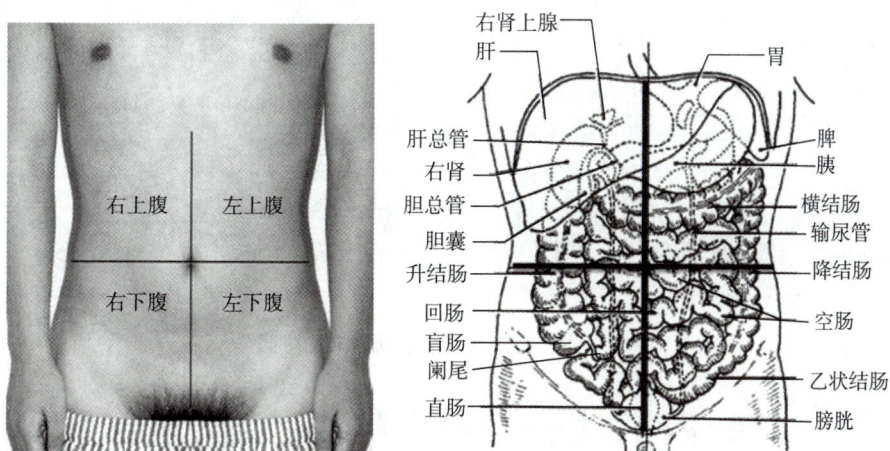

图3-6-2　腹部四区分法所对应的脏器

1. **左上腹** 肝脏左叶、脾、胃、小肠、胰体、胰尾、左肾上腺、左肾、结肠脾曲、部分横结肠、腹主动脉。

2. **右上腹** 肝脏、胆囊、幽门、十二指肠、小肠、胰头、右肾上腺、右肾、结肠肝曲、部分横结肠、下腔静脉。

3. **左下腹** 乙状结肠、部分降结肠、小肠、膨胀的膀胱、增大的子宫、女性左侧卵巢和输卵管、男性左侧精索、左输尿管。

4. **右下腹** 盲肠、阑尾、部分升结肠、小肠、右输尿管、膨胀的膀胱、增大的子宫、女性右侧输卵管、男性右侧精索。

四区分法简单易行，不足之处为较粗略，难于准确定位。

（二）九区分法

用两条水平线和两条垂直线，将腹部分为九区。由两侧肋弓下缘最低点连线和两侧髂前上棘连线为两条水平线，左、右髂前上棘至腹中线连线的中点作两条垂直线，四线相交将腹部划分为"井"字形九区（图3-6-3），即左、右上腹部（季肋部），左、右侧腹部（腰部），左、右下腹部（髂窝部）及上腹部、中腹部（脐部）和下腹部（耻骨上部）。九区所包含的主要脏器（见图3-6-3）如下。

1. **左上腹部（左季肋部）** 脾、胃、结肠脾曲、胰尾、左肾、左肾上腺。
2. **上腹部** 胃、肝左叶、十二指肠、大网膜、横结肠、胰头和胰体、腹主动脉。
3. **右上腹部（右季肋部）** 肝右叶、胆囊、结肠肝曲、右肾、右肾上腺。
4. **左侧腹部（左腰部）** 降结肠、空肠或回肠、左肾。
5. **中腹部（脐部）** 下垂的胃或横结肠、十二指肠、空肠和回肠、输尿管、腹主动脉、肠系膜及其淋巴结、大网膜。
6. **右侧腹部（右腰部）** 升结肠、空肠、右肾。
7. **左下腹部（左髂窝）** 乙状结肠、女性左侧卵巢及输卵管、男性左侧精索。
8. **下腹部（耻骨上部）** 回肠、胀大的膀胱、增大的子宫、乙状结肠、输尿管。
9. **右下腹部（右髂窝）** 盲肠、阑尾、回肠末段、淋巴结、女性右侧卵巢及输卵管、男性右侧精索。

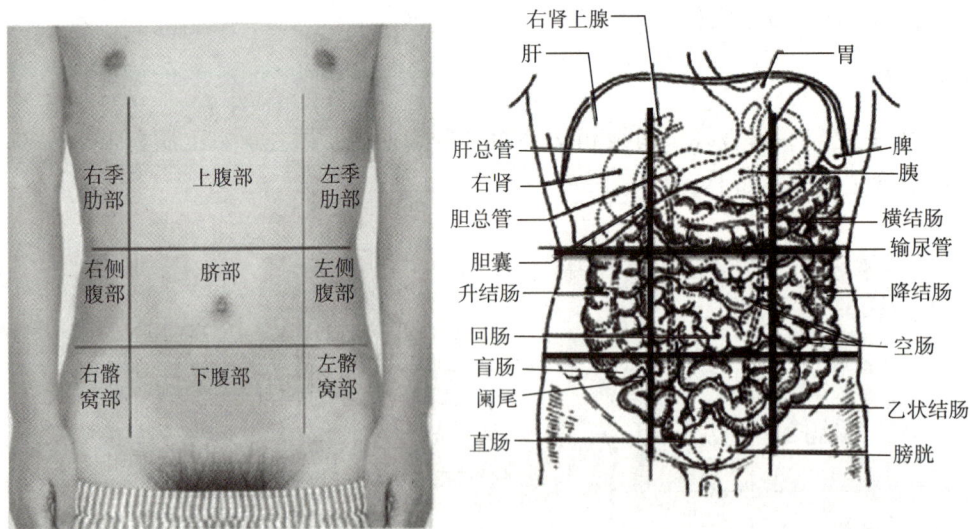

图3-6-3 腹部九区分法所对应的脏器

九区分法较细，定位准确，但因各区较小，包含脏器常超过一个分区，加之体型不同，脏器位置可略有差异，应予注意。

第二节　视　诊

微课

腹部视诊前，嘱被检者排空膀胱，取低枕仰卧位，两手自然置于身体两侧，充分暴露腹部（从肋弓下缘、剑突至腹股沟韧带和耻骨联合）。室内必须温暖，光线要充足，最好利用自然光线，因为在灯光下常不能辨别皮肤的某些变化，如皮肤黄染等。光源应从头部或侧面射来，这样有利于观察腹部表面隆起、凹陷、蠕动和搏动，医生一般站在被检者的右侧，按自上而下顺序观察。观察腹部细小征象时，医生需要将视线降低至腹平面，从侧面呈切线方向更易看清楚。

腹部视诊的主要内容有腹部外形、呼吸运动、腹壁静脉、胃肠型和蠕动波、腹壁皮肤等。

一、腹部外形

应注意腹部是否对称，有无隆起或凹陷。有腹水或腹部包块时，还应测量腹围的大小。

健康成年人平卧时，腹部平坦对称，即前腹壁与肋缘至耻骨联合大致位于同一水平面，称为腹部平坦，坐起时脐以下部分稍前凸；小儿及肥胖者前腹壁呈圆形，高于肋缘与耻骨联合的平面，称腹部饱满；老年人及消瘦者腹肌松弛，前腹壁稍低于肋缘与耻骨联合的平面，称腹部低平。以上腹部外形均属于正常范围。若腹外形明显膨隆或凹陷，应视为异常。

（一）腹部膨隆

平卧时前腹壁明显高于肋缘与耻骨联合的平面，外观呈凸起状，称腹部膨隆。生理性膨隆见于妊娠、肥胖等，病理性膨隆见于以下两种情况。

1. **全腹膨隆**　腹部弥漫性膨隆呈球形或扁圆形，多因腹腔内容物增多所致，常见于下列情况。

（1）腹腔积液　腹腔内有积液称为腹水。当平卧位，大量积液沉积于腹腔两侧使侧腹部明显膨出扁而宽，称蛙腹，侧卧位或坐位则因液体移动使得腹下部膨出，常见于肝硬化门脉高压症、心力衰竭、缩窄性心包炎、肾病综合征、结核性腹膜炎等。腹水量多时可致腹压增高使脐外突。

（2）腹内积气　腹内积气多在胃肠道内，移动体位时其形态无明显改变，见于各种原因引起的肠梗阻或肠麻痹；若腹腔内积气，称为气腹，见于胃肠穿孔或治疗性人工气腹。

（3）腹内巨大包块　如巨大卵巢囊肿、畸胎瘤等。

注意：当全腹膨隆时，常需测量腹围观察其程度和变化。方法为让被检者排尿后平卧，用软尺经脐绕腹一周，测得的周长即为腹围（脐周腹围），通常以厘米为单位。定期在同样条件下测量比较，可以观察腹腔内容物（如腹水）的变化。

2. **局部膨隆**　常由脏器肿大、腹内肿瘤或炎症性包块、胃或肠胀气以及腹壁上的肿物或疝等引起。脏器肿大一般都在该脏器所在部位，并保持该脏器的外形特征。常见病因见表3-6-1。

表3-6-1　腹部局部膨隆常见原因

部位	原因
上腹中部	肝左叶肿大、胃癌、胃扩张（如幽门梗阻）、胰腺肿瘤或囊肿
右上腹部	肝大（脓肿、淤血、肿瘤）、胆囊肿大、结肠肝曲肿瘤
左上腹部	脾大、结肠脾区肿瘤或巨结肠
侧腹部	多囊肾、巨大肾上腺瘤、肾盂大量积水或积脓

续表

部位	原因
脐部	脐疝、腹部炎症性包块（如结核性腹膜炎致肠粘连）
下腹部	子宫增大（妊娠、肌瘤等）、卵巢癌或囊肿以及胀大的膀胱（排尿后可消失）
右下腹部	回盲部结核或肿瘤、克罗恩病及阑尾周围脓肿
左下腹部	降结肠及乙状结肠肿瘤，或干结粪块

注意：有时局部膨隆是由于腹壁上的肿块（如皮下脂肪瘤、结核性脓肿等）而非腹腔内病变。其鉴别方法是做腹壁紧张实验：嘱被检者仰卧位，下肢伸直，腹肌放松，先观察肿块的突出程度，再嘱患者用力屏气，抬头半坐起使腹肌紧张，如肿块消失或不明显，表示肿块位于腹腔内，被收缩变硬的腹肌所掩盖；如肿块突出更为明显，则表示肿块位于腹壁上。

（二）腹部凹陷

仰卧时前腹壁明显低于肋缘与耻骨联合的平面，称腹部凹陷，凹陷分全腹和局部，但以前者意义更为重要。

1. 全腹凹陷　患者仰卧时前腹壁明显凹陷，见于消瘦和脱水者。严重时前腹壁凹陷几乎贴近脊柱，肋弓、髂嵴和耻骨联合显露，使腹外形如舟状，称舟状腹，见于恶病质，如结核病、恶性肿瘤等慢性消耗性疾病晚期。

2. 局部凹陷　较少见，多由于手术后腹壁瘢痕收缩所致，患者立位或腹内压增高时，凹陷可更明显。白线疝、切口疝于卧位时可见凹陷，但立位或腹内压增高时，局部反而膨出。

二、呼吸运动

1. 正常状态　正常人可以见到呼吸时腹壁上下起伏，吸气时上抬，呼气时下陷，即为腹式呼吸，男性及小儿以腹式呼吸为主，而成年女性则以胸式呼吸为主，腹壁起伏不明显。

2. 腹式呼吸改变　腹膜炎症、腹水、急性腹痛、腹腔内巨大肿物或妊娠等腹式呼吸减弱。胃肠穿孔所致急性腹膜炎或膈肌麻痹时腹式呼吸消失。癔症性呼吸或胸腔疾病（大量胸腔积液）等可使腹式呼吸增强。

三、腹壁静脉

1. 正常状态　正常人腹壁静脉一般不显露，在较瘦或皮肤白皙的人才隐约可见，皮肤较薄而松弛的老年人可见静脉显露于皮肤，但并不曲张，属正常现象。正常状态下，脐水平以上的腹壁静脉血流方向系自下而上经胸壁静脉和腋静脉流入上腔静脉，脐水平线以下的腹壁静脉血流方向系自上而下经大隐静脉流入下腔静脉。

2. 腹壁静脉曲张　是指腹壁静脉明显显露且迂曲变粗，为侧支循环形成引起，常见于门静脉高压致循环障碍或上、下腔静脉回流受阻形成侧支循环时。

（1）判断腹壁静脉血流方向　检查腹壁曲张静脉的血流方向，有助于判定静脉阻塞的部位，借简单的指压法即可鉴别。选择一段没有分支的腹壁静脉，医生将右手示指和中指并拢压在静脉上，然后一手指紧压静脉向外滑动，排空该段静脉内的血液，至一定距离放松该手指，另一手指压紧不动，看静脉是否迅速充盈，用同法放松另一手指即可看出血流方向。如果被挤空的静脉迅速充盈，表示血流方向是从放松手指的一端流向紧压手指的一端；如挤空的这一段静脉无充盈，则血流方向是从紧压手指一端流向放松手指一端（图3-6-4）。

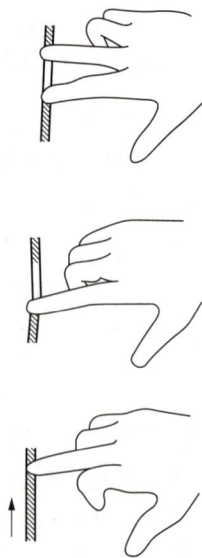

图3-6-4　血流方向检查示意图

（2）腹壁静脉血流方向对血管阻塞部位的判断　①肝硬化门静脉高压症：血流方向与正常相同（图3-6-5），脐周曲张的静脉向四周放射，称作海蛇头征或水母头征；②下腔静脉阻塞：无论脐水平线以上或脐水平线以下，血流方向均自下而上（图3-6-6），曲张的静脉分布在腹壁两侧；③上腔静脉阻塞：无论脐水平线以上或脐水平线以下，血流方向均自上而下，曲张的静脉分布在腹壁两侧。

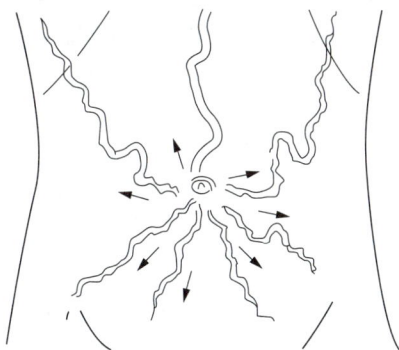

图3-6-5　门静脉梗阻腹壁浅静脉分布和血流方向
（箭头所示为血流方向）

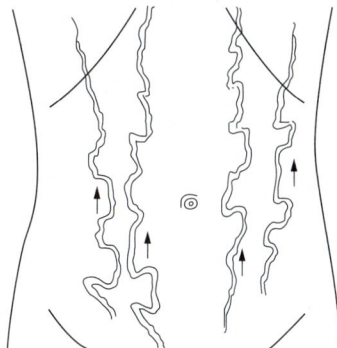

图3-6-6　下腔静脉梗阻腹壁浅静脉分布和血流方向
（箭头所示为血流方向）

四、胃肠型和蠕动波

胃和肠的轮廓分别称为胃型和肠型，胃肠蠕动时形成的推进性隆起称蠕动波。正常人腹部一般看不到胃肠的轮廓及蠕动波形，但在腹壁菲薄或松弛的老年人、经产妇或极度消瘦者可见到。

课堂互动 3-6

你知道幽门梗阻吗？

答案解析

胃肠道发生梗阻时，梗阻部位以上的胃或肠段，由于胀气膨隆，可显示出各自的轮廓称为胃型或肠型。为克服梗阻，梗阻部位以上胃肠蠕动增强，可在腹壁上见到蠕动波。但如发生麻痹性肠梗阻，则蠕动波消失。

注意：观察蠕动波时，让被检者仰卧位，双下肢伸直，从侧面水平方向进行观察，也可用手轻拍腹壁诱发。疑有胃肠梗阻，轻拍、按摩上腹部，可激发蠕动波出现。

五、腹壁皮肤

1. **色素**　正常人腹部皮肤颜色较身体暴露部位稍淡。腹股沟及腰带部位有褐色素沉着，见于肾上腺皮质功能减退。左腰部皮肤呈蓝色，为血液自腹膜后间隙渗到侧腹壁的皮下所致Grey-Turner征，可见于急性出血性坏死型胰腺炎。腹腔内大出血可致脐周围或下腹壁皮肤发蓝为Cullen征，见于宫外孕破裂。腹部和腰部不规则的斑片状色素沉着多为多发性神经纤维瘤。脐与耻骨之间的中线上有褐色素沉着，见于孕妇，分娩后逐渐消退。

2. **皮疹**　充血性或出血性皮疹，常见于高热性疾病或某些传染病（麻疹、猩红热、斑疹伤寒）及药物过敏等。紫癜或荨麻疹可能是过敏性疾病全身表现的一部分。淡红色斑丘疹，直径2~3mm，压之退色，2~4日消退，分批出现，见于伤寒。沿胸神经呈带状排列的粟粒至黄豆大小水疱，周围绕一红晕，多发生在腹壁一侧，一般不超过正中线，见于带状疱疹。

3. **腹纹**　多见于下腹部。白纹（银白色条纹）是腹壁真皮结缔组织因张力增高断裂引起的，多见于肥胖和经产妇。妊娠纹在初产妇呈淡蓝色或粉红色，产后为银白色长期存在。紫纹（紫红色条纹）是皮质醇增多症（Cushing病）的常见表现，可出现于下腹两侧、股外侧，是由于肥胖、皮肤薄、蛋白分解亢进、皮肤弹性纤维断裂所致。

4. **瘢痕**　是外伤、手术、皮肤感染的遗迹。注意观察瘢痕的部位及长度。

5. **脐部**　正常脐清洁干燥。如有浆液性、脓性分泌物伴臭味多考虑炎症，水样有尿味是脐尿管未闭所致，脐部长期溃烂不愈要考虑结核，脐部溃疡、坚硬、固定突出多由癌症所致。

6. 疝　分为腹外疝和腹内疝。腹外疝是由腹腔内的脏器或组织连同腹膜壁层，经腹壁薄弱点或孔隙，向体表突出而致，如腹股沟斜疝。腹内疝是由脏器或组织进入腹腔内的孔隙形成，如网膜孔疝。腹壁常见的疝有：①腹股沟斜疝，多见于男性，位于腹股沟区或下降至阴囊；②股疝，见于女性，位于腹股沟韧带中部；③疝囊通过脐环突出的疝称为脐疝，多见于婴幼儿，也可见于经产妇或大量腹水患者；④发生在腹壁手术切口处的疝称切口疝，见于手术瘢痕愈合不良者。

六、上腹部搏动

上腹部搏动大多由腹主动脉搏动传导而来，可见于正常人较瘦者。腹主动脉瘤和肝脏血管瘤时，上腹部搏动明显。二尖瓣狭窄或三尖瓣关闭不全引起右心室增大，亦可见明显的上腹部搏动。鉴别的方法可用拇指指腹贴于剑突下部，于吸气时指尖部感到搏动为右心室增大，如于呼气时指腹感到搏动明显，则为腹主动脉搏动。

第三节　触　诊

微课

触诊是腹部检查的主要方法。①触诊体位：嘱被检者排尿后取仰卧位，头垫低枕，两手自然放于躯干两侧，两腿屈曲，做缓慢深呼吸；②触诊方法：医生站在被检者右侧，前臂应与其腹部表面在同一水平。右手四指并拢，手掌平放于腹部，利用掌指关节和腕关节的活动，柔和地进行滑动触摸。一般自左下腹开始逆时针方向至右下腹，再至脐部，依次检查腹部各区。原则是先触诊健康部位，逐渐移向病变区域，以免造成被检者感受的错觉。边触诊边观察被检者的反应与表情，同时与被检者交谈，转移其注意力而减少腹肌紧张，以保证顺利完成检查；③触诊内容：腹壁紧张度、压痛和反跳痛、液波震颤、腹部包块及肝脏、胆囊、脾、肾等主要脏器。检查时，态度和蔼，手要温暖，动作要轻柔，由浅入深。

一、腹壁紧张度

正常人腹壁有一定张力，但触之柔软，较易压陷，称腹壁柔软。若触诊时医生手过凉或被检者怕痒而发笑可使腹肌反射性痉挛，称肌卫增强。在适当诱导或转移注意力后可消失，不属异常。

1. 检查方法　先行浅部触诊（腹壁压陷约1cm），再行深部触诊（腹壁压陷2cm以上），当被检者腹壁较厚或医生力气较小时，可用左手置于右手背部，两手重叠，以并拢的手指末端逐渐加压进行。对大量腹水者若要检查深部的脏器或肿块可采用浮沉触诊法（冲击触诊法）。

2. 临床意义　某些病理情况可使腹肌紧张度增加或减低。

（1）腹壁紧张度增强　全腹壁紧张度增加见于以下几种情况：①腹腔内容物增加，如肠胀气、气腹、大量腹水时，腹部张力增高，但无肌痉挛和压痛；②急性胃肠穿孔或脏器破裂所致急性弥漫性腹膜炎，因腹膜受刺激而引起腹肌痉挛，有强烈抵抗感，伴明显压痛、反跳痛。腹壁常有明显紧张，甚至硬如木板，称板状腹；③结核性腹膜炎时，炎症发展较慢，腹膜中度紧张，且有腹膜增厚和肠管、肠系膜粘连，触诊时有揉面感或柔韧感，此征亦可见于癌性腹膜炎。局部腹壁紧张度增加：常因该处腹内脏器炎症波及腹膜而引起，如右下腹肌紧张常见于急性阑尾炎；右上腹肌紧张常见于急性胆囊炎等。

（2）腹壁紧张度减低　检查时腹壁松软无力，失去弹性。全腹壁紧张度减低或消失见于慢性消耗性疾病、经产妇、瘦弱的老年人、刚放过大量腹水者、脊髓损伤所致腹肌瘫痪或重症肌无力患者。局部腹壁紧张度降低较少见，可见于局部的腹肌瘫痪或缺陷。

二、压痛及反跳痛

1. 压痛　正常人腹部无压痛及反跳痛，重按时仅有一种压迫感。如由浅入深触诊发生疼痛，称压痛。

腹腔内的病变，如脏器的炎症、淤血、肿瘤、破裂、扭转以及腹膜的刺激（如炎症、出血）等均可引起压痛，压痛的部位常提示存在相关脏器的病变。

临床常见压痛部位或压痛点如下。（见图3-6-7）

（1）右上腹压痛　肝脏、胆囊病变。

（2）上腹部压痛　胃、十二指肠病变。

（3）左上腹压痛　胰、脾病变。

（4）右下腹压痛　阑尾、升结肠、女性右侧输卵管或卵巢病变。

（5）下腹部压痛　膀胱、女性子宫病变。

（6）左下腹压痛　乙状结肠、女性左侧输卵管或卵巢病变。

（7）脐部压痛　小肠病变，如急性肠炎、肠梗阻、各种肠寄生虫病等。

（8）阑尾压痛点　位于右髂前上棘至脐连线的中外1/3交界处，又称麦氏（Mc Burney）点。主要见于阑尾炎（图3-6-8）。

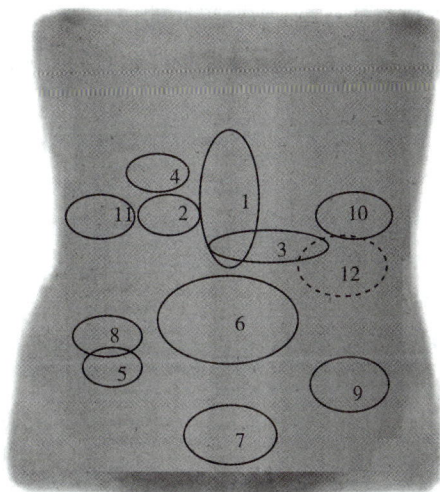

图3-6-7　腹部常见疾病压痛点

1.胃炎或溃疡；2.十二指肠溃疡；3.胰腺炎或肿瘤；4.胆囊炎；5.阑尾炎；6.小肠疾病；7.膀胱或子宫病变；
8.回盲部炎症、结核；9.乙状结肠炎症或肿瘤；10.脾或结肠脾区病变；11.肝脏或结肠肝区病变；12.胰腺炎的腰部压痛点

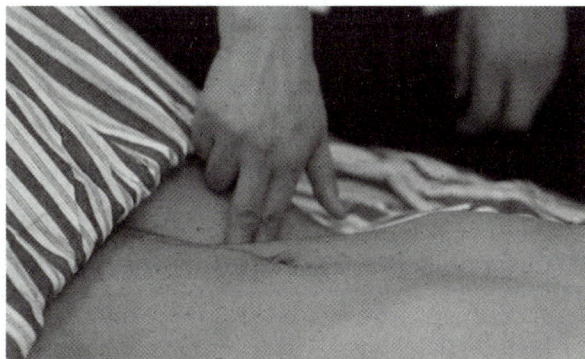

图3-6-8　麦氏点压痛检查方法

（9）胆囊压痛点　位于右锁骨中线与肋缘交界处。主要见于胆囊炎。

（10）肾脏和尿路压痛点　①季肋点：在第10肋前端；②上输尿管点：在腹直肌外缘脐水平线上；③中输尿管点：在两髂前上棘连线与通过耻骨结节所作垂直线的相交点，相当于输尿管进入骨盆处；④肋脊点：背部第12肋骨与脊柱夹角（肋脊角）的顶点；⑤肋腰点：在第12肋骨下缘和腰肌外缘所成的夹角处。

上述各点压痛,主要见于泌尿系感染或结石。

2. **反跳痛**　反跳痛检查方法:当触诊腹部出现压痛后,用并拢的示指、中指和环指向压痛处按压,可于原处稍停片刻,使压痛感觉趋于稳定,然后迅速将手抬起,如此时被检者感觉腹痛骤然加重,并伴有痛苦表情或呻吟,称为反跳痛。反跳痛是腹膜壁层已受炎症累及的征象,多见于腹膜炎。

压痛、反跳痛、腹肌紧张是腹膜炎的重要体征,三者统称为腹膜刺激征(peritoneal irritation sign),或腹膜炎三联征。

🎓 **课堂互动 3-7** ——————————————————

哪些疾病可引起急性腹膜炎?

答案解析

三、腹部包块

腹部包块常由某些实质性脏器肿大(如肝、脾)或空腔脏器肿大(如胆囊)、肿瘤、囊肿或发炎的组织等引起。为了鉴别包块的性质,触诊时应注意了解包块的位置、大小、形态、质地、压痛、搏动、移动度及与邻近组织的关系等。触诊时应注意将腹部病理性包块与正常结构相区别。

(一)正常腹部可触到的结构 (图3-6-9)

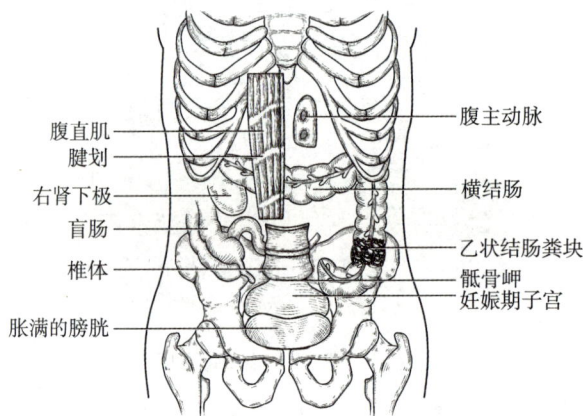

图3-6-9　腹部触诊时易误诊的正常结构

1. **腹直肌肌腹及腱划**　多见于腹肌发达的人或运动员,在腹壁中上部触及,隆起呈圆形或方块,较硬,间有横行凹沟为腱划。

2. **腰椎椎体及骶骨岬**　多在消瘦者和腹壁薄弱者脐附近中线处触及,骨样硬度的包块,不能推动,有时左前方可触到腹主动脉搏动,此为腰椎第4~5椎体或骶骨岬向前突出所致,易误认为后腹壁肿物。

3. **乙状结肠粪块**　正常乙状结肠在左下腹近腹股沟韧带处可被触及,尤以内有粪便时明显,呈光滑的条索状,无压痛,可被推动,必要时可在排便或灌肠后复查,粪便引起的包块即移位或消失,可与其他包块鉴别。

4. **横结肠**　正常消瘦者可在上腹部触及横条状物,可活动,稍向下垂,腊肠样粗细,光滑柔软,可推动。

5. **盲肠**　除腹壁过厚者外,大多数人在右下腹麦氏点稍上内部位可触到盲肠。正常时触之如圆柱状,其下部为梨状扩大的盲端,稍能移动,表面光滑,无压痛。

6. **其他**　包括胀满的膀胱、妊娠的子宫。

(二)异常包块

如在腹部触到上述内容以外的包块,应视为异常,触到这些包块时要注意:一要注意触诊的要点,二要鉴别包块是良性还是恶性，三要区分包块是位于腹壁上还是腹腔内。

1. 触诊要点

（1）部位 某些部位的包块常来源于该解剖部位的脏器。如上腹中部的包块，多来源于胃或胰腺；右肋下的包块，来源于肝脏和胆囊；两侧腹部的包块往往来源于结肠，脐周包块多跟肠粘连有关。

（2）大小 凡触及包块，均要准确其上下、左右和前后径的大小（厘米表示），以利动态观察。为了形象化，亦可用公认的大小实物做比喻，如黄豆、蚕豆、核桃、鸡蛋、拳头、西瓜等。

（3）形态 触到包块应注意观察其形态如何，轮廓是否清楚，表面是否光滑，边缘是否规则，有无切迹等。如右肋缘下触到边缘光滑的卵圆形肿物应考虑胆囊肿大；左肋缘下触到有明显切迹的包块多为脾肿大。

（4）质地 质地一般可分软、韧、硬三种程度。肿块质地柔软，见于囊肿、脓肿等，如卵巢囊肿、多囊肾等；质地韧可见于慢性肝炎；质地坚硬可见于肝癌、胃癌等。

（5）压痛 炎性包块多有明显压痛，如右上腹肿大且有压痛的包块常见于肝炎、肝脓肿等，右下腹压痛明显的包块，多见于阑尾周围脓肿、肠结核等。

（6）活动度 如包块随呼吸上下移动，多见于肝、脾、胃、肾或其肿物。移动度较大者多为带蒂的肿物或游走的脏器，腹腔后壁包块及局部炎性包块或脓肿，一般不移动。

（7）搏动性 在腹中线附近触到搏动性肿块，则应考虑腹主动脉瘤的可能。

2. 良性包块与恶性包块的鉴别

（1）良性包块 见于良性肿瘤、炎症包块及空腔脏器梗阻等。①良性肿瘤：多呈膨胀性生长，生长速度缓慢，有完整的包膜，与周围组织界限清楚，表面光滑，边缘规则，活动度好；②炎症包块：触诊可有明显压痛；③空腔脏器梗阻：包块可出现一些特殊形态，如肠套叠可见腊肠样肿块，表面光滑，质地较软，腹痛发作时包块明显。蛔虫性肠梗阻可扪及变形的条索状包块，短时间内可出现形态多变。肠扭转可出现局部有压痛的扩张肠袢等。

（2）恶性包块 多呈浸润性生长，容易侵犯周边器官形成粘连，形态不规则，表面凹凸不平，质地坚硬，活动度差。晚期患者可有全身症状如贫血、乏力、消瘦等。

3. 腹腔包块与腹壁包块的鉴别 腹壁紧张试验是简单有效的鉴别方法。详见本章第二节。

四、液波震颤

液波震颤亦称波动感。当腹腔内有大量游离液体时，用手叩击腹部一侧，在对侧可感到波动感。

检查方法：被检者平卧，医生以一手掌面贴于被检者一侧腹壁，另一手四指并拢屈曲，用指端叩击对侧腹壁，如有大量液体存在，则贴于腹壁的手掌有被液体冲击的感觉，即波动感。为防止腹壁本身的震动传至对侧，可让助手将手掌尺侧缘压于脐部腹中线上，再按上法叩击时，即可阻止腹壁振动的传导（图3-6-10）。此法用于检查大量腹水者，腹水量达3000~4000ml时方可查出，不如移动性浊音敏感。

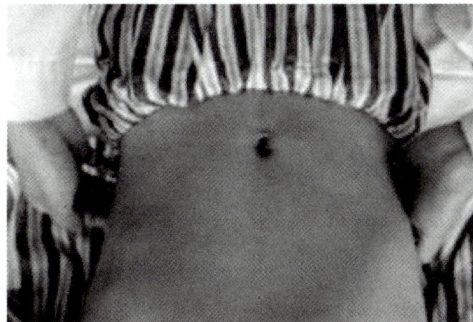

a.单手触诊法

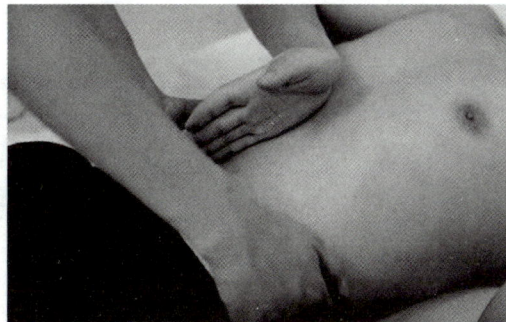

b.双手触诊法

图3-6-10 液波震颤检查方法

五、肝脏触诊

用于了解肝脏的质地、表面、边缘、搏动及肝脏下缘的位置等。触诊时，被检者处于仰卧位，两膝关节屈曲，使腹壁放松，并做较深腹式呼吸动作以使肝脏在膈下上下移动。医生立于被检者右侧用单手触诊法、双手触诊法或钩指触诊法进行触诊。

（一）检查方法

1. **单手触诊法**　医生站在被检者右侧，右手掌平放在右侧腹壁，掌指关节自然伸直，四指并拢，与肋缘大致平行，自右髂前上棘平面开始，逐渐向上移动触诊。触诊应与呼吸配合，随被检者呼气时，手指压向深部，吸气时，手指向上迎触下移的肝缘；如此反复进行，手指逐渐向肋缘移动，每次移动不超过1cm，直至触到肝缘或肋缘为止（图3-6-11a）。

2. **双手触诊法**　医生右手位置同单手法，左手托住被检者右腰部，拇指张开置于肋部，触诊时左手向上推，使肝脏下缘紧贴前腹壁，并限制右下胸扩张，以增加膈下移的幅度，这样吸气时下移的肝脏就更易碰到右手指，可提高触诊的效果（图3-6-11b）。

3. **钩指触诊法**　适用于儿童和腹壁薄软者。触诊时，医生位于被检者右肩旁，面向其足部，将右手掌搭在其右前胸下部，右手第二至第五指屈曲呈钩状，嘱被检者做深而慢的腹式呼吸，医生手指随吸气而更进一步屈曲指关节，这样手指指腹容易触到下移的肝脏下缘（图3-6-11c）。

触诊应在右锁骨中线上及前正中线上进行。当触及肝脏时应测量肝脏下缘与肋缘或剑突根部的距离，以厘米表示。

触诊肝脏时应注意：①以示指前端桡侧指腹接触肝脏，该部位最敏感；②对腹直肌发达者，医生右手应放在腹直肌外缘稍向外，否则肝缘易被其掩盖；③配合腹式呼吸运动，吸气时手指上抬速度要落后于腹壁的抬起，呼气时手指应在腹壁下陷前提前下压，这样才易触到肝脏；④对巨大肝的患者，应从髂前上棘或更低的平面开始，逐渐上移直至触到肝缘；⑤对有腹水的患者，可用冲击触诊法：检查时，右手并拢的示、中、环手指指端与腹壁成70°～90°角，置于腹壁上相应的部位，向腹腔深部作数次快速有力的连续冲击，在冲击时可触诊肿大的肝脏。冲击触诊会使患者感到不适，操作时应避免用力过猛。

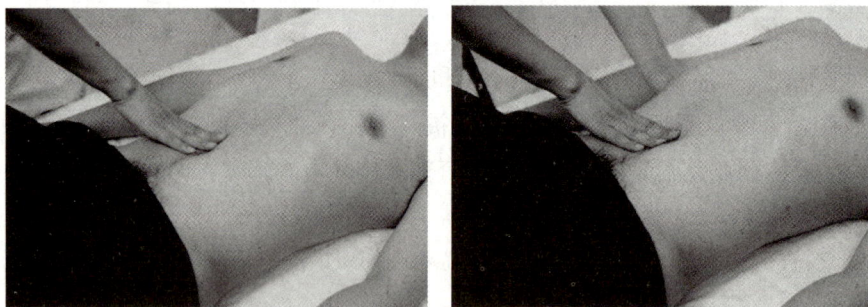

a.单手触诊法　　　　　　　　　　b.双手触诊法

c.钩指触诊法

图3-6-11　肝脏触诊方法

（二）触诊内容

1. 大小 正常人的肝脏，一般在肋缘下触不到。当腹壁松软、体形较瘦的人，在深吸气时可分别于肋弓下及剑突下触及肝脏下缘，但分别不超过1cm和3cm。若超过上述标准，应考虑肝下移或肝大，此时可参照肝上界确定。如肝上界也相应降低，肝上下径正常，则为肝下移，如肝上界正常或升高，则提示肝大。常见病因有：①肝下移：内脏下垂，肺气肿、右侧胸腔大量积液等；②肝大：可分为弥漫性及局限性。弥漫性肿大见于病毒性肝炎、肝淤血、脂肪肝、早期肝硬化、白血病、华支睾吸虫病等。局限性肝大见于肝脓肿、肝肿瘤及肝囊肿（包括肝包虫病）等；③肝缩小：见于急性和亚急性重型肝炎，门脉高压性肝硬化晚期，病情极为严重。

🏛 **课堂互动 3-8**

你知道肝包虫病吗？

答案解析

肝脏大小记录方法：在自然、平静的呼吸状态下，在右锁骨中线及前正中线上分别记录肝下缘至右肋下和剑突下的距离，常以厘米表示。

2. 质地 一般将肝脏质地分三级，即质软、质韧（中等硬度）及质硬。正常肝脏质地柔软，如触口唇；急性肝炎、脂肪肝、肝淤血时质韧如触鼻尖；肝硬化、肝癌质地坚硬，如触前额；肝脓肿或肝囊肿呈囊性感。

3. 表面形态和边缘 正常肝脏表面光滑，边缘整齐，且薄厚一致。边缘圆钝见于脂肪肝或肝淤血；表面不光滑，呈结节状，见于肝癌、肝硬化和肝包虫病。

4. 压痛 正常肝脏无压痛，如肝包膜有炎性反应或因肝大受到牵拉，则肝脏有压痛。轻度弥漫性压痛见于肝炎、肝淤血等，局限性剧烈压痛见于较表浅的肝脓肿，叩击痛见于深部肝脓肿。

当右心衰竭引起肝淤血肿大时，用手压迫肝脏可使颈静脉怒张更明显，称为肝-颈静脉回流征阳性。是因压迫淤血的肝脏使回心血量增加，已充血右心房不能接受回心血液而使颈静脉压上升所致。

5. 搏动 正常肝脏以及因炎症、肿瘤等原因引起的肝大并不伴有搏动。如果触到肝脏搏动，应注意其为传导性或是扩张性。较大的腹主动脉瘤时，肝脏可有传导性搏动，传导性搏动是因肝脏传导了其下面的腹主动脉的搏动，检查时放在肝脏表面的两手掌有被向上推的感觉；严重三尖瓣关闭不全时，肝脏可有扩张性搏动。扩张性搏动是因为三尖瓣关闭不全时，右心室收缩搏动通过右心房、下腔静脉而传导至肝脏，使肝脏本身呈扩张性，检查时两手掌置于肝脏左右叶上，感到两手被推向两侧。

6. 肝区摩擦感 正常肝脏无摩擦感。医生将右手掌轻贴于肝区，嘱被检者作腹式呼吸运动，当肝周围炎时，肝表面和邻近的腹膜因有纤维素性渗出物而变得粗糙时，二者相互摩擦产生的振动被触知，称为肝区摩擦感。

7. 肝震颤 正常肝脏触诊无震颤。检查需用浮沉触诊法。当手掌稍用力压下时，如感到一种微细的震动感，称为肝震颤，见于肝包虫病，因包囊中的多数子囊浮动，撞击囊壁而形成震颤。

常见的几种疾病的肝脏触诊特征见表3-6-2。

表3-6-2 常见疾病肝脏疾病触诊特征

状态	肝界	表面	质地与边缘	压痛	其他
正常、儿童及肝下移状态	正常	光滑，无结节	质软、边缘整齐、厚薄一致	无	无血管杂音及搏动
肝癌	增大	不光滑，有大小不等结节	质最硬、边缘不整	多有	
肝脓肿	稍大	光滑	囊性感、边稍钝	多有	大而表浅者可能触到波动感
肝炎	增大	光滑	质韧、边稍钝	多有	

续表

状态	肝界	表面	质地与边缘	压痛	其他
急性重型肝炎	缩小			多有	
肝硬化	早期增大	有小结节	质硬、边缘锐利	可有	
肝淤血	增大	光滑	质韧、边钝	可有	肝颈静脉回流征阳性
脂肪肝	增大	光滑	质软或稍韧、边钝	无	
多囊肝	增大	可不光滑	质软或硬，边钝	多有	肝可巨大

注：正常肝脏大小约25cm×15cm×6cm。

六、脾脏触诊

正常情况下脾不能被触及。

（一）检查方法

脾脏明显肿大而位置又较表浅时，用单手浅部触诊即可查到。如果肿大的脾脏位置较深，应用双手触诊法进行检查。被检者取仰卧位，两腿稍屈曲，医生左手绕过被检者前方，手掌置于其左腰部9~11肋处，试将脾脏从后向前托起，右手掌平放于上腹部，与左肋弓大致成垂直方向，嘱被检者深呼吸，以手指弯曲的力量下压腹壁，自脐平面开始配合腹式呼吸，被检者呼气时，手指压向深部，吸气时，手指向上迎触下移的脾尖，直至触到脾缘或左肋缘为止。在脾轻度肿大而仰卧位不易触到时，可嘱被检者取右侧卧位，右下肢伸直，左下肢屈曲进行触诊，则较易触到（图3-6-12）。

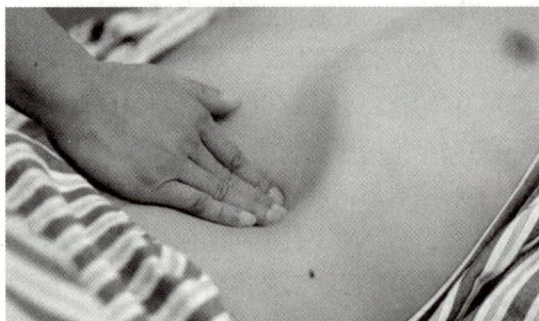

a.平卧位（单手触诊法）

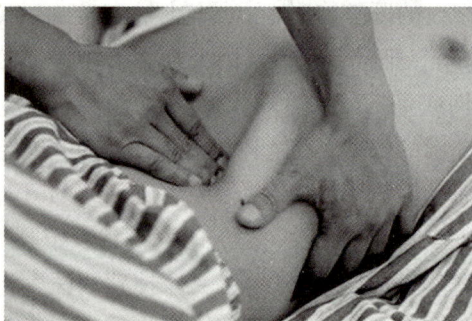

b.平卧位（双手触诊法）

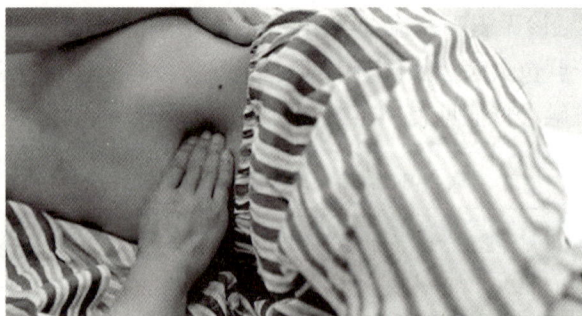

c.侧卧位（双手触诊法）

图3-6-12　脾脏触诊方法

（二）脾脏肿大的测量方法

多采用三线测量法，以厘米为单位进行测量。

1. **Ⅰ线（甲乙线）** 指左锁骨中线与左肋缘交点至脾下缘的距离。

2. **Ⅱ线（甲丙线）** 指左锁骨中线与左肋缘交点至脾最远点的距离（应大于第Ⅰ线测量）。

3. **Ⅲ线（丁戊线）** 指脾右缘与前正中线的距离。如脾高度增大向右越过正中线，则测量脾右缘至正中线的最大距离，以"+"表示；如未超过正中线，则测量脾右缘与正中线的最短距离，以"–"表示（图3-6-13）。

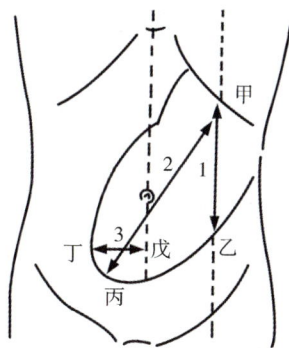

图3-6-13　脾脏肿大测量法

（三）脾脏肿大的分度及临床意义

触诊脾脏时要注意大小、质地、表面情况、有无压痛及摩擦感等。脾切迹是其特有表现，有助于鉴别。

1. **脾脏肿大的分度** 临床上将脾脏肿大分为轻、中、高三度。深吸气时，脾缘不超过肋下2cm为轻度肿大；超过2cm至脐水平线之间，为中度肿大；超过脐水平线或前正中线则为高度肿大，即巨脾。脾脏轻度肿大时只作Ⅰ线测量，脾脏高度肿大时，应加测第Ⅱ、Ⅲ线，并作图表示。

2. **脾脏肿大的临床意义** 脾轻度肿大常见于急慢性肝炎、伤寒、粟粒型结核、急性疟疾、感染性心内膜炎及败血症等；中度肿大常见于肝硬化、慢性淋巴细胞性白血病、淋巴瘤、系统性红斑狼疮等；高度肿大，脾表面光滑者见于慢性粒细胞性白血病、黑热病、慢性疟疾等，表面不平滑而有结节者见于淋巴肉瘤和恶性组织细胞病。

七、胆囊触诊

正常胆囊隐存在肝脏后不能触及，胆囊触诊方法同肝脏触诊。胆囊肿大时，在右肋缘下腹直肌外缘可触到一梨形或卵圆形、张力较高的包块，随呼吸而上下移动，质地视病变性质而定。如胆囊肿大，有囊性感和明显压痛者，见于急性胆囊炎；进行性肿大且无压痛者，见于壶腹周围癌；如胆囊肿大，有实体感者，见于胆囊结石或胆囊癌。胰头癌时癌肿压迫胆总管导致胆道阻塞，黄疸进行性加深，胆囊也显著肿大，但无压痛，无发热，称无痛性胆囊增大征阳性（Courvoisier征）。

胆囊触痛征检查方法（图3-6-14）：医生以左手掌平放于被检者的右肋缘部，左手拇指钩压右侧腹直肌外缘与肋弓交界处（胆囊点），然后嘱被检者缓慢深吸气，在吸气过程中发炎的胆囊下移时碰到用力按压的拇指，即可引起疼痛，此为胆囊触痛，如因剧烈疼痛而致吸气中止，称Murphy征阳性。胆囊触痛及墨菲征阳性提示急性胆囊炎。

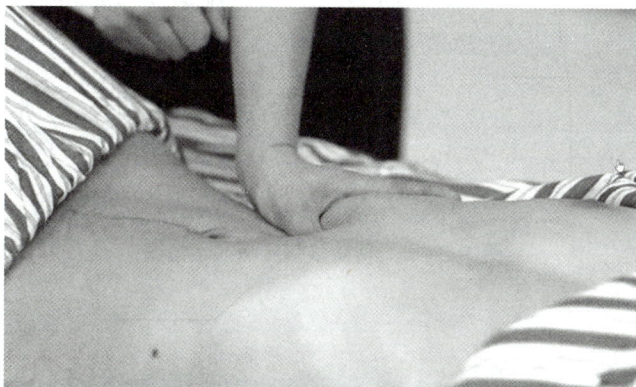

图3-6-14　胆囊触痛征检查方法

八、肾脏触诊

（一）检查方法

一般用双手触诊法（图3-6-15）。嘱被检者取仰卧位，两腿屈曲并做深呼吸。医生位于被检者右侧，触诊右肾时，以左手掌托住其右腰部向上推起，右手掌平放在右上腹部，手指方向大致平行于右肋缘，于被检者吸气时双手相对挤压。如触到光滑钝圆的脏器，且极易从触诊者手中滑脱，可能为肾下极。如能在双手间握住更大部分，则略能感知其蚕豆状外形，握住时被检者常有酸痛或类似恶心的不适感。触诊左肾时，左手绕过被检者前方而托住左腰部，右手掌横置于被检者左上腹部，依前法进行触诊。

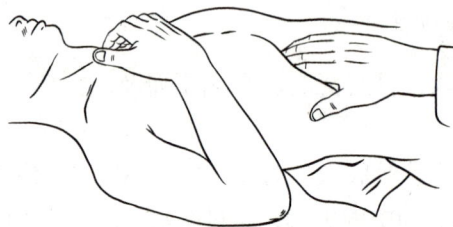

图3-6-15　肾脏双手触诊法

（二）肾脏肿大的临床意义

正常人肾脏一般不易触及，有时可触到右肾下极。在深吸气时能触到1/2以上的肾即为肾下垂。如肾下垂明显并能在腹腔各个方向移动时称为游走肾。肾脏肿大见于肾盂积水或积脓、肾肿瘤、多囊肾等。当肾盂积水或积脓时，肾脏质地柔软而富有弹性，有时有波动感。多囊肾时，肾脏为不规则形增大，有囊性感。肾肿瘤时，则肾脏表面不平，质地坚硬。

当肾脏和尿路有炎症或其他疾病时，可在一些部位出现压痛点。检查方法是双手拇指依次深压两侧季肋点、上输尿管点、中输尿管点、肋脊点、肋腰点，同时询问被检者有无疼痛（图3-6-16）。

肋脊点和肋腰点是肾脏一些炎症性疾患，如肾盂肾炎、肾脓肿和肾结核等常出现的压痛部位。如炎症深隐于肾实质内，可无压痛而仅有叩击痛。季肋点压痛亦提示肾脏病变。上输尿管点或中输尿管点出现压痛，提示输尿管结石、结核或化脓性炎症。

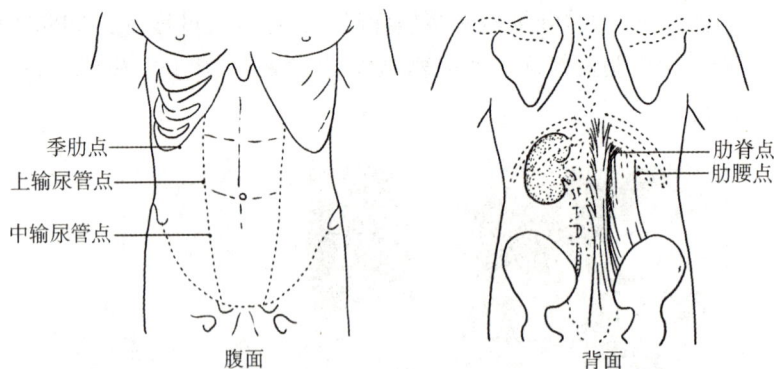

季肋点
上输尿管点
中输尿管点
肋脊点
肋腰点
腹面　　　　　　背面

图3-6-16　肾脏疾病压痛点示意图

九、膀胱触诊

正常膀胱空虚时隐存于盆腔内，不易触到。只有当膀胱积尿、充盈胀大时，才越出耻骨上缘而在下腹中部触到。膀胱胀大多见于尿路梗阻（如前列腺肥大或癌）、脊髓病（如截瘫）所致的尿潴留。也见于昏迷患者、腰椎或骶椎麻醉后、手术后局部疼痛患者。

检查方法：一般采用单手滑行触诊法。嘱被检者取仰卧屈膝位，医生用右手自脐开始向耻骨方向触摸，触到肿块时应注意其性质。膀胱增大多因积尿引起，为扁圆形或圆形，呈囊性感，不能用手推移，按压时有尿意，排尿或导尿后缩小或消失，可与增大子宫、卵巢囊肿及直肠肿瘤等鉴别。

第四节　叩　诊

腹部叩诊可采用直接叩诊和间接叩诊法，临床多采用间接叩诊法。叩诊的目的在于叩知某些脏器的大小，有无叩击痛，胃肠道充气情况，膀胱充盈的程度，腹腔内有无积气、积液和包块等。

一、腹部叩诊音

腹部叩诊一般从左下腹开始逆时针方向至右下腹部，再至脐部。正常情况下，腹部叩诊大部分区域均为鼓音，只有肝、脾所在部位，增大的膀胱和子宫占据的部位，以及两侧腹部近腰肌处叩诊为浊音。当肝、脾或其他脏器明显肿大，腹腔内肿瘤或大量腹水时，鼓音范围缩小，病变部位可出现浊音或实音。当胃肠高度胀气或胃肠穿孔致气腹时，则鼓音范围明显增大或出现于不应有鼓音的部位（如肝浊音界内）。

二、肝脏和胆囊叩诊

1. **肝界叩诊**　用叩诊法确定肝上界时，一般都是沿右锁骨中线、右腋中线和右肩胛线，由肺区向下叩向腹部，当由清音转为浊音时，即为肝上界。此处相当于被肺遮盖的肝上缘，故又称肝相对浊音界。再继续向下叩，则浊音变为实音，此处肝脏不被肺所遮盖，而直接贴近胸壁，称为肝绝对浊音界（亦为肺下界）。再继续向下叩，由实音转为鼓音处，即为肝下界。确定肝下界时，也可由腹部鼓音区沿右锁骨中线或正中线向上叩，由鼓音转为浊音处即为肝下界。

正常肝脏，在右锁骨中线上，其上界在第5肋间，下界位于右季肋下缘，两者之间的距离正常为9~11cm；在右腋中线上，肝上界为第7肋间，下界相当于第10肋骨水平；在右肩胛线上，上界为第10肋间。体型矮胖者肝浊音界上移一个肋间，体型瘦长者则可下移一个肋间。

2. **肝浊音界改变的临床意义**　①肝浊音界扩大见于肝癌、肝脓肿、肝炎、肝淤血和多囊肝等；②肝浊音界缩小见于急性重型肝炎、肝硬化和胃、肠胀气等；③肝浊音界消失代之以鼓音者，是急性胃肠穿孔的一个重要征象；④肝浊音界上移，见于右肺纤维化、右肺不张等；⑤肝浊音界下移，见于肺气肿、右侧气胸等疾病。

3. **肝区叩击痛**　医生将左手掌平置于右胸下部，右手握拳，中等力量叩击左手手背，询问被检者有无疼痛。正常无疼痛或轻度疼痛，出现较明显的疼痛时，称为肝区叩击痛。肝炎、肝脓肿或肝癌时肝区可有叩击痛。

4. **胆囊叩诊**　胆囊位于深处，被肝脏遮盖，临床上不能用叩诊检查其大小，仅能检查胆囊区有无叩击痛，胆囊区叩击痛是胆囊炎的重要体征。

三、胃泡鼓音区及脾脏叩诊

1. **胃泡鼓音区**　又称特劳伯鼓音区（Traube space）位于左前胸下部肋缘以上，约呈半圆形，为胃底穹窿含气所形成。其上界为膈及肺下缘，下界为肋弓，左界为脾，右界为肝脏左缘。其大小则受胃内含气量的多少和周围器官组织病变的影响。此区明显缩小或消失可见于脾脏肿大、左侧胸腔积液、心包积液、肝左叶肿大，也见于急性胃扩张或溺水患者等。检查时在左锁骨中线前胸下部，自上而下做间接叩诊，由肺区清音变为鼓音，即为胃泡鼓音区的上界，再做水平方向叩诊鼓音区大小。

2. **脾脏叩诊**　当脾脏触诊不满意时，宜用脾脏叩诊进一步检查脾脏肿大情况。一般脾浊音区的确定宜采用轻叩法。被检者仰卧或右侧卧位，医生用间接叩诊法在左腋中线上，由肺区向下叩诊，由清音转为实音，即为脾脏所在。正常脾浊音区在左腋中线第9~11肋间，长度为4~7cm，前界不超过腋前线。脾浊音区扩大见于各种原因所致的脾脏肿大。脾浊音区缩小见于左侧气胸、胃扩张、肠胀气等。

四、移动性浊音

腹腔内有较多的液体存留时，因重力关系，液体多积存于腹腔的低处，故在此处叩诊呈浊音。当因体位不同出现浊音区变动的现象，称移动性浊音阳性。这是诊断腹水常用的重要检查方法之一。

微课

1. **检查方法**　被检者先取仰卧位，此时含气的肠管在液面浮起，叩诊呈鼓音，两侧腹部因腹水积聚叩诊呈浊音。叩诊先从脐部开始，沿脐水平向左侧方向移动，当叩诊音由鼓音变为浊音时，板指固定不动，嘱被检者右侧卧位，再度叩诊该处，如浊音变为鼓音，表明浊音移动。然后向右侧移动叩诊，移动不便时可改变指尖方向，叩得浊音后，板指固定不动，嘱被检者左侧卧位，再次叩诊该处，听取叩诊音是否由浊音变为鼓音（图3-6-17）。

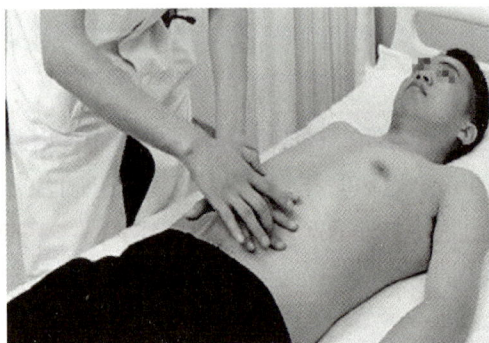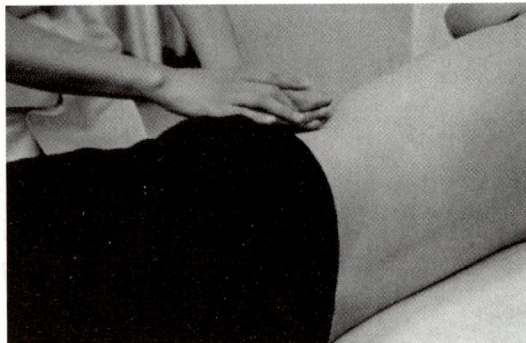

仰卧位叩诊　　　　　　　　　　　　　　　　　侧卧位叩诊

图3-6-17　移动性浊音检查法

2. **临床意义**　正常人无移动性浊音。移动性浊音阳性提示腹腔内游离腹水在1000ml以上。常见于右心衰竭、肝硬化、肾病综合征、结核性腹膜炎、宫外孕破裂大出血等。

3. **鉴别诊断**　大量腹水应与巨大卵巢囊肿相鉴别，方法为：①仰卧位时，卵巢囊肿浊音区在腹中部，鼓音区则在腹部两侧，浊音不呈移动性。而腹水则相反（图3-6-18）；②尺压试验：被检者仰卧位，用一硬尺横置于腹壁上，医生两手将尺下压，如为卵巢囊肿，则腹主动脉的搏动可经囊肿传到硬尺，使硬尺发生节奏性搏动；如为腹水，则硬尺无搏动。

五、肾叩诊

肾叩诊主要用于检查肾区有无叩击痛。

1. **检查方法**　嘱被检者取坐位或侧卧位，医生用左手掌平放在其肋脊角处（肾区），右手握空拳以轻到中等的力量叩击左手手背（图3-6-19）。

2. **临床意义**　正常时肋脊角处无叩击痛，如有肾炎、肾盂肾炎、肾结石、肾结核及肾周围炎时，肾区有不同程度的叩击痛。

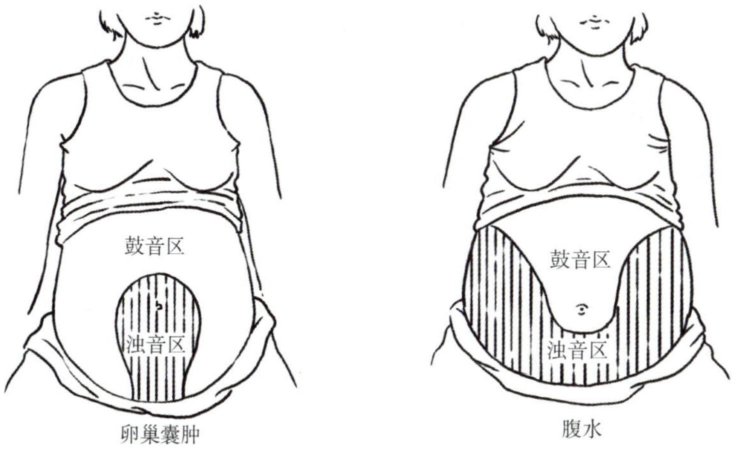

图 3-6-18　卵巢囊肿与腹水叩诊音鉴别示意图

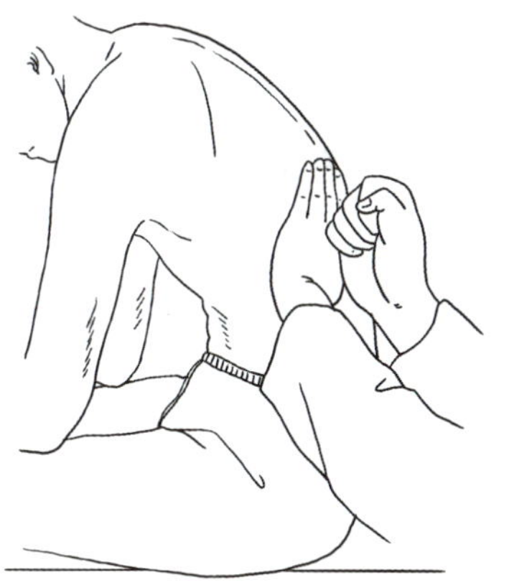

图 3-6-19　肾区叩痛部位示意图

六、膀胱叩诊

当膀胱触诊结果不满意时，可用叩诊来判断膀胱充盈的程度。叩诊在耻骨联合上方进行，通常从脐部开始从上往下叩，由鼓音转成浊音即为膀胱浊音界，呈圆形浊音区。膀胱空虚时，因耻骨上方有肠管存在，叩诊呈鼓音，叩不出膀胱的轮廓。当膀胱内有尿液充盈时，耻骨上方叩诊为浊音，排尿或导尿后浊音消失，浊音变鼓音。女性在妊娠时子宫增大，子宫肌瘤或卵巢囊肿时，在该区叩诊也呈浊音，应注意鉴别。腹水时，耻骨上方叩诊也可有浊音区，此区的弧形上缘凹向脐部，而充盈膀胱的浊音区弧形上缘凸向脐部。

第五节　听　诊

腹部听诊的内容主要有肠鸣音、振水音、血管杂音等。妊娠 5 个月以上的妇女还可在脐下方听到胎心音。

检查方法：嘱被检者取平卧位，医生将温暖的听诊器体件置于腹壁上，有步骤地在腹部进行全面听诊。尤其注意上腹部、中腹部、腹部两侧及肝、脾各区。

一、肠鸣音

肠蠕动时，肠管内气体和液体随之而流动，产生一种断断续续的"咕噜"声（或气过水声），称为肠鸣音。正常情况下，肠鸣音 4~5 次 / 分。听诊肠鸣音通常在右下腹部。

1. **临床意义**　①当肠蠕动增强时，肠鸣音达每分钟 10 次以上，称肠鸣音活跃，常见于急性胃肠炎、服泻药后或胃肠道大出血时；②如肠鸣音次数多且响亮、高亢甚至呈"叮当"声或金属音，称为肠鸣音亢进，见于机械性肠梗阻；③若数分钟才听到一次，称为肠鸣音减弱，见于老年性便秘、腹膜炎、电解质紊乱（低血钾）及胃肠动力低下等；④若持续听诊 3~5 分钟未听到肠鸣音，用手指轻叩或搔弹腹部仍未听到肠鸣音，称为肠鸣音消失，见于急性腹膜炎或麻痹性肠梗阻。

2. **注意事项**　肠鸣音的听诊应在触诊、叩诊前进行，可以避免外加因素的刺激使肠蠕动发生变化。其声响和音调变异较大，只有靠医生的经验来判定是否正常。

二、振水音

胃内有大量液体和气体存留时可出现振水音。

微课

1. **检查方法** 嘱被检者取仰卧位，医生用左耳凑近上腹部，或用听诊器体件置于上腹部，示、中、环指三指并拢置于上腹部，手指与腹壁呈70°做数次急速有力的冲击动作（即冲击触诊法），如能听到气、液撞击的声音，即为振水音。亦可用双手扶着侧腰部，左右摇晃，此时即可听到液、气相互撞击的声音。

2. **临床意义** 正常人在餐后或大量饮水后可出现上腹部振水音。但清晨空腹或餐后6~8小时以上仍听到振水音，提示胃液潴留，见于幽门梗阻或胃扩张。

三、血管杂音

正常腹部无血管杂音，腹部血管杂音对诊断某些疾病有一定作用。血管杂音有动脉性和静脉性杂音两种。动脉性杂音的听诊主要在腹主动脉、肾动脉、髂动脉及股动脉处进行（图3-6-20）。若这些部位出现杂音则提示腹主动脉瘤或腹主动脉狭窄、肾动脉狭窄、左叶肝癌压迫肝动脉或腹主动脉。静脉性杂音为连续的嗡鸣声或"潺潺"声，无收缩期与舒张期性质，常出现于脐周或上腹部，尤其是腹壁静脉曲张严重处，此音提示门静脉高压时的侧支循环形成。

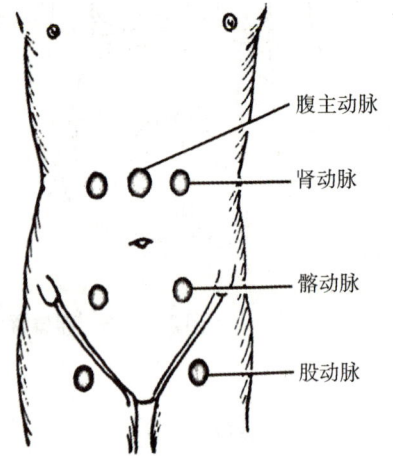

腹主动脉
肾动脉
髂动脉
股动脉

图3-6-20 腹部血管杂音听诊部位

第六节 腹部常见疾病的症状和体征

一、消化性溃疡

消化性溃疡是临床一种常见病、多发病，主要指发生在胃、十二指肠的深达黏膜肌层的慢性溃疡，溃疡的发生与胃肠道黏膜被胃酸、胃蛋白酶的消化作用有关。

（一）症状

1. **上腹部疼痛** 可能与胃酸对溃疡面的刺激、胃酸引起溃疡及其周围组织的化学性炎症使溃疡壁与溃疡底部神经末梢痛阈降低、溃疡局部肌张力增高或痉挛、溃疡穿透使浆膜面受侵袭有关。疼痛的特点如下。

（1）部位 胃溃疡多位于中上腹稍偏高处或剑突下及其偏左处，十二指肠溃疡多位于中上腹或脐上方及其偏右处，穿透性溃疡可放射至背部。

（2）性质 常为持续性隐痛、钝痛、胀痛、烧灼样痛、饥饿痛，溃疡急性穿孔时可有持续性刀割样剧痛。

（3）节律性 消化性溃疡的疼痛具有节律性，与进食有关。胃溃疡疼痛多见于餐后1小时，经1~2小时逐渐缓解，下次进餐后重复如上，出现进餐-疼痛-缓解的规律，患者多惧怕进食；十二指肠溃疡疼痛多见于两餐之间，进餐后缓解，出现疼痛-进餐-缓解的规律，也可称为空腹痛或饥饿痛，亦可出现夜间痛，即午夜至清晨1时左右发生疼痛，可于进食或服用制酸药后缓解。

（4）周期性 消化性溃疡有周期性发作的特点。疼痛可持续数天至数月，继而出现较长时间缓解，而后又复发，四季均可发病，好发于初春或秋末，与天气寒冷有关。

（5）长期性 消化性溃疡极易复发，可屡愈屡发，每次发作持续数周至数月，延续数年甚至数十年。

（6）影响因素 劳累、过度紧张、气候变化、焦虑、忧郁、烟酒及药物刺激等均可影响消化性溃疡的症状，常常使症状加重，可于休息、进食、服用制酸药后缓解或减轻。

2. **其他症状** 除疼痛外，消化性溃疡常伴有腹胀、反酸、嗳气、恶心、呕吐、烧心、食欲不振、便秘、体重减轻等症状。

（二）体征

活动期多有上腹部局限性压痛，与疼痛部位一致。后壁溃疡可有背部压痛，胃溃疡偏左侧，十二指肠偏右侧，缓解期不明显。少数患者有贫血、营养不良。出血者可有皮肤黏膜苍白。

（三）并发症

1. 出血　上消化道出血最常见的病因是胃、十二指肠溃疡，因炎症腐蚀到溃疡基底部血管，导致破裂出血。通常多为动脉性出血。十二指肠溃疡出血多位于球部后壁，胃溃疡出血多位于胃小弯。临床表现与出血量及出血速度相关。出血量少者可仅有黑便。出血量大且速度快者可伴呕血色泽鲜红。便血色泽可由黑色转呈紫色，便血前有头晕，眼前发黑，心慌、乏力。出血量超过1500ml者可出现周围循环衰竭，患者可表现为烦躁不安、脉搏细速、呼吸急促、四肢湿冷等休克症状。出血后因溃疡局部充血减轻、碱性血液对胃酸的中和而使疼痛减轻。

2. 穿孔　多在夜间空腹或饱餐后突然发生，以上腹部或右上腹部最为明显，疼痛呈刀割样或烧灼样，数小时波及全腹。多数患者出现恶心、呕吐、腹胀、便秘等症状，感染中毒时可出现面色苍白、出冷汗，甚至脉搏细速、血压下降、四肢湿冷甚至休克，全腹压痛反跳痛，腹肌紧张呈"板样"强直，肝脏浊音界缩小或消失，肠鸣音减弱或消失。

3. 幽门梗阻　溃疡引起幽门梗阻的原因有痉挛、水肿和瘢痕，通常三者同时存在。主要表现为腹痛和反复呕吐。患者初期症状表现为上腹部饱胀不适，阵发性上腹部痛，同时伴有嗳气、恶心。随着症状加重，出现腹痛和呕吐，呕吐物为宿食，有腐败酸臭味，不含胆汁。上腹部可见胃型，晃动上腹部可闻"振水声"。反复发作性呕吐、胃型、蠕动波、空腹振水音是幽门梗阻特征性表现。

4. 癌变　胃溃疡可癌变，尤其中年以上有长期胃溃疡病史，迁延不愈，如出现腹痛节律消失，食欲减退、消瘦、大便潜血持续阳性，严格内科治疗4~6周无效者，警惕癌变可能。

二、急性腹膜炎

当腹膜受到细菌感染或化学物质如胃液、肠液、胰液及胆汁的刺激时，即可引起腹膜急性炎症，称为急性腹膜炎。

（一）分类

①按炎症范围可分为局限性和弥漫性；②按发病来源可分为原发性和继发性；③按炎症开始时的性质可分为无菌性和感染性。

（二）症状

1. 急性弥漫性腹膜炎　多见于消化性溃疡穿孔以及外伤性胃肠穿孔。腹痛是最主要的临床表现。疼痛多为突然发生的上腹部持续刀割样剧烈疼痛，随炎症扩散很快波及全腹。深呼吸、咳嗽、变换体位时加剧，伴恶心、呕吐，发热等，严重者血压下降、休克。

2. 急性局限性腹膜炎　疼痛局限于病变脏器附近，是由于脏器炎症波及临近腹膜壁层包裹所致，一般为持续性钝痛。如急性胆囊炎局限于右上腹，急性阑尾炎局限于右下腹。

（三）体征

1. 急性弥漫性腹膜炎　急性危重面容、全身冷汗、表情痛苦、强迫仰卧位、双下肢屈曲、呼吸浅速，晚期精神萎靡、面色灰白、皮肤干燥、眼球内陷、血压下降、脉搏无力。

（1）视诊　腹式呼吸明显减弱或消失，炎性渗出物增多导致肠管麻痹扩张时可见腹部膨隆，腹壁运动受限。

（2）触诊　腹膜炎三联征（腹肌紧张、压痛、反跳痛），消化性溃疡穿孔可因腹膜受胃酸刺激腹肌强烈收缩而呈板状腹。

（3）叩诊　胃肠穿孔时，游离气体积聚于膈下，肝脏浊音界缩小或消失。腹腔有大量渗液时，可叩出移动性浊音。

（4）听诊　肠鸣音减弱或消失。

2. 急性局限性腹膜炎　病变局部出现腹膜炎三联征（腹肌紧张、压痛、反跳痛）；若局部形成脓肿，或炎症与周围大网膜和肠管粘连成团时，可在局部触到明显压痛的肿块。

三、急性阑尾炎

外科最常见的急腹症之一，阑尾管腔梗阻和细菌感染是引起急性阑尾炎最常见的原因。

（一）症状

转移性右下腹痛是急性阑尾炎最主要的症状，70%~80%的患者具有这种特点。多开始于上腹和脐周，数小时（6~8小时）后疼痛转移并固定于右下腹。出现右下腹麦氏点压痛。极少数患者因病情发展过快，疼痛一开始就局限于右下腹。发病早期由于神经反射造成幽门痉挛，可出现不同程度的恶心和呕吐，但程度较轻。病情发展致弥漫性腹膜炎时可引起麻痹性肠梗阻。早期患者常感乏力、头痛，炎症重时出现中毒症状，心率加快，发热，一般不超过38℃。阑尾穿孔时体温可高达39℃。如出现寒战、高热和黄疸，应警惕发生门静脉炎的可能。

（二）体征

1. 右下腹固定性压痛　急性阑尾炎最常见的重要体征。压痛点常位于麦氏点，也可能随阑尾解剖位置的变异而改变，但压痛点始终在一个固定位置上。

2. 腹膜刺激征　除了压痛，还可出现反跳痛，腹肌紧张，这是壁腹膜受炎症刺激出现的防御性反应，提示阑尾炎症加重，出现化脓、坏疽或穿孔等病理改变。

3. 右下腹包块　有时右下腹可扪及固定的压痛性包块，边界不清，提示阑尾周围脓肿形成。

4. 其他体征　①结肠充气试验：患者仰卧位，医生先以右手压降结肠，再用左手反复按压其近侧，引起右下腹痛为阳性；②腰大肌试验：患者左侧卧位，右大腿向后过伸，引起右下腹痛者为阳性，表明阑尾位于腰大肌前方，盲肠后位或腹膜后位；③闭孔内肌试验：患者仰卧位，右髋、膝关节前屈并被动内旋，引起右下腹痛者为阳性，提示阑尾靠近闭孔内肌；④直肠指检：常在直肠右前方压痛，有盆腔脓肿时，可触及痛性包块。

四、肠梗阻

任何原因引起的肠内容物不能正常运行或顺利通过肠道，称肠梗阻。外科常见的急腹症之一。

（一）分类

根据病因可分为以下几类。

1. 机械性肠梗阻　最常见，是各种原因导致肠腔狭小，肠内容物通过受阻所致。①肠腔堵塞：如寄生虫、粪石、异物等；②肠管受压：如粘连带压迫、肠管扭转等；③肠壁病变：如肿瘤、先天性肠道闭锁等。

2. 动力性肠梗阻　较少见。肠壁本身无病变，由于神经反射或毒素刺激引起肠壁肌功能紊乱，使肠蠕动丧失或肠管痉挛，使肠内容物运行障碍。如麻痹性肠梗阻、痉挛性肠梗阻等。麻痹性肠梗阻见于腹部大手术后，腹膜后出血、感染等，痉挛性肠梗阻较少见，可见于肠腔外伤、异物、炎症等刺激所致。

3. **血运性肠梗阻**　最少见，较严重。由于肠系膜血管受压、栓塞或血栓形成，导致肠管局部血供障碍致肠功能受损、肠内容物通过障碍。

（二）症状

肠梗阻共同表现为腹痛、呕吐、腹胀及肛门停止排便排气。

1. **腹痛**　是最主要的症状，机械性肠梗阻时，由于平滑肌强烈收缩，可出现剧烈阵发性绞痛。绞窄性肠梗阻可出现持续性腹痛伴有阵发性加剧。麻痹性肠梗阻表现为持续性胀痛。高位肠梗阻腹痛在上腹部，低位肠梗阻腹痛在脐周，结肠梗阻腹痛在下腹部。

2. **呕吐**　早期即有反射性呕吐，呕吐物为胃肠内容物，高位肠梗阻呕吐出现早而频繁，为胃肠内容物或胆汁。低位肠梗阻呕吐出现迟且次数少，先为胃肠内容物、后为粪臭味小肠内容物。麻痹性肠梗阻呕吐晚而轻，呈溢出性。绞窄性肠梗阻呕吐剧烈持续，可为咖啡样或血性呕吐物。

3. **腹胀**　肠道积气所致，小肠梗阻引起的腹胀以上腹部与中腹部明显，结肠梗阻引起的腹胀以上腹部与两侧腹部明显。

4. **肛门停止排气、排便**　高位肠梗阻早期可有梗阻以下残存粪便、气体排出，完全性肠梗阻时肛门停止排便排气，不完全性肠梗阻可有少量排便排气，绞窄性肠梗阻排血性黏液便。

（三）体征

1. **视诊**　重症痛苦病容，眼球凹陷呈脱水貌，腹部膨隆，单纯性机械性肠梗阻还可见肠型和肠蠕动波，肠扭转时腹胀多不对称，麻痹性肠梗阻则为全腹均匀膨胀。

2. **触诊**　腹壁紧张，有压痛，可有反跳痛。单纯性肠梗阻可有轻度压痛但无腹膜刺激征；绞窄性肠梗阻时可有固定压痛和腹膜刺激征，可扪及痛性包块。

3. **叩诊**　肠积气较多时，腹部鼓音范围可扩大。绞窄性肠梗阻时可有移动性浊音阳性。

4. **听诊**　肠鸣音亢进，呈金属调（机械性肠梗阻），肠鸣音减弱或消失（麻痹性肠梗阻）。

（蒲永莉）

书网融合……

| 目标检测 | 知识回顾 | 习题 |

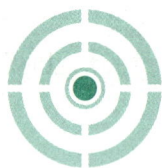

第七章

生殖器、肛门、直肠检查

PPT

学习目标

知识要求:

1. 掌握生殖器、肛门、直肠检查的内容、方法及常见异常体征的临床意义。

2. 熟悉生殖器、肛门、直肠检查的正常状态(值)。

技能要求:

1. 熟练掌握生殖器、肛门、直肠检查的基本操作方法,尤其是直肠指检的手法。

2. 学会按照视、触诊的顺序进行完整、规范的生殖器、肛门、直肠查体,准确记录检查结果,发现异常体征,得出初步诊断。

岗位情景模拟 24

赵某,女,65 岁。腹胀痛,腹泻、便秘交替月余伴里急后重感,时有便血。考虑为肛门直肠病变。

问题与思考

1. 应如何进行肛门直肠检查?直肠指检可能会出现哪些阳性体征?

2. 该患者最可能诊断的疾病?该疾病的临床特点?

答案解析

生殖器、肛门及直肠检查是全身体格检查的一部分,要充分认识到生殖器、肛门及直肠检查对临床诊断及治疗具有重要意义,不能因为被检者不愿意接受检查而轻易放弃,以致发生漏诊、误诊,甚至延误治疗,尤其对有检查指征的被检者,医生有责任说服被检者配合检查。男医生检查女性患者时,应有女性医务人员在场。

第一节　男性生殖器检查

男性生殖器包括阴茎、阴囊、前列腺及精囊等。睾丸、附睾及精索位于阴囊内。检查时应让被检者充分暴露外阴部,双下肢取外展位,视诊和触诊相结合,逐一检查外生殖器(阴茎及阴囊)和内生殖器(前列腺及精囊)。

一、阴茎

阴茎为前端膨大的圆柱体,分为头、体、根三部分。正常成年人阴茎长7~10cm,由2个阴茎海绵体和

1个尿道海绵体组成。阴茎皮肤薄而软，并有显著的伸缩性。阴茎海绵体充血后阴茎变粗、变硬，称为勃起。成年人阴茎过小见于垂体功能或性腺功能不全；儿童期阴茎过大呈成年型，见于性早熟或睾丸间质细胞瘤。检查顺序和内容如下。

1. **包皮**　阴茎的皮肤在阴茎前向内翻转覆盖于阴茎表面称为包皮。成年人阴茎松弛时包皮不应掩盖尿道口，翻起包皮后应露出阴茎头。若包皮长度超过阴茎头，但翻起后能露出阴茎头者称为包皮过长，多为先天性包皮口狭窄或炎症、外伤后粘连所致。包皮翻起后不能露出阴茎头者称为包茎。包皮过长或包茎易引起尿道外口或阴茎头感染、嵌顿，常被视为阴茎癌的重要致病因素之一，故应早期手术处理。

2. **阴茎头**　阴茎前端膨大部分称阴茎头，俗称龟头。在阴茎头、颈交界处有一环形浅沟，称为阴茎颈或阴茎头冠。检查时应将包皮上翻暴露全部阴茎头及阴茎颈，观察其表面的色泽，有无充血、水肿、分泌物及结节等。正常阴茎头红润、光滑，如有硬结并伴有暗红色溃疡、易出血或融合成菜花状，应考虑阴茎癌的可能。阴茎头部如出现淡红色小丘疹融合成蕈样，呈乳头状突起，应考虑尖锐湿疣。阴茎颈部出现单个椭圆形质硬溃疡称为下疳，愈后有瘢痕，此征为梅毒的诊断提供重要依据。

3. **尿道口**　医生用拇指和示指轻轻挤压阴茎头使尿道张开，观察尿道有无红肿、分泌物及溃疡。尿道口红肿，附着分泌物或有溃疡，且有触痛，多见于尿道炎。尿道口狭窄见于先天性畸形或炎症粘连。尿道口位于阴茎腹面称为尿道下裂，如嘱被检者排尿，裂口处常有尿液溢出。

二、阴囊

阴囊为腹壁的延续部分，囊壁由多层组织构成。阴囊内中间有一隔膜将其分为左右两个囊腔，每囊内有睾丸、附睾及精索。检查时被检者取立位或仰卧位，两腿稍分开，先观察阴囊的皮肤和外形，再进行阴囊触诊。触诊方法是医生将双手拇指置于阴囊前面，其余手指放在阴囊后面，拇指来回滑动触诊，可双手同时进行，也可用单手触诊。

1. **阴囊**　正常阴囊皮肤深暗，多皱褶。阴囊常见病变有阴囊湿疹、阴囊水肿、阴囊象皮肿、阴囊鞘膜积液和阴囊疝。阴囊鞘膜积液时阴囊肿大，触之有水囊样感，不同病因所致鞘膜积液有时难以鉴别，可做透光试验。阴囊透光试验做法：用不透明的纸片卷成圆筒（直径约5cm），一端置于肿大的阴囊表面，手电筒在对侧照射，从纸筒的另一端观察阴囊。如阴囊呈半透明橙红色，为透光试验阳性；不透光则为透光试验阴性。阴囊鞘膜积液透光试验阳性，而阴囊疝、睾丸肿瘤则不透光。

2. **睾丸**　左、右各一，椭圆形，表面光滑柔韧。检查时应注意睾丸的大小、形状、硬度及有无触压痛等。

常见异常改变：①睾丸急性肿痛伴压痛明显，见于急性睾丸炎、流行性腮腺炎、淋病等；②睾丸慢性肿痛多由结核引起；③一侧睾丸肿大、质硬并有结节，多见于睾丸肿瘤或白血病细胞浸润；④睾丸过小常为先天性或内分泌疾病引起，如肥胖性生殖无能症等；睾丸萎缩见于流行性腮腺炎或外伤后遗症及精索静脉曲张；⑤睾丸未降入阴囊内而在腹股沟管内或阴茎根部、会阴部等处，称为隐睾症，一侧多见。

3. **附睾**　位于睾丸后外侧，是贮存精子和促进精子成熟的器官，其上端膨大为附睾头，下端细小如囊锥状为附睾尾。正常无结节、无压痛。检查时医生用拇指和示、中指触诊。触诊时应注意附睾的大小、有无结节和压痛。

常见异常改变：①附睾肿大而无压痛，质硬并有结节感，伴有输精管增粗且呈串珠状，应考虑附睾结核。结核灶可与阴囊皮肤粘连，破溃后形成瘘管不易愈合；②急性炎症时肿痛明显，且伴睾丸肿大，附睾与睾丸分界不清；③慢性附睾炎则附睾肿大而压痛轻。

4. **精索**　为柔软的条索状圆形结构，由腹股沟管外口延续至附睾上端。正常精索柔软、无压痛。

常见异常改变：①精索呈串珠样肿胀，见于输精管结核；②精索呈蚯蚓团样感多为精索静脉曲张所致；③靠近附睾的精索触及硬结，常由血丝虫病引起；④精索有挤压痛伴局部皮肤红肿，多见于精索的急性炎症。

三、前列腺

前列腺位于膀胱下方、耻骨联合后约2cm处，是包绕尿道根部的实质性附属性腺，每叶前列腺约拇指指腹大小，质韧而有弹性，似前后稍扁的栗子，其上端宽大，下端窄小，后面较平坦。正中有纵行浅沟，将其分为左、右两叶，尿道从前列腺中纵行穿过，排泄管开口于尿道前列腺部。

检查时，被检者取肘膝卧位，跪卧于检查台上，也可采用右侧卧位或站立弯腰位。医生示指戴指套（或手套），指端涂适量润滑剂，徐徐插入肛门，向腹侧触诊（图3-7-1）。正常人前列腺距肛门4cm，左、右两叶之间可触及正中沟。前列腺触诊时可同时作前列腺按摩留取前列腺液做化验检查。方法是：食指由外向内、同时向下徐徐按摩数次后，再沿中间沟向尿道口方向滑行挤压，即可见前列腺液从尿道口流出。

常见异常改变：①前列腺正中沟消失，表面光滑、质韧，无压痛及粘连，多见于老年人良性前列腺肥大；②前列腺肿大且有明显压痛，见于急性前列腺炎；③前列腺肿大、质硬、无压痛，表面呈结节状，应考虑前列腺癌。

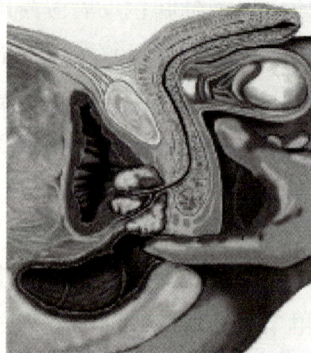

图3-7-1　前列腺指检

四、精囊

精囊由输精管、提睾肌、血管及淋巴管等组成，位于前列腺外上方，为菱锥形囊状非成对的附属性腺，其排泄管与输精管末端汇合成射精管。正常精囊柔软、光滑，肛诊一般不易触及，如可触及则视为病理状态。

常见异常改变：①精囊表面呈结节状多因结核所致；②精囊呈索条状肿块并有触压痛多见于精囊炎；③精索有挤压痛且局部皮肤红肿，多见于精索的急性炎症；④精索质硬肿大应考虑癌变。

第二节　女性生殖器检查

女性生殖器包括内生殖器和外生殖器，检查方法有视诊、触诊和阴道窥器检查。一般情况下女性生殖器不作常规检查，全身性疾病疑有局部表现时或怀疑生殖系统疾病时对女性生殖器进行检查。检查时被检者应排空膀胱，暴露下身，仰卧于检查台上，两腿外展、屈膝，医生戴无菌手套进行检查。检查采用视诊与触诊。触诊包括双合诊、三合诊、肛腹诊。未婚女性一般行肛腹诊。需注意男性医护人员检查女性患者时，须有女医务人员或患者家属在场。

一、外生殖器

1. **阴阜**　阴阜位于耻骨联合前面，为皮下脂肪丰富、柔软的脂肪垫。性成熟后皮肤有阴毛，呈倒三角形分布，为女性第二性征。

常见异常改变：①若阴毛先浓密后脱落而明显稀少或缺如，见于性功能减退症或希恩综合征（Sheehan syndrome）；②阴毛明显增多，呈男性分布，多见于肾上腺皮质功能亢进症。

> ⊘ **知识拓展**
>
> #### 希恩综合征（Sheehan syndrome）
>
> 希恩综合征是指产后大出血、出血性休克引起垂体缺血性坏死，促性腺激素分泌减少导致阴毛脱落、性欲减退、闭经及产后无乳的一组表现。

2. **大阴唇**　大阴唇为一对纵行长圆形隆起的皮肤皱襞，富含脂肪及弹力纤维。性成熟后表面有阴毛，未生育妇女两侧大阴唇自然合拢遮盖外阴；经产妇两侧大阴唇常分开；老年人或绝经后则常萎缩。

3. **小阴唇**　小阴唇位于大阴唇的内侧，为一对较薄的皮肤皱襞，两侧小阴唇常合拢遮盖阴道外口，小阴唇表面光滑、呈浅红色或褐色，前端融合后包绕阴蒂，后端彼此会合形成阴唇系带。

常见异常改变：①阴唇出现对称性、多发性米粒至高粱粒大小成簇疱疹，提示为生殖器疱疹；②阴唇及其周围多发性乳突状或蕈样突起见于尖锐湿疣；③局部色素脱失，出现圆形或椭圆形白色斑片，提示为外阴白斑症；④小阴唇炎症时常有红肿疼痛；⑤若有结节、溃烂应考虑癌变可能。

4. **阴蒂**　阴蒂为两侧小阴唇前端会合处与大阴唇前连合之间的隆起部分，外表为阴蒂包皮。阴蒂过小见于性发育不全，过大应考虑两性畸形；红肿见于外阴炎症。

5. **阴道前庭**　阴道前庭为两侧小阴唇之间的菱形裂隙，前部有尿道口，后部有阴道口。前庭大腺分居于阴道口两侧，开口于小阴唇与处女膜的沟内。

常见异常改变：①尿道口局部红肿、硬痛并有脓液溢出，见于前庭大腺脓肿；②尿道口两侧肿大明显而压痛轻，可见于前庭大腺囊肿。

二、内生殖器

1. **阴道**　阴道为生殖通道，平常前后壁相互贴近，内腔狭窄，但富于收缩和伸展性。检查时，医生用拇、示指分开两侧小阴唇，在前庭后部可见阴道外口，其周围有处女膜。处女膜外形有不同类型，未开始性生活者处女膜完整，已婚者有处女膜裂痕，经产妇仅余残痕。未婚女性一般不做阴道检查，但已婚妇女有指征者不能省略该项检查。正常阴道黏膜呈浅红色，柔软、光滑。检查时应注意其紧张度，有无瘢痕、肿块、分泌物、出血等，并观察宫颈有无溃烂及新生物形成。

2. **子宫**　子宫为中空的肌质器官，位于骨盆腔中央，呈倒梨形。触诊子宫应以双合诊进行检查（图3-7-2）。正常宫颈表面光滑，妊娠时质软呈紫色，检查时应注意宫颈有无充血、糜烂、肥大及息肉。环绕宫颈周围的阴道分前后、左右穹隆，后穹隆最深，为诊断性穿刺的部位。正常成年未孕子宫长约7.5cm，宽4cm，厚约2.5cm；产后妇女子宫增大，触之较韧，光滑无压痛。子宫体积匀称性增大见于妊娠；非匀称性增大见于各种肿瘤。

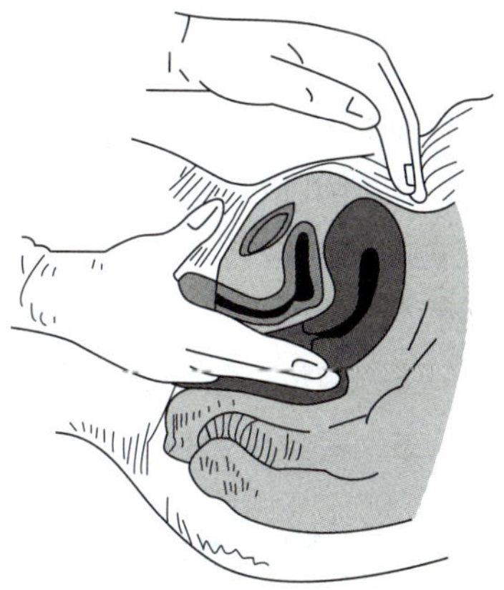

3. **输卵管**　输卵管长8~14cm。正常输卵管表面光滑、质韧无压痛。

常见异常改变：①输卵管肿胀、增粗或有结节，弯曲或僵直，且常与周围组织粘连、固定，明显触压痛者，多见于急、慢性炎症或结核；②明显肿大可为输卵管积脓或积水；③双侧输卵管病变，管腔变窄或梗阻，则难以受孕。

图3-7-2　子宫双合诊

4. **卵巢**　卵巢为一对扁椭圆形性腺，成人女性的卵巢约4cm×3cm×1cm大小，表面光滑、质软。绝经后萎缩变小、变硬。卵巢触诊多用双合诊，增大有压痛常见于卵巢炎症。卵巢囊肿常可出现卵巢不同程度肿大。

第三节　肛门与直肠检查

直肠全长12~15cm，上接乙状结肠，下连肛管，肛管下端在体表的开口为肛门。肛门、直肠检查是体格检查的一部分。检查时，应向被检者说明检查目的、步骤、重要性及可能的不适，以取得其配合。

一、检查体位

肛门与直肠检查时可根据具体病情及需要采取合适的体位，以达到所需的检查目的，常用体位包括以下几种（图3-7-3）。

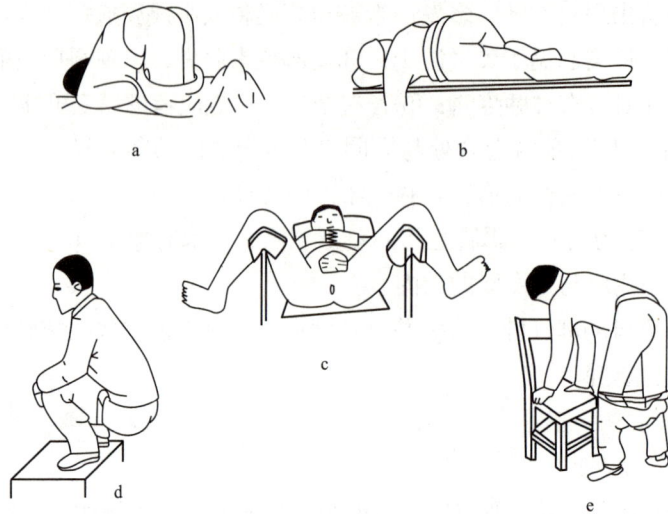

图3-7-3　肛门与直肠检查体位

a.肘膝位　b.左侧卧位　c.截石位　d.蹲位　e.弯腰前俯位

1. **肘膝位**　被检者两肘关节屈曲，置于检查台上，胸部尽量靠近台面，两膝关节屈曲成直角跪于检查台上，臀部抬高。此体位最常用，适用于前列腺、精囊疾病的检查及乙状结肠镜检查等。

2. **左侧卧位**　被检者取左侧卧位，左腿伸直，右腿向腹部屈曲，臀部靠近检查台右边。此体位适用于重症体弱者或女性患者的检查。

3. **仰卧位或截石位**　被检者仰卧于检查台上、臀部垫高，两腿屈曲、抬高并外展。此体位适用于膀胱直肠窝的检查，也可进行直肠双合诊，即左手在下腹部，右手示指在直肠内，双手配合，以检查盆腔脏器病变情况。

4. **蹲位**　被检者下蹲呈排便姿势，屏气用力。此体位适用于检查直肠脱垂、内痔及直肠息肉等。

5. **弯腰前俯位**　身体前倾，双下肢略分开，双手支撑在固定物体上，是肛门视诊最常用的体位。

二、检查方法

肛门与直肠检查以视诊、触诊为主，辅以内镜检查。按时钟方向记录病变部位，并注明检查体位。肘膝位时肛门后正中点为12点钟位，截石位时则与此相反，为6点钟位。

（一）视诊

用手将被检者臀部分开，观察肛门及其周围皮肤颜色及皱褶。正常肛门四周皮肤颜色较深，皱褶呈放射状。应注意观察肛门周围有无脓血、黏液、肛裂、瘢痕、外痔、瘘管口、溃疡、脓肿等。常见的肛门、直肠病变如下。

1. **肛门瘢痕及红肿**　肛门有创口或瘢痕，见于外伤与手术；肛门周围红肿及压痛，常见于肛门周围脓肿或炎症。

2. **肛裂**　是肛管下段深达皮肤全层的纵形及梭形裂口或感染性溃疡。被检者排便时自觉疼痛，粪便周围附有少量鲜血，视诊可见肛门有裂口，触诊时有明显触压痛。

3. **痔**　是直肠下端黏膜下或肛管边缘皮下的静脉丛扩大和曲张所致的静脉团（图3-7-4），常表现为大便带血，痔块脱出、疼痛或瘙痒感。痔可分为外痔、内痔和混合痔。内痔位于齿状线以上，表面被直肠下端黏膜所覆盖，在肛门内口可查到柔软的紫红色包块，排便时可突出肛门外。外痔位于齿状线以下，表面被肛管皮肤所覆盖，在肛门外口可见紫红色柔软包块。混合痔位于齿状线上、下，具有内、外痔的特点。

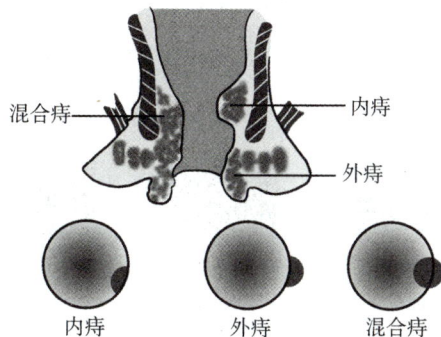

图3-7-4　内痔、外痔与混合痔

4. **肛门直肠瘘**　简称肛瘘，检查时在直肠或肛管内可见瘘管的内口，瘘管经过肛门软组织开口于肛门周围皮肤。肛瘘多因肛管或直肠周围脓肿与结核所致，不易愈合。

5. **直肠脱垂**　又称脱肛，是指肛管、直肠甚至乙状结肠下段，部分或全层肠壁向外翻而脱出于肛门外。让被检者取蹲位屏气做排便动作时，在肛门外可看到紫红色球状突出物，停止排便动作时突出物可回复至肛门内，为直肠部分脱垂；若突出物呈椭圆形块状物，表面有环形皱襞，停止排便动作时突出物不易回复，则为直肠完全脱垂。

（二）触诊

肛门、直肠的触诊通常称肛诊或直肠指检。被检者采取左侧卧位、仰卧位或肘膝位，医生右手示指戴指套或手套，涂以适量润滑剂，将示指置于肛门外口轻轻按摩，待被检者适应且肛门括约肌放松后，再徐徐插入肛门、直肠内（图3-7-5）。检查肛门及括约肌的紧张度、肛管及直肠的内壁有无触痛、波动感、包块，黏膜是否光滑，指套上是否有异常物质，如黏液、脓液、血液等。必要时做直肠镜和乙状结肠镜检查，以求准确诊断。

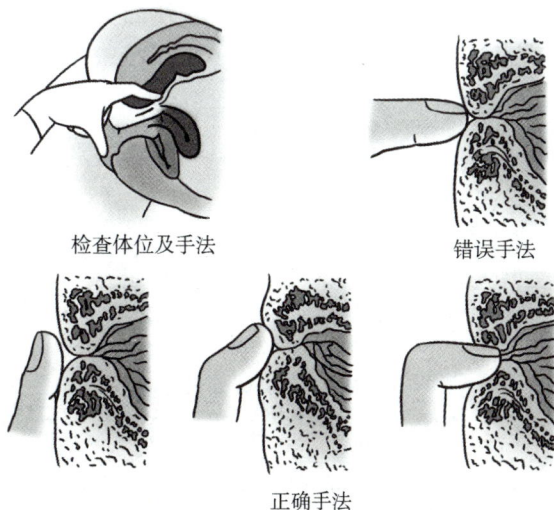

检查体位及手法　　　　　　　错误手法

正确手法

图3-7-5　直肠指检

常见异常改变：①直肠指检时直肠剧烈触痛者，见于肛裂或感染；②触痛伴有波动感，见于肛门、直肠周围脓肿；③直肠内触及柔软、光滑而有弹性的包块，多为直肠息肉；④触及坚硬、凹凸不平的包块，应考虑直肠癌；⑤若指套取出时带有血液、黏液或脓液，取其涂片进行镜检或细菌学检查，必要时作内镜检查（直肠镜和乙状结肠镜）以明确诊断。

（蒲永莉）

书网融合……

目标检测　　知识回顾　　习题

第八章　脊柱与四肢检查

PPT

学习目标

知识要求：
1. 掌握脊柱及四肢检查的内容、方法及常见异常体征的临床意义。
2. 熟悉脊柱及四肢检查的正常状态（值）。

技能要求：

熟练掌握完整、规范的脊柱及四肢检查方法，准确记录检查结果，发现异常体征，得出初步诊断。

岗位情景模拟25

孙某，男，50岁。曾在煤矿工作28年，近5年来渐感腰背部疼痛，近1个月上述症状逐渐加重伴下肢麻木感。

问题与思考
1. 该患者最可能的诊断是什么？
2. 体格检查应重点检查哪些内容？可能会出现哪些阳性体征？

答案解析

脊柱是躯体的中轴骨，是身体的重要支柱，具有支撑体重，减缓振荡，维持躯干平衡，保护脊髓及神经根的重要作用。它由7个颈椎、12个胸椎、5个腰椎、5个骶椎及4个尾椎组成。脊柱病变的主要表现为局部疼痛、外伤性病变、姿势异常及活动受限。正常人的四肢与关节左右对称，活动自如，无肿胀与压痛。四肢与关节病变的主要表现为关节疼痛、肿胀及外伤。

第一节　脊柱检查

检查脊柱时，被检者常取坐位和站立位，特殊情况下可取侧卧位或俯卧位。脊柱检查主要按视、触、叩诊顺序进行。检查的内容包括：脊柱的弯曲度、活动度、压痛及叩击痛。

一、脊柱弯曲度

（一）生理性弯曲

正常人直立时，从侧面观察有4个生理弯曲，即颈段稍向前凸，胸段稍向后凸，腰椎明显向前凸，骶椎明显向后凸。

检查方法：让被检者取站立位或坐位，从侧面观察脊柱有无侧弯。轻度侧弯时需借助触诊确定，检查时，用手指以适当的压力沿脊椎的棘突从上向下划压，皮肤上即出现一条红色充血痕，以此痕为标准，可利于观察脊柱有无侧弯。正常人脊柱无侧弯。除以上方法检查外还应侧面观察脊柱各部形态，判断脊柱有无前后突出畸形。

（二）病理性变形

1. 颈椎变形　嘱被检者处于自然姿势，观察颈部有无异常，立位时观察颈部有无侧偏、前屈、过度后伸或僵直感。颈侧偏常见于先天性斜颈、颈椎退行性病变等。

2. 脊柱后凸　又称驼背，常发生在胸段脊柱，表现为脊柱过度后弯，前胸凹陷，头颈部前倾。脊柱后凸的常见病因如下。

（1）佝偻病　多引起小儿脊柱后凸，坐位时胸段呈明显均匀性向后弯曲，仰卧位时弯曲可消失。

👥 课堂互动 3-9

你了解佝偻病吗？

答案解析

（2）结核病　多在青少年时期发病，病变常在胸椎下段及腰段。由于椎体被破坏、压缩，棘突向后凸出明显，形成特征性的成角畸形。常伴有全身其他脏器的结核病变如肺结核等。

（3）强直性脊柱炎　多见于成年人，胸段脊柱成弧形或弓形后凸，常有脊柱强直性固定，仰卧位时不能伸直。

（4）脊椎退行性变　老年人因骨质退行性变，椎间盘退行性萎缩，胸椎椎体被压缩，可致脊柱后凸，形成驼背。

（5）其他　外伤性脊柱压缩性骨折、脊椎骨软骨炎、小儿发育期姿势不良等也可致脊柱后凸。

3. 脊柱前凸　表现为脊柱过度向前凸出性弯曲，多发生在腰段脊柱。其主要特点为腹部明显向前突出，臀部明显向后突出。可见于第五腰椎向前滑脱、水平骶椎（腰骶角 >34°）、先天性髋关节后脱位、髋关节结核、大量腹水、腹腔巨大肿瘤、妊娠晚期等。

4. 脊柱侧凸　脊柱侧凸是指脊柱偏离后正中线向左，或向右，或两侧均偏曲。按侧凸发生部位不同，分为胸椎侧凸、腰椎侧凸及胸腰椎联合侧凸；按侧凸的性状分为姿势性侧凸和器质性侧凸两种。

（1）姿势性侧凸　无脊柱结构的异常。姿势性侧凸早期脊柱的弯曲度多不固定，改变体位可使侧凸得以纠正，如平卧位或向前弯腰时脊柱侧凸可消失。姿势性侧凸的常见病因有坐、立姿势不良（儿童发育期）、代偿性侧凸（双下肢不等长）、椎间盘脱出症（坐骨神经性侧凸）和脊髓灰质炎后遗症等。

（2）器质性侧凸　脊柱器质性侧凸的特点是改变体位不能使侧凸得到纠正。器质性侧凸的常见病因有脊椎创伤、先天性脊柱发育不全、特发性脊柱侧弯症、先天性斜颈、颈椎病或一侧颈肌麻痹、椎间盘突出症和一侧腰肌瘫痪、佝偻病、肩部或胸廓畸形、慢性胸膜肥厚及胸膜粘连等。

二、脊柱活动度

（一）检查方法

检查颈段脊柱活动度时，医生固定被检者肩部，嘱被检者做前屈、后伸、侧弯及左右旋转等动作。检查腰段时，先固定骨盆，后做相关活动检查。检查方法见图3-8-1。对脊柱外伤、可疑骨折或关节脱位者，应尽量避免脊柱活动，防止损伤脊髓，如需搬动，则需注意保护和固定脊柱。

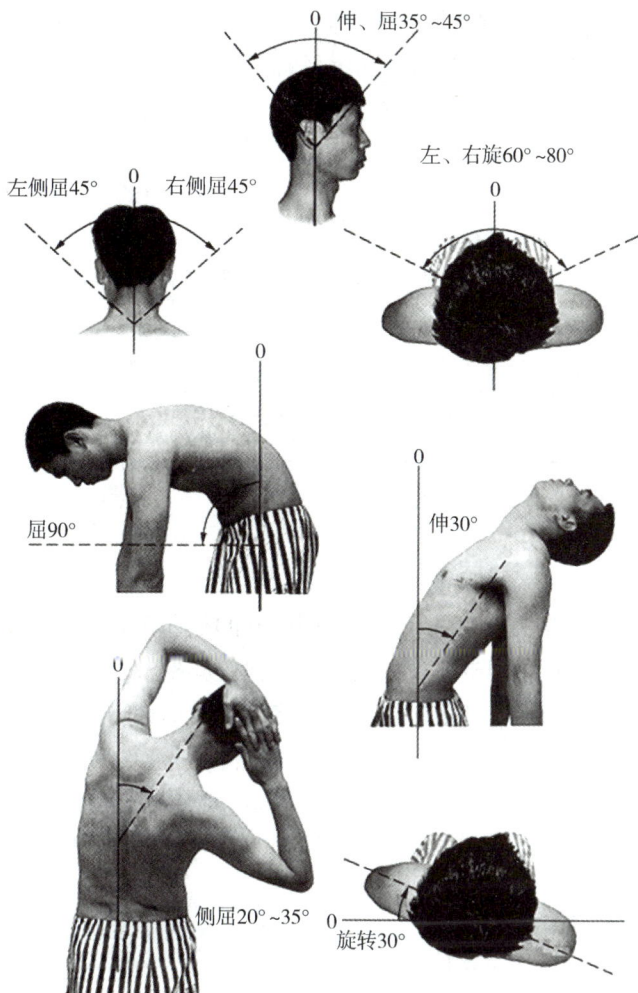

图 3-8-1 脊柱活动度检查

（二）正常脊柱活动度

正常脊柱具有一定的活动度，不同部位的脊柱活动范围不同，如颈、腰段脊柱活动度最大，胸段脊柱活动度最小，骶椎和尾椎几乎无活动性（成年人两者已融合成骨块状）。正常人在直立、骨盆固定的前提下，颈段、胸段、腰段脊柱活动范围参考值如表 3-8-1。

表 3-8-1 颈、胸、腰椎及全脊椎活动范围

	前屈	后伸	左右侧弯	旋转度（一侧）
颈椎	35°~45°	35°~45°	45°	60°~80°
胸椎	30°	20°	20°	35°
腰椎	75°~90°	30°	20°~35°	30°
全脊柱	128°	125°	73.5°	115°

注：由于年龄、活动训练以及脊柱结构差异等因素，脊柱活动范围存在较大的个体差异

（三）脊柱活动受限

1. 颈椎段活动受限 常见于：①颈部肌纤维组织炎及韧带劳损；②颈椎病；③颈椎结核、肿瘤致颈椎骨质破坏；④颈椎外伤、骨折、关节脱位等。

2. 腰椎段活动受限 常见于：①腰部肌纤维组织炎及韧带劳损；②腰椎间盘突出；③椎管狭窄；④腰椎骨折、脱位；⑤腰椎结核、肿瘤致腰椎骨质破坏等。

三、脊柱压痛与叩击痛

（一）压痛

检查方法：被检者取坐位，身体略向前倾，医生用右手拇指自上而下逐一按压脊椎棘突及椎旁肌肉，了解有无压痛（图3-8-2）。

正常情况每个棘突及椎旁肌肉均无压痛。若有压痛，提示压痛部位可能有病变，并以第七颈椎棘突为标志计数病变椎体的位置。颈椎压痛可见于颈椎病、颈肋综合征、颈部肌纤维组织炎、落枕等。胸腰椎压痛可见于胸腰椎外伤或骨折、结核、腰椎间盘突出、腰背肌纤维组织炎及劳损。

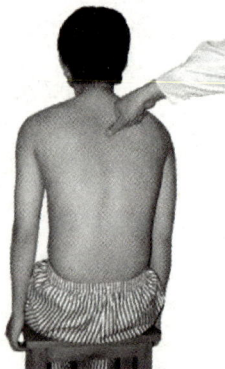

（二）叩击痛

图3-8-2 脊柱压痛检查

检查方法：脊柱叩击痛方法常用两种，包括直接叩击和间接叩击。①直接叩击法：用叩诊锤或中指直接逐一垂直叩击脊椎棘突，了解有无叩击痛。此法常用于检查胸椎及腰椎，但不用于颈椎检查，尤其是颈椎骨折、损伤等；②间接叩击法：被检者取坐位，医生将左手掌面放于被检者头顶，右手半握拳以小鱼际部位叩击左手背，了解脊柱各部位有无疼痛，也称冲击痛或传导痛。

正常脊柱无叩击痛。如出现阳性反应，可见于脊柱骨折、结核、肿瘤、腰椎间盘突出等。叩击痛的部位多为病变部位。但若有颈椎病或颈椎间盘脱出症，间接叩击时可出现上肢的放射痛。

四、脊柱检查的特殊试验

1. 颈椎试验检查

（1）臂丛神经牵拉试验 被检者取坐位，医生一手将被检者头部推向健侧，另一手握住被检者手腕向外下方牵拉，如能诱发患肢疼痛、麻木感即为阳性，多见于颈椎病。

（2）Jackson压头试验 被检者取坐位，头稍向患侧的侧后方倾斜，医生立于被检者后方，双手交叉放于被检者头顶向下施加压力，使椎间孔变小，若出现颈部疼痛，并向患侧上肢放射则为阳性，多见于颈椎病及颈椎间盘突出症。

（3）旋颈试验 被检者取坐位，头略后仰，并自动向左、右作旋转动作。如被检者出现头痛、头昏、视力模糊等症状，提示椎动脉型颈椎病。主要因为转头时椎动脉受到扭曲，加重了椎-基底动脉供血不足，头部停止转动，症状随即消失。

（4）前屈旋颈试验（Fenz征） 被检者取坐位，头颈部前屈，并左右旋转，如颈椎处感到疼痛，则为阳性，多见于颈椎小关节的退行性变。

2. 腰骶椎试验检查

（1）拾物试验 多用于小儿腰部前屈运动的检查。被检者站立，嘱其拾起地上物品，腰椎正常者两膝能伸直，腰部弯曲将物品拾起。腰椎病变者，则一手扶膝、蹲下，腰部挺直地屈膝下蹲拾物，称为拾物试验阳性。多见于腰椎结核、腰椎间盘突出症、腰肌外伤或炎症。

（2）摇摆试验 被检者取平卧位，双髋、双膝关节极度屈曲，双手抱于膝前，医生手扶被检者双膝，左右摇摆，如有腰部疼痛为阳性，见于腰骶部病变。

（3）股神经牵拉试验 被检者取俯卧位，下肢伸直，医生将一侧下肢抬起，使髋关节过伸，如大腿前方出现放射痛为阳性，见于腰椎3、4椎间盘突出压迫腰2、3、4神经根所致。

（4）骨盆回旋试验 又称腰骶关节试验。被检者取仰卧位，医生极度屈曲两侧髋、膝关节，使臀部离床，腰部被动前屈，若腰骶部出现疼痛则为阳性。见于腰部的软组织损伤及腰骶椎病变（如腰椎间盘突出症）。

（5）屈颈试验（Linder征）　被检者取仰卧位，医生一手置于被检者胸前，另一手置于其枕后，将被检者头部前屈，若出现腰痛及下肢放射痛即为阳性。主要是因为屈颈时，脊髓在椎管内可上升1~2cm，脊神经根受到牵拉，加重了突出的椎间盘对神经根的压迫，出现下肢的放射痛。常见于腰椎间盘突出症。

（6）直腿抬高试验（Lasegue征）　被检者仰卧，双下肢伸直，医生一手置于被检者膝关节上，另一手将其下肢抬起。正常人伸直的下肢可抬高70°以上，抬高小于30°以下并出现自上而下的放射性疼痛为阳性。常见于坐骨神经炎、腰椎间盘突出症或腰骶神经根炎等造成的坐骨神经痛。

第二节　四肢检查

四肢检查以视诊和触诊为主。检查内容包括关节、软组织、肢体的位置和形态、功能有无异常等。

一、形态异常

（一）肩关节变形

正常人双肩对称，呈弧形。肩关节变形（图3-8-3）包括：①"方肩"，见于肩关节脱位或三角肌萎缩，表现为肩关节弧形轮廓消失，肩峰突出；②"肩章状肩"，见于外伤性肩锁关节脱位，表现为肩部突出畸形如戴肩章；③一侧肩关节下垂，见于锁骨骨折；④两侧肩关节高低不平，颈短耸肩，见于先天性肩胛高耸症和脊柱侧弯。

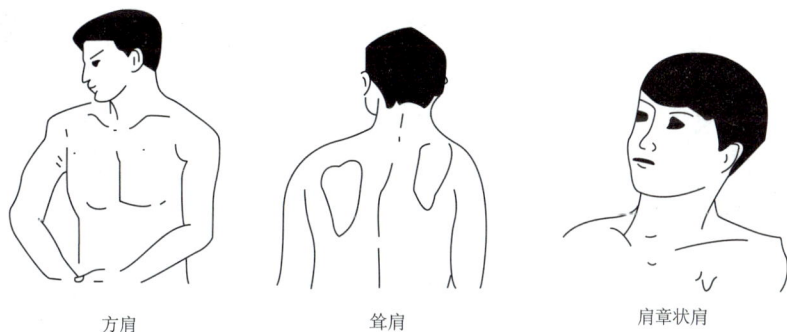

方肩　　　　　　　耸肩　　　　　　　肩章状肩

图3-8-3　常见肩关节变形

（二）肘关节变形

肘关节正常时双侧对称，伸直时肘关节呈轻度外翻（称为携物角，5°~15°）。肘关节变形包括：①髁上骨折，表现为肘窝上方突出；②桡骨头脱位，表现为肘窝外下方向桡侧突出；③肘关节后脱位，表现为鹰嘴向肘后方突出。

（三）腕关节变形

手的自然休息姿势呈半握拳状，腕背伸约20°，向尺侧倾斜约10°，拇指尖靠示指关节的桡侧，其余四指呈半屈曲状。手的功能位置为腕背伸30°，稍偏尺侧，呈握茶杯姿势。引起腕关节形态异常的疾病包括：①腕关节脱位、腕关节骨折：可引起畸形；②腱鞘滑膜炎：腕关节背面或掌面呈结节状隆起，触之柔软，按之疼痛，多影响关节活动，见于类风湿关节炎或结核性病变；③腱鞘囊肿：腕关节背面或桡侧有圆形无痛性囊状隆起，触之坚韧，推之可沿肌腱的平行方向稍微移动，见于肌腱过度活动等；④腱鞘纤维脂肪瘤：腕关节背面见一柔韧的隆起物，随肌腱推动而来回移动，无压痛；⑤软组织炎症、扭伤等；⑥桡神经损伤：可致腕垂症（图3-8-4），表现为腕关节与掌指关节不能主动伸直，拇指不能外展。

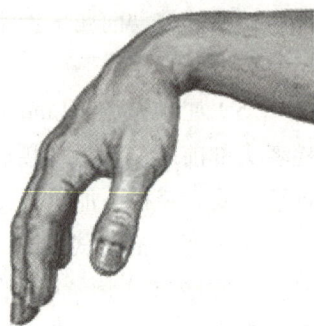

图3-8-4　腕垂症

（四）手指形态异常

1. **匙状甲**　又称反甲，表现为指甲中央凹陷，边缘翘起，指甲变薄，表面粗糙有条纹，似匙状（图3-8-5），常见于缺铁性贫血、高原疾病，偶见于风湿热、甲癣等。

2. **杵状指（趾）**　又称槌状指（趾），表现为手指或脚趾末端增宽、增厚明显，指（趾）甲呈拱形隆起如杵状，指（趾）端背面的皮肤与指（趾）甲所构成的基底角大于180°（图3-8-6）。发病可能与慢性缺氧、代谢障碍及中毒性损害有关，缺氧时肢体末端毛细血管增生扩张，因血流丰富致软组织增生，末端膨大。常见于支气管扩张、慢性肺脓肿、脓胸、原发性支气管肺癌、发绀型先天性心脏病、亚急性感染性心内膜炎及肝硬化等疾病。

3. **指关节变形**　①梭形关节：表现为指间关节增生，肿胀呈梭状畸形，常双侧受损。早期出现局部红肿及疼痛，晚期可见手指关节明显僵直，活动受限，手腕及手指向尺侧偏斜，常见于类风湿关节炎（图3-8-7）；②爪形手：手掌的骨间肌和小鱼际肌明显萎缩，致使手指关节呈鸟爪样，见于尺神经损伤、进行性肌萎缩、脊髓空洞及麻风等；③其他：如老年性骨关节炎等。

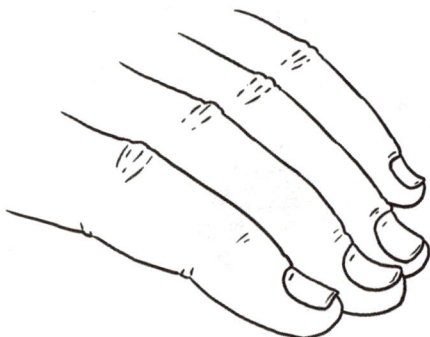

图3-8-5　匙状甲

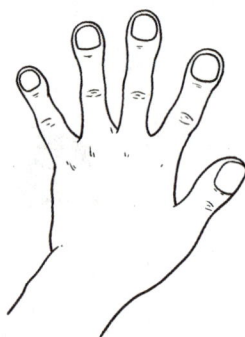

图3-8-6　杵状指

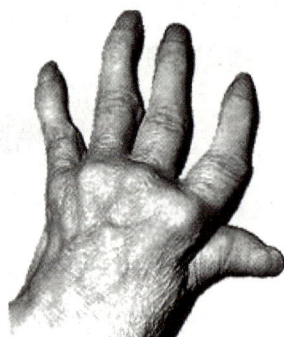

图3-8-7　类风湿关节炎

（五）髋关节变形

正常成人仰卧，腰部放松，腰椎贴于床面，双下肢伸直并拢，两侧髂前上棘连线与躯干正中线垂直。髋关节变形包括：①内收畸形：一侧下肢向对侧偏移，超越躯干正中线，且不能外展；②外展畸形：一侧下肢向外侧偏移，远离正中线，且不能内收；③髋关节内或外旋转畸形：正常人髌骨和𧿹趾指向上方，若向内、外侧偏斜，见于髋关节内、外旋畸形。髋关节变形的常见疾病有髋关节脱位、股骨干及股骨头骨折错位等。

（六）膝关节异常

1. **膝内翻、膝外翻**　正常人双脚并拢站立，双膝和双踝均能靠拢。膝关节异常包括：①膝内翻：又称"O"型腿，表现为双脚内踝靠拢时，双膝却向外分离，双下肢形成"O"状（图3-8-8）；②膝外翻：又称"X"型腿，表现为两膝靠拢时，两内踝分离，双下肢呈"X"状（图3-7-9）。膝内、外翻常见于佝偻病及大骨节病等。

2. **膝反张**　也称膝反屈畸形，是指被检者直立，充分显露小腿，见膝关节过度后伸形成向前的反屈（图3-8-10），见于小儿麻痹后遗症、膝关节结核等。

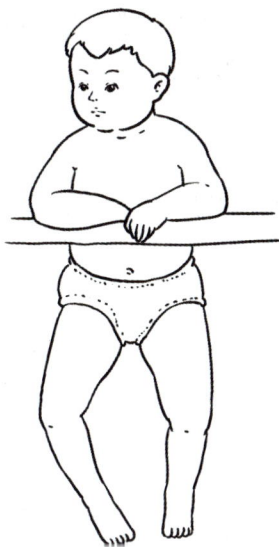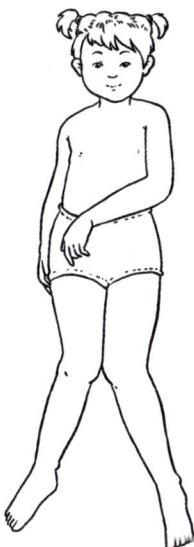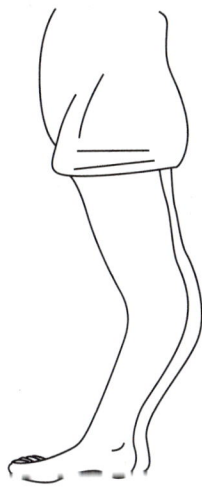

　　图3-8-8　膝内翻　　　　　　　图3-8-9　膝外翻　　　　　图3-8-10　膝反张

3. **关节炎**　患侧膝关节表现为红、肿、热、痛及活动（功能）障碍，两侧膝关节形态不对称，多见于风湿性关节炎活动期等。

4. **关节腔积液**　关节腔积液分为：①积液较少：小于50ml，嘱被检者膝关节屈成直角，则髌骨两侧的凹陷消失；②积液较多：大于50ml，被检者膝关节周围组织肿胀明显，浮髌试验呈阳性（图3-8-11）。

浮髌试验：嘱被检者平卧，双下肢放松、伸直，医生将左手虎口卡于肿胀的膝关节上方，右手虎口卡于肿胀的膝关节下方，使关节腔内液体集中于髌骨底面，然后用右手示指垂直将髌骨向后方按压，连续数次，压下时髌骨与关节面有碰触感，松开时有髌骨浮起感，称为浮髌试验阳性。关节腔积液的常见病因有风湿性关节炎、结核性关节炎等。

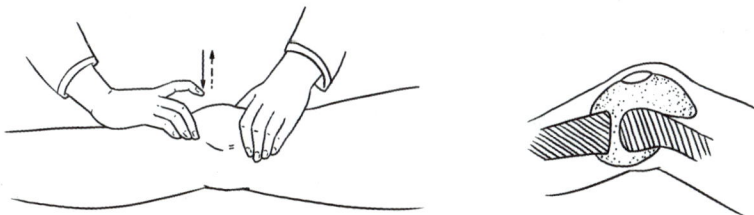

图3-8-11　浮髌试验

（七）足部形态异常

被检者取站立或坐位进行检查，观察步态时需被检者步行。

1. **足内翻、足外翻**　正常人膝关节固定时，足掌可向内、外翻35°。足部形态异常包括：①足内翻：表现为前足内收，跟骨内旋，足纵弓高度增加，站立时足外侧着地，足掌部呈固定型内翻、内收位，见于小儿麻痹后遗症等；②足外翻：表现为前足外展，跟骨外旋，足纵弓塌陷，舟骨突出，足掌呈固定型外翻、外展位，见于胫前胫后肌麻痹。

2. **马蹄足和跟足畸形**　①马蹄足：表现为踝关节跖屈，前半足着地，常见于腱挛缩或腓总神经麻痹；②跟足畸形：表现为足不能跖屈，行走和站立时足跟着地，常见于小腿三头肌麻痹，致伸肌牵拉使踝关节背伸。

（八）其他异常

1. 下肢静脉曲张　多见于小腿，表现为小腿静脉怒张，如蚯蚓状，久立加重，卧位抬高下肢时减轻。严重者小腿有肿胀感，局部皮肤颜色呈紫暗伴色素沉着，甚至出现局部溃疡，见于栓塞性静脉炎或长期站立者。

2. 水肿　引起水肿的常见病因：①局部静脉血或淋巴液回流受阻，可导致单侧肢体水肿，见于血栓性静脉炎、肿瘤压迫等；②淋巴管阻塞，可导致淋巴管扩张、破裂，淋巴液外溢，致使纤维组织大量增生，皮肤增厚变粗，按压无凹陷（称为象皮肿），见于丝虫病；③心源性、肾源性全身水肿等，下肢较上肢水肿明显，常呈凹陷性。

🖐 **课堂互动 3-10**

你知道丝虫病吗？

答案解析

3. 肌萎缩　是指患肢肌肉体积缩小，软弱无力，常见于脊髓灰质炎、周围神经损害、严重股骨头坏死、长期肢体废用及肌炎等。

4. 肢端肥大　常与生长激素分泌过多有关，从而造成骨骼、韧带、软组织过度增生，导致肢体末端异常粗大。

5. 骨折与关节脱位　①骨折：是指骨结构的完整性和连续性受到破坏，表现为肢体缩短或变形，局部红肿，有压痛，可听到骨擦音或触及骨擦感；②关节脱位：是指组成关节骨骼的错位或脱离，表现为关节脱位处疼痛、肿胀及关节运动受限，常伴关节畸形。

二、运动功能障碍

在神经的调控下，由肌肉、肌腱带动关节活动而实现肢体正常的运动功能，任何一个环节出现损害，均会导致肢体的运动功能障碍。

运动功能的检查方法包括：①主动运动：嘱被检者进行肢体、各关节活动，即被检者凭借自己的力量活动，注意肢体、各关节活动方向及范围；②被动运动：医生用外力协助被检者肢体、各关节活动，观察其有无疼痛及活动范围等。

关节活动障碍可见相应部位骨折、脱位、肌腱、软组织损伤及关节炎、关节的退行性变等。

（蒲永莉）

书网融合……

目标检测　　　知识回顾　　　习题

神经系统检查主要包括脑神经检查、运动功能检查、感觉功能检查、神经反射检查和自主神经功能检查五部分，是诊断学中的重要内容，是医学生学习的重要环节。

学习目标

知识要求：

1. 掌握运动功能、神经反射的检查方法及异常反应的临床意义。

2. 熟悉脑神经检查、感觉功能检查的内容、方法和临床意义，熟悉神经系统常见疾病的症状、体征及意义。

3. 了解自主神经功能检查的内容及方法。

技能要求：

1. 熟练掌握运动功能检查和神经反射检查的基本操作方法，并对异常反应进行正确分析。

2. 学会与患者进行有效沟通，查体过程中注意人文关怀，保护患者隐私。

岗位情景模拟 26

王某，男，52岁。高血压病史15年，间断服药。今上午看篮球比赛时突发头痛、烦躁，随后意识不清，30分钟后送到医院。查体：神志昏迷，血压190/120mmHg，双眼向右侧凝视，颈部有抵抗感。

问题与思考

该患者最可能的诊断是什么？如何对患者进行神经系统检查？

答案解析

第一节 脑神经检查

一、嗅神经

嗅神经系第Ⅰ对脑神经。

1. 检查方法 被检者闭双眼，先压住一侧鼻孔，用无刺激性气味的物品（如牙膏、香烟、咖啡、香皂等）置于另一侧鼻孔，然后让其辨别所闻到的气味；用同样方法检查另一侧鼻孔。

课堂互动 3-11

脑神经有多少对，分别是什么？

答案解析

注意事项：①测试物的气味应为被检者熟悉且无刺激性；②为保证结果的准确性，可取 2~3 种不同测试物分别检测。

2. 临床意义 嗅觉功能障碍如能排除鼻黏膜病变，常见于同侧嗅神经损害，如颅脑损伤、颅前窝占位性病变等。

二、视神经

视神经系第 Ⅱ 对脑神经。检查包括视力、视野检查和眼底检查，检查方法与临床意义详见第三篇第三章头部检查。

三、动眼神经、滑车神经、展神经

动眼神经、滑车神经、展神经分别为第 Ⅲ、Ⅳ、Ⅵ 对脑神经，共同支配眼球运动，合称眼球运动神经。

1. 检查方法 ①外观：主要观察眼裂大小，眼球有无突出或下陷，眼睑有无下垂及瞳孔状况；②眼球运动：嘱其向上、向下、向内、向外转动运动，观察有无眼球运动障碍，眼球有无偏斜；③对光反射（直接与间接）与调节反射。

2. 临床意义 ①眼球运动向内、向上、向下运动障碍，以及上睑下垂，调节反射消失，均提示动眼神经麻痹；②单纯出现眼球向下及向外运动减弱，提示滑车神经麻痹；③出现眼球向外运动障碍及伴有麻痹性内斜视，提示展神经麻痹；④瞳孔反射异常见于动眼神经或视神经麻痹。

四、三叉神经

三叉神经系第 Ⅴ 对脑神经，是混合性神经。感觉神经纤维分布于面部皮肤、眼、鼻、口腔黏膜；运动神经纤维支配咀嚼肌、颞肌和翼状内外肌。

1. 检查方法

（1）面部感觉 嘱被检者闭眼，依次用棉絮或软毛刷轻触面部皮肤检查触觉；用针尖轻刺面部皮肤检查痛觉；用装热水（40~50℃）或冷水（5~10℃）的试管接触面部皮肤检查温度觉等。检查时，应注意仔细观察被检者的反应，两侧对比，如有异常，确定其病变区域。

（2）角膜反射 ①直接角膜反射：嘱被检者眼睛向内侧注视，用湿棉絮尖从视野外侧轻触被检者角膜外缘（避免触及睫毛），同侧眼睑迅速闭合称为直接角膜反射；②间接角膜反射：对侧眼睑同时闭合称为间接角膜反射。

（3）运动功能 医生用双手分别按压被检者两侧的颞肌、咀嚼肌并嘱其做咀嚼动作，比较两侧肌力，再做张口动作，比较下颌有无歪斜（以露齿时上下门齿的中缝线为标准）。

2. 临床意义

（1）面部感觉功能障碍 某支分布区域或一侧面部触觉、痛觉、温觉减退或消失，提示该支或同侧三叉神经损害，如三叉神经痛、脑桥小脑脚肿瘤、延髓空洞症。

（2）面部运动功能障碍 一侧咀嚼肌肌力减弱、下颌偏向病侧，提示该侧三叉神经运动纤维受损，如牙龈脓肿、龋齿、颅脑损伤或肿瘤等。

五、面神经

面神经系第 Ⅶ 对脑神经，主要支配面部表情肌和具有舌前 2/3 味觉功能。

1. 检查方法

（1）运动功能　首先观察被检者额纹、鼻唇沟、眼裂、口角是否对称，然后嘱其做皱额、闭眼、露齿、微笑、鼓腮、吹口哨等动作，并作两侧对比。

（2）味觉功能　让被检者伸舌，医生依次取不同味感的物质（如柠檬、糖、奎宁、盐等）用棉棒蘸取涂在一侧舌前部，嘱被检者用手指出某个预定的符号（酸、甜、苦、咸），但不能讲话和缩舌，分别测试两侧。注意每种味觉测试完成后需用清水漱口，以免发生干扰。

2. 临床意义

（1）面神经受伤　①面神经周围性损害：表现为同侧额纹变浅或消失、眼裂增大、鼻唇沟变浅，不能皱额、闭眼、鼓腮或吹口哨病变侧漏气，露齿或微笑时口角歪向健侧，常见于面神经炎等；②面神经中枢性损害：双侧额纹正常、眼裂正常、能皱额、能闭眼，但对侧鼓腮或吹口哨漏气，露齿或微笑口角歪向患侧，常见于脑血栓形成、脑出血、脑肿瘤等。

（2）味觉异常　舌前2/3味觉消失，常见于面神经炎。

六、位听神经

位听神经系第Ⅷ对脑神经，包括前庭及耳蜗两种感觉神经。

1. 检查方法

（1）听力　①粗测法：在安静室内，被检者用棉花阻塞另一侧外耳道，医生持机械手表自1m以外逐渐移近该侧耳，直至被检者听清表声为止，记录手表与该耳的距离，同样方法测另一耳。正常人一般在距离1m处可闻及机械表音；②精测法：使用规定频率的音叉或电测听设备完成测试，诊断价值更高。

（2）前庭神经　①一般观察：观察被检者有无眼球震颤、平衡障碍；②特殊检查：旋转试验、外耳道灌注冷水及热水试验等。

2. 临床意义

（1）耳聋　传导性耳聋常见于耳道内耵聍或异物、中耳炎、鼓膜穿孔或破裂等。感音性耳聋常见于药物损害（链霉素、庆大霉素、卡那霉素等）、噪音损害、听神经炎、脑干血管病、多发性硬化等。

（2）平衡障碍　平衡障碍表现为眩晕，伴恶心、呕吐及眼球震颤，常见于梅尼埃（Meniere）病、迷路炎、椎–基底动脉供血不足、前庭神经元炎、听神经瘤等。

七、舌咽神经、迷走神经

舌咽神经、迷走神经系第Ⅸ、Ⅹ对脑神经，两者在解剖与功能上关系密切，常同时受损。

1. 检查方法

（1）运动功能　嘱被检者做张口动作，首先观察两侧软腭上抬高度是否一致，并嘱其发"啊"音，观察悬雍垂是否居中。

（2）味觉功能　同面神经的味觉功能检查，注意将测试物涂于舌后1/3处。

（3）咽反射　用压舌板轻触咽后壁，正常出现咽部肌肉收缩并诱发恶心反射。

2. 临床意义

（1）一侧神经受损　出现同侧软腭上抬减弱或不能上抬，悬雍垂偏向健侧，咽反射消失。

（2）双侧神经受损　悬雍垂虽居中，但两软腭不能上抬或上抬受限，咽反射消失。

八、副神经

副神经系第Ⅺ对脑神经，支配胸锁乳突肌及斜方肌。

1. 检查方法　让被检者做转头与耸肩动作，观察动作情况，并作两侧对比。

2. 临床意义　①同侧胸锁乳突肌瘫痪，头不能向同侧侧屈，面不能转向对侧，可伴肌肉萎缩；②同侧斜方肌瘫痪，同侧肩下垂，耸肩力量减弱，可伴肌肉萎缩。

九、舌下神经

舌下神经系第Ⅻ对脑神经，支配舌肌。

1. **检查方法**　让被检者伸舌，观察有无伸舌偏斜、舌肌萎缩及肌束颤动。

2. **临床意义**　①单侧舌下神经损伤，伸舌时，舌尖偏向同侧，伴舌肌萎缩；②双侧舌下神经损伤时，舌不能伸出。

第二节　运动功能检查

运动是指骨骼肌的活动，可分为随意运动和不随意运动。随意运动主要由锥体束完成，不随意运动主要由锥体外系和小脑支配完成。

课堂互动 3-12

你知道锥体束吗？

答案解析

一、肌力检查

1. **检查方法**　肌力是指肢体运动时最大收缩的力量。嘱被检者做肢体屈伸动作，医生施以相反的力，测试对阻力的克服力量。注意两侧比较。

2. **肌力分级**　肌力采用0~5级六级分类法。

0级　完全瘫痪，肌肉无收缩。

1级　肌肉可收缩，但不能产生动作。

2级　肢体可在床面移动，但不能抬起。

3级　肢体能抗地心引力抬离床面，但不能克服阻力。

4级　肢体能对抗阻力，但力量较弱。

5级　正常肌力。

3. **临床意义**　肌力减弱或丧失即瘫痪。瘫痪分类见表3-9-1。

表3-9-1　瘫痪分类

名称	特点	病因
单瘫	单一肢体瘫痪	脊髓灰质炎
偏瘫	一侧肢体（上、下肢）瘫痪	颅脑病变或脑卒中
截瘫	双下肢瘫痪	脊髓外伤、炎症等
交叉性偏瘫	一侧肢体瘫痪及对侧脑神经损害	脑干病变

二、肌张力检查

1. **检查方法**　肌张力是指静止状态下的肌肉紧张度。检查时，医生用手挤捏被检者肌肉以感知其硬度及弹性；或用一手扶住关节，另一手握住肢体远端做被动伸、屈动作以感知其阻力。

2. **临床意义**

（1）肌张力增高　①痉挛状态：也称折刀现象。在被动伸屈肢体时起始阻力大，终末突然减弱，提示锥体束损害，常见于脑血管病如脑血栓形成、脑出血等；②铅管样强直：在被动伸、屈肢体时肌张力均增高，做被动运动时各方向阻力均匀一致变大，提示锥体外系损害，常见于帕金森病等。

🏆 **课堂互动 3-13**

你知道锥体外系吗？

答案解析

（2）肌张力降低　肌肉松软无力，肢体被动伸、屈阻力减退，关节活动范围增大，提示脊髓或周围神经损害，常见于脊髓前角灰质炎、周围神经炎和小脑病变等。

三、不随意运动检查

不随意运动亦称不自主运动，是指被检者意识清醒的情况下，出现的不受主观意识支配、无目的的异常动作。多为锥体外系损害所致。

1. **震颤**　为两组拮抗肌交替收缩引起的不自主动作。

（1）静止性震颤　震颤在静止时明显，运动时减轻，睡眠时消失，常伴肌张力增高。常见于帕金森病。

（2）意向性震颤　亦称动作性震颤。震颤在休息时消失，运动时发生，愈接近目的物愈明显，常见于小脑疾病。

2. **舞蹈样运动**　指面部肌肉及肢体快速、无规则、无目的、不对称的不自主运动，表现为做鬼脸、转颈、耸肩、手指间断伸屈、摆手和伸臂等舞蹈样动作，睡眠时减轻或消失，常见于儿童期脑风湿性病变。

3. **手足徐动**　表现为手足的一种缓慢持续的伸展扭曲动作，见于脑性瘫痪、肝豆状核变性和脑基底节变性。

四、共济运动检查

机体完成某一动作时，某一肌群协调一致的运动称为共济运动。共济运动主要由小脑维持完成，前庭神经系统、视神经、深感觉、锥体外系等也参与其中。

1. **检查方法**

（1）指鼻试验　被检者手臂外展伸直，以示指接触距其前方0.5m医生的示指，再用示指触指自己的鼻尖，先慢后快，先睁眼做，再闭眼做，先做一侧，再做另一侧。正常人指鼻准确。

（2）跟-膝-胫试验　被检者取仰卧位，将一侧足跟部放在另一肢体膝关节下端，嘱其足跟沿胫骨前缘滑下，先睁眼做，再闭眼做，先做一侧，再做另一侧，观察整个动作过程。正常人整个动作过程流畅、准确。

（3）快速轮替动作　让被检者伸直手掌，并以前臂做快速的旋前旋后动作，或一手用手掌、手背连续交替拍打对侧手掌，先做一侧，再做另一侧，观察其整个动作过程。正常人整个动作过程流畅、准确。

（4）闭目难立征　被检者双足跟并拢直立，向前平伸双手，先睁眼做，再闭眼做，观察其站立情况。正常人睁闭眼站立均平稳。

2. **阳性体征及临床意义**　见表3-9-2。

表3-9-2　共济失调检查

检查方法	体征	临床意义
指鼻试验	同侧指鼻不准	小脑半球病变
	睁眼时指鼻准确，闭眼时出现障碍	感觉性共济失调
跟-膝-胫试验	动作不稳	小脑损害
	闭眼时出现该动作障碍	感觉性共济失调
快速轮替动作	动作缓慢，不协调	感觉性共济失调

续表

检查方法	体征	临床意义
闭目难立征	闭目出现身体摇晃或倾斜	小脑病变
	睁眼时能站稳，闭眼时站立不稳	感觉性共济失调

第三节　感觉功能检查

感觉功能检查必须在被检者意识清醒及精神状态正常时进行。对意识不清的被检者或小儿，可根据面部表情、肢体回缩动作及哭叫等反应，粗略估计感觉功能有无障碍。检查时应嘱被检者闭目，避免暗示性提问。检查时将刺激物由感觉障碍区移向正常区，或由正常区移向感觉过敏区，注意两侧对比、上下对比及远、近端对比。

一、浅感觉检查

1. **检查方法**　嘱被检者闭眼，依次进行触觉、痛觉、温度感觉的检查，检查时，应注意仔细观察被检者的反应，两侧对比，如有异常（感觉过敏、减退或消失），确定其区域。

（1）触觉　用棉絮或软毛刷轻触面部皮肤，询问有无感觉。

（2）痛觉　用别针的针头均匀地轻刺皮肤，询问是否疼痛。

（3）温度觉　用装热水（40~50℃）或冷水（5~10℃）的试管交替接触皮肤，辨别冷、热感。

2. **临床意义**　痛觉、温度觉障碍见于脊髓丘脑侧束损害，触觉异常提示脊髓丘脑前束和后索损害。

二、深感觉检查

1. **检查方法**　被检者闭眼，依次检查运动觉、位置觉、震动觉，并作两侧对比。

（1）运动觉　医生用手轻捏被检者的手指或足趾上下移动，让其说出移动的方向。

（2）位置觉　医生将被检者的肢体摆成一定姿势或放置在一定位置，让其说出其所摆姿势或所处的位置。

（3）震动觉　医生将震动的音叉柄（128Hz）放在被检者突起的骨骼处如内踝、外踝、桡骨茎突、尺骨鹰嘴、髌骨等，判断两侧有无区别。

2. **临床意义**　正常人能正确说出检查时的运动觉、位置觉、震动觉。若运动觉、位置觉、震动觉障碍均可提示同侧脊髓后索损害。

三、复合感觉检查

1. **检查方法**　复合感觉是指大脑综合分析的结果，也称皮质感觉，包括皮肤定位觉、两点辨别觉、实体辨别觉和体表图形觉。检查时嘱被检者闭眼，依次检查，并作两侧对比。

（1）皮肤定位觉　用棉签轻触被检者皮肤，让其说出所触部位。

（2）两点辨别觉　用分开的双脚规轻刺被检者两点皮肤，逐渐缩小距离，直至感觉为一点时为止（正常：手指辨别间距为2mm，舌是1mm，脚趾是3~8mm，手掌是8~12mm，后背是40~60mm）。

（3）实体辨别觉　嘱被检者用单手触摸硬币、笔、钥匙等日常熟悉的物品并说出物品的名称及形状。

（4）体表图形觉　在被检者皮肤上画简单图形如三角形、圆形或写简单的字，然后让其说出是何图形或何字。

2. **临床意义**　皮肤定位觉、实体辨别觉障碍见于皮质病变，两点辨别觉障碍见于额叶病变，体表图形觉障碍见于丘脑水平以上病变。

四、感觉障碍

1. 感觉障碍的形式

（1）感觉缺失　是指被检者在意识清楚的情况下，对刺激无任何感知。若同一部位各种感觉均缺失，称为完全性感觉缺失；在同一部位一种或数种感觉缺失而其他感觉存在，称为分离性感觉障碍。

（2）感觉减退　是指被检者在意识清楚的情况下，感觉敏感度下降，对强的刺激产生弱的感觉。

（3）感觉过度　表现为对轻微刺激的辨别力减弱，当受到强烈刺激后，经过一段时间潜伏期达到阈值后，才出现一种定位不明确的强烈不适感或疼痛。

（4）感觉过敏　指给予轻微刺激引起强烈疼痛的感觉。

（5）感觉异常　指无外界刺激而出现的异常自发性感觉，如麻木感、痒感、针刺感、蚁走感、束带感、肿胀感等。

（6）感觉倒错　指对刺激的错误感觉，如非疼痛刺激产生疼痛的感觉，冷的刺激产生热的感觉。

（7）疼痛　①局部疼痛：指病变部位的局限性疼痛，如神经炎的局部神经痛；②放射性疼痛：指疼痛由局部扩展到受累的感觉神经支配区，如坐骨神经痛；③扩散性疼痛：疼痛由一个神经分支扩散到另一分支分布区，如手指远端挫伤疼痛扩散到整个上肢；④牵涉痛：内脏病变出现的相应体表区疼痛，如心绞痛引起左肩及左上肢痛。

2. 感觉障碍的类型

（1）末梢型　肢体远端对称性完全性感觉缺失，呈手套状、袜子状分布，也可有感觉异常、感觉过度和疼痛等。多见于多发性神经炎。

（2）神经根型　感觉障碍范围与某种神经根的节段分布一致，呈节段型或带状，在躯干呈横轴走向，在四肢呈纵轴走向。疼痛较剧烈，常伴有放射痛或麻木感，是脊神经后根损伤所致，见于椎间盘突出症、颈椎病和神经根炎等。

（3）脊髓型　①脊髓横贯型：为脊髓完全被横断，其特点为病变平面以上完全正常，病变平面以下各种感觉均缺失，并伴有截瘫或四肢瘫，排尿排便障碍，多见于急性脊髓炎、脊髓外伤等；②脊髓半横贯型：仅脊髓一半被横断，又称布朗-塞卡尔综合征，其特点为病变同侧损伤平面以下深感觉丧失及痉挛性瘫痪；对侧痛、温觉丧失，见于脊髓外肿瘤和脊髓外伤等。

（4）内囊型病灶　对侧半身感觉障碍、偏瘫、同向偏盲，常称为三偏征，常见于脑血管疾病。

（5）脑干型　同侧面部感觉缺失和对侧躯干及肢体感觉缺失，见于炎症、肿瘤和血管病变。

（6）皮质型　上肢或下肢感觉障碍，并有复合感觉障碍，见于大脑皮层感觉区损害。

第四节　神经反射检查

神经反射由反射弧完成，反射弧包括感受器、传入神经元、中枢、传出神经元和效应器。神经反射检查对神经系统疾病的定位诊断具有重要价值。反射弧中任何一个环节发生病变，都能影响反射活动，表现为反射减弱或消失。同时，反射又受高级神经中枢控制，锥体束以上发生病变时，可使反射活动失去抑制，而出现反射亢进。

一、生理反射

刺激皮肤或黏膜引起的反射称为浅反射；刺激肌腱、骨膜引起的反射称为深反射或腱反射。检查时要取得被检者合作，肢体肌肉放松。医生叩击力量要均等，两侧对比。

（一）浅反射

1. 角膜反射

（1）检查方法　嘱被检者眼睛向内侧注视，用湿棉絮尖从视野外侧轻触被检者一侧角膜外缘，避免触及睫毛，观察眼睑闭合情况，同侧眼睑闭合称为直接角膜反射，对侧眼睑同时闭合称为间接角膜反射。正常反应为双侧眼睑迅速闭合。角膜反射的传入神经为三叉神经眼支，中枢为脑桥，传出神经为面神经。

（2）临床意义　直接与间接角膜反射均消失，见于被测侧三叉神经损害；直接反射消失，间接反射存在，见于被测侧面神经瘫痪；角膜反射完全消失，见于深昏迷。

2. 腹壁反射

（1）检查方法　被检者仰卧，双下肢稍屈曲，使腹壁松弛，然后用钝头竹签分别沿肋弓下缘、平脐水平及腹股沟上缘平行方向，迅速由外向内轻划两侧腹壁皮肤。正常反应为受刺激部位腹肌收缩，即腹壁反射存在。腹壁反射的传入、传出神经均为肋间神经。反射中枢：上腹壁为胸髓7~8节段；中腹壁为胸髓9~10节段；下腹壁为胸髓11~12节段（图3-9-1）。

（2）临床意义　上、中或下部反射消失分别见于上述不同平面的胸髓病损。一侧腹壁反射消失见于同侧锥体束病损。双侧腹壁反射完全消失见于深昏迷、急性腹膜炎患者。肥胖者、老年人及经产妇等因腹壁过于松弛，也可出现腹壁反射减弱或消失。

3. 提睾反射

（1）检查方法　用钝头竹签由下而上轻划股内侧上方皮肤，观察睾丸上提情况。正常反应为同侧提睾肌收缩，睾丸上提。其传入和传出神经皆为生殖股神经，中枢为腰髓1~2节段（图3-9-1）。

（2）临床意义　双侧反射消失见于腰髓1~2节损害；一侧反射消失见于同侧锥体束损害。此外，腹股沟疝、阴囊水肿、睾丸炎等局部病变亦可影响提睾反射。

4. 跖反射

（1）检查方法　被检者仰卧，下肢伸直，医生手持被检查踝部，用钝头竹签轻划足底外侧，由后向前至小趾跖关节处再转向踇趾侧。正常反应为足趾向跖面屈曲（即Babinski征阴性）（图3-9-2）。

（2）临床意义　反射消失见于骶髓1~2节损害。

5. 肛门反射

（1）检查方法　用钝头竹签轻划肛门周围皮肤。正常反应为肛门外括约肌收缩。其传入和传出神经皆为肛尾神经，中枢为骶髓4~5节段。

（2）临床意义　反射消失见于骶髓4~5节或肛尾神经损害。

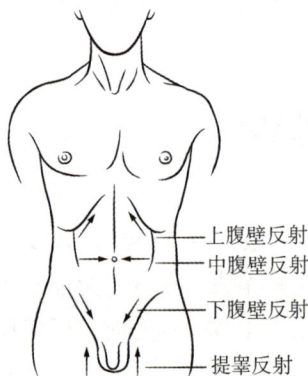

图3-9-1　腹壁反射和提睾反射

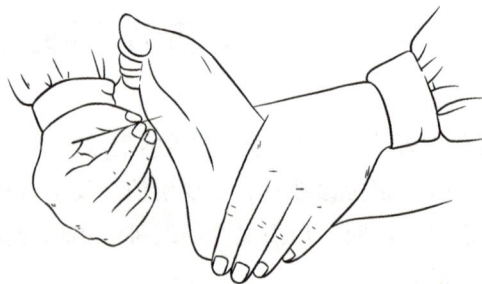

图3-9-2　跖反射

（二）深反射

1. 肱二头肌反射

被检者屈曲肘部，医生以左手拇指置于肱二头肌肌腱上，以叩诊锤叩击拇指。正常反应为肱二头肌收缩，前臂快速屈曲。肱二头肌反射传入、传出神经为肌皮神经，反射中枢在颈髓5~6节（图3-9-3）。

2. **肱三头肌反射** 被检者前臂外展，肘部半屈，医生左手托住其肘部，右手用叩诊锤直接叩击尺骨鹰嘴上方1.5~2cm处的肱三头肌肌腱。正常肱三头肌收缩，前臂稍伸展。肱三头肌反射的传入、传出神经为桡神经，反射中枢在颈髓7~8节（图3-9-4）。

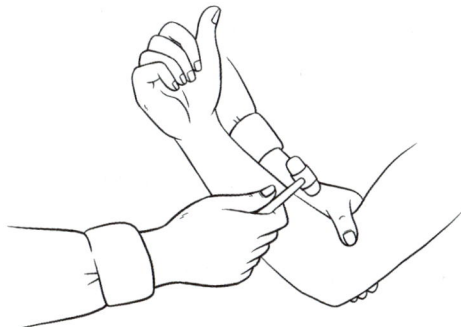

图3-9-3 肱二头肌反射   图3-9-4 肱三头肌反射

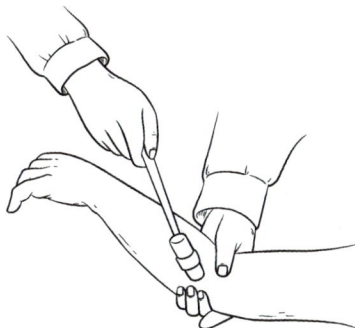

3. **桡骨膜反射** 被检者前臂置于半屈半旋前位，医生以左手托住其腕部，并使腕关节自然下垂，然后以叩诊锤叩击桡骨茎突。正常肱桡肌收缩，发生屈肘和前臂旋前动作。其传入神经为桡神经，传出神经为正中神经、桡神经、肌皮神经，反射中枢在颈髓5~6节（图3-9-5）。

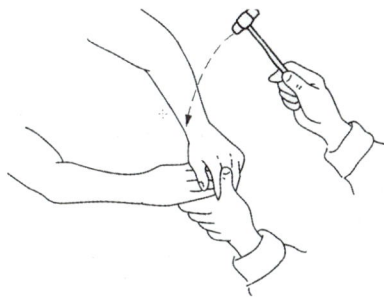

图3-9-5 桡骨膜反射

4. **膝反射** 被检查者取坐位，小腿完全放松下垂；取仰卧位时，医生左手托起膝关节，使髋、膝关节稍屈曲，右手用叩诊锤叩击髌骨下方股四头肌腱。正常反应为股四头肌收缩，小腿伸展。膝反射的传入、传出神经为股神经，反射中枢在腰髓2~4节（图3-9-6）。

5. **跟腱反射** 又称踝反射。被检者仰卧，髋及膝关节稍屈曲，下肢取外展外旋位，医生左手托被检者足掌，使足部背屈呈直角，右手持叩诊锤叩击跟腱。正常反应为腓肠肌收缩，足向跖面屈曲。跟腱反射的传入、传出神经为胫神经，反射中枢在骶髓1~2节（图3-9-7）。

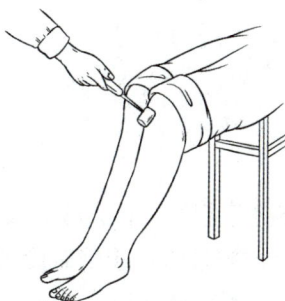

图3-9-6 膝反射

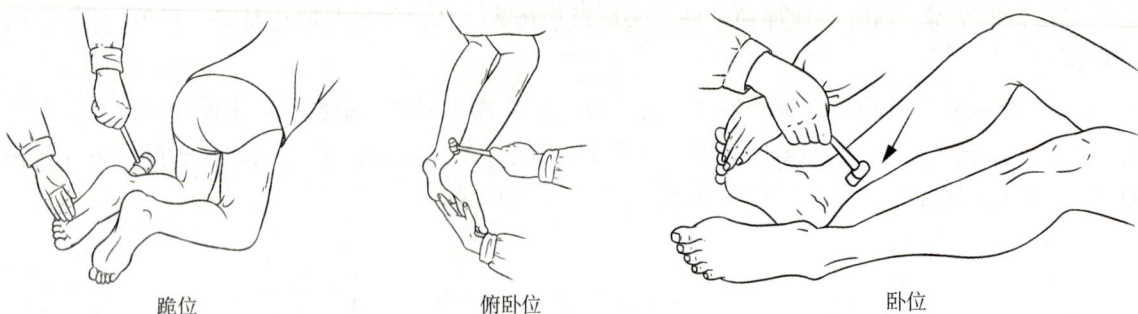

图3-9-7　跟腱反射

6. 阵挛　锥体束以上病变时，可出现深反射亢进，用力使相关肌肉处于持续紧张状态，该组肌肉可发生节律性收缩，称为阵挛。

（1）髌阵挛　被检者仰卧，下肢伸直，用拇指和示指夹住髌骨上缘，突然用力向下方快速推动数次后维持用力。阳性反应表现股四头肌发生节律性收缩，使髌骨上下移动（图3-9-8）。

（2）踝阵挛　被检者仰卧，髋关节稍屈曲，一手托其腘窝，一手持其足掌前端，急速推其踝关节背屈并继续维持用力。阳性反应表现为腓肠肌和比目鱼肌发生节律性收缩，使踝关节出现交替性伸屈运动（图3-9-9）。

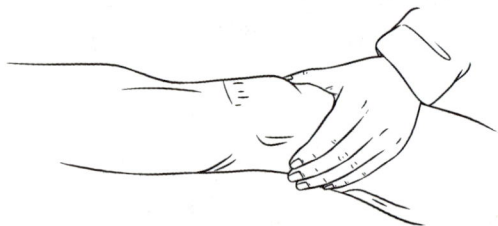

图3-9-8　髌阵挛

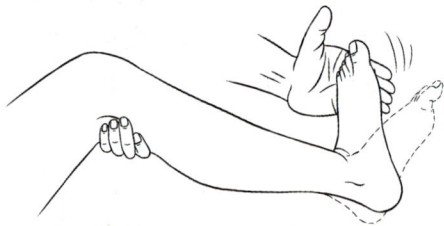

图3-9-9　踝阵挛

深反射改变的临床意义：①深反射减弱和消失：见于下运动神经元瘫痪，如周围神经炎、神经根炎、脊髓前角灰质炎等；肌肉疾患，如重症肌无力、周期性瘫痪等；脑或脊髓的急性损伤，如急性脊髓炎、脑出血早期；深昏迷、深度麻醉等；②深反射亢进：见于锥体束损害，如脑血栓形成、脑出血等。此外，也见于神经症、甲状腺功能亢进症等。

> **知识拓展**
>
> **深反射强度分级**
>
> 0：反射消失。
>
> +：肌肉收缩存在，但无相应关节活动，为反射减弱。
>
> ++：肌肉收缩并导致关节活动，为正常反射。
>
> +++：反射增强，可为正常或病理情况。
>
> ++++：反射亢进并有阵挛，为病理情况。

二、病理反射

病理反射是指锥体束损害时，大脑失去了对脑干和脊髓的抑制功能而出现的异常反射，又称锥体束征。锥体束征阳性常见于脑血栓形成、脑出血、脑炎等。1.5岁以内的婴幼儿由于锥体束尚未发育完善，也可出现这种反射，不属于病理性。

微课

1. 巴宾斯基（Babinski）征　被检者仰卧位，医生用钝头竹签由后向前划足底外侧缘，至小趾根部再转向踇趾侧。正常反应为足趾均不动或向跖面屈曲。阳性反应为踇趾缓缓背伸，其余四趾呈扇形散开（图3-9-10）。

2. **奥本海姆（Oppenheim）征**　医生用拇指及示指沿被检者胫骨前缘自上而下用力滑擦。阳性反应同Babinski征（图3-9-10）。

3. **戈登（Gordon）征**　以适度力量挤捏腓肠肌。阳性反应同Babinski征（图3-9-10）。

4. **查多克（Chaddock）征**　医生用钝头竹签沿被检者足背外侧从外踝下方由后向前划至趾跖关节处。阳性反应同Babinski征（图3-9-10）。

以上4种病理反射以Babinski征最典型、最常用，临床意义最大。

5. **霍夫曼（Hoffmann）征**　医生左手持被检者腕部，右手中指与示指夹住被检者中指，稍向上提，使腕部处于轻度过伸位，然后以拇指迅速弹刮被检者中指指甲。正常五指均不动，阳性反应为其余四指轻微掌屈。此征为上肢锥体束征，多见于颈髓病变（图3-9-11）。

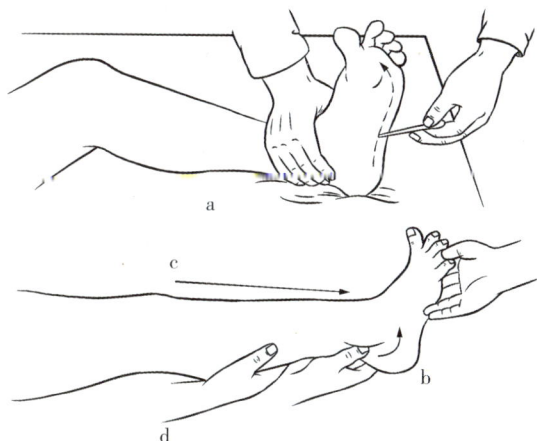

图3-9-10　病理反射

a. Babinski征；b. Chaddock征；c. Oppenheim征；d. Gordon征

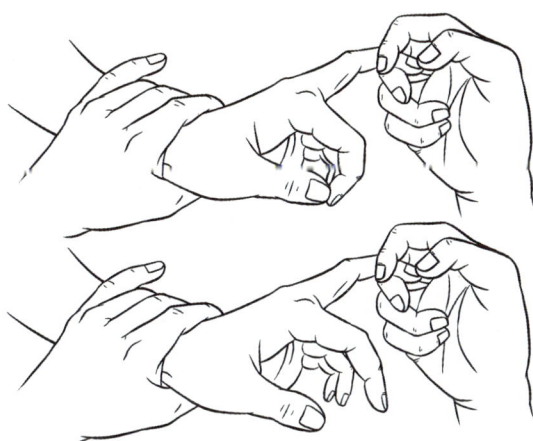

图3-9-11　Hoffmann征

三、脑膜刺激征

脑膜炎、脑炎、蛛网膜下腔出血、颅内压增高等可刺激脊神经根，导致其支配的肌肉发生反射性痉挛，当牵拉这些肌肉时，被检者可出现防御反应，从而产生一系列阳性体征，统称为脑膜刺激征。

1. **颈强直**　被检者去枕仰卧，双下肢伸直，医生右手置于被检者胸前，左手托其枕部并使其作被动屈颈动作。正常颈部柔软易屈，若颈有抵抗或下颌不能前屈并有痛苦表情，提示为颈强直。

2. **凯尔尼格（Kernig）征**　被检者仰卧，医生托起被检者一侧大腿，使髋、膝关节各屈曲成直角，然后一手置于其膝关节前上方固定膝关节，另一手托起踝部抬高小腿。正常膝关节可伸达135°以上。阳性表现为伸膝受限，并有疼痛及阻力（图3-9-12）。

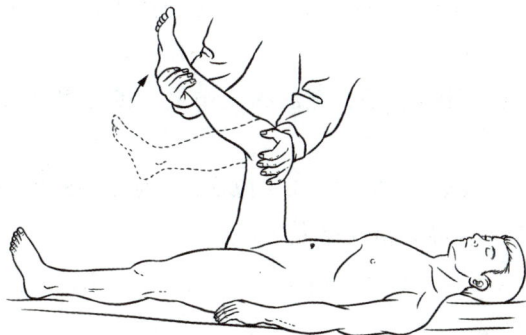

图3-9-12　Kernig征

3. **布鲁津斯基（Brudzinski）征**　被检者仰卧，下肢伸直，医生用一手托被检者枕部，另一手置于被检者胸前，使头前屈。正常表现双下肢不动。阳性表现为双侧膝关节和髋关节同时屈曲（图3-9-13）。

四、拉赛克征

拉赛克（Lasegue）征因神经根或坐骨神经受刺激引起，常见于坐骨神经炎、腰椎间盘突出症或腰骶神经根炎等造成的坐骨神经痛。

被检者仰卧，双下肢伸直，医生一手置于被检者膝关节上，另一手将其下肢抬起。正常人伸直的下肢可抬高70°以上，抬高小于30°以下并出现自上而下的放射性疼痛为阳性（图3-9-14）。

微课

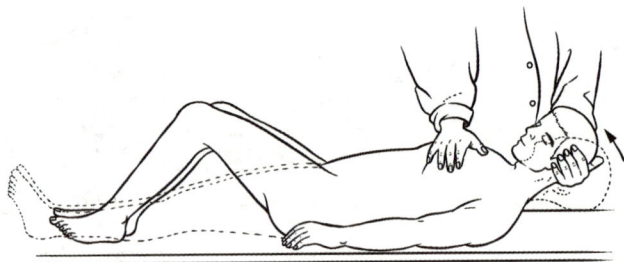

图3-9-13　Brudzinski征　　　　　　图3-9-14　Lasegue征

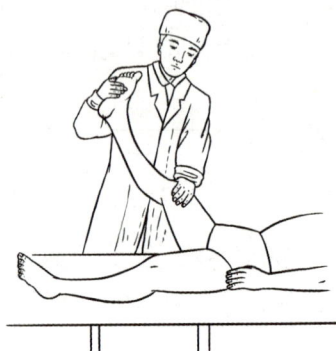

第五节　自主神经功能检查

自主神经主要调节内脏、血管与腺体等活动。临床常用检查方法有以下几种。

一、眼心反射

加压眼球或牵拉眼部组织而导致被检者出现心率减慢、心律失常，并伴胸闷不适等症状，称眼心反射。

1. **检查方法**　被检者取仰卧位，双眼自然闭合，计数脉率。医生用右手中指及食指置于被检者眼球两侧，逐渐施加压力，但不可使被检者感到疼痛，加压20~30秒后计数脉率。正常可减少10~12次/分。

2. **临床意义**　脉率减少12次/分以上提示副交感神经（迷走神经）功能增强；压迫后脉率不减慢或增加，则提示交感神经功能亢进。注意检查时不可同时压迫两侧眼球，以防发生心搏骤停。

二、卧立位试验

指由卧位变为立位时，重力介导的血液再分配导致人体血压下降，从而激活颈动脉窦和主动脉弓的压力感受器，引起心率增加。

1. **检查方法**　被检者取平卧位计数脉率，然后起立站直，再计数脉率。正常卧位到立位脉率增加不超过10~12次/分。

2. **临床意义**　如卧位到立位，脉率增加超过10~12次/分为交感神经兴奋性增强；立位到卧位，脉率减慢超过10~12次/分，则为副交感神经兴奋性增强。

三、竖毛反射

1. **检查方法**　搔划或以冰块刺激被检者颈后或腋窝，4~5秒后可出现竖毛反应，即竖毛肌收缩，毛囊处隆起如鸡皮状，7~10秒时最明显，15~20秒消失。

2. **临床意义**　根据竖毛反射障碍的部位判断交感神经功能障碍的范围。

四、皮肤划痕试验

1. **检查方法**　用竹签在皮肤上划一直线，数秒后呈白色线条，然后变为红线条，为正常反应。

2. **临床意义**　白线条较持续，提示交感神经兴奋增高；红线条较宽，甚至隆起，提示副交感神经兴奋增高或交感神经麻痹。

第六节　神经系统常见疾病的症状和体征

一、蛛网膜下腔出血

蛛网膜下腔出血是指脑表面血管破裂，血液直接流入蛛网膜下腔。颅内动脉瘤是最常见的病因。以青壮年为多，发病前多有激动、用力或排便等诱因。

1. **症状**　主要表现为剧烈头痛、意识障碍、精神障碍。其中剧烈疼痛最常见，呈胀痛或爆炸样，难以忍受，伴有恶心、呕吐、面色苍白等。

2. **体征**　有脑膜刺激征，表现为颈强直、凯尔尼格征和布鲁津斯基征阳性。除此以外，尚有眼底改变及局灶性的神经体征，如局灶性偏瘫、视野缺损和失语等体征。

二、特发性面神经炎

特发性面神经炎亦称特发性面神经麻痹或贝尔（Bell）麻痹，是茎乳孔内面神经非特异性炎症导致的周围性面瘫。多见于20~40岁，男性多于女性，病前多有头面部受风受凉史。

1. **症状**　病初可伴麻痹侧乳突区、耳内或下颌角疼痛，部分患者可有味觉丧失、听觉过敏或味觉障碍等表现。

2. **体征**　一侧面肌瘫痪表现为：额纹消失，不能皱额蹙眉；眼裂变大，不能闭合或闭合不全；Bell征，即闭眼时眼球向上外方转动，显露白色巩膜；鼻唇沟变浅；口角下垂，口角偏向健侧；鼓腮和吹口哨漏气（口轮匝肌瘫痪）。

三、重症肌无力

重症肌无力是神经-肌肉接头传递功能障碍的获得性自身免疫性疾病。20~40岁发病者以女性多见，40~60岁发病者以男性多见，多合并胸腺瘤。

1. **症状**　无力表现可概括为6个方面：①眼睑下垂；②复视（视物重影）；③面肌无力；④咀嚼无力；⑤吞咽困难；⑥全身无力。

2. **体征**　疲劳试验：嘱患者持续上视出现上睑下垂或两臂持续平举后出现上臂下垂，休息后恢复则为阳性。

四、帕金森病

帕金森病，又称震颤麻痹，是中老年常见的神经系统变性疾病。男性稍多于女性，且随年龄增长而增高。

1. **症状**

（1）震颤　常为首发症状，多由一侧上肢远端开始，手指呈节律性伸展和拇指对掌运动，如"搓丸样"动作，频率为4~6次/秒，静止时出现，精神紧张时加重，随意动作时减轻，睡眠时消失。

（2）运动迟缓　随意动作减少，动作缓慢、笨拙。早期以手指精细动作如解或扣纽扣、系鞋带等动作缓慢，逐渐发展成全面性随意运动减少、迟钝，晚期因合并肌张力增高，导致起床、翻身、步行、变换方向等运动缓慢或困难。书写时越写越小，呈现"小字征"。

（3）姿势障碍　早期表现为走路时患侧上肢摆臂幅度减小或消失，下肢拖曳。随着病情进展，步伐逐渐变小变慢，启动、转弯时步态障碍尤为明显，自坐位、卧位起立时困难。

2. 体征

（1）肌强直　表现屈肌与伸肌张力同时增高，关节被动运动时始终保持阻力增高，称为"铅管样强直"；肌强直与伴随的震颤叠加，检查时可感觉在均匀阻力中出现断续停顿，称为"齿轮样强直"。

（2）其他　慌张步态是该病的特征性步态；"面具面容"表现为面部表情呆板，常双眼凝视，瞬目少，笑容出现和消失减慢。

（孙　萌）

书网融合……

目标检测　　知识回顾　　习题

第四篇
实验室检查

第一章　血液学检查

第二章　排泄物、分泌物及体液检查

第三章　肾脏功能实验室检查

第四章　肝脏功能实验室检查

第五章　临床常用生物化学检查

第六章　临床常用免疫学检查

第七章　临床常用病原学检查

实验室检查是指运用物理、化学、病原学、免疫学、生物学、遗传学及分子生物学等技术和方法对人体的血液、体液、分泌物、排泄物及组织细胞等标本进行观察、测定，以获得反映机体功能状态、病理变化、病因等客观资料的检查方法。实验室检查结果可为疾病诊断和治疗、分析病情、观察疗效、判断预后等提供科学依据。

第一章　血液学检查

PPT

学习目标

知识要求：

1. 掌握血液检查项目（特别是红细胞计数、血红蛋白测定、白细胞计数及分类计数、血小板计数、红细胞沉降率、出血时间、凝血时间）的参考值与改变的临床意义。

2. 熟悉异常红细胞、白细胞形态的临床意义；骨髓检查报告单各项指标临床意义；贫血、核左移、核右移、网织红细胞及血沉的相关概念。

3. 了解血液检验项目的基本原理及方法。

技能要求：

学会分析血常规检验化验单和骨髓检查报告单，能结合临床表现对疾病进行初步诊断。

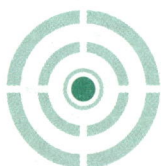

第一节　血液一般检查

血液是由血浆（55%）和血细胞（45%）两部分组成。血细胞包括红细胞、白细胞和血小板。血液是临床实验室检查最重要的标本之一，不仅能为临床提供进一步检查的线索，还能为某些血液病的诊断提供重要依据。临床血液检查可分为血液常规检测、有形成分形态学观察、红细胞沉降率测定等。

一、标本采集

（一）血液标本

1. **血液标本的种类**　①全血：用于对血细胞成分的检查；②血清：用于大部分临床生化检查和免疫学检查；③血浆：用于凝血因子测定和游离血红蛋白以及部分临床生化检查。

2. **采集方法**

（1）毛细血管采血　多选择手指或耳垂部位采血，婴幼儿可用拇指或足跟。主要用于微量需血的检查或一般常规检查。采血时尽量避开有炎症、水肿、化脓、冻伤等皮肤损伤部位，切忌用力挤压，防止影响检测结果。

（2）静脉采血　通常多选择肘部静脉、腕部静脉或手背静脉，婴幼儿在颈外静脉采血。用于需血量较多的检测项目，采血量2~5ml。严禁从静脉输液管中采集血液标本，防止输液成分中的离子等影响检查值。

（3）动脉采血　多在股动脉穿刺采血，也可选择肱动脉或桡动脉。采集的血液标本必须与空气隔绝，立即送检。

（二）骨髓标本

骨髓标本由骨髓穿刺而获得（见第九篇第二章骨髓穿刺术）。采得骨髓液标本均需及时送检。

二、红细胞一般检查

（一）红细胞计数（red blood cells count，RBC）

[参考值] 成年男性　（4.0~5.5）×10^{12}/L

成年女性　（3.5~5.0）×10^{12}/L

初生儿　　（6.0~7.0）×10^{12}/L

[临床意义]

1. 红细胞减少　指单位容积血液内的红细胞数低于参考值的下限。

（1）生理性减少　婴幼儿、妊娠中晚期及部分老年人均可有红细胞数减少。

（2）病理性减少　见于各种原因导致的贫血，如造血原料缺乏、骨髓造血功能障碍、红细胞破坏或丢失过多等。

2. 红细胞增多　指单位容积血液内的红细胞数高于参考值的上限。

（1）相对性增多　见于血浆中水分丢失过多，血液浓缩而使其有形成分相对增多。如严重呕吐、腹泻、大面积烧伤、多汗、多尿以及消化道恶性肿瘤晚期长期不能进食等。

（2）绝对性增多　指由于某些原因引起血液中红细胞绝对值增加。

①生理性增多：多与机体缺氧、血中促红细胞生成素水平升高、骨髓加速释放红细胞等有关，见于高原地区居民、胎儿和新生儿、剧烈体力劳动者等。

②病理性增多：见于严重的先天及后天性心、肺疾患和血管畸形，如先天性法洛四联症、阻塞性肺气肿、肺源性心脏病、肺动-静脉瘘等。另外某些肿瘤和肾脏疾病也可促使红细胞过多增生，数量增多，如肝癌、肾癌、卵巢癌、肾上腺皮脂质腺瘤、子宫肌瘤、多囊肾等。

3. 真性红细胞增多症　为干细胞疾病，是一种原因未明的以红细胞增多为主的骨髓增殖性疾病，其特点为红细胞持续性显著增多，数量可达（7~10）×10^{12}/L，血红蛋白可高达180~240g/L之间。本病属慢性和良性增生，白细胞、血小板及全身血容量也有不同程度地增加，部分患者可转变为白血病。

（二）血红蛋白测定（hemoglobin，HGB，Hb）

[参考值] 成年男性　120~160g/L

成年女性　110~150g/L

初生儿　　170~200g/L

[临床意义] 同红细胞计数。

临床常通过红细胞计数和（或）血红蛋白含量诊断贫血，单位容积血液中红细胞或血红蛋白低于参考值下限，称贫血。

临床上根据血红蛋白减少的程度将贫血分为四级：①男性血红蛋白在120~90g/L，女性血红蛋白在110~90g/L为轻度贫血；②血红蛋白在90~60g/L为中度贫血；③血红蛋白在60~30g/L为重度贫血；④血红蛋白<30g/L 为极重度贫血。

临床上根据红细胞和血红蛋白减少的比例可初步判断贫血的类型：①正细胞性贫血：红细胞与血红蛋白成比例减少，见于急性失血性贫血、溶血性贫血及再生障碍性贫血等；②小细胞低色素性贫血：血红蛋白减少比红细胞减少更明显，见于缺铁性贫血、铁粒幼细胞性贫血和海洋性贫血等；③大细胞性贫血：红细胞减少比血红蛋白减少更明显，见于巨幼红细胞贫血等。

（三）红细胞形态检查

正常红细胞呈双凹圆盘形，大小较一致，直径6~9μm，平均7.5μm。红细胞的厚度边缘部约2μm，中央约1μm，染色后四周呈浅橘红色，而中央呈淡染区（又称中央苍白区），大小相当于细胞直径的1/3~2/5。病理情况下可见大小异常、形态异常、着色异常、结构异常等。

1. 大小异常

（1）小红细胞　红细胞直径<6μm，见于小细胞低色素性贫血，如缺铁性贫血、珠蛋白合成障碍性贫血等。

（2）大红细胞　红细胞直径>10μm，见于溶血性贫血、急性失血性贫血等。

（3）巨红细胞　红细胞直径>15μm，见于巨幼细胞贫血。

（4）红细胞大小不等　指红细胞之间直径相差悬殊（相差一倍以上）的情况，这反映骨髓中红细胞系增生明显旺盛，常见于各种增生性贫血及巨幼细胞贫血。

2. 形态异常

（1）球形红细胞　红细胞直径缩小（常<6μm）厚度增大、生理性中心淡染区消失，为一膨胀的球形。涂片中此种细胞超过20%才有诊断价值。球形红细胞增多见于遗传性球形红细胞增多症，其球形红细胞数量常>25%，自身免疫性溶血性贫血、红细胞酶缺陷的溶血性贫血时也可见到。

（2）椭圆形红细胞　红细胞长径增大、横径缩小呈椭圆形或长柱形。正常人血涂片中可见少数，一般高于25%~50%才有诊断价值。见于遗传性椭圆形细胞增多症，红细胞酶缺陷的溶血性贫血时也可见到。

（3）口形红细胞　红细胞周围深染，中心淡染区呈一狭长裂隙，宛如微张的鱼口。正常人血涂片中口形红细胞<4%，其增高见于遗传性口形细胞增多症，弥散性血管内凝血及酒精中毒等也可见到。

（4）靶形红细胞　红细胞中央淡染区扩大，但中心部位又有部分色素存留而深染，形同射击的靶心。靶形红细胞增多主要见于海洋性贫血、某些血红蛋白病（如HbC、HbE、HbD等）、黄疸或脾切除术后等。

（5）镰形红细胞　红细胞形如镰刀、柳叶状等。主要见于镰状细胞性贫血（HbS病）。

（6）泪滴形细胞　细胞呈泪滴状或手镜状，常见于骨髓纤维化，珠蛋白生成障碍性贫血、溶血性贫血也可见到。

（7）红细胞形态不整　指成熟红细胞形态发生各种明显异常，如三角形、泪滴形、帽盔形、锯齿形、梨形、新月形、缗钱状等。见于一些与红细胞形态改变有关的贫血。

3. 着色异常

（1）正常色素性　红细胞经瑞特－吉姆萨染色后呈淡琥珀色，中心1/3处着色较淡，为生理性中心淡染区。

（2）低色素性　红细胞内血红蛋白含量减低，生理性中心淡染区扩大甚至成为环形红细胞。常见于缺铁性贫血、珠蛋白生成障碍性贫血、铁粒幼细胞性贫血等。

（3）高色素性　红细胞内血红蛋白含量增多或正常，由于细胞厚度增大其生理性中心淡染区常消失。常见于巨幼细胞贫血。

（4）嗜多色性　为尚未完全成熟的红细胞，由于胞质中残存核糖体和核糖核酸等嗜碱性物质，故染色后红细胞全部或一部分呈灰蓝色。嗜多色性红细胞增多反映骨髓造血功能活跃、红细胞系增生旺盛、红细胞释放量增加，见于增生性贫血，尤以溶血性贫血时为最多见。

4. 结构异常

（1）嗜碱性点彩　指瑞氏染色条件下红细胞胞质内存在的嗜碱性黑蓝色颗粒，实为残存的核糖核酸等嗜碱性物质。可见于骨髓增生旺盛的贫血如巨幼细胞贫血。铅中毒时出现量增多并有粗颗粒状点彩，临床用于铅中毒的筛查。

（2）染色质小体　系位于成熟或幼红细胞胞质中的紫红色圆形小体，直径多为1~2μm，可一个或数个，其本质为细胞核的残余物。常见于巨幼细胞贫血、溶血性贫血及脾切除后。

（3）卡波环　为一紫红色细圈状结构，多位于嗜多色性红细胞及点彩红细胞的胞质中，可能为幼红细胞核膜的残余物，也可能为胞质脂蛋白变性所致。常见于严重贫血、溶血性贫血、较严重的巨幼细胞贫血、铅中毒等。

（4）有核红细胞　有核红细胞即幼红细胞，由于髓血屏障的存在，正常成人外周血中见不到有核红细胞。在溶血性贫血（包括急、慢性溶血性贫血，巨幼细胞贫血）、造血系统恶性疾患（如各种类型的白血病及骨髓转移癌）等常于外周血中见到数量不等的幼红细胞。

三、白细胞一般检查

（一）白细胞计数和白细胞分类（white blood cell count and differential count，WBC）

[参考值]

1. 白细胞计数　成人　（4~10）×10⁹/L

　　　　　　　　新生儿　（15~20）×10⁹/L

　　　　　　　　6个月~2岁　（11~12）×10⁹/L

2. 白细胞分类、百分数和绝对值　见表4-1-1。

表4-1-1　白细胞分类的百分数和绝对值

细胞分类	百分数（%）	绝对值（×10⁹/L）
中性粒细胞（N）		
杆状核（st）	0~5	0~0.5
分叶核（sg）	50~70	2~7
嗜酸性粒细胞（E）	0.5~5	0.05~0.5
嗜碱性粒细胞（B）	0~1	0~0.1
淋巴细胞（L）	20~40	0.8~4
单核细胞（M）	3~8	0.12~0.8

[临床意义]

1. 中性粒细胞（neutrophil，N）　中性粒细胞具有趋化、变形、黏附和吞噬杀菌等作用，是机体发挥防御和抵抗细菌感染的最主要细胞。由于中性粒细胞在白细胞中所占百分率最高（50%~70%），中性粒细胞增多常引起白细胞总数增多。

（1）中性粒细胞增多

①生理性增多：胎儿、新生儿、妊娠5个月以上，白细胞增多可达15×10⁹/L，分娩时疼痛和产伤可使其进一步增高，如无并发症于产后2周左右恢复正常；剧烈运动或劳动后、饱餐或淋浴后、高温或严寒等刺激也可致白细胞增多。

②病理性增多：急性感染：是引起中性粒细胞病理性增多最常见的原因，尤其是化脓性球菌所致的局部或全身感染，且白细胞的增多程度与感染的面积及病情的轻重有关。严重的组织损伤与坏死：如严重外

伤、大面积烧伤、大手术后、心肌梗死等。急性失血：急性大出血时，1~2小时即可导致白细胞主要是中性粒细胞明显增高，内出血者较外出血者更显著，故白细胞计数可作为内出血早期诊断的参考指标。急性溶血。急性中毒：如糖尿病酮症酸中毒、尿毒症、急性铅中毒、急性汞中毒及安眠药中毒等。非造血系统恶性肿瘤及急、慢性粒细胞白血病。

（2）中性粒细胞减少

①感染：特别是革兰阴性杆菌（如伤寒、副伤寒杆菌）感染及病毒感染（流感、病毒性肝炎、水痘、风疹等）时，如无并发症均可见白细胞减少。某些原虫（如疟疾、黑热病）时白细胞亦可减少。

②血液系统疾病：再生障碍性贫血、严重缺铁性贫血及非白血性白血病，此时白细胞可 $<1 \times 10^9/L$，分类时淋巴细胞相对增多，非白血性白血病只有经骨髓检查才能确诊。

③物理、化学因素损伤：长期接触电离辐射（如X射线等），或应用、接触某些化学药物、有毒物质（如氯霉素及含有机磷的农药等）均可引起白细胞及中性粒细胞减少。

④自身免疫性疾病：如系统性红斑狼疮等，因自身免疫性抗核抗体导致白细胞减低。

⑤单核-吞噬细胞系统功能亢进：肿大的脾脏中单核-吞噬细胞系统吞噬破坏过多的白细胞及分泌过多的脾素灭活了促进粒细胞生成的某些因素。

2. 嗜酸性粒细胞（eosinophil，E） 嗜酸性粒细胞细胞呈圆形，直径为 $13~15\,\mu m$。主要作用是抑制嗜碱性粒细胞和肥大细胞合成与释放活性物质，吞噬释放的颗粒，分泌组胺酶破坏组胺，从而减弱过敏反应，也参与寄生虫免疫作用。

（1）嗜酸性粒细胞增多

①反应性增多见于：过敏性疾病：如支气管哮喘、血管神经性水肿、风疹、食物过敏、血清病等血液均可见嗜酸性粒细胞增多，可达>10%以上。寄生虫病：钩虫、蛔虫感染等。皮肤病：如湿疹、天疱疮、银屑病、剥脱性皮炎等可见血中嗜酸性粒细胞轻或中度增多。传染病：一般急性传染病学中嗜酸性粒细胞均减少，但猩红热时嗜酸性粒细胞增多。

②持续性增多见于：恶性肿瘤，如某些上皮系肿瘤如肺癌、部分淋巴瘤和多发性骨髓瘤等可见嗜酸性粒细胞增多。血液病，如慢性粒细胞性白血病，嗜酸性粒细胞可 >10%，并可见其幼稚型，罕见的嗜酸性粒细胞性白血病，其白血病性嗜酸性粒细胞可达90%，出现较多的幼稚型并见形态学改变。

（2）嗜酸性粒细胞减少 由于嗜酸性粒细胞在白细胞中所占百分率较低，故其减少多无临床意义。常见于伤寒、副伤寒初期、大手术、烧伤等应激状态，或长期应用肾上腺皮质激素后。

3. 嗜碱性粒细胞（basophil，B） 嗜碱粒细胞增多见于：①变态反应性疾病，如过敏性肠炎、药物过敏、食物过敏、类风湿关节炎等；②骨髓增殖性疾病，如真性红细胞增多症、慢性粒细胞白血病、骨髓纤维化等；③脾切除术后；④恶性肿瘤，尤其是转移癌时。嗜碱粒细胞减少无临床意义。

4. 淋巴细胞（lymphocyte，L）

（1）淋巴细胞增多 ①生理性增多：出生后1周的婴儿淋巴细胞可达50%以上，可持续到6~7岁，其后逐渐降低，接近成人的水平。②病理性增多：相对增多：再生障碍性贫血、粒细胞缺乏症等，因中性粒细胞明显减少以致淋巴细胞百分率相对增高。绝对性增多：某些病毒或细菌所致的传染病如风疹、流行性腮腺炎、传染性单核细胞增多症、传染性淋巴细胞增多症、百日咳等常见淋巴细胞增多；某些慢性感染如结核病恢复期，亦可见淋巴细胞增多；急、慢性淋巴细胞性白血病时前者以原幼淋巴细胞增多为主，后者则以白血病性成熟淋巴细胞增多为主，并均可导致白细胞总数增高。白血病性淋巴肉瘤时多以原、幼淋巴细胞增多为主。还可见于移植排斥反应。

（2）淋巴细胞减少 主要见于长期接触放射线和应用肾上腺皮质激素之后，在急性化脓性感染时，由于中性粒细胞明显增高，导致淋巴细胞相对减少。

5. 单核细胞（monocyte，M）

（1）单核细胞增多 婴幼儿和儿童可有单核细胞生理性增多。病理性增多见于：①某些感染，如疟疾、黑热病、亚急性感染性心内膜炎、活动性肺结核；②某些血液病，如单核细胞白血病、恶性组织细胞疾病、骨髓增生异常综合征；③急性传染病的恢复期；④急性感染的恢复期。

（2）单核细胞减少的意义不大。

（二）中性粒细胞的核象变化

细胞核象变化是指外周血中性粒细胞核的分叶情况，反映粒细胞的成熟程度，核象变化分为以下两种。

1. **核左移** 外周血液中出现不分叶核粒细胞（包括杆状核粒细胞、晚幼粒、中幼粒或早幼粒细胞等）的百分率增高（超过5%）时，称为核左移。最常见于急性化脓性感染、急性失血、急性中毒、急性溶血时也可见到。核左移根据其程度可分为以下三种。

（1）轻度 仅见杆状核粒细胞增高，杆状核粒细胞>6%。

（2）中度 杆状核粒细胞>10%伴少数晚幼粒、中幼粒细胞。

（3）重度（类白血病反应） 杆状核粒细胞>25%，出现更幼稚的粒细胞，如早幼粒甚至原粒细胞，常伴有明显的中毒颗粒、空泡变性、核变性等质的改变。

📋 **知识拓展**

类白血病反应

类白血病反应（leukemoid reaction）是指机体对某些刺激因素所产生的类似白血病表现的血常规反应。外周血中白细胞数大多明显增高，并可有数量不等的幼稚细胞出现。当病因去除后，类白血病反应也逐渐消失。引起类白血病反应的病因很多，以感染及恶性肿瘤最多见，其次还有急性中毒、外伤、休克、急性溶血或出血、大面积烧伤、过敏及电离辐射等。不同原因可引起不同细胞类型的类白血病反应。

---

2. **核右移** 正常人血中的中性粒细胞以3叶核为主，若5叶及5叶以上核细胞数量>3%时称为核右移。核右移常伴有白细胞总数的减少，主要见于营养性巨幼细胞贫血及恶性贫血时；在应用阿糖胞苷、6-巯基嘌呤等抗代谢药物及炎症的恢复期也可见到核右移现象。如在疾病进展期突然出现核右移，则表示预后不良。（图4-1-1）。

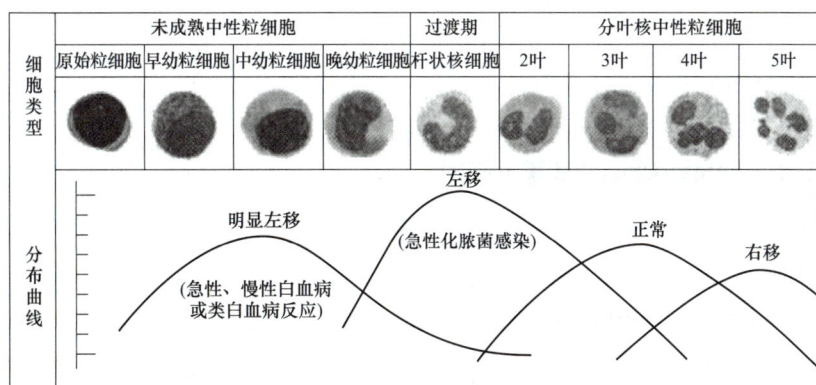

图4-1-1 中性粒细胞的核象变化

（三）白细胞形态检查

1. 中性粒细胞的病理形态

（1）大小不均 指中性粒细胞体积大小差距悬殊。常见于一些病程较长的化脓性炎症。其发生机制可能是在内毒素等作用下，骨髓内中性粒细胞的前体细胞发生顿挫性不规则分裂的结果。

（2）中毒颗粒　中性粒细胞胞质中出现的粗大而分布不均匀的黑蓝色颗粒。它是颗粒形成过程中受到影响或发生颗粒变性所致。常见于严重化脓性感染、大面积烧伤、恶性肿瘤、中毒等。

（3）空泡变性　中性粒细胞胞质内出现一个或数个空泡。空泡是细胞受损后胞质发生脂肪变性的结果，最常见于严重感染，特别是败血症。

（4）杜勒小体　圆形或梨形的天蓝色小体，直径1~2 μm，显示细胞核与细胞质发育不平衡（仍含有RNA），也可见于单核细胞中。为严重感染标志，常与中毒颗粒相伴出现。

（5）核变性　核变性包括核固缩、核溶解、核破碎等。核固缩指细胞核固缩为均匀而深紫色的块状；核溶解时则可见细胞核膨胀，着色浅淡；核破碎时则核的轮廓不清。临床意义同空泡变性。

（6）棒状小体　在白细胞胞质中出现的一种红色细杆状物，长1~6 μm，一条或数条，如棒状，为嗜天青颗粒融合而成。细胞中一旦出现，即可确定为急性白血病，以急性粒细胞白血病多见，急性单核细胞白血病也可出现，急性淋巴细胞白血病常无此种小体。

2. 淋巴细胞的病理形态

（1）异型淋巴细胞　为一种形态变异的淋巴细胞，多属T淋巴细胞，其形态的变异是在病毒或过敏原等因素刺激下增生亢进，甚至发生母细胞化的结果。正常人血涂片中也可偶见。根据异型淋巴细胞的形态将其分为以下三型。

Ⅰ型（空泡型）　最为常见，其胞体略大于淋巴细胞，呈圆形。核圆形或椭圆形、肾形或不规则形，染色质不规则，聚集呈粗糙的块状，副染色质明显。胞质深蓝色有空泡，一般无颗粒。

Ⅱ型（不规则型）　胞体较Ⅰ型者明显增大，外形不规则。核圆形或稍不规则，染色质不规则聚集不如Ⅰ型明显。胞质淡蓝有透明感，边缘处蓝色稍深，可有少数嗜天青颗粒，一般无空泡或仅有少数空泡。

Ⅲ型（不成熟型或幼稚型）　胞体较大，核大呈圆形或椭圆形，染色质较细致，可有1~2个核仁。胞质量少呈深蓝色，多无颗粒，可有小空泡。

异型淋巴细胞增多主要见于传染性单核细胞增多症、病毒性肝炎、风疹等病毒性疾病。一般的病毒感染异型淋巴细胞可>2%，但<5%，而传染性单核细胞增多症则异型淋巴细胞常>10%，有鉴别诊断的意义。

（2）具有卫星核的淋巴细胞　即在淋巴细胞的主核旁边另有一个游离的小核。其形成系当染色体受损后，在细胞有丝分裂末期，丧失着丝点的染色单体或其片断被两个子代细胞所排除而形成卫星核。此种细胞常见于接受较大剂量的电离辐射或其他理化因子、抗癌药物等对细胞造成损伤。常作为致畸、致突变的客观指标之一。

四、血细胞相应参数

（一）血细胞比容（hematocrit，HCT）测定

血细胞比容也称为红细胞压积或血细胞比积，是指在一定条件下，经离心沉淀后压紧的红细胞在全血标本中所占容积的比值。

[参考值] 男性　0.4~0.5L/L（40%~50%）

女性　0.37~0.48L/L（37%~48%）

新生儿　0.47~0.67L/L（47%~67%）

1~3岁　0.35~0.47L/L（35%~47%）

[临床意义]

1. 血细胞比容增高

（1）各种原因引起的血液浓缩，如大量呕吐、严重腹泻、大面积烧伤、大手术后。临床测定红细胞比容，可了解血液浓缩程度，为补液量的计算提供参考。

（2）真性红细胞增多症引起红细胞比容绝对性增高，可高达0.60L/L以上，甚至达0.80L/L。

2. **血细胞比容减低**　见于各种原因引起的贫血。但不同种类贫血，血细胞比容减低的程度并不与红细胞计数完全一致。再生障碍性贫血为正细胞性贫血，缺铁性贫血为小细胞性贫血，巨幼细胞贫血为大细胞性贫血。

（二）红细胞平均数值测定

[参考值]

1. **平均红细胞体积（mean corpuscular volume，MCV）**　指每个红细胞的平均体积，以飞升（fl）为单位，$1L=10^{15}fl$。

$$MCV = \frac{HCT(L/L) \times 10^{15}}{RBC \times 10^{12}/L} fl$$

MCV血细胞分析仪法：80~100fl；手工法：80~92fl。

2. **平均红细胞血红蛋白含量（mean corpuscular hemoglobin，MCH）**　指每个红细胞内所含有的血红蛋白的平均量，以皮克（pg）为单位，$1g=10^{12}pg$。

$$MCH = \frac{Hgb(g/L) \times 10^{12}}{RBC \times 10^{12}/L} pg$$

MCH血细胞分析仪法：27~34pg；手工法：27~31pg。

3. **平均红细胞血红蛋白浓度（mean corpuscular hemoglobin concentration，MCHC）**　指平均每升红细胞中所含血红蛋白浓度，以克/升（g/L）为单位。

$$MCHC = \frac{Hgb(g/L)}{HCT(L/L)} g/L$$

MCHC血细胞分析仪法（32%~36%）；手工法（32%~36%）

[临床意义]　根据MCV、MCH、MCHC测定可对贫血进行形态学分类，对其鉴别诊断也有一定意义（表4-1-2）。

表4-1-2　贫血的形态学分类鉴别表（血细胞分析仪法）

贫血类型	MCV（fl）	MCH（pg）	MCHC（%）	病因
正细胞性贫血	80~100	27~34	32~36	再生障碍性贫血、急性溶血性贫血、急性失血性贫血、白血病等
大细胞性贫血	>100	>34	32~36	恶性贫血、巨幼细胞贫血
小细胞低色素性贫血	<80	<27	<32	缺铁性贫血、铁粒幼细胞性贫血、珠蛋白生成障碍性贫血
单纯小细胞性贫血	<80	<27	32~36	慢性感染及中毒引起的贫血

（三）网织红细胞（reticulocyte，Ret）计数

网织红细胞是介于晚幼红细胞与成熟红细胞之间，红细胞脱核后但尚未完全成熟的红细胞。由于晚幼红细胞脱核后，其胞质内还残存核糖体等嗜碱性物质，经煌焦油蓝或新亚甲蓝染色后呈现浅蓝或深蓝色的网织状，故称网织红细胞。

[参考值]　活体染色法　成人　0.5%~1.5%

新生儿　2%~6%

网织红细胞绝对值　（24~84）×10^9/L

[临床意义]　网织红细胞是反映骨髓造血功能的敏感指标，对贫血诊断、治疗及疗效观察具有重要意义。

1. **判断骨髓造血情况**

①网织红细胞增多：表示骨髓红细胞系增生旺盛，常见于溶血性贫血、急性失血、缺铁性贫血、巨幼

细胞贫血，也见于放射治疗和化学治疗后造血恢复时。

课堂互动 4-1

你知道红细胞的分化过程吗？

答案解析

②网织红细胞减少：提示骨髓造血功能低下。见于再生障碍性贫血，典型病例常低于0.5%，其绝对值小于15×10^9/L，该检验结果为再生障碍性贫血的诊断标准之一。也见于恶性贫血、骨髓病性贫血等。

2. 观察贫血疗效　缺铁性贫血和巨幼细胞贫血经补充铁或维生素B_{12}及叶酸治疗后，3~5天后可见网织红细胞增高，7~10天达高峰，2周左右逐渐减低，此称网织红细胞反应。网织红细胞反应是贫血治疗疗效观察的指标和贫血患者随访检查的项目之一。

3. 骨髓移植效果监测　骨髓移植后第21天，如Ret大于15×10^9/L，常表示无移植并发症；若Ret小于15×10^9/L，伴中性粒细胞和血小板增高，提示可能为骨髓移植失败。

（四）红细胞沉降率测定

红细胞沉降率（erythrocyte sedimentation rate，ESR）简称血沉，是指红细胞在一定条件下沉降的速度。红细胞表面的唾液酸带有负电荷，故红细胞相互排斥不易聚集，悬浮于血浆中，下沉缓慢。影响血沉的主要因素为血浆，而血沉增快的关键是红细胞之间排斥力减小而导致的缗钱状形成。血浆中纤维蛋白原、球蛋白增加，白蛋白减少，胆固醇、甘油三酯、尿酸增高可使血沉加快。红细胞减少时血沉加快，球形红细胞增多血沉减慢。

[**参考值**]　成年男性　0~15mm/h
　　　　　　成年女性　0~20mm/h

[**临床意义**]

1. 生理性增快　12岁以下的儿童、60岁以上的老年人、女性月经期、妊娠3个月以上血沉可加快，其增快可能与生理性贫血或纤维蛋白原含量增加有关。

2. 病理性增快

（1）各种炎症性疾病　①急性细菌性炎症，由于血中急性期反应物质（α_1抗胰蛋白酶、α_2巨球蛋白、C-反应蛋白、结合球蛋白、纤维蛋白原等）增多，这些物质易使红细胞形成缗钱状聚集，于感染2~3天即可出现血沉增快；②结核病、结缔组织炎症、风湿热等，在活动期可见血沉增快，病情好转时血沉减慢，非活动期血沉可正常。

（2）组织损伤及坏死　范围较大的组织损伤或手术创伤、脏器梗死后的组织坏死都可使血沉增快。如急性心肌梗死时血沉增快，而心绞痛时则无改变。

（3）恶性肿瘤　血沉检测可作为恶性肿瘤的普查筛选试验。增长迅速的恶性肿瘤血沉增快，可能与肿瘤细胞分泌糖蛋白类产物、肿瘤组织坏死、继发感染或贫血等因素有关。恶性肿瘤手术切除或治疗较彻底时血沉可趋于正常，复发或转移时又见增快。

（4）各种原因导致的高球蛋白血症　如系统性红斑狼疮、多发性骨髓瘤、巨球蛋白血症、亚急性感染性心内膜炎、黑热病、肝硬化、慢性肾炎等。

（5）贫血　血红蛋白低于90g/L时，血沉可因红细胞数量稀少、下沉、摩擦阻力减小而致增快。因此，明显贫血的患者测血沉时应进行贫血因素的校正，报告其校正后结果。

（6）高胆固醇血症　动脉粥样硬化、糖尿病、肾病综合征、黏液性水肿等高胆固醇血症的患者血沉可加快。

3. 血沉减慢　一般临床意义较小，红细胞增多症、球形红细胞增多症和纤维蛋白原含量重度缺乏者，血沉可减慢。

五、血小板一般检查

血小板计数（platelet count，PLT）

[参考值]100~300×10^9/L

[临床意义]

1. 血小板减少　当血小板<100×10^9/L即为血小板减少。

（1）血小板生成减少　见于急性白血病、再生障碍性贫血和急性放射病等。

（2）血小板破坏过多　见于脾功能亢进、原发性血小板减少性紫癜等疾病。

（3）血小板消耗增加　见于血栓性血小板减少性紫癜、弥散性血管内凝血、巨大血小板综合征等。

（4）其他　肝硬化、大量输入库存血或血浆及感染。

当血小板在（20~50）×10^9/L时，可有轻度出血或手术后出血；当血小板低于20×10^9/L时，可出现较严重出血；当血小板低于5×10^9/L时，常有严重出血。

2. 血小板增多　当血小板>400×10^9/L时为血小板增多，常见于骨髓增生性疾病，如原发性血小板增多症、真性红细胞增多症、慢性粒细胞白血病、急性大出血、急性溶血。也可见于恶性肿瘤、感染、缺氧、创伤、骨折等。反应性血小板增多症常见于急性感染、急性溶血、某些癌症患者。

第二节　血栓与止血检查

正常止血机制基于血管壁、血小板、凝血因子、抗凝血因子、纤维蛋白溶解系统的完整和各系统之间的生理性调节和平衡。常用的初筛检查包括：①反映血管壁与血小板完整性及二者相互作用的试验；②反映凝血、抗凝血及纤维蛋白溶解的试验。

一、毛细血管抵抗力试验

毛细血管抵抗力试验（capillary resistance test，CRT）又称毛细血管脆性试验或束臂试验。

检查方法：在前臂屈侧肘弯下4cm处划一直径5cm的圆圈，并标出原有出血点。按常规测量血压方法绑缚袖带，使压力维持在收缩压和舒张压之间（一般在90mmHg）8分钟。解除袖带5分钟后观察圈内新出血点数。

[参考值]新鲜出血点　男性　<5个，女性及儿童　<10个

[临床意义]毛细血管抵抗力减低见于：①血管壁的结构和（或）功能缺陷：如遗传性出血性毛细血管扩张症、过敏性紫癜、血管性紫癜、维生素C缺乏等；②血小板数量及功能异常：如特发性血小板减少性紫癜、再生障碍性贫血、原发性血小板增多症、血小板无力症等；③血管性血友病；④其他：高血压、糖尿病、败血症、严重肝病、服用抗血小板药物等。

二、出血时间

出血时间（bleeding time，BT）是指人工将毛细血管刺破后，血液自然流出至血液自然停止所需的时间。

[参考值]出血时间测定器法（6.9±2.1）分钟，超过9分钟为异常

[临床意义]

1. BT延长　①血小板数量减少：如特发性或继发性血小板减少性紫癜；②血管壁异常：如遗传性出血性毛细血管扩张症等；③血小板功能异常：如巨大血小板综合征、血小板无力症等；④凝血因子缺乏或功能异常：如血管性血友病、血友病、DIC等；⑤药物影响：如抗血小板药物（阿司匹林等）、抗凝药（肝素）等。

2. BT缩短 临床意义不大，主要见于血栓前状态或血栓性疾病等。

三、血块收缩试验

血块收缩试验（clot retraction test，CRT）就是测定血液凝固后血块收缩所需要的时间，并测定血块收缩率，用以了解血小板的数量与功能。血块收缩率（%）＝［血清（ml）/全血（ml）×（100%–HCT%）］×100%。

［参考值］血块收缩时间（小时）：2小时开始收缩，18~24小时完全收缩；血块收缩率65.8%±11.0%

［临床意义］血块退缩不良见于血小板数量或功能异常，如特发性血小板减少性紫癜、血小板无力症、红细胞增多症、无（低）纤维蛋白原血症、严重凝血因子缺乏等。

四、凝血时间

凝血时间（clotting time，CT）是指离体血液发生凝固所需要的时间，是内源性凝血系统的一项筛选试验。

［参考值］试管法　4~12分钟；硅管法　15~32分钟；塑料管法　10~19分钟

［临床意义］

1. CT延长 血友病A、B和因子XI缺乏症、严重肝病、无（低）纤维蛋白原血症、口服抗凝剂、纤维蛋白溶解活性亢进、血循环中存在抗凝物质等。

2. CT缩短 高凝状态，如DIC、心脑血管疾病等。

五、活化部分凝血活酶时间

活化部分凝血活酶时间（activated partial thromboplastin time，APTT）是指在受检血浆中加入部分凝血活酶磷脂悬液和Ca^{2+}后血浆凝固所需要的时间。此为内源性凝血系统的筛选试验，又是监测普通肝素和诊断狼疮抗凝物质的常用试验。

［参考值］32~43s，较正常对照值延长10秒以上为异常

［临床意义］APTT延长：见于因子XII、XI、IX、VIII、X、V和纤维蛋白原缺乏；APTT缩短：见于血栓性疾病和血栓前状态，但灵敏度和特异度差。

六、凝血酶原时间

凝血酶原时间（prothrombin time，PT）是指在受检血浆中加入组织凝血活酶和Ca^{2+}后血浆凝固所需要的时间。此为外源性凝血系统的筛选试验。可同时报告凝血酶原比值（prothrombin time ratio，PTR）和国际标准化比值（international normalized ratio，INR）。PTR即被检血浆的凝血酶原时间（s）/正常血浆的凝血酶原时间（s）；INR即PTR^{ISI}，ISI为国际敏感度指数，ISI越小（小于2.0）组织凝血活酶的敏感性越高。

［参考值］PT　11~13秒，测定值超过对照值3秒为异常

　　　　　PTR　1.0±0.05

　　　　　INR　1.0±0.1

［临床意义］

1. PT延长 ①先天性凝血因子 I、II、V、VII、X缺乏；②后天性凝血因子缺乏，如严重肝病、维生素K缺乏、纤溶亢进、DIC等；③血循环中抗凝物质增多，如肝素或FDP等。

2. PT缩短 主要见于血栓前状态或血栓性疾病，如DIC早期、心肌梗死、脑栓塞、深静脉血栓形成等。

3. 用于口服抗凝剂的监控 PT是监测口服抗凝剂的首选试验。在应用口服抗凝剂的过程中，一般以

维持PT值在正常参考值的2倍左右，即25~30秒，INR为2.0~2.5为宜，一般不要>3.0。

七、凝血酶时间

凝血酶时间（thrombin time，TT）是用于检查纤维蛋白原转变为纤维蛋白这一过程是否异常。TT检查的适应证：①监测溶栓治疗；②监测肝素治疗；③纤溶亢进的诊断；④出血倾向的分类。

[参考值] 16~18秒，超过正常对照3秒为异常

[临床意义] TT延长见于：①无（低）纤维蛋白原血症、异常纤维蛋白原血症、严重肝病等；②血中存在纤维蛋白降解产物（FDP）；③血中存在肝素或类肝素样抗凝物质。TT缩短无临床意义。

八、纤维蛋白原检测

在受检血浆中加入一定量凝血酶，使血浆中的纤维蛋白原转变为纤维蛋白，通过比浊原理检测并计算纤维蛋白原（fibrinogen，Fg）的含量。

[参考值] 2~4g/L

[临床意义]

1. **Fg增多**　见于急性心肌梗死、糖尿病、急性肾炎、肾病综合征、妊娠高血压综合征、多发性骨髓瘤、休克、急性感染、大手术后、恶性肿瘤等

2. **Fg减少**　见于原发性纤维蛋白原减少性疾病、原发性纤溶症、DIC晚期、重症肝炎及肝硬化等。

第三节　骨髓细胞学检查

骨髓是人体的造血组织，位于人体骨骼内。骨髓检查的方法很多，主要包括：骨髓细胞形态学检查、骨髓细胞化学检查、骨髓病理学检查、细胞遗传学检查等。

骨髓细胞学检查常用于如下疾病诊断。

1. **诊断造血系统疾病**　如白血病、巨幼细胞贫血、多发性骨髓瘤、特发性血小板减少性紫癜等。

2. **诊断某些感染性疾病**　如骨髓涂片查找黑热病原虫、疟原虫等。伤寒、感染性心内膜炎等疾病时，骨髓培养其阳性率高于血培养。

3. **恶性肿瘤疑有骨髓转移时**　骨髓是许多恶性肿瘤转移的好发部位。如肺癌、乳腺癌、胃癌、前列腺癌等发生骨髓转移时，可于骨髓涂片中见到相应的肿瘤细胞。

4. **诊断类脂质蓄积病**　如Gaucher病、Niemann-Pick病时可于骨髓涂片中见到其特殊细胞。

一、骨髓检查的方法

（一）骨髓涂片检查

1. 低倍镜检查

（1）判断标本是否满意　满意的骨髓涂片应薄厚适宜，细胞分布均匀、有核细胞着色清晰。

（2）判断骨髓增生程度　通常借助骨髓涂片中成熟红细胞与有核细胞之比来判断骨髓增生情况，并将其分为五级（表4-1-3）。

（3）估计巨核细胞系增生情况　于低倍镜下逐一视野浏览计数全部片血膜内的巨核细胞数。

（4）特殊细胞与其他　注意涂片上、下两缘及片尾处有无体积较大或成堆出现的特殊细胞，如Gaucher细胞、Niemann-Pick细胞及转移癌细胞等。

表4-1-3　骨髓增生程度的分级

骨髓增生程度	成熟红细胞与有核细胞之比	常见原因
增生极度活跃	1：1	白血病、红白血病等
增生明显活跃	10：1	白血病、增生性贫血
增生活跃	20：1	正常骨髓或某些贫血
增生减低	50：1	造血功能低下
增生严重减低	300：1	典型的再生障碍性贫血

2. 油浸镜检查　选择染色良好、细胞分布均匀、形态展示清楚的髓膜体尾交界处观察200~500个细胞，按细胞的种类、发育阶段分别计算，并计算它们各自的百分率；同时仔细观察各系统的增生程度和各阶段细胞数量和质量的变化。

（二）血涂片观察

（1）低倍镜观察血涂片染色是否满意。

（2）油镜下分类计数至少100个白细胞，分别报告各类白细胞所占百分率，描述其形态染色情况及注意有无幼稚细胞出现。

（3）如外周血涂片出现幼红细胞则按分类100个白细胞过程中见到多少个来报告，并注明其属于何阶段。

（4）描述成熟红细胞大小、形态、染色情况。

（5）计数血小板数量并描述其形态大小和分布情况。

（6）注意有无寄生虫。

二、正常骨髓象

由于正常骨髓内各细胞系及其各阶段百分率范围较大，因此凡分类符合下列情况者均可视为正常骨髓象。

（1）骨髓增生程度　有核细胞增生活跃。

（2）粒细胞系约占有核细胞的40%~60%，其中原粒细胞<2%，早幼粒细胞<5%，中、晚幼粒细胞各<15%，杆状核粒细胞多于分叶核细胞，嗜酸性粒细胞一般<5%，嗜碱性粒细胞<1%，细胞大小、形态、染色基本正常。

（3）幼红细胞总百分率约占有核细胞的20%，其中原红细胞<1%，早幼红细胞<5%，中、晚幼红细胞约各占10%，细胞形态、染色基本正常。

（4）粒细胞、红细胞比值正常为（2~4）：1。

（5）淋巴细胞百分率约为20%（小儿可达40%），均为成熟淋巴细胞。

（6）单核细胞一般<4%，浆细胞<3%，均为成熟阶段。

（7）巨核细胞系通常于1.5cm×3cm骨髓片膜上可见巨核细胞7~35个，多为成熟型。

（8）可见少量网状细胞、内皮细胞、组织嗜碱细胞等。虽然它们各占百分率很低，但均为骨髓的标志性成分。

（9）核分裂细胞不易见到，仅为1‰。

（10）成熟红细胞大小、形态、染色大致正常。

第四节　血型鉴定与交叉配血试验

血型是人体血液的一种遗传性状，各种血液成分包括红细胞、白细胞、血小板及某些血浆蛋白在个体之间均具有抗原成分的差异，受独立的遗传基因控制。由若干个相互关联的抗原抗体组成的血型体系，称为血型系统。现认为血型是指各种血液成分的遗传多态性标记，血型血清学在器官移植、输血、造血干细胞移植等临床实践中发挥着重要作用。

红细胞血型是发现最早的人类血型。人类红细胞血型有20多个系统，其中最重要的是ABO血型系统。由于很多血型在人体内没有相应的天然抗体，多数血型抗原的抗原性较弱，不易刺激人体产生抗体，故在输血及器官移植等方面的意义不大。与人类输血关系密切的是ABO血型系统，其次是Rh血型系统。

一、ABO 血型系统

1. **ABO血型系统的抗原和抗体**　根据红细胞表面是否具有A或B抗原，血清中是否存在抗A或抗B抗体，ABO血型系统可分为O型、A型、B型及AB型。红细胞上不具有A和B抗原，而血清中有抗A和抗B抗体者为O型；红细胞上具有A抗原，血清中有抗B抗体为A型；红细胞上有B抗原，血清中有抗A抗体为B型；红细胞上有A和B抗原，血清中不含抗A和抗B抗体者为AB型（表4-1-4）。

表4-1-4　ABO血型系统分型

血型	红细胞表面抗原	血清中抗体
A	A	抗B
B	B	A
O	无	抗A与抗B
AB	A与B	无

2. **ABO血型鉴定和交叉配血试验**

（1）ABO血型鉴定　ABO血型抗体能在生理盐水中与相应红细胞抗原结合而发生凝集反应。进行ABO血型鉴定时，采用标准的抗A及抗B血清以鉴定被检者红细胞上的抗原（Beth-Vincent直接试验），同时用标准的A型及B型红细胞鉴定被检者血清中的抗体（Simonin反转试验）。只有被检者红细胞上的抗原鉴定和血清中的抗体鉴定结果完全一致时才能肯定其血型类别。（表4-1-5）

表4-1-5　ABO血型系统定型试验结果判定

血型	标准血清+被检红细胞（正向定型）			标准红细胞+被检血清（反向定型）		
	抗A（B型血清）	抗B（A型血清）	抗AB（O型血清）	A型红细胞	B型红细胞	O型红细胞
A	+	-	+	-	+	-
B	-	+	+	+	-	-
O	-	-	-	+	+	-
AB	+	+	+	-	-	-

（2）交叉配血试验　配血试验是检查供、受血者中是否含有不相合的抗原、抗体成分。输血前必须进行交叉配血试验，通过进一步验证供者与受者的ABO血型鉴定是否正确，避免血型鉴定错误导致严重溶血反应。为避免输血反应必须坚持同型输血，而交叉配血则是保证输血安全的关键措施。

交叉配血试验常采用试管法进行。由于配血试验主要是检查受血者血清中有无破坏供血者红细胞的抗体，故受血者血清加供血者红细胞悬液相配的一管称为主侧；供血者血清加受血者红细胞相配的一管称为次侧，两者合称为交叉配血。

结果判断：同型血交叉配血时，主侧、次侧均无凝集反应、无溶血，表示血型相合，可以输血；异型配血时（指供血者为O型，受血者为A型、B型或AB型），如主侧无凝集、无溶血，次侧有凝集、无溶血，但凝集较弱，效价低于1∶200，可以少量输血（一般不超过200ml）；不论何种原因导致主侧凝集，绝对不可输用。

3. 临床意义

（1）输血　由于ABO血型抗体多是IgM型天然抗体，首次血型不合即可引发严重的输血反应。因此，输血前必须进行血型鉴定和交叉配血试验，这是安全输血的首要步骤，经交叉配血完全相配时才能输血。

（2）新生儿溶血症　新生儿溶血症是指母亲血型与胎儿血型不合引起的一种溶血性疾病。ABO血型溶血病是因IgG型抗体能通过胎盘，引起新生儿溶血，但病情一般较轻，多发生于O型血母亲孕育A型或B型血胎儿时，与胎次无关。

（3）器官移植　ABO抗原为强移植原，如供者和受者血型不合时，极易引起急性排斥反应，导致移植失败，特别是皮肤和肾脏移植，肾脏移植ABO血型不合者，失败率达46%，而血型相合者，失败率为9%。

（4）其他　ABO血型检查还可用于亲缘鉴定、法医学鉴定及某些相关疾病的调查。

二、Rh 血型鉴定

1940年，有人证明人的红细胞上有与恒河猴（macacus rhesus）红细胞相同的抗原，于是将这种抗原命名为Rh抗原。含有此种抗原者称为Rh阳性，不含有此种抗原者称为Rh阴性。人类血型系统中，Rh血型在临床上的重要性仅次于ABO血型系统。

1. Rh血型系统的抗原与抗体

目前认定人类红细胞上的Rh抗原有5种，按抗原性的强弱依次为D、E、C、c、e，因D抗原的抗原性最强，故其临床意义最大。Rh血型相应的抗体也有5种，即抗D、抗E、抗C、抗c、抗e，抗D抗体是其中最重要的抗体。

2. Rh血型系统的鉴定

由于大多数Rh血型不合的输血反应和新生儿溶血都是抗D抗体引起，所以Rh血型鉴定也仅做D抗原的鉴定。含有D抗原者称为Rh阳性，不含有D抗原者称为Rh阴性。我国汉族人中99%以上为Rh抗原阳性。

3. Rh血型系统的临床意义

（1）Rh血型系统所致的溶血性输血反应　Rh系统一般不存在天然抗体，故在第一次输血时，往往不会发现Rh血型不合。Rh阴性的受血者接受了Rh阳性血液输入后便可产生抗Rh抗体，如再次输入Rh阳性血液时，即出现溶血性输血反应。如Rh阴性妇女曾孕育过Rh阳性的胎儿，当输入Rh阳性血液时也可发生溶血反应。

（2）新生儿Rh溶血病　母亲与胎儿的Rh血型不合，典型的病例为胎儿父亲为Rh阳性（DD或Dd），母亲为Rh阴性（dd），胎儿为Rh阳性（Dd）。胎儿的红细胞如有一定数量经胎盘进入母体，即可刺激母体产生抗Rh抗体。此抗体可以通过胎盘进入胎儿体内，与胎儿红细胞表面的抗原结合，即可引起胎儿红细胞破坏而造成溶血。第1胎时因产生的抗Rh抗体很少，故极少发生溶血。但第2次妊娠后，再次受到抗原的刺激，产生的抗体增多而常引起新生儿溶血病。

（于连峰）

书网融合……

目标检测　　　知识回顾　　　习题

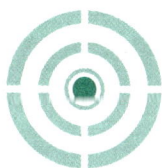

第二章

排泄物、分泌物及体液检查

PPT

学习目标

知识要求：

1. 掌握尿、便常规，脑脊液，浆膜腔积液检查的参考值及异常改变的临床意义。

2. 熟悉各类型脑膜炎脑脊液变化特点；浆膜腔积液渗出液与漏出液的区别；粪便异常颜色、性状可能提示的疾病。

3. 了解粪便、脑脊液、浆膜腔积液标本采集的注意事项。

技能要求：

1. 学会分析尿、便常规检验化验单，脑脊液检验化验单，浆膜腔积液检验化验单，明确异常结果诊断价值。

2. 具备细致严谨的工作态度。

岗位情景模拟 27

张某，男，2岁。持续低热，精神倦怠，烦躁易怒半个月，近日头痛剧烈，头痛时伴喷射性呕吐，尖叫，畏光，颈项强直。因突发惊厥入院。

问题与思考

1. 需完善哪些实验室检查？

2. 实验室检查结果异常提示可能患哪种疾病？

答案解析

第一节　尿液检查

　　尿液是血液经肾小球滤过、肾小管及集合管的重吸收与排泌作用后形成的终末代谢产物，是人体体液的重要组成部分。尿液检查对健康保健普查、疾病诊断、病情观察、疗效判断、用药监护等有一定的意义。尿液检查又称尿液分析，是应用物理和化学方法对尿液的物理性状及化学成分进行检测，在显微镜下对尿液的有形成分进行观察和计数。

一、尿液标本采集和保存

正确留取、保存和传送尿液标本是保证检查结果准确的前提。

1. 标本采集

（1）24小时尿　即清晨某一时间排出尿液并弃去，收集至次日同一时间的所有尿液，留取24小时尿需准确记录尿量并混匀后送检。用于尿液化学成分定量检查。

（2）晨尿　即清晨首次尿（过夜尿），可用作蛋白质、细菌、有形成分的镜检，妊娠试验及尿本-周（Bence-Jones）蛋白测定，采集量一般为5~20ml。晨尿能较好地反映肾脏浓缩功能。

（3）餐后尿　即餐后2小时留取的尿液，对病理性糖尿、蛋白尿、尿胆原检查较为敏感。

（4）随机尿　即任意时间留取的尿液，适合于门诊、急诊患者检验，采集量一般为10ml。

（5）清洁中段尿　用肥皂水或碘伏女性清洗外阴、男性清洗阴茎头后，不间断排尿，弃去前、后时段的尿液，只收集中段尿10~20ml于干燥灭菌容器内，用于尿液微生物培养。

2. 注意事项

（1）及时送检和检查，最好在留尿后2小时内检查完毕，以免细菌繁殖、蛋白变性、有形成分溶解破坏。

（2）避免阴道分泌物、经血和粪便的污染，女性采集尿液标本时应避开月经期，防止阴道分泌物混入，用清洁干燥容器盛取标本。清洁中段尿留取时要严格用肥皂水或碘伏局部清洗，盛于干燥灭菌容器内。

（3）避免阳光直射，以免尿胆原等物质因光照或氧化而减少。

（4）不能立即检验的标本，妥善保存，防止变质，可放置冰箱2~8℃保存6~8小时，并根据检验目的的不同加入化学试剂防腐。

二、尿液一般性状检查

（一）尿量

尿量是指24小时内人体排出体外的尿液总量。正常成人24小时尿量为1000~2000ml，平均1500ml。尿量取决于肾小球滤过率、肾小管重吸收与浓缩稀释功能，也与活动量、出汗量、饮水量、食物中水分含量、气温、体温、年龄、精神等因素有关。

1. 多尿　成人尿量>2500ml/24h称为多尿，儿童24小时尿量>3000ml称为多尿。生理性多尿见于饮水过多、食用含水量多的食物、静脉输液、精神紧张等；病理性多尿见于内分泌疾病、肾脏疾病和代谢性疾病等患者（详见第三篇第四章第三节少尿、无尿、多尿）。

2. 少尿　成人尿量<400ml/24h或每小时尿量<17ml称为少尿，学龄前儿童尿量<300ml/24h，婴幼儿尿量<200ml/24h，称为少尿。成人24小时尿量<100ml或12小时完全无尿称为无尿，小儿<30~50ml称为无尿。生理性少尿见于出汗过多、水分摄入不足等。病理性少尿主要有：①肾前性少尿，见于休克、严重脱水、电解质紊乱、失血过多、大面积烧伤、高热、心力衰竭、肝硬化腹腔积液、严重创伤、感染等；②肾性少尿，见于急性肾小球肾炎、慢性肾炎急性发作、急性肾衰竭少尿期及各种慢性疾病所致的肾衰竭等；③肾后性少尿，见于输尿管结石、损伤、肿瘤、前列腺肥大等。

（二）外观

正常新鲜尿液多无色澄清至淡黄色或橘黄色。尿液颜色受尿色素、食物、药物、尿胆素及尿胆原等影响，变化较大。在病理情况下尿液颜色可发生变化。

1. 红色　尿中含有一定量的红细胞时，称血尿；每升尿液中含血量超过1ml即可呈现淡红色，称肉眼血尿；如尿外观变化不明显，离心沉淀后，镜检时红细胞超过3个/每高倍视野（HP），称为镜下血尿。血尿多见于急性肾小球肾炎、肾盂肾炎以及肾结石、肿瘤、结核等，亦可见于血小板减少性紫癜等出血性疾病等。

2. 黑褐色 见于重症血尿、变性血红蛋白尿，也可见于酚中毒、黑尿酸症和黑色素瘤等。

📋 **课堂互动 4-2**

你知道黑尿酸症吗？

答案解析

3. 深黄色 最常见于胆红素尿，尿内含大量结合胆红素，呈深黄色豆油样，振荡后泡沫亦呈黄色且不易消失。见于胆汁淤积性黄疸及肝细胞性黄疸等。

4. 白色 ①乳糜尿：见于丝虫病或肾周围淋巴管阻塞等；②脓尿和菌尿：菌尿呈云雾状，静置后不下沉；脓尿放置后可有白色云絮状沉淀，加热或加酸均不能使浑浊消失。脓尿和菌尿见于泌尿系统感染，如肾盂肾炎、膀胱炎等。

5. 浓茶色 见于血红蛋白尿和肌红蛋白尿，呈浓茶色、酱油色或红葡萄酒色。血红蛋白尿见于严重的血管内溶血，如蚕豆病、阵发性睡眠性血红蛋白尿及血型不合的输血反应等。肌红蛋白尿常见于挤压综合征、缺血性肌坏死等。

（三）气味

尿液气味来自挥发性酸和酯类。尿液长时间放置后，尿素分解可出现氨臭味。糖尿病酮症酸中毒时，尿液可有烂苹果气味；慢性膀胱炎和尿潴留时，尿液可有氨臭味；有机磷中毒患者尿液可有蒜臭味。苯丙酮尿症尿液呈鼠尿味，以小儿多见。

（四）尿比重

尿比重是指4℃条件下尿液与同体积纯水重量之比，常用比重计或试纸条法测定。尿比重可粗略判断肾小管的浓缩和稀释功能。正常成人在普通饮食情况下，尿比重为1.015~1.025，最大波动范围为1.003~1.030，新生儿则为1.002~1.004。

1. 比重增高 主要见于高热、脱水、出汗过多、周围循环衰竭等致血容量不足的肾前性少尿，尿少而比重增高。病理情况下，如尿中含有大量葡萄糖的糖尿病患者或含有大量蛋白质的肾病综合征患者，尿比重均增高。

2. 比重减少 主要见于慢性肾衰竭、尿崩症等。

三、尿液化学检查

（一）尿pH测定

正常人尿液多为弱酸性，有时呈中性或弱碱性。可用指示剂法、pH试纸法或pH计来测定，pH值约5.5~6.5。尿液的酸碱度受饮食、用药和疾病的影响，尿液放置过久时细菌可分解尿素，亦可使酸性尿变为碱性尿。

[**参考值**] pH6.5

[**临床意义**]

1. 酸性尿 见于酸中毒、发热或服用氯化铵等药物，亦可见于糖尿病酮症酸中毒、痛风、白血病、低钾性代谢性碱中毒（排酸性尿为其特征性临床表现）。

2. 碱性尿 见于碱中毒、泌尿系统变形杆菌感染、肾小管性酸中毒等。

（二）尿蛋白质测定

健康成人每天通过尿液排出的蛋白质极少（为30~130mg），一般常规定性方法检查呈阴性。

[**参考值**] 定性试验 阴性

定量 0~80mg/24h

[临床意义] 尿中蛋白质含量超过150mg/24h，蛋白质定性试验呈阳性的尿液称蛋白尿。

1. 生理性蛋白尿

（1）功能性蛋白尿　在剧烈活动、受寒、受热、精神紧张等因素作用下，肾血管痉挛或充血、肾小球通透性增加而致尿液中出现蛋白，蛋白质定量多<500mg/24h。

（2）体位性蛋白尿　又称直立性蛋白尿，系立位时局部因素引起肾脏被动充血所致。特点为在晨尿中无蛋白，较长时间站立后尿中蛋白量增高，而平卧后尿蛋白又减少或消失。多发生于瘦高体型的青少年。

2. 病理性蛋白尿

（1）肾小球性蛋白尿　为最常见的一种蛋白尿。各种原因引起肾小球滤过膜损伤时，其通透性增加，血浆蛋白的滤出量加大，肾小管不能将滤出的蛋白质完全重吸收，而致尿液中出现蛋白，以清蛋白为主，蛋白质排出量常>1g/24h，多见于急性肾炎、肾病综合征、肾缺血和糖尿病肾病等。

（2）肾小管性蛋白尿　是指肾小球滤过功能正常，近曲小管对低分子量蛋白质的重吸收减弱所致。通常以 α_1、β_2 微球蛋白为主，清蛋白含量正常或轻度增加，蛋白排出量常<1g/24h，见于肾盂肾炎、间质性肾炎、重金属中毒、药物损害及肾移植术后等。

（3）混合性蛋白尿　是指肾小球和肾小管均受损，尿中出现小分子和大分子量的蛋白，见于系统性红斑狼疮性肾炎、糖尿病型肾病综合征等。

（4）溢出性蛋白尿　是指肾小球滤过及肾小管重吸收功能均正常，但由于血浆中异常蛋白质，如免疫球蛋白的轻链、血红蛋白或肌红蛋白增加，超过肾小管的重吸收能力随尿排出产生的蛋白尿，见于溶血性贫血、挤压综合征、多发性骨髓瘤、浆细胞病、轻链病等。

👥 课堂互动 4-3 ────────────────────────

什么是挤压综合征？

──
答案解析

（5）组织性蛋白尿　受炎症、中毒或药物刺激，肾小管对T-H糖蛋白的分泌量增加或组织破坏释放入尿液的蛋白增加所致的蛋白尿。见于肾小管受炎症或药物刺激等。

（6）假性蛋白尿　由于尿标本中混入血液、脓液、黏液、阴道分泌物等而导致蛋白定性试验阳性。

（三）尿糖测定

正常人尿液中可有微量尿糖，但尿试纸条检查呈阴性。当血糖>8.8mmol/L时，超过肾小管重吸收能力的最大限度，尿液当中出现葡萄糖，这时的血糖浓度称为肾糖阈。肾小球滤过率降低可导致肾糖阈增高，而近端肾小管重吸收功能降低时，可导致肾糖阈增高。

[参考值] 定性试验　阴性

　　　　　定量　0.56~5.0mmol/24h

[临床意义]

1. 生理性糖尿

（1）饮食性糖尿　是由于食糖过多或输注葡萄糖溶液过快、过多所致的糖尿。

（2）精神性糖尿　是由于精神过度紧张、情绪激动，使交感神经兴奋，肾上腺素分泌过多，所引起的一过性高血糖而致的糖尿。

（3）妊娠糖尿　是指正常孕妇在妊娠晚期，由于细胞外液容量增加，近曲小管的重吸收功能受到抑制，肾糖阈下降而出现的糖尿。

2. 病理性糖尿

（1）应激性糖尿　见于颅脑外伤、脑血管意外、情绪激动等，应激反应时，胰高血糖素分泌过多或血糖中枢受到刺激致暂时性高血糖所引发的糖尿。

（2）血糖正常性糖尿　又称肾性糖尿，是指血糖正常，但肾小管对葡萄糖重吸收能力减退，肾糖阈降低所引起的糖尿，常见于慢性肾炎、肾病综合征、间质性肾炎等。

（3）血糖增高性糖尿　见于各组织器官对葡萄糖的利用率降低所致的疾病，如糖尿病等。

（4）某些内分泌病　生长激素、肾上腺素、糖皮质激素等分泌过多，都可使血糖浓度增高。如甲状腺功能亢进症、库欣综合征、嗜铬细胞瘤、肢端肥大症等。

（5）其他　如哺乳期乳糖尿、遗传性半乳糖或果糖尿、戊糖尿等。

（四）尿酮体测定

酮体是脂肪分解代谢的中间产物，包括乙酰乙酸、β-羟丁酸和丙酮。血中酮体增高，尿酮体检查呈阳性的尿液称为酮尿。尿液酮体检查主要用于糖代谢障碍和脂肪不完全氧化的判断与评价。

[参考值] 定性试验　阴性

[临床意义] 酮尿可见于糖尿病酮症酸中毒、妊娠剧烈呕吐、子痫等，重症患者长期不能进食时亦可出现酮尿。糖尿病酮症酸中毒患者酮体呈阳性，但糖尿病酮症酸中毒患者伴有肾衰竭，而肾阈值增高时，尿液酮体亦可减少，甚至完全消失。

四、尿液显微镜检查

（一）尿沉渣显微镜检查

尿沉渣显微镜检查是识别和计数尿中细胞、管型、结晶、细菌等有形物质，用于泌尿系疾病的诊断、病情观察及预后判断的重要检查项目。常用方法是显微镜观察计数。此外，应用流式细胞术的全自动尿液分析仪已被用于尿液有形成分的检查。

1. 细胞检查

（1）红细胞

[参考值] 10倍浓缩尿　0~3个/每高倍视野（HP）

[临床意义] 红细胞增多见于：①正常人，尤其是青少年，在剧烈运动、急行军、冷水浴或重体力劳动后可出现暂时性血尿，休息后消失。②泌尿系统疾病，见于肾小球肾炎、肾结核、肾盂肾炎、急性膀胱炎、泌尿系结石和肿瘤等，亦可见于出血性疾病如血友病等。

（2）白细胞

[参考值] 10倍浓缩尿　0~3个/HP（成年男性）

0~5个/HP（成年女性）

[临床意义] 白细胞大量出现常见于泌尿系化脓性感染，如肾盂肾炎、膀胱炎、尿道炎或肾结核合并感染等。

（3）上皮细胞　在生理或病理过程中泌尿生殖道脱落的上皮细胞随尿液排出，常见的类型有鳞状上皮细胞、柱状上皮细胞、移行上皮细胞、肾小管上皮细胞。

[参考值] 正常尿中可出现少量鳞状上皮细胞，无肾小管上皮细胞。

[临床意义]

①大量鳞状上皮细胞伴白细胞：见于泌尿生殖系统炎症，如肾盂肾炎、膀胱炎、尿道炎等；②大量移行上皮成片脱落：见于肾盂、输尿管或膀胱炎症；③大量肾小管上皮细胞：见于急性肾小球肾炎、急性肾小管坏死、肾移植排斥反应、慢性肾炎、肾梗死等。

2. 管型检查　管型是蛋白质、细胞及其崩解产物在肾小管、集合管内凝固而成的圆柱形蛋白聚合体，是尿沉渣中最有诊断价值的成分。肾小管上皮细胞分泌的Tamm-Horsfall糖蛋白（T-H糖蛋白）是形成管型的基质。当已形成管型的肾单位有尿液重新通过时，管型随尿液排出体外（图4-2-1）。正常人尿中无管型或偶见少量透明管型。

（1）透明管型　主要由T-H蛋白、清蛋白构成，无色透明，较细，两端钝圆，偶尔含有少量颗粒。正常0~偶见/HP，偶见于正常人清晨尿中。当肾脏有轻度或暂时性功能改变，如剧烈运动、高热、全身麻醉及心功能不全等，尿中亦可见少量透明管型。在肾实质病变时透明管型明显增多。

（2）细胞管型　管型中含有细胞且含量超过管型体积的1/3，称为细胞管型。

①红细胞管型：是由于肾小球滤过红细胞或肾小管出血所致，红细胞管型是诊断肾小球病变的重要依据，常见于急性肾小球病变、急性肾炎和慢性肾炎急性发作等。

②白细胞管型：提示有化脓性炎症，常见于肾脏感染性病变或免疫性反应。

③上皮细胞管型：提示肾小管坏死，常见于急性肾炎、肾移植急性排斥反应等。

（3）颗粒管型　由大小不等颗粒聚集于透明管型基质中形成，颗粒占管型体积的1/3以上。分细颗粒管型和粗颗粒管型两种，前者见于慢性肾炎或急性肾炎后期，后者见于慢性肾炎、肾盂肾炎或肾小管损伤。

（4）蜡样管型　见于肾脏长期而严重的病变，如慢性肾小球肾炎的晚期及肾淀粉样变等。

（5）脂肪管型　其基质中含有脂肪变性的肾小管上皮细胞，见于肾小管损伤、肾小管上皮细胞脂肪变性。

（6）肾衰竭管型　见于慢性肾衰竭，提示预后不良。

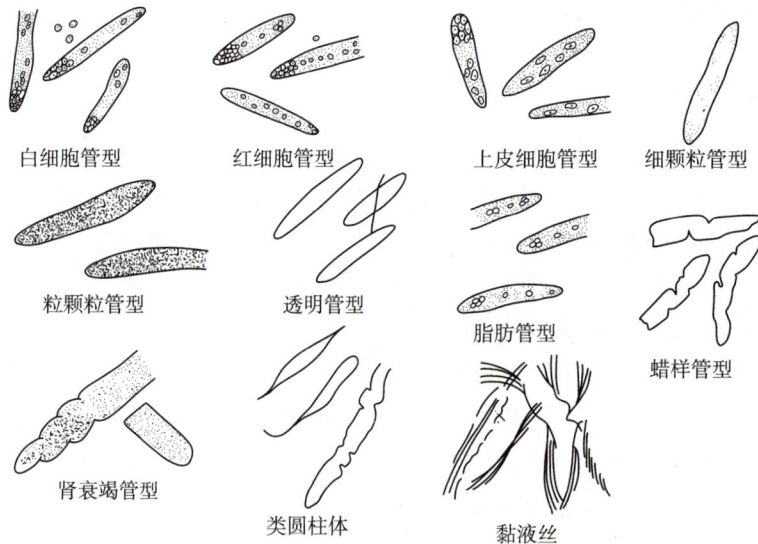

图4-2-1　尿中常见管型和类似管型物质

3. **结晶体检查**　尿液中盐类结晶的析出，决定于该物质的饱和度、尿液的pH、温度等因素，常见的有尿酸结晶、草酸钙结晶和磷酸盐类结晶，一般无临床意义。但当结晶体伴随较多红细胞出现于新鲜尿液时，有患泌尿系结石的可能。亮氨酸和酪氨酸结晶尚少见，分别见于严重的肝实质损伤和氨基酸代谢障碍。

4. **尿沉渣计数**　指1小时尿细胞计数。

［参考值］红细胞　男性 < 3×10^4/h，女性 < 4×10^4/h

白细胞　男性 < 7×10^4/h，女性 < 14×10^4/h

［临床意义］红细胞增多见于急、慢性肾炎；白细胞增多见于泌尿系感染，如肾盂肾炎、急性膀胱炎等。

（二）红细胞形态检查

新鲜尿液中红细胞形态特征对鉴别血尿来源有参考价值，肾小球源性红细胞形态多样，大小不等，可出现伪足形、面包圈形、靶形和花环形等；非肾小球来源的红细胞形态基本正常，有时可出现少数淡影红细胞及棘状红细胞。

（三）病原体检查

尿液中还可见到细菌、真菌、寄生虫、精子等。清洁中段尿经培养后，肾结核患者尿中可找到结核分枝杆菌，淋病患者尿中可找到淋球菌，泌尿系化脓性感染可找到大肠埃希菌等细菌。

（四）尿液其他物质检查

1. 本–周蛋白（Bence–Jones Protein，BJP） 本–周蛋白又称凝溶蛋白，是免疫球蛋白的轻链，能自由通过肾小球滤过膜，当浓度超过近曲小管重吸收阈值时可自尿中排出，称为本–周蛋白尿或轻链尿。该蛋白在 pH 4.9 ± 0.1 条件下加热至 40~60℃时可发生凝固，温度升高至 90~100℃时又可溶解，温度下降至 56℃左右时又发生凝固，故称凝溶蛋白。

［参考值］阴性

［临床意义］阳性主要见于多发性骨髓瘤、巨球蛋白血症等，肾盂肾炎、慢性肾炎、肾癌等患者尿液中偶尔可检出 BJP。

2. 尿胆红素

［参考值］定性 阴性

定量 ≤2mg/L

［临床意义］尿胆红素阳性或增多见于胆汁淤积性黄疸和肝细胞性黄疸。

3. 尿胆原

［参考值］定性 阴性或弱阳性；定量 ≤10mg/L

［临床意义］

1）阳性或增多：①肝细胞性黄疸，见于病毒性肝炎、中毒性肝损害、肝硬化、肝癌等；②溶血性黄疸，见于异型输血、败血症、自身免疫性溶血、阵发性睡眠性血红蛋白尿症等；③肠道对尿胆原的回吸收增加，见于顽固性便秘、肠梗阻等。

2）减少或消失：①胆汁淤积性黄疸，见于胆石症、胆管肿瘤、胆管癌、胰头癌等；②新生儿（因肠内缺乏细菌）及长期服用抑制肠道细菌的药物。

4. 尿淀粉酶

［参考值］Somogyi 法尿淀粉酶 <1000U/L

［临床意义］增高见于：①急性胰腺炎，这是尿淀粉酶增高的主要原因；②胰腺管阻塞，见于胰腺癌、胰腺损伤等。

5. 尿微量清蛋白 正常人尿液中有少量清蛋白的存在，排出量在 5~30mg/24h。当排出量超过 30mg/24h 时，称为微量清蛋白尿。

［参考值］>30mg/24h

［临床意义］①糖尿病，为早期糖尿病肾病的诊断指标；②肾小球疾病、狼疮性肾炎、肾小管间质疾病等；③高血压病、高脂血症、肥胖、吸烟、剧烈运动及饮酒等。

第二节 粪便检查

粪便由未消化的食物残渣、消化道分泌物、肠道黏膜脱落物、大量细菌、无机盐和水分等组成。粪便检查主要目的有：①了解消化系统有无炎症、出血、寄生虫感染、恶性肿瘤等疾病；②根据粪便的性状和组成了解消化状况，借以间接地判断胃肠、胰腺、肝胆的功能状况；③检查有无病原菌，以协助诊断肠道传染病。

一、标本采集

（1）应留取新鲜标本，用洁净干燥的容器，不得混有尿液或其他物质。作细菌学检查须用无菌方法采集粪便盛于加盖无菌容器内立即送检。

（2）粪便标本有黏液或脓血时，应当挑取脓血及黏液部分涂片检查，外观无异常的粪便要在其表面和内部不同部位多点取样检查。

（3）对某些寄生虫及虫卵的初筛检测，应采取三送三检，因为许多肠道原虫和某些蠕虫卵都有周期性排出现象。查蛲虫卵时，最好用玻璃纸拭子或透明胶纸片于晚上12点左右或清晨排便前自肛门周围皱襞处拭取标本，并立即送检。血吸虫卵毛蚴孵化试验时要留全份粪便。从粪便中检测阿米巴滋养体等寄生原虫，应在收集标本后30分钟内送检，并注意保温。

（4）隐血实验，检查前3天患者应禁食肉类及动物血，禁服铁剂、铋剂及维生素C，检查前3天禁食新鲜蔬菜和水果，否则易出现假阳性。

（5）确需检查而不能自行排出粪便或无粪便排出时，应通过肛门采集粪便标本。

二、一般性状检查

（一）量

粪便量的多少与进食量、食物种类及消化器官的功能状态有直接关系。进食粗粮及含纤维素较多的食物，粪便量相对较多；反之，则相对较少。健康成人每天的粪便量100~300g。在病理情况下，粪便的量、性状等均发生改变。

（二）性状

正常成人的粪便为成形、黄褐色软便，婴儿呈黄色或金黄色糊状。病理情况下粪便性状可发生下列改变。

1. **黏液便**　正常粪便中含有少量黏液，但因与粪便均匀混合而不易被发现。一旦出现肉眼可见的黏液，则提示黏液量增多。小肠病变黏液均匀地混于粪便中，大肠及直肠病变黏液附着于粪便表面，常见于肠道炎症或受刺激、肿瘤或便秘及某些细菌性痢疾等。

2. **鲜血便**　提示下消化道出血，常见于直肠癌、直肠息肉、肛裂或痔疮等。

3. **脓便及脓血便**　常见于细菌性痢疾、阿米巴痢疾、结肠癌、肠结核、溃疡性结肠炎。阿米巴痢疾，粪便呈暗红色果酱样；细菌性痢疾，粪便以黏液及脓为主。

4. **柏油样便**　粪便呈暗褐色或黑色、质软、有光泽如柏油状。一般上消化道出血量在50~100ml以上时可出现。若粪便呈柏油样，且持续2~3天，说明出血量在500ml以上；当上消化道大出血时，因肠蠕动增快，粪便可呈暗红色。服用铁剂、铋剂、活性炭或中药后也可排出黑色便，但无光泽，且隐血试验呈阴性。

5. **胶状便**　粪便呈黏胶状、膜状、纽带状，多见于肠易激综合征，也见于过敏性肠炎及某些慢性细菌性痢疾。

6. **水样或糊状便**　见于各种感染和非感染性腹泻，尤其是急性胃肠炎。小儿粪便呈绿色稀糊状提示肠炎；大量黄绿色稀汁样便（3000ml或更多）并含有膜状物应考虑伪膜性肠炎；副溶血性弧菌食物中毒排洗肉水样便；出血坏死性肠炎排红豆汤样便。

7. **细条状便**　提示直肠和肛门狭窄，见于直肠癌、肛裂。

8. **白陶土样便**　见于胆汁淤积性黄疸，提示胆道完全梗阻；钡餐造影后也可呈灰白色。

9. **米泔样便**　呈乳白色淘米水样，含有黏液片状，见于重症霍乱、副霍乱。

（三）颜色

正常人的粪便因含有粪胆素而呈黄色或褐色；婴儿的粪便因含胆绿素而呈黄绿色。粪便颜色易受到食物、药物的影响。在病理情况下，粪便可呈现不同的颜色变化（表4-2-1）。

表4-2-1　粪便颜色改变及可能原因

颜色	可能原因
鲜红色	肠道下段出血，如痔疮、肛裂、直肠癌等
暗红色	阿米巴痢疾
灰白色	胆道梗阻、钡餐造影
绿色	婴儿腹泻，因肠蠕动过快，胆绿素未完全转变成粪胆素
黑色	上消化道出血或服用铁剂、动物血、活性炭、中草药等

（四）气味

粪便的气味与进食的种类、疾病等有关。正常粪便由于蛋白质的分解产物，如粪臭素、硫醇、硫化氢、氨、锭基质等而产生臭味，素食者臭味轻，肉食者臭味重。在病理情况下粪便可产生恶臭味、腥臭味和酸臭味。如慢性肠炎、慢性胰腺炎、直肠癌溃烂继发感染出现恶臭味。

（五）寄生虫虫体

肠道寄生虫虫体如蛔虫、蛲虫及绦虫等较大虫体或其片段，可在粪便中肉眼直接分辨。

三、粪便化学检查

（一）隐血试验

隐血是指上消化道少量出血，粪便外观无变化，用肉眼和显微镜检查均不能证实的出血。隐血试验（occult blood test，OBT）是指用化学或免疫的方法来证实隐血的试验。

[参考值]阴性

[临床意义]

1. **消化道出血的疾病**　如消化性溃疡活动期、药物致胃肠黏膜损伤、肠息肉、钩虫病、消化道恶性肿瘤等，隐血试验常呈阳性反应。

2. **用于消化道出血性疾病的鉴别**　如消化道恶性肿瘤（如胃癌）多呈持续阳性，良性病变（如消化性溃疡）多为间歇阳性；隐血试验可作为消化道恶性肿瘤普查的一个筛选指标，连续检测可对早期发现消化道恶性肿瘤有重要价值。

（二）胆色素检验

[参考值]结合胆红素　阴性

粪胆原（尿胆原）　阳性

粪胆素（尿胆素）　阳性

[临床意义]正常粪便中无胆红素而有粪胆原和粪胆素。①若肠蠕动加速或婴幼儿，因排入十二指肠的胆红素来不及转化为粪胆原、粪胆素即排出体外，粪便呈深黄色，胆红素检验常为强阳性；②胆道梗阻时，胆红素不能排入肠道，粪胆原、粪胆素缺如，两者的定性检验皆可呈阴性，粪便外观呈白陶土色，部分梗阻则可能呈弱阳性；③溶血性黄疸时，粪胆原、粪胆素的含量会增加，粪色加深，定性检验呈强阳性。

四、粪便显微镜检查

（一）细胞

1. **白细胞**　正常粪便中可偶见白细胞，主要是中性粒细胞。白细胞增多见于肠炎和痢疾。肠炎时白细胞轻微增多，散在分布，一般小于15个/HP；细菌性痢疾时白细胞明显增多，满视野成堆分布。过敏性肠炎和肠道寄生虫病时粪便中可见较多的嗜酸性粒细胞。

2. **红细胞**　正常粪便中无红细胞。红细胞增多见于下消化道出血、结肠癌和炎症。在炎症时，红细胞一般伴随白细胞出现，在细菌性痢疾时以白细胞为主，红细胞常分散存在，且形态正常；在阿米巴痢疾时以红细胞为主，成堆出现，并有破碎现象。

3. **上皮细胞**　正常粪便中很难发现肠道上皮细胞。伪膜性肠炎可有上皮细胞明显增多。

4. **吞噬细胞**　正常粪便中少见巨噬细胞。细菌性痢疾、结肠炎时增多。吞噬细胞是诊断急性细菌性痢疾的主要依据之一。

5. **肿瘤细胞**　粪便中找到成堆的肿瘤细胞见于乙状结肠癌、直肠癌等。

（二）其他

寄生虫虫卵和原虫检查可诊断相应的寄生虫病，脂肪滴提示消化不良及胰腺疾病等，细菌检查对肠道感染性疾病的诊断和鉴别有重要价值。

第三节　脑脊液检查

脑脊液（cerebrospinal fluid，CSF）是循环于脑室和蛛网膜下腔的无色透明液体，主要由脑室脉络膜丛细胞主动分泌和超滤形成，经蛛网膜绒毛及脊神经根周围间隙吸收入静脉。

一、标本采集

脑脊液标本一般由腰椎穿刺取得，特殊情况下可采用小脑延髓池或脑室穿刺术。

穿刺成功后先作压力测定，然后将脑脊液分别收集于3只无菌试管内，每管1~2ml。第一管供细菌学检查，第二管供化学或免疫学检查，第三管供细胞学检查。采集标本后应立即送检，以免放置过久导致细胞破坏、葡萄糖分解、病原微生物破坏或溶解，影响检测结果。

脑脊液标本采集有一定的创伤性，必须严格掌握其适应证和禁忌证。

1. **适应证**　①有脑膜刺激征；②疑有颅内出血、脑膜白血病；③疑有中枢神经系统恶性肿瘤；④原因不明的剧烈头痛、昏迷、抽搐或瘫痪；⑤中枢神经系统疾病椎管内给药、麻醉、术前检查等。

2. **禁忌证**　①颅内压显著增高（视盘水肿或有脑疝先兆）；②休克、衰竭或濒危状态；③颅后窝有占位性病变；④穿刺局部有化脓性感染者。

二、一般性状检查

1. **颜色**　正常脑脊液为无色清晰透明液体。病理性改变如下。

（1）红色　见于穿刺损伤出血、蛛网膜下隙或脑室出血。穿刺损伤出血在留取标本时，第一管为血性，第二、三管颜色变浅，离心后上清液无色；蛛网膜下隙或脑室出血标本，三管均为红色，离心后上清液淡红色或黄色。

（2）黄色　脑脊液中含有变性血红蛋白、胆红素或蛋白增高所致，主要见于陈旧性脑室或蛛网膜下腔出血、脊髓肿瘤等。椎管梗阻、化脓性脑膜炎、含有黄色素、类胡萝卜素、重症黄疸等也可为黄色。

（3）乳白色 多因白细胞增加所致，见于各种原因导致的化脓性脑膜炎。

（4）淡绿色 见于铜绿假单胞菌性脑膜炎、急性肺炎双球菌性脑膜炎。

（5）褐色 见于脑膜黑色素肉瘤、黑色素瘤。

2. **透明度** 正常脑脊液清晰透明，引起脑脊液浑浊的原因包括细胞数量增多（>0.3×10^9/L）、蛋白含量增多、大量细菌、真菌繁殖等。病毒性脑炎、神经梅毒等因细胞数轻度增加，脑脊液多清晰或微混；结核性脑膜炎，细胞数中度增加，脑脊液呈毛玻璃样浑浊；化脓性脑膜炎，因细胞数显著增加，脑脊液呈乳白色淘米水样。

3. **凝固性** 正常脑脊液放置后不发生凝固。当脑脊液蛋白含量增多，特别是纤维蛋白原增高时，脑脊液离体后易发生凝固。

结核性脑膜炎时，脑脊液静置12~24小时可在表面形成薄膜，取此膜涂片查结核分枝杆菌阳性率高；化脓性脑膜炎时，脑脊液静置1~2小时即可出现凝块或沉淀；神经梅毒脑脊液可出现小絮状凝块；蛛网膜下腔梗阻时，脑脊液呈黄色胶冻状。若脑脊液同时有胶冻状凝结、黄变症及蛋白-细胞分离现象（蛋白明显增加而细胞数轻度增多），Froin-Nonne综合征，提示脊髓受压、蛛网膜下腔梗阻，见于脊髓肿瘤等。

4. **压力**

［**参考值**］（侧卧位） 成人 80~180mmH$_2$O

儿童 40~100mmH$_2$O

［**临床意义**］（1）脑脊液压力>200mmH$_2$O称为颅内压增高，常见于：①中枢神经系统炎症，如流行性脑脊髓膜炎、其他化脓性脑膜炎等；②出血：见于脑出血、蛛网膜下腔出血；③脑肿瘤；④脑寄生虫病；⑤其他，见于各种原因引起的脑水肿等。

（2）脑脊液压力降低，常见于脑脊液循环受阻如脊髓与蛛网膜下腔阻塞；脑脊液流失过多如脱水与循环衰竭、脑脊液漏等。

三、化学检查

1. **蛋白质** 正常脑脊液中蛋白含量甚微，约为血浆的1%，主要为清蛋白。新生儿因血-脑屏障不完善，蛋白含量稍高于成人。

［**参考值**］定性试验 阴性或弱阳性

定量试验 0.20~0.4g/L

［**临床意义**］蛋白含量增高提示血-脑屏障受到破坏，见于：①中枢神经系统炎症：化脓性脑膜炎显著增高，结核性脑膜炎中度增高，病毒性脑膜炎轻度增高；②肿瘤：中枢神经系统癌肿及转移癌；③出血：脑出血或蛛网膜下腔出血，因血液混入脑脊液中，可出现强阳性；④椎管内梗阻：如脊髓肿瘤、蛛网膜下腔粘连、椎间盘突出等，由于脑脊液长期滞留，蛋白质常超过1.5g/L；⑤其他：见于内分泌及代谢疾病（糖尿病、甲状腺及甲状旁腺功能减退等）、药物中毒（乙醇、苯妥英钠中毒等）、慢性炎症性脱髓鞘性多发性神经根炎等。

2. **葡萄糖** 正常情况下，脑脊液葡萄糖含量为血糖浓度的50%~80%，其受血糖浓度、脑室脉络膜丛通透性及脑脊液中葡萄糖分解速度的影响。穿刺损伤出血可影响葡萄糖结果判断。

［**参考值**］成人 2.5~4.4mmol/L；

儿童 3.1~4.5mmol/L；

脑脊液/血浆葡萄糖的比值 0.3~0.9

［**临床意义**］

（1）降低 化脓性脑膜炎早期即有糖含量显著减少甚至无糖，但糖含量正常不能完全排除细菌感染；脑肿瘤、神经梅毒等糖含量降低；病毒性脑膜炎则糖含量正常；结核性脑膜炎、新型隐球菌性脑膜炎常在中、晚期减低，糖含量越低预后越差。

（2）增高　见于糖尿病、脑出血、病毒性脑炎等。

3. 氯化物　脑脊液内氯化物比血清约高 1/3，这是由于正常脑脊液中蛋白质含量较少，为维护脑脊液和血浆渗透压平衡所致。脑脊液内氯化物受血氯浓度、血 pH、血–脑屏障通透性及脑脊液蛋白质含量的影响。

[参考值]　成人　120~130mmol/L

儿童　111~123mmol/L

[临床意义]

（1）氯化物降低　细菌、新型隐球菌感染氯化物减低，尤以结核性脑膜炎为甚，可降至 102mmol/L 以下，其降低早于葡萄糖，减低程度与病情轻重相关，与蛋白质含量增高有关；化脓性脑膜炎减少不如结核性脑膜炎明显，多为 102~116mmol/L。低氯血症时，脑脊液氯化物减低，当氯化物 <85mmol/L，可导致呼吸中枢抑制。

（2）氯化物增高　见于尿毒症、心力衰竭、病毒性脑膜炎或脑炎患者。

4. 酶学　正常脑脊液中含有多种酶，如天门冬氨酸氨基转移酶（AST）、丙氨酸氨基转移酶（ALT）、肌酸激酶（creatine kinase，CK）、乳酸脱氢酶（lactate dehydrogenase，LDH）等，其含量较低，大多数酶不能透过血–脑屏障。当炎症、中毒、肿瘤、脑血管疾病时，由于脑组织破坏，脑细胞内酶的溢出、血–脑屏障通透性增强或肿瘤细胞内酶释放等均可使脑脊液中酶活性增高。

（1）乳酸脱氢酶　有 5 种同工酶形成，即 LDH_1~LDH_5。

[参考值]　8~32U/L

[临床意义]　乳酸脱氢酶活性增高，见于：①细菌性脑膜炎：脑脊液中 LDH 多增高，同工酶以 LDH_4、LDH_5 为主，有利于与病毒性脑膜炎鉴别；②脑血管疾病：LDH 多明显增高；③脑肿瘤、脱髓鞘病的进展期脑脊液中 LDH 活性增高，缓解期下降。

（2）氨基转移酶

[参考值]　AST　5~20U/L

ALT　5~15U/L

[临床意义]　脑脊液中转氨酶活性增高，见于脑血管病变、中枢神经系统感染、脑肿瘤、脱髓鞘病、颅脑外伤、脑出血或蛛网膜下隙出血（以 AST 升高为主）等。

（3）肌酸激酶　CK 有 3 种同工酶，在脑脊液中同工酶全部是 CK–BB。

[参考值]　(0.94 ± 0.26) U/L（比色法）

[临床意义]　CK–BB 增高主要见于化脓性脑膜炎，其次为结核性脑膜炎、脑血管疾病及肿瘤。病毒性脑膜炎 CK–BB 正常或轻度增高。

（4）其他　溶菌酶（LZM）在结核性脑膜炎时，活性多显著增高，可达正常 30 倍。腺苷脱氨酶（ADA）脑脊液中参考值范围为 0~8U/L，结核性脑膜炎则明显增高，常用于该病的诊断和鉴别诊断。

四、显微镜检查

1. 细胞　包括细胞总数计数和白细胞计数，正常脑脊液中无红细胞，仅少量白细胞。脑脊液中白细胞分类主要分为单个核细胞（淋巴细胞和单核细胞）和分叶核细胞（中性粒细胞、嗜酸性粒细胞）。

[参考值]　成人白细胞　$(0~8) \times 10^6$/L

儿童白细胞　$(0~15) \times 10^6$/L。

[临床意义]

（1）红细胞增加　见于脑室出血或蛛网膜下腔出血，可见大量红细胞和中性分叶核细胞。

（2）白细胞增加　①中枢神经系统感染性疾病：化脓性脑膜炎，白细胞可达数百至数千 $\times 10^6$/L 以上，以中性分叶核粒细胞为主；结核性脑膜炎，多不超过 500×10^6/L，早期以中性分叶核细胞为主，很快转为淋巴细胞增多。中性粒细胞、淋巴细胞、浆细胞同时存在是结核性脑膜炎的特点；病毒性脑炎、脑膜炎，白细胞数轻度增加，多在（10~50）×10^6/L，一般不超过200×10^6/L，以淋巴细胞为主；新型隐球菌性脑膜炎，白细胞数轻至中度增加，以淋巴细胞为主；寄生虫感染，白细胞数可增加，以嗜酸性粒细胞为主；②脑膜白血病，白细胞数增加，可见原始及幼稚白细胞。

（四）病原体检查

病原体检查包括微生物检查、细菌培养及药敏试验、寄生虫检查等。疑为细菌感染做革兰染色，疑为结核菌感染做抗酸染色，疑为新型隐球菌感染做墨汁染色，疑为寄生虫感染做显微镜检查虫卵等，多次送检可提高检出率。常见脑及脑膜疾病的脑脊液特点见（表4-2-2）。

表4-2-2　常见脑及脑膜疾病的脑脊液特点

疾病	压力	外观	凝固	蛋白质	葡萄糖	氯化物	细胞增高	细菌
化脓性脑膜炎	↑↑↑	浑浊	凝块	↑↑	↓↓↓	↓	显著，中性粒细胞	化脓菌
结核性脑膜炎	↑↑	浑浊	薄膜	↑	↓↓	↓↓	中性粒细胞、淋巴细胞	结核菌
病毒性脑膜炎	↑	透明或微浑	无	↑	正常	正常	淋巴细胞	无
隐球菌性脑膜炎	↑	透明或微浑	可有	↑↑	↓	↓	淋巴细胞	隐球菌
流行性乙脑	↑	透明或微浑	无	↑	正常或↑	正常	中性粒细胞、淋巴细胞	无
脑室及蛛网膜下腔出血	↑	血性	可有	↑↑		正常	红细胞	无
脑肿瘤		透明	无	↑	正常	正常	淋巴细胞	无
神经梅毒	↑	透明	无	正常	正常	↓	淋巴细胞	无

第四节　浆膜腔积液检查

正常情况下，浆膜腔可有少量液体起润滑作用，以减少脏器间的摩擦。浆膜腔积液（以下简称"积液"）是指胸腔、腹腔、心包腔和关节腔的病理性积液。根据积液的特点将其分为两大类：①漏出液，为非炎症性积液，常为双侧；②渗出液，为炎症性积液，多为单侧。

漏出液为非炎性积液。形成的主要原因有：①血浆蛋白减少引起血浆胶体渗透压降低，见于晚期肝硬化、重度营养不良、肾病综合征等；②静脉回流受阻，毛细血管内流体静脉压升高，如慢性充血性心力衰竭、静脉栓塞等；③淋巴管阻塞，淋巴回流障碍如丝虫病或肿瘤压迫等。

渗出液为炎性积液，形成的主要原因有：①感染性因素：如化脓性细菌、分枝杆菌、毒素或支原体等病原微生物引起的；②非感染性因素：如外伤、化学性刺激、恶性肿瘤、风湿性疾病等。以上因素使血管内皮细胞受损，导致血管通透性增大，血液中大分子物质如清蛋白、球蛋白、纤维蛋白原等及各种细胞成分渗出血管壁，形成积液。

一、标本采集

由医生进行浆膜腔穿刺术采集（穿刺方法见第八篇第一、二、三、七节），穿刺成功后采集中段液体于无菌容器内送检。一般性状检查、细胞学检查和化学检查各采集2ml，厌氧菌培养采集1ml，结核分枝杆菌检查采集10ml。一般性状检查和细胞学检查宜采用EDTA-K$_2$抗凝，化学检查不需抗凝。为防止积液出现凝块、细胞变性、细菌破坏和自溶，留取标本后应在30分钟内送检，否则应将标本置于4℃冰箱内保存，可加入乙醇固定细胞成分。

二、一般性状检查

1. **颜色与透明度**　漏出液多为淡黄色，清晰透明；渗出液多为深黄色，根据病因不同，颜色可有改变如红色、乳白色等。因细胞、细菌、蛋白质含量较多，常呈不同程度的浑浊。乳白色见于淋巴管阻塞；黄色脓样见于化脓性感染；黄绿色见于铜绿假单胞菌感染；红色见于恶性肿瘤、结核病等。

2. **凝固性**　漏出液一般不易凝固；渗出液含有纤维蛋白及组织裂解产物，易出现凝固。

3. **比重**　漏出液比重多<1.015；渗出液含有多量蛋白及细胞，比重多>1.018。

（二）化学检查

1. **黏蛋白定性试验（Rivalta试验）**　漏出液黏蛋白含量少，多呈阴性反应；渗出液中含有大量黏蛋白，多呈阳性反应。

2. **蛋白定量**　漏出液蛋白总量多在25g/L以下；渗出液蛋白总量多在30g/L以上。炎症性疾病（化脓性、结核性等）浆膜腔积液蛋白质浓度多>40g/L；恶性肿瘤为20~40g/L；充血性心力衰竭、肾病综合征患者蛋白质浓度最低，多为1~10g/L；肝硬化患者腹腔积液蛋白质浓度多为5~20g/L。

3. **葡萄糖定量**　漏出液的葡萄糖浓度近似于血糖；渗出液中葡萄糖可被某些细菌分解而减少。化脓性炎症，葡萄糖含量明显降低，甚至无糖；结核性炎症，葡萄糖含量降低。

4. **乳酸脱氢酶（LDH）**　漏出液中LDH活性与正常血清相近。渗出液LDH活性常明显增高。胸腔积液中LDH活性以脓性积液最高，可达正常血清的30倍，其次为癌性积液，结核性积液略高于正常血清。

（三）显微镜检查

1. **细胞总数计数**　漏出液细胞较少，常<100×10^6/L

　　　　　　　　　　渗出液细胞较多，常>500×10^6/L

2. **细胞分类**　漏出液主要为淋巴细胞和间皮细胞，渗出液因病因不同而异。化脓性积液或结核性积液早期以中性粒细胞为主；慢性炎症如结核性、梅毒性及肿瘤性积液等多以淋巴细胞为主；过敏性疾病或寄生虫病、淋巴瘤等所致的积液常见嗜酸性粒细胞增多。

3. **细胞病理检查**　为积液必做项目，浆膜腔积液中检出肿瘤细胞，是诊断原发性或转移性恶性肿瘤的重要依据，多次送检可提高阳性检出率。

（四）病原体检查

渗出液应做形态检查、细菌培养和药敏试验。漏出液时该检查无意义。

（五）漏出液与渗出液的鉴别　见表4-2-3。

表4-2-3　浆膜腔积液漏出液与渗出液的鉴别要点

鉴别要点	漏出液	渗出液
病因	非炎性	炎性、肿瘤或物理、化学刺激
颜色	淡黄色、浆液性	深黄色、脓性、血性或乳糜性
透明度	清晰透明或微浑	浑浊
比重	<1.015	>1.018
凝固性	不易凝固	易凝固
黏蛋白定性	阴性	阳性

续表

鉴别要点	漏出液	渗出液
蛋白质定量（g/L）	<25	>30
积液/血清蛋白比值	<0.5	>0.5
葡萄糖	接近于血糖	低于血糖
LDH（U/L）	<200	>200
积液/血清LDH比值	<0.6	>0.6
CRP（mg/L）	<10	>10
细胞总数（×10^6/L）	<100	>500
有核细胞分类	以淋巴细胞为主，偶见间皮细胞	炎症以中性粒细胞为主，慢性炎症或恶性积液以淋巴细胞为主
肿瘤细胞	无	可有
病原体	无	可有

（于连峰）

书网融合……

| 目标检测 | 知识回顾 | 习题 |

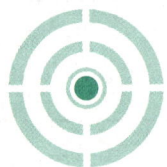

PPT

学习目标

知识要求：

1. 掌握肾功能检验各项指标的参考值和临床意义。
2. 熟悉多尿、少尿、无尿、肉眼血尿、镜下血尿等相关概念。
3. 了解各项检查的基本原理。

技能要求：

学会分析肾功能检验化验单。

岗位情景模拟 28

李某，女，7岁。呼吸道感染半月余迁延不愈，近日发热，咽喉红肿，扁桃体化脓，病情进一步加重，并出现腰痛、眼睑水肿、尿少且颜色淡红，入院治疗。

问题与思考

1. 确诊疾病需完善哪些实验室检查？
2. 根据实验室检查结果分析，患者可能患哪种疾病？

答案解析

第一节　肾小球功能检查

肾脏是人体重要的生命器官，其主要功能是生成尿液排出体内的毒物、废物、代谢产物，以维持体内水、电解质和酸碱平衡，肾脏还可产生某些重要的因子如肾素、促红细胞生成素、1,25-二羟维生素 D_3 等，以调节血压、钙磷代谢及红细胞生成等。

课堂互动 4-4

你知道尿液的生成过程吗？

答案解析

肾功能检查包括肾小球功能试验和肾小管功能试验。肾小球功能试验主要包括血尿素氮测定、血清肌酐测定和内生肌酐清除率测定等，肾小管功能试验主要包括昼夜尿比重试验、酚红排泄试验、尿溶菌酶测定等。

一、标本采集

（1）采集空腹血，禁食8小时，一般于晨起早餐前采血。

（2）采集血液标本应盛放于干燥洁净的试管内，防止溶血。

（3）测定内生肌酐清除率时，采集标本前3天禁食肉类，进低蛋白饮食（40g/d），禁饮咖啡、茶，停用利尿剂，避免剧烈运动。

二、肾小球功能检查

肾小球的主要功能为滤过作用，反映其滤过功能的客观指标主要是肾小球滤过率（glomerular filtration rate，GFR）。单位时间内经肾小球滤出的血浆液体量，称肾小球滤过率。为测定肾小球的滤过率，临床设计了各种物质的血浆清除率试验。利用清除率可分别测定肾小球滤过率、肾血流量、肾小管对各种物质的重吸收和分泌作用。

各种物质经肾脏排出方式大致分为四种：①全部由肾小球滤出，肾小管既不吸收，也不排泌，如菊粉，可作为肾小球滤过率测定的理想试剂，能完全反映GFR的"金标准"；②全部由肾小球滤出，肾小管不吸收，也很少排泌，如肌酐等，可基本代表GFR；③全部由肾小球滤过后又被肾小管全部吸收，如葡萄糖，可代表肾小管最大吸收率；④除肾小球滤出外，大部分通过肾小管周围毛细血管向肾小管分泌后排出，如对胺马尿酸、碘锐特，可作为肾血流量测定试剂。

（一）内生肌酐清除率测定

内生肌酐清除率（endogenous creatinine clearance rate，Ccr）是指肾脏在单位时间内把若干毫升血浆中的内生肌酐全部清除出去。Ccr是测定肾小球滤过功能最常用的方法。人体内肌酐的生成有内源性和外源性两种，在严格控制饮食条件和肌肉活动相对稳定的情况下，内源性肌酐的生成量较恒定。成人约以1mg/min的速度产生内源性肌酐，肾也以相似的速度将其排出体外，故在排除外源性肌酐（如摄入的鱼类、肉类食物）干扰的条件下，血浆和尿液肌酐含量也相对稳定。肌酐绝大部分经肾小球滤出，几乎不被肾小管排泌，也不被重吸收，故Ccr能较好地反映GFR。Ccr与个体的肌肉总量密切相关，后者与体表面积成正比。

[参考值] 以1.73m²体表面积计：成人　80~120ml/min

新生儿　40~65ml/min

[临床意义]

1. **判断肾小球损害的敏感指标**　当GFR降低到正常值的50%，Ccr测定值可低至50ml/min，血清尿素氮、肌酐仍在正常范围，故Ccr是反映肾小球滤过功能下降的敏感指标。成人Ccr<80ml/min，应视为肾小球滤过功能下降。急性肾小球肾炎患者首先出现Ccr下降，并随病情好转而回升。慢性肾小球损害，Ccr呈进行性下降。

2. **评估肾功能损害程度**　根据Ccr一般可将肾功能分为4期：

第1期（肾衰竭代偿期）　Ccr为80~51ml/min；

第2期（肾衰竭失代偿期）　Ccr为50~20ml/min；

第3期（肾衰竭期）　Ccr为19~10ml/min；

第4期（尿毒症期或终末期肾衰竭）　Ccr<10ml/min。

另一种分类是：Ccr在70~51ml/min为轻度损害；Ccr在50~30ml/min为中度损害；Ccr<30ml/min为重度损害。

3. **指导临床治疗**　①Ccr在<30~40ml/min，应限制蛋白质摄入；②Ccr≤30ml/min，噻嗪类利尿剂常无效；③Ccr≤10ml/min应进行人工透析治疗。

（二）血清肌酐测定

肌酐（creatinine，Cr）是肌酸代谢的产物，血中肌酐主要由肾小球滤过，肾小管排泌较少。因此，在外源性肌酐摄入稳定的情况下，血中肌酐浓度取决于肾小球滤过能力。因肌酐只从肾小球滤过并以同样速度清除（肾小管基本不吸收也不排泌）。当肾实质损害时，肾小球滤过率降低，血肌酐就会升高。

[参考值] 全血 Cr　88.4~176.8 μmol/L

血清或血浆 Cr　男性　53~106 μmol/L

女性　44~97 μmol/L

[临床意义]

1. **判断肾功能损害的程度**　①急性肾衰竭血 Cr 明显升高，但不是判断早期肾功能损伤的指标。由于 Cr 较 Ccr 测定简便，临床更为常用，主要用于判断肾功能损伤的程度；②慢性肾衰竭，血 Cr 升高程度与病变严重性一致：肾衰竭代偿期 Cr<178 μmol/L，肾衰竭失代偿期 Cr>178 μmol/L，肾衰竭期 Cr>445 μmol/L。

2. **鉴别肾性和肾前性少尿**　①肾性少尿：血 Cr 常 >200 μmol/L，BUN 与 Cr 同时升高，BUN/Cr≤10∶1；②肾前性少尿：Cr<200 μmol/L，BUN 升高较快，而 Cr 不相应升高，BUN/Cr>10∶1；③器质性衰竭时，Cr 常 >200 μmol/L。

（三）血清尿素氮测定

血清尿素氮（blood ureanitrogen，BUN）测定是用来反映血液中的尿素含量。尿素是蛋白质代谢的最终产物，血液中的尿素习惯上用尿素氮的浓度来表示。尿素主要由肾小球滤过随尿排出，当肾实质损害，肾小球滤过率降低时，可使血中尿素氮增高。

[参考值] 成人　3.2~7.1mmol/L

儿童　1.8~6.5mmol/L

[临床意义]

1. **判断肾功能损害的程度**　器质性肾功能损害，特别是慢性肾衰竭时 BUN 明显增高，急性肾衰竭 BUN 可无明显变化，当 GFR 下降至 50% 以下时，BUN 才升高，因此，BUN 不是早期判断肾功能的指标，但对慢性肾衰竭（特别是尿毒症）病情严重程度判断有价值。①肾衰竭代偿期：BUN<9mmol/L；②肾衰竭失代偿期：BUN>9mmol/L；③肾衰竭期：BUN>20mmol/L。

2. **评价蛋白质摄入或分解情况**　急性传染病、高热、上消化道大出血、大面积烧伤、大手术和甲状腺功能亢进症、高蛋白饮食等，BUN 均增高，而血 Cr 一般不增高。以上情况矫正后，BUN 可下降。

根据血尿素氮、血肌酐、内生肌酐清除率可将肾功能分为四期，见表 4-3-1。

3. **肾前性因素**　如严重脱水、大量腹水、心脏循环衰竭、肝肾综合征等导致的血容量不足、肾血流量减少所致少尿。肾前性氮质血症主要表现为 BUN 升高，但 Cr 升高不明显，BUN/Cr>10∶1。经扩容尿量多能增加，BUN 可自行下降。

4. **肾后性因素**　见于结石、肿瘤、前列腺肥大等所致尿路梗阻。肾后性氮质血症表现为 BUN 和 Cr 同时升高，但 BUN 升高更明显。

表 4-3-1　肾功能分期

分期 项目	1期（代偿期）	2期（失代偿期）	3期（肾衰竭期）	4期（尿毒症期）
Ccr（ml/min）	80~51	50~20	19~10	<10
Cr（μmol/L）	<178	178~445	445~707	>707
BUN（mmol/L）	<9	9~20	20~28.6	>28.6

（四）肾小球滤过率（GFR）测定

[参考值] 男性　（125±15）ml/min；女性　约低 10%。

［临床意义］

1. **GFR减低**　见于急性和慢性肾衰竭、肾小球功能不全、肾盂肾炎（晚期）等。GFR是反映肾功能最灵敏、最准确的指标。

2. **GFR增高**　常见于肢端肥大症、巨人症、糖尿病肾病早期等。

第二节　肾小管功能检查

一、昼夜尿比重试验

昼夜尿比重试验又称莫氏试验（Mosenthal test），主要用于评价肾脏的浓缩和稀释功能。肾脏浓缩和稀释功能主要在远端肾小管和集合管进行，远端肾小管对原尿有稀释功能，而集合管则具有浓缩功能。检测尿比重可间接了解肾脏的稀释-浓缩功能。昼夜尿比重试验是判断远端肾小管功能的敏感指标。肾小管损害后，肾脏浓缩稀释功能减退，可通过昼夜尿量和尿比重反映出来。

昼夜尿比重试验：受试日正常进食，每餐含水量控制在500~600ml，除三餐外不再饮任何液体。晨8时完全排空膀胱后至晚8时止，每2小时收集尿液1次共6次昼尿，分别测定每次尿量及比重。晚8时至次晨8时的夜尿收集在一个容器内为夜尿，同样测定尿量、比重。

［参考值］正常成人尿量为1000~2000ml/24h，其中夜尿不应超过750ml；昼尿量与夜尿量之比为（3~4）：1，夜尿或昼尿中至少有一次尿比重>1.018；最高与最低尿比重之差应≥0.009。

［临床意义］

1. **肾小管受损**　夜尿大于750ml或昼夜尿量比值降低，而尿比重正常，为浓缩功能受损的早期改变，可见于间质性肾炎、慢性肾小球肾炎、高血压肾病和痛风性肾病，早期主要损害肾小管时。

2. **浓缩-稀释功能严重受损**　若夜尿增多及尿比重无1次大于1.018或昼尿比重差值小于0.009，提示稀释-浓缩功能严重受损。见于慢性肾炎、间质性肾炎、高血压肾病等。

3. **浓缩-稀释功能丧失**　若每次尿比重均固定在1.010~1.012的低值，称为等渗尿（与血浆渗量比），表明肾只有滤过功能，而稀释-浓缩功能完全丧失。见于肾脏病变晚期。

4. **肾小球病变**　尿量少而比重增高、固定在1.018左右（差值<0.009），多见于急性肾小球肾炎及其他降低GFR的情况，因原尿生成减少而稀释-浓缩功能相对正常所致。

5. **尿崩症**　尿量明显增多（超出4L/24h）而尿比重均低于1.006，为尿崩症的典型表现。

二、尿渗量测定

尿渗量系指尿液中具有渗透活性的各种溶质微粒的总浓度，非电解质溶液的渗量与其质量摩尔浓度相同，电解质溶液溶质电离后微粒增加，其渗量大于该物质的质量摩尔浓度。尿渗量和尿比重均与尿液的溶质总浓度相关，反映肾小管的浓缩-稀释功能，但尿渗量不像比重那样受尿内大分子物质（葡萄糖和蛋白质）的显著影响，故能更准确地反映肾小管的浓缩-稀释功能。

［参考值］禁饮8小时后，尿液　600~1000mOsm/（kg·H_2O）

血浆渗量（Posm）　275~305mOsm/（kg·H_2O）

尿渗量与血浆渗量之比　（3~4.5）：1

［临床意义］尿渗量高于血浆渗量时，表示尿液浓缩，称高渗尿；低于血浆渗量时表示尿液稀释，称低渗尿；若与血浆渗量相等为等渗尿。禁饮8h后，尿渗量<600mOsm/（kg·H_2O），且尿渗量与血浆渗量比值≤1，提示肾浓缩功能减退。

第三节　肾小球与肾小管功能试验

一、β₂-微球蛋白测定

β₂-微球蛋白（β₂-MG）是人体有核细胞特别是淋巴细胞产生的一种小分子球蛋白，人体内浓度非常稳定，容易被肾小球滤过，但99.9%被近曲小管摄取，仅微量自尿中排出。肾小管损害时，摄取减少，尿中增多。

［参考值］成人尿　<0.3mg/L

　　　　　血清　1~2mg/L

［临床意义］

（1）尿液中尿β₂-MG增多　提示肾小管损害，见于肾盂肾炎、肾小管中毒（氨基糖苷类抗生素、重金属）等。

（2）血液中血β₂-MG增多　①提示肾小球滤过功能下降；②见于恶性肿瘤（因癌细胞或肉瘤细胞可产生大量β₂-MG）等。

二、α₁-微球蛋白（游离）测定

α₁-微球蛋白（α₁-MG）为肝细胞和淋巴细胞产生的一种小分子糖蛋白，在血浆中以游离和结合两种形式存在，游离形式的α₁-MG可被肾小球自由滤过，但在原尿中99%被近曲小管重吸收并分解，故仅有微量从尿中排泄。

［参考值］尿　<15mg/24h（成人）

　　　　　血清　10~30mg/L

［临床意义］

（1）尿液中尿α₁-MG增多　是近端肾小管功能损伤的特异性敏感指标，见于间质性肾炎、肾移植后排斥反应、糖尿病肾病等。

（2）血清α₁-MG增多　提示肾小球滤过功能下降，见于原发性肾小球肾炎、间质性肾炎、糖尿病肾病等。

（3）血清α₁-MG减少　见于重症肝炎等严重肝细胞坏死。

三、视黄醇结合蛋白（游离）测定

视黄醇结合蛋白（retinal-binding protein, RBP）是视黄醇（维生素A）转运蛋白，由肝细胞合成，广泛存在于人体血液、尿液及其他体液中，游离的RBP由肾小球滤出后大部分被近曲小管重吸收并分解利用，并被分解成氨基酸供体内合成利用，仅有少量从尿中排泄。

［参考值］尿　（0.11±0.07）mg/L

　　　　　血清　45mg/L

［临床意义］当肾小管重吸收功能障碍时，可出现尿中RBP浓度升高，血清RBP浓度下降。尿液RBP升高见于早期近端肾小管损伤。血清RBP升高常见于肾小球滤过功能减退、肾衰竭。因此，尿中RBP测定是诊断早期肾功能损伤和疗效判定的灵敏指标。

四、血尿酸检测

尿酸（uric acid, UA）为体内核酸中嘌呤代谢的终末产物。由肾脏随尿液排出体外。血液中尿酸经肾小球过滤后，大部分由肾小管重吸收。因此血尿酸浓度受肾小球滤过功能和肾小管重吸收功能的影响。

[参考值]酶法测定　男性　150~416μmol/L

女性　89~357μmol/L

[临床意义]

1. 血UA增高　①肾小球滤过功能损伤：见于急性或慢性肾炎、肾结核等。在反映早期肾小球滤过功能损伤方面，血UA比血Cr和BUN敏感；②痛风：血UA明显增高是诊断痛风的主要依据，主要是由于嘌呤代谢紊乱而使体内UA生成异常增多所致；③恶性肿瘤、糖尿病、长期禁食等血UA也可增高。

2. 血UA减少　①各种原因所致的肾小管重吸收UA功能损害；②肝功能严重损害所致的UA生成减少；③大量应用糖皮质激素及遗传性黄嘌呤尿症等。

（于连峰）

书网融合……

目标检测　　知识回顾　　习题

学习目标

知识要求:

1. 掌握蛋白质代谢检查、胆红素检查、血清酶学检查参考值及临床意义。
2. 熟悉肝功能检查异常结果的诊断价值。
3. 了解肝脏的生理功能和标本采集的方法。

技能要求:

学会分析肝功能检查报告单,对异常指标做出正确解析,并结合临床表现对疾病进行初步的诊断。

岗位情景模拟 29

许某,男,36岁。近半月偶有发热、感觉全身乏力、食欲不振、厌油腻。3天前出现恶心、呕吐、腹痛、腹泻、尿色逐渐加深渐呈浓茶色。患者肝区有压痛及叩击痛,巩膜及皮肤黄染。平素经常出差,饮食不规律,嗜酒。

问题与思考

1. 确诊疾病需完善哪些实验室检查?
2. 根据实验室检查结果分析,患者可能患哪种疾病?

答案解析

肝脏是人体最大的实质性分泌腺,在人体的物质代谢中发挥重要功能。参与蛋白质、糖、脂类、维生素、激素等的代谢,同时肝脏还具有分泌、排泄、生物转化及调节胆红素代谢等功能。肝功能实验室检查只能检查肝脏的部分功能。

实验标本采集要求如下。

(1)采集空腹血,禁食8小时,一般晨起早餐前采血。

(2)采集血液标本盛放于干燥洁净的试管内,防止溶血。

(3)检验血清胆红素的血液标本避免阳光直射,酶学检查的血液标本应抗凝,抗凝剂一般选择肝素。

第一节 蛋白质代谢检查

一、血清总蛋白、清蛋白测定

血清总蛋白(total protein,TP)包括清蛋白(albumin,A)与球蛋白(globulin,G)。清蛋白全部由肝脏合成，清蛋白水平受肝脏合成能力和肾脏蛋白丢失情况的影响。球蛋白的主要成分是免疫球蛋白，免疫球蛋白由肝脏和肝脏以外的单核 – 吞噬细胞系统产生，肝脏或肝脏以外慢性炎症刺激单核 – 吞噬细胞系统，血清球蛋白增加。因此血清总蛋白和清蛋白含量是反映肝脏合成功能的重要指标。

［参考值］（成人）总蛋白　　60~80g/L

清蛋白　　40~55g/L

球蛋白　　20~30g/L

A/G　　（1.5~2.5）∶1

［临床意义］

1. 血清总蛋白增高　　血清总蛋白>80g/L称为高蛋白血症或高球蛋白血症，此时总蛋白增高主要是球蛋白增高。常见原因有：①血液浓缩、各种原因引起的严重脱水、体液丢失过多（如腹泻、呕吐）等；②自身免疫性肝炎、慢性病毒性肝炎、肝硬化、酒精性肝病等慢性肝脏疾病；③多发性骨髓瘤、淋巴瘤、原发性巨球蛋白血症等M球蛋白血症；④类风湿关节炎、风湿热、系统性红斑狼疮等自身免疫性疾病；⑤结核病、疟疾、黑热病等慢性感染性疾病。

2. 血清总蛋白降低　　血清总蛋白<60g/L称为低蛋白血症，此时总蛋白减低主要是清蛋白减低。常见原因有：①蛋白质摄入不足，如营养不良、长期饥饿、消化吸收不良等；②蛋白合成障碍，如各种肝炎、肝硬化引起的肝细胞损伤；③蛋白质丢失过多，如严重烧伤、肾病综合征、急性大出血、蛋白丢失性肠病等；④蛋白质消耗增加，如恶性肿瘤、甲亢、重症结核、高热等慢性消耗性疾病；⑤其他，如水钠潴留、腹水、胸水等。

3. 血清球蛋白减少　　见于肾上腺皮质功能亢进、长期应用肾上腺皮质激素和使用免疫抑制剂所致的免疫功能抑制。

4. A/G减低或倒置　　多因清蛋白减少和（或）球蛋白增高所致。多见于中度以上慢性病毒性肝炎、肝硬化、原发性肝癌、M球蛋白血症等。

二、血清蛋白电泳

血清蛋白电泳的原理是在碱性环境中，血清中各种蛋白都带负电荷，在电场中向阳极泳动。因各蛋白质等电点和分子量存在差异，它们在电场中的泳动速度也不同。清蛋白分子量小、所带负电荷相对较多，在电场中泳动速度最快；γ球蛋白分子量最大，泳动速度最慢。血清蛋白通过载体如醋酸纤维素薄膜和琼脂糖凝胶法，通常可分为清蛋白（Alb）、α_1球蛋白、α_2球蛋白、β球蛋白和γ球蛋白五个区带。

［参考值］以醋酸纤维素薄膜法为例：

白蛋白　　0.62~0.71（62%~71%）

α_1球蛋白　　0.03~0.04（3%~4%）

α_2球蛋白　　0.06~0.10（6%~10%）

β球蛋白　　0.07~0.11（7%~11%）

γ球蛋白　　0.09~0.18（9%~18%）

［临床意义］

1. 肝脏疾病　　轻症急性肝炎时，电泳结果无显著变化，病情加重后，如慢性肝炎、肝硬化、原发性肝癌等，可见清蛋白、α_1球蛋白、α_2球蛋白、β球蛋白减少和γ球蛋白增加。

2. M蛋白血症　　清蛋白轻度降低，单克隆γ球蛋白明显升高，在γ区带、β区带或β与γ区带之间出现明显的M蛋白区带，多见于多发性骨髓瘤、原发性巨球蛋白血症。

3. 肾脏疾病　　清蛋白及γ球蛋白降低，α_2及β球蛋白增高，见于肾病综合征、糖尿病肾病。

4. 炎症性疾病　　α_1、α_2、β三种球蛋白均增高，见于各种急、慢性炎症或应激反应。

5. 其他　结缔组织病常伴有 γ 球蛋白增高，先天性低 γ 球蛋白血症时 γ 球蛋白减低。

第二节　胆红素代谢检查

胆红素（bilirubin，BIL）是血红蛋白的代谢产物，由衰老的红细胞在单核-吞噬细胞系统破坏、分解后生成。血清中的总胆红素（serum total bilirubin，STB）包括结合胆红素（conjugated bilirubin，CB）和非结合胆红素（unconjugated bilirubin，UCB）。其中非结合胆红素是脂溶性的，在水中溶解度很小，在血液中与血浆白蛋白结合，由于结合稳定且难溶于水，不能从肾小球滤出，故尿液中不出现非结合胆红素。结合胆红素为水溶性，可通过肾小球滤过从尿液中排出。正常结合胆红素在肝脏经胆道直接排入肠道，当肝细胞损伤、胆道阻塞或胆管破裂时结合胆红素可进入血液。

课堂互动 4-5

简述胆红素的代谢过程？

答案解析

[**参考值**] 总胆红素　　3.4~17.1 μmol/L
　　　　　　结合胆红素　0~6.8 μmol/L
　　　　　　非结合胆红素　1.7~10.2 μmol/L

[**临床意义**]

1. 判断黄疸的有无及其程度　隐性黄疸，又称亚临床黄疸时，STB 为 17.1~34.2 μmol/L；轻度黄疸 STB 为 34.2~171 μmol/L；中度黄疸 STB 为 171~342 μmol/L；重度黄疸 STB>342 μmol/L。

2. 判断黄疸的类型及原因　溶血性黄疸 STB 轻度增高，通常 <85.5 μmol/L，而 UCB 明显增高，CB/STB<0.2；阻塞性黄疸 STB 显著升高，多 >171 μmol/L（不完全性梗阻为 171~265 μmol/L，完全性梗阻通常 >342 μmol/L），主要为 CB 升高，CB/STB>0.5；肝细胞性黄疸 STB 多在 17.1~171 μmol/L 之间，且 CB 与 UCB 均升高，CB/STB 比值在 0.2~0.5 之间。

各种黄疸血清胆红素和尿胆红素、尿胆原改变比较见表（表4-4-1）。

表4-4-1　正常人及三种黄疸的胆红素代谢检查结果

	血清胆红素（μmol/L）		尿液	
	结合性	非结合性	尿胆原	胆红素
正常人	0~6.8	1.7~10.2	正常	阴性
溶血性黄疸	轻度增高	明显增高	明显增高	阴性
肝细胞性黄疸	中度增高	中度增高	多中度增高	阳性
胆汁淤积性黄疸	明显增高	轻度增高	正常	强阳性

第三节　血清酶学检查

一、血清转氨酶测定

转氨酶是一组催化氨基酸与 α-酮酸之间的氨基转移反应的酶类，用于肝脏疾病检查主要是丙氨酸氨基转移酶（alanine aminotransferase，ALT）和天门冬氨酸氨基转移酶（aspartate aminotransferase，AST）。

ALT主要分布在肝脏，其次在骨骼肌、肾脏、心肌等；AST主要分布在心肌，其次在肝脏、骨骼肌和肾脏。在肝细胞中，ALT主要存在于非线粒体中，而大约80%的AST存在于线粒体内，由上可知ALT与AST均为非特异性细胞内功能酶，正常时血清含量很低，但当细胞受损时，细胞膜通透性增加，胞质内的ALT与AST释放入血液，血清中ALT与AST活性升高。

转氨酶测定的适应证：①诊断和鉴别诊断肝胆疾病、心肌梗死（AST）、骨骼肌损伤（AST）；②作为临床药物的筛查指标；③监测病情变化和治疗反应。

[参考值]　终点法（Karmen法）　　　速率法（37℃）

ALT　5~25卡门单位　　　5~40U/L

AST　8~28卡门单位　　　8~40U/L

ALT/AST ≤ 1　　　　　　　ALT/AST ≤ 1

[临床意义]

1. 急性病毒性肝炎　ALT与AST均显著升高，可达正常上限的20~50倍，甚至100倍，但ALT升高更明显，ALT/AST>1，是诊断急性病毒性肝炎的重要检测手段。在急性肝炎恢复期，如转氨酶活性不能降至正常或再上升，提示急性病毒性肝炎转为慢性。急性重症肝炎时，病程初期转氨酶升高，以AST升高明显，如在症状恶化时，黄疸进行性加深，酶活性反而降低，即出现"胆-酶分离"现象，提示肝细胞严重坏死，预后不佳。

2. 慢性病毒性肝炎　ALT与AST轻度上升（100~200U/L）或正常，ALT/AST>1，若AST升高较ALT显著，即ALT/AST<1，提示慢性肝炎进入活动期。

3. 非病毒性肝脏疾病　如酒精性肝病、药物性肝炎、脂肪肝、肝癌等，转氨酶轻度升高或正常，且ALT/AST<1。酒精性肝病AST显著升高，ALT接近正常。

4. 肝硬化　转氨酶活性取决于肝细胞进行性坏死程度，ALT/AST ≤ 2，终末期肝硬化转氨酶活性正常或降低。

5. 肝内、外胆汁淤积　转氨酶活性通常正常或轻度上升。

6. 急性心肌梗死　急性心肌梗死后6~8小时，AST增高，18~24小时达高峰，可达参考值上限的4~10倍，与心肌坏死范围和程度有关。

7. 其他疾病　如骨骼肌疾病（如皮肌炎）、肺梗死、肾梗死、胰梗死、休克及传染性单核细胞增多症等，转氨酶轻度升高（50~200U/L）。

二、血清碱性磷酸酶

正常人血清中的碱性磷酸酶（alkaline phosphatase，ALP）主要分布在肝脏、骨骼、肾、肠及胎盘中，血清中的ALP大部分来源于肝脏与骨骼。ALP的测定主要用于：①肝胆疾病的诊断与监测：梗阻性黄疸、胆汁性肝硬化、肝细胞性疾病、原发性肝肿瘤、肝转移癌；②骨病的诊断与监测：原发性骨病，如变形性骨炎、佝偻病、原发性骨瘤等；继发性骨病，如骨转移瘤、多发性骨髓瘤、骨折愈合等。

[参考值]　磷酸对硝基苯酚速率法（37℃）

男性　45~125U/L

女性　20~49岁　30~100U/L

　　　50~79岁　50~135U/L

[临床意义]

1. 生理性增高　见于妊娠、新生儿骨质生成和正在发育的儿童。

2. 病理性增高

（1）肝胆系统疾病　各种肝内、肝外胆管阻塞性疾病，ALP明显升高，且与胆红素升高相平行。ALP对胆汁淤积性疾病诊断的灵敏度高（80%~100%），其升高的持续时间亦长。以肝实质病变为主的肝胆疾病（如肝炎、肝硬化），ALP仅轻度升高（主要与肝源性ALP的释放有关），因而血清ALP反映肝细胞损害并不灵敏。

（2）黄疸的鉴别诊断　同时测定ALP和胆红素、转氨酶（以ALT为主），有助于黄疸的鉴别诊断：①胆汁淤积性黄疸：ALP和胆红素多明显增高，而ALT仅轻度增高；②肝细胞性黄疸：ALT活性很高，胆红素中等程度增高，ALP正常或稍增高；③肝内局限性胆道梗阻：ALP明显增高，胆红素不增高；④毛细胆管性肝炎：ALP和ALT均明显增高。

（3）其他　骨骼疾病如佝偻病、骨软化症、成骨细胞瘤及骨折愈合期，血清ALP升高；甲状旁腺功能亢进、营养不良、重金属中毒等，血清ALP也有不同程度增高。

三、γ-谷氨酰转移酶测定

γ-谷氨酰转移酶（γ-glutamyl transferase，γ-GT）是一种肽转移酶，能催化谷胱甘肽或其他含谷氨酰基的多肽上的谷氨酰基转移至合适受体上。此酶在体内分布较广，在肾脏、肝脏和胰腺含量丰富，但血清中的γ-GT主要来自肝胆系统。γ-GT在肝脏中广泛分布于肝细胞的毛细胆管一侧和整个胆管系统，因此当肝内合成亢进或胆汁排出受阻时，血清中γ-GT增高。

[**参考值**] 硝基苯酚速率法（37℃）　男性　11~50U/L；女性　7~32U/L

[**临床意义**]

1. **原发性或转移性肝癌**　肝癌细胞合成γ-GT，可使血清中γ-GT显著升高，且γ-GT活性与肿瘤大小及病情严重程度呈平行关系。因此，γ-GT的动态观察有助于判断疗效和预后。

2. **胆汁淤积性黄疸**　肝内或肝外胆管阻塞时，γ-GT排泄受阻易随胆汁反流入血，使血中γ-GT明显升高，其增高程度比肝癌时更明显，而且与血清中胆红素、ALP的变化相一致。阻塞发生愈快，γ-GT上升愈迅速，阻塞愈重，γ-GT上升愈显著。

3. **病毒性肝炎和肝硬化**　急性肝炎时，坏死区邻近的肝细胞内此酶合成亢进，引起血清γ-GT升高，但上升幅度明显低于ALT。在肝炎恢复期，γ-GT仍可升高，提示尚未痊愈，如长期升高，可能有肝坏死。

4. **嗜酒者和酒精性肝病**　嗜酒者γ-GT可升高，酒精性肝病者γ-GT多显著性上升，可达100~2000U/L。该指标是酒精性肝病的重要特征。

5. **其他**　如药物性肝损害、阿米巴肝脓肿、胰腺炎、前列腺肿瘤等亦可有γ-GT增高。

（于连峰）

书网融合……

目标检测　　知识回顾　　习题

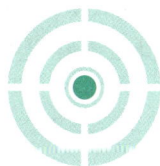

第五章 | 临床常用生物化学检查

PPT

学习目标

知识要求：

1. 掌握血清钾、血清钠、血清钙、糖代谢、心肌酶的参考值及临床意义。

2. 熟悉血清淀粉酶、脂肪酶、胆碱酯酶测定的临床意义。

3. 了解血清脂类和脂蛋白检查的临床意义。

技能要求：

学会根据患者的临床表现合理选择生化检查项目，并对检查结果做出正确解析的能力。

岗位情景模拟 30

　　林某，女性，67岁。多饮、多食、消瘦半年，下肢浮肿伴麻木1个月。半年前无明显诱因出现烦渴、多饮，饮水量每日达4000ml，伴尿量增多，主食由每日180g增至500g，体重在6个月内下降5kg，近1个月来出现双下肢麻木，时有针刺样疼痛，伴下肢浮肿。大便正常，睡眠差。既往有时血压偏高，无药物过敏史，个人史和家族史无特殊。

问题与思考

1. 该患者可能的诊断是？

2. 确诊需完善哪些生化检查项目？

答案解析

第一节　血清电解质检查

一、血清钾测定

　　人体内的钾主要来源于食物，由肠道吸收，正常成人需钾量为3~4g/d，约90%的钾经肾脏随尿排出，10%左右由粪便排出，少量则由汗腺排出。钾参与细胞的正常代谢，维持细胞内液的渗透压和酸碱平衡，维持神经肌肉的兴奋性，维持心肌的正常功能等。机体总钾98%分布于细胞内液，2%存在于细胞外液，血清钾测定的是细胞外液钾离子的浓度。机体对钾的调节主要依靠肾脏的调节和钾的跨细胞转运。

课堂互动 4-6

机体钾的代谢特点？

答案解析

[参考值] 3.5~5.5mmol/L

[临床意义]

1. **血清钾降低（<3.5mmol/L）** ①钾摄入不足：见于长期进食不足，如禁食或补液患者长期接受不含钾盐的液体；②钾丢失过多：见于呕吐、持续胃肠减压、腹泻、肠瘘、应用排钾利尿剂、肾上腺皮质功能亢进症、醛固酮增多症等；③钾分布异常：如代谢性碱中毒、静脉输注葡萄糖和胰岛素后钾向细胞内转移。

2. **血清钾增高（>5.5mmol/L）** ①钾摄入过多：如口服或静脉输入过多氯化钾、服用含钾药物、组织损伤以及大量输入保存期较久的库存血等；②钾排出减少：如急性肾衰竭，应用保钾利尿剂（如螺内酯、氨苯蝶啶）以及盐皮质激素不足等排出减少，见于急性肾衰竭少尿期、长期使用保钾利尿剂、肾上腺皮质功能减退症等；③细胞内钾外移增多：见于严重溶血或组织损伤、酸中毒或组织缺氧、家族性高血钾麻痹等。

二、血清钠测定

人体内钠主要来自于饮食，多以氯化钠的形式存在，摄入的钠几乎全部由小肠吸收，主要经肾脏随尿液排出，汗液也可排出少量的钠。钠是细胞外液的主要阳离子，其功能是维持体液渗透压和维持酸碱平衡，维持神经肌肉的正常应激性。当摄入、吸收和排泌发生障碍时可引起钠的代谢紊乱。

课堂互动 4-7

机体钠的代谢特点如何？

答案解析

[参考值] 135~145mmol/L

[临床意义]

1. **血清钠增高** 血清钠超过145mmol/L并伴有血液渗透压高者，称为高钠血症，临床少见。①摄入过多：见于进食过量钠盐或输注大量高渗盐水等；②水分摄入不足或丢失过多：见于进食困难、水源断绝、大量出汗等；③其他：见于肾上腺皮质功能亢进症、原发性醛固酮增多症等。

2. **血清钠降低** 血清钠低于135mmol/L，称为低钠血症。①摄入不足：见于饥饿、营养不良、长期低盐饮食、不恰当输液等；②丢失过多：见于严重呕吐、反复腹泻、胃肠造瘘后、大剂量应用排钠利尿剂、大面积烧伤、浆膜腔穿刺或引流丢失等；③其他：如抗利尿激素分泌过多、使用甘露醇、慢性肾功能不全、肝硬化失代偿期等。

三、血清钙测定

钙主要来自膳食，由小肠上段吸收，其吸收程度受肠道pH及钙溶解度影响。钙主要随粪、尿而排出体外。人体的钙99%以上以钙盐的形式存在于骨骼及牙齿中，血清钙含量很少，仅占人体钙含量的1%。血液中的钙有游离钙和结合钙两大类，其中游离钙具有生理活性。钙的主要功能是降低神经肌肉的兴奋性，维持心肌功能，参与肌肉收缩和神经传导。钙的代谢主要受维生素D及甲状旁腺激素的调节。钙的吸收、调节、排泄发生障碍，均可引起血清钙的异常。

[参考值] 总钙   2.25~2.58mmol/L

离子钙   1.10~1.34mmol/L

[临床意义]

1. **血清钙增高** 血清总钙超过2.58mmol/L称为低钙血症。①摄入过多：见于静脉输入钙过多、饮用大量牛奶等；②吸收增加：大剂量应用维生素D治疗等；③溶骨作用增强：如原发性甲状旁腺功能亢进症、多发性骨髓瘤、骨肉瘤、肺癌、肾癌、白血病等；④排出减少：如肾功能损害等。

2. 血清钙降低　血清总钙低过2.25mmol/L称为低钙血症。①摄入不足：如长期低钙饮食；②吸收减少：腹泻，小肠吸收不良综合征，胆汁淤积性黄疸，维生素D缺乏、佝偻病、骨质软化症等；③成骨作用增强：见于甲状旁腺功能减退症、恶性肿瘤骨转移等；④其他：见于急性坏死性胰腺炎、肾衰竭、肾病综合征、肾性佝偻病。

> **🖉 知识拓展**
>
> ### 低钙血症
>
> 　　低钙血症指血清蛋白浓度正常时，血清钙低于2.25mmol/L。低钙血症可引起神经肌肉的应激性增强，出现手足抽搐、肌痉挛、喉鸣、惊厥，以及易激动、情绪不稳、幻觉等精神症状。低钙血症患者可表现Chvostek和Trousseau征阳性，但约1/3的患者可为阴性。低钙血症还可引起窦性心动过速、心律不齐、房室传导阻滞等，在极少数情况下可引起充血性心力衰竭。低钙血症伴体内钙缺乏时，可引起骨质钙化障碍，小儿可出现佝偻病、囟门迟闭、骨骼畸形，成人可表现骨质软化、纤维性骨炎、骨质疏松等。

四、血清氯测定

血清氯是指血清中氯的浓度，氯是细胞外液的主要阴离子，但在细胞内外均有分布。氯离子协同钠离子等维持细胞外液的渗透压，因与钠离子同时经肠吸收，同时由肾排泄，血氯的变化与钠的水平有关，呈平行关系。血浆中的氯化物以氯化钠、氯化钾的形式存在。

[**参考值**] 95~105mmol/L

[**临床意义**]

1. 血氯增高　①摄入过多：见于高盐饮食、静脉输入大量氯化钠等；②排出减少：见于急性或慢性肾衰的少尿期，心力衰竭等；③代偿性增高：呼吸性碱中毒；④相对增高：如反复呕吐、大量腹泻、大量出汗等导致水分丢失，血液浓缩所致；⑤吸收增加：如肾上腺皮质功能亢进。

2. 血氯降低　①丢失过多：见于严重的呕吐、腹泻、胃肠引流等消化液丢失，慢性肾上腺皮质功能减退症、长期应用噻嗪类利尿剂等随尿液丢失，呼吸性酸中毒致重吸收减少；②摄入不足：见于长期饥饿、营养不良、低盐饮食等。

五、血清磷测定

人体中70%~80%的磷以磷酸钙的形式沉积于骨骼中，只有少部分存在于体液中。血液中的磷有无机磷和有机磷两种形式，临床检测的磷为无机磷。血清磷与血清钙有一定的浓度关系，即正常人的钙、磷浓度乘积为36~40。血磷水平受年龄和季节影响，新生儿与儿童的生长激素水平较高，故血磷水平较高。另外，夏季紫外线的影响，血磷的含量也较冬季为高。

[**参考值**] 0.97~1.61mmol/L

[**临床意义**]

1. 血清磷增高　①内分泌疾病：见于原发性或继发性甲状旁腺功能减退症；②排出障碍：见于肾衰竭；③吸收增加：见于摄入过多的维生素D；④其他：见于肢端肥大症、多发性骨髓瘤、骨折愈合期、急性重型肝炎等。

2. 血清磷减低　①摄入不足：见于饥饿、恶病质、活性维生素D缺乏症等；②丢失过多：见于大量呕吐、血液透析、腹泻、应用噻嗪类利尿剂等；③其他：见于糖尿病酮症酸中毒、甲状旁腺功能亢进症等。

六、血清铁测定

血清铁，即与转铁蛋白结合的铁，其含量不仅取决于血清中铁的含量，还受转铁蛋白的影响。

[参考值] 男性 10.6~36.7 μmol/L；女性 7.8~32.2 μmol/L

[临床意义]

1. 血清铁增高 ①利用障碍：见于铁粒幼细胞性贫血、再生障碍性贫血、铅中毒等；②释放增多：见于溶血性贫血、急性肝炎、慢性活动性肝炎等；③铁蛋白增多：白血病、含铁血黄素沉着症、反复输血等。

2. 血清铁降低 ①铁缺乏：见于缺铁性贫血、消化性溃疡、恶性肿瘤、慢性炎症、月经过多等；②摄入不足：长期缺铁饮食以及生理状态下机体需铁增加时，如生长发育期的婴幼儿、青少年，妊娠期和哺乳期的妇女。

第二节　血清脂类检查

血清脂类包括总胆固醇、三酰甘油、磷脂和游离脂肪酸。

一、血清总胆固醇测定

胆固醇中70%为胆固醇酯，30%为游离胆固醇，总称为总胆固醇。血清总胆固醇（total cholesterol，TC）来源于食物及体内的合成或转化，其水平受年龄、家族、性别、遗传、饮食、精神等多种因素影响。

[参考值] 合适水平 <5.20mmol/L
边缘水平 5.20~6.20mmol/L
升高水平 >6.20mmol/L

[临床意义]

1. 增高 ①动脉粥样硬化症、冠状动脉粥样硬化性心脏病、脑血管疾病；②各种高脂血症、甲状腺功能减退症、肾病综合征、类脂性肾病、胆汁淤积性黄疸等；③长期高脂饮食、精神紧张、妊娠期、长期吸烟及饮酒等；④药物影响如使用糖皮质激素、避孕药、环孢素A、阿司匹林等。特别对动脉粥样硬化症、冠状动脉粥样硬化性心脏病的诊断有重要意义。

2. 降低 ①严重肝脏疾病，如急性重型肝炎、肝硬化等；②甲状腺功能亢进症、贫血、营养不良、恶性肿瘤等；③药物影响，如使用雌激素、甲状腺激素、钙拮抗剂等。

二、血清三酰甘油测定

三酰甘油（triglyceride，TG）是血中脂类的主要成分，直接参与胆固醇及胆固醇酯的合成，与动脉粥样硬化及血栓形成有密切关系。

[参考值] 合适水平 0.56~1.70mmol/L
边缘水平 1.70~2.30mmol/L
升高水平 >2.30mmol/L

[临床意义]

1. 增高 见于冠状动脉粥样硬化性心脏病、原发性高脂血症、动脉粥样硬化症、肥胖症、糖尿病、肾病综合征、高脂饮食、胆汁淤积性黄疸等。

2. **减低**　见于严重的肝脏疾病、吸收不良、甲状腺功能亢进症、肾上腺皮质功能减退、低β-脂蛋白血症、无β-脂蛋白血症等。

三、血清乳糜微粒测定

乳糜微粒（Chylomicron，CM）是体内最大的脂蛋白，其脂质含量高达98%，蛋白质含量少于2%，其主要功能是运输外源性三酰甘油。由于CM在血液中代谢快，半衰期短，食物消化需要4~6小时，故正常空腹12小时后血清中不应有乳糜微粒。

[参考值]阴性

[临床意义]阳性见于Ⅰ型和Ⅴ型高脂蛋白血症。

四、血清高密度脂蛋白测定

血清高密度脂蛋白（high density lipoprotein，HDL）是血清中颗粒密度最大的一组蛋白，HDL可以阻止游离胆固醇在动脉壁和其他组织中积聚，被认为是抗动脉粥样硬化因子。

[参考值]1.03~2.07mmol/L

　　　　合适水平　　≥1.04mmol/L

　　　　降低　　　　≤1.0mmol/L

[临床意义]

1. **增高**　对防止动脉粥样硬化、预防冠状动脉粥样硬化性心脏病的发生有重要作用。

2. **减低**　常见于动脉粥样硬化症、急性感染、糖尿病、肾病综合征、慢性肾衰竭以及应用雄激素、β-受体阻滞剂和孕酮等药物。

五、血清低密度脂蛋白测定

血清低密度脂蛋白（low density lipoprotein，LDL）是富含胆固醇的脂蛋白，向组织及细胞内运输胆固醇，促进动脉的粥样硬化，故LDL是动脉粥样硬化的危险因素之一。

[参考值]合适水平　　≤3.4mmol/L

　　　　边缘水平　　3.4~4.1mmol/L

　　　　升高水平　　>4.1mmol/L

[临床意义]

1. **增高**　①判断冠状动脉粥样硬化性心脏病发生的危险性，与冠心病发病呈正相关；②其他，可见于遗传性高脂蛋白血症、甲状腺功能减退症、肥胖症、肾病综合征、胆汁淤积性黄疸以及应用雄激素、β-受体阻滞剂、糖皮质激素等。

2. **减低**　常见于长期运动及长期低脂饮食、甲状腺功能亢进症、无β-脂蛋白血症、吸收不良、肝硬化等。

六、血清脂蛋白（a）测定

脂蛋白（a）[Lipoprotein（a），LP（a）]可以携带大量的胆固醇结合于血管壁上，有促进动脉粥样硬化的作用。同时，脂蛋白（a）与纤溶酶原有同源性，可以与纤溶酶原竞争结合纤维蛋白位点，从而抑制纤维蛋白水解作用，促进血栓形成。因此，脂蛋白（a）是动脉粥样硬化和血栓形成的重要独立危险因子。

[参考值]0~300mg/L

[临床意义]

1. **增高**　①作为动脉粥样硬化的单项预报因子，或确定是否存在冠心病的多项预报因子之一；②还可见于1型糖尿病、肾脏疾病、手术或创伤后等。

2. 减低 主要见于肝脏疾病。

七、血清载脂蛋白 A-Ⅰ 测定

载脂蛋白 A（Apolipoprotein A，apoA）是高密度脂蛋白的主要结构蛋白，分为 apoA-Ⅰ 和 apoA-Ⅱ，apoA-Ⅰ 可催化卵磷脂-胆固醇酰基转移酶，将组织多余的胆固醇酯转至肝脏处理。因此 apoA 具有清除组织中的脂质和抗动脉粥样硬化的作用。apoA-Ⅰ 的意义最明确，且在组织中的浓度最高，因此，apoA-Ⅰ 为临床常用的检测指标。

[**参考值**] 男性 （14.2±0.17）g/L
女性 （1.45±0.14）g/L

[**临床意义**]

1. 增高 apoA-Ⅰ 可直接反映高密度脂蛋白水平，因此，apoA-Ⅰ 与高密度脂蛋白一样可以预测和评价冠状动脉粥样硬化性心脏病的危险性，但 apoA-Ⅰ 较高密度脂蛋白更精确，更能反映脂蛋白状态。apoA-Ⅰ 水平与冠状动脉粥样硬化性心脏病的发病率呈负相关，因此 apoA-Ⅰ 是诊断冠状动脉粥样硬化性心脏病较灵敏的一项指标。

2. 减低 见于家族性 apoA-Ⅰ 缺乏症、家族性 α-脂蛋白缺乏症、急性心肌梗死、糖尿病等。

八、血清载脂蛋白 B 测定

载脂蛋白 B（Apolipoprotein B，apoB）是高密度脂蛋白含量最多的蛋白质，apoB 具有调节肝脏内外细胞表面高密度脂蛋白受体与血浆高密度脂蛋白之间平衡的作用，对肝脏合成极低密度脂蛋白有调节作用。

[**参考值**] 男性 （1.01±0.21）g/L
女性 （1.07±0.23）g/L

[**临床意义**]

1. 增高 ①apoB 可直接反映高密度脂蛋白水平，因此，其水平增高与动脉粥样硬化、冠心病的发生率呈正相关，也是冠心病的危险因素，可用于评价冠心病的危险性和降脂治疗的效果等；②还可见于高 β-载脂蛋白血症、糖尿病、甲状腺功能减退症、肾病综合征等。

2. 减低 见于低 β-脂蛋白血症、无 β-脂蛋白血症、apoB 缺乏症、恶性肿瘤等。

第三节　血糖及其相关检查

一、空腹血糖测定

空腹血糖（fasting blood glucose，FBG）是诊断糖代谢紊乱的最常用和最重要的指标。正常情况下，血糖的浓度受肝脏、胰岛素、内分泌激素和神经因素的调节，使空腹血糖保持基本稳定，当上述调节因素发生紊乱时可引起血糖升高或降低。

[**参考值**] 3.9~6.1mmol/L（葡萄糖氧化酶法）

[**临床意义**]

1. 增高 ①各型糖尿病；②内分泌疾病：甲状腺功能亢进症、巨人症、肢端肥大症、肾上腺皮质功能亢进症、嗜铬细胞瘤；③应激性因素：颅内高压症、颅脑外伤、心肌梗死、肝硬化、胰腺炎等；④药物影响：应用噻嗪类利尿剂、泼尼松、避孕药等；⑤其他：高糖饮食、剧烈运动后、情绪紧张等。

2. 降低 ①胰岛素过多：胰岛细胞瘤或腺癌、胰岛素注射过量等；②抗胰岛素激素缺乏：肾上腺皮质功能减退症、生长激素缺乏等；③肝糖原贮存缺乏：急性重型肝炎、急性酒精中毒、肝癌等；④药物影响：应用降糖药、磺胺药、水杨酸等；⑤其他：消耗性疾病、特发性低血糖、妊娠期、哺乳期、饥饿及长期剧烈运动或体力劳动等。

二、糖化血红蛋白测定

糖化血红蛋白（glycosylated hemoglobin，GHb）是在红细胞生存期间血红蛋白A（HbA）与己糖（主要是葡萄糖）缓慢、连续的非酶促反应的产物。由于HbA所结合的成分不同，又分为HbA_1a（与磷酰葡萄糖结合）、HbA_1b（与果糖结合）、HbA_1c（与葡萄糖结合），其中HbA_1c含量最高，是目前临床最常检测的部分。由于糖化血红蛋白的代谢周期与红细胞的寿命基本一致，故糖化血红蛋白水平反映了近2~3个月的平均血糖水平。

［参考值］HbA_1c　4%~6%

　　　　　HbA_1　5%~8%

［临床意义］

1. **糖尿病疗效的评价指标**　糖化血红蛋白增高提示近2~3个月来糖尿病控制不良，糖化血红蛋白愈高，血糖水平愈高，病情愈重。

2. **筛检糖尿病**　$HbA_1<8\%$，可排除糖尿病；$HbA_1>9\%$，预测糖尿病的准确性为78%。

3. **预测血管并发症**　$HbA_1>10\%$，提示并发症严重，预后较差。

三、血清胰岛素测定

胰岛素是胰岛B细胞分泌的多肽类激素，调节血糖浓度。糖尿病时，由于胰岛B细胞功能障碍和胰岛素生物学效应不足，出现血糖增高和胰岛素降低的分离现象。

［参考值］空腹胰岛素　10~20mU/L

［临床意义］

1. **糖尿病**　1型糖尿病空腹胰岛素明显降低，2型糖尿病空腹胰岛素可正常、稍高或减低。

2. **胰岛B细胞瘤**　胰岛B细胞瘤常出现高胰岛素血症，胰岛素呈高水平，但血糖降低。

3. **其他**　肥胖、肝功能受损、肾功能不全血清胰岛素水平增高；腺垂体功能低下、肾上腺皮质功能不全血清胰岛素减低。

四、口服葡萄糖耐量试验

口服葡萄糖耐量试验（Oral glucose tolerance test，OGTT），采用葡萄糖75g溶于200~300ml温开水中嘱患者一次饮完。于摄入葡萄糖前及后0.5小时、1小时、2小时及3小时各抽取静脉血2ml、尿标本共5次。正常人口服或注射一定量的葡萄糖后血糖会暂时升高，促使胰岛素分泌增加，使血糖在较短的时间内降至空腹水平，此为糖耐量现象。当糖代谢紊乱时，口服一定量的葡萄糖后血糖急剧升高或升高不明显，但短时间内不能降到空腹水平（或原来水平），此为糖耐量异常或降低。这一指标较血糖测定对诊断糖代谢异常更为敏感。

［参考值］空腹血糖3.9~6.1mmol/L

　　　　　口服葡萄糖后0.5~1小时，血糖达高峰（一般在7.8~9.0mmol/L）

　　　　　2小时血糖<7.8mmol/L

　　　　　3小时后降至空腹水平

　　　　　各检测时间点尿糖均为阴性

［临床意义］

1. **诊断糖尿病**　临床具备以下条件者，即可确诊糖尿病：①具有糖尿病症状，空腹血糖>7.0mmol/L；②OGTT 2小时血糖>11.1mmol/L；③具有临床症状，随机血糖>11.1mmol/L，且伴有尿糖阳性者。临床症状不典型者，需要另一天重复检测确诊。

2. 判断糖耐量减低 空腹血糖<7.0mmol/L，2小时血糖为7.8~11.1mmol/L，且血糖到达高峰时间延长至1小时后，血糖恢复正常的时间延长至2~3小时以后，同时伴有尿糖阳性者为糖耐量减低。常见于2型糖尿病、肢端肥大症、甲状腺功能亢进症等。

3. 鉴别低血糖 ①功能性低血糖：空腹血糖正常，口服葡萄糖后出现高峰时间及峰值均正常，但2~3小时后出现低血糖，见于特发性低血糖症。②肝源性低血糖：空腹血糖低于正常，口服葡萄糖后血糖高峰提前并高于正常，但2小时血糖仍处于高水平，且尿糖阳性。常见于广泛肝损伤、病毒性肝炎等。

第四节　心肌酶和心肌蛋白检查

心肌缺血损伤时的生物化学指标变化很多，临床常检测特异性高的心肌酶和心肌蛋白来反应心肌缺血损伤的情况。

一、肌酸激酶测定

肌酸激酶（creatine，CK），又称肌酸磷酸激酶（creatine phosphatase，CPK），主要存在于胞质和线粒体中，以骨骼肌、心肌含量最多，其次是脑组织和平滑肌。当心肌、骨骼肌或脑组织损伤时，大量CK释放入血，使血液中该酶活性增高。

[参考值] 速率法　男性　50~310U/L

女性　40~200U/L

[临床意义] CPK增高常见于：①急性心肌梗死（acutemyocardial infarction，AMI）：CK为AMI早期诊断的灵敏指标之一。CK一般在发病后3~8小时明显增高，10~36小时达高峰，3~4天恢复正常；②心肌炎和肌肉疾病：心肌炎、多发性肌炎、进行性肌营养不良、重症肌无力等，CK明显增高；③溶栓治疗：CK水平有助于判断溶栓后的再灌注情况；④手术：心脏手术或非心脏手术均可导致CK增高，其增高程度与组织损伤程度密切相关。

二、血清肌酸激酶同工酶测定

CK有3个不同的亚型：①CK-BB（CK₁）主要存在于脑、前列腺、肺、肠等组织中；②CK-MB（CK₂），主要存在于心肌中；③CK-MM（CK₃），主要存在于骨骼肌和心肌中。检测CK的不同亚型对鉴别CK增高的原因有重要意义。

[参考值] CK-MM　94%~96%

CK-MB　<5%

CK-BB　极少或无

[临床意义]

1. CK-MB增高 ①心肌梗死：CK-MB对AMI早期诊断的灵敏度明显高于总CK，其阳性检出率达100%，且具有高度的特异性，CK-MB一般在发病后3~8小时增高，9~30小时达高峰，48~72小时恢复到正常水平；②其他心肌损害：如心绞痛、心包炎、病毒性心肌炎、风湿性心肌炎等；③骨骼肌疾病：如肌营养不良、肌萎缩等。

2. CK-MM增高 ①骨骼肌疾病：重症肌无力、肌萎缩、多发性肌炎，以及手术、创伤等；②心肌梗死：CK-MM亚型对诊断早期AMI较为敏感。$CK-MM_3/CK-MM_1$一般为0.15~0.35，其比值大于0.5，即可诊断为急性心肌梗死。

3. CK-BB增高　①神经系统疾病：脑梗死、脑出血、脑膜炎等，其增高程度与损伤严重程度成正比；②恶性肿瘤：如肺癌、结肠癌等。

三、乳酸脱氢酶测定

乳酸脱氢酶（lactate dehydrogenase，LD），广泛存在于机体的各种组织中，其中以心肌、骨骼肌和肾脏含量最丰富，其次为肝脏、脾脏、肿瘤组织。当以上组织受损时LD即可入血。

［参考值］120~250U/L

［临床意义］LD活性升高常见于急性心肌梗死、骨骼肌损伤、恶性肿瘤、急性肝炎、肝硬化、胆汁淤积性黄疸、贫血等。对急性心肌梗死诊断价值较大。

四、乳酸脱氢酶同工酶测定

LD是由H亚基和M亚基组成的四聚体，根据亚基组合不同形成5种同工酶即LD_1、LD_2、LD_3、LD_4、LD_5。其中LD_1、LD_2主要来自心肌，LD_3来自肺、脾组织，LD_4、LD_5主要来自肝脏，其次为骨骼肌。由于LD同工酶的组织分布特点，其检测具有病变组织定位作用，且其意义较LD更大。

［参考值］LD_1　（32.7 ± 4.60）%

　　　　　LD_2　（45.10 ± 3.53）%

　　　　　LD_3　（18.50 ± 2.96）%

　　　　　LD_4　（2.90 ± 0.89）%

　　　　　LD_5　（0.85 ± 0.55）%

　　　　　LD_1/LD_2　<0.7

［临床意义］

1. 急性心肌梗死　心肌梗死后12~24小时有50%的患者、48小时有80%的患者LD_1、LD_2明显升高，且LD_1升高更为明显，LD_1/LD_2>1.0。

2. 肝脏疾病　肝脏实质性损害，如病毒性肝炎、肝硬化、原发性肝癌时，LD_3升高，且LD_4>LD_5。此外，恶性肿瘤肝转移时LD_4、LD_5均增高。

3. 肿瘤　大多数恶性肿瘤以LD_5、LD_4、LD_3增高为主，阳性率LD_5>LD_4>LD_3。

4. 其他　骨骼肌疾病血清LD_5>LD_4；肌萎缩早期LD_5升高，晚期LD_1、LD_2也可增高；肺部疾病LD_3可增高。

五、心肌肌钙蛋白T测定

肌钙蛋白（caidiac troponin，cTn）是肌肉收缩的调节蛋白。心肌肌钙蛋白T（caidiac troponin T，cTnT）有快骨骼肌型、慢骨骼肌型和心肌型。当心肌细胞损伤时，cTnT便释放到血液中。

［参考值］0.02~0.13μg/L

［临床意义］一般认为>0.2μg/L为临界值，升高见于：①急性心肌梗死（AMI）　cTnT是诊断AMI的确定性标志物，>0.5μg/L可以确诊；②不稳定型心绞痛（unstable angina pectoris，UAP）　UAP患者常发生微小心肌损伤（minor myocardial damage，MMD），此种心肌损伤只有检测cTnT才能确诊；③其他原因造成的心肌损伤：病毒性心肌炎、风湿性心肌炎、肾衰竭患者反复血液透析引起的心肌损伤等。

六、心肌肌钙蛋白I测定

心肌肌钙蛋白I（cardiac troponin I，cTnI）可抑制肌动蛋白中ATP酶活性，使肌肉松弛，防止肌纤维收缩。当心肌损伤或坏死时，cTnI即可释放入血液中，其浓度变化可以反映心肌细胞损伤坏死的程度。

［参考值］< 0.2μg/L

［临床意义］一般认为 > 1.5μg/L 为临界值，升高的临床意义基本同 cTnT。

七、脑钠肽测定

脑钠肽（BNP）主要由心肌细胞分泌的利尿钠肽家族的成员，又称 B 型利钠肽，具有排钠、排尿、舒张血管作用。心功能障碍时心室负荷增加导致 BNP 释放，形成 BNP 前体（pro-BNP），再裂解为无活性的氨基末端 BNP 前体（NT-pro-BNP）和有活性的 BNP 释放入血。NT-pro-BNP 和 BNP 时临床常用的心功能损伤标志物。

［参考值］BNP　1.5~9.0pmol/L，判断值 >22pmol/L（100ng/L）

NT-pro-BNP <125pg/ml

［临床意义］

1. **心衰的诊断、监测和预后评估**　BNP 升高对心衰具有极高的诊断价值。临床上，NT-pro-BNP >2000pg/ml，可以确定心衰。治疗有效时，BNP 水平可明显下降。若 BNP 水平持续升高或不降，提示心衰未得到纠正或进一步加重。

2. **鉴别呼吸困难**　通过测定 BNP 水平可以准确筛选出非心衰患者（如肺源性）引起的呼吸困难，BNP 在心源性呼吸困难升高，肺源性呼吸困难不升高。

3. **指导心力衰竭的治疗**　BNP 对心室容量敏感，半衰期短，可以用于指导利尿剂及血管扩张剂的临床应用；还可以用于心脏手术患者的术前、术后心功能的评价。

第五节　其他血清酶检查

一、血清淀粉酶测定

血清淀粉酶（amylase，AMS）　主要来自胰腺和腮腺，少量来自其他组织，如心脏、肝脏、肺脏等。来自胰腺的为淀粉酶 P（P-AMS），来自腮腺的为淀粉酶同工酶 S（S-AMS）。某些因素使胰腺、腮腺细胞受损时，AMS 即释放入血。

［参考值］血清　35~135U/L

尿液　<1000U/L

［临床意义］

1. **AMS 活性增高**　①胰腺疾病，见于急性胰腺炎、胰腺癌、慢性胰腺炎急性发作、胰腺囊肿、胰腺管阻塞等，以急性胰腺炎最为常见；②非胰腺疾病，见于腮腺炎、消化性溃疡穿孔、上腹部手术后、机械性肠梗阻、胆管梗阻、急性胆囊炎、酒精中毒等。腮腺炎时其增高的 AMS 主要为 S-AMS，S-AMS/P-AMS>3，借此可与急性胰腺炎鉴别。

2. **AMS 活性减低**　常见于慢性胰腺炎、胰腺癌等。

二、血清脂肪酶测定

脂肪酶（lipase，LPS）是一种能水解长链脂肪酸甘油酯的酶，主要由胰腺分泌，胃和小肠也能产生少量的 LPS。该酶经肾小球滤过，并被肾小管全部重吸收，所以尿液中无 LPS。

［参考值］比色法　<79U/L

滴度法　<1500U/L

［临床意义］

1. **LPS 活性增高**　①胰腺疾病，见于急性胰腺炎、慢性胰腺炎等。对诊断急性胰腺炎的意义较大，起病后4~8小时开始升高，24小时达高峰，可持续10~15天，并且LPS增高与AMS平行，但其特异性比AMS高；②非胰腺疾病，见于消化性溃疡穿孔、肠梗阻、急性胆囊炎等。

2. LPS活性减低 见于胰腺癌或胰腺结石所致的胰腺导管阻塞、胰腺囊性纤维化等。

三、血清胆碱酯酶测定

胆碱酯酶（cholinesterase，ChE）分为乙酰胆碱酯（acetylcholinesterase，AChE）和假性胆碱酯酶（pseudocholinesterase，PChE）。AChE存在于中枢神经系统的灰质、交感神经节、肾上腺髓质、血小板和红细胞中，PChE由肝细胞合成，主要存在于血清或血浆中。测定ChE主要用于诊断有机磷中毒和肝脏疾病。

[参考值] AChE　80000~120000U/L

PChE　30000~80000U/L

ChE活性　0.80~1.00（80%~100%）

[临床意义]

1. ChE活性减低 ①有机磷中毒：ChE显著降低可作为有机磷中毒的诊断和监测指标；②肝脏疾病：慢性肝炎、肝硬化、肝癌，其减低的程度与肝细胞损伤程度成正比；③其他：恶性肿瘤、营养不良、恶性贫血、药物影响（口服雌激素或避孕药）等。

2. ChE活性增高 肾病综合征、甲状腺功能亢进症、肥胖症、溶血性贫血等。

第六节　内分泌激素

一、甲状腺素和游离甲状腺素测定

甲状腺素（thyroxine）是含有四碘的甲状腺原氨酸，即$3,5,3',5'$-甲状腺素（$3,5,3',5'$-tetraiodothyronine，T_4）。T_4以与蛋白质结合的结合型甲状腺素和游离的游离型甲状腺素（free thyroxine，FT_4）的形式存在，结合型T_4与FT_4之和为总T_4（TT_4）。结合型T_4不能进入外周组织细胞，只有转变为FT_4后才能进入组织细胞发挥其生理作用，故FT_4较结合型T_4更有价值。TT_4、FT_4测定的适应证：①TT_4、FT_4浓度正常的T_3甲状腺毒症的确定；②亚临床甲亢病人的确诊；③对原发性甲减程度的评估。

[参考值] TT_4　65~155nmol/L

FT_4　10.3~25.7pmol/L

[临床意义]

1. TT_4　TT_4是判断甲状腺功能状态最基本的筛检指标。

（1）TT_4增高：主要见于甲亢、先天性甲状腺素结合球蛋白增多症、原发性胆汁性胆管炎、甲状腺激素不敏感综合征、妊娠以及口服避孕药或雌激素等。另外，TT_4也可见于严重感染、心功能不全、肝脏疾病、肾脏疾病等。

（2）TT_4减低：主要见于甲减、缺碘性甲状腺肿、慢性淋巴细胞性甲状腺炎、低甲状腺素结合球蛋白血症等。另外，TT_4减低也可见于甲亢的治疗过程中、糖尿病酮症酸中毒、恶性肿瘤、心力衰竭等。

2. FT_4　FT_4不受血浆TBG的影响，直接测定FT_4对了解甲状腺功能状态较TT_4更有意义。

（1）FT_4增高：对诊断甲亢的灵敏度明显优于TT_4。另外，FT_4增高还可见于甲状腺危象、甲状腺激素不敏感综合征、多结节性甲状腺肿等。

（2）FT_4减低：主要见于甲减，应用抗甲状腺药物、糖皮质激素、苯妥英钠、多巴胺等，也可见于肾病综合征等。

二、三碘甲状腺原氨酸和游离三碘甲状腺原氨酸测定

T_4在肝脏和肾脏中经过脱碘后转变为3,5,3′–三碘甲状腺原氨酸（3,5,3′–triiodothyronine，T_3），T_3的含量是T_4的1/10，但其生理活性为T_4的3~4倍。与TBG结合的结合型T_3和游离型T_3（freetriiodothyronine，FT_3）之和为总T_3（TT_3）。

[参考值] TT_3　1.6~3.0nmol/L

　　　　　FT_3　6.0~11.4pmol/L

[临床意义]

1. TT_3

（1）TT_3增高：①TT_3是诊断甲亢最灵敏的指标。甲亢时TT_3可高出正常人4倍，而TT_4仅为2.5倍。某些病人血清TT_4增高前往往已有TT_3增高，可作为甲亢复发的先兆。因此，TT_3具有判断甲亢有无复发的价值；②TT_3是诊断T_3型甲亢的特异性指标。T_3增高而T_4不增高是T_3型甲亢的特点，见于功能亢进型甲状腺腺瘤、多发性甲状腺结节性肿大。

（2）TT_3减低：甲减时TT_3可减低，但不是诊断甲减的灵敏指标。另外，肢端肥大症、肝硬化、肾病综合征和使用雌激素等也可引起TT_3减低。

2. FT_3

（1）FT_3增高：FT_3对诊断甲亢非常灵敏，早期或具有复发前兆的Graves病的患者血清FT_4处于临界值，而FT_3已明显增高。T_3型甲亢时FT_3增高较FT_4明显。FT_3增高还可见于甲状腺危象、甲状腺激素不敏感综合征等。

（2）FT_3减低：低T_3综合征、慢性淋巴细胞性甲状腺炎晚期、应用糖皮质激素等。

三、促甲状腺激素测定

促甲状腺激素（thyroid stimulating hormone，TSH）由腺垂体分泌，其生理作用是刺激甲状腺细胞的发育、合成与分泌甲状腺激素。TSH的分泌受促甲状腺素释放激素（thyrotropin releasing hormone，TRH）的兴奋性和生长抑素（somatostatin）的抑制性的影响，并受甲状腺素的负反馈调节。血清TSH是比甲状腺素更敏感的指标。

[参考值] 2~10mU/L

[临床意义] TSH是诊断原发性和继发性甲状腺功能减退症的最重要的指标。FT_3、FT_4和TSH是评价甲状腺功能的首选指标。

1. TSH增高　常见于原发性甲减、异源性TSH分泌综合征、垂体TSH不恰当分泌综合征、单纯性甲状腺肿、腺垂体功能亢进、甲状腺炎等；另外，检测TSH水平可以作为甲减患者应用甲状腺素替代治疗的疗效观察指标。

2. TSH减低　常见于甲状腺功能亢进症、继发性甲减（TRH分泌不足）、腺垂体功能减退、皮质醇增多症、肢端肥大症等。过量应用糖皮质激素和抗甲状腺药物等也可引起TSH减低。

四、生长激素测定

生长激素（growthhormone，GH）是由腺垂体分泌的一种多肽激素。GH释放受下丘脑的生长激素释放激素和生长激素释放抑制激素的控制。由于GH分泌具有脉冲式节律，每1~4小时出现1次脉冲峰，睡眠后GH分泌增高，约在熟睡后1小时后达高峰。因而宜在午夜采血测定GH，且单项测定意义有限，应同时进行动态检测。

[参考值] 儿童　<20μg/L，男性　<2μg/L，女性　<10μg/L

[临床意义]

1. GH增高　最常见于垂体肿瘤所致的巨人症或肢端肥大症，也可见于外科手术、低血糖症、糖尿病等。

2. GH减低　主要见于垂体性侏儒症、垂体功能减退症等。此外，高血糖、皮质醇增多症也可使GH减低。

五、促肾上腺皮质激素测定

促肾上腺皮质激素（adrenocorticotropic hormone，ACTH）是腺垂体分泌的多肽激素，其生理作用是刺激肾上腺皮质增生、合成与分泌肾上腺皮质激素，对ALD和性腺激素的分泌也有促进作用。ACTH分泌具有昼夜节律性变化，上午6~8时为分泌高峰，午夜22~24时为分泌低谷。

ACTH测定的适应证：①鉴别诊断皮质醇增多症；②鉴别诊断肾上腺皮质功能减退；③疑有异位ACTH分泌。

[参考值] 上午8时　25~100ng/L

　　　　　 下午6时　10~80ng/L

[临床意义]

1. ACTH增高　常见于原发性肾上腺皮质功能减退症、先天性肾上腺皮质增生、异源性ACTH综合征等。此外，测定ACTH还可作为异源性ACTH综合征的疗效观察、预后判断及转归的指标。

2. ACTH减低　常见于腺垂体功能减退症、原发性肾上腺皮质功能亢进症等。

（王龙梅）

书网融合……

目标检测　　知识回顾　　习题

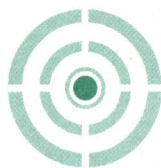

PPT

学习目标

知识要求：

1. 掌握甲胎蛋白、癌胚抗原、类风湿因子、抗核抗体测定的临床意义。
2. 熟悉血清抗链球菌溶血素"O"试验、幽门螺杆菌抗体、C-反应蛋白、结核分枝杆菌抗体检测的临床意义。
3. 了解糖类肿瘤标志物的种类及选择。

技能要求：

学会根据患者的临床表现合理选择免疫学检查项目，并对检查结果做出正确分析的能力。

岗位情景模拟 31

谢某，女，35岁。咳嗽、咳痰3周，今晨咳血痰就诊。患者3周前出现咳嗽，干咳，偶有少量白黏痰，伴低热，自服"连花清瘟颗粒"，疗效不佳，今晨出现痰中带血丝。发病以来食欲欠佳、乏力、偶有夜间盗汗。

问题与思考

1. 该患者可能的诊断是什么？
2. 确诊需完善哪些免疫学检查？

答案解析

临床免疫学检查具有较高的特异性和敏感性，因此被广泛应用于感染性疾病、自身免疫性疾病、变态反应性疾病、免疫缺陷病等的诊断、疗效观察和预后判断，以及移植后免疫检测。本章主要介绍体液免疫、自身免疫、细胞免疫及肿瘤免疫等。

第一节　血清免疫球蛋白与补体检查

一、血清免疫球蛋白测定

免疫球蛋白（immunoglobulin, Ig）是由浆细胞合成与分泌的一组具有抗体活性的球蛋白，分布于血液、体液及部分细胞的表面。免疫球蛋白分为IgG、IgA、IgM、IgD和IgE五类。

[**参考值**] RIA法　IgG　7.0~16.6g/L

IgA　0.7~3.5g/L

IgM　0.5~2.6g/L

　　ELISA法　IgE　0.1~0.9mg/L

[临床意义]

1. Ig降低　见于各类先天性和获得性体液免疫缺陷、恶性肿瘤及长期使用免疫抑制剂者。

2. Ig增高　①单克隆性Ig增高：各种过敏性疾病、多发性骨髓瘤和原发性巨球蛋白血症等；②多克隆性Ig增高：表现为IgG、IgA、IgM均增高，见于各种慢性感染、自身免疫性疾病、慢性肝病、肝癌及淋巴瘤等。

二、血清补体测定

　　补体（complement，C）是一组具有酶活性的不耐热糖蛋白，由传统途径的九种成分C_1~C_9、旁路途径的三种成分B、D、P及其衍生物H、I等因子组成。补体参与机体的免疫反应和免疫损伤。

（一）总补体溶血活性检测

　　总补体溶血活性（CH_{50}）检测的是补体传统途径的补体活性，反映传统途径补体的综合水平。

[参考值]　50~100kU/L（试管法）

[临床意义]

1. CH_{50}增高　见于急性炎症、组织损伤和某些恶性肿瘤等。

2. CH_{50}减低　见于自身免疫性疾病（如系统性红斑狼疮、类风湿关节炎、强直性脊柱炎）活动期、肾小球肾炎、感染性心内膜炎、病毒性肝炎及慢性肝病、遗传性补体成分缺乏症等。

（二）补体C_3检测

　　补体C_3是一种由肝脏合成的β_2球蛋白，在补体系统各成分中含量最多，是一种急性时相反应蛋白，较总补体活性敏感性高。

[参考值]　0.8~1.5g/L（试管法）

[临床意义]

1. C_3增高　见于急性炎症、组织损伤、恶性肿瘤和移植排斥反应等。

2. C_3减低　见于自身免疫反应疾病（如系统性红斑狼疮、类风湿关节炎、强直性脊柱炎）活动期，大多数肾小球肾炎（尤其是链球菌感染后肾炎）、慢性活动性肝炎、肝硬化、肝坏死等。

> 🖉 知识拓展
>
> ### 补体系统
>
> 　　补体（complement，C）是存在于人和脊椎动物血清及组织液中的一组具有酶样活性的糖蛋白，加上其调节因子和相关膜蛋白共同组成一个补体系统。补体系统参与机体的抗感染及免疫调节，也可介导病理性反应，是体内重要的免疫效应系统和放大系统。补体成分或调控蛋白的遗传缺陷可导致自身免疫性疾病、复发性感染和血管神经性水肿。补体系统功能下降及补体成分的减少对某些疾病的诊断与疗效观察有极其重要的意义。

第二节　细胞免疫检查

一、T淋巴细胞花结形成试验

　　T淋巴细胞表面有特异性绵羊红细胞（E）受体和T细胞抗原识别受体（TCR），其中E受体可与绵羊红细胞结合形成花结样细胞（表面黏附3个或3个以上绵羊红细胞的T淋巴细胞即为花结样细胞），此试验称为红细胞玫瑰花结形成试验或 E 玫瑰花结形成试验（erythrocyte rosette formation test，ERFT）。

[参考值] ERFT （64.4±6.7）%

[临床意义]

1. 增高　见于甲状腺功能亢进症、重症肌无力、慢性甲状腺炎及器官移植排斥反应等。

2. 减低　见于免疫缺陷性疾病，如恶性肿瘤、免疫性疾病、某些病毒感染（艾滋病）、大面积烧伤、多发性神经炎和淋巴增殖性疾病等疾病。

二、B 细胞分化抗原检测

B 细胞是体内唯一能产生抗体的细胞，B 细胞表面有多种分化抗原存在，应用 CD19，CD20 和 CD22 等单克隆抗体，分别与 B 细胞表面抗原结合。通过免疫荧光法、免疫酶标法或流式细胞技术进行检测，可分别求出 CD19、CD20、CD22 等细胞阳性百分率和 B 淋巴细胞数。

[参考值] 流式细胞术　CD19$^+$（11.74±3.37）%

[临床意义]

1. 升高　见于急、慢性淋巴细胞白血病和 Burkitt 淋巴瘤等。

2. 降低　见于无丙种球蛋白血症和使用化疗或免疫抑制剂后。

三、自然杀伤细胞免疫检测

自然杀伤细胞（natural killer cell，NK）是机体重要的免疫细胞，不仅与抗肿瘤、抗病毒感染和免疫调节有关，而且在某些情况下参与超敏反应和自身免疫性疾病的发生，能够识别靶细胞、杀伤介质。NK 细胞活性可作为判断机体抗肿瘤和抗病毒感染的指标之一。

[参考值] ^{51}Cr 释放法　自然杀伤率为 47.6%~76.8%

　　　　　流式细胞术法　（13.8±5.9）%

[临床意义]

1. NK 细胞活性减低　见于血液系统肿瘤、实体瘤、免疫缺陷病、艾滋病和某些病毒感染。

2. NK 细胞活性升高　见于宿主抗移植物反应者，病毒感染早期及使用干扰素增强免疫治疗时。

第三节　肿瘤标记物检查

肿瘤标志物为肿瘤细胞合成、分泌或脱落到体液及组织，或机体对肿瘤细胞反应产生或升高的一类物质。临床通过检测肿瘤标志物对肿瘤的诊断、疗效和复发的监测以及预后判断具有一定价值。临床常用肿瘤标志物包括蛋白质类、糖类、酶类和激素类肿瘤标志物。

一、蛋白质肿瘤标志物检测

（一）甲胎蛋白测定

甲胎蛋白（alpha fetoprotein，AFP）是胎儿早期肝细胞合成的一种糖蛋白。出生后，AFP 的合成受抑制很快消失，血清中 AFP 为阴性。当肝细胞或生殖腺胚胎组织发生恶性病变时，有关基因被重新激活，AFP 重新开始合成，血液中 AFP 含量明显升高。

[参考值] RIA、ELISA 法　<25 μg/L

[临床意义]

1. AFP 升高主要见于原发性肝癌，阳性率为 67.8%~74.4%，是原发性肝癌最特异的肿瘤标志物。

2. 生殖腺胚胎肿瘤（卵巢癌、畸胎瘤、睾丸癌等）、胃癌、胰腺癌，血中 AFP 含量也可升高。

3. 肝脏疾病如病毒性肝炎、肝硬化时，血中 AFP 含量也可升高，通常 <300 μg/L。

4. 孕妇妊娠 3~4 个月，血中 AFP 开始升高，7~8 个月达高峰，但多 <400 μg/L，分娩后 3 周恢复正常。如出现异常升高，应考虑胎儿神经管畸形、双胎、先兆流产等。

（二）癌胚抗原测定

癌胚抗原（carcinoembryonic antigen，CEA）是一种富含多糖的蛋白复合物。胎儿早期的消化管及某些组织均有合成 CEA 的能力，但妊娠 6 个月以后含量逐渐减少，出生后含量极低。消化道及某些组织恶变后可产生较多的 CEA。CEA 是一种广谱性肿瘤标志物，它能反映出多种肿瘤的存在，对大肠癌、乳腺癌和肺癌的诊断是一个较好的肿瘤标志物，但其特异性不强，灵敏度不高，对肿瘤早期诊断作用不明显，主要用于辅助恶性肿瘤的诊断、判断预后、监测疗效和肿瘤复发等。

[参考值] ELISA 法和 RIA 法　<5 μg/L

[临床意义] 增高主要见于胰腺癌、结肠癌、乳腺癌等，多超过 60 μg/L。

1. CEA 升高常见于大肠癌、胰腺癌、胃癌、乳腺癌、甲状腺髓样癌等。血清 CEA 水平与大肠癌的分期有明确关系，越晚期的病变，CEA 浓度越高。

2. 良性肿瘤、炎症和退行性疾病，如结肠息肉、溃疡性结肠炎、胰腺炎和酒精性肝硬化患者 CEA 也有部分升高，但远远低于恶性肿瘤，一般 <20 μg/L，CEA 超过 20 μg/L 时往往提示有消化道肿瘤。所以测定 CEA 可以作为良性与恶性肿瘤的鉴别诊断依据。

3. 心血管疾病、糖尿病、非特异性结肠炎等疾病及妊娠期妇女与吸烟者，血清 CEA 也会升高，所以 CEA 不是恶性肿瘤的特异性标志，在诊断上只有辅助价值。

4. 一般病情好转后，CEA 浓度下降，病情加重时 CEA 可升高，可作为动态观察病情变化的指标。

（三）前列腺特异抗原测定

前列腺特异抗原（prostate specific antigen，PSA）是一种由前列腺分泌的单链糖蛋白，它存在于前列腺管道的上皮细胞中，在前列腺癌时可见 PSA 血清水平升高。血清总 PSA（t-PSA）中有 80% 以结合形式存在，称复合 PSA（c-PSA），20% 以游离形式存在，称游离 PSA（f-PSA）。

[参考值] RIA 法和 CLIA 法　t-PSA　<4.0 μg/L

f-PSA　<0.8 μg/L

f-PSA/t-PSA 比值　>0.25

[临床意义]

1. 增高见于前列腺癌，60%~90% 前列腺癌患者血清中 PSA 明显增高，行外科手术切除后，90% 患者血清 PSA 水平明显降低，若术后无明显降低或降低后再次升高，提示肿瘤转移或复发。PSA 是观察前列腺癌治疗效果和判断转移、复发的指标。

2. 良性前列腺腺瘤、前列腺肥大症、急性前列腺炎及膀胱镜检查等，PSA 也可升高，应注意鉴别。

二、糖类肿瘤标志物检测

（一）癌抗原 125 测定

癌抗原 125（cancer antigen 125，CA125）是一种糖蛋白相关性肿瘤抗原，存在于卵巢肿瘤的上皮细胞内。上皮性卵巢癌和子宫内膜癌时，可产生较多的癌抗原 125。

[参考值] CLIA、RIA、ELISA 法　<3.5 万 U/L

[临床意义] 增高主要见于卵巢癌（血清 CA125 明显升高，是观察治疗效果和判断复发较为灵敏的指标），亦可见于宫颈癌、乳腺癌、胰腺癌、胆道癌、肝癌、胃癌、结肠癌、肺癌、良性卵巢瘤、肝硬化失代偿期等。

（二）癌抗原50测定

癌抗原50（cancer atigen50，CA50）是一种肿瘤糖类相关抗原，主要由唾液酸糖脂和唾液酸糖蛋白所组成。它对肿瘤的诊断具有广泛性，无器官特异性。

[参考值] TRMA法和CLIA法　<2.0万U/L

[临床意义]

1. 87%的胰腺癌、80%的胆囊（道）癌、73%的原发性肝癌，50%的卵巢癌与20%的结肠癌、乳腺癌、子宫癌等，CA50均可出现升高，尤其胰腺癌患者升高最为明显。

2. 动态观察其水平变化对恶性肿瘤疗效及预后判断、复发监测具有临床意义。

3. 对鉴别良性和恶性胸腔、腹腔积液有价值。

4. 在慢性肝病、胰腺炎、胆管病、溃疡性结肠炎时，CA50也升高。

（三）癌抗原724测定

癌抗原724（cancer antigen724，CA724）是一种肿瘤相关糖蛋白，它是胃肠道和卵巢肿瘤的标志物。

[参考值] CLIA、RIA、ELISA法　<6.7μg/L

[临床意义]

1. 67%的卵巢癌、47%的大肠癌、45%的胃癌、40%的乳腺癌、42%的胰腺癌，CA724均出现增高。

2. CA724与CA125联合检测，可提高卵巢癌的检出率。

3. 胃癌时，CA724的阳性率为45%，与CEA联合检测，可以提高诊断胃癌的敏感性和特异性。

（四）糖链抗原199测定

糖链抗原199（carbohydrate antigen199，CA199）是一种糖蛋白，属于唾液酸化Lewis血型抗原。正常人唾液腺、前列腺、胰腺、乳腺、胃、胆管、胆囊、支气管的上皮细胞存在微量CA199。

[参考值] CLIA、RIA、ELISA法　<3.7万U/L

[临床意义]

1. 胰腺癌、肝胆和胃肠道疾病时血中CA199的水平可明显升高。目前认为，CA199是胰腺癌的首选肿瘤标志物，若与CEA同时测定，敏感性还可进一步提高。

2. 急性胰腺炎、急性肝炎、胆石症、胆汁淤积性胆管炎等，血清CA199也可不同程度的升高。

3. 连续CA199检测对病情进展、手术疗效、预后估计及复发诊断有重要价值。

（五）癌抗原242测定

癌抗原242（cancer antigen242，CA242）是一种唾液酸化的鞘糖脂抗原，属于黏蛋白，和CA50共同表达，是胰腺癌与结肠癌的特异性肿瘤抗原。在正常胰腺、结肠黏膜中存在，但表达极低。

[参考值] CLIA、RIA、ELISA法　<2万U/L

[临床意义] CA242升高见于胰腺癌、胆囊癌、结肠癌、胃癌；也可见于卵巢癌、子宫癌、肺癌等；此外，少数非恶性肿瘤亦可出现增高。

三、酶类肿瘤标志物检测

（一）前列腺酸性磷酸酶测定

前列腺酸性磷酸酶（prostatic acid phosphatase，PAP）是一种前列腺外分泌物中能水解磷酸酯的糖蛋白，是前列腺癌的标志物。

[参考值] RIA法和CLIA法　≤2.0μg/L

[临床意义]

1. 前列腺癌　血清PAP明显增高，其增高程度与肿瘤发展基本呈平行关系，可提示癌症复发、转移与预后。

2. 前列腺肥大症、前列腺炎等　也可见血清PAP增高。

（二）神经元特异性烯醇化酶测定

神经元特异性烯醇化酶是在糖酵解过程中，烯醇化酶催化甘油分解的酶。它由3个亚基（α、β、γ）组成，并形成5种同工酶（αα、ββ、γγ、αγ、βγ）。亚基的同工酶存在于神经元和神经内分泌组织，称为神经元特异性烯醇化酶（neuron specific enolase，NSE），它与神经内分泌起源的肿瘤有关。

[参考值]RIA法或ELISA法　≤15μg/L

[临床意义]

1. 小细胞肺癌是一种恶化程度高的神经内分泌系统肿瘤，其NSE水平显著高于肺鳞癌、腺癌、大细胞癌的NSE水平，因此它对小细胞肺癌的诊断、鉴别诊断有较高价值，并可用于监测放疗、化疗的效果。

2. NSE是神经母细胞瘤的标志物，其灵敏度可达90%以上。发病时，NSE水平明显升高，治疗有效时降低，复发后又升高。

3. 正常红细胞中存在NSE，标本溶血可使NSE升高。

第四节　自身抗体检查

一、类风湿因子测定

类风湿因子（rheumatoid factor，RF）是变性IgG刺激机体产生的一种自身抗体。包括IgG、IgA、IgM、IgD、IgE五种类型，主要存在于类风湿关节炎患者的血清和关节液内。

课堂互动 4-8

你了解类风湿关节炎吗？

答案解析

[参考值]胶乳凝集法、浊度分析法　<20U/L

[临床意义]

1. **自身免疫性疾病**　阳性多提示自身免疫性疾病，主要见于类风湿性疾病，类风湿关节炎的RF阳性率为70%~90%。

2. **其他自身免疫性疾病**　如多发性肌炎、系统性硬化病、系统性红斑狼疮、干燥综合征等亦可呈阳性。

3. **某些感染性疾病**　如结核病、传染性单核细胞增多症、感染性心内膜炎等也可呈阳性。

二、抗核抗体测定

抗核抗体（antinuclear antibody，ANA）是指以自身细胞核成分为抗原产生的一类自身抗体，ANA的类型主要是IgG，也有IgM、IgA。

[参考值]间接荧光抗体法（IFA法）　阴性

[临床意义]血清滴度大于1∶40为阳性，多提示自身免疫性疾病，主要见于未经治疗的系统性红斑狼疮，也可见于药物引起的狼疮性疾病、混合性结缔组织病、全身性硬皮病、皮肌炎、类风湿关节炎、桥本（Hashimoto）甲状腺炎等。

三、抗甲状腺球蛋白抗体测定

慢性淋巴细胞甲状腺炎、甲状腺功能亢进症、甲状腺功能低下时常可测出具有针对甲状腺的自身抗体，临床实验中应用最广泛是抗甲状腺球蛋白抗体和抗甲状腺微粒体抗体。甲状腺球蛋白（thyroid-globulin，TG）是由甲状腺滤泡细胞合成的一种糖蛋白，抗甲状腺球蛋白抗体（anti-thyroglobulin antibody，ATG-Ab）是针对甲状腺球蛋白产生的一种抗体，主要是IgG。

［参考值］RIA法　阴性

［临床意义］阳性主要见于慢性淋巴细胞甲状腺炎、甲状腺功能亢进症、甲状腺癌。90%~95%桥本甲状腺炎、52%~58%甲状腺功能亢进和35%甲状腺癌的患者可出现抗TG阳性。重症肌无力、风湿性血管病、糖尿病等亦可呈阳性。

四、抗甲状腺微粒体抗体测定

抗甲状腺微粒体抗体（anti-thyroid microsome antibody，抗TM）是针对甲状腺微粒体抗原产生的一种抗体。

［参考值］RIA法阴性

［临床意义］抗TM和抗TG临床意义类似，阳性主要见于桥本甲状腺炎、甲状腺功能减退症。50%~100%桥本甲状腺炎、88.9%甲状腺功能减退症患者可出现抗TM阳性。甲状腺肿瘤、单纯性甲状腺肿、亚急性甲状腺炎等也可出现阳性。少数正常人可呈阳性。需要指出的是抗TG与抗TM应同时检测，以提高检出的阳性率。

第五节　感染免疫检查

一、血清抗链球菌溶血素"O"试验

人体感染A群溶血性链球菌后，会刺激机体产生相应抗体。临床上可通过检测这些抗体来诊断A群溶血性链球菌感染，其中以检测抗链球菌溶血素"O"（antistreptolysin"O"，ASO）抗体最为常用。

🏆 课堂互动 4-9

A组溶血性链球菌感染可引起哪些疾病？

答案解析

［参考值］乳胶凝集法（LAT）　<400U（或阴性）

［临床意义］

1. ASO滴度大于1：400为阳性，见于：①溶血性链球菌感染如猩红热、丹毒、链球菌性咽炎、扁桃体炎；②少数非溶血性链球菌感染如病毒性肝炎、肾病综合征、结核病、结缔组织病、亚急性感染性心内膜炎、多发性骨髓瘤等；③对风湿热、急性肾小球肾炎有间接诊断价值，若多次检测结果递增，并伴有红细胞沉降率（ESR）加快可有助于诊断。

2. ASO滴度水平变化可用于病情评估，当ASO滴度逐渐下降表明病情缓解；若ASO恒定在高水平多为疾病活动期。

二、幽门螺杆菌抗体检测

［参考值］金标免疫斑点法　阴性

［临床意义］阳性见于慢性胃炎、胃溃疡、十二指肠溃疡、胃癌等。

三、C-反应蛋白检测

C-反应蛋白（C-reactive protein，CRP）是一种由肝脏合成的，能与肺炎双球菌细胞壁C多糖起反应

的急性时相反应蛋白，在机体受到感染或组织损伤时急剧上升的蛋白质（急性蛋白），激活补体和加强吞噬细胞的吞噬而起调理作用，清除入侵机体的病原微生物和损伤、坏死、凋亡的组织细胞。广泛存在于血清和其他体液中。其含量的变化对炎症、组织损伤、恶性肿瘤等的诊断和疗效监测有重要意义。

[参考值] 速率散射比浊法　<2.87mg/L

[临床意义] CRP是急性时相反应极灵敏的指标。

1. CRP升高　见于化脓性感染、组织坏死（心肌梗死、严重创伤、大手术、烧伤等）、恶性肿瘤、结缔组织病、器官移植急性排斥反应等。CRP常在几小时内急剧显著升高，且在血沉增快之前即升高，恢复期CRP亦先于血沉之前恢复正常。

2. 鉴别细菌性或非细菌性感染　细菌性尤其是革兰阴性杆菌感染时明显升高，非细菌感染时不升高。

3. 可作为风湿病的病情观察指标，鉴别风湿热活动期和稳定期　活动期升高，稳定期正常。

4. 急性心肌梗死　CRP在24~48小时升高，3天后下降，1~2周后恢复正常。

四、结核分枝杆菌抗体和 DNA 测定

人体感染结核分枝杆菌后，可刺激机体产生特异性抗体IgM和IgG类抗体，但这些抗体不是保护性抗体，而是伴随抗体，即体内有结核分枝杆菌存在且增殖时，就会产生抗体，否则抗体消失。检测体液中结核抗体有助于对活动性结核进行正确的诊断并对抗结核药物治疗的疗效进行监测。

[参考值] 胶体金或ELISA法检测抗体　阴性

　　　　　　PCR法检测DNA　阴性

[临床意义] 抗体阳性表示有结核分枝杆菌感染。结核抗体检测比传统的痰涂片、结核分枝杆菌培养等方法简便、快速、灵敏度高；PCR法检测DNA特异性更强，灵敏度更高，是诊断肺结核、结核性胸膜炎、结核性腹膜炎、骨结核等疾病的必查项目。

五、肥达反应

伤寒沙门菌感染后，伤寒和副伤寒的菌体抗原"O"和鞭毛抗原"H"可刺激人体产生相应的抗体。肥达反应（Widal reaction，WR）是利用伤寒和副伤寒沙门菌菌液为抗原，检测人体血清中有无相应抗体的一种凝集试验。

[参考值] 直接凝集法

　　　　　　伤寒H抗体　<1：160

　　　　　　O抗体　<1：80

　　　　　　副伤寒H抗体和O抗体均　<1：80。

[临床意义]

1. 单份血清抗体效价O抗体>1：80及H抗体>1：160　提示伤寒、副伤寒。

2. H抗体升高而O抗体正常　提示曾有过伤寒预防接种史或伤寒病史。

3. O抗体升高而H抗体正常　提示伤寒、副伤寒感染早期或与伤寒沙门菌O抗原有交叉反应的其他沙门菌感染。

（孙永显　王龙梅）

书网融合……

目标检测　　知识回顾　　习题

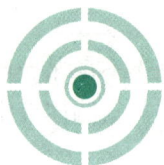

PPT

学习目标

知识要求：

1. 掌握乙型肝炎病毒标志物的临床意义。
2. 熟悉梅毒螺旋体抗体检测、人类免疫缺陷病毒抗体及RNA检测、淋病病原体检测的临床意义。
3. 了解标本采集的方法。

技能要求：

学会根据患者的临床表现合理选择病原体检查项目，并具备对检查结果做出正确解析的能力。

岗位情景模拟 32

徐某，男，35岁。尿黄、乏力、食欲不振、恶心1个月，右上腹轻度压痛，巩膜轻度黄染，肋下1cm触及肝脏，质地中等，其他无异常。

问题与思考

1. 该患者可能的诊断是什么？
2. 确诊需完善哪些病原学项目检查？

答案解析

第一节 标本采集

临床病原学检查进行标本采集时，须考虑所选标本的种类和部位，检出的病原体对感染性疾病有无诊断和治疗意义。正确的标本采集、储存和运送是保证检验结果准确的重要前提，任一环节处理不当，都可能导致结果误差和错误。

一、采集方法

1. **血液** 一般在发热初期、寒战时或发热高峰期采集血培养标本。尽量在用药前采血，对已应用抗菌药物治疗者，应在下次用药前采集。采集部位多选择肘静脉，根据不同检验需要，成人一般每次10~20ml，注入需氧瓶和厌氧瓶各一瓶；婴儿和儿童1~5ml。建议至少采集两个不同部位，尽快送检。

2. **尿液** 采样前应注意无菌操作，用肥皂水或碘伏，女性清洗外阴、男性清洗阴茎头后，收集中段尿10~20ml于灭菌容器内，用于细菌培养。如果厌氧菌的培养应采用膀胱穿刺法收集尿液。排尿困难者可导尿，弃去开始的15ml尿液后再留取标本。

3. **呼吸道标本** 痰标本采集宜在清晨患者起床未进食前，先用清水漱口，数次深呼吸后，用力将气管深部的痰液咳出约10ml，吐入无菌容器内，立即将容器盖好并及时送检。鼻、咽拭子用无菌的棉拭子于鼻腔和口咽部采取分泌物，也可用鼻咽灌洗液作为检测标本，标本应立即接种培养基。咽拭子检测前15~30分钟不要喝水，以免影响检测的准确性。

4. **粪便** 粪便标本有脓血时，应当挑取脓血及黏液部分，外观无异常的粪便要多点取样（约5g）置于清洁容器中送检，排便困难者或婴儿可用直肠拭子采集，标本置于有保存液的试管内送检。根据细菌种类不同选用合适的运送培养液以提高阳性检出率。对于传染性腹泻患者需送检3次（非同一天）粪便进行细菌培养。

5. **脑脊液与其他无菌体液** 脑脊液标本一般由腰椎穿刺取得，引起脑膜炎的病原体多为脑膜炎奈瑟菌、肺炎链球菌、流感嗜血杆菌等，其抵抗力弱，不耐冷、容易死亡，故采集的标本应立即保温送检或床边接种。胸水、腹水和心包积液等通过浆膜腔穿刺获取标本，因标本含菌量少宜采集较大量标本（至少5~10ml），为防止积液出现凝块、细胞变性、细菌破坏和自溶，留取标本后应及时送检。对感染患者腹膜透析液标本，因其杆菌量非常低，至少需采集50ml。

6. **创伤和脓肿标本** 对开放性感染和已溃破的化脓灶，采集前先用灭菌生理盐水冲洗表面污染菌，再用无菌拭子采取脓液及病灶深部的分泌物或采集组织标本，放入无菌试管内送检。封闭性脓肿，可行手术引流或以无菌干燥注射器穿刺抽取标本于无菌容器或无菌注射器内送检。疑为厌氧菌感染者，取脓液后立即排净注射器内空气，针头插入无菌橡皮塞送检。对于损伤范围较大的创伤，应从不同部位采集多份标本。

7. **眼、耳部标本** 用拭子采样，眼部可在局部麻醉后取角膜刮屑，外耳道疖和中耳炎患者用拭子采样，鼓膜穿刺亦可用于新生儿和老年人。

8. **生殖道标本** 采集前清洁、消毒尿道口及外阴，尿道分泌物可将无菌棉拭子伸入尿道3~4cm旋转拭子采集。阴道分泌物采集时可用无菌棉拭子（常规检查一般用生理盐水浸湿的棉拭子取材）自阴道深部或阴道穹隆后部，宫颈2~3cm处，转动并停留10~30秒取分泌物。淋球菌培养需保温并及时送检，衣原体、支原体等培养无法及时送检时应在4℃环境下保存直至培养。

二、注意事项

（1）所有标本的采集和运送均应在无菌操作和防止污染的原则下进行。

（2）标本采集后应尽快转送实验室检测，若标本不能及时转运到实验室，应采取适宜的方式进行储存后运送。

（3）所有标本均被视为有传染性，严禁标本接触皮肤或污染器皿的外部或实验台。对具有高度危险性的标本，如HBV、HIV感染患者的标本等，要有明显标识，急症或危重症患者的标本要特别注明。

（4）标本用后均要做消毒灭菌处理，盛标本的器皿亦需消毒灭菌或销毁、焚烧。

第二节 常见细菌病原学检查

细菌感染性疾病的诊断，除个别因有特殊临床症状不需细菌学诊断外（如破伤风引起的典型肌肉强直性收缩等）一般均需进行细菌学诊断，以明确病因。细菌感染性疾病的检查主要可以从3个方面着手。①检测细菌或其抗原，主要包括直接涂片显微镜检查、培养、抗原检测与分析；②检测抗体；③检测细菌遗传物质，主要包括基因探针技术和PCR技术。

1. **涂片** 检测一般可以用血标本、痰、尿液、粪便、脑脊液、胸水、腹水以及局部皮肤分泌物或脓肿的脓液进行涂片染色，然后在显微镜下观察细菌的形态，有些细菌形态较特殊，可以通过涂片的方法进行早期诊断，对临床指导抗菌药物有一定的帮助。

2. **细菌培养** 细菌培养是诊断细菌感染最可靠的检测手段，一般把细菌放在体外适宜的生长环境中，让其快速生长，通过检测感染源进行治疗。

3. **血清学检测** 血清学检查是将血液中的血清分离出来，通过检测相应细菌的抗体辅助诊断，比如伤寒杆菌的感染，可以通过检测伤寒杆菌的O抗体和H抗体，辅助诊断是否有伤寒杆菌的感染。

4. **细菌核酸检测** 常用的细菌核酸检测主要是聚合酶链反应，通常叫PCR检测，一般会采取细菌比较特殊的序列，通过序列检测诊断是否是细菌感染，PCR可以检测出微小的细菌核酸，具有很高的敏感性。

5. **其他** 随着计算机的发展和应用，一些微量鉴定系统及自动化细菌培养与鉴定系统已经应用于临床细菌感染性疾病的诊断，检测原理是将待测菌对底物的生化类型与已建立数据库类型相比较，从而得出鉴定结果。目前已有多种自动化细菌培养与鉴定系统及药敏测试系统问世，如VITEK-automicrobic system（AMS）、PHOENIXTM、Microscan、sensititre等，使得细菌鉴定过程规范化和程序化，大大提高了临床实验室的工作效率和检测的准确性。

📖 **知识拓展**

基因芯片技术

基因芯片技术（gene chip或DNA microarray）是近年来发展快速的前沿技术，其原理是将大量核酸片段（寡核苷酸、RNA、cDNA、基因组DNA）以预先设计的方式固定在载玻片、尼龙膜和纤维素膜等载体上组成密集分子阵列，与荧光素或其他方式标记的样品进行杂交，通过检测杂交信号的强弱进而判断样品中靶分子的有无或数量。

该技术具有高通量、自动化程度高、快速、样品用量少、灵敏度高、特异性强、污染少等特点。

第三节　病毒性肝炎检查

目前发现的病毒性肝炎主要有7型，即甲型（HA）、乙型（HB）、丙型（HC）、丁型（HD）、戊型（HE）、庚型（HG）、输血传播病毒肝炎，它们分别由肝炎病毒甲型（HAV）、乙型（HBV）、丙型（HCV）、丁型（HDV）和戊型（HEV）、庚型（HGV）、输血传播病毒（TTV）所引起。肝炎病毒标志物主要包括各型肝炎病毒相关抗原、抗体及核酸。目前常用的检测方法有：针对抗原或抗体的酶联免疫法（ELISA）、放射免疫法（RIA）、血细胞凝集法（RPHA，PHA）；针对核酸的斑点杂交法、聚合酶链反应法（PCR）等。

一、甲型肝炎病毒标志物检查

临床上甲型肝炎病毒标志物有甲型肝炎病毒抗原、甲型肝炎病毒抗体。机体感染HAV后，可产生IgM、IgA和IgG抗体。

[参考值] ELISA法：抗HAV-IgM和抗HAV-IgA均为阴性

感染甲型肝炎后，抗HAV-IgG可终身阳性

[临床意义]

1. **抗HAV-IgM阳性** HAV-IgM是病毒衣壳蛋白抗体，常用来诊断甲型肝炎。甲肝患者在发病早期

抗HAV-IgM的阳性率高，发病后2周为100%，12个月时可转阴性。抗HAV-IgM阳性说明机体正在感染HAV，是早期诊断甲型肝炎的特异性指标。

2. **抗HAV-IgA阳性**　HAV-IgA是肠道黏膜分泌的局部抗体，甲型肝炎早期和急性期由粪便中测得抗HAV-IgA呈阳性反应，是早期诊断甲型肝炎的指标之一。

3. **抗HAV-IgG阳性**　出现在恢复期，在病愈后可长期存在，是获得免疫力的标志，提示既往感染，可作为流行病学调查的指标。

二、乙型肝炎病毒标志物检查

乙型肝炎病毒（hepatitis B virus，HBV）主要经血液或血制品、性交、母婴胎盘传播。乙型病毒性肝炎标志物共有三对，即乙型肝炎病毒表面抗原（hepatitis B virus surface antigen，HBsAg）、乙型肝炎病毒表面抗体（hepatitis B virus surface antibody，抗-HBs）、乙型肝炎病毒e抗原（hepatitis B virus e antigen，HBeAg）、乙型肝炎病毒e抗体（hepatitis B virus e antibody，抗-HBe）、乙型肝炎病毒核心抗原（hepatitis B virus core antigen，HBcAg）、乙型肝炎病毒核心抗体（hepatitis B virus core antibody，抗-HBc）。乙型肝炎病毒标志物检测与分析见表4-7-1。

表4-7-1　乙型肝炎病毒标志物检测与分析

HBsAg	抗-HBs	HBeAg	抗-HBe	抗-HBc	结果分析
-	-	-	-	-	未感染HBV
-	+	-	-	-	接种乙肝疫苗后或HBV感染后获得免疫
+	-	+	-	+	急性或慢性HBV感染，复制活跃，传染性强，俗称"大三阳"
+	-	-	-	-	急性HBV感染早期或HBV携带者
+	-	-	-	+	急性HBV感染或慢性HBV携带者
-	-	+	-	+	急性HBV感染中期
-	+	-	+	+	HBV感染恢复阶段
-	-	-	+	+	抗-HBs出现前阶段，HBV低度复制
+	-	-	+	+	急性HBV感染趋向康复，慢性HBV携带者，HBV复制减弱，传染性弱，俗称"小三阳"
-	-	-	-	+	既往感染HBV，未产生抗-HBs

（一）乙型肝炎病毒表面抗原（HBsAg）

［参考值］阴性

［临床意义］HBsAg阳性是HBV感染的标志，见于：①急性乙型肝炎潜伏期、HBsAg携带者；②急性乙型肝炎发病后3个月不转为阴性，则易发展为慢性乙型肝炎或肝硬化；③HBsAg本身不具传染性，但因常与乙型肝炎病毒（HBV）同时存在，故作为传染性标志之一。

（二）乙型肝炎病毒表面抗体（抗-HBs）

［参考值］阴性

［临床意义］抗-HBs是保护性抗体，可阻止乙型肝炎病毒感染。抗-HBs阳性，一般表示：①曾感染过HBV（目前HBV已被消除），是乙型肝炎康复的标志，提示机体对乙肝病毒有一定程度的免疫力。抗-HBs一般在发病后3~6个月才出现，可持续多年；②注射过乙型肝炎疫苗或抗-HBs免疫球蛋白者。

（三）乙型肝炎病毒e抗原（HBeAg）

[参考值] 阴性

[临床意义] HBeAg阳性：①表明乙型肝炎处于活动期，提示HBV在体内复制，传染性较强；②HBeAg持续阳性，表明肝细胞损害较重，且易转为慢性乙型肝炎或肝硬化。HBeAg转为阴性，表示病毒停止复制；③孕妇阳性可引起垂直传播，致90%以上的新生儿呈HBeAg阳性。

（四）乙型肝炎病毒e抗体（抗-HBe）

[参考值] 阴性

[临床意义] 抗-HBe阳性表示大部分乙肝病毒被消除，复制减少，传染性减低，但并非无传染性。乙肝急性期出现抗-HBe阳性者，易进展为慢性乙型肝炎；慢性活动性肝炎出现抗-HBe阳性者可进展为肝硬化；HBeAg与抗-HBe均阳性，且伴ALT升高，可进展为原发性肝癌。

（五）乙型肝炎病毒核心抗原（HbcAg）

[参考值] 阴性

[临床意义] HBcAg阳性提示患者血清中有感染性的HBV存在，其含量较多表明复制活跃，传染性强，预后较差。

（六）乙型肝炎病毒核心抗体（抗-HBc）

抗-HBc可分为IgM、IgG和IgA三型。目前常用的方法是检测抗-HBc总抗体（主要反映的是IgG），也可分别检测抗-HBc的IgM、IgG和IgA。

[参考值] 阴性

[临床意义] 抗-HBc不是中和抗体，是HBV对肝细胞损害程度的标志，也可反映HBV的复制情况。抗-HBc对机体无保护作用，其阳性可持续数十年甚至终身，主要见于乙肝、肝癌患者及部分HBsAg阴性患者。抗-HBc检测也可用作乙型肝炎疫苗和血液制品的安全性鉴定和献血员的筛选。

1. 乙肝"大三阳"　HBsAg、HBeAg、抗-HBc三项同时阳性俗称"大三阳"，提示HBV正在大量复制，有较强的传染性。见于急性乙型肝炎进展期、慢性活动性肝炎。

2. 乙肝"小三阳"　HBsAg、抗-HBe、抗-HBc三项同时阳性俗称"小三阳"，提示HBV复制减少，传染性已降低。见于急性乙型肝炎恢复期、慢性乙型肝炎好转期。

三、丙型肝炎病毒标志物检查

丙型肝炎病毒为黄病毒属，单链正肽RNA病毒。临床上诊断HCV感染的主要标志物为抗-HCV IgM、抗-HCV IgG及HCV-RNA。

（一）丙型肝炎病毒抗体IgM测定

[参考值] 阴性

[临床意义] 主要用于早期诊断。在病程早期即可出现阳性，抗-HCV IgM最早于发病的第1日即可检测到，一般在发病的2~4日出现，7~15日达高峰，可持续1~3个月。持续阳性常可作为转为慢性肝炎的指标，或提示病毒持续存在并有复制。急性期IgM抗体阳性率略高于IgG抗体。

（二）丙型肝炎病毒抗体IgG测定

[参考值] 阴性

[临床意义] 抗-HCV IgG阳性表明已有HCV感染但不能作为感染的早期指标。输血后肝炎80%~90%的患者抗-HCV IgG阳性。临床需经常接受血制品（血浆、全血）治疗的患者可合并HCV感染，易使病变

转为慢性丙型肝炎、肝硬化或肝癌。

（三）丙型肝炎病毒RNA测定

［参考值］阴性

［临床意义］HCV-RNA阳性表示HCV复制活跃，传染性强；HCV-RNA转为阴性则提示HCV复制减少，传染性减低，预后较好。临床连续观察HCV-RNA，结合抗-HCV的动态变化，可作为丙型肝炎的预后判断和干扰素等药物疗效的评价指标。HCV-RNA的检测对研究丙型肝炎发病机制和传播途径有重要意义。

四、丁型肝炎病毒标志物检查

丁型肝炎病毒（HDV）是一种缺陷病毒，需有HBV或其他嗜肝病毒的辅助才能复制和传播。丁型病毒性肝炎标志物检测包括丁型肝炎病毒抗原（HDVAg）测定和丁型肝炎病毒抗体测定以及丁型肝炎病毒RNA检测。

（一）丁型肝炎病毒抗原测定

［参考值］阴性

［临床意义］HDVAg出现较早，但仅持续1~2周，由于检测不及时，往往呈阴性反应。HDVAg与HBsAg同时阳性，表示丁型肝炎和乙型肝炎病毒同时感染，患者可迅速发展为慢性或急性重症肝炎。

（二）丁型肝炎病毒抗体测定

丁型肝炎病毒抗体分为抗-HDV IgG和抗-HDV IgM两型。

［参考值］阴性

［临床意义］

1. 抗-HDV IgG阳性　只能在HBsAg阳性的血清中测得，是诊断丁型肝炎的可靠指标，即使HDV感染终止后仍可保持多年。

2. 抗-HDV IgM阳性　出现较早，一般持续2~20周，可用于丁型病毒性肝炎的早期诊断。HDV和HBV联合感染时，抗-HDV IgM一过性升高；重叠感染时，抗-HDV IgM持续升高。

（三）丁型肝炎病毒RNA测定

［参考值］阴性

［临床意义］丁型肝炎病毒RNA（HDV-RNA）阳性是丁型肝炎病毒复制和感染的直接证据，可明确诊断为丁型肝炎。HDV和HBV重叠感染的患者易迅速发展为肝硬化或肝癌。

五、戊型肝炎病毒标志物检查

戊型肝炎病毒（Hepatitis E virus，HEV）是单股正链RNA病毒，呈球形，直径27~34nm，无包膜。戊型肝炎的诊断主要检测血清HEV-RNA和血清抗-HEV IgG、抗-HEV IgM。

（一）戊型肝炎病毒抗体测定

［参考值］阴性

［临床意义］

1. 抗-HEV IgM阳性　95%的急性期患者血清中可测出高滴度的抗-HEV IgM，恢复期抗-HEV IgM滴度下降或消失，8个月后全部消失。抗-HEV IgM的持续时间较短，可作为急性感染的诊断指标。

2. 抗-HEV IgG阳性　凡戊型肝炎恢复期抗HEV-IgG效价超过或等于急性期的4倍者，提示HEV新近感染，有临床诊断意义。同时测定抗-HEV IgG和抗-HEV IgM有助于临床分析。抗-HEV IgM阳性有助于急性戊肝的诊断，抗–HEV IgG 阳性而抗–HEV IgM 阴性提示既往感染。

（二）戊型肝炎病毒RNA测定

[参考值] 阴性

[临床意义]

1. **早期诊断感染**　急性期患者血清、胆汁和粪便中 HEV RNA 可呈阳性，其中血清检出率可达70%。
2. **其他**　对抗体检测结果进行确证，判断患者排毒期限，用于分子流行病学研究也具有临床意义。

第四节　常见性传播疾病病原体检查

性传播疾病简称性病，是致病微生物通过各种性行为或类似性行为而传播，主要侵犯皮肤、性器官和全身脏器损害的疾病。传播途径主要有：性行为传播、间接接触传播、血源性传播、母婴传播和医源性传播等。性传播疾病的病原体包括细菌、病毒、支原体、螺旋体、衣原体、真菌和原虫等。性病病种甚多，包括梅毒、淋病、尖锐湿疣、非淋菌性尿道炎、生殖器疱疹、软下疳、艾滋病等在内已达20余种，性病病原体的检测对于性病监测、诊断或血液筛查，控制其流行及确保优生优育等有重要意义。

一、梅毒血清学检查

梅毒螺旋体（Treponema pallidum，TP）侵入人体后，在血清中可出现特异性及非特异性抗体，依靠血清学可诊断梅毒。梅毒血清学试验方法很多，所用抗原有非螺旋体抗原和梅毒螺旋体特异性抗原两类。前者有快速血浆反应素环状卡片试验（rapid plasma regain test，RPR）、甲苯胺红不加热血清反应素试验（syphilis toluidine red unheated serum regain test，TRUST）、性病研究实验室试验（venereal disease research laboratory test，VDRL）等，可做定量试验，用于判断疗效、判断病情活动程度。后者有梅毒螺旋体血凝试验（treponema pallidum hemagglutination assay，TPHA）、荧光螺旋体抗体吸收试验（fluorescent treponemal antibody–absorption test，FTA–ABS）等，特异性强，用于TP感染的确诊。

[参考值] 阴性

[临床意义]

1. **非梅毒螺旋体抗原试验**　是定性试验，敏感性高、特异性低，在其阳性基础上需进行确诊试验。定性试验是筛选试验，主要用于梅毒初筛和疗效监测。
2. **梅毒螺旋体抗原试验**　是确诊试验，敏感性高、特异性强。若为阳性，即可确诊。

二、获得性免疫缺陷病病原体测定

获得性免疫缺陷病（Acquired Immune Deficiency Syndrome，AIDS），又称艾滋病。人感染HIV数周至半年后可在血清中产生抗HIV抗体，HIV抗体可持续数年、数十年甚至终身。目前检测HIV抗体是确定HIV感染的主要手段，包括筛选试验（常规酶联免疫吸附试验ELISA法）和确诊试验（蛋白印迹试验）。HIV RNA检测常用反转录PCR试验（RT–PCR）。

课堂互动 4–10

你知道 AIDS 的传播途径吗？

答案解析

[参考值] 筛选试验　ELISA法、快速蛋白印迹法（RWB）　抗–HIV　阴性
　　　　　确诊试验　蛋白印迹试验（WB）、RT–PCR法　HIV–RNA　阴性

［临床意义］

1. 抗HIV筛选试验　敏感性高、特异性低，在其阳性基础上需进行确诊试验。

2. 抗HIV确诊试验（蛋白印迹试验）　敏感性高、特异性强。若为阳性，即可确诊。

3. RT-PCR法HIV-RNA阳性　可早期确诊AIDS。HIV-RNA检测可用于HIV的早期诊断，如窗口期辅助诊断、病程监控、指导治疗方案及疗效测定、预测疾病进程等。

三、淋病病原体检测及 DNA 测定

淋病是由淋病奈瑟菌引起的泌尿生殖系统的急性或慢性化脓性感染，主要通过不洁性交传播，也可通过母婴传播，是发病率最高的性传播疾病。淋病奈瑟菌常位于中性粒细胞内，目前主要的检测方法有：涂片法、培养法及PCR检测淋球菌DNA。

［参考值］涂片检查　阴性

　　　　　培养法　阴性

　　　　　DNA测定　PCR法　阴性

［临床意义］

1. 涂片法　男性急性淋病直接涂片检查到多形核白细胞内革兰阴性双球菌即可诊断，其阳性率可达95%。

2. 培养法　为诊断淋病的金标准。女性淋病及症状轻或无症状的男性淋病，均以作培养检查为宜。

3. PCR法　对淋球菌培养阴性、临床上又怀疑淋球菌感染者，可用PCR检测淋病奈瑟菌DNA以协助诊断。但该法易出现假阳性，故目前临床上尚不用作常规检查。

四、非淋菌尿道炎病原体检测

非淋菌尿道炎病原体主要有沙眼衣原体和解脲支原体等，检测方法有沙眼衣原体临床标本的直接检查（沙眼衣原体可在敏感细胞中增殖，在细胞中形成包涵体，采用吉姆萨、革兰或碘液染色镜检观察，如发现一定数量的具特征性的包涵体即可做出诊断。此法操作简便易行，但仅适用于新生儿眼结膜炎刮片的检查）、沙眼衣原体的分离培养、解脲支原体的分离培养、血清学试验和分子生物学方法如PCR反应、荧光定量PCR反应、DNA杂交等。其中血清学检查中ELISA法有较高的特异性和灵敏度，是目前临床常用的检测方法。

五、生殖器疱疹和尖锐湿疣病原体检测

生殖器疱疹（genital herpes）和尖锐湿疣（condyloma acuminatum）分别是由单纯疱疹病毒-Ⅱ（HSV-Ⅱ）及生殖器人乳头瘤病毒（HPV）引起的。目前临床常用检测方法如下。

1. 生殖器疱疹病原体检测

（1）培养法　从皮损处取材做组织培养分离病毒，为目前敏感、特异的检查方法，需5~10天。因其技术条件要求高，价格昂贵，目前尚不能普遍使用。

（2）直接检测法　用皮损处细胞涂片直接检测病毒抗原，20分钟至4小时可得出结果，其敏感性达到培养法的80%。

（3）改良组织培养法　将培养法与直接检测法相结合，其敏感性为培养法的94%~99%。

（4）细胞学法　从皮损处取少量组织作涂片，可检出HSV感染具特征性的多核巨细胞内的嗜酸性包涵体。此法简单、快速、便宜，可广泛应用，但敏感性低，只有培养法的40%~50%。

（5）PCR法　检测皮损HSV的DNA，敏感性和特异性高，但费用昂贵，且受操作技术和实验室条件及设备的影响，容易出现假阳性，故用于临床诊断其准确性受影响。

2. 尖锐湿疣病原体检测

（1）细胞学宫颈涂片检查　常用来检测无症状宫颈人乳头瘤病毒感染，但常不敏感。

（2）5%醋酸试验　在可疑的受损皮肤上用3%~5%醋酸涂抹或湿敷，3~5分钟后局部皮肤发白，即所谓醋酸白现象，是尖锐湿疣特征性的改变。但有些慢性炎症，比如念珠菌性外阴炎、生殖器部位外伤和非特异性炎症也可出现假阳性。

（3）免疫组化检查　用带有过氧化物的抗体检查HPV抗原。所用方法有PAP法、ABC法等。此法具有对病原进行组织定位的优点。

（4）分子生物学法　①DNA杂交用以检测HPV DNA型别；②DNA吸引转移技术是最敏感检测HPV-DNA的方法之一；③PCR及荧光定量PCR法灵敏度高，特异性强；④基因芯片技术。

六、软下疳病原体检测

1. 直接涂片　从溃疡或横痃处取材涂片作革兰染色，镜下可见到末端钝圆两极染色的短小革兰阴性杆菌，呈长链状排列，似鱼群状，为特征性诊断标志，可考虑为杜克雷嗜血杆菌。但涂片的敏感性大约为50%。

2. 培养标本　在选择性培养基上培养，可出现典型菌落，取典型菌落做细菌涂片，可见两个以上细菌连成锁状，犹如鱼群在游动。检出杜克雷嗜血杆菌不仅有助于诊断，而且可确定分离的细菌对抗生素的敏感性。

3. 血清学检测　目前认为IgM抗体敏感性为74%，特异性为84%，该抗体具有早期诊断价值；IgG抗体敏感性为94%，特异性为64%。

4. 核酸检测

（孙永显　王龙梅）

书网融合……

目标检测　　知识回顾　　习题

第五篇
医学影像诊断

第一章　X线、CT与MRI诊断

第二章　超声诊断

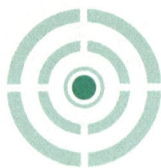

学习目标

知识要求:

1. 掌握常用影像学检查技术要点及其临床应用价值。
2. 熟悉临床常见病、多发病的影像学表现。
3. 了解影像学检查技术的新进展。

技能要求:

1. 熟练掌握各种影像学检查方法的优、缺点,针对临床常见病、多发病选择适宜的影像学检查方法。
2. 学会观察与分析临床常见病、多发病的影像学征象并做出初步诊断。
3. 具有基本的医患沟通技巧,关心患者,严格遵守影像学检查技术规范。

第一章 X线、CT与MRI诊断

PPT

岗位情景模拟33

患儿,男,1岁8个月。因"咳嗽4天,加重伴阵发性喘憋半天"入院。患儿4天前进食烤薯条时有呛咳史,连续咳嗽,拍背后缓解,随后咳嗽加重,出现喘憋貌,面色发绀,1天前发热1次,未再反复。

查体:T 36.5℃,P 120次/分,R 50次/分。神志清,精神欠佳,鼻翼扇动,呼吸急促,颈软,三四征弱阳性,双肺呼吸音粗,左肺呼吸音低,右肺呼吸音强,未闻及干湿性啰音,心律齐,心音有力,未闻及病理性杂音。

实验室检查:白细胞 11.96×10^9/L,中性粒细胞 38.2%,淋巴细胞 53.1%,血红蛋白 130g/L,血小板 337.0×10^9/L,C-反应蛋白 8.72mg/L,嗜酸性粒细胞百分比 1%。

问题与思考

1. 对该患儿应首先采用哪种影像学检查?
2. 进一步诊断需做的影像学检查是什么?这些方法之间的优缺点是什么?

答案解析

医学影像学是利用X线成像、计算机体层成像(computed tomography,CT)、磁共振成像(magnetic resonance imaging,MRI)、超声成像(ultrasonography,USG)、核素显像等检查技术,显示人体内部形态与功能信息,借以了解人体解剖结构与功能状况及病理变化,以达到诊断与治疗疾病目的的一门临床科学。

医学影像学发展进程中,伴随着科学理论与科学技术的不断进步和创新,从单一以X线成像源拓展至"声源""磁源""放射性核素"等一系列新的成像技术,使影像诊断从单纯显示人体内部结构的形态成像诊断,发展为反映分子、功能代谢成像诊断,并与治疗并驾齐驱的西医学影像学体系。

医学影像学是一门开放的、不断发展的学科，是科学技术在医学领域的延伸应用，同时也有力地推动了临床医学的快速发展。因此，医学生应掌握医学影像学的基本概念、临床应用范围，熟悉不同成像技术的基本原理、图像特点以及优缺点，懂得影像检查手段的合理选择以及后续补充验证检查的顺序，避免过度医疗、盲目检查，熟悉影像思维模式，学会各部位、各系统正常、常见疾病的图像识别、分析与诊断。

第一节　成像技术与临床应用

🏛 **课堂互动 5-1**

X线图像和CT图像特点分别是什么？

答案解析

一、X线成像

（一）成像原理

1. X线的产生　X线是在真空管内高速运行的成束电子流撞击金属靶面（钨、钼、铑）后产生的，为能量转换的结果。医用X线设备虽然种类繁多，各种设备配置也不尽相同，但其基本的组成部分均包括X线管、变压器和操作台三部分。

2. X线的特性　X线属于比可见光的波长短的电磁波，具有以下几方面与X线成像和X线检查相关的特性。

（1）穿透性　X线波长短，穿透力强，能穿透可见光不能穿透的物体，在穿透过程中存在一定程度的吸收。X线的穿透力与X线管电压密切相关，电压越高，其产生的X线波长愈短，穿透力愈强。X线穿透物体的程度和物体的密度与厚度相关。密度高，厚度大的物体吸收的射线多，通过的少。X线穿透性是X线成像的基础。

（2）荧光效应　X线本身不可见，但可激发荧光物质，如硫化锌镉及钨酸钙等，使波长短的X线转换成波长长的可见荧光，这就是荧光效应，它是进行透视检查的基础。

（3）感光效应　涂有感光物质如溴化银的胶片，经X线照射后感光，产生潜影，经过显影、定影处理，感光的溴化银中的银离子（Ag^+）被还原成金属银（Ag），并沉积于胶片的胶膜内表现为黑色。未感光的溴化银，在定影过程中被清除，显出胶片片基的透明本色。因感光程度不同，从而产生了从黑至白不同灰度的影像。感光效应是X线摄影的基础。

（4）电离效应　X线通过任何物质都可产生电离效应。电离程度与X线量成正比。电离效应是放射剂量学的基础。

（5）生物效应　X线经过人体，也产生电离效应，引起生物学方面的改变，即生物效应。这又成为放射治疗学的基础，同时也是进行X线检查时需要注意辐射防护的原因。

3. X线成像基本原理　X线能使人体组织结构在荧屏上或胶片上形成影像，一方面是基于X线的穿透性、荧光效应和感光效应；另一方面是基于人体组织结构间存在密度和厚度的差别。当X线透过人体不同组织结构时，被吸收的程度不同，所以到达荧屏或胶片上的X线量的差异。所以，在荧屏或胶片上就形成明暗或黑白对比不同的影像。

人体组织结构是由不同元素所构成，根据各种组织单位体积内各元素量总和的大小形成不同的密度。人体组织结构根据密度不同将其归纳为三类：高密度的组织结构主要有骨组织和钙化灶等；中等密度的组织结构有肌腱、韧带、软骨、肌肉、神经、实质器官等；低密度的组织结构有脂肪组织以及有气体存在的胃肠道、呼吸道等。

（二）检查技术

1. 传统X线成像

（1）透视和X线摄影　透视可了解器官的动态变化，操作方便，费用低廉，可立即得出结论，用于胃肠道检查。缺点是缺乏客观记录，不便于对比观察。X线摄影的对比度及清晰度均较好，也可以作永久记录，但因以上两种方法的图像清晰度不如DR、CR等数字X线设备，目前基本被数字X线成像设备取代。

（2）特殊检查　主要为软X线摄影，如钼靶摄影，用于软组织的检查，尤其是乳腺。

（3）造影检查　缺乏自然对比的组织或器官，可将高密度或低密度的物质引入器官内或其周围间隙，使其产生密度对比，引入人体的物质称为造影剂。

①对比剂：依据影像密度高低将其分为高密度对比剂和低密度对比剂。高密度对比剂是原子序数高、比重大的物质，如钡剂及碘剂。钡剂为医用硫酸钡粉末，碘剂分有机碘和无机碘制剂两类。常用有机碘对比剂分为离子型与非离子型。非离子型对比剂，具有相对低渗性、低黏度、低毒性等优点，毒副反应小于离子型对比剂，适用于血管造影、CT增强扫描。低密度对比剂为气体，目前很少应用。

②造影方法：直接引入法，是指将对比剂直接引入人体目标部位进行造影，主要包括口服法（如食管及胃肠钡餐检查）；灌注法（如钡剂灌肠、子宫输卵管造影）；穿刺注入法（如心血管造影）。间接引入法是指经静脉注入后，对比剂经人体的生理代谢而使某些器官显影，如静脉肾盂造影。

③检查前准备及对比剂不良反应的处理：消化道检查通常应为空腔状态。在对比剂中，钡剂较安全。对比剂不良反应中，碘对比剂过敏相对较为常见，偶尔较严重。使用时需注意了解患者有无过敏史、肾衰竭、心肺功能异常、甲亢等；患者知情同意后方可进行检查；进行碘剂过敏试验并做好抢救过敏反应的药品与器材；发生严重反应时，如周围循环衰竭、心脏停搏、惊厥、喉水肿以及哮喘发作等，应立即终止检查并进行抗休克、抗过敏等治疗。

2. 数字X线成像

传统X线成像是模拟成像，摄影成像对技术要求严格，影像灰度不可调节，图像密度分辨力较低。数字X线成像（digital radiography，DR）是将X线摄影或透视装置与计算机结合，将模拟信息转换成为数字信号，由此得到数字化图像的成像技术。

（1）计算机X线摄影　计算机X线摄影（computed radiography，CR）将影像板（image plate，IP）代替X线胶片成为介质记录影像信息。透过人体后剩余的X线被IP接受而感光，形成潜影，再通过激光扫描系统读取潜影信息，通过模/数转换后，输入计算机处理形成数字图像。CR设备可与传统X线设备进行组合，从而实现影像图像数字化，获取的数字图像可在一定范围内调整图像的特性，如窗宽窗位处理、灰阶处理、X线吸收率减影处理等。CR的不足之处在于成像速度慢，不能进行透视检查，X线检测效率有待提高。

（2）数字X线成像　数字X线成像（digital radiography，DR）用平板探测器将X线信息转换成电信号，将其数字化，整个转换过程都在平板探测器内完成，没有模/数转换过程，所以X线信息损失少、噪声小、图像质量优于CR。也被称为直接数字X线成像（direct digital radiography，DDR）。DR设备不能与原有X线设备兼容，其包括DR通用X线机、DR胃肠机、DR乳腺机、DR床旁机等。与CR相比，DR不但较大缩短了成像时间，可用于透视；且进一步提高了X线检测效率，降低了辐射剂量；并具有多种后处理功能，如多体层容积成像（一次检测获得投照部位任意深度、厚度的多层面体层图像）、图像自动拼接技术（一次检测可获取大范围如脊柱的无缝拼接DR图像）等。

（3）数字减影血管造影　数字减影血管造影（digital subtractive angiography，DSA）设备是计算机技术与传统血管造影设备相结合的产物，是一种特殊专用于心血管造影和介入治疗的数字化X线设备。是利用计算机处理数字影像信息，消除骨骼与软组织影像，使血管显影清晰的成像技术，目前DSA检查是诊断心血管疾病的金标准，也是血管内介入治疗不可缺少的成像手段。DSA设备机架呈"C"形，故称之为"C"

臂。分为单C臂和双C臂，可以有悬吊、落地、移动等多种安装方式。DSA数字减影常用的方法是：经导管向血管中注入水溶性碘对比剂，同时采集受检部位的连续影像（这两帧图像称为减影对），利用这两帧图像的数字矩阵，通过计算机进行数字减影处理，消除骨骼与软组织的数字，留下清晰的血管影像。

（三）X线图像的特点

1. **X线图像是灰阶图像** 它是由从黑到白不同灰度的影像所组成（图5-1-1），这些不同灰度的影像是以光学密度反映人体组织结构的解剖及病理状态。

人体组织结构的密度与X线图像中影像的密度是两个不同的概念。前者是指人体组织中单位体积内物质的质量，后者则指X线图像上所显示影像的黑白。物质的密度与其本身的比重成正比，物质的密度越高，比重越大，吸收的X线量多，影像在图像上呈白影。反之，物质的密度越低，比重越小，吸收的X线量少，影像在图像上呈黑影。在工作中，通常用密度的高与低表述影像的白与黑。例如用高密度、中等密度和低密度分别表述白影、灰影和黑影，同时也表示物质密度的高低。人体组织密度发生改变时，则用密度增高或密度减低来表述影像的白影与黑影。

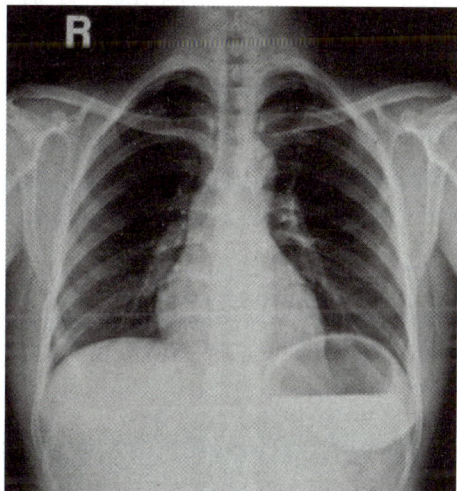

图5-1-1 正常胸部X线后前位图像

2. **X线图像是重叠图像** X线图像是X线束穿透某一部位的不同密度和厚度组织结构后的投影总和，是该穿透路径上各种结构影像相互叠加在一起的影像。叠加后的结果，可以使部分组织或病灶的投影因累积增益而得到更好的显示，但同时也因此将一些组织或病灶的投影被覆盖而很难或者不能显示。虽然X线检查所得到的图像是重叠影像，但覆盖范围广，有利于某一解剖部位组织结构的整体观察，如胸部、脊柱X线平片。

3. **X线图像具有放大和失真** 因X线管阳极靶具有一定面积，并且产生的X线呈锥形投射，故而，X线影像就产生了伴影并有一定程度放大。伴影使X线影像的清晰度减低，锥形投射使处于射线中心部位的物体放大，但无失真、变形，于射线边缘部位的物体除放大外，还出现失真和变形。

4. **X线图像不可调节** 普通X线图像为直接模拟成像，图像上的影像灰度、对比度、摄片参数、处理条件等关系密切。获得图像后，其灰度和对比度是固定不可调节的。

数字化X线成像中的CR、DR图像特点有别于传统的X线成像。数字化X线成像通过灰阶处理与窗显示技术，可以调节影像的灰度及对比度，从而使不同密度的组织结构和病灶同时能够最佳显示。然而，CR及DR仍然保持传统X线图像的放大、失真、影像重叠的特点。

（四）临床应用

X线应用于临床进行疾病诊断已有百余年历史。虽然现代成像技术如CT、MRI、超声对疾病诊断具有明显的优越性，但是不能完全取代X线检查。一些部位如骨关节、胸部常作为首选的影像检查手段；对于胃肠道，X线检查也具有一定优势，具有较高的临床应用价值。但对于中枢神经系统、肝脏、胆囊、胰腺、生殖系统等疾病的诊断，X线检查价值有限，还需要依靠其他的影像检查方法。

二、CT成像

（一）成像原理

1. CT成像基本原理　CT是利用X线束环形扫描人体某一层面后，探测器接收该层面各个方向上X线的衰减值，经过模/数转换器转换为数字信号，传输至计算机进行处理。计算机将接收的原始数据矫正处理后，形成数字矩阵，再经数/模转换，显示为黑白不同的灰阶而重建图像，即CT图像。

2. CT设备

（1）多层螺旋CT（multi-slice spiral CT，MSCT）　采用螺旋式的扫描方式，也就是指X线球管连续旋转且连续产生X线，检查床也随之恒速移动并进行图像采集，反映人体的一段体积，得到三维信息，故螺旋CT又称为容积扫描（volume CT scan）。MSCT采用锥形X线束和Z轴上多排探测器的设计，又称为多排探测器螺旋CT（MDCT，多排CT）。该设备是目前临床应用的主流机型，包括有2层、4层、8层、16层、64层、256层、1024层MSCT。设备所采集图像时间分辨率高，利于活动器官如心脏成像；图像空间分辨率亦高，使微小病变如次级肺小叶间隔的增厚可以清晰显示。

（2）双源CT　是同一CT设备内配置有2个X线管和2组探测器的MSCT，两套数据采集系统呈90°交叉安装在旋转机架上。两个X线源采用不同（相同）电压同时进行扫描，从而实现数据的整合和分离。不同两组数据对同一组织器官分辨能力不同，通过两组不同能量的数据可以分离出普通CT所不能分离或显示的组织结构，可以进行CT能量成像。如果两组数据以同样电压的电流值扫描则可以将两组数据进行整合，快速获得同一部位的组织结构形态，突破普通CT的速度极限，也使得图像获取的时间分辨率大大提高。

（3）能谱CT　通常CT成像所应用的X线包含不同能量的光子，属于混合能量成像。在成像中低能量光子被吸收，致使穿透后的X线束硬化，所测量的CT值不精确并产生线束硬化性伪影。能谱CT是在扫描中行两种电压（80KVp和140KVp）的瞬时切变，所获得的两组X线吸收系数数据，经公式计算出不同物质空间分布的CT值，而该物质密度值与X线能量无关，然后依据已知的各种物质不同单能量下的X线吸收系数，用所计算出的物质密度值，再经计算并重建出各种单能量下的CT图像，也可以计算并重建出不同物质密度的CT图像。能谱CT对图像质量、病变检出和定性诊断及消减线束硬化性伪影等有一定临床价值。

3. 基本知识

（1）像素与体素　具有一定厚度的成像体层，由若干个体积相同的小单元构成，这些基本单元称为体素，体素是三维概念，是可以被CT扫描的最小体积单位。CT图像是由多个大小相同而密度不等的小单元组成，将这些组成CT图像的基本单元称为像素，像素为体素的投影，是二维概念。单位面积内像素越多，CT图像越清晰，其分辨率也越高。

（2）矩阵　矩阵为像素以二维方式排列而成的阵列，代表在某一面积内每一行、每一列像素的数目。在同一图像面积内像素尺寸越小，像素数目越多，组成CT图像的矩阵越大，图像越清晰。目前常用的矩阵为512×512，1024×1024。CT图像重建后用于显示的矩阵称之为显示矩阵，为使图像质量得到保证，显示矩阵通常等于或大于采集矩阵。

（3）CT值　CT值代表X线穿透人体组织被吸收后的衰减值，也就是该体素组织对X线的吸收系数。将吸收系数换算为CT值表示组织密度的统一单位，单位是Hu（Hounsfield unit，Hu）。X线吸收系数与CT值换算关系如下：气体的吸收系数为0，CT值定为-1000Hu；水的吸收系数为1，CT值定为0Hu；骨皮质吸收系数为2，CT值定为+1000Hu。所以，人体内所有不同密度的组织CT值位于–1000~+1000Hu之间。

（4）窗宽与窗位 适当的窗宽与窗位是CT图像可以满足诊断要求的必要条件。窗宽的宽窄直接影响图像对比度。加大窗宽，图像层次增多，组织对比减少，细节显示差。反之亦然。当正常组织与病变组织间密度差别较小时，采用窄窗；需要显示更多组织器官，则使用较大窗宽。窗位高低影响图像的亮度，窗位低，图像亮度高呈白色，反之为黑色。临床上可以根据想要观察的组织的CT值来选择合适的窗宽、窗位（图5–1–2）。

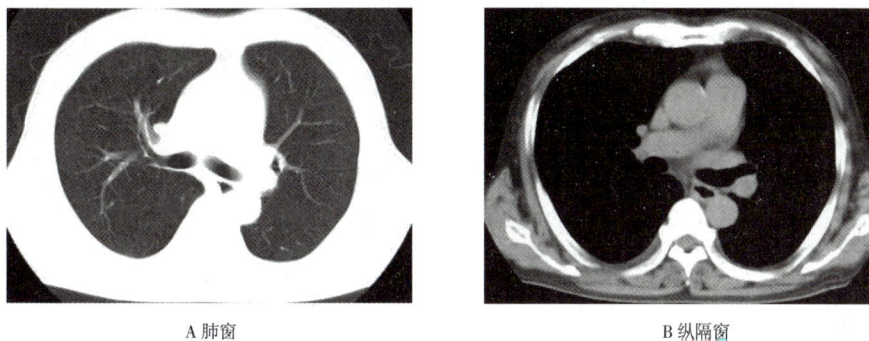

A 肺窗

B 纵隔窗

图5–1–2 肺窗与纵隔窗

（二）检查技术

CT检查常采用横断面扫描，其扫描层厚依据需要可设置为0.5~10mm不等。脑、头面部检查也可以进行冠状位或倾斜一定角度扫描。检查过程中要求患者制动，胸部、腹部检查时要求患者屏气，避免产生运动伪影。常用的扫描方法如下。

1. 平扫 平扫为不使用对比剂或造影剂进行的常规普通扫描。

2. 增强扫描 是向血管内注入水溶性碘对比剂后再进行扫描的方法。因造影剂的注入，可以增加病变组织和周围临近正常组织之间的密度差异，由此可以提高病变的显示率和诊断的准确率。增强扫描后，若病变组织密度增加，称之为强化或增强，依据对比剂注射后扫描方法的不同，可将其分为常规增强扫描、灌注扫描或动态增强、多期增强扫描、延迟扫描等方式。

3. 薄层扫描 扫描层厚≤5mm的扫描。其优点是减少了部分容积效应，能更好地显示病变的细节。一般用于检查较小的病灶或组织器官。如需进行三维重建等后处理，亦需用薄层扫描，扫描层厚越薄，重建图像质量越高。

4. 特殊扫描

（1）靶扫描 是对兴趣区进行局部放大扫描，以利于局部结构或病变更好显示，主要用于内耳、垂体、肾上腺、肺内小结节等部位的检查。

（2）高分辨力CT扫描 高分辨力CT（high resolution CT, HRCT）扫描是应用薄层（≤2mm）、高毫安、高分辨力算法重建、靶扫描等方法，获得良好的空间分辨力的CT图像。对小病灶与器官病变细微结构的显示优于常规CT扫描。常用于肺部弥漫性、间质性或结节性病变，垂体、内耳和肾上腺等检查。

（三）CT图像的特点

1. CT图像是数字化模拟灰度图像 CT图像是经数字转换的重建模拟图像，它是由一定数目从黑到白不同灰度的像素按固有矩阵排列而成。这些像素的灰度反映的是相应体素的X线吸收系数。与X线图像相同，CT图像也是用灰度反映器官、组织对X线的吸收程度。

2. CT图像具有较高的密度分辨力 CT图像的密度分辨力高于常规X线图像，相当于常规X线图像的10~20倍。故而，人体不同软组织虽然对X线吸收的差别小，但在CT图像上也可形成对比。因此，CT图像能清晰显示由软组织构成的器官，如脑、纵隔、肝脏、胰腺、脾脏、肾脏、盆腔等器官，并且可以在良好图像背景上确切显示出病变影像，这种病灶检出能力是常规X线图像难以达到的。

3. CT图像的密度能够进行量化评估　CT图像不仅可以从形态学上以不同的灰度来显示组织器官与病变的密度高低，而且还可以利用X线吸收系数量化评估密度高低的程度，这是常规X线检查无法达到的。在临床工作中，CT密度的量化标准与X线不同，它用CT值表示。所以，在描述某一组织器官或病变密度时，不仅可以用高密度、中等密度、低密度来形容，也可以用CT值来说明密度的高低程度。人体软组织的CT值范围小，与水的CT值相近，但因其具有较高的密度分辨力，仍可将密度差别较小的软组织及病变分辨出来，例如脑皮质、髓质、脑梗死灶等。但是，在一个扫描层面的厚度方向内同时含有两种或两种以上密度不同、走形与层面平行的组织时，其显示的密度并非代表其中任何一种组织，所测CT值为它们的平均值。这种现象称之为部分容积效应或部分容积现象，影响微小病变的显示与诊断。

4. CT图像为断层图像　CT图像常规为横轴位断层图像，弥补了普通X线检查各组织结构影像重叠的缺点，能够使各个器官组织结构得以清楚显示，显著提高了病灶检出率。但是断层图像不利于器官结构与病灶的整体显示。

（四）临床应用

1. CT平扫与增强检查　CT平扫与增强检查基本可用于全身各器官、系统的疾病诊断。它的突出优点是密度分辨力高，病变易于检出，尤其是可以较早地发现小病灶以及准确地显示病变范围，故而广泛应用于临床。尤其是对于中枢神经系统、头颈部、呼吸系统、消化系统、泌尿系统等病变的检出与诊断具有突出的优势。对于心血管系统、生殖系统、骨骼肌肉系统疾病也具有较高的诊断价值。

2. CT图像后处理　薄层面重建可以提高图像的空间分辨率，有利于微小病灶的显示。多平面重组（MPR）可从矢状面、冠状面、斜面显示器官及病变的位置、形态、范围、病变与周围组织结构的关系，可在不同方位测量病变的大小、密度等。曲面重组（CPR）利于整体显示走形迂曲的结构如颌骨、血管等，但曲面重组无法真实反映被显示组织器官的位置与毗邻关系。最大强度投影（MIP）广泛应用于不同方位上整体显示具有较高密度的组织结构，如充盈对比剂的血管腔。最小强度投影（minIP）用于不同方位上整体观察低密度结构，如支气管树。表面遮盖显示（SSD）和容积再现（VR）均能够三维显示复杂结构的全貌，图像具有较强的真实感与三维立体感，它也可以进行360°旋转观察，VR技术还能够给图像进行伪彩和透明化处理。如骨关节、心血管及其毗邻结构关系等。CT仿真内镜（CTVE）具有仿真光纤内镜的效果，可沿受检官腔的视点和路线进行观察，还可以按电影序列反复回放，用于观察气道、消化道以及血管等管道器官的内表面形态。缺点是不能观察病灶的真实颜色，不能对病灶取组织进行病理活检，对黏膜及扁平病灶显示不敏感，易受技术参数与器官运行等因素影响。

3. CT血流灌注成像　此技术可以提供血流灌注等功能信息，可反映组织器官及病灶的血流灌注改变，利于病变的检出与定性诊断。另外，快速电影模式的应用，可实时观察器官的活动，如心脏的收缩与舒张、胃肠道蠕动、关节运动，这又为疾病诊断提供了新的信息。

4. 急诊医学中的应用　近年来随着设备的发展，CT检查在急诊医学中的地位也越来越重要。如疑为脑梗死时，可迅速完成CT平扫、CTA检查、CT灌注成像；对于胸痛三病症（心绞痛、主动脉夹层、肺动脉栓塞）患者可一站式完成主动脉、肺动脉、冠状动脉CTA检查及其病变诊断；对急腹症患者行CT检查有利于快速明确病因，为及时、有效与合理的治疗提供可靠依据。

三、MRI 成像

（一）成像原理

1. MRI成像基本原理　MRI和X线及CT成像截然不同，它是利用人体内原子核在强磁场中受到射频脉冲的激励而产生核磁共振现象，产生MRI信号，经过信号采集，借助计算机与图像重建技术而获取图像的新型医学成像技术。

（1）氢核成像 目前临床上MRI成像为氢原子核像，由于人体组织结构中氢核含量丰富，成像效果好。而人体中各种器官、组织中氢核含量不等，正常组织和病变组织中的氢核含量不一，形成了具有信号强度差别的MRI图像。

（2）成像过程 通常人体内杂乱无章运动的氢核沿着自身的轴进行无间断自旋。当处于外加的静磁场时，自旋的氢核顺着外加磁场方向不停地进行陀螺样旋转，与此同时，对其施加一个与其运动频率一致的射频脉冲时，氢核就会产生共振，它吸收能量后，自低能级向高能级跃迁，当射频脉冲停止时，氢核又将从高能状态降至低能状态，同时将其吸收的能量以电磁波的形式释放，接收这种电磁波并通过计算机进行处理，形成MR图像。

（3）MR设备 通常包括五个系统：主磁体、梯度系统、射频系统、计算机图像处理系统、辅助设备。

（二）检查技术

1. **MRI常规扫描** 即MRI平扫，是通过人体正常及病理组织自身特性获取扫描图像的方法。在MRI检查中，各种组织的质子密度、T_1、T_2参数的表达，均需经过适当脉冲序列反映出来。脉冲序列是具有一定带宽、一定幅度的射频脉冲组成的序列。

自旋回波序列为常用的射频脉冲序列。水抑制多用液体衰减反转恢复脉冲（fluid attenuated inversion recovery，FLAIR）序列，它可以抑制自由水信号，而使自由水在T_2WI中呈低信号，结合水不被抑制表现为高信号。脂肪抑制（fat suppression）多用反转时间反转恢复（short TI inversion recovery，STIR）序列，通常是在T_2WI中抑制脂肪的高信号，表现为低信号，以便减少脂肪对周围其他组织信号的干扰（图5-1-3）。

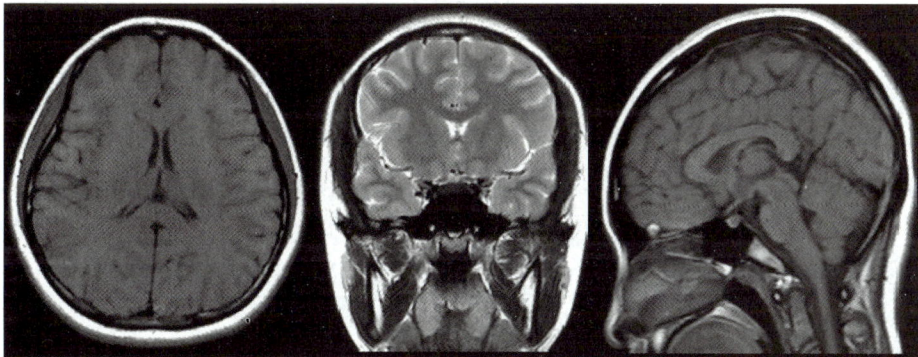

图5-1-3 正常颅脑MRI表现

2. **MRI增强扫描** MRI增强扫描与CT增强扫描相同，均由静脉注入对比剂。

目前常用的磁共振对比剂为顺磁性对比剂，其中二乙三胺五乙酸钆（gadolinium diethyl triamine-pentoacetic acid，Gd-DTPA）为最常用的阳性对比剂，当处于低浓度时（0.1~0.2mmol/kg体重）可缩短T_1值，而高浓度时（>0.5mmol/kg体重）缩短T_2值。常规采取0.1~0.2mmol/kg体重用药，于静脉内快速推注。垂体、肝脏、心脏、大血管等组织成像采用压力注射器进行动态、多期扫描。Gd-DTPA性能相对稳定，广泛应用于临床，不良反应发生率低且轻微。

3. **MR功能成像**

（1）磁共振血管成像 磁共振血管成像（magnetic resonance angiography，MRA）是利用特定的技术显示血管及血流信号特征的一种方法。

常用的MRA检查方法主要为时间飞跃法（time of flight，TOF）、相位对比法（phase contrast，PC）、增

强磁共振血管造影（contrast enhanced MRA，CE-MRA）。时间飞跃法与相位对比法分别利用流入相关增强效应及流速诱导的流动质子的相位改变成像。其中TOF常用于显示动脉，PC常用于显示静脉。增强磁共振血管造影是通过静脉注入顺磁性对比剂以缩短血液T_1值，使血液信号显著增高。动脉、静脉通过此种方法均能显示，胸腹部、四肢血管显影效果较好。

（2）磁共振水成像　磁共振水成像依据人体中液体具有长T_2特征，获得重T_2加权像，而使含水的器官显像，同时忽略其他组织器官的一种成像技术。该方法具有无创、无对比剂的优点。因该方法可突出显示含水结构而广泛应用，其中磁共振胰胆管成像（MR cholangio pancreatography，MRCP）、磁共振尿路成像（MR urography，MRU）、磁共振椎管水成像（MR myelography，MRM）、磁共振内耳水成像、磁共振涎腺水成像等常用。MRCP为胰胆管系统当前检查中的重要手段之一，与内镜逆行性胰胆管造影（ERCP）相比具有无创、无对比剂压力及过敏等优势。

（3）磁共振波谱成像　MR波谱成像（MR spectroscopy，MRS）是一种以波谱形式测量正常及病变组织代谢物含量的技术，在脑、乳腺、前列腺等部位疾病的诊断与鉴别诊断方面具有一定价值。

（4）MR电影技术　MR电影技术（MR cine，MRC）是运用快速成像序列使运动器官成像，以此评价运动器官运动功能的检查方法，主要用于心脏大血管功能的评定。

（三）MRI图像的特点

1. MRI图像是数字化模拟灰度图像　与CT图像相同，MRI图像也是数字化模拟灰度图像，同样具有窗技术显示以及可以进行各种图像后处理的特点。但MRI与CT不同，其图像上的灰度并不表示组织和病变的密度，而是表示其信号强度，反映的是弛豫时间的长短。

🌱 **知识拓展**

弛豫时间

氢核在人体含量丰富，产生磁共振信号强，因此MRI主要是应用氢核成像。在无外加磁场时，正常人体内氢质子的磁矩排列杂乱，当在均匀的强磁场中，质子群发生磁化作用，磁矩将按磁场磁力线的方向重新排列。外加磁场称为静磁场，在这种状态下用特定频率的射频脉冲进行激发，质子吸收能量产生共振（磁共振）。停止发射射频脉冲，氢原子核把吸收的能量逐渐释放出来，其相位和能级恢复到激发前的状态。这一恢复过程称为弛豫过程，所需要的时间则称为弛豫时间。

---

2. MRI图像具有多个成像参数　MRI检查具有多个成像参数，即T_1弛豫时间、T_2弛豫时间质子密度弛豫时间等，主要反映相应弛豫时间差别的MRI图像分别称之为T_1加权像（T_1 weighted image）、T_2加权像（T_2 weighted image）、质子密度加权像（proton density weighted image，PdWI）。人体不同组织与病变具有不同的弛豫时间，是磁共振成像诊断疾病的基础。在T_1WI和T_2WI图像上，T_1和T_2弛豫时间的长短和信号强度高低间的关系有所不同：短T_1值（简称短T_1）表现为高信号，如脂肪组织；长T_1值（简称长T_1）呈低信号，如脑脊液；短T_2值（简称短T_2）表现为低信号，如骨皮质；长T_2值（简称长T_2）呈高信号，如脑脊液。表1中列举了一些正常组织与病理组织在T_1WI和T_2WI上的信号强度。

表1　几种常见组织在T_1WI和T_2WI上的影像灰度

	脑灰质	脑白质	脑膜	脑脊液和水	脂肪	肌肉	骨皮质	骨髓
T_1WI	灰	白灰	黑	黑	白	灰	黑	白
T_2WI	白灰	灰	黑	白	白灰	灰	黑	灰

3. MRI图像具有多种成像序列 其中最常用的序列是自旋回波（spin echo，SE）序列与快速自旋回波（turbo SE，TSE；fast SE，FSE）序列，其他成像序列如反转恢复（inversion recovery，IR）序列、梯度回波（gradient echo，GRE）序列、平面回波成像（echo planar imaging，EPI）也经常应用。在这些成像序列中，通过改变成像的具体参数，可以衍生出更多成像序列及方法。这些成像序列与方法具有不同成像速度，不同的组织对比，故而有不同的临床应用价值。

4. MRI图像为多方位断层图像 与CT图像相同，MRI在临床中常规获取横轴位断层图像，根据需要，也可直接进行矢状位、冠状位乃至任何方位的斜面断层图像。直接获取的多方位图像便于显示组织结构之间的解剖关系，也便于明确病变的起源部位与范围。

5. MRI图像软组织分辨力高 MRI图像基于成像原理以及多参数和多序列成像特点，具有软组织分辨力高的特点，能准确识别正常结构与病变的不同组织学类型，利于病变的检出及诊断。

6. MRI图像受流空效应影响 血液、脑脊液等流动的液体因MRI成像原理而使其信号表现复杂，受流体的流动类型、流速、成像序列等多种因素的影响。如SE序列图像中，高速血流因流空效应呈信号丢失；在大多数GRE序列图像上，血流由于流入相关增强效应而表现为高信号。此外，流体的流速还能诱导流动的质子发生相位改变。流动增强效应与流速诱导的流动质子的相位改变又是磁共振血管成像（magnetic resonance angiography，MRA）时间飞跃法及相位对比法成像的物理基础。MRA检查同时可以显示血管的形态以及血流方向、速度等信息。

7. MRI图像可显示组织磁敏感性差异 梯度回波序列与磁敏感加权成像（susceptibility weighted imaging，SWI）都可以显示正常组织间以及组织与病变间的磁敏感差异。可对小静脉、微出血、钙化、铁沉积等显影。

8. MRI图像可显示水分子扩散运动 扩散加权成像（diffusion weighted imaging，DWI）是经特定成像序列对组织与病变内水分子扩散运动及受限程度进行成像的方法。扩散张量成像（diffusion tensor imaging，DTI）能够更准确、全面地显示水分子在不同方向的扩散运动，也用于重建脑白质纤维束。

9. MRI图像可显示组织血流灌注信息 基于MRI灌注加权成像（perfusion weighted imaging，PWI）的两种方法：动态磁敏感对比（dynamic susceptibility contrast，DSC）与动脉自旋标记法（arterial spin labelling，ASL）可显示组织血流灌注信息。前者需通过顺磁性对比剂的注入，引起磁敏感效应成像；后者则通过标记动脉中 ^{1}H 进行成像。

10. MRI图像可显示脑功能区与连接 MRI功能成像（functional MRI，fMRI）能够反映人脑功能信息及病变引起的功能改变，包括任务态和静息态fMRI。任务态fMRI临床上常用于运动及语言区的定位，它是研究特定任务引起的脑区激活方法。静息态fMRI通过对脑区间活动的相关性分析，研究脑区间的功能连接。

（四）临床应用

MRI检查具有多参数、多方位、多序列成像的特点，具有无X射线辐射损伤、软组织分辨率高的特性，能够进行MR血管成像、MR水成像、MR功能成像、MR波谱成像、MR弥散成像等优势，目前广泛应用于人体各个系统疾病的检查与诊断。较其他成像检查的病变检出敏感性更高，且可更早发现小病变，如对脊髓病变、垂体微腺瘤、早期小肝癌、软骨损伤等疾病的检出更具优势。此外，随着MR设备的发展，软件与硬件的开发，MRI应用领域不断拓展。如3.0T的MRS可分辨更多的代谢物谱峰，有助于疾病的诊断与鉴别诊断；SWI成像技术能够使脑内小静脉发育异常清晰显示；通过对患者进行DWI检查，恶性肿瘤患者转移灶的检出更加准确，便于肿瘤分期与治疗方法的评估，并且有望用于预测与监测放化疗对恶性肿瘤的疗效。

MRI也存在临床应用的限度与不足。①患者体内若有心脏起搏器、铁磁性植入物、幽闭恐惧症、早期妊娠等情况，则无法进行MRI检查；②MRI图像容易产生运动伪影、磁化率伪影、外磁场不均匀性伪影等多种不同类型伪影，虽然通过补偿技术可对其进行纠正，但有时无法完全消除；③因成像原理限制，某些部位疾病的检出、诊断仍有限度，如MRI对呼吸系统多数疾病的诊断价值不高；对钙化、骨皮质的显示不敏感；对胃肠道黏膜微小病变显示欠佳等；④MRI增强扫描使用Gd对比剂虽然在临床中引起的不良反应极少，但肾功能不全或受损的患者仍然存在发生肾源性系统性纤维化的风险。

第二节　呼吸系统

一、检查方法

呼吸系统有着良好的天然对比，X线检查是胸部疾病首选的检查方法。CT对胸部肿块、肺部弥漫性间质性病变、支气管病变、淋巴结肿大、纵隔疾病、胸膜病变等有很好的定位定性诊断价值，已成为主要的影像学检查方法。MRI检查具有良好的软组织分辨力及流空效应，对纵隔肿瘤、肺门肿块及肺癌的诊断和鉴别具有较高的价值。但肺部富含空气，MRI上为无信号，因此MRI检查对肺实质病变的效果不佳，一般不作为肺部病变的首选检查方法。

（一）X线检查

1. **胸部X线摄影**　经济、简便、辐射剂量小，图像清晰，是呼吸系统疾病最常用的检查方法。常见技术如下。

（1）正、侧位胸片：常规检查体位，用于疾病初查、复查对比、定位和胸部健康体检的常用检查方法。

（2）斜位摄影：主要用于检查肋骨腋段的骨折。

2. **胸部透视**　简称胸透，操作简单，对胸部可以进行多方位观察及胸部器官的运动情况的显示，但其辐射剂量较大，清晰度差，不能保留影像资料，目前临床较少应用，仅作为胸部X线摄影的补充检查。

（二）CT检查

1. **CT平扫**　是呼吸系统最常用且诊断价值较高的影像学检查方法。通常采用断层扫描技术，获取胸部各个断面的肺窗和纵隔窗图像。肺窗主要用于观察肺组织及其病变；纵隔窗适用于纵隔结构及其病变的观察，还可以显示肺组织病变内部结构有无钙化、脂肪成分及气体等改变；需要观察胸廓的骨性结构，应在骨窗图像上进行分析。

2. **CT增强**　在平扫基础上通过对患者血管内注射造影剂而获得的图像，借以了解正常组织及病变组织的血供情况，明确病变组织与周围正常组织的关系，有利于疾病的诊断与鉴别诊断。

3. **后处理技术**

（1）高分辨力扫描：为薄层（1~2mm）扫描及高分辨力算法重建图像的检查技术。主要用于观察病灶的微细结构，对弥漫性肺间质病变及支气管扩张的诊断具有突出效果。

（2）多平面重组（MPR）：通过冠状、矢状或任意倾斜方位的图像重组，利于显示病变与周围组织结构关系。

（3）支气管树成像：利用最小密度投影法（minIP）获得全气管和支气管树整体观图像。

（4）CT仿真内镜（CTVE）：应用软件对多层螺旋CT（MSCT）容积数据进行处理，在显示器上产生模拟纤维支气管镜进、出和转向效果。

（5）肺结节分析技术：应用软件对多层螺旋CT（MSCT）容积数据进行处理，将肺结节筛查显示的一种后处理技术。可以直观地将肺结节显示出来，便于临床观察分析结节的性质。

（三）MRI检查

MRI检查具有多方位成像和较高软组织分辨力等特点，对纵隔病变、肺门增大和肺部肿瘤性疾病的诊断和鉴别诊断有一定优势。但由于MRI对于钙化灶不敏感，肺又是含气组织，在MRI上钙化及空气均呈无信号，因此MRI检查对于肺组织的观察不及CT和X线摄影检查，一般在肺部疾病临床应用相对较少。

二、正常影像学表现

（一）X线表现

1. 胸廓　胸廓包括骨骼和软组织，正常胸廓两侧对称。

（1）骨骼

①肋骨：肋骨共12对，左右两侧对称，后端与胸椎相连，自后上斜向前下走行，前端以肋软骨与胸骨连接。肋骨前后段不在同一水平，相邻的两肋骨间隙分别称为前或后肋间隙。肋骨和肋间隙常作为肺部病变定位的标志。在标准后前位胸片上，第4肋骨后端与胸锁关节同高，第10肋骨后端一般相当于第6肋前端。在青少年第1~10肋骨前端的肋软骨尚未钙化而不显影，故肋骨前端呈游离状。大约在25岁以后第1肋软骨开始钙化，然后从第12肋软骨向上依次钙化，软骨开始钙化的影像表现为条状、斑点状或片状致密影，勿认为是肺内病灶。

肋骨的先天性变异较常见，主要以颈肋、叉状肋和肋骨联合最常见。

②肩胛骨：肩胛骨在标准胸片上，应位于肺野之外。如摄片时肩胛骨未完全拉开，内缘可与肺野外带重叠，勿以为是胸膜增厚。青春期肩胛骨下角可出现二次骨化中心，勿以为是骨折。

③锁骨：内侧段横跨两肺上野，和胸骨柄形成胸锁关节。锁骨的内端下缘有时可见半月形凹陷，称为"菱形窝"，为菱形韧带附着处，边缘可不规则，勿认为是骨质破坏。

④胸骨：在正位片上大部分与纵隔影重叠，胸骨柄的两侧外上角和一部分胸椎横突可突于纵隔影之外，勿以为肿大的淋巴结。

⑤胸椎：标准后前位胸片上第1~4胸椎清楚可见，在心脏大血管后方的胸椎较难显示，但是CR或DR检查时则能较清楚显示。

（2）软组织

①胸锁乳突肌：胸锁乳突肌正位片时为两肺尖内侧均匀致密、外缘清晰的影像。当颈部偏斜时，两侧胸锁乳突肌影可不对称。

②锁骨上皮肤皱褶：锁骨上皮肤皱褶正位片时为与锁骨上缘平行的薄层软组织影，向内与胸锁乳突肌影相连，多见于深吸气时锁骨上窝凹陷。

③胸大肌：正位片表现为两肺中野中外带扇形均匀致密影，外下边缘清楚，自内下向外上与腋前皮肤皱褶相延续。常见于青壮年男性，右侧多明显。

④乳房及乳头：正位片上表现为两肺下野致密影，由下而上密度逐渐变淡，上缘不清，下缘为边界清楚的半弧形并向外与腋部皮肤延续。乳头可表现为肺下野第5前肋间锁骨中线处圆形致密影。

2. 气管与支气管　气管起于环状软骨下缘，长11~13cm，宽1.5~2cm，在胸5、6水平分为左、右两支。气管分叉处称为气管隆嵴，角度为60°~85°，一般不应该超过90°。其中右主支气管长1~4cm，走行较为陡直，与中线的夹角为20°~30°，可以看作气管的直接延续；左侧主支气管较细长，长4~7cm，与中线交角为40°~55°。两侧主支气管分别分出肺叶支气管，继而又分出肺段支气管，后经多次分支，最终与肺泡相连。

3. 肺

（1）肺野：含有空气的肺组织在X线胸片上所显示的低密度透亮区域。两侧肺野的透亮度相同并随呼吸有一定的变化，肺内气体增多时，其密度降低，透亮度增加；反之气体减少，其密度增高，透亮度变低。肺尖部含气量较少，故较不透明。临床上为便于病灶位置的描述，分别在第2、4肋骨前端下缘画一水平线，将肺野在水平方向上分为上、中、下三野；纵向平均地把每个肺野分为三等分，称为内、中、外三带（图5-1-4）。

（2）肺门：后前位上，肺门影位于两肺中野内带，左侧比右侧高1~2cm。肺门影由肺动、静脉、支气管及淋巴组织投影的总和，主要由肺动脉和肺静脉大分支构成。

（3）肺纹理：为自肺门向肺野内呈放射状分布的树枝状阴影。主要由肺动脉和肺静脉组成。肺纹理自肺门向外围延伸且逐渐变细，下肺的纹理较上肺多，右下肺尤其明显。

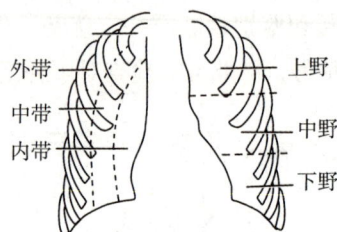

图5-1-4　肺野划分

（4）肺叶：肺叶是解剖学概念，肺野是影像学概念。肺叶由叶间胸膜分隔而成，右肺分为上、中、下三叶，左肺分为上、下两叶。在胸部正位片上，上叶下部与下叶上部重叠，中叶与下叶下部重叠。侧位片上，上叶位于前上部，中叶位于前下部，下叶位于后下部，彼此无重叠。肺叶继续划分又分为肺段，肺小叶。

（5）肺实质与肺间质：肺实质是指具有气体交换功能的含气间隙及结构，包括肺泡管、肺泡囊、肺泡及肺泡壁。肺间质是指肺的结缔组织所构成的支架和间隙，包括肺泡间隔、小叶间隔、支气管、血管及周围结缔组织。

4. 纵隔　纵隔主要结构有心脏、大血管、气管、主支气管、食管、淋巴组织、神经、脂肪及胸腺等结构和组织，纵隔的分区在纵隔病变的X线诊断中具有重要意义，为了对纵隔病变进行定位及对其可能的来源进行判断，常将纵隔分为九区（图5-1-5），前纵隔系心脏、升主动脉和气管前缘之前的区域；中纵隔为前纵隔后缘与食管前壁之间，相当于心脏、主动脉弓、气管及肺门所占据的区域；后纵隔是食管及食管以后的区域。自胸骨柄、体交界处至第4胸椎下缘连一水平线，其上为上纵隔，自第八胸椎下缘作一条水平线，以上为中纵隔，以下为下纵隔。

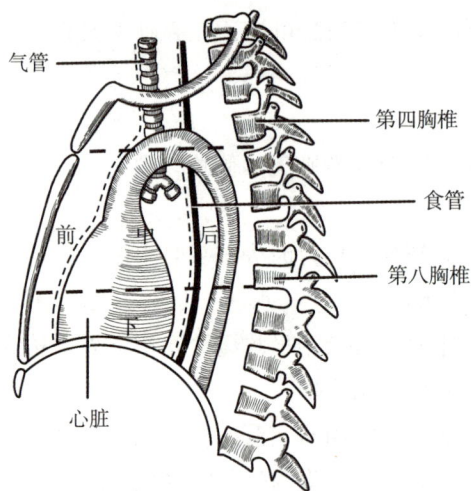

图5-1-5　纵隔的九分区

5. 胸膜　胸膜分为脏层胸膜和壁层胸膜，脏层胸膜包绕在肺的表面，壁层胸膜覆在胸壁内面、膈面、纵隔面。两层胸膜之间为潜在的胸膜腔。胸膜较薄，一般不显影，只有在胸膜反褶处X线与其走行方向平行时，显示为薄层状或线状致密影，可见于肺尖胸膜反褶处及叶间裂处。

6. 横膈　正位胸片上，膈内侧与心脏形成心膈角，与胸壁间形成尖锐的肋膈角。侧位片上，膈前端与前胸壁形成前肋膈角，与后胸壁形成后肋膈角，位置低而深。在平静呼吸状态下，膈运动幅度为1~2.5cm，深呼吸时可达3~6cm，膈运动大致两侧对称。有时膈的某一部分较薄弱，向上呈半圆形局限性隆起，称局限性膈膨升，多发生于右侧，中老年多见，为正常变异。有时深吸气时，膈顶高低不平呈波浪状，称为波浪膈，因膈肌系于不同肋骨前端，深吸气受肋骨牵拉所致。

（二）CT表现

胸部有含气的肺组织、脂肪组织、肌肉组织及骨组织。这些组织间的密度差异很大，其CT值的范围广，所以在观察胸部CT时，至少需采用两种不同的窗宽和窗位，分别观察肺野与纵隔，有时还需采用骨窗，以观察胸部骨骼的改变。胸部常规CT只能进行胸部横断面成像，多层螺旋CT除横断面成像外，还可行冠状面及矢状面的重组成像。

1. 胸壁

（1）骨骼：胸椎在CT上可分辨为椎体、椎板、椎弓、椎管、横突、棘突、小关节和黄韧带。肋骨从椎体两侧发出由后上向前下斜行，故在CT横断面上可同时显示多根肋骨的部分断面。第一肋软骨钙化影往往可突向肺野内，勿认为是肺内病变。肩胛骨于胸廓背侧呈长形斜条状结构。螺旋CT三维重组可立体显示胸部骨骼。

（2）软组织：胸壁最前方有女性乳房影，其内的腺体组织在脂肪影衬托下呈树枝状或珊瑚状致密影。前后可显示胸壁的各组肌肉，肌间可见薄层脂肪影。

2. 气管

在CT图像上，胸段气管呈圆形或椭圆形，与周围结构界限清楚。40岁以上者气管壁软骨可发生钙化。部分气管的右侧后壁直接与肺相邻，此处气管壁厚度如超过4mm视为异常。支气管走行与CT扫描层面平行时在肺窗上呈条形低密度影，垂直时呈圆形影，斜交时呈卵圆形低密度影。

3. 肺

两肺野表现为对称性低密度阴影，其中可见由中心向外围走行的高密度肺血管分支影，由粗变细，即肺纹理；上下走行或斜行的血管纹理表现为圆形或椭圆形的断面影。肺动脉与同级别的支气管相伴走行，两者的断面直径相近。两侧主支气管、叶支气管、段支气管与部分亚段支气管表现为管状或条状的含气低密度影，可作为判断肺叶和肺段位置的标志之一。肺门影主要由肺动脉、肺叶动脉、肺段动脉以及伴行的支气管与肺静脉构成。右肺动脉在纵隔内分为上、下肺动脉，然后继续分出肺段动脉分支；左肺动脉跨越左主支气管分出左上肺动脉后延续为左下肺动脉。肺静脉包括两上肺静脉干和两下肺静脉干均汇入左心房。

肺叶的位置靠叶间裂、肺叶支气管及伴行动脉来确定。肺段的位置是根据肺段支气管及伴随的血管位置及其走行来进行判断。肺段支气管及伴随的肺动脉位于肺段中心，而肺段静脉位于相邻肺段之间，肺段与肺段之间无明确分界。

4. 纵隔

（1）前纵隔：位于胸骨后方，心脏大血管之前。前纵隔内有胸腺组织、淋巴组织、脂肪组织和结缔组织。

（2）中纵隔：为心脏、主动脉及气管所占据的部位。中纵隔结构包括气管与支气管、大血管及其分支、膈神经及喉返神经、迷走神经、淋巴结及心脏等。心脏各房室之间有少量脂肪组织，所以CT上可大致区分各房室。中纵隔淋巴结多数沿气管、支气管分布，主要有气管旁淋巴结、气管支气管淋巴结、奇静脉淋巴结、肺门淋巴结、隆突下淋巴结。CT可显示正常淋巴结，直径多小于10mm。

（3）后纵隔：为食管前缘之后，胸椎前及椎旁沟的范围。后纵隔内有食管、降主动脉、胸导管、奇静脉、半奇静脉及淋巴结。后纵隔淋巴结沿食管及降主动脉分布，与隆突下淋巴结交通。

5. 胸膜

正常胸膜由于菲薄，CT上无法显示，但叶间胸膜可显示，是CT上划分肺叶的主要标志。叶间胸膜在普通CT扫描时呈无肺纹理的"透明带"，用较薄层面（1~2mm）检查时，特别是HRCT冠、矢状面重组时，则显示为高密度线状影。

6. 横膈

横膈的前部附着于剑突与两侧肋骨上，为圆顶状的肌性结构，呈光滑的或波浪状线形影。横膈的后下部形成两侧膈肌脚，右侧者附着于腰1~3椎体的前外侧，左侧附着于腰1~2椎体的前外侧。正常膈肌脚CT表现为椎体两侧弧形软组织影，有时右侧较厚。

（三）MRI表现

正常胸部结构的MRI表现取决于不同组织的MR信号强度特点。肺组织、脂肪组织、肌肉组织、骨组织具有不同的MR信号强度，在MR图像上表现为不同的黑、白亮度。

1. 胸壁   胸骨、胸椎、锁骨和肋骨的周边骨皮质在T_1WI和T_2WI上均显示为低信号，中心部的海绵状松质骨含有脂肪，显示为较高信号。肋软骨信号高于骨皮质信号，低于骨松质信号。胸壁肌肉在T_1WI和T_2WI上均呈较低信号，显示为黑影或灰黑影。肌腱、韧带、筋膜氢质子含量很低，在T_1WI和T_2WI上均呈低信号。肌肉间可见线状的脂肪影及流空的血管影。脂肪组织在T_1WI上呈高信号，显示为白影，T_2WI上呈较高信号，显示为灰白影。

2. 气管与主支气管   气管与主支气管腔内无信号，气管和支气管壁由软骨、平滑肌纤维和结缔组织构成且较薄，通常不可见，管腔由周围脂肪的高信号所衬托而勾画出其大小和走行。迷走神经、交感神经和左喉返神经多不能显示。胸导管有时在横断面可显示。

3. 肺   正常肺野基本呈黑影。肺纹理显示不及CT，不呈树枝状，而呈稍高信号的横带状影，近肺门处可见少数由较大血管壁及支气管壁形成的支状结构。由于肺血管的流空效应，肺动、静脉均呈管状的无信号影，而肺门部的支气管也呈无信号影，所以两者只能根据其解剖学关系进行分辨，但应用快速梯度回波序列，肺动、静脉均呈高信号，则可鉴别。在肺血管与支气管之间，由脂肪、结缔组织及淋巴组织融合而成的小结节状或条片状高信号影，其直径一般不超过5mm。

4. 纵隔   胸腺呈均质的信号影，T_1WI上信号强度低于脂肪，T_2WI上信号强度与脂肪相似。纵隔内的血管也是由周围脂肪的高信号所衬托而勾画。胸段食管多显示较好，食管壁的信号强度与胸壁肌肉相似。淋巴结T_1WI、T_2WI上表现为圆形或椭圆形中等信号影。通常前纵隔淋巴结、右侧气管旁淋巴结、右气管支气管淋巴结、左上气管旁淋巴结、主动脉淋巴结、肺动脉淋巴结及隆突下淋巴结较易显示，左下气管旁淋巴结及左主支气管周围淋巴结不易显示。

5. 胸膜   胸膜不易在MRI上显示。但在胸骨后区，左右各两层胸膜所形成的前纵隔联合线，在横断及冠状面上呈较高信号的线状影。

6. 横膈   在MR上横膈四周的肌腱部分及膈顶的大部呈较低信号影。冠状面及矢状面能较好显示横膈的厚度和形态。横膈的信号强度低于肝脾的信号强度，表现为弧形线状影。膈脚在周围有脂肪组织衬托下而显示清楚，呈一向前凸的窄带状软组织信号影，前方绕过主动脉，止于第2~3腰椎椎体的外侧缘。

三、异常影像学表现

（一）支气管病变

1. 阻塞性肺气肿   阻塞性肺气肿是指肺组织过度充气而膨胀的一种病理状态。是由于支气管不完全阻塞时支气管活瓣性作用，导致呼吸时气体的吸入量大于排出量，肺内残留气体逐渐增多，致使相应的肺泡过度膨胀而引起。根据支气管阻塞的部位和范围，肺气肿可分为局限性阻塞性肺气肿和慢性弥漫性阻塞性肺气肿。

（1）X线表现

①局限性阻塞性肺气肿：常见于支气管异物、支气管内肿瘤及支气管的慢性炎性狭窄等，是由于一个较大的气管或支气管发生部分阻塞所致，可为一侧肺、一个肺叶或肺段的肺气肿。X线表现为一侧肺、一叶或段的透明度增加，肺纹理稀疏；严重者可见膈肌下移、纵隔向对侧移位。

②弥漫性阻塞性肺气肿：常见于慢性支气管炎、支气管哮喘等疾病，是两肺末梢细支气管由于炎症和/或痉挛发生活瓣性狭窄，产生两肺弥漫性肺气肿。影像表现为胸廓前后径增大，肋骨走形变平，肋间隙增宽；两侧肺野透明度增加，呼气和吸气位相肺野透明度改变不大，肺纹理稀疏、变细；膈肌低平且活动度减弱，心影狭长呈垂位心型。

（2）CT表现   CT检查可以显示支气管狭窄、阻塞的部位及原因，以及继发的肺气肿和肺不张。HRCT可显示肺小叶结构的异常改变，可发现早期肺气肿。

①局限性阻塞性肺气肿：CT表现为肺局部透明度增加，肺纹理稀疏。

②弥漫性阻塞性肺气肿：CT表现为肺纹理稀疏、变细、变直，在肺的边缘处常可见肺大疱影。

2. 阻塞性肺不张　阻塞性肺不张系指支气管完全阻塞后，肺内气体多在18~24小时内被循环的血液所吸收，肺泡塌陷，肺组织萎缩，称为阻塞性肺不张。

（1）X线表现　根据阻塞的范围分两种。①一侧性肺不张：X线表现为患侧肺野密度均匀增高，纵隔向患侧移位，胸廓塌陷，肋间隙变窄，健侧肺可有代偿性肺气肿；②肺叶不张：表现为肺叶区域密度均匀增高，肺叶缩小，叶间裂呈向心性移位，邻近肺叶可出现代偿性肺气肿。

（2）CT表现　①一侧性肺不张：表现为肺叶体积缩小，呈边缘清晰的软组织致密影，增强可见明显强化，周围结构向患侧移位，常可发现主支气管阻塞的部位和原因；②肺叶不张：表现为各肺叶不张出现不同的表现，但均发生肺叶体积缩小（多呈三角形），密度均匀增高，叶间裂处边缘清晰内凹；有时邻近结构出现轻度移位。CT增强检查有助于鉴别肿块影。

📖 课堂互动 5-2

空洞与空腔有何不同？

答案解析

（二）肺部病变

1. 渗出与实变　渗出是机体对急性炎症的反应，肺泡腔内的气体被血管渗出的液体、细胞成分所替代而导致的肺实变。

（1）X线表现　病变早期呈云絮状或片状较高密度影，边缘模糊不清；如渗出累及整个肺叶，表现为以叶间胸膜为界的边缘清晰锐利的大片状高密度影。实变的密度增高阴影中显示含气的支气管影，称为"空气支气管征"或"支气管气象"。炎性渗出形成的阴影，经抗感染治疗多数在1~2周内吸收。在吸收过程中，由于炎性渗出并非同时吸收，因而病变密度常失去其均匀的特点。多见于各种急性炎症、渗出性肺结核、肺出血及肺水肿等。

（2）CT表现　分为磨玻璃样密度影和肺实变影，呈片状、肺段性、大叶性或弥漫性分布。肺实变为均匀性高密度影，可见支气管气影。病灶边缘不清楚，但靠近叶间胸膜的边缘可清楚。磨玻璃样密度影，肺窗上呈略高密度的磨玻璃样影，其内仍可见肺血管纹理影，在纵隔窗上病灶可完全不显示。弥漫性肺泡病变为两肺广泛的肺泡实变或磨玻璃样密度影，见于多种炎症以及肺水肿、急性呼吸窘迫综合征、肺出血、肺泡蛋白沉着症等。

2. 增殖　增殖为肺的慢性炎症反应，其病理基础为肺泡内肉芽组织增生。

（1）X线表现　为结节状致密影，密度较高，边界清楚，可呈梅花瓣样，无明显融合趋势。常见于肺结核和各种慢性肺炎。

（2）CT表现　为数毫米至1cm的小结节灶，形态为圆形或类圆形，密度较高，边界清晰，可呈梅花瓣状。

3. 纤维化　纤维组织取代肉芽组织成分称为纤维化，可分为局限性和弥漫性两类，是肺部病变修复愈合的结果。局限性纤维化多见于吸收不全的肺炎、肺脓肿和肺结核等。病变较局限，对肺功能影响不大；弥漫性纤维化多见于慢性间质性肺炎、尘肺、特发性肺间质纤维化等，范围广泛对肺功能影响较大。

（1）X线表现　范围较小的纤维化，表现为局限性的条索影，密度高且走行僵直，与正常肺纹理不同。病变范围较大被纤维组织代替后，可收缩形成密度高、边缘清楚的块状影，亦可见周围器官被牵拉移位如上肺野范围较大的纤维化牵拉肺门抬高，使下肺的纹理呈垂柳状改变等。

弥漫性纤维化依病变程度不同可表现为索条状、网状或蜂窝状影像，自肺门区向外伸展，直至肺野外带。其间也可有多数散在分布的颗粒状或小结节状影，称网状结节病变。

（2）CT表现　纤维化局限者表现为条索状僵直的高密度影，走行及分布均与肺纹理不同；弥漫者表现为自肺门向外伸展的线条、网状或蜂窝状影，有时在网状影背景上可见颗粒状或小结节影。

4. **钙化**　一般发生于退行性变或坏死组织内，为病变愈合的一种表现。多见于干酪样结核灶的愈合。

（1）X线表现　高密度影，边缘锐利清晰，形状不一。可为斑点状、团块状或球形，呈局限或散在分布。不同疾病的钙化各有其特点，如肺错构瘤内的"爆米花"样钙化；尘肺时肺门淋巴结的蛋壳样钙化等。

（2）CT表现　为形态多样、边界清楚的高密度影，CT值常达100Hu以上，可呈细粒状、结节状、层状或斑块状等。CT显示钙化比X线、MRI检查敏感很多，HRCT检查更有助于小钙化灶的显示。

5. **结节与肿块**

（1）X线表现　一般认为肺内结节直径≤3cm，3cm以上者则为肿块。良性病灶形态多规则，边缘光滑、清楚，少见坏死，生长缓慢，单发良性结节多见于结核球、错构瘤和炎性病变；恶性病灶多呈分叶状或脐样切迹，边缘不规则，并可有毛刺伸出，多见于周围型肺癌，少数为肉瘤和单发的转移；多发病灶多见于转移瘤。

（2）CT表现　良性肿块表现为多呈圆形、椭圆形，边缘清楚光滑，无毛刺，少有分叶；密度多均匀，但也可以出现钙化（如结核球）、脂肪（如错构瘤）等；增强扫描：可不强化或轻度均匀性强化。

恶性肿块，多见于肺癌。表现为：形态多不规则，边缘有分叶和切迹（分叶征）；肿块周围有放射状、短而细的毛刺（毛刺征）；肿块内部可有1~3mm的透亮区（空泡征或小泡征）和支气管气象，也可见偏心性的空洞，空洞内缘不规则，有壁结节向腔内突出；肿块胸膜侧可见脏层胸膜向肿块凹陷，表现为幕状、三角形或线状影（胸膜凹陷征）；肿块肺门侧可见一支或数支血管影向肿块聚拢，在肿块区中断或穿过病灶（血管集束征）和支气管直达肿块边缘呈截断或管壁增厚、管腔狭窄；增强扫描，常为明显均匀或不均匀强化。

6. **空洞与空腔**

（1）X线表现　①空洞为肺组织液化坏死后，坏死组织经引流支气管排出形成。空洞内可有积液，空洞壁可由坏死组织、纤维组织、肿瘤组织以及洞壁周围不张肺组织构成。常见于肺结核、肺脓肿、肺癌、肺真菌感染等。空洞依病理变化可分为三种：虫蚀状空洞为肺野实变影像内多发小的透亮区，洞壁不明显，形态不规则，状如虫蚀，见于干酪性肺炎，是肺组织大片干酪性坏死迅速溶解而形成。薄壁空洞洞壁在3mm以下，由薄层纤维组织或肉芽组织形成。表现为边界清楚、内壁光滑的圆形透亮区。一般空洞内无液面，周围很少有渗出影，常见于肺结核。厚壁空洞洞壁明显，厚度超过3mm，见于肺脓肿、肺结核及肺癌。结核性空洞常无或仅有少量液体，外壁光滑整齐；而肺脓肿急性期的空洞内多有明显的液平，周围大片渗出影；癌瘤内形成的空洞其内壁多不规则有壁结节，空洞多为偏心性。

②空腔是肺内正常腔隙的病理性扩大，并非肺组织坏死所致。如肺大疱、含气肺囊肿等。空腔的X线表现与薄壁空洞相似，但较空洞壁更薄，一般腔内无液平，周围无渗出。囊状支气管扩张属于空腔性病变，其内可见液体，周围可有炎性实变。

（2）CT表现　CT在显示空洞的存在、大小与形态、空洞的壁及洞内外情况等方面均优于X线，其CT表现与X线表现相同。

（三）胸膜病变

1. **胸腔积液**　多种疾病可累及胸膜产生胸腔积液，病因不同，液体的性质也不同。如胸膜炎可产生渗出液，心肾疾病可产生漏出液；化脓性炎症液体性质为脓液，胸部外伤或胸膜恶性肿瘤可为血性积液，颈胸部手术伤及淋巴引流通道可产生乳糜性积液。

（1）X线表现　X线检查对胸腔积液可以进行定位与定量分析，但难以定性诊断。

①游离性胸腔积液，依积液量而表现不同。a.少量积液：积液上缘在第四肋前端以下，液体首先位于侧、后肋膈角处。液体量在250ml以上时，于站立后前位检查仅见肋膈角变钝。透视下液体可随呼吸及体位的变化而移动，以此可与轻微的胸膜粘连鉴别。b.中等量积液：液体上缘在第四肋前端以上，不超过第

二肋前端。表现为患侧肺下野密度均匀增高，肋膈角消失，其上缘呈外高内低的弧线影。此弧线的形成是由于胸腔内的负压状态、液体的重力、肺组织的弹性、液体的表面张力等作用所致。c.大量积液：积液上缘达第二肋前端以上。患侧肺野密度均匀增高，有时仅肺尖部存在小的透亮区，纵隔常向健侧移位，横膈下移，肋间隙增宽，胸廓饱满。

②局限性胸腔积液：胸腔积液存于胸腔某一局部，称局限性胸腔积液。分为包裹性积液、叶间积液和肺下积液。

a.包裹性积液：胸膜炎时，脏、壁层胸膜粘连形成潜在腔隙，积液局限于此部位，为包裹性积液。好发于侧、后胸壁，X线切线位检查时表现为自胸壁向肺野突出的广基底的扁丘状高密度影，边缘光滑清晰。

b.叶间积液：积液发生在叶间裂处。少量叶间积液X线表现为叶间裂部位的梭形高密度影，长轴与叶间裂平行，液体量较多时，可呈球形。游离性积液进入叶间裂时，X线表现为尖端指向内侧的三角形致密影。

c.肺下积液：位于肺与膈肌之间的积液为肺下积液。以右侧多见。X线表现为患侧"膈肌"上移，"膈顶"外移。卧位检查时，患侧肺野密度普遍增高而膈肌位置正常，透视可以帮助鉴别。

（2）CT表现　少量、中等量游离性积液表现为后胸壁下弧形窄带状或新月形液体样密度影，边缘光滑整介，俯卧位检查可见液体移至前胸壁下。大量积液则整个胸腔为液体样密度影占据，肺被压缩于肺门呈软组织影，纵隔向对侧移位。包裹性积液表现为自胸壁向肺野突出的凸镜形液体样密度影，基底宽而紧贴胸壁，与胸壁的夹角多呈钝角，边缘光滑，邻近胸膜多有增厚，形成胸膜尾征。叶间积液表现为叶间片状或带状的高密度影，有时呈梭状或球状，积液量多时可形似肿瘤，易误诊为肺内实质性肿块。

2. 气胸及液气胸

（1）X线表现　①气胸：气体进入胸膜腔即为气胸。进入胸腔的气体改变了胸膜腔的负压状态，肺可部分或完全被压缩。X线表现是胸腔内无肺纹理的透亮区。气体自外围将肺向肺门方向压缩，较少时可见被压缩肺的边缘，呈纤细的线条状高密度影。随着气体增多，可将肺完全压缩，肺门区出现密度均匀的软组织影。纵隔可向健侧移位，患侧膈下降，肋间隙增宽。

②液气胸：胸膜腔内液体与气体并存，为液气胸。可因胸腔积液并发支气管胸膜瘘、外伤、手术后以及胸腔穿刺时漏进气体而引起，也可先有气胸而后出现液体或气体与液体同时出现，明显的液气胸在立位X线检查时可表现为胸腔内液平面，气-液平面上方为气体及被压缩的肺组织。

（2）CT表现　肺窗上气胸表现为肺外侧带状无肺纹理的透亮区，其内侧可见弧形的脏层胸膜呈细线状软组织密度影，与胸壁平行。肺组织有不同程度的受压萎陷，严重时整个肺被压缩至肺门成球状，伴纵隔向对侧移位，横膈下降。液气胸由于重力关系，液体分布于背侧，气体分布于腹侧。可见明确的液气平面及萎陷的肺边缘。液气胸由于胸膜粘连可局限于胸腔的一部。

3. 胸膜肥厚、粘连与钙化　胸膜炎的发展引起纤维素沉着、肉芽组织增生或外伤出血机化，均可导致胸膜肥厚、粘连和钙化。

（1）X线表现　胸膜肥厚与粘连常同时存在，轻度胸膜肥厚、粘连多见于肋膈角处。X线表现为肋膈角变钝、变平，透视下可见呼吸时膈肌运动受限，膈顶变平直。广泛胸膜肥厚时，可出现不同程度的患侧肺野密度增高，胸廓内缘出现带状致密影，肋间隙变窄，膈肌抬高，纵隔向患侧移位。胸膜钙化X线表现为不规则斑片状高密度影。有时包绕于肺表面呈壳状，与骨性胸壁间有一透明间隙相隔。

（2）CT表现　胸膜增厚表现为沿胸壁的带状软组织影，厚薄不均匀，表面不光滑。胸膜增厚达2cm及纵隔胸膜增厚均提示恶性病变。胸膜粘连常与胸膜增厚常同时发生。胸膜钙化多呈点状、弧形或带状高密度影，其CT值接近骨骼。

（四）纵隔病变

纵隔病变及肺内病变均可引起纵隔形态、密度和位置改变，X线平片可以显示纵隔位置、形态的改变，但对于病变性质，需通过CT或MRI平扫或增强扫描来确定。

1. 形态改变 最常见的是纵隔影增宽，引起纵隔影增宽的病变可以是炎症、出血、肿瘤或血管性病变，其中以纵隔肿瘤最为常见，CT及MRI检查明确纵隔占位的部位、形态和边缘情况等。

2. 密度、信号改变 CT值可以敏感反映出纵隔内病变密度，根据CT值大致分为四类病变：脂肪密度、软组织密度、囊性密度和血管密度。CT增强可明确显示血管性密度病变如动脉瘤、主动脉夹层及附壁血栓；实性病变中良性病变多呈均匀轻度强化，恶性病变多不均匀显著强化；囊性病变仅见囊壁轻度强化；脂肪性病变仅见其内的血管强化影。MRI检查实性病变性T_1WI信号强度略高于正常软组织，T_2WI呈高信号。CT检查可以敏感反映出纵隔内病变密度，根据CT值大致分为四类病变：脂肪密度、软组织密度、囊性密度和血管密度。CT增强可明确显示血管性密度病变如动脉瘤、主动脉夹层及附壁血栓；实性病变中良性病变多呈均匀轻度强化，恶性病变多不均匀显著强化；囊性病变仅见囊壁轻度强化；脂肪性病变仅见其内的血管强化影。MRI检查，实性病变在T_1WI信号强度略高于正常软组织，T_2WI呈高信号；囊性病变呈长T_1长T_2信号，囊性病变如富含中蛋白质或胆固醇结晶呈短T_1长T_2信号，脂肪性病变呈短T_1长T_2信号，应用脂肪抑制技术，脂肪性病变呈低信号影；血管性病变，依据血流速度不同则信号强度不同，流速慢，信号高，反之则低，如果出现涡流则呈不均匀混杂信号。

3. 位置改变 胸腔、肺内及纵隔病变均可使纵隔移位，其中肺不张及广泛胸膜增厚等可牵拉纵隔向患侧移位；胸腔积液、肺内巨大肿瘤及偏侧生长的纵隔肿瘤等可推压纵隔向健侧移位；一侧主支气管内异物可引起纵隔摆动，X线检查可以显示位置改变，CT检查能明确病因，MRI临床较少应用。

四、常见疾病影像诊断

（一）支气管扩张

本病以儿童及青壮年多见。病变一般发生在支气管的3~6级分支。根据形态可分为：柱状型支气管扩张、囊状型支气管扩张、曲张型支气管扩张。三种类型可同时混合存在或以其中一种形态为主出现。病变较轻者胸部平片可无异常发现。较重的支气管扩张异常X线征象有：肺纹理增多、紊乱或呈网状。扩张而含气的支气管因管壁厚可见"双轨征"，含有分泌物的扩张支气管表现为不规则杆状致密影。囊状支气管扩张则表现为多发囊腔影，直径1~3cm，多个囊状阴影形成蜂窝状影像，合并感染时，囊状阴影内可见液平面。CT检查是支气管扩张的主要检查方法，表现为支气管管壁增厚、管腔增宽。柱状型支气管扩张，当支气管水平走行而与CT层面平行时可表现为"轨道征"；当支气管和CT层面呈垂直走行时可表现为管壁圆形透亮影，呈"印戒征"。囊状型支气管扩张呈多发囊状或葡萄串状阴影；曲张型支气管扩张：表现为扩张的支气管管腔粗细不均，可呈念珠状，壁不规则。

（二）肺炎

1. 大叶性肺炎 主要由肺炎双球菌感染所引起的肺内急性炎症。本病冬春季节多发，常见于青壮年。①充血期，X线可无异常表现，或仅见局部肺纹理增粗、增多或局限性的磨玻璃状或斑片状淡影；②实变期，病变为大片状实变影，其范围与相应肺叶、肺段解剖形态相符合（图5-1-6），密度均匀，在实变影内常可见含气的支气管影像；③消散期，呈散在分布、密度不均、边缘模糊的斑片状阴影。CT检查主要用于鉴别诊断。

2. 支气管肺炎 支气管肺炎又称小叶性肺炎是指发生于细支气管及肺小叶的急性化脓性炎症。常见的病原菌有链球菌、葡萄球菌和肺炎双球菌等。X线、CT表现为两肺中、下野内中带，沿支气管纹理分布的斑点状或斑片状影，密度不均，边缘模糊，靠近脊椎部病灶较前部密集。可融合成大片状影，可出现小叶性肺气肿或小叶性肺不张。

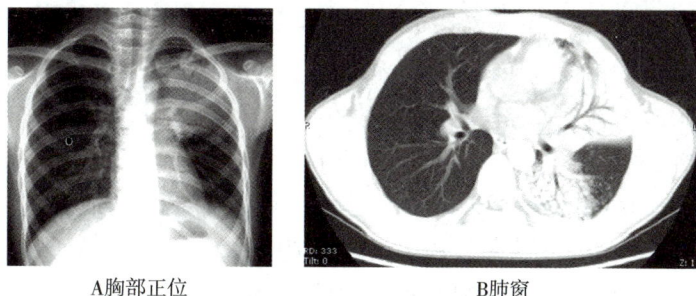

| A胸部正位 | B肺窗 |

图5-1-6 大叶性肺炎

左肺上叶大叶性肺炎，胸部正位A及CT肺窗B示：与左上叶解剖部位相符合的大片状均匀实变影，其内可见含支气管影像

3. **间质性肺炎** 间质性肺炎是以肺间质炎症为主的肺炎。可由多种病原引起，包括感染性及非感染性间质性肺炎两类。临床上多见于婴幼儿。影像表现，病变分布广，好发于两肺门区及肺下野。X线、CT表现为两肺弥漫分布网状及点状密度增高影。可见克氏（Kelers）B线或网状影，病变进展可表现为斑片状或磨玻璃样密度影，肺门密度增高，结构不清；病灶消散及吸收较一般性肺实质炎症要慢。HRCT有助于间质性肺炎的早期诊断。

（三）肺脓肿

肺脓肿是由化脓性细菌引起的肺实质内化脓性炎症。常见的病原菌为金黄色葡萄球菌、链球菌、肺炎双球菌及厌氧菌，多为混合感染。急性早期X线、CT表现为大片状影，密度较均匀，边缘模糊，与一般化脓性肺炎相似。病变进展，病灶中心发生坏死、液化则密度减低，液化物质排出气体进入，则空洞形成，X线、CT表现为片状影中的透亮区，洞壁较厚，壁内缘光滑或模糊，可见气液平面，外缘被片状实变环绕，难以确定洞壁厚度（图5-1-7）。慢性肺脓肿，X线、CT表现为圆形或椭圆形，边缘清楚的厚壁空洞，周围肺野可见不规则斑片状或索条状影，邻近胸膜肥厚粘连。

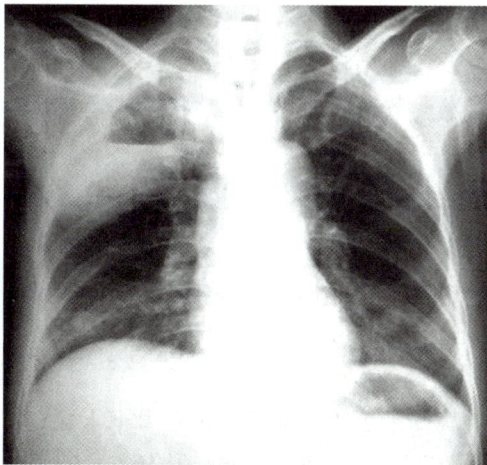

图5-1-7 肺脓肿

胸部正位片：右上肺脓肿，病灶边缘模糊。其内可见一宽大气-液平面

（四）肺结核

肺结核是由结核杆菌在肺内所引起的一种常见的呼吸道慢性传染病。X线检查在发现病变、鉴别诊断和制定分型观察疗效、判断预后等方面具有重要价值。对于临床及X线表现不典型者，需与其他疾病鉴别时，选择CT检查可获取更多的诊断信息，是X线检查的重要补充。

2017年11月9日国家卫健委发布了《WS 196—2017结核病分类》卫生行业标准（2018年5月1日起实施），新的分类法将结核病分为结核分枝杆菌潜伏感染者、活动性结核病和非活动性结核病三大类，其中活动性结核病根据病变部位分为：肺结核（病变发生在肺、气管、支气管和胸膜等部位）、肺外结核（结核病变发生在肺以外的器官和部位）。如淋巴结（除胸内淋巴结）、骨、关节、泌尿生殖系统、消化系统、中枢神经系统等部位。其中肺结核又分为以下5种类型。

1. 原发性肺结核　为机体初次感染结核菌引起的肺结核病，多见儿童及青少年。

（1）原发综合征　包括原发性病灶、淋巴管炎和淋巴结炎。X线表现为原发病灶呈云絮状、斑片状密度增高影，或为肺段、肺叶的大叶性实变影，边缘模糊；肺门淋巴结炎表现为原发病灶同侧肺门或纵隔淋巴结肿大；淋巴管炎表现为原发病灶与淋巴结之间的条索状阴影，三者同时存在称之哑铃征。

（2）胸内淋巴结结核　X线表现为肺门区或气管旁突向肺内边界清楚或模糊的肿块阴影，一般发生在单侧，以右侧较常见，多数淋巴结肿大融合可引起纵隔影增宽，边缘凹凸不平或呈分叶状。

原发性肺结核CT检查主要用于确定有无肺门纵隔淋巴结肿大，明确判断淋巴结肿大的部位和病灶内的干酪坏死及钙化的敏感性、特异性，明显优于X线检查。

2. 血行播散性肺结核　根据结核杆菌侵入血液循环的途径、数量、次数、间隔时间以及机体免疫功能状况，可分为急性粟粒型肺结核和亚急性或慢性血行播散型肺结核。

（1）急性血行播散型肺结核　发病初期X线表现多不典型，仅见肺纹理增强，整个肺野呈磨玻璃样密度增高，2周左右可见两肺弥漫分布粟粒样结节影，结节影的分布、大小和密度均匀，即所谓"三均匀"。

（2）亚急性或慢性血行播散型肺结核　X线表现两肺多发小结节影，密度不均，大小不等，即有渗出、增殖又有硬结钙化。病灶分布不均匀，两中上肺野密集，下肺野稀疏。陈旧性病灶大多数位于肺尖部及锁骨下区，而边缘模糊渗出性病灶，多分布在下肺野，即所谓的"三不均匀"。

CT薄层扫描或HRCT对结节的显示较X线检查更为清晰直观，有助于与其他原因的肺内弥漫性结节病变的鉴别。

3. 继发性肺结核　人体再度感染结核杆菌而引起的肺结核称为继发性肺结核。多数因体内已静止的原发病灶的重新活动而引发，少数为结核杆菌由体外再次感染。继发性肺结核多见成人。

（1）浸润型肺结核　此型为继发性肺结核的主要类型。多发生在肺尖、锁骨下区和下叶背段。X线表现为病灶呈多形性改变，表现为多发、散在云絮状、斑片状影或斑点状影，密度不均匀，边缘模糊，有时病灶内可见小空洞或空气支气管征。

（2）干酪性肺炎　X线表现为一个肺段或肺叶的实变影，形态酷似大叶性肺炎，实变影内可见形态不规则，大小不等的虫蚀状空洞，内无液平，肺野内可见支气管播散病灶。

（3）结核球　多位于上叶尖后段与下叶背段，X线表现球形病灶影，一般为2~3cm大小，边缘光滑规整，密度较高，均匀或不均匀，部分病灶内可见层状钙化或液化坏死区，病灶周围常伴有索条状及斑点状"卫星灶"。

（4）慢性纤维空洞型肺结核　病变多位于一侧或两侧锁骨上下区，X线表现为不规则的薄壁或厚壁空洞，单发或多发。其周分布有多发新旧不一，密度不同，形态各异的病灶，其他肺野可见沿支气管播散的斑片状或腺泡结节状病灶。广泛的纤维化瘢痕收缩，使肺体积的缩小，肋间隙变窄，患侧胸廓塌陷，纵隔向患侧移位，肺门上提，肺纹理呈垂柳状。常合并胸膜肥厚、粘连及支气管扩张，未累及肺野呈代偿性气肿，可继发肺源性心脏病。

（5）损毁肺　X线表现肺叶或者一侧全肺毁损，患侧肺体积缩小、透亮度减低和胸廓塌陷；大片状致密影内可见多发不规则透光区，可融合形成大空洞；病变区支气管管腔不规则狭窄、闭塞，走行扭曲，患侧胸膜肥厚、粘连、钙化，肋膈角变钝、消失；支气管旁及患侧肺门淋巴结增大，可伴钙化。

CT表现与X线表现基本相同，可以发现平片难以发现的隐蔽性病灶和不能肯定的征象，可以发现病灶内小的空洞及钙化，有助于与其他非结核病灶的鉴别诊断。

4. 气管、支气管结核 又称支气管内膜结核，发生在气管、支气管黏膜和黏膜下层的结核病。主要病理改变为支气管管壁增厚、管腔狭窄或闭塞。支气管结核发病率占肺结核的10%~20%。X线表现为支气管所辖肺叶可见斑片影、空洞等结核播散灶，甚至出现肺叶、肺段的不张。CT表现为支气管内膜凸凹不平，管腔不规则狭窄，可累及多个支气管管壁，狭窄与扩张可同时存在于同一支气管；CT支气管三维重建能够更好显示支气管病变形态和范围。

5. 结核性胸膜炎 是由结核杆菌及其代谢产物侵入胸膜所引起胸膜炎性病变。结核性胸膜炎可见于原发性和继发性肺结核。它可以由邻近胸膜肺内的结核病灶直接蔓延所致，也可以由淋巴结中的结核杆菌经淋巴管逆流至胸膜所致。

（1）结核性干性胸膜炎　X线检查多无明显异常发现。当胸膜厚度达2~3mm时，可在肺野外带呈层状密度增高影，肋膈角变钝，患侧膈肌活动受限。

（2）结核性渗出性胸膜炎　少量胸腔积液，液体量达250ml时，X线立位摄影可见肋膈角闭塞，透视下随着体位与呼吸运动的变化，可见液体阴影随之移动。中等量积液，中下肺野呈大片状密度均匀的致密影，上缘呈外高内低的反抛物线状。液体上缘超过第四前肋，低于第二前肋。大量积液，一侧肺野呈均一致密影，患侧心缘及膈面被掩盖，其上缘达第二前肋水平，肋间隙变宽，纵隔向健侧移位。

CT显示胸腔积液较X线检查敏感。表现为后下胸部的弧形，凹面向前的液性密度影，CT值多在0~15Hu，随着液体量增多压迫邻近肺组织形成肺不张，表现为液体影前内侧的带状高密度软组织影，多位于下叶的后部。

（五）肺肿瘤

肺良性肿瘤少见，恶性肿瘤包括原发性与转移性肿瘤，支气管肺癌是最常见的肺部恶性肿瘤。

1. 支气管肺癌 支气管肺癌简称肺癌。起源于支气管黏膜上皮、细支气管肺泡上皮及腺体的恶性肿瘤。肺癌的影像学检查目的是肺癌的早期发现，鉴别诊断、分期，评价临床疗效及判断预后。

在大体病理形态上，按发生部位分为中央型、周围型和弥漫型。中央型肺癌发生在肺段或肺段以上支气管，多见鳞癌。周围型肺癌发生在肺段以下支气管，形成肺内结节或肿块。多见腺癌、细支气管肺泡癌。弥漫性肺癌较少见，是指发生在细支气管或肺泡上皮的肺癌，亦称细支气管肺泡癌，是周围型肺癌的一种亚型。

（1）中央型肺癌

①早期中央型肺癌：在胸片上可无任何异常改变。在肿瘤引起支气管狭窄或阻塞后出现相应阻塞征象。阻塞性肺气肿、阻塞性肺炎、阻塞性肺不张，即所谓的"三阻"征。阻塞性肺气肿表现为局部肺野过度充气，肺纹理稀疏，此征象短暂，是较早出现的间接征象。阻塞性肺炎是因支气管狭窄而继发的感染较常见的间接征象，表现为狭窄支气管范围内的肺实变影，抗感染治疗吸收缓慢效果不佳，或在同一区域反复出现。阻塞性肺不张表现为支气管完全阻塞以远区域肺内气体吸收肺体积缩小，而形成肺不张表现为密度增高的实变影。采用薄层CT或HRCT显示支气管壁轻度增厚，腔内的息肉状小结节影，管腔狭窄或阻塞。

②中晚期中央型肺癌：X线检查肺门肿块是中央型肺癌的直接征象，阻塞性肺不张为间接征象。右上叶的中央型肺癌时，右上叶肺不张表现为肺叶下缘与肺门肿块的下缘形成横置或倒置的"S"形，称横"S"征或反"S"征。螺旋CT的支气管多平面重建及三维立体重建图像，可清楚显示支气管狭窄范围、程度及与相邻结构关系。CT仿真支气管内窥镜可直观逼真了解肿瘤支气管腔内结构及阻塞远端管腔内的表现。

转移征象：纵隔淋巴结直径大于15mm或肺门淋巴结短径大于10mm。一般可认为有淋巴肿大，提示有转移可能。胸外转移多向邻近胸廓、骨骼直接转移，或经血行转移到胸外其他脏器。

（2）周围型肺癌

①早期周围型肺癌：X线表现为肺内孤立的结节影，直径≤2cm，边缘模糊，结节密度多较均匀，其内可见到小泡征，小泡征为数毫米大小的透亮区，位于瘤体的偏心或边缘部分，肿块轮廓呈凸凹不平的分

叶状，称分叶征，瘤体内的瘢痕组织牵拉邻近的脏层胸膜皱缩向肿瘤凹陷，表现为肿块与胸膜间"V"形线状影，称胸膜凹陷征。肿块边缘毛糙，有短的刺状突起，称毛刺征。

②中、晚期周围型肺癌：X线表现位于肺外围区域，可见圆形或卵形单发肿块影。直径多在3cm以上，轮廓多不规则，边缘有分叶、短毛刺征和胸膜凹陷征（图5-1-8）。肿块密度较均匀，较大肿瘤可有钙化，肿块中心发生液化坏死后，形成癌性厚壁空洞，多为偏心性，洞内壁凸凹不平，有壁结节，洞内多无液平。

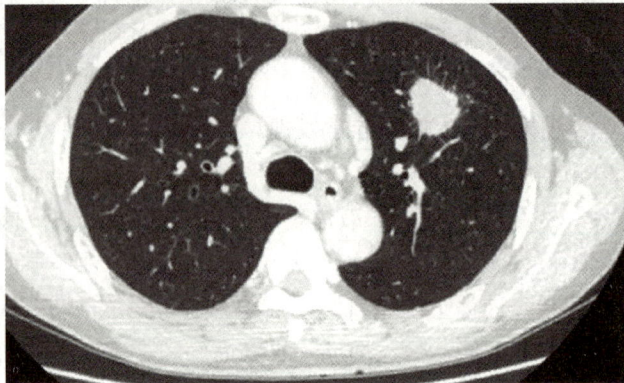

图5-1-8 周围型肺癌

CT肺窗：左上肺不规则软组织肿块影，可见毛刺征

（3）弥漫型肺癌   弥漫型肺癌又称细支气管肺泡癌，癌灶在肺内弥漫性分布。X线表现为两肺多发弥漫性结节或斑片状影，结节呈粟粒大小至10mm不等，其密度相似，以两肺中下部较多，或表现为肺叶、肺段的实变，近肺门区可见含气的支气管征。

螺旋CT的三维重建图像可以更加清晰显示结节与周围结构的关系。

2. 肺转移瘤   指肺外原发恶性肿瘤经血行、淋巴或直接蔓延等途径转移至肺部所形成的肿瘤。恶性肿瘤向肺内转移的主要途径有血行和淋巴道转移。

（1）血道转移瘤   X线表现为肺内单发或弥漫性粟粒结节至棉团状影，大小不一，自1~10mm以上不等，密度较均匀，边缘清楚，多见两肺中下野（图5-1-9）。小结节及粟粒病灶多见于甲状腺癌、肾癌及绒毛膜上皮癌转移；棉团状结节直径多在10mm以上，常见于肾癌、结肠癌、骨肉瘤及精原细胞瘤的转移。

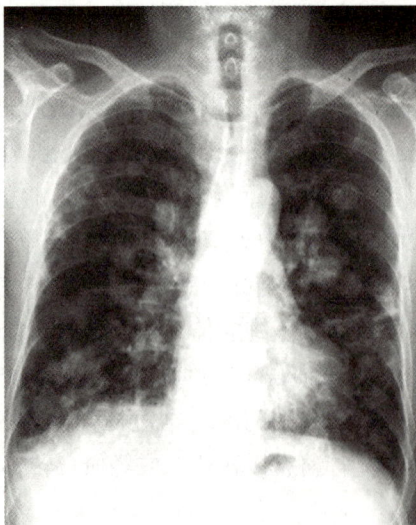

图5-1-9 肺转移瘤

胸部正位片：双肺弥漫性分布大小不一的结节影

（2）淋巴道转移 X线表现为肺门淋巴结肿大，两肺中下野的网状及多发小结节影，可见KerleyB线，常合并胸腔积液。

CT较胸部平片敏感。HRCT薄层可扫描发现肺小叶水平小至2mm大小的转移灶。

（六）纵隔原发性肿瘤

纵隔原发性肿瘤大多有其特定的发生部位。前纵隔区常见的有胸内甲状腺瘤、胸腺瘤和畸胎类肿瘤等，中纵隔区常见于淋巴瘤、转移瘤；后纵隔以神经源性肿瘤常见。X线检查是纵隔肿瘤的首选方法，CT可显示胸部平片不能发现的纵隔肿块，在定性诊断方面显著优于X线检查。MRI检查比CT具有更好的软组织分辨率及多方位成像的优点，在发现纵隔肿块及其对相邻结构的侵犯情况，可补充CT检查的不足。

1. **胸腺瘤** 胸腺瘤被认为是起源于未退化的胸腺组织，是纵隔内最常见的肿瘤团块，多位于前纵隔中部偏上。X线表现在心脏与升主动脉交界处。圆形或椭圆形，可向纵隔的一侧突出软组织团块影。胸腺瘤较小或呈条块时胸片不易被发现，良性胸腺瘤轮廓光滑整齐，密度均匀；恶性胸腺瘤，多向纵隔两侧突出，边缘毛糙、不规则，有分叶，于短期内迅速增大，常伴有胸腔积液、胸膜下多发转移结节及心包积液。

CT与胸部平片所见相似。恶性胸腺瘤肿块较大，边缘毛糙不规则，有分叶与周围组织间脂肪间隙消失，并可在纵隔间隙内弥漫性生长，伴有心包积液、胸腔积液。CT增强扫描肿瘤呈中等均匀强化，MRI在T_1WI上胸腺瘤表现为与相邻肌肉信号相似或呈中等偏低信号的肿块，T_2WI上其信号略低于脂肪的高信号，有囊变时呈长T_1长T_2信号。良性肿块边缘光滑整齐，信号均匀；恶性肿块表现为肿块信号不均，有分叶，边缘毛糙，可显示病变的囊变及出血。

2. **畸胎瘤** 是前纵隔常见的肿瘤，系先天性异常，病因不明。病理上分囊性畸胎瘤与实性畸胎瘤两个类型。X线表现肿块多位于前纵隔中部，心脏与升主动脉交界处，呈圆形或卵圆形，边缘光滑，轮廓规整，多向纵隔一侧突出，也可以向两侧突出，囊性畸胎瘤密度偏低，囊壁可发生钙化，呈蛋壳样。实性畸胎瘤密度不均匀，含脂肪组织多的部位密度偏低，肿块内的牙齿、骨骼或不规则钙化阴影为畸胎类肿瘤的特征性表现。恶性肿块体积较大，有分叶、边缘毛糙、形态不规则，短期内显著增大。通过CT值测定能够分辨出液性区、脂肪、软组织、骨与钙化等成分。畸胎瘤在MRI平扫多呈不均匀的混杂信号，T_1WI上软组织多为中等信号，脂肪组织在T_1WI和T_2WI像上均为高信号，骨骼、牙齿与钙化为无信号区。囊性畸胎瘤，T_1WI低信号，T_2WI高信号，伴有囊内出血，继发感染含蛋白成分较高时，T_1WI、T_2WI均为高信号。恶性畸胎瘤边缘毛糙、有分叶、可见邻近结构间脂肪间隙消失，可伴有胸腔积液和心包积液。

3. **淋巴瘤** 是起源于淋巴结或结外淋巴组织的全身性恶性肿瘤。纵隔淋巴瘤以霍奇金病多见，主要侵犯气管旁及肺门多组淋巴结，常与颈部或全身淋巴结肿大同时发生。X线表现上纵隔影显著增宽伴有肺门淋巴结肿大，多为双侧对称性、轮廓清楚而呈波浪状、密度均匀、气管受压变窄。侧位片肿块位于气管及肺门区，边界不清楚。CT扫描对显示肺门及纵隔淋巴结肿大具有敏感性和特异性，明显优于传统X线平片，是X线检查的重要补充。尤其是CT血管成像（CTA）检查可确定肿瘤侵犯相邻血管、气管、支气管的程度和范围。MRI所见与CT相似，肿大淋巴结在T_1WI像上呈中等或中等偏低信号，T_2WI上呈中等偏高信号。MRI对淋巴瘤放疗前后的对比观察和疗效评价具有重要价值。淋巴瘤放疗后胶原纤维增生，水含量减少，在T_1WI和T_2WI权像上均为低信号影，而残留或复发的肿瘤组织具有较高的含水量，T_2WI权像呈高信号，易与其鉴别。

4. **神经源性肿瘤** 是最常见的纵隔肿瘤，绝大多数的纵隔神经源性肿瘤位于后纵隔的脊椎旁沟区域。神经鞘瘤和神经纤维瘤常见于成年人，在儿童以节细胞神经瘤和神经母细胞瘤为多见。多数神经源性肿瘤位于后上纵隔或脊柱旁沟区，上、中纵隔常见。X线表现为向一侧纵隔突圆形或半圆形的肿块，边缘锐利、密度均匀、神经母细胞瘤内可有斑点状钙化，肿瘤可压迫邻近骨质造成骨质缺损。侧位胸片，胸椎前方呈圆形或椭圆形肿块影，其后缘与脊柱重叠，经椎间孔向椎管内外生长，形成"哑铃状"，可使邻近椎间孔扩大，椎弓根间距增宽，肿瘤可压迫相邻肋骨和椎体引起边缘光滑的压迹。恶性肿瘤边缘毛糙，有分叶，生长迅速，可造成相邻骨质的广泛破坏。CT对肿瘤的定位较胸片更为精确，接近手术解剖所见。可清楚地显示肿瘤的大小、形态、密度、边缘及相邻结构的关系。CT增强扫描肿瘤实质部分均匀中等程度强化。MRI具有多平面的成像功能及极好软组织分辨率，能准确显示肿瘤与椎管和脊髓的解剖关系。冠状位能清晰显示肿块的全貌，肿块在T_1WI上呈中等偏低信号，与脊髓信号相似，T_2WI上呈明显高于脊髓信号，信号强度多均匀一致。增强扫描，肿瘤均匀强化。

第三节　循环系统

心脏与大血管是纵隔内的主要器官，与两侧肺野形成良好的自然对比，通过简单的X线检查可以观察心脏、大血管的大小、形态及搏动情况。心血管造影能进一步了解心内部结构、功能状态和血流动力学变化。CT对心脏、大血管的检查可用于心脏大血管的血流方向、速度、心肌灌注和储备功能的评价。MRI可准确测量心腔经线和室壁厚度，并可进行心功能测定，使心血管疾病的临床诊断更加准确可靠。

一、检查方法

（一）X线检查

1. 透视　透视下可从不同角度观察心脏、大血管的形态、搏动及其与周围结构的关系及肺部血管的改变。

2. 摄影　常用的摄影位置有后前位、右前斜位、左前斜位和左侧位。可以初步观察心脏形态，估计各房室大小，评价肺血多少，并间接反映心功能情况。心脏房室的增大，必须在两个或者两个以上不同的投照位置上才能确认。

3. 造影检查　心血管造影是将对比剂快速注入心腔和大血管内，以显示心和血管内腔的形态及血流动力学的改变，为诊断心、大血管疾病并为手术治疗提供更有价值的资料，常用的造影方法有以下几种：右心造影、左心造影、主动脉造影和冠状动脉造影等。由于介入放射学的发展，心血管造影为心脏外科诊断心脏大血管病变和手术治疗提供了重要的资料。

（二）CT检查

1. CT平扫　由于心肌与心腔内血液的密度差值太小，显示心肌与心腔内结构的价值有限。

2. CT增强扫描　对比剂的引入和心电门控的应用，可以增加血液与心脏腔室壁的密度差异，提高心脏CT检查的价值和准确性。特别是近年来多层螺旋CT（MSCT）发展迅速，扫描速度不断提高，现已广泛应用于冠状动脉及其他血管检查。

3. 后处理技术

（1）CT血管成像技术（CTA）　包括肺动脉、胸主动脉、冠状动脉CTA成像技术，可以用于肺动脉栓塞、主动脉夹层及主动脉瘤、冠状动脉狭窄、闭塞的显示及斑块的评价和冠状动脉支架术后或搭桥术后随访复查等。

（2）多平面重组（MPR）　冠状面和矢状面重组是心脏及大血管常用的图像后处理技术。

（3）最大密度投影（MIP）　对于心脏大血管及冠状动脉病变的显示较好。

（4）容积再现（VR）　能够对心脏大血管进行三维影像显示。

（三）MRI检查

1. MRI平扫　除常规扫描横轴位、冠状位、矢状位外，还可以获得心脏长轴位、短轴位等图像，对于各种先天性和获得性心脏病及心包病变有较高的诊断价值。

2. MRI增强扫描 目前常用的对比剂主要为钆喷酸葡胺（GD-DTPA），GD-DTPA增强扫描主要用于冠状动脉狭窄、主动脉夹层及心腔内病变等诊断和鉴别诊断。

3. 磁共振血管成像技术（MRA） 用于评估心脏和血管结构及相互间的联系，对于胸、腹主动脉瘤，主动脉夹层，大动脉炎等血管疾病具有明显优势。

4. 磁共振灌注功能成像（PWI） 广泛应用于冠心病心肌梗死后的存活心肌判定，确定心肌活性与心肌梗死后并发症，有很高的临床价值。

二、正常影像学表现

📋 课堂互动 5-3 ——————————————————————————————

何为心胸比率？

———————————————————————————————————— 答案解析

（一）X线表现

1. 后前位 用于观察右心房、左心室和部分大血管的轮廓以及进行心脏大血管的测量。心右缘分为上、下两段，上段为上腔静脉及升主动脉的复合影，在儿童及青少年主要为上腔静脉，而老年人，由于胸主动脉迂曲、延长、扩张，则主要为升主动脉影。下段由右心房构成，右心缘与横膈的交角称右心膈角。心左缘分为三段：上段主动脉球，呈弧形突出，由主动脉弓部和降部相移行的部分形成。中段为肺动脉段，由肺动脉主干与左肺动脉构成，此段较低平或稍突出，也称心腰部。下段为左心室段，为一明显向左突出的长弧形。左心室在下方形成心尖。左心室与肺动脉段的搏动方向相反，两者的交点称为相反搏动点。

心胸比率是确定心脏有无增大的最简单方法，即心影最大横径与胸廓最大的横径之比。心脏最大横径方取心影左、右缘最突出的一点与胸廓中线垂直距离之和，胸廓最大横径是在右膈顶平面取两侧胸廓肋骨内缘之间的最大距离。正常成人心影横径一般不超过胸廓横径的一半，即心胸比率等于或小于0.5。这是一种粗略的估计方法。

2. 右前斜位（第一斜位） 主要用于观察左心房、肺动脉主干和右心室漏斗部。心前缘自上而下分三段。上段由主动脉弓及升主动脉构成；中段由肺动脉主干和右心室漏斗部（圆锥部）构成；下段大部由右心室前壁构成，仅膈上的一小部分为左心室下端构成。心前缘与胸壁之间的三角形尖端向下的透明区，称为心前间隙或胸骨后区。心后缘分为两段。上段为升主动脉后缘、弓部、气管及上腔静脉重叠影；下段大部分由左心房构成，膈上一小部分为右心房。

3. 左前斜位（第二斜位） 是观察左、右心室，右心房和胸主动脉的重要体位。心前缘上段为右心房，下段为右心室，房室间分界不清。心后缘上段由左心房，下段由左心室构成。此体位可见由升主动脉、主动脉弓及降主动脉起始部形成的透亮区，称主动脉窗。主动脉窗内可见气管分叉、左主支气管和伴行的左肺动脉。左主支气管下方为左心房。

4. 左侧位 主要是观察左心房、左心室，尤其是左心房，其次是右心室漏斗部。前缘上段由右心室漏斗部与肺动脉主干构成，下段为右心室前壁，前缘下部与胸壁紧密相邻，心前缘与胸壁之间的三角形透亮称为胸骨后区。心后缘上中段由左心房构成，下段由左心室构成。心后下缘、食管与膈之间的三角形间隙，为心后食管前间隙。

心、大血管的形态和大小受某些生理因素的影响。深吸气时，膈下降，心影伸长，趋向垂位心；深呼气时，膈上升，趋向横位心。卧位时膈升高，心上移呈横位心。体型对心外形的影响较明显。普通体型即均称型，体格适中，心外形呈斜位心；矮胖体型呈横位心；瘦长体型呈垂位心（图5-1-10）。婴幼儿心接近球形，各弓影界限不清，心影相对比成人大，位置相对居中。

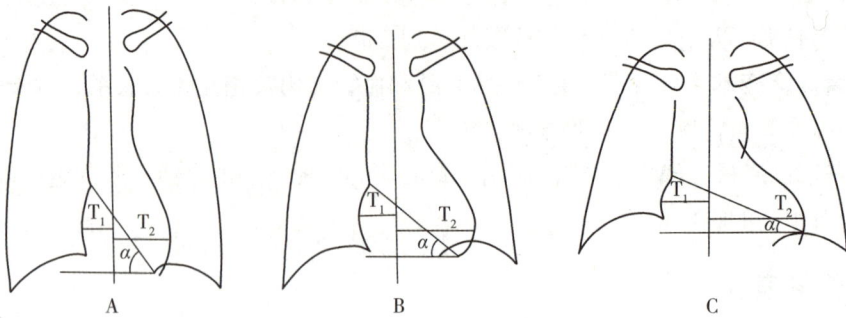

图5-1-10　体型与心脏类型

A.垂位型心脏；B.斜位型心脏；C.横位型心脏

（二）CT表现

1. **主动脉弓层面**　可见主动脉弓自右前向左后斜行，位于气管左前方。约10%的人在此层面可见奇静脉弓。

2. **主–肺动脉窗层面**　其上界为主动脉弓下缘，下界为左肺动脉，前方为升主动脉，内后方为气管。升主动脉向左向后延伸为左肺动脉；向后、向右延伸为右肺动脉。此层面升主动脉与两侧肺动脉呈人字形排列。正常升主动脉直径不应超过29mm。在此层面可同时观察到升主动脉和降主动脉，两者比例为（2.2~1.1）∶1。奇静脉弓大多位于此层面，自后向前越过右上叶支气管上缘汇入上腔静脉。

3. **左心房层面**　在此平面可见脊柱左前方为降主动脉，降主动脉前方为左心房。左心房前方为主动脉根部，其右侧为右心房，其左前方为右心室及流出道。左心房前后径30~45mm。此平面常同时显示冠状动脉主干及主要分支的近段。

4. **"四腔心"层面**　可见左、右心房及心室；心腔和心壁需注射对比剂观察，如不注射对比剂则无法区分。

CT扫描能显示心包壁层，正常厚度为1~4mm，脏层心包由于较薄，CT扫描常难显示。行MSCT CTA检查，可清楚显示冠状动脉主干及其主要分支（图5-1-11），通过不同体位可观察瓣膜形态及房室大小，还可通过不同期相观察瓣膜开放、关闭情况。

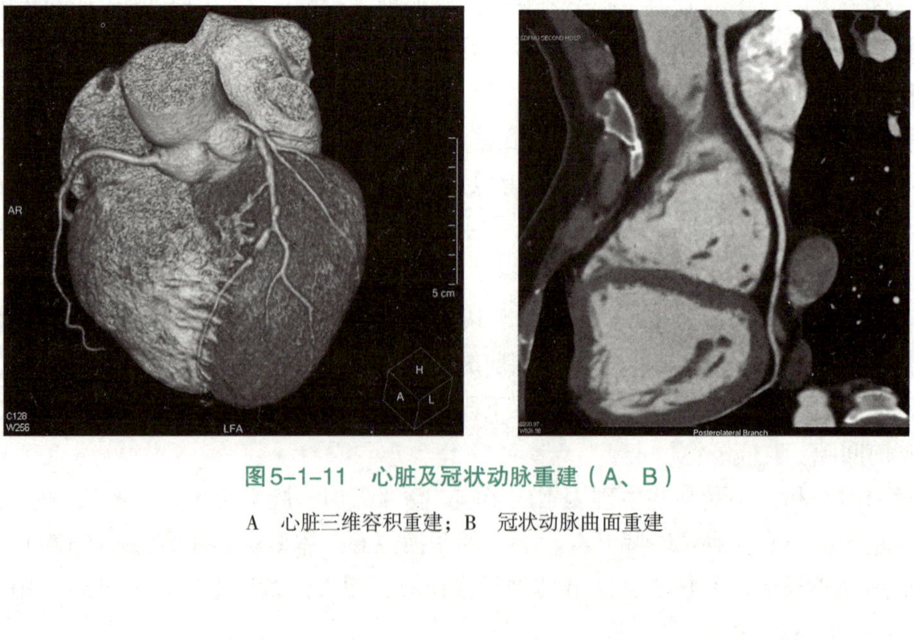

图5-1-11　心脏及冠状动脉重建（A、B）

A　心脏三维容积重建；B　冠状动脉曲面重建

（三）MRI表现

1. **横轴位**　为最基本的心脏断层面，并为其他的断层方位提供定位图像。可以显示心脏不典型的四腔室断面，显示心腔内径及室壁厚度，左心室平均直径为45mm，室壁及室间隔厚度约为10mm，右心室平均直径为35mm，室壁厚度约为5mm。

2. **冠状位**　可清晰显示左、右心室腔及流出道、主动脉窦和升主动脉的形态、走行，并能显示左心房、右心房后部的上腔静脉入口形态。

3. **矢状位**　不同心型的心脏心腔及心壁的形态结构变异较大，矢状位主要用于心脏MRI扫描的定位。

4. **长轴位**　用于观察左心室长轴收缩期和舒张期的径线改变及二尖瓣功能，也可观察右心室流入道、流出道和三尖瓣功能。

5. **短轴位**　用于心室功能的评估，也是观察右心室流出道末端的最佳断面。

在自旋回波序列中，心肌呈中等信号，心内膜表现为信号高于心肌的细线影，瓣膜呈中等强度信号，心腔内因血液流空效应，一般无信号，心包表现为T_1WI、T_2WI均为低信号，正常心包厚度为1~2mm。

三、异常影像学表现

（一）心脏形态的改变

1. **二尖瓣型心脏**　心影近似梨形，肺动脉段凸出，心尖圆隆，主动脉结缩小或正常，右或（和）左心缘不同程度地向外膨凸（图5-1-12A）。通常反映右心负荷过大或以其为主的心腔变化，常见于二尖瓣疾患、房间隔缺损、肺动脉瓣狭窄、肺动脉高压和肺源性心脏病等。

2. **主动脉型心脏**　心腰凹陷，心尖向左下移，升主动脉右突，主动脉结多增宽，左心室段延长（图5-1-12B）。通常反映左心负荷过大或以其为主的心脏变化，常见于主动脉瓣疾患、高血压、冠心病或心肌病等。

3. **普大型心脏**　心脏均匀地向两侧增大，肺动脉段平直，主动脉结多属正常（图5-1-12C）。反映左右双侧负荷增加的心腔变化，或因心包病变等心外因素所致。常见于心包、心肌损害或以右心房增大较著的疾病。

4. **移行型心脏**　如二尖瓣-主动脉型（图5-1-12D）、二尖瓣-普大型等。

某一房室或多个房室增大，在心脏正位片观察时，心脏和大血管可以构成上述形态，是诊断心脏病的一种手段，它不代表具体的心脏病，更不是疾病诊断名称；还有一些心脏大血管形态比较特殊的病变，很难归属于上述任何一型，对这类心影的特点，不宜采用上述分型。

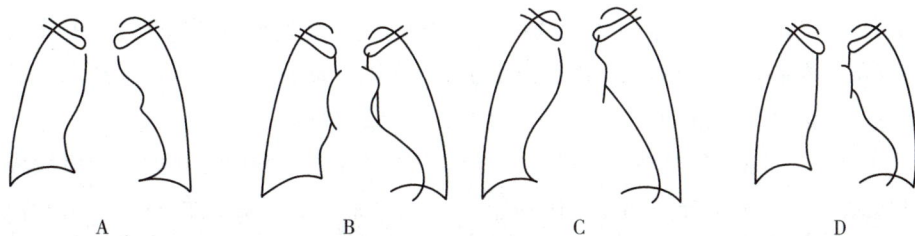

图5-1-12　心脏增大的外形异常

A.二尖瓣型；B.主动脉型；C.普大型；D.二尖瓣-主动脉型

（二）主动脉改变

心脏病变可伴发主动脉的改变。显示胸主动脉形态、宽度和走行方向最适宜的投照位置是后前位结合左前斜位或左侧位。

1. 主动脉迂曲延长 主动脉迂曲延长、扩张的原因主要有：①主动脉粥样硬化；②高血压；③各种心脏和主动脉本身的病变或先天性畸形等；④正常解剖变异。

X线、CT表现：①升主动脉向右（前）弯凸；②主动脉弓顶高达或超过胸锁关节，或明显向左凸出；③主动脉窗增大（左前斜位或左侧位）；④降主动脉向左（后）弯凸，或呈S状弯曲：先向左、向右而于膈上再弯向左；⑤吞钡检查可见食管呈相应的牵拉移位，于左前斜位或左侧位随迂曲延长的降主动脉向左后方移位，一般上段较明显（此点有别于左房增大的食管移位），下段可反而前凸。

2. 动脉壁钙化 以主动脉弓或弓降部最常见，X线、CT表现为弧形线状密度增高影，常为主动脉本身粥样硬化的表现。升主动脉钙化多见于梅毒，而降主动脉钙化常见于大动脉炎。

（三）肺循环的改变

肺循环沟通左、右心腔。肺循环可反映心脏血流动力学及功能状态，是X线平片诊断心脏病的重要指标。

1. 肺血增多 为肺动脉血流量增多，也称为肺（动脉）充血。主要见于不合并右心排血受阻的左向右分流或双向分流畸形，如房间隔缺损、室间隔缺损、动脉导管未闭等；心排血量增加疾病，如贫血、甲状腺功能亢进等。

X线表现：①肺纹理增粗、增多、边缘清楚；②肺动脉段凸出，两肺门动脉扩张，右下肺动脉干扩张超过15mm，透视下可见肺动脉段及两侧肺门血管搏动增强，呈扩张性搏动，称"肺门舞蹈"；③肺野透明度正常。

2. 肺血减少 为肺动脉血流量减少，亦称肺（动脉）缺血。主要见于右心排血受阻或兼有右向左分流畸形，如肺动脉瓣狭窄、法洛四联症、三尖瓣狭窄或闭锁等；原发性和继发性重度肺动脉高压、肺源性心脏病等；肺动脉分支本身的重度狭窄、阻塞性病变，如肺动脉血栓栓塞、一侧肺动脉缺如或发育不全等。

X线表现：①肺纹理变细、稀疏；②右下肺动脉干变细或正常；③肺野透明度增加；④严重的肺血减少，侧支循环形成表现为肺门动脉正常或缩小，在肺野内显示为扭曲而紊乱的血管影，有时类似肺血增多；⑤肺动脉段可平直、凹陷或凸出。凸出者多为肺动脉瓣狭窄后扩张或肺动脉高压所致。

3. 肺动脉高压 通常肺动脉收缩压高于4kPa，平均高于2.67kPa即可视为肺动脉高压。引起肺动脉高压的原因主要有：肺动脉血流量增加，如左向右分流畸形；心排血量增加的疾患；肺小动脉阻力增加，多为肺血管分支本身的疾患；肺胸疾患，如肺气肿或（和）慢性支气管炎、肺纤维化等。

X线表现：①肺动脉段凸出；②肺门动脉扩张、搏动增强，肺外围动脉分支纤细，有时与肺门动脉之间有一突然分界，称肺门截断现象或"残根"征；③右心室增大。

4. 肺静脉高压 肺静脉正常压力平均为1.07~1.33kPa。引起肺静脉高压的原因主要有：左心房阻力增加，如二尖瓣狭窄、左心房内肿瘤等；左心室阻力增加，如主动脉瓣狭窄、高血压以及各种病因所致的左心衰竭；肺静脉阻力增加，如各种先天性、后天性疾患所致的肺静脉狭窄、阻塞等。

X线表现：①肺淤血：肺血管纹理普遍增多、增粗，边缘模糊；肺门影增大，边缘模糊；肺野透明度降低；②间质性肺水肿：出现小叶间隔线，因最早由Kerley所描述，故又称克氏线。以克氏B线最常见。克氏B线表现为长2~3cm、宽1~3mm的水平横线，多位于肋膈角区，常见于二尖瓣狭窄和慢性左心衰竭；③肺泡性肺水肿：分布于一侧或两侧肺的斑片状阴影，边缘模糊，常融合成片，肺尖及肺野边缘部分很少受侵犯，有的以两肺门为中心，表现为蝴蝶状阴影。常见于急性左心衰竭。阴影在短期内变化较大，经治疗可在数小时或数日内吸收。

5. 肺栓塞与肺梗死 肺栓塞大多是周围静脉血栓或风湿性心脏病附壁血栓脱落进入肺动脉引起。当肺栓塞并发肺出血或坏死时称肺梗死。

X线表现：栓塞早期表现为受累肺动脉远端变细，其分支区域缺血，肺野透亮度增高，近端肺动脉扩张，2~4天受累区域形成腔内半圆形或类圆形边缘不规则的充盈缺损或闭塞，肺野外围密度均匀增高的楔形或三角形，底边朝向胸膜，尖指向肺门，也可呈团块或片状阴影，常伴少量胸腔积液。

CT和MRI显示肺循环异常不及普通X线检查敏感，应用CT观察肺循环改变，须增强扫描且检查辐射剂量较大，MRI虽没有CT的上述缺点，但二种检查费用均较高，目前在临床观察肺循环异常改变，以X线平片检查为主。

（四）心包异常

1. **心包积液** 正常的心包腔含10~20ml液体，心包积液达到50ml时CT扫描即可检出。MRI表现为均匀T_1WI低信号，T_2WI高信号。

2. **心包增厚和钙化** 缩窄性心包炎常引起心包增厚，心包厚度>4mm，甚至>20mm，MRI显示心包脏壁层界限不清，心包腔闭塞，呈不规则增厚。部分增厚的心包内可出现钙化，CT扫描为检测钙化最敏感的检查方法，并能准确定位钙化的部位和范围；MRI表现为线条样无信号或低信号区。

四、常见疾病影像诊断

（一）风湿性心脏病

风湿性心脏病包括急性风湿性心脏炎和慢性风湿性心瓣膜病。前者是风湿热累及心脏，受累部位可为心包、心肌、心内膜，但以心肌受累较重，其影像学改变缺乏特异性，诊断主要靠临床体检、实验室及心电图检查；后者是风湿性心瓣膜炎的后遗损害，可发生在任何瓣膜，以二尖瓣损害最为常见。多发于20~40岁的女性。

1. **二尖瓣狭窄** X线表现为心影呈"二尖瓣"型，左心房和右心室增大；可见肺淤血，上肺静脉扩张，下肺静脉变细，血管边缘模糊，重者可出现间质性肺水肿或肺循环高压；左心室及主动脉结缩小；部分可见二尖瓣区钙化；右心缘可见双心房影，左心房耳部和肺动脉段凸出；支气管分叉角度增大。

2. **二尖瓣关闭不全** X线表现为轻度二尖瓣关闭不全肺血可正常或轻度肺淤血，左心房和（或）左心室不同程度增大；重度二尖瓣关闭不全可见左心房和左心室明显增大，常伴右心室增大。透视下左心房和左心室搏动增强。

常规CT检查可见瓣叶的钙化及左心房、左心室及右心室的肥厚增大表现并可显示左心房内的高密度血栓影。MRI检查，二尖瓣狭窄，心室舒张期可见左心室的喷射血流，在二尖瓣口下方可显示无信号区。二尖瓣关闭不全，心室收缩期可见左心房内反流所致的无信号区。

（二）慢性肺源性心脏病

慢性肺源性心脏病是以慢性阻塞性肺疾患中的慢性支气管炎和肺气肿最常见，以肺动脉血栓栓塞为主要病因，所致的右心室肥厚、扩大及右心功能不全，简称为肺源性心脏病。X线表现可见慢性胸肺疾病，心影呈"二尖瓣型"，肺动脉段凸出，右下肺动脉增粗，横径大于15mm，外围血管细少，形成"肺门残根征"，右心室增大；CT增强扫描可见肺动脉主干、左右肺动脉扩张，肺动脉管腔内的充盈缺损、狭窄或阻塞性病变，右心室及室间隔肥厚等改变。

（三）高血压性心脏病

高血压性心脏病是最常见的心血管疾病之一。高血压性心脏病是指由于长期体循环压力增高，致使心脏后负荷过重而引起的以左心室肥厚，左心室扩大为主的一种病变，该病变可能进一步导致心功能不全，出现心力衰竭。高血压性心脏病的早期，X线表现主要是主动脉结轻度突出，左心室圆隆，波动增强。当病情进展，即可出现典型的主动脉心型，主动脉屈曲延伸，主动脉结突出，左心室增大（肥厚和扩张），心腰凹陷。CT表现可见左心室径线增大、升主动脉增粗。MRI显示左心室腔相对缩小，左心室壁及室间隔弥漫性对称性肥厚，升主动脉扩张、壁增厚，但主动脉窦不受累。

（四）冠状动脉粥样硬化性心脏病

简称冠心病，是由冠状动脉粥样硬化使血管腔狭窄、阻塞导致心肌缺血、缺氧而引起的心脏病变。病变主要分布于冠状动脉主干及大分支，以左前降支最为常见，其次为左回旋支、右冠状动脉及左冠状动脉主干。当狭窄大于50%时，部分患者于运动时可导致心肌缺血；冠状动脉完全闭塞时可发生心肌梗死。若心肌缺血或梗死面积较大，累及乳头肌或室间隔时可引起乳头肌断裂、室间隔穿孔、室壁瘤出现。

（1）X线平片　表现多无异常征象。少数可表现为心脏不同程度的增大，以左心室增大为主。左心衰竭时，可有肺淤血及肺水肿。继发室壁瘤时表现为左心缘局限性膨凸，左室缘搏动减弱或出现反向搏动，左室壁钙化。

（2）CT平扫　可显示冠状动脉的钙化，表现为沿房室沟及室间沟走向的高密度斑点状、索条状影。缺血梗死心肌CT值低于正常心肌，一般为5~10Hu，局部心室壁变薄。

（3）CTA　可显示冠状动脉管腔内的充盈缺损、不同程度的偏心性狭窄及完全阻塞。

（4）MRI　①急性心肌梗死：由于梗死心肌组织含水增加，梗死区心肌T_1WI为等或略低信号，T_2WI为高信号；②陈旧性心肌梗死，梗死发病6周后为陈旧性心肌梗死，坏死心肌被纤维瘢痕组织修复替代，含水量减少，MRI信号强度下降，T_1WI和T_2WI为中等或稍低信号，以T_2WI改变明显；③室壁瘤，由于局部室壁变薄向心脏轮廓外膨凸，瘤壁信号异常，T_1WI上急性期呈高信号，陈旧期呈低信号。室壁瘤附壁血栓形成时，表现为T_1WI中等信号，与心肌相似，T_2WI信号强度较心肌高。

（5）冠状动脉造影表现　为冠心病诊断的金标准，可显示冠状动脉管腔内的充盈缺损、不同程度的狭窄及完全阻塞。

（五）先天性心脏病

1. 房间隔缺损　X线平片显示心影呈"二尖瓣"型，肺血多，主动脉结小，肺动脉段突，右房室大为其典型征象。分流量小时，心肺可完全正常；分流量大或晚期出现肺动脉高压时，中心肺动脉扩张，外围分支变细，透视下肺动脉段及肺门动脉搏动增强，又称"肺门舞蹈"。CT检查和MRI，能够显示房间隔缺损的部位、大小及继发改变，如右房室增大、肺动脉扩张等。

2. 法洛四联症　X线表现为心影呈靴型，肺血少，主动脉增宽，心腰部凹陷，心尖圆隆上翘，右室增大。若肺动脉高度狭窄接近闭锁时，则心脏大多数呈中度以上增大；右心室显著增大，肺门显著缩小甚至无明显肺动脉主干影，肺野内可见网状分布的侧支血管影。MSCT心脏扫描结合三维重建技术和MRI检查能够显示膜周型室间隔缺损、左右心腔大小、右室肥厚、右室流出道和肺动脉瓣狭窄、肺动脉发育不良等改变。

（六）心包疾病

1. 心包积液　少量积液，X线平片可无异常发现。中等量积液的X线检查典型表现，心影向两侧扩大呈烧瓶状或球形，上纵隔变短变宽，心缘正常弧度消失；心缘搏动普遍减弱甚至消失，主动脉搏动可正常；肺血管纹理正常或减少，左心衰时出现肺淤血，部分病例上腔静脉扩张；短期内心影大小有明显的变化。CT平扫显示心包积液的CT值一般在12~40Hu之间；心包积血或渗出液时密度较高；漏出液或淋巴液则密度较低。恶性肿瘤的心包积液常为血性，其内可见多个结节影。增强扫描时，积液密度无变化，但壁层心包有强化，使心包积液显示更清楚。MRI可见心包腔脏、壁层间距增宽，心包积液呈长T_1长T_2信号，根据T_1WI心包积液信号表现，能够判断积液性质。浆液性积液呈均匀低信号，蛋白含量高的渗出性积液呈不均匀较高信号，血性积液呈高信号，肿瘤所致的积液呈混杂信号，其内有结节状等信号影。

2. 缩窄性心包炎　心脏大小正常或轻度增大；心缘不规则、僵硬，各弧弓分界不清，心底部增宽，心影呈类三角形；心包钙化呈蛋壳状、弧线状等；上腔静脉扩张；右心室舒张受限时肺血正常或减少，左室舒张受限时可见左心房增大和肺淤血。透视见心脏搏动减弱甚至消失。CT平扫显示心包不均匀增厚，脏壁层界限不清。心包内可见蛋壳状、弧线状或不规则形高密度钙化，CT值大于100Hu，多发于房室沟部。增强扫描可见左、右心房扩大，而左、右心室腔缩小呈管状，室间隔壁僵硬、肥厚。MRI检查显示脏、壁层心包分界不清，不规则增厚，呈中等信号，内部出现斑块状无信号或低信号区，提示心包内钙化灶，左、右心室腔缩小，室间隔僵直，心包扩大，腔静脉扩张，心脏大小与心动周期改变不明显。

（七）大血管疾病

1. 主动脉瘤 由于主动脉壁的薄弱所引起的主动脉局限性管腔显著扩张形成的。X线表现为纵隔增宽或局限性肿块与主动脉相连，透视下肿块有扩张性搏动。主动脉瘤壁常见钙化。主动脉造影可显示瘤内状况，表现为主动脉显影时，瘤腔内有对比剂充盈，可观察其形状、大小等状况。CT平扫可显示主动脉部位、形态、大小、瘤壁钙化及瘤体与周围结构的关系。MRI SE序列横轴位可较好显示主动脉瘤的最大内外径，矢状位可显示瘤体的纵行范围及远近端瘤颈长度，瘤腔内呈无信号区，当有附壁血栓时显示为T_1WI呈等信号，T_2WI呈高信号。

2. 主动脉夹层 是指主动脉腔的血流通过内膜的破口进入主动脉壁中层而形成的血肿，不同于主动脉瘤之处在于无主动脉壁的扩张。X线表现为一侧或双侧上纵隔影增宽，边缘模糊，钙化的主动脉内移，心影增大。透视见主动脉搏动减弱或消失。CT平扫显示主动脉增粗、扩张，主动脉壁钙化内移；管壁增厚、假腔内等密度血栓影，如新鲜血肿则呈高密度影；增强扫描能清楚显示真、假腔及血栓，真腔较小，受压变形，密度较高，而假腔较大，密度较低，假腔内低密度血栓无强化。MRI心电门控自旋回波序列T_1WI上能显示主动脉夹层的真、假两腔，内膜片及破裂口，真腔为流空无信号影，假腔内血流缓慢呈稍低至等信号影，真、假腔之间的线条状等信号为内膜片。

第四节 消化系统

消化系统包括空腔性脏器和实质性脏器，空腔性脏器有食管和胃肠道，实质性脏器有肝、胆、胰和脾。

食管和胃肠疾病主要依靠钡剂造影，尤其是气钡双重对比造影检查，可显示消化道的位置、轮廓、大小、内腔及黏膜皱襞。肝、胆、胰、脾在X线平片上呈软组织密度，难以区分病变或正常组织，平片诊断价值有限，多采用超声或CT检查。

一、检查方法

（一）普通检查

透视和平片主要用于急腹症和不透X线异物的检查。

（二）造影检查

常用的对比剂为医用硫酸钡，用于食管、胃肠钡餐造影和结肠钡灌肠造影检查。按造影方法可分为传统的钡剂造影法和气钡双重对比造影法，目前多用气钡双重对比造影法。

1. 食管钡餐检查 主要用于观察食管病变。吞服钡剂1~2口，取右前斜、左前斜位，透视观察全段食管并辅以摄片。

2. 上消化道双重对比钡餐造影检查 主要用于观察食管、胃和小肠病变，对回盲部病变也有一定价值。检查前禁食、禁水12小时；胃内如有大量潴留液时，应先抽出后再进行检查；检查前3天禁服不透X线（如钙、铁、铋剂等）和影响胃肠功能药物。疑有胃肠穿孔和肠梗阻时，禁用钡剂检查。上消化道出血者一般在出血停止和病情基本稳定后数天方可进行检查。检查前15~20分钟肌内注射低张药物，使胃肠平滑肌松弛，口服产气剂使胃充气扩张，然后口服少量钡混悬液，并请患者变换体位使钡剂均匀涂布在胃黏膜表面，清晰显示胃小区、胃小沟。

3. **结肠双重对比造影检查** 此方法是检查结肠病变的基本方法之一。检查前连续2天无渣饮食、口服缓泻剂。经肛管注入适量钡混悬液，然后注入适量气体，使钡剂均匀涂布于结肠壁形成气钡双重对比像。

4. **胰管与胆管的造影检查** 经皮肝穿刺胆管造影（percutaneous transhepatic cholangiography，PTC）主要应用于梗阻性黄疸的诊断与鉴别诊断，是经皮经肝直接穿刺入肝内胆管，注入对比剂，显示肝内外胆管的一种方法。经内镜逆行胰胆管造影（endoscopic retrograde cholangio ancreatography，ERCP）可用于梗阻性黄疸诊断及胆管下段小结石取石治疗，是将带有侧视镜头的十二指肠纤维镜经口腔送至十二指肠降段，随后经十二指肠乳头插管注入对比剂，由此显示胰管与胆管。

（三）CT检查

CT扫描前应禁食4小时以上，禁服含有金属的药品或进行消化道钡餐检查。检查前充盈胃肠道，结肠检查前需清洁灌肠。增强扫描常采用双期或多期扫描，CT对了解食管和胃肠肿瘤有无向腔外侵犯及侵犯的程度、肿瘤与周围脏器及组织间的关系、有无淋巴结转移和远隔脏器的转移等均具有重要价值。CT可以清楚地显示肝胆胰脾，并能显示因病变造成的密度改变。通过注射对比剂后，CT增强扫描能了解病变部位的血供情况，为实质性脏器病变的首选检查技术。

（四）MRI检查

MRI可用于观察食管病变如食管肿瘤向周围侵犯的情况。MRI难以发现胃肠道黏膜改变，对胃肠疾病的诊断价值较小。MRI对肝胆胰脾实质性脏器疾病的诊断具有一定的价值。强调多序列综合应用与联合分析，对提高疾病检出率及定性诊断具有重要意义。

二、正常影像学表现

（一）X线表现

1. **食管** 位于后纵隔，上起下咽部，下接贲门。食管分上、中、下3段，主动脉弓水平以上为上段，略偏左；主动脉弓水平以下至第8胸椎水平高度为中段，稍偏右。第8胸椎以下为下段，膈上食管局限性扩张处为膈壶腹。

食管左前壁有3个生理性压迹，由上而下分别为主动脉弓压迹、左主支气管压迹和左心房压迹，在前2个压迹之间相对膨出，勿误认为憩室。食管有2个生理性高压区，即食管入口处和穿过膈肌处。

食管充盈时，宽度为1.5~3.0cm，边缘光滑整齐，黏膜皱襞3~6条，呈纤细纵行而平行的条纹状透亮影，向下通过贲门与胃小弯黏膜皱襞相连。吞咽动作或食物刺激，食管出现自上而下对称性蠕动波，称第一蠕动波。第二蠕动波由食物对食管壁的压力引起，常始于主动脉弓水平向下推进。

2. **胃** 分胃底、胃体和胃窦。胃的入口处为贲门，贲门水平线以上为胃底，立位时含气称胃泡。贲门到幽门的胃右缘称胃小弯，其左外缘称胃大弯，胃大弯最低点称胃下极。胃小弯转角处称胃角切迹。贲门与胃角切迹之间部分称胃体。角切迹至幽门管的部分为胃窦。胃的形态与体型和胃本身张力有关。一般分为牛角型、钩型、无力型和瀑布型（图5-1-13）。

胃轮廓在胃小弯和胃窦大弯侧一般光滑整齐。胃底和胃体大弯侧常呈锯齿状，系横、斜走行的黏膜皱襞所致。

胃黏膜像因黏膜皱襞间沟内充钡呈条纹状致密影，皱襞为条纹状透明影。胃底黏膜皱襞粗大而弯曲，呈不规则的网状或脑回状。胃体部小弯侧黏膜皱襞较细、整齐，与小弯平行，大弯侧粗大而成斜向或横向走行。胃体部一般可见4~6条黏膜皱襞，宽度不超过5mm。胃窦部黏膜皱襞主要与小弯平行，也可斜行。

在良好的低张双重对比造影片上，不显示上述黏膜皱襞，而显示胃小区。胃小区呈网状结构。

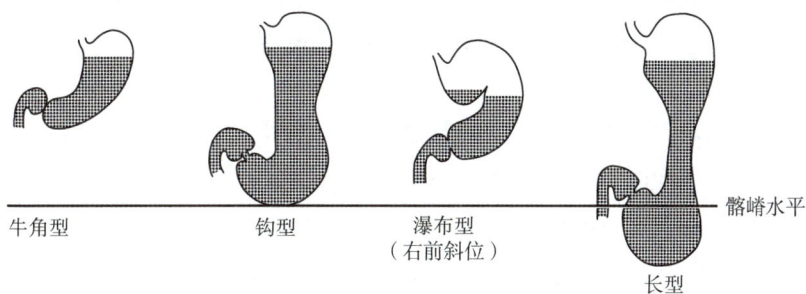

图5-1-13 常见胃的分型示意图

胃蠕动起自胃体上部，有节律呈波浪状向幽门方向推进，蠕动波逐渐加深，通常同时可见2~3个蠕动波。胃窦部呈向心性收缩。胃的排空时间受多种因素影响，一般在服钡剂后2~4小时内排空。

3. **十二指肠** 上起幽门下接空肠，呈C字形包绕胰头。分为球部、降部、横部和升部。球部呈三角形或锥形，两缘对称，尖端指向右后上方，底部平整，中央为幽门管开口。球部向下走行的部分为降部，紧接降部有很小一段呈水平走行，称横部。横部以后反转向左后上方至十二指肠悬韧带的部分为升部。球部轮廓光滑，黏膜皱襞呈纵行条纹状。降部以下的黏膜皱襞呈羽毛状。球部蠕动为整体收缩，一次将钡剂排入降部。降部以下的蠕动多呈波浪状，也可出现逆蠕动。

4. **空肠与回肠** 二者无明显分界，逐渐移行。空肠主要位于左上和中腹部，蠕动较活跃，黏膜皱襞呈羽毛状。回肠主要位于中、下腹部和盆腔，蠕动缓慢，常显示充盈像，轮廓光滑，可见分节运动，黏膜皱襞较稀少。一般在服钡剂后2~6小时钡剂首达盲肠部，7~9小时小肠完全排空。

5. **结肠与直肠** 大肠位于腹腔四周。肝、脾曲结肠和直肠位置较固定，横结肠和乙状结肠移动度较大。直肠壶腹为大肠中最宽部分，其次是盲肠。结肠的X线特征为充钡时大致对称的袋状突出，称结肠袋，以盲肠、升结肠和横结肠明显，降结肠以下逐渐变浅，乙状结肠接近消失，直肠无结肠袋。过度充盈或结肠收缩可使结肠袋变浅甚至消失。结肠黏膜皱襞相互交错。升结肠黏膜皱襞较密，以斜行和横行为主，降结肠以下黏膜皱襞渐稀少且以纵行为主。结肠蠕动由右半结肠出现强烈收缩，将钡剂推向左半结肠。一般服钡后24~48小时全部排空。阑尾在钡餐或钡灌肠检查时可显影或不显影，如显影呈长条形影，位于盲肠内下方，一般粗细均匀，边缘光整，易于推动。

（二）CT表现

1. **食管** 胸部CT横断面图像上呈圆形软组织影，位于胸椎与胸主动脉前方，穿过横膈食管裂孔转向左与胃贲门连接。食管壁因扩张程度不同，管壁厚度也不相同，通常壁厚约为3mm。胃食管连接部呈管壁局限性增厚，不要误认为病变。

2. **胃** 胃壁的厚度因扩张程度而异，若充分扩张，胃壁厚度常为2~5mm，均匀一致。充盈不足时，胃壁厚度可大于10mm。增强扫描可显示三层胃壁结构：黏膜层为高密度，黏膜下层为低密度，肌层与浆膜层呈高密度。

3. **十二指肠** 肠壁厚度与小肠相似，各分部位位置固定，容易辨识。十二指肠上连胃窦，向下绕过胰头和钩突，水平部横过中线，走行于腹主动脉、下腔静脉与肠系膜上静脉、动脉之间。

4. **空回肠** 充盈良好的小肠壁厚约为3mm，回肠末端壁厚可达5mm。增强CT可更好地显示小肠肠腔外的结构，尤其是小肠系膜、网膜、腹膜等。

5. **结肠与直肠** 肠壁清晰、轮廓光滑且边缘锐利。结肠壁厚度为3~5mm。腹部MPR重组后冠状图像可全面、形象地反映结肠的位置、分布、系膜、邻近器官的解剖关系。CT仿真内镜也可观察结肠腔内结构。

6. 肝脏

（1）平扫　正常肝脏轮廓光滑整齐，肝实质呈均匀的软组织密度影，CT值为40~70Hu，略高于同层面脾脏、胰腺、肾脏的CT值。肝静脉、门静脉常表现为条形或圆形低密度影，越近肝门处和下腔静脉处其管径越粗。肝门和肝裂因含较多脂肪而表现为不规则低密度影。

（2）增强扫描　肝脏为双重供血器官，门静脉血供约占75%，肝动脉血供约占25%。静脉注入造影剂后，肝实质和肝内血管在不同时期扫描表现不同。①动脉期：肝内动脉显影，肝实质密度同CT平扫密度；②门静脉期：门静脉和肝静脉显影，肝实质明显强化，肝内门静脉密度高于肝实质，肝静脉均匀强化；③平衡期：肝实质仍然明显强化，肝内静脉密度仍然高于肝实质。

7. 胆囊与胆管

（1）平扫　胆囊的位置、大小、外形变异很大，一般位于肝左内叶下外侧的胆囊窝内，呈卵圆形或梨形，囊壁菲薄，1~2mm，囊腔呈均匀水样低密度，CT值为0~20Hu。正常肝内胆管于平扫时常不显示，胆总管常显示为管状或圆形低密度区；左右肝管汇合而成的肝总管在肝门部横断面呈圆形低密度影，直径为3~6mm，肝门部、门静脉主干前外侧的圆形低密度影为胆总管，长4~8cm，直径6~8mm，下段位于胰头内及十二指肠降部内侧，横断面直径为3~6mm，呈圆形水样低密度影。

（2）增强扫描　胆囊壁呈均匀一致强化，胆囊腔不强化。增强扫描时由于血管强化而胆管不强化，便于显示肝内胆管。

8. 胰腺

（1）平扫　胰腺呈弓状条带形软组织密度，在周围脂肪的衬托下边缘清楚。胰腺实质密度均匀，CT值40~50Hu，略低于肝脏，与脾脏相似。正常胰头、体、尾与胰腺长轴垂直的径线可达3cm、2.5cm、2cm，60岁以上老年人胰腺逐渐萎缩变细。

（2）增强扫描　动脉期由于胰腺实质明显均匀强化，静脉期和实质期胰腺强化程度逐渐减退，胰管一般不显示。

（三）MRI表现

（1）胃肠道MRI影像表现与CT表现基本相同，由于胃肠道内气体存在及蠕动影响，临床应用受限。

（2）正常肝实质在T_1WI上呈均匀中等信号，略高于脾脏信号，在T_2WI上表现为低信号，明显低于脾脏信号，信号均匀一致，肝门区及肝裂内因含有较多脂肪，在T_1WI和T_2WI上均呈高或稍高信号，增强扫描CT增强扫描相似；胆囊一般显示为T_1WI低信号、T_2WI高信号；囊壁在T_1WI和T_2WI上均为中等信号，胆囊内胆汁表现为T_1WI低信号（较浓缩时为高信号），T_2WI为高信号；胰腺实质的信号强度与肝脏相似。胰腺周围的脂肪呈高信号，衬托出胰腺的轮廓，在T_1WI和T_2WI上呈均匀中低信号。

三、异常影像学表现

（一）空腔器官的异常表现

1. **轮廓的改变**　胃肠壁上的病变，均可使轮廓发生变化。①龛影：胃肠壁局限溃烂形成缺损凹陷，被钡剂充填后，切线位表现为向外突出的乳头状、三角形钡影，正位呈圆形或卵圆形致密钡斑影；②憩室：因管壁薄弱，内腔压力增高或管壁被外在粘连牵拉形成的突出性病变，X线特征是局限性囊袋状膨出影；③充盈缺损：胃肠壁局限性肿块向腔内突出，病变部位不能被钡剂充盈所形成的影像。

2. **黏膜皱襞的改变**　黏膜皱襞平坦X线表现为黏膜皱襞的条状影不明显，严重者可完全消失，常见于龛影周围的黏膜及黏膜下层炎性水肿、恶性肿瘤的黏膜和黏膜下层浸润；黏膜破坏X线表现为黏膜皱襞中断、消失，代之以杂乱不规则的钡影，多由恶性肿瘤侵蚀所致，炎性病变的黏膜破坏多呈移行性改变；黏膜皱襞增宽和迂曲X线表现为黏膜皱襞增宽常伴有迂曲和紊乱，多见于慢性胃炎和黏膜下静脉曲张；黏膜皱襞纠集X线表现为黏膜皱襞从四周向病变区集中，呈放射状，多由慢性溃疡性病变纤维瘢痕收缩而造成。

3. 管腔形态的改变 管腔狭窄指管腔持久性缩小称狭窄，主要见于炎症、肿瘤、瘢痕、粘连、痉挛、外在压迫和发育不全等，肿瘤性狭窄范围局限，边缘毛糙，管壁僵硬；炎症性狭窄范围多广泛或具有分段性，边缘较清楚；外在压迫性狭窄多呈偏侧性，可见压迹或伴有移位；先天性狭窄多较局限，边缘多光滑；痉挛性狭窄形态可变，时轻时重，痉挛解除后恢复正常；肠粘连引起狭窄形态不规则，肠管移动度受限，甚至相互聚拢。管腔扩张指管腔持久性增大称扩张，狭窄近侧常扩张，严重者可梗阻。梗阻以上肠管扩张并可见气液平面。早期蠕动增强，继而蠕动减弱。神经功能障碍引起的扩张（如麻痹性肠梗阻），则引起肠管普遍胀气扩张。

4. 位置和可动性改变 病变的压迫、推移和粘连可改变胃肠的位置。压迫多见于肿物，使胃肠出现弧形压迹，多可触及肿物。粘连和牵拉可造成位置改变且固定。先天性肠道旋转不良、盲肠高位或低位等，可致胃肠位置发生变异，但可动性存在。腹水或先天性固定不良可使肠管可动性加大。

5. 功能性改变 胃肠器质性病变常伴有功能改变，可单独存在，也可有几种功能性改变共存。张力改变指胃肠平滑肌收缩与舒张的程度。张力增高X线表现为管腔缩窄、蠕动增强；张力减弱则管腔扩大、松弛、蠕动减弱肠管；蠕动改变胃肠肌肉有节律性地收缩，是内容物前进的动力，蠕动增强X线表现为蠕动波增多、加深、运行加速、排空加快，多见于炎症、溃疡；蠕动减弱X线表现为蠕动波减少、变浅、运行慢，见于胃肠麻痹和癌肿局部浸润；与正常运行方向相反的蠕动称逆蠕动，多见于梗阻以上肠管；管腔运动力改变指胃肠输送食物的能力、钡剂到达和离开某部位的时间；分泌功能改变分泌增加，X线表现为空腹时胃内液体增多，称胃潴留，钡剂造影检查可见钡剂呈絮片下降，不能均匀涂布于黏膜面，常见于胃、十二指肠溃疡。小肠和结肠分泌增加，X线表现为钡剂分散呈团块状、雪花状和线带状，钡剂附着差，黏膜皱襞模糊，常见于炎症和溃疡性病变。

（二）实质性器官的异常表现

1. 肝脏异常表现

（1）平扫 ①形态、大小改变肝脏增大表现为肝脏形态饱满，边缘变钝；肝脏缩小表现为肝叶萎缩变形，肝外缘与腹壁间距离增宽，肝裂、胆囊窝增宽，肝脏表面凹凸不平，呈锯齿状或波浪状；②密度改变：肝内密度弥漫性减低常见于脂肪肝；肝内密度弥漫性增高常见于含铁血红蛋白沉着症；肝内密度局限性减低多为肝脏占位性病变，常见于肝癌、肝血管瘤、肝囊肿、肝脓肿等；③信号改变肝脏弥漫性病变，表现为弥漫性或灶性异常信号。脂肪浸润T_1WI上呈高信号，T_2WI上呈稍高信号，反相位则为低信号。如肝内有含铁血黄素沉着时，在T_1WI和T_2WI上均为低信号；T_1WI低信号、T_2WI高信号多为肝的占位性病变。

（2）增强扫描 病灶不强化多见于肝囊肿；病灶边缘呈环形强化多见于肝脓肿或肝转移瘤；病灶呈明显强化多见于肝癌、肝海绵状血管瘤、腺瘤等。

2. 胆道异常表现

（1）平扫 ①形态、大小改变胆囊横断面直径超过5mm为异常增大，壁厚超过3mm为异常增厚，肝内胆管直径超过5mm、肝总管和胆总管直径超过10mm为扩张，表现为连续的管状低密度影，常见于炎症、结石和肿瘤性病变；②密度异常密度增高常见于结石或肿瘤，密度减低常见于阴性结石或气体。胆系结石时高密度结石在周围低密度胆汁的衬托下呈现出具有特征性的靶征及新月征；③信号改变在T_1WI和T_2WI上均表现为低信号，常见于结石。T_1WI低信号，T_2WI高信号多为肿瘤性病变。

（2）增强扫描 胆囊内结石不强化，炎症或肿瘤时胆囊壁明显强化。

3. 胰腺异常表现

（1）平扫 ①形态大小改变胰腺弥漫性增大常见于急性胰腺炎，局限性增大常见于胰腺肿块；胰腺体积缩小常见于慢性胰腺炎，胰头癌常伴有胰腺体尾部萎缩；②密度改变密度增高常见于出血、钙化或结石等，密度减低常见于炎症、肿瘤、囊肿、胰管扩张等；③信号改变 T_1WI 低信号、T_2WI 高信号常见于炎症和肿瘤，肿瘤内出现出血、液化坏死时表现为混杂高信号，T_1WI 和 T_2WI 均为高信号常见于出血，T_1WI 和 T_2WI 均为无信号常见于结石、钙化等。

（2）增强扫描　胰腺囊肿或胰管扩张多不强化，胰腺癌多为轻度强化，胰岛细胞瘤、囊腺瘤常为明显强化。

四、常见疾病影像诊断

（一）食管与胃肠道疾病

1. 食管静脉曲张　食管静脉曲张是因食管静脉血量增加和（或）回流障碍导致的疾病。主要见于肝硬化。食管吞钡造影早期表现为下段食管黏膜皱襞增粗或略迂曲，官腔边缘稍呈锯齿状，管壁软，钡剂通过良好。随着病变进一步进展，典型者表现为蚯蚓状或串珠状充盈缺损，管壁边缘欠规则，食管管腔扩张，蠕动减弱，排空延迟。胃底静脉曲张表现为胃底贲门周围黏膜皱襞呈现多发息肉状卵圆形、类圆形、弧状充盈缺损，偶见团块状。CT增强扫描显示曲张静脉均一强化。

2. 食管癌　食管癌是最常见的恶性肿瘤之一，可发生于食管各段，以中段为最多见，好发于40岁以上的男性。食管癌按其大体形态可分为四型：髓质型、蕈伞型、浸润型和溃疡型。主要症状是进行性吞咽困难。中晚期食管癌X线表现：①髓质型：病变范围较广泛，表现为腔内不规则的充盈缺损，其轮廓不整齐，表面常见大小不一的龛影，管腔狭窄常不对称，其上方食管有不同程度的扩张。向食管壁内或食管外生长的肿瘤于纵隔内可见梭形软组织块影；②蕈伞型：主要表现为充盈缺损，其边缘不规则，形如菜花状。管腔呈偏心性狭窄，其上段食管扩张较轻；③浸润型：病变范围较局限，以管腔对称性向心性环形狭窄为特征，严重时呈漏斗状，边缘较整齐，与正常区分界清楚，钡剂通过明显受阻，狭窄以上食管显著扩张；④溃疡型：显示腔内不规则龛影，其轮廓不规则，呈长条扁平状，周围可见不规则的充盈缺损，管腔狭窄不明显，病变上方食管多无扩张。CT、MRI表现为食管壁不规则增厚，管腔狭窄，食管外脂肪模糊消失。并可显示肿瘤与邻近器官的关系，了解有无浸润、包绕及淋巴结转移，有利于肿瘤的分期。

3. 胃、十二指肠溃疡

（1）胃溃疡　是常见的胃肠道疾病之一，好发于胃体小弯和胃窦部。龛影是胃溃疡直接征象。切线位，龛影突出于胃轮廓之外呈乳头状、半圆形或其他形状，边缘光滑整齐，密度均匀。龛影口部因炎性水肿可显示下列特征X线征象：①口部黏膜线征：为龛影口部与胃腔交界处一宽 1~2mm 的透亮细线影；②狭颈征：龛影口部明显狭小，形如颈部，称为狭颈征（图5-1-14）；③项圈征：龛影口部显示一宽 0.5~1cm 的透明带，犹如一个项圈，称为项圈征。正面观，龛影显示为圆形、椭圆形致密钡斑，边缘光滑整齐。龛影周围常可见炎性水肿所致的环形透明带。黏膜皱襞纠集征，因瘢痕收缩，龛影周围黏膜皱襞呈放射状向龛影集中，辐辏均匀，越近龛影越细，可直达口部。

胃溃疡的间接征象：胃小弯溃疡相对大弯侧痉挛切迹，即"B形胃"；胃小弯溃疡的瘢痕收缩，导致胃小弯缩短，形成"蜗牛胃"；幽门狭窄和梗阻；胃分泌增多；蠕动增强、减弱或出现蠕动跳跃现象；透视下扪诊时常有不同程度的压痛。

（2）十二指肠溃疡　基本病理改变与胃溃疡相似，但一般较胃溃疡小而浅，直径多在1cm以内。胃和十二指肠同时发生溃疡者，称为复合性溃疡。十二指肠溃疡好发于球部，占90%以上，其次是球后部。龛影是十二指肠溃疡的直接征象。正面观，龛影显示为圆形、椭圆形致密钡斑，边缘光滑整齐，周围常有一圈整齐的透亮带或放射状黏膜纠集（图5-1-15）。切线位，龛影突出于腔外呈乳头状或半圆形。球部变形是诊断十二指肠溃疡的重要的间接征象，还可以伴有激惹征象、局部有固定压疼、幽门痉挛或幽门梗阻等表现。

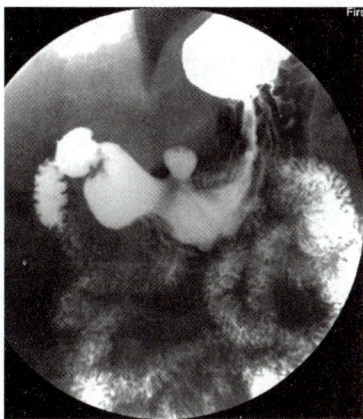

图5-1-14　胃溃疡

胃小弯侧乳头状龛影，见狭颈征

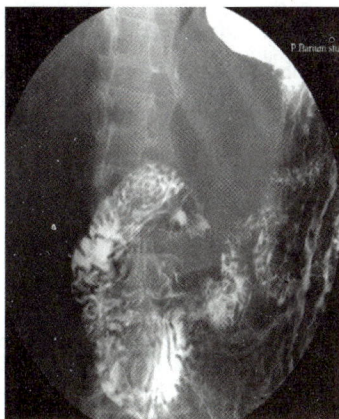

图5-1-15　十二指肠球部溃疡

十二指肠球部见一类圆形龛影，周围黏膜状呈放射状纠集

4. 胃癌　胃肠道常见的恶性肿瘤，好发于四十岁以上的男性。好发部位是胃窦部和胃小弯，其次是贲门区。癌组织仅侵及黏膜层或黏膜下层的胃癌，不论有无转移及侵及范围的大小，统称为早期胃癌。随癌肿的生长，逐渐侵及肌层和浆膜层，甚至累及邻近结构，并可发生远处转移，即为中晚期胃癌。按其形态分为四型。早期胃癌主要X线表现为胃小区、胃小沟破坏消失，可见不规则小龛影和小充盈缺损，胃轮廓局部轻微凹陷和僵直。中晚期胃癌的X线表现为黏膜皱襞破坏、中断、消失；腔内充盈缺损；恶性龛影；胃腔狭窄；胃壁僵硬；蠕动消失；局部扪及肿块；胃粘连固定。CT表现为不对称的胃壁增厚、胃腔狭窄、腔内有软组织肿块影，并能够直接显示肿瘤侵犯胃壁、周围浸润及远处转移的情况。

📖 **课堂互动 5-4**

良、恶性溃疡如何鉴别？

答案解析

5. 结肠癌　好发于直肠和乙状结肠，多见于中年以上的男性。结肠癌的X线检查以钡剂灌肠为主，基本X线表现为黏膜皱襞破坏、不规则的充盈缺损、环形狭窄和恶性龛影。CT表现为不对称的肠壁增厚、肠腔狭窄、腔内有坏死的软组织肿块影。三维重组和仿真内镜技术可以显示结肠癌腔内、肠壁、病变范围和癌与邻近器官的关系，以及有无局部和远处的转移。对结肠癌的术前分期有重要价值。

（二）急腹症

1. 胃肠道穿孔　以胃十二指肠溃疡穿孔常见。透视与腹部平片是诊断胃肠道穿孔的重要方法，立位或坐位透视或摄片示膈下游离气体，表现为膈与肝、胃之间出现线条状、新月形或镰刀状透亮影，边缘清晰锐利（图5-1-16）；不能站立或坐位检查者，可取左侧位水平摄片，示右侧腹壁与肝右缘间出现气体亮影。

2. 肠梗阻　是外科常见急腹症之一。肠内容物不能正常运行、顺利通过肠道，称为肠梗阻。肠梗阻一般分为机械性、动力性和血运性三类。影像学检查的目的在于明确有无肠梗阻，若有梗阻则应进一步明确梗阻的类型，确定梗阻的位置并寻找梗阻的原因。

（1）单纯性肠梗阻　小肠扩张、积气、积液。典型表现为大跨度充气扩张的肠祥，占据腹腔的大部或中上部，肠祥内有多个气液平面，呈阶梯状排列，可见小肠黏膜影呈弹簧状排列（图5-1-17），透视下观察肠管及气液平面随肠管的蠕动而上下移动；结肠无扩张充气。

（2）绞窄性肠梗阻　小肠扩张，肠管内积气、积液。还可见到下列征象：假肿瘤征、咖啡豆征、小跨度卷曲肠祥、长液平面征、空回肠换位征等。

（3）麻痹性肠梗阻 常见于腹部手术后、腹部炎症、腹膜炎、腹部外伤及感染后。卧位检查胃、小肠、大肠均扩张积气，结肠积气明显。立位可见肠腔内少量气液平面，复查时肠管形态无明显改变，肠间隙正常。

肠梗阻CT检查显示肠管扩张、积气、积液，腹腔积液。CT有助于病因的诊断。

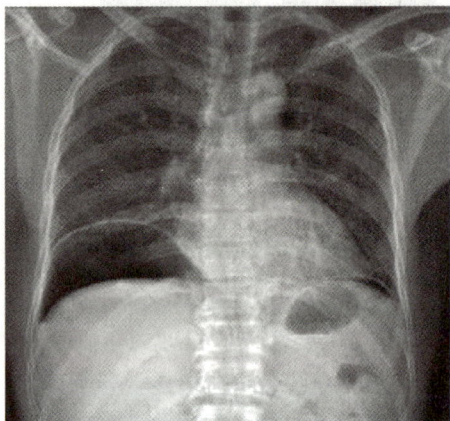

图5-1-16 胃肠道穿孔

腹部平片显示左侧膈下新月形透亮影，右侧膈下近似半月形

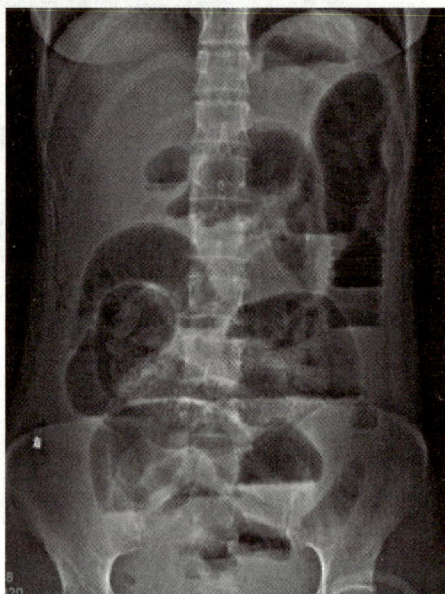

图5-1-17 单纯性小肠梗阻

腹部平片示小肠肠管明显扩张，其中可见阶梯状液。

3. **肠套叠** 多见于2岁以下的小儿，成人肠套叠多继发于肠腔内肿物，是肠梗阻的一种特殊性类型。钡灌肠典型表现为钡剂至套入部受阻；阻塞端呈杯口状或圆形充盈缺损；钡剂进入套入部与套鞘之间形成弹簧状影像；局部可摸到软组织肿块。CT表现为密度不均的软组织影，其中有系膜的脂肪，肠腔内气体和肠壁影像，若套叠部与层面垂直，呈"靶环征"表现，颇具特征。

（三）肝、胆、胰腺常见疾病

1. **肝硬化** 病因有肝炎、酒精和药物中毒、胆汁淤积、肝脏瘀血及其他少见因素，国内以乙型肝炎为主要病因。CT平扫可显示肝脏的大小、形态、密度异常以及脾大、门静脉高压等继发改变。①肝脏大小的改变：肝脏体积常缩小，比例失调。肝炎后肝硬化常为右叶萎缩，尾叶代偿性增大，左叶保持正常或缩小或增大，增大常局限于外侧段；②肝脏形态学的改变：结节状再生，使肝脏表面凸凹不平，呈分叶状或扇贝形。纤维组织增生和肝叶收缩的结果致肝裂增宽和肝门区扩大；③肝脏密度的改变：纤维化、结节再生、变性坏死和脂肪变性等病理学的改变常致肝脏密度高低不均；④继发性改变：可见脾大、腹水和门静脉高压。MRI可见肝脏大小、形态的改变、脾大和门静脉高压的征象。脂肪变性或同时存在的肝炎可使肝实质信号不均匀。

2. **肝癌** 可分为原发性肝癌和肝转移瘤。

（1）原发性肝癌 为肝脏常见的恶性肿瘤。慢性肝病和肝硬化为原发性肝癌的重要诱因之一。CT平扫，肿瘤可见圆形或卵圆形、少数呈分叶状。增强扫描原发性肝癌的强化呈"快进快出"的特点：动脉期病灶迅速强化，密度超过正常组织；静脉期病灶密度又迅速下降，密度低于肝实质；延迟扫描时不强化。MRI检查，T_1WI肝癌病灶表现为稍低或等信号，肿瘤坏死或脂肪变表现为高信号。坏死囊变则为低信号。肿瘤假包膜在T_1WI表现为一环绕肿瘤周围的低信号环。T_2WI肿瘤表现为稍高信号。

（2）肝转移瘤 CT平扫转移灶的大小、数目和形态表现不一，绝大多数为圆形，个别大的病灶可呈不规则或分叶状。平扫多为低密度，转移灶可能出现钙化。强化后往往不规则强化。MRI显示肝内多发或单发、边缘清楚的病灶。T_1WI常表现为均匀的稍低信号，T_2WI则呈稍高信号。25%的转移灶在T_2WI上中心呈高信号，T_1WI呈低信号，称为环靶征。

3. **胆石症**　胆道系统最常见的疾病，常与胆囊炎并存，多见于中年人。CT检查在胆囊区可见单个或成堆的高密度、等密度或低密度影，常呈环状或多层状，其位置多可随患者的体位而改变。MRI平扫多数胆系结石在T_1WI呈低信号，部分因结石成分不同呈高信号或混杂信号，T_2WI均为低信号。

4. **胰腺癌**　胰腺肿瘤中最常见的恶性肿瘤，约80%发生在胰头部，少数发生于胰体、尾部。多见于40~60岁男性。CT是胰腺癌首选的检查方法。平扫胰腺肿块多呈等密度，其中常有坏死或液化形成的低密度区，肿块亦可仅为胰腺局部隆起或分叶状增大；增强扫描，因胰腺癌为少血管癌故强化不明显，而正常胰腺强化明显，从而使肿瘤显示更清楚；胰头癌常可见到胰头部增大而胰体尾部萎缩；胰管阻塞导致肿瘤远端的主胰管扩张，若胆总管、胰管同时扩张，谓之"双管征"，是诊断胰头癌较可靠的征象；邻近血管可被侵及、推移至包埋；肝门和腹膜后可出现淋巴结肿大。MRI可见胰腺局限性增大，轮廓不规则。T_1WI上肿瘤呈低或等信号，其中坏死区信号更低；T_2WI上肿瘤呈等、高信号且不均匀，坏死区则显更高信号。MRCP有助于胆管梗阻的定位诊断。

第五节　泌尿系统

一、检查方法

（一）X线检查

1. **透视和平片**　泌尿与生殖系统的器官和组织均为软组织，缺乏天然对比，在X线透视和平片上显影不佳，仅用于检查是否存在泌尿系阳性结石。诊断价值有限。

2. **静脉尿路造影**（intravenous pyelography，IVP）　又称排泄性尿路造影，是将有机碘液注入静脉内，经肾排泄，使肾盂、肾盏、输尿管和膀胱显影。检查前应清除肠管内气体和粪便，并限制饮水；做碘剂过敏实验。禁忌证：严重的肝、肾和心血管疾病，过敏体质，甲状腺功能亢进，妊娠等。造影方法有常规法、双倍剂量法和大剂量法。

3. **逆行性肾盂造影**　在膀胱镜引导下，将导管插入输尿管与肾盂交接处，经导管注入对比剂后摄片。本法用于静脉尿路造影不显影或显影不佳及不适合做静脉尿路造影者。

4. **血管造影**　肾动脉造影可以显示肾动脉有无狭窄及狭窄的部位、程度、范围和性质，了解有无先天发育畸形及损伤等，也是肾动脉扩张前不可缺少的检查技术。

（二）CT检查

1. **平扫检查**　CT平扫无需特殊准备。常规取仰卧，扫描范围包括全部肾脏、输尿管、膀胱。

2. **增强扫描**　在静脉内快速注入对比剂，于30~60秒和2分钟行双肾区扫描，分别称为肾皮质期和肾实质期，可观察肾皮、髓质强化程度的变化。5~10分钟后再次行双肾区、输尿管区及膀胱区扫描称肾盂期或肾排泄期，以观察肾盂、输尿管和膀胱充盈情况。应用多层螺旋CT在增强肾动脉期行三维重组，可以获得肾动脉的CT血管造影（CT angiography，CTA）图像；在肾盂期行三维重组获得类似于IVP的图像称CT尿路成像（CT urography，CTU），CT尿路成像可显示肾盏、肾盂、输尿管和膀胱，用于尿路梗阻性病变的诊断。

（三）MRI检查

1. **平扫检查**　肾与输尿管MRI检常规使用快速自旋回波序列和梯度回波序列，行横轴位和冠状位

T_1WI和T_2WI成像，必要时辅以矢状位扫描。应用T_1WI并脂肪抑制技术有助于对肾解剖结构的分辨及含脂肪性病变的诊断。

2. **增强检查**   顺磁性对比剂Gd-DTPA经静脉注入后由肾小球滤过。行快速梯度回波序列T_1WI成像，可获得不同期相肾与输尿管的增强图像。

3. **磁共振尿路成像（MR urography，MRU）**   是利用磁共振水成像技术原理，使含尿液的肾盂、肾盏、输尿管和膀胱成为高信号，周围结构为极低信号，主要用于检查尿路梗阻性病变，可确定尿路梗阻的部位、梗阻的原因及尿路扩张的程度。

二、正常影像学表现

（一）X线表现

1. **肾**   肾位于脊柱两旁，在后前位X线片上肾影长轴自内上向外下斜行，正常肾影呈蚕豆状，边缘光整，外缘为凸面，内缘凹陷为肾门。肾影长12~13cm，宽5~6cm，位于第12胸椎至第3腰椎之间，一般右肾略低于左肾。尿路造影能清晰地显示肾盂、肾盏、输尿管和膀胱。

2. **输尿管**   全程25~30cm，上端与肾盂相连，在腹膜后沿脊柱旁向前下行，入盆腔后在骶髂关节内侧走行，越过骶骨水平后再弯向外，最后斜行入膀胱。输尿管有三个生理狭窄区，即与肾盂连接处、通过骨盆缘处和进入膀胱处。输尿管腔的宽度因蠕动而有较大变化，宽度为3~7mm，边缘光滑，走行柔和，可有折曲。

3. **膀胱**   膀胱大小、形态取决于充盈程度及相邻结构对膀胱的推压。正位观察充盈较满的膀胱呈椭圆形，横置在耻骨联合上方，边缘光滑、整齐，密度均一。膀胱顶部可略凹，为乙状结肠或子宫压迹。若膀胱未充满，其粗大的黏膜皱襞致边缘不整齐而呈锯齿状。

（二）CT线表现

1. **肾脏**   CT平扫两侧肾脏在周围低密度脂肪组织的对比下，表现为圆形或椭圆形软组织密度影，边缘光滑、锐利，肾实质密度均匀，皮质、髓质不能分辨，CT值平均为30Hu。CT增强扫描即刻皮质强化呈环状高密度，髓质暂为低密度，1分钟后扫描髓质内对比剂增多，密度逐渐增高，皮、髓质密度相等，分界消失，肾脏呈均匀高密度，CT值可达140Hu（图5-1-18）。

2. **输尿管**   CT平扫正常输尿管显示不佳，仅能识别正常输尿管腹段的上中部分，呈小圆形软组织密度影，位于腰大肌前缘处，自肾盂层面向下连续追踪，可确定腹段输尿管，呈点状软组织密度影，而盆段输尿管通常难以识别。增强扫描管腔内充盈对比剂而呈点状致密影，多能观察输尿管全程。

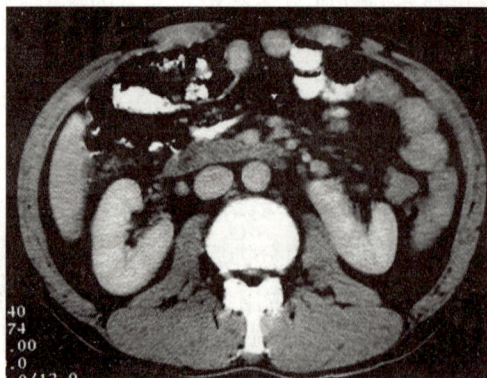

图5-1-18   双侧肾脏增强CT表现

3. **膀胱**   CT平扫易于识别膀胱的大小和形态与充盈程度相关。适度充盈的膀胱呈圆形或椭圆形，充盈较满的膀胱可呈类方形。膀胱腔内尿液呈均匀水样低密度。在周围低密度脂肪组织及腔内尿液的对比下，膀胱壁表现为厚薄均匀薄壁软组织密度影，内、外缘均较光整，厚度<3mm。增强检查，早期扫描显示膀胱壁强化；10~30分钟后的延迟扫描，膀胱腔呈均匀高密度，其内壁光整，若对比剂与尿液混合不均，则出现液-液平面。

（三）MRI表现

1. **肾脏**　MRI可清楚显示肾。T_1WI上肾皮质呈中等强度信号，肾髓质信号低于肾皮质，二者形成皮髓质差异。T_2WI上二者差异不显，整个肾实质均呈高信号。肾盂肾盏因含尿液，信号强度与水相似。肾包膜呈中等强度信号，与肌肉、纤维性病变相似。肾周脂肪在T_1WI和T_2WI上，信号均较高。

2. **输尿管**　T_1WI和T_2WI横断面检查时，自肾盂连续向下追踪。在周围高信号或中等信号的脂肪组织对比下，正常腹段输尿管呈点状低信号影，而正常盆段输尿管难以识别。

3. **膀胱**　膀胱内尿液在T_1WI为低信号，T_2WI上为高信号。膀胱壁信号强度与肌肉类似，在T_1WI和T_2WI上均呈厚度一致的薄壁环状影。在T_1WI增强扫描，膀胱内尿液含有对比剂表现为高信号，而当对比剂浓度较高达到一定程度时，可呈低信号改变。MRU检查膀胱内尿液呈高信号。

三、异常影像学表现

（一）位置改变

正常肾脏的位置可有一定的移动度。肾脏位置异常可谓是先天性异常如异位肾、游走肾等；也可为肾脏本身疾病如肾肿瘤、囊肿等所致；还可为肾外病变压迫所致，如肾周病变、肾上腺肿瘤、腹腔内或腹膜后肿瘤等。肾脏位置异常可伴有肾轴旋转。

输尿管位置异常多见于腹膜后肿瘤的压迫移位以及纤维组织的牵拉移位。膀胱位置异常多见于盆腔内占位性病变的压迫移位。

（二）大小、形态改变

肾脏大小改变包括肾影增大或缩小，可为单侧或双侧性。肾影增大可见于肾积水、肾肿瘤、肾囊肿、多囊肾、肾脓肿及血肿、先天性重复肾等。肾影缩小常见于一侧肾发育不全、慢性肾盂肾炎、肾动脉狭窄等。当一侧肾影缩小时，可出现对侧肾脏代偿性增大。

肾脏形态异常多伴有肾影大小改变，常见于肾脏占位性病变所致的肾轮廓局限性突出，也见于慢性肾盂肾炎所致的肾萎缩。

输尿管狭窄见于炎症痉挛、瘢痕收缩或肿瘤压迫等。输尿管扩张多见于输尿管梗阻所致的近段输尿管积水扩张，见于输尿管结石、结核、肿瘤及外来性压迫，也可见于先天性巨输尿管。

膀胱缩小，边缘毛糙不整，多见于晚期膀胱结核和慢性膀胱炎。膀胱增大见于尿道梗阻、膀胱神经功能障碍。

（三）密度、信号改变

1. **腹部平片**

（1）肾区密度增高：主要见于肾盂肾盏结石和肾区钙化，后者又常见于肾结核、肾癌、肾囊肿或肾动脉瘤等。不同病因的钙化可有一定的形态特征如：肾结石常见形状为珊瑚状或鹿角状；肾结核常为斑点状钙化或全肾弥漫性钙化；肾癌常为散在斑点状钙化；肾囊肿多为弧线状钙化，而肾动脉瘤则多为环形钙化。

（2）输尿管区密度增高：主要见于结石和输尿管结核所致的钙化。前者多为圆形或椭圆形致密影，后者则呈节段性条状或双轨道状致密影。

（3）膀胱区密度增高：见于结石和膀胱肿瘤钙化。前者多为椭圆形致密影，位于耻骨联合上方；后者则呈散在斑点状、结节状或小环状致密影。

2. CT检查 肾脏密度改变，根据肾实质内病变密度可分为：低密度囊性肿块，边缘光滑，无强化，见于肾囊肿及多囊肾。低密度、等密度或混合密度肿块，有不同程度强化，见于各种良、恶性肾肿瘤及肾脓肿。高密度肿块，常为外伤后血肿，偶见于囊肿出血及肾癌。肾盂肾盏内高密度影，常见于肾结石。肾盂积水使肾盂肾盏扩张，呈水样密度。

3. MRI检查 肾脏病变的信号强度、增强表现与其组织成分及病理特征相关。肾内病变T_1WI为低信号，T_2WI为高信号，且信号强度与游离水一致，提示其内富含水分，常见于各种肾囊肿及肾盂积水。T_1WI和T_2WI上均呈高信号病灶，见于含蛋白量较高或有出血的肾囊肿及外伤后亚急性血肿。T_1WI和T_2WI上呈混杂信号的实质性肿块，内含与脂肪组织相同强度的信号灶，并在脂肪抑制像上这些信号强度明显减低，提示病变内含脂肪组织，是肾血管平滑肌脂肪瘤的特征性表现。T_1WI和T_2WI上呈混杂信号的实质性肿块，脂肪抑制像上信号无改变，增强检查为不均匀强化，为肾癌的常见表现。

（四）管腔改变

泌尿系统肿瘤、结石、结核、血块或邻近病变的压迫等均可导致尿路梗阻性改变。尿路造影显示肾盏肾盂扩张积水，输尿管扩张或膀胱膨胀。轻度肾盏积水尿路造影表现为肾盏杯口变平或膨隆，峡部变宽变短，边缘光滑。肾积水严重者，可见肾盏扩大呈球形或呈多房囊袋状，此时肾皮质萎缩变薄，肾功能减退。

（五）功能性改变

肾脏疾病可以导致肾排泄功能的损害，影像学检查也可了解肾排泄功能的损害情况。一般静脉尿路造影检查，若15~30分钟肾盂肾盏显影密度淡或不显影，即可提示该侧肾功能受损；若60分钟仍不显影，则提示该肾排泄功能严重受损，多见于肾结核、肿瘤及肾积水等。CT增强扫描时，在静脉团注造影剂后1~2分钟肾皮质及髓质即先后强化，3分钟后即可见肾盂肾盏内强化。若肾排泄功能减退，则肾实质和肾盂肾盏的强化时间延迟或强化程度减轻。

四、常见疾病影像诊断

（一）尿路结石

泌尿系统结石中以肾和输尿管结石多见，大多数为单侧性，少数为双侧性，结石可单发或多发；尿路结石可由X线平片显示，称为阳性结石，少数如尿酸盐结石，密度低，平片难以显示，故称阴性结石。

1. X线表现

（1）肾结石 表现为圆形、卵圆形、桑椹状或鹿角状高密度影，可均匀一致也可浓淡不均或呈分层状。填满肾盏、肾盂内的结石，与肾盏、肾盂的形态一致，呈珊瑚状或鹿角状，称为铸型结石，为肾结石的特征性表现。

（2）输尿管结石 多数为肾结石脱落入输尿管所致，易停留在输尿管的三个生理狭窄处。X线表现为输尿管走行区，尤其是生理性狭窄处约米粒大小的致密影，形态多呈圆形或梭形，其长轴与输尿管的长轴一致。

（3）膀胱结石 膀胱结石多为阳性结石，来源有两种，一种是原发于膀胱，较多见；另一种是由肾结石下降入膀胱而成。结石多为单发，也可多发。X线表现为膀胱区的圆形或卵圆形致密影，大小不等，边缘光滑或毛糙，密度均匀或不均匀，也可是环形分层状，结石可随体位变化而改变位置。

2. CT表现

（1）肾结石 CT平扫即能确切发现位于肾盂肾盏内的高密度结石，CT不仅能发现较小的结石，并能显示平片不能显影的阴性结石。

（2）输尿管结石 表现为输尿管走行区内约米粒大小的高密度影，结石以上输尿管和肾盂常有不同程度的扩张，并于高密度影处突然截断。CT尿路成像可显示结石的准确部位。

（3）膀胱结石　表现为圆点状或块状高密度影，阳性结石密度多高于其他病变阳性结石的CT值在100Hu以上。

3. MRI表现　结石在T_1WI和T_2WI上均呈很低的信号。MRI检查对结石显示不佳但MRI可显示由于结石造成的肾盂和输尿管积水。

（二）肾结核

肾结核大多数是由血源性感染引起。结核杆菌经血行到达肾脏后，在肾皮质内形成多发性病灶，若病变继续发展侵犯肾髓质，形成干酪样坏死和结核性脓肿，脓肿可破坏肾盏，坏死物经肾盏排出形成空洞。若整个肾脏的多个干酪空洞病变发生弥漫性钙化，此时肾功能完全丧失，称为"肾自截"。

1. X线表现　X线平片可无异常表现，有时可见肾实质内云絮状、斑点状或环状钙化，甚至全肾钙化。排泄性尿路造影早期病变区肾盂、肾盏显影较淡，肾小盏杯口边缘不整如虫蚀状。当肾实质空洞与肾小盏相通时，可见肾小盏外侧有一团对比剂与之相连，边缘不整。肾盏广泛破坏或形成肾盂积脓时，排泄性尿路造影常不显影，逆行性尿路造影显示肾盂、肾盏形成一不规则的空腔。

2. CT表现　肾结核早期CT平扫显示肾实质内边缘模糊的低密度灶。增强扫描，对比剂可进入肾实质的结核性空洞，显示为高密度影。当肾盂、肾盏扩张，呈多个囊状低密度影，CT值略高于水。可伴有肾盂和输尿管壁的增厚、管腔狭窄。膀胱变小，壁不规则。晚期，肾结核可发生钙化，显示为多发点状或不规则的高密度影，甚至全肾钙化，肾影增大或萎缩。输尿管完全闭塞。

3. MRI表现　与CT类似，肾实质内脓肿、空洞与扩张肾盂、肾盏均呈长T_1长T_2信号。

（三）肾癌

肾癌即肾细胞癌，是肾脏最常见的恶性肿瘤。好发于中老年的男性。

1. X线表现　X线平片可见肾影增大，肾轮廓出现局限性突出或呈分叶状改变。少部分肿瘤可见钙化，呈斑点状、条状或弧线形致密影。静脉尿路造影表现为肾小盏杯口不规则加深扩大，肾盏颈部多狭小而细长。压迫肾小盏杯口和穹隆，可呈"手握球"状。肿瘤较大，压迫多个肾盏，使其变细，变长，分离及侵蚀呈"蜘蛛足"样改变。压迫或侵犯肾盂时，肾盂变形或出现充盈缺损。

2. CT表现　肾实质肿块，边界不清，密度可均一，低于或类似周围肾实质密度（图5-1-19），偶为高密度。肿块内可出现密度更低的坏死区，中心或边缘可有钙化。较大肿块多不均匀。增强检查，早期肿瘤有不均匀强化，肾实质强化时，肿瘤呈相对低密度，可清楚显示出肿瘤的范围，坏死区不强化。肾静脉和下腔静脉发生瘤栓时管径增粗，瘤栓不强化。

3. MRI表现　MRI平扫T_1WI肿瘤信号低于正常肾皮质，T_2WI呈高信号为主的混杂信号影，周围可见假性包膜形成的低信号环，增强扫描程度与形式与CT表现类似。

（四）膀胱癌

膀胱癌是泌尿系统中最常见的恶性肿瘤，常见于50~70岁男性。

1. X线表现　为大小不等的充盈缺损，多为单发，也可多发。轮廓多不规则，基底较宽，表面不平呈菜花状。侵犯肌层时，局部膀胱僵硬。

2. CT表现　肿瘤多位于膀胱侧壁和三角区，呈软组织密度（图5-1-20），增强扫描呈均匀强化。变化体位扫描可显示肿瘤是否带蒂。肿瘤较大时，可发生坏死、液化，表现为密度不均匀，膀胱壁也可牵拉变形，肿瘤侵犯周围脂肪层时，膀胱壁与脂肪层间的分界模糊不清。晚期肿瘤占据膀胱腔的大部分，向外可累及邻近脏器，肿瘤累及输尿管的开口，可导致输尿管阻塞，CT仿真内镜可显示突向膀胱腔内的不规则肿块。

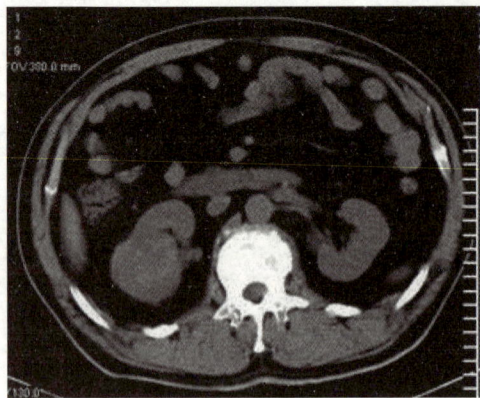

图5-1-19　右肾肾癌CT表现

CT平扫示右肾实质肿块，边界较清，密度均匀

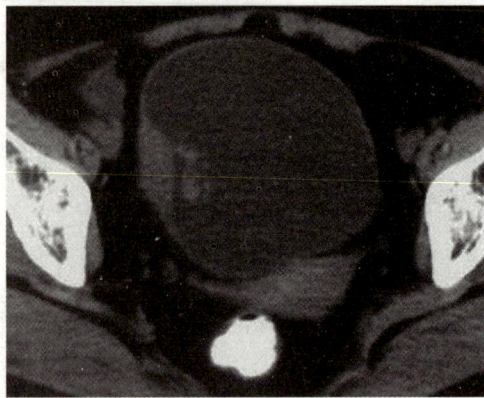

图5-1-20　膀胱癌的CT表现

CT平扫示膀胱右侧壁局部结节样增厚，表面不光整

3. **MRI**　表现肿瘤形态、侵犯境况与CT表现类似，肿块在T_1WI上信号类似正常膀胱壁，T_2WI呈中等信号，增强扫描能显示肿瘤对膀胱壁的侵犯深度。

第六节　生殖系统

一、检查方法

（一）X线检查

1. **子宫输卵管造影**　可显示子宫与输卵管内腔，用以观察子宫腔的形态、大小、有无先天发育异常及输卵管的通畅情况，是子宫输卵管病变，尤其是不孕症的重要诊断技术。但不能显示子宫壁及周围结构。

2. **盆腔动脉造影**　用以观察子宫动脉及卵巢动脉，在诊断盆腔出血的来源及诊断恶性肿瘤中具有一定的作用。

（二）CT检查

1. **CT平扫**　在空腹状态下，检查前2~3小时，分多次口服水或1%泛影葡胺800~1000ml，并憋尿使膀胱充盈以识别盆腔肠管。扫描范围通常自髂嵴水平至耻骨联合，层厚5mm或10mm，连续扫描。

2. **增强扫描**　常规平扫后若发现病变尤其是肿块性病变，需行增强扫描。方法是通过静脉内快速注入对比剂后，即对病变区进行扫描。

（三）MRI检查

1. **MRI平扫**　检查常规行SE序列T_1WI和T_2WI并脂肪抑制技术检查。其中T_2WI检查能显示子宫体、宫颈及阴道的各部解剖结构，易于发现盆腔病变及确定病变的起源部位和范围。

2. **增强检查**　普通检查发现盆腔病变后，一般需行增强MRI检查。方法是于静脉内快速注入顺磁性对比剂Gd-DTPA，注射完毕后即对病变区行脂肪抑制前、后T_1WI扫描。

二、正常影像学表现

（一）子宫输卵管造影

正常子宫呈倒置的三角形。子宫底部在上，下端与子宫颈管相连，两侧为子宫角与输卵管相通。两侧的输卵管沿子宫角向外下走行，呈迂曲的线状影，宫颈管为柱状，边缘呈羽毛状。

（二）正常CT表现

1. **子宫和卵巢**　子宫分为宫颈和宫体两部分。正常子宫体呈横置圆形或椭圆形软组织密度影，CT值为40~80Hu，边缘光滑。中心较小的类圆形或T形低密度区代表宫腔和分泌液。宫颈显示在子宫体下方层面，呈横置梭形软组织密度影，外缘光滑，横径小于3cm。育龄期妇女的正常卵巢表现为双侧子宫旁卵圆形的低密度影，在排卵前期因卵泡成熟最易显示，输卵管则难以识别。

2. **前列腺**　正常前列腺紧邻膀胱下缘，呈圆形或椭圆形均匀软组织密度影，边缘光整，其径线随年龄而增大。年轻人前列腺平均上下径为3.0cm、前后径为2.3cm、横径为3.1cm。而老年人分别为5.0cm、4.3cm、4.8cm。

3. **精囊**　位于膀胱底的后方，呈八字形对称的软组织密度影，边缘常呈小的分叶状。两侧精囊于中线部汇合。精囊前缘与膀胱后壁之间的三角形低密度脂肪间隙，为膀胱精囊角。

（三）正常MRI表现

1. **子宫和卵巢**　T_1WI上正常宫体、宫颈和阴道表现为均匀一致的较低信号。T_2WI矢状位上可清楚显示宫体、宫颈和阴道的解剖结构。宫体自内向外有三层组成：中心高信号为子宫内膜及宫腔分泌物，中间薄的低信号带即联合带为子宫肌内层，周围为中等信号的子宫肌外层。卵巢通常位于子宫体两侧外上方，绝经期前正常卵巢可识别，在T_1WI上呈低信号，T_2WI上卵泡呈高信号，中心部为低至中等信号。

2. **前列腺**　在T_1WI上呈均匀低信号，强度类似于肌肉信号。前列腺各区在T_2WI上显示较好，中央区为低信号，代表移行带和中央带；外周区为新月形较高信号，代表周围带；位于尿道前方的前纤维基质表现为低信号；前列腺被膜位于前列腺周边表现为细环状低信号影。

3. **精囊**　位于前列腺后上方和膀胱后方，由卷曲的细管构成，内含液体，在T_1WI上呈低信号，T_2WI上呈高信号。

> 🎓 **课堂互动 5-5**
>
> 女性生殖系统常见的影像学检查方法有哪些？
>
> 答案解析

三、常见疾病影像诊断

（一）子宫肌瘤

子宫最常见的良性肿瘤，好发年龄30~50岁。CT平扫，子宫增大，可呈分叶状。可见不规则的斑点状或蛋壳样钙化影，如发生坏死，可见不规则的低密度影。增强检查肿瘤呈不同程度的强化，强度略低于正常子宫肌层的强化。MRI平扫，T_1WI上信号强度类似子宫肌，T_2WI上呈均一低信号，肌瘤一般呈球形，与正常子宫肌层分界清楚。

（二）子宫癌

女性生殖系统最常见的恶性肿瘤，分为宫颈癌和宫体癌，以前者多见。宫颈癌，CT表现为见宫颈增大，形成不规则软组织密度肿块，可局限于宫颈或蔓延至子宫体和宫旁，如肿瘤较大发生坏死时，肿块内可见低密度区，肿瘤向外蔓延，表现为向子宫外伸出的不规则形或分叶状软组织密度影，侵犯邻近器官，如膀胱、直肠，相邻脂肪间隙消失，直肠、膀胱壁增厚；MRI能较准确地判别肿瘤的大小、形态。肿块在T_1WI上与宫颈信号一致，T_2WI呈高信号。宫体癌，CT表现为子宫对称性或局限性分叶状增大，密度不均匀，有低密度坏死区，肿瘤累及宫颈，可见宫颈增大，增强扫描示病变强化程度低于周围正常子宫肌；MRI表现为子宫内膜增厚，宫体不对称增大，T_1WI上呈低信号，T_2WI上呈高信号，肿瘤侵犯肌层时，T_2WI可见低信号联合带破坏、中断且不规则，增强扫描，肿瘤呈不均匀强化。

（三）前列腺增生

前列腺增生是老年人常见的疾病。主要发生在前列腺中央带和移行带。CT平扫，多显示前列腺呈弥漫性、一致性增大，于耻骨联合上方2cm层面或更高层面仍可见前列腺；部分呈单个或多个结节状增生，可突入膀胱底部，密度均匀，边缘光滑，其内可有钙化。增强扫描，增生肥大的前列腺呈现均一强化。MRI前列腺增生多表现为中央带和移行带均增大。增生的前列腺在T_1WI上为均匀低信号，T_2WI上呈均匀或不均匀的高、低相间的混杂信号。

（四）前列腺癌

老年人常见的恶性肿瘤，大多数发生在前列腺外周带的腺体。CT平扫，肿瘤早期限于前列腺被膜内时，表现为前列腺外形不对称性膨隆，前列腺内可见密度稍低的癌结节或密度不均匀。膀胱精囊角消失是肿瘤外侵的一个征象，也可见精囊增大。MRI能够发现早期限于前列腺被膜内的肿瘤。被膜显示完整，T_1WI上肿瘤为低信号，T_2WI上正常的前列腺周围部呈高信号，肿瘤为低信号，对比明显。当肿瘤向外侵犯时，T_1WI上表现为前列腺周围的高信号脂肪消失，两侧精囊不等大，信号降低。

第七节　骨骼肌肉和关节系统

一、检查方法

（一）X线检查

X线平片是骨骼肌肉系统最基础和常规的检查方法，不仅能显示各种基本病变改变的范围和程度，而且还有可能做出定性诊断，特别是对钙化和骨皮质破坏的显示及对病变的跟踪随访很有价值。一般常用正、侧位投照。X线血管造影可以显示骨与软组织病变的供血情况，但属于有创检查，尤其是CTA和MRA的显示效果类似X线血管造影，故临床X线血管造影极少选用，仅在X线介入治疗时应用。

（二）CT检查

CT检查作为常规影像学检查的补充，能够为临床诊断、治疗提供更多、更有价值的信息。CT不但能够清楚显示病变部位的解剖关系，CT值的测量对识别病变内的脂肪组织、气体和钙化或骨化有决定性意义。临床上多应用于细微骨折、细小骨质病变和软组织疾患等。CT增强扫描主要用于了解病变血供情况、确定病变范围、发现病变有无坏死，对疾病的定性诊断有一定价值。

（三）MRI检查

MRI是骨关节及邻近软组织病变常用的检查方法。当临床、X线或CT诊断骨骼肌系统疾病有疑难时，可选用MRI进一步检查。对早期骨质破坏和细微骨折，MRI较X线平片和CT敏感；MRI对脊柱解剖结构及其病变的显示也优于CT检查；但MRI对于细小钙化、骨化和骨皮质的显示则不如X线平片和CT。MRI平扫中自旋回波和快速自旋回波的T_1WI和T_2WI是基本扫描序列。脂肪抑制T_1WI和T_2WI也是骨骼肌系统检查常用的基本序列。层面方向可根据部位和病变选用横断、冠状、矢状或任意方位成像的斜切面。增强扫描主要用于检查骨关节及邻近软组织病变血供情况、确定病变与水肿界限、区分肿瘤活性成分和坏死成分，也用于早期发现肿瘤术后复发，是观察肿瘤疾病治疗前后疗效的重要检查手段。

二、正常影像学表现

（一）X线表现

1. 骨干

（1）成人长骨 成人长骨可分为骨干和骨端两部分。

①骨干：位于长骨中央的管状部分，其外侧被一层浓密的骨所包围即骨皮质，X线上显示为密度均匀的致密影，在骨干中部较厚，向两端渐次变薄，骨皮质内缘与骨松质相续，外缘光滑而整齐。骨松质位于皮质下方显示为网状骨纹理，密度较骨皮质略低，小梁的排列、粗细和数目，因人、部位而异。骨髓腔位于骨的中心区域，常被骨皮质和骨松质遮盖而不能清晰显示，在骨干中部呈条带状密度减低区，其两侧逐渐消失在骨松质内。正常骨膜与骨周围软组织密度相同，在X线上不能显示，如出现骨膜影像即为病理现象。

②骨端：长骨的两端光滑的边缘部分即为骨端。骨端的皮质多菲薄，但韧带附着部位可不规则，骨内可见清晰的骨小梁。

（2）儿童长骨 儿童骨骼因在发育阶段，其管状骨组织构成与成人不同，其主要特点是骨干两端仍为软骨，未完全骨化。因此儿童长骨可分为骨干、干骺端、骨骺和骺板四部分。

①骨干：骨皮质X线表现为密度均匀的致密影，外缘清楚；在骨干中部最厚，向两端逐渐变薄。骨皮质内面和外面均覆有骨膜，正常情况下骨膜为软组织，在X线上不显影，如出现即为病理现象。骨干中央为骨髓腔，X线表现为无结构的半透明区。

②干骺端：骨干两端增宽的部分称干骺端，其与骨干无明确的分界而是逐渐移行。干骺端主要为松质骨，近骺线处为一不规则致密带，称干骺端临时钙化带。临时钙化带由钙化的软骨和初级骨小梁组成。在机体出现内分泌或代谢障碍时，干骺端可发生明显变化。

③骨骺：位于长骨骨端或突出部，在儿童时期多为软骨，即骺软骨，X线上不显影。骺软骨具有骨化功能，在骨化初期于骺软骨内出现一个或几个二次骨化中心，X线表现为点状骨性致密影。随着骺软骨不断增大，其中的二次骨化中心也逐渐增大形成骨松质，边缘由不规则变为光整，最后与干骺端融合成为完整的骨。

④骺板：为骨骺与干骺端之间的软骨，呈透明的带状或线状透亮影，随年龄的增长和骨化的进展而逐渐变窄，若消失则提示骨的生长已经完成。

2. 四肢关节

包括骨端、关节软骨和关节囊。关节由两个或两个以上的骨端组成。每个骨端的骨性关节面上覆盖着关节软骨，关节囊内层衬以滑膜，关节腔内有少量滑液。另外，不少关节有囊内和（或）囊外韧带，有的关节还有关节间软骨（关节盘）。

（1）骨性关节面 是关节软骨深层的菲薄钙化带和其下方的薄层致密骨。在X线上表现为边缘锐利光滑的线样致密影。

（2）关节间隙 是两个相对骨端的骨性关节面之间半透明间隙。在X线上显示的关节间隙包括了关节软骨、关节间软骨以及真正微小间隙的关节腔和少量滑液。正常关节间隙相距匀称、间隙清晰、宽度均匀。新生儿的关节间隙，由于骨端有骺软骨，骨化中心尚未出现或很小，而显得很宽；随着生长发育年龄增长，骨骺逐渐增大，间隙逐渐变窄，待骨骼发育完成，则成为成人的关节间隙；老年时期，因关节软骨退变变薄，关节间隙较成年人窄。

（3）关节囊 由于其密度与周围软组织密度相同，在X线上不能显示，偶尔在关节囊外脂肪层的衬托下可见其边缘。

（4）关节附属结构 某些大关节周围的韧带，如膝关节、髋关节，在脂肪组织的衬托下被显示。

4. 脊柱

脊柱由脊椎骨和椎间盘组成。除第一颈椎外，每个脊椎分为椎体和椎弓两部分。椎弓由椎弓根、椎弓板、棘突、横突和关节突等附件结构组成。椎间盘位于椎体之间。椎间盘腰部最厚，中胸部较薄，腰椎和颈椎椎间盘前宽后窄，胸椎椎间盘则前后基本一致。正位片，椎体呈长方形，从上向下依次增大；椎体两侧向外延伸的是横突影，左右对称。在横突内侧可见椭圆形环状致密影，为椎弓根投影，称椎弓环。在椎弓环的上下方为上下关节突的影像。椎弓板由椎弓根向后内延续，在中线联合成棘突，投影在椎体中央的偏下方，呈尖朝上的类三角形结构，周边为线状致密影，大小、形态可有不同。脊椎椎体在侧位片上呈长方形，其上下缘与前后缘成直角，椎弓根紧居后方。相邻两个椎体之间的横行透亮间隙为椎间隙。在胸椎较窄，腰椎椎间隙自上而下逐渐增宽，以腰4~5间隙最宽，至腰5~骶1间隙又变窄。椎间孔位于相邻两个椎弓根、椎体、关节突及椎间盘之间，呈类圆形半透明影，颈椎椎间孔于斜位显示清楚，胸、腰椎于侧位显示清楚，呈类圆形。

（二）正常CT表现

1. 长骨

（1）成人长骨　成人骨干CT骨窗显示骨皮质呈线状或带状致密影；骨小梁为细密网状影；骨髓腔呈低密度影；正常骨膜不能显示。

（2）儿童长骨

①骨干：CT表现与成人相似。

②干骺端：CT骨窗显示为骨小梁交错构成细密的网状影，密度低于骨皮质。网格间低密度影为骨髓组织，临时钙化带在CT上呈致密影。

③骨骺：骺软骨为软组织密度影，其中骨化中心的结构和密度类似干骺端。

④骺板：CT表现为软组织密度影。

2. 四肢关节
CT显示关节骨性关节面表现为线样高密度影；关节软骨不能显示；关节间隙显示为低密度间隙，在冠状和矢状重组图像上比较直观；关节软骨及少量滑液在CT上多不能分辨；关节囊壁在CT上显示为窄带状软组织密度影，厚约3mm；韧带显示为线条状或带状软组织影。膝关节半月板在薄层CT图像上显示为密度均匀的"C"形或"O"形结构，CT值70~90Hu之间，但显示效果不及MRI。

3. 脊柱
椎体在骨窗上显示为薄层骨皮质包绕的海绵状松质骨结构，其后缘向前凹或平直；在椎体中部层面上有时可见松质骨中的"Y"形低密度线条影，为椎体中央静脉管。椎管由椎体、椎弓根和椎弓板共同构成，为骨性椎管横断面，硬膜囊居椎管中央，呈较低密度影，与周围结构形成明显对比；黄韧带呈软组织密度，附着于椎弓板和关节突内侧，厚2~4mm；腰段神经根位于硬膜囊前外侧，呈圆形中等密度影，两侧对称；侧隐窝呈漏斗样，其前方是椎体后外部，后方是上关节突，侧方是椎弓根内侧壁，其前后径>3mm，内有神经根穿行。椎间盘表现为均匀软组织密度影，CT值为50~110Hu，由于层厚和扫描位置的原因常见椎体终板影混入其间。CT图像上不能区分纤维环和髓核。

（三）正常MRI表现

1. 长骨

（1）成人长骨　成人骨骼的MRI显示骨皮质和骨小梁在T_1WI和T_2WI均为低信号；随着年龄增长骨髓中脂肪成分增多，成人骨髓信号较儿童高。正常骨膜不能显示。

（2）儿童长骨

①骨干：与成人骨干MRI信号基本一致。骨髓腔如为红骨髓，T_1WI为中等信号，T_2WI呈高信号；如为黄骨髓，在T_1WI和T_2WI均为高信号。

②干骺端：干骺端骨髓多为红骨髓且含有一定量的骨小梁，MRI信号低于骨干区的骨髓腔；临时钙化带在T_1WI和T_2WI均为低信号。

③骨骺：由于富含脂肪组织，在T_1WI和T_2WI上信号较骨髓腔还要高。

④骺板：骺板和骺线在T_1WI和T_2WI上均为高信号。

2. 四肢关节　MRI显示关节骨性关节面表现为薄层清晰锐利的低信号影；关节软骨在T_1WI和T_2WI均为弧形中等偏低信号影；关节腔内滑液在T_1WI上呈薄层低信号，在T_2WI上呈细条样高信号；关节囊壁在MRI上显示为光滑连续的弧形低信号影；韧带显示为条带状低信号影；膝关节半月板在T_1WI、T_2WI的矢状和冠状图像上清晰显示，表现为领结样或三角形低信号影。

3. 脊柱　在MRI图像中脊椎各皮质、前及后纵韧带和黄韧带均呈低信号。骨髓在T_1WI上呈高信号，T_2WI上呈中等或稍高信号；椎间盘在T_1WI上呈低信号，不能区分髓核和纤维环，在T_2WI上髓核呈高信号，纤维环呈低信号；脊髓在T_1WI上呈中等信号，较脑脊液高，在T_2WI上则低于脑脊液信号。

三、异常影像学表现

骨骼的成骨和破骨是新陈代谢的过程，受体内很多因素，如成骨细胞和破骨细胞的质和量、钙磷水平、内分泌激素等的影响，在生理情况下两者是平衡的。关节病变只侵犯活动关节和微动关节，而活动关节都有滑膜，故关节积液通常发生在活动关节。实际工作中应仔细分析病变的表现及病理学基础，结合临床资料方能做出正确的影像学诊断。

（一）骨骼异常

1. 骨质疏松　骨质疏松是指由于生理或病理的原因导致成骨减少或破骨增加，引起一定单位体积的骨量减少，即骨组织的有机成分和无机成分均减少。组织学上显示骨小梁稀疏变细，骨皮质变薄，其内的哈氏管增宽使骨皮质出现分层改变。X线、CT表现为骨密度普遍性减低，骨皮质变薄或有分层现象，骨小梁稀疏变细但边界清楚，仍按生物力线排列。严重的骨质疏松骨皮质变细如铅笔描绘状，骨小梁被吸收消失或在承重骨骼只剩少数相对较粗的骨小梁。由于承重的缘故，脊椎椎体的上下缘受压内凹成鱼锥状改变，少数可呈楔形变，椎间隙相对增宽。脊柱改变以胸、腰椎交接部分多见。MRI表现为老年性骨质疏松呈短T_1长T_2信号，炎症、创伤及肿瘤性疾病引起的骨质疏松呈长T_1长T_2信号。

2. 骨质软化　骨质软化是指病理状态下，成骨过程中骨母细胞分泌的有机成分类骨质即骨样组织正常，而骨样组织的钙盐沉积障碍引起的骨质病变。X线、CT表现为普遍性的骨密度减低，骨皮质和骨小梁变细变薄，而边缘模糊是骨质软化区别于骨质疏松的要点。假骨折线形成是骨质软化的一个特有征象，表现于骨干的一侧出现1~2mm宽的透亮线，边缘光滑可有轻度硬化并与骨皮质垂直，多见于股骨上段和耻骨支，有时在胫骨和肱骨也可见到。MRI很少用于骨质软化诊断。

3. 骨质破坏　骨质破坏是局部骨质被病理组织所取代，一般是炎症，肿瘤或肉芽等病理组织，是病变本身直接或间接引起破骨细胞活动增强的结果。X线表现为局限性的骨密度减低和正常骨结构消失。X线检查是常用的基本检查，但是相对不敏感，松质骨破坏超过30%的X线照片才可显示。CT显示骨质破坏X线检查敏感，发现病灶更早，更易清楚显示骨质破坏。MRI可以区分骨皮质与骨松质破坏，前者破坏区的骨髓因水肿呈模糊的长T_1长T_2信号，后者表现为正常的高信号骨髓影被混杂或低信号的病变信号取代。

4. 骨质增生　骨质增生在生理和病理情况下，成骨的增多或破骨减少，或两者兼而有之，造成一定单位体积内的骨量增加，即有机成分和无机盐增多。X线、CT表现为骨密度增高，故皮质增厚密实，骨小梁增多增粗，骨髓腔变窄甚至消失，骨骼形态可发生增粗变形。肿瘤骨是由于肿瘤细胞成骨所形成，骨样或软骨样基质发生钙化，形成肿瘤骨。肿瘤骨出现在肿瘤范围内，包括骨破坏区和软组织肿块，其密度差别很大，可呈浓密的象牙质样或单薄的云絮状。增生硬化的骨质在MRI上呈T_1短T_2信号。

5. 骨膜反应　骨膜反应是由于骨膜受到各种病变刺激而发生骨膜内层成骨细胞活动增加的成骨现象。恶性骨肿瘤、一些良性骨肿瘤、炎症、创伤和骨膜下出血都可发生骨膜反应。X线、CT表现为层状、葱皮状、花边状和日光放射状等（图5-1-21）。各种病变中骨膜反应的表现不同。急性炎症和恶性骨肿瘤常有各种生长快的骨膜反应形式，而且骨膜新生骨可被病变再破坏，多表现为密度稍低的葱皮状、薄层状、放射状的骨膜增生，若增生骨膜再破坏则呈袖口状骨膜三角（Codman 三角）。骨肉瘤、软骨肉瘤、纤维肉瘤以日光放射状，袖口状骨膜反应常见。急性化脓性骨髓炎和尤文肉瘤葱皮状骨膜反应常见。MRI表现早于X线、CT所见，早期骨膜反应呈等T_1长T_2信号，骨膜形成新生骨后在MRI各序列均为低信号。

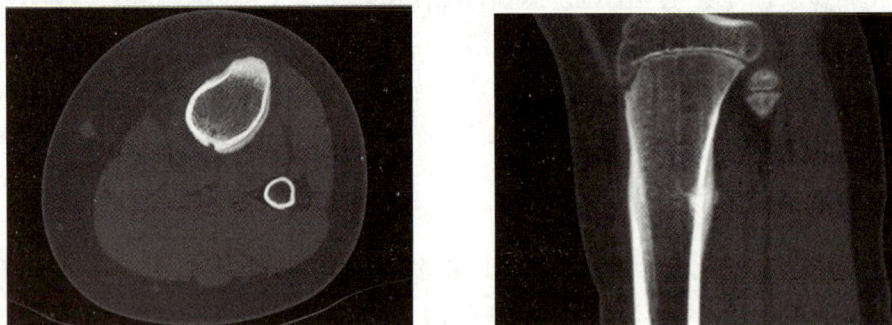

图5-1-21　骨膜反应

6. 骨质坏死　骨质的新陈代谢能力消失成为骨质坏死。病理上可见死骨因缺血坏死而苍白，组织学的证据是骨细胞死亡，骨陷窝空虚和骨髓液化萎缩。坏死的骨块称为死骨。X线和CT均不能显示早期的死骨，只有肉芽组织生长包绕和吸收死骨时，或死骨被浓液包绕时，才能看到周围有一圈透亮带围绕的游离的高密度死骨。死骨的密度高是由于邻近活骨充血和骨密度减低衬托下的相对高密度改变；也可以是未被吸收的死骨上有新骨沉积或是死骨被压缩所致的绝对骨密度增高。骨皮质的死骨多数是大片的死骨，甚至可以是整段的骨干，而松质骨的死骨多为沙粒状的"骨砂"。引起骨质坏死的原因很多，但直接的病因是血供中断。常见于慢性化脓性骨髓炎、结核、骨缺血坏死和外伤骨折后。MRI对骨质坏死的显示早于X线、CT，早期在骨密度和形态未变化前，即可显示骨髓信号的改变，坏死区T_1WI呈均匀或不均匀等或低信号，T_2WI呈等或稍高信号；晚期坏死区出现纤维化和骨质增生，T_1WI和T_2WI均呈低信号。

7. 骨矿物质沉积　铅、磷、铋等进入体内，大部分沉积于骨内，在生长期主要沉积于生长较快的干骺端。X线、CT表现为多条平行于骺线的致密带，厚薄不一，成年则不宜显示。

8. 骨内与软骨内钙化　可为生理性的或病理性的，软骨类肿瘤可出现肿瘤软骨内钙化，骨梗死所致骨质坏死可出现骨髓内钙化，少数关节软骨或椎间盘软骨退行性变也可出现软骨钙化。瘤软骨钙化的X线、CT表现为颗粒状、小环或半环状的致密影，数量不等，可在瘤体内广泛分布或局限于某一区域。

（二）关节异常

1. 关节肿胀　关节肿胀常由于关节积液或关节囊及周围软组织充血，水肿，出血和炎症所致。X线均表现为关节周围软组织肿胀、密度增高，而难于区别病变的结构，大量关节积液可见关节间隙增宽。在CT上可见软组织密度的关节囊肿胀、增厚，关节腔内积液在CT上表现为关节腔内水样密度影，如合并出血或积脓其密度可较高。在MRI上关节肿胀除见关节囊增厚外，在T_2WI上可见关节囊尤其是滑膜层的高信号，另外，关节周围软组织肿胀也可呈T_1WI低信号，T_2WI高信号。关节肿胀常见于关节炎症，外伤和出血性疾病。

2. 关节破坏　关节破坏是关节软骨及其下方的骨性关节面骨质为病理组织侵犯、代替所致。其X线表现是当破坏只累及关节软骨时，仅见关节间隙变窄，在累及关节面骨质时，则出现相应区的骨质破坏和缺损。关节间隙变窄和骨破坏的程度不同，严重时可引起关节半脱位和变形。CT可清晰地显示关节软骨下的骨质破坏，即使是细微的改变也能发现。MRI可较早显示关节软骨、滑膜及半月板的改变。

3. 关节强直　关节破坏后修复过程中由于愈合引起的关节活动功能丧失称为关节强直。纤维性强直是关节破坏的结果，由于纤维组织的固定致使关节活动消失。X线上仍可见到狭窄关节间隙的透亮线影，骨性关节面边界清楚，关节面可以光滑或不规则。骨性强直是关节明显破坏后，相邻的骨性关节面为骨质连接，关节活动消失。X线上显示关节间隙全部或部分消失，骨小梁贯通关节间隙和两骨性关节面。CT表现与X线表现基本相似，MPR图像可清晰显示关节间隙改变和有无骨小梁通过关节。MRI显示关节强直不如X线及CT，骨组织或纤维组织在MRI各序列均为低信号。

4. **关节脱位** 关节脱位是指组成关节的骨端关节面失去正常的对合关系，发生的错位和脱开（图5-1-22）。活动关节的脱位按关节的对合程度分为完全性脱位和半脱位微动关节脱位称为分离。CT MPR图像可清晰关节结构和关节囊的改变，三维重建图像可整体显示骨性关节结构。MRI可以显示关节结构，对关节软骨、关节囊、韧带及关节周围软组织显示尤佳。

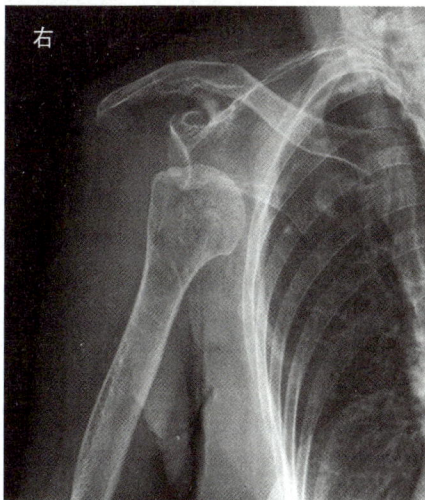

图5-1-22 关节脱位

四、常见疾病影像诊断

（一）骨与关节创伤

骨关节的创伤在日常生活中由于意外或灾难性事故所引起的较为多见，包括骨折、关节脱位和软组织挫裂伤，造成人体的运动障碍和功能丧失、邻近脏器的损伤，甚至危及生命。影像学检查方法诸多，X线检查是诊断骨关节创伤的主要方法，其目的是：①确定骨关节创伤的性质、程度和可能的并发症，必要时在X线引导下进行骨折的整复；②了解骨折或脱位的对位情况；③复位固定后了解整复情况；④定期复查观察骨折的愈合情况。

课堂互动 5-6

骨折的X线表现有哪些？

答案解析

1. 常见骨折

（1）柯莱斯（Colles）骨折 又称伸直型桡骨远端骨折。X线表现为桡骨远端2~3cm以内的横行或粉碎骨折，骨折线可波及桡骨关节面。骨折远侧端向背侧移位，断端向掌侧成角，侧位观呈"银叉"样畸形。同时远侧端向桡侧移位，骨折处有嵌插、缩短和骨皮质重叠。由于腕关节三角软骨盘的牵拉，骨折时往往伴尺骨茎突骨折。

（2）肱骨髁上骨折 X线表现为骨折线横过喙突窝或鹰嘴窝，远侧端多向背侧移位。细微的肱骨髁上骨折可见肘关节囊上方的脂肪垫呈"八"字移位，仔细观察可见细小的骨小梁扭曲中断而肱骨远端移位不明显。

（3）股骨颈骨折 多见于老年人，特别是绝经后妇女。骨质疏松是重要诱因，轻微外伤即可引起股骨颈骨折，多为单侧。易并发股骨头缺血性坏死。按骨折是否稳定，股骨颈骨折可分为无错位嵌入型骨折和错位型骨折等类型。

（4）脊椎骨折 X线表现为椎体压缩变扁呈楔形，前缘骨皮质嵌压。由于断端嵌入，所以不仅不见骨折线，反而可见横行不规则线状致密带。有时，椎体前上方有分离的骨碎片，其上下椎间隙一般保持正常。严重时常并发脊椎后突成角、侧移，甚至发生椎体错位，并由于压迫脊髓而引起截瘫。常并发脊间韧带撕裂，使棘突间隙增宽，也可并发棘突撕脱骨折。CT可以充分显示脊椎骨折，骨折类型，骨折片移位程度，椎管变形和狭窄以及椎管内骨碎片或椎管内充血等。MRI多轴位成像可显示椎体骨折呈楔形低信号或混合信号T$_2$WI为高信号影，以及合并的腰椎间盘突出和韧带撕裂。同时还可以观察脊髓有无挫裂伤和脊髓受压程度。

2. 常见关节脱位

（1）肩关节脱位   肱骨头关节面与肩胛盂关节面之间的关节间隙不等宽为其特征性征象。X线表现肩关节前脱位时，肱骨头向内下移位，位于肩胛盂的下方，称为盂下脱位；也可向内上移位，位于喙突下方或锁骨下方，分别称之为喙突下或锁骨下脱位。肩关节前脱位常并发肱骨大节结外后部骨折或肱骨颈骨折，及肩胛盂下方的骨折。CT可以帮助显示复杂结构部位的关节间隙半脱位和小撕脱骨折片。MRI不但可显示关节脱位，还可以直观地显示关节脱位的合并损伤如关节内积血，囊内外韧带和肌腱断裂以及关节周围的骨挫伤和软组织损伤。

（2）肘关节脱位   是全身关节脱位中发生率最高的关节，多因为肘关节过伸引起，多为后脱位。X线表现为尺骨和桡骨端同时向后移位，尺骨鹰嘴半月切迹脱离肱骨滑车；常伴发骨折，关节囊韧带损伤。还可合并血管和神经损伤。

（3）髋关节脱位   外伤性脱位分为后脱位、前脱位和中心性脱位，以后脱位最多见。X线表现为股骨头脱出髋臼外，可伴发髋臼及股骨头骨折。CT扫描更有助于了解股骨头与髋臼的关系。

（二）骨与关节感染

1. 化脓性骨髓炎
由化脓菌经化脓感染灶进入血流而引起。最常见的病原菌为金黄色葡萄球菌，还可见于溶血性葡萄球菌、链球菌、肺炎双球菌等。常继发于其他部位的化脓性病灶。病变起始于干骺端松骨质内，多直接向骨髓端蔓延，亦可经骨皮质、骨膜、软组织进入骨髓腔。多见于青少年和儿童，以长骨干骺端多见。

（1）急性化脓性骨髓炎   骨质破坏多在病后7~14天出现，X线表现为长管状骨干骺端骨松质出现多发斑点状，边界模糊的虫噬状骨质破坏，周围有少量淡薄的薄层状骨膜反应增生；随着病情的发展，局部骨密度减低明显，骨松质和骨皮质均出现骨质破坏，破坏区融合增大，增多并且有轻度骨质增生同时存在，骨膜反映增生更广泛，可有骨膜下脓肿形成，甚至可穿破骨膜进入软组织，可见骨膜反应，同时局部骨皮质血运破坏导致大块死骨，病灶向骨干方向蔓延。CT平扫可发现早期的骨质破坏和骨膜反映增生。MRI患骨的冠状扫描可早期发现骨髓水肿充血，软组织肿胀，T_1WI上骨髓的正常高信号为水肿的中低信号影所代替，T_2WI上呈高信号改变，病灶边缘模糊。

（2）慢性化脓性骨髓炎   广泛的骨质增生、脓腔和死骨存在。X线、CT表现为皮质增厚，髓腔狭窄或闭塞，骨膜增厚明显，多呈花边状。MRI显示炎性水肿、肉芽组织和脓液呈长T_1长T_2信号，骨质硬化呈长T_1短T_2信号。

2. 骨与关节结核

（1）骨骺、干骺端结核   CT表现与X线所见相似，CT对X线不易显示的细小、隐蔽的病灶及破坏区内的小死骨可清楚显示，还可了解周围软组织改变情况。MRI可以显示早期骨髓水肿，对于骨质破坏T_2WI显示较好，呈低信号，形态改变与CT所见相似；但对于骨质增生硬化、骨膜反应及死骨的显示不及X线和CT。

（2）关节结核   CT表现与X线所见相似，较X线检查显示关节破坏和死骨。MRI可以清楚显示关节肿胀、关节软骨破坏、滑膜增厚及关节腔积液等病理改变。

（3）脊椎结核   X线表现病变开始多累及椎体的上下缘及邻近软骨板，较早就引起软骨板的破坏，而侵入椎间盘，使椎间隙变窄，甚至消失在椎体互相嵌入融合而难于分辨。受累的脊柱节段常出现后突变形。病变在破坏骨质时可产生大量干酪样物质流入脊柱周围软组织中而形成冷性脓肿。CT显示椎体及附件的骨质破坏、死骨和椎旁脓肿优于平片。椎体骨质破坏可引起椎体塌陷后突以致椎管狭窄，CT可以显示这一改变。MRI检查脊柱结核的骨破坏区在T_1WI呈低信号，T_2WI为高信号并混有少许低信号影。骨破坏区周围骨髓因反应性水肿在T_1WI上也呈低信号而T_2WI上呈高信号。矢状面和冠状面图像有利于椎间盘的观察。

（三）慢性骨关节病

1. 退行性骨关节病
X线、CT表现为关节间隙变窄、软骨下骨质硬化、骨赘形成，晚期可出现关节失稳、畸形、游离体和关节面下囊性变等（图5-1-23）。是以关节软骨退变、关节面和其边缘骨质增生为特征的一组非炎症性病变。多见于40岁以上中老年人，承重大关节好发。X线、CT表现为关节间隙变窄、软骨下骨质硬化、骨赘形成，晚期可出现关节失稳、畸形、游体和关节面下囊性变等。MRI可显示退行性变早期关节软骨的变化，表现为软骨关节面毛糙、不均匀变薄、局灶性信号降低，甚至局部出现信号中断或缺损等改变。骨质增生硬化在T_1WI和T_2WI均呈低信号。

2. **椎间盘膨出与突出**　X线平片可见椎间隙对称或不对称性变窄，特别是后宽前窄，椎体后缘出现骨赘。椎间盘膨出表现为椎间盘向四周均匀膨出于椎体边缘，其后缘正中仍保持前凹形态，外缘可有弧形钙化。椎间盘突出CT显示软组织密度的椎间盘向后局限性弧形突出，相应部的硬膜外脂肪或硬膜囊受压移位。MRI可见椎间盘发生膨出或突出时T_2WI上高信号消失。T_1WI轴位像上突出的髓核在椎间盘后方呈中等信号，基底部可宽广或局限。在T_2MI椎间盘呈中等稍低信号。进行矢状位扫描，如果椎间盘向后突出，可直接显示硬脊膜受压情况，其信号强度与其主体部分一致。

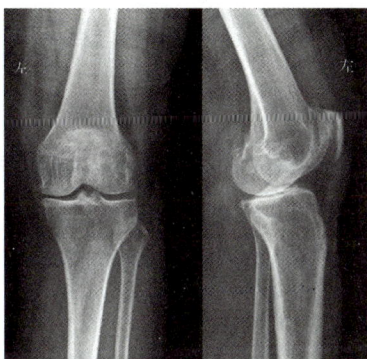

图5-1-23　膝关节退行性变
关节间隙不对称性狭窄，关节边缘骨赘形成

（四）骨肿瘤

1. **骨软骨瘤**　多发生于长骨两端。X线、CT表现肿瘤背向关节生长，多有蒂状或广基底，边界清楚。顶部可有软骨帽，且可钙化呈致密斑块影。MRI能够清楚显示X线、CT难以显示的非钙化软骨帽，呈长T1等T2信号；对发现骨软骨瘤是否恶变有一定帮助，软骨帽厚度大于2cm，则提示恶变可能性大。

2. **骨巨细胞瘤**　X线、CT表现长骨骨端呈偏心性皂泡样骨质破坏；破坏区边缘锐利，膨胀，骨皮质变薄呈蛋壳状；病变向关节方向发展止于关节面，当骨性关节面内骨质破坏殆尽，可呈所谓的"钻顶"状破坏，甚至可包绕关节；一般无新骨形成及骨膜增殖；病变区可见骨嵴，形成多房样，骨嵴多时可形成"肥皂泡"状外观，构成特征性改变。MRI上肿瘤T_1WI呈低或中等信号，T_2WI呈高信号，坏死囊变区长T_1长T_2信号，肿瘤内出血呈短T_1长T_2信号。

3. **骨肉瘤**　X线表现肿瘤骨是确诊的可靠根据，按密度的形态又有致密瘤骨、絮状瘤骨、毛玻璃状瘤骨和针状瘤骨；骨破坏按其形态及范围可分为不规则的斑片状及虫蚀状或大片状，骨皮质可呈筛孔状或条状；骨膜反应有单层平行、多层的葱皮状、骨膜三角及针状；软组织肿块可呈球状，其中可有瘤骨。CT能很好地显示肿瘤与其邻近结构的关系，血管神经等结构受侵表现为肿瘤组织直接与这些结构相贴或包绕他们，两者之间无脂肪层相隔。CT能较好地显示肿瘤在髓腔的蔓延范围，表现为低密度含脂肪的骨髓为软组织密度的肿瘤所取代。MRI表现肿瘤呈不均匀长T_1长T_2信号，肿瘤骨呈斑片状长T_1短T_2信号。瘤内坏死多呈长T_1长T_2信号。增强扫描肿瘤边缘多快速强化，中心强化较延迟，呈不均匀强化。

4. **骨转移瘤**　常见于中老年人，好发于脊椎、肋骨、髂骨、股骨上端及颅骨等部位，病灶多发，疼痛明显。X线、CT表现为溶骨性骨破坏，少数为成骨性改变。累及脊柱者，椎体多先受累，多不累及椎间盘；

侵犯长骨时少见骨膜增生及软组织肿块形成，较少侵犯膝关节与肘关节以下的骨骼。MRI表现大多数溶骨型转移瘤T_1WI呈低信号，T_2WI呈混杂信号，增强扫描明显强化。成骨型转移瘤T_1WI和T_2WI均呈低信号。

第八节　中枢神经系统

一、检查方法

（一）X线检查

1. **颅骨平片**　常用后前位和侧位。方法简单、经济、无创伤。
2. **脑血管造影**　是将有机碘对比剂引入脑血管显示脑血管的方法，包括颈动脉造影和椎动脉造影。常采用DSA技术。

（二）CT检查

（1）平扫　横断面扫描为主，头部固定，以眦耳线（眼外眦与外耳孔中心）为基线依次向上扫描8~10层，层厚10mm。检查后颅窝则取与眦耳线成20°角。必要时加扫冠状面。

（2）增强CT　经静脉注入有机碘对比剂后再行扫描。增强后病灶常显示更清楚，可显示出平扫未显示的病灶。碘过敏者不宜行增强CT检查。

（3）CTA　静脉团注有机碘对比剂后，当对比剂流经脑血管时进行螺旋CT扫描，并三维重建脑血管图像。

（4）CT灌注成像　快速静脉团注有机碘对比剂后，在对比剂首次通过受检脑组织时进行快速动态扫描，并重建脑实质血流灌注图像，反映脑实质的微循环和血流灌注情况。

（三）MRI检查

（1）平扫MRI　常规采用横断面扫描，依病变部位再选择冠状面或（和）矢状面扫描。一般层厚5~10mm，薄层用2~5mm。常用SE序列T_1WI和T_2WI。

（2）增强MRI　对比剂采用Gd-DTPA，增强扫描病灶显示更清楚，并可显示平扫未能显示的细小和多发病灶，明确病变的部位和范围，鉴别病变与水肿、肿瘤术后复发与术后改变等。

（3）MRA　无须注射对比剂即可显示颅内大血管，是唯一成熟的无创性脑血管成像技术，常用TOF法和PC法。

（4）功能性MRI　利用MR成像技术反映脑的生理过程和物质代谢等功能变化。主要包括：MR扩散成像，反映水分子的扩散速度，主要用于急性脑缺血性疾病的早期诊断；MR灌注成像，反映脑组织微循环的分布和血流灌注，主要用于脑血管性疾病及肿瘤良恶性鉴别；MR波谱分析，主要有^1H、^{31}P等的波谱分析，用于脑组织代谢产物的定量分析；脑功能成像，用于研究脑皮层活动的功能定位，已初步应用于临床。

二、正常影像学表现

（一）X线表现

1. **颅骨**　成人颅骨结构分为内、外板及板障三层，内、外板为致密骨，呈高密度线形影，板障为松质骨，密度较低。
2. **颅壁压迹**　是由脑回或血管（脑膜中动脉、板障静脉）压迫颅骨内板而形成的轮廓清晰的压迹。前者表现为局限性卵圆形；后者表现为管状、树枝状及网状的密度减低区；蛛网膜颗粒压迹与前两者不同，表现为边缘清楚的颗粒状低密度影，多见于额顶颅骨中线两侧，直径0.5~1.0cm，有时较大，甚至造成局限性骨缺损，不要误以为病变。

3. 颅缝与囟颅缝　包括人字缝、矢状缝等。颅缝在外板呈锯齿状，密度减低区，在内板呈直线状。勿将颅缝误为骨折线。囟门表现为边缘较清楚的不规则多边形密度减低区。颅缝与囟随年龄增长而逐渐封合。

4. 蝶鞍　位于颅底的中央，蝶鞍前以鞍结节为界，后以鞍背为界。侧位片上鞍结节和鞍背之间的圆弧形陷窝，其前后径为7~16mm，平均11.5mm，深径为7~14mm，平均9.5mm。

5. 内听道后前位　上眼眶内示内听道呈管状低密度区，左右基本对称，宽径平均5.5cm，最大不大于10mm，两侧相差不大于0.5mm。

6. 颅内生理性钙化　松果体钙化呈圆形或聚合的斑点状致密影，直径在0.5cm以下，单个最大直径不大于10mm；大脑镰钙化，正位居中线呈带状、三角形致密影；床突间韧带及侧脑室脉络丛球钙化显示率较低。

（二）CT表现

1. 脑实质　分大脑额、颞、枕、顶叶及小脑、脑干。灰质密度略高于白质。大脑深部的灰质团，由基底节构成，包括尾状核和豆状核。尾状核头部位于侧脑室前角外侧，体部沿丘脑外侧面向后下走形。丘脑位于三脑室的两侧，豆状核呈楔形，分内侧的苍白球及外侧的壳核。位于尾状核与丘脑的外侧，丘脑与豆状核之间的白质带称为内囊，分为前肢、膝部和后肢。外囊为豆状核与屏状核之间的白质结构。

2. 脑室系统　包括左右侧脑室、第三脑室、第四脑室，内含脑脊液呈均匀水样密度。侧脑室分为体部、前角、后角、下角及三角部。

3. 蛛网膜下腔　包括脑池、脑沟和脑裂，内含脑脊液呈水样密度影，脑池主要有鞍上池、桥池、桥小角池、枕大池、环池、四叠体池、外侧裂池及大脑纵裂池等。

4. 颅骨及腔隙　颅骨内外板为高密度影，在颅底层面可见低密度的颈静脉孔、卵圆孔、破裂孔等，鼻窦及乳突内气体呈极低密度影。

另外，增强扫描见正常脑实质仅轻度强化，血管结构强化明显，垂体、松果体及硬膜明显强化。

（三）MRI表现

1. 脑实质　脑白质比灰质氢质子数目少，其T_1和T_2值较短，故T_1WI脑白质的信号高于灰质，T_2WI则低于灰质，灰白质分界清晰。

2. 含脑脊液腔　脑室及蛛网膜下腔含脑脊液，T_1WI呈低信号，T_2WI为高信号。水抑制序列像为低信号。

3. 脑血管　脑血管内流动的血液，T_1WI和T_2WI均呈无信号区，当血流缓慢时则呈高信号且不均匀。

4. 颅骨　因骨质的含氢质子量很少，T_1WI和T_2WI均呈低信号。

5. 软组织　头皮及肌肉T_1WI为等信号，T_2WI为低信号，皮下脂肪T_1WI和T_2WI均为高信号，鼻窦腔及乳突气房为无信号。

另外，增强扫描见脑组织的强化程度与CT相同。

三、异常影像学表现

（一）CT异常表现

1. 脑实质改变

（1）密度改变　①高密度病灶常见于血肿、钙化和富血管性肿瘤（如脑膜瘤）等。②等密度病灶常见于实质性肿瘤、血肿或血管性病变等。③低密度病灶常见于脑梗死、水肿、囊肿、脓肿、炎症等。另外，混杂密度影，即多种密度病灶混同并存。

（2）异常强化　①均匀强化，见于脑转移瘤、动脉瘤、神经鞘瘤、肉芽肿等。②非均匀强化，见于胶质瘤、血管畸形等。③环形强化，见于脑脓肿、结核瘤、脑转移瘤等。无强化，见于脑炎、囊肿、水肿、液化等。

2. 占位效应　中线结构移位，一侧颅内占位病变可使中线结构移向对侧。

3. 脑积水 交通性脑积水，脑室系统普遍扩大，脑沟增宽；梗死性脑积水梗死近侧脑室扩大，脑池无增宽。

4. 脑萎缩 灰质萎缩，脑沟和脑裂增宽，白质萎缩，脑室、脑池扩大。

5. 骨质改变 常见于外伤、炎症和肿瘤等，表现为骨折、骨质破坏、增生和腔隙、颅底孔扩大等。

（二）MRI异常表现

1. 肿块 实质性肿块T_1WI呈低或等信号，T_2WI呈高信号；脂肪类肿块T_1WI和T_2WI均为高信号；含有顺磁性物质肿块，如黑色素瘤T_1WI呈高信号，T_2WI为低信号。

2. 血肿 急性血肿T_1WI和T_2WI均为等或稍低信号，MRI易漏诊；亚急性期血肿表现为T_1WI及T_2WI信号增高，周围可见含铁血黄素沉积形成的低信号环影；慢性期血肿T_1WI和T_2WI均呈高信号，其周围低信号环更加明显。

3. 坏死及囊变 水肿、梗死和炎症均表现为T_1WI低信号，T_2WI为高信号。

四、常见疾病影像诊断

（一）颅脑外伤

1. 硬膜外血肿 外伤后血液聚集在颅骨内板与硬脑膜之间所形成的血肿。急性期CT平扫血肿为颅骨内板下方局限性梭形高密度区，多位于骨折部位下方，密度多较均匀。CT值60~80Hu，血肿一般不跨越颅缝（图5-1-24）。MRI表现与CT相似，血肿呈梭形，边界清楚锐利，信号强度变化与血肿的期龄及磁场强度不同各异。血肿急性期T_1WI呈等信号，T_2WI呈低信号；亚急性期和慢性期T_1WI和T_2WI均为高信号，血肿内缘可见环形低信号的硬脑膜。

2. 硬膜下血肿 发生在硬脑膜与蛛网膜之间的血肿，多伴有严重的脑挫裂伤和其他颅内损伤。急性期CT平扫，颅骨内板下方新月形或镰状高密度区，CT值为70~80Hu，血肿范围较广，常超越颅缝，占位效应明显，推压脑白质形成"白质塌陷征"，常伴发脑挫裂伤。慢性期血肿呈梭形、新月形或双凸形的低密度影，也可为高密度、等密度或混杂密度。MRI所见与CT相似，表现为颅骨内板下新月形异常信号影，其各期信号改变与硬膜外血肿相同。

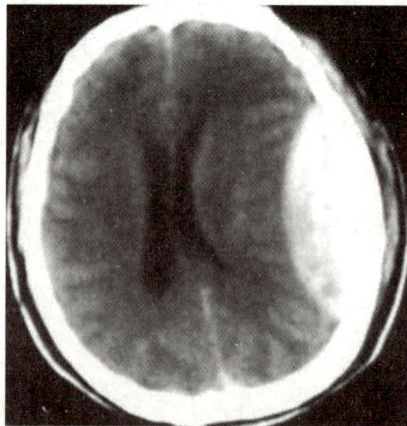

图5-1-24 急性硬膜外血肿

左侧额顶骨内板下梭形高密度影，内缘清晰、锐利，左侧脑室受压变窄，中线结构右移

3. 脑内血肿 多发生于额、顶叶，位于受力点或对冲部位脑表面区，与高血压性脑出血好发于基底节和丘脑区不同。CT图像上呈边界清楚的类圆形高密度灶。MRI图像上血肿信号变化与血肿期龄有关。

4. 脑挫裂伤 脑挫伤为脑内散在出血灶，静脉淤血、脑血肿和脑肿胀；如伴有脑膜、脑实质或血管撕裂，则为脑裂伤。二者常合并存在，故统称为脑挫裂伤。CT表现为低密度脑水肿区内，散布斑点状高密度出血灶，伴有占位效应，有的则表现为广泛性脑水肿或脑内血肿。MRI图像上，脑水肿T_1WI呈等或稍低信号，T_2WI呈高信号；血肿信号变化与血肿期龄有关。

5. 蛛网膜下腔出血 由于颅内血管破裂，血液进入蛛网膜下腔所致。CT表现为脑沟、脑池内密度增高影，可呈铸形。大脑纵裂出血多见，形态为中线区纵行窄带形高密度影。出血亦可见于外侧裂池、鞍上池、环池、小脑上池或脑室内。蛛网膜下腔出血一般7天左右吸收，此时CT检查阴性，而MRI检查仍可发现高信号出血灶的痕迹。

（二）脑血管病

1. 脑出血 分为损伤性和非损伤性。非损伤性即自发性脑出血，其中高血压性脑出血是最常见原因，出血多好发于壳核、外囊、基底节、丘脑、脑干和小脑等部位。CT是急性脑出血首选的检查方法，血肿呈高密度，CT值60~80Hu。基底节区血肿多呈肾形，其他部位呈圆形或不规则形。出血后第2天周围出现水肿带，呈均匀一致的低密度（图5-1-25），第7天达到顶峰，以后水肿逐渐减退，可有占位效应。血肿的占位效应以第2周最明显，以后逐渐消失。出血后血肿第4周变为等密度或低密度，此期增强扫描血肿周围有环状强化。MRI信号表现复杂，主要与血肿内成分的演变有关。超急性期（<6小时）T_1WI呈等信号，T_2WI上呈等或不均匀信号；急性期（0~2天）血肿在T_1WI呈略低或等信号，T_2WI为低信号；亚急性期，在T_1WI和T_2WI上血肿为高信号；慢性期血肿表现为边缘清晰的囊性病灶，在T_1WI呈低信号，在T_2WI呈高信号。

2. 脑梗死 最常见的一种缺血性脑血管病，临床上分为缺血性脑梗死、出血性脑梗死和腔隙性脑梗死和脑栓塞。好发于基底节区和丘脑区，也可发生于脑干和小脑等部位。①缺血性脑梗死发生后24小时内CT扫描可无阳性征象显示。24小时后表现为与闭塞血管供血区一致的低密度区，相应部位灰质和白质同时受累（图5-1-26）。梗死发生2周CT平扫梗死区变为等密度，不易与正常脑质区分，称"模糊效应"。梗死后期，液化坏死组织清除，形成含脑脊液的低密度囊腔；②出血性脑梗死是指缺血性梗死由于血液再灌注，发生的继发性出血。CT表现为低密度梗死灶内出现斑点状或斑片状高密度影，出血较多时整个病灶为不均匀的高密度，有明显占位效应；③腔隙性脑梗死是指脑穿动脉闭塞引起的深部脑组织的小梗死。好发于基底节、丘脑、内囊、脑干、小脑等，CT表现为基底节区或丘脑区为类圆形低密度病灶，边界清楚，直径在10~15mm，可多发，无明显占位效应。MRI对脑梗死灶发现早、敏感性高。发病后1小时可见局部脑回肿胀，脑沟变窄，随后出现长T_1和长T_2信号异常。MR水抑制成像、扩散和灌注成像可更早检出脑梗死。MRI对基底节、丘脑、小脑和脑干的腔隙性梗死灶十分敏感。

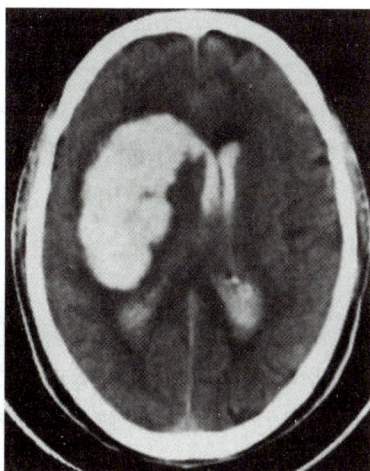

图5-1-25 高血压性脑出血
CT平扫：右侧基底节区出血呈肾形高密度影，经侧脑室前角破入脑室，中线结构左移

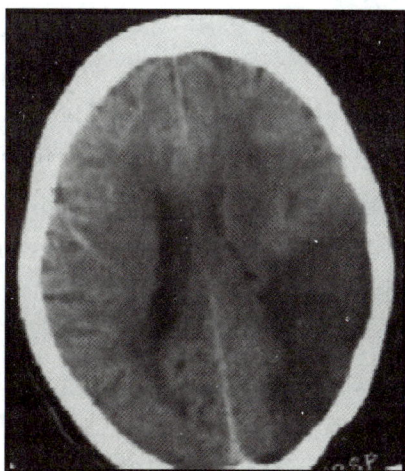

图5-1-26 急性脑梗死
CT平扫：左侧顶枕叶扇形低密度区，左侧侧脑室受压变窄，中线结构略向右侧移位

（三）脑肿瘤

1. 星形细胞瘤　神经胶质瘤中最常见的一类肿瘤，好发年龄为40岁左右，男性发病率略高于女性。成人多位于大脑半球，小儿多位于幕下。CT平扫Ⅰ级星形细胞瘤表现为低密度病灶，境界相对清楚，占位效应表现不明显，以额叶、颞叶多见。Ⅱ、Ⅲ、Ⅳ级星形细胞瘤表现为略高密度、混杂密度或囊状低密度病灶肿瘤周围有脑水肿，有不同程度的占位征象。增强扫描Ⅰ级星形细胞瘤多无强化。Ⅱ、Ⅲ、Ⅳ级星形细胞瘤轻度强化或明显强化；MRI上低度恶性星形细胞瘤（Ⅰ、Ⅱ级）在T_1WI为低信号，T_2WI为高信号，信号多较均匀，增强扫描多无强化或轻微强化。恶性星形细胞瘤（Ⅲ、Ⅳ级）在T_1WI为混杂信号，以低信号为主，T_2WI为高信号，增强扫描肿瘤明显强化。

2. 脑膜瘤　属于脑外肿瘤，是中枢神经系统的常见原发肿瘤之一，脑膜瘤多为良性，恶性少见。好发于40~60岁，以女性多见。CT表现为圆形或类圆形，边界清楚的高密度或等密度影，少数可见钙化、囊变、坏死及出血，密度则不均匀；肿瘤以宽基底附着于颅骨内板或与硬脑膜广基相连，相邻颅骨的骨质增生和（或）骨质破坏。周围可有脑水肿及占位效应，增强扫描呈明显的均匀强化，可见脑膜尾征。MRI平扫，脑膜瘤在T_1WI上呈等信号，T_2WI上呈等信号或稍度高信号，信号强度多数较均匀，增强扫描，肿瘤呈明显均一增强。

3. 垂体瘤鞍区　多见于成年人。垂体微腺瘤，CT表现为垂体上缘局部膨隆，垂体柄偏移，变短。鞍底下陷、骨质变薄。增强扫描早期，垂体内出现异常低密度区，延迟扫描呈高密度或等密度。MRI薄层冠状位、矢状位对显示微腺瘤明显优于CT，表现为鞍内异常信号影，鞍隔不对称隆起，垂体柄偏移，鞍底的局部下陷等瘤可向鞍上生长，增强扫描表现与CT类似。CT表现为鞍区圆形或椭圆形或不规则形占位，平扫为等密度或略高密度，MRI表现肿瘤在T_1WI上多为低信号，T_2WI上呈高信号或等信号。增强扫描明显强化。

4. 脑转移瘤　好发于大脑半球的皮–髓质交界区。CT平扫，肿瘤多位于灰白质交界区，为多发病灶，大小、形态各异，密度不等。肿瘤周围脑水肿明显，占位效应显著。小肿瘤大水肿为其特征性表现。MRI表现，在T_1WI为低信号，T_2WI为高信号。增强扫描，转移瘤明显强化，可表现为环状或结节状强化。

第九节　头颈部

一、检查方法

1. X线检查

（1）眼及眼眶　包括眼眶后前位、侧位、视神经孔位等，对外伤及异物定位具有一定临床价值。

（2）耳部　包括岩部侧位、轴位、后前位等，但由于颞骨结构细微复杂，平片结构重叠，对病变的定位、定量及定性诊断均有限度。随着影像技术的发展，目前耳部平片检查的临床应用价值逐渐减小。

（3）鼻及鼻窦　包括瓦氏位（Water位）、柯氏位（Caldwell位）、侧位、颅底位等检查，因敏感性低，目前临床应用逐渐减少。

（4）咽喉　侧位观察喉部结构。正位主要观察喉外伤和异物。鼻咽侧位，主要观察鼻咽顶后壁、咽后壁、颈前组织、软腭、舌根、会厌及咽腔气道。咽腔造影，主要观察咽腔形态及吞咽运动等功能改变。

（5）口腔颌面部　主要有根尖片、曲面体层摄影等。用于观察牙尖、牙根、牙槽骨的病理改变，用以诊断阻生齿、龋齿、牙周膜炎、根尖脓肿、根尖肉芽肿、根尖周囊肿、牙周病等。

2. CT检查

（1）眼及眼眶　常规采用横断面和冠状面扫描，横断面以人体基线或听此线为扫描基线，层厚3~5mm连续扫描，范围包括上、下壁，取软组织窗；外伤时采用高分辨力CT扫描技术，层厚2mm，三维重建成像，取骨窗。必要时做CT增强扫描。

（2）耳部　常规行HRCT检查，扫描采用横断面及冠状面。螺旋CT容积扫描后经过三维重建可获得任意方位影像，还可通过密度阈值控制技术形成表面成像、迷路成像、听骨链成像等，近年随软件的快速发展，CT仿真内镜技术逐渐成熟，可观察鼓室、乳突窦、迷路内部改变。

（3）鼻及鼻窦　常规检查行HRCT检查，采用横断及冠状位扫描。肿瘤性病变进行软组织重建成像，必要时行增强扫描。仿真内镜可清楚显示鼻腔和鼻窦的开口以及鼻腔的黏膜面。CT导航技术已用于各种鼻窦病变的内镜手术治疗。

（4）咽喉　鼻咽CT采用横断面或冠状面扫描，口咽和下咽部CT采用横断面5mm连续扫描，选用软组织窗，颅底部选用骨窗进行观察。螺旋CT容积扫描可以进行多平面重建，发现病变时应行增强CT检查。

（5）口腔颌面部　采用横断面，从下颌骨下缘至颞颌关节，5mm层厚连续扫描，软组织窗观察，必要时观察骨窗。还可采用冠状面扫描，从上颌骨前缘至下颌骨后缘。发现病变应再行增强CT扫描。

3. MRI检查

（1）眼及眼眶　通常采用颅脑线圈或眼表面线圈。采用横断面、冠状面及斜矢状面，层厚3mm或4mm，扫描包括SE T_1WI 及FSE T_2WI，脂肪抑制序列可降低球后脂肪信号强度，有利于病灶形态的观察。增强及动态增强扫描为眼眶病变的常规检查技术。

（2）耳部　可以很好地显示听神经、面神经、膜迷路结构及软组织病变，MRI水成像技术可以很好地显示膜迷路的三维构成。

（3）鼻及鼻窦　采用头线圈，横断面SE T_1WI 和 T_2WI 为基本扫描序列，冠状面和矢状面对于某些病变是必需的，增强扫描在鼻窦肿瘤的诊断和鉴别诊断中具有重要价值。水成像技术可显示脑脊液鼻漏。

（4）咽喉　使用颈部线圈，SE序列，作喉部矢状面、横断面和冠状面的 T_1WI 及横断面或冠状面 T_2WI，厚度3~5mm。增强时行横断面、冠状面 T_1WI 扫描。

（5）口腔颌面部　采用头线圈，SE序列，常规扫描包括矢状、横断、冠状面 T_1WI 和横断或冠状面 T_2WI，层厚5mm。必要时行横断面、冠状面、矢状面增强扫描。

二、正常影像学表现

（一）眼及眼眶

1. **CT表现**　眶壁为长条状高密度影，内下壁薄，外壁最厚，上壁厚薄不均。眶腔呈锥形。眼球壁呈环形等密度影，其内可见低密度的玻璃体及高密度的晶状体，眼球外上方等密度影为泪腺。眼球后可见低密度的脂肪间隙，周边可见条状等密度眼外肌，中间为视神经。在眶尖可见通向颅内的眶上裂及视神经管。

2. **MR表现**　眶壁骨质呈低信号影。眼外肌、视神经、眼环及晶状体呈等信号强度，玻璃体 T_1WI 低信号、T_2WI 高信号，眶内脂肪 T_1WI 高信号、T_2WI 中等高信号。

（二）耳部

1. **CT表现**　颞骨位于颅骨两侧，嵌于蝶骨、顶骨及枕骨之间，参与组成颅中窝和颅后窝，由鳞部、鼓部、乳突部、岩部、茎突部五个部分组成。由外向内为外耳、中耳及内耳。外耳道长2.5~3.0cm，外1/3为软骨部，内2/3为骨部。中耳由鼓室、鼓窦（乳突窦）、咽鼓管、乳突组成。鼓室为不规则含气腔，分为上鼓室、中鼓室、下鼓室，鼓室内有听小骨，包括锤、砧、镫骨，咽鼓管为鼓室与鼻咽腔的通道。内耳位于岩部内，又称迷路，由致密骨构成，包括前庭、前庭窗、前庭水管、半规管、耳蜗、耳蜗水管。面神经管走行于颞骨内，总长平均30mm，两个弯曲即膝状神经节（第一膝）和锥曲处（第二膝），分三段即迷路段、水平段、垂直段。颞骨内或周边还有乙状窦、颈静脉窝、颈动脉管等结构。HRCT可以清楚地显示上述诸结构。

2. MRI表现 骨质及气体均为低信号强度，T_2WI可见膜迷路及内耳道内脑脊液呈高信号，听神经、面神经呈条状中等信号；T_1WI膜迷路及内耳道内脑脊液呈低信号，神经呈中等信号。

（三）鼻及鼻窦

1. CT表现 鼻腔及窦腔内含气为低密度，窦壁骨质呈线状高密度，正常黏膜薄不显影。HRCT清楚地显示正常解剖及其变异。

2. MRI表现 窦腔内气体及骨皮质呈低信号，骨髓呈高或中等信号。黏膜呈线状影，T_1WI为中等信号、T_2WI为高信号。

（四）咽喉

1. X线表现 侧位平片显示声门为一横行条状低密度影，声门上、下区透光含气。正位体层摄影可清楚显示喉前庭、室带、喉室、声带和声门下区结构，在呼气、吸气、发音时可见声带的活动度及其形态。

2. CT表现 （1）咽部横断扫描 鼻咽腔位于中央，呈方形，为含气空腔，前接鼻中隔及两侧鼻腔，后方为椎前软组织与寰椎前弓及枢椎齿状突。鼻咽腔两侧壁中部呈半圆形隆起软组织影为咽鼓管圆枕，其前方含气凹陷为咽鼓管咽口，后方咽隐窝呈较宽斜行裂隙。（2）喉部横断扫描 可观察会厌、喉前庭、构会厌皱襞、梨状隐窝、假声带、真声带、声门下区的形态结构；骨窗可显示舌骨、甲状软骨、构状软骨、环状软骨的位置、形态及其关系；喉旁间隙的形态与密度；喉外肌肉、血管、间隙等结构。CT增强扫描喉黏膜有强化表现。

3. MRI表现 可直接显示喉部矢状面、横断面和冠状面的影像，喉软骨在未钙化前在T_1WI、T_2WI呈中等信号，钙化后呈不均匀低信号；喉肌T_1WI和T_2WI呈偏低信号；喉黏膜在T_1WI呈中等信号，T_2WI呈明显高信号；喉旁间隙在T_1WI和T_2WI均呈高信号影；喉前庭、喉室和声门下区则均呈极低信号。

（五）口腔颌面部

1. X线、CT表现 牙齿平片上显示牙釉质高密度，牙本质及牙骨质密度稍低，牙髓腔为低密度，牙周膜为包绕牙根的连续线状低密度影，牙槽骨牙周骨板密度高。CT对上述牙齿影像结构显示更加清晰。下颌骨X线平片皮质呈线状高密度影，其内松质骨呈网状低密度，下颌管呈线条状低密度透光影。CT横断面可分别观察上、下颌骨各部的形态及结构。舌、口底部组织X线平片较难显示，临床较少应用。CT平扫舌体呈中等均匀密度，舌根部边缘圆滑整齐；口底肌群呈束状，止于下颌颏部。

2. MRI表现 牙齿在T_1WI、T_2WI牙髓和骨松质呈高信号，其他骨质呈低信号。上颌骨分体部和四个突起。体部主要由上颌窦组成，四个突起为额突、颧突、齿槽突和腭突，T_1WI、T_2WI显示骨髓呈高信号，皮质呈低信号。下颌骨由体部和升支组成，其交界处为下颌角。下颌骨体部上缘为齿槽骨，体部有下颌管，升支包括喙突和髁状突，升支中部舌侧面有下颌孔，MRI可清晰显示下颌骨各部分结构。舌与口底MRI可显示舌肌的形态，并能显示舌体纵肌和横肌的肌纤维走行，舌黏膜的厚度，口底肌群及间隙。舌黏膜在T_2WI呈高信号。

三、异常影像学表现

（一）眼及眼眶

1. 形态改变 表现为变形、扩大、缩小、甚至消失，可以发生在眼眶、眼球、眼肌等结构，通常提示眼部外伤、畸形、肿瘤等病变的存在。

2. 位置改变 指正常眶内各结构发生移位，表现为上下左右及前后位置的改变，通常提示有占位性病变。

3. 骨质改变 骨质中断为外伤骨折所致、骨质破坏提示恶性肿瘤或转移瘤、骨质增生多见于脑膜瘤或炎性病变。

4. **密度改变**　低密度提示含脂肪性病变或积气，等密度多见于炎性或肿瘤性病变，高密度见于骨瘤，钙化见于视网膜母细胞瘤。

（二）耳部

1. **形态异常**　见于先天发育畸形，如外耳道闭锁、鼓室狭小、耳蜗畸形等。
2. **骨质破坏**　见于肿瘤及炎性病变。
3. **骨质增生硬化**　见于炎性病变、骨纤维结构不良、畸形性骨炎。
4. **骨质结构不连续**　见于骨折。
5. **异常软组织密度影**　见于炎症、肿瘤等。

（三）鼻及鼻窦

1. **黏膜增厚**　呈与窦壁平行的软组织影，见于鼻窦炎症。
2. **窦腔积液**　表现为窦腔内液体密度或信号影，并可见气-液平面。见于炎症。
3. **软组织肿块**　见于良、恶性肿瘤，黏膜黏液囊肿，鼻息肉等。
4. **骨质改变**　骨质破坏见于各种恶性肿瘤；骨质增生见于长期慢性炎症，骨质中断见于外伤骨折。

（四）咽喉

1. **喉腔狭窄或闭塞**　见于肿瘤、外伤、声带麻痹等病变。
2. **喉壁增厚或喉周异常**　见于炎症、肿瘤。
3. **喉周间隙的移位或消失**　见于炎症、肿瘤。

（五）口腔颌面部

1. **形态改变**　颌骨可有变形、增大、缩小甚至消失，通常提示面部外伤、畸形、肿瘤等病变的存在。
2. **位置改变**　正常颌面部各结构发生移位，表现为上下左右及前后位置的改变，通常提示有占位性病变或畸形。
3. **骨质改变**　骨质中断为骨折所致、骨质破坏提示恶性肿瘤或转移瘤等。
4. **异常密度**　表现为低密度提示含脂肪性病变或积气，等密度多见于炎性或肿瘤性病变，密度见于骨瘤、钙化等。

四、常见疾病影像诊断

（一）眼和眼眶疾病

1. **眼部外伤与异物**　CT可显示异物的种类、大小及数目。金属异物表现为高密度影，周围可伴有明显的放射状金属伪影。非金属异物又分为高密度或低密度非金属异物，高密度异物包括沙石、玻璃和骨片等，CT值多在300Hu以上，一般无伪影；低密度异物包括植物类、塑料类等，CT值在-199~50Hu之间。对于较小的木质异物或其他低密度非金属异物常常很难显示。磁性异物在强磁场内会发生移位导致眼内结构损伤，为MRI检查禁忌证；非金属异物含氢质子少，在T_1WI、T_2WI和质子密度像上均为低信号，异物显示清楚。

2. **视网膜母细胞瘤**　CT有较好的密度对比，易发现钙化，是该病的常规检查方法，强调薄层（2mm）并行横断及冠状位扫描。MRI观察视神经转移及颅内侵犯更敏感，可作为CT的补充。当疑有转移时可行增强扫描。CT显示眼球内不规则形肿块，常见钙化，可呈团块状、片状或斑点状，是本病的特征性表现。MRI呈不均匀长T_1、长T_2信号，对显示钙化不敏感，增强扫描肿瘤明显强化。

课堂互动 5-7

眼球异物适用何种检查？有哪些注意事项？

答案解析

（二）耳部疾病

慢性化脓性中耳乳突炎　慢性化脓性中耳乳突炎是中耳黏膜的慢性化脓性炎症。常与慢性乳突炎合并存在，病理上分为三型：单纯型、坏死型、胆脂瘤型。CT表现为：①单纯型表现为鼓室、乳突窦、乳突小房内可见软组织密度影，周围骨质有时可见反应性增生硬化，无骨质破坏；②坏死型表现为鼓室、乳突窦及周围气房密度增加，因有肉芽增殖，鼓室上隐窝扩大，边缘模糊，其内有软组织影，可见听骨、鼓窦周围及岩骨的坏死、侵蚀；③胆脂瘤型表现为中耳内胆脂瘤的软组织影像和骨质破坏，破坏区边缘锐利清晰。MRI表现为：①单纯型病变呈长 T_1 长 T_2 信号，怀疑有颅内并发症时，再进行增强扫描；②坏死型病变呈等 T_1 长 T_2 信号，增强扫描有强化；③胆脂瘤型病变呈短 T_1 长 T_2 信号，增强扫描无强化，周围肉芽组织可强化。

（三）鼻和鼻窦疾病

1. 鼻窦炎　X线平片在较大鼻窦的急性炎症有一定的价值，黏膜肥厚一般表现为环绕窦壁的中等密度影，与窦壁平行，窦腔中央留有透光区。若窦腔内积脓，瓦氏位片可见上颌窦内的液平面。炎症累及骨质时，窦壁的致密线状轮廓可吸收而变得模糊不清。慢性期，除可见增厚的黏膜及窦腔内积脓外，骨壁多增厚或吸收变薄。CT对鼻窦炎的分型及分期具有重要意义。MRI检查 T_2WI 上窦腔常为较高信号，增强后黏膜呈环形强化。

2. 上颌窦癌　CT表现为窦腔软组织肿块，窦壁骨质破坏，并向邻近结构侵犯，如眼眶、翼腭窝、颞下窝、面部软组织、颅底甚至颅内，表现为软组织肿块及骨质破坏。增强扫描肿瘤强化。MRI表现为肿瘤呈等 T_1 长 T_2 信号，肿瘤内部液化坏死则呈长 T_1 长 T_2 信号。增强后肿瘤强化。MRI的优势在于明确显示肿瘤侵犯邻近结构的情况及病变范围。

3. 鼻部及鼻窦外伤

（1）鼻部骨折　CT表现鼻骨、上颌骨额突、泪骨骨质中断或/和移位，以鼻骨骨折最多见，泪骨骨折常累及泪囊窝。骨缝分离增宽，鼻额缝、鼻骨与上颌骨额突缝、上颌骨额突与泪骨缝分离或/和错位。软组织肿胀增厚。可伴发邻近骨折。MRI对骨折线常显示不佳，仅能显示周围软组织肿胀，积液积血等改变。

（2）鼻窦骨折　CT表现为窦壁骨质中断、移位，窦腔内积血、黏膜肿胀增厚等改变。骨折累及颅底和硬脑膜，形成脑脊液鼻漏。蝶窦位于颅底的中央，位置深在，毗邻结构重要，因此，蝶窦骨折后易引起严重的临床表现，预后不良。鼻窦骨折多为复合性骨折，一般不用MRI检查。

（四）咽喉疾病

1. 鼻咽癌　CT平扫表现为咽隐窝闭塞、消失、隆起，咽顶、后、侧壁肿块突向鼻咽腔（图5-1-27）。病变向前突向后鼻孔，侵犯翼腭窝，破坏蝶骨翼板及上颌窦、筛窦后壁进入眶内；向后侵犯头长肌、枕骨斜坡、寰椎前弓侧块，侵犯舌下神经管；向外侵犯咽鼓管圆枕、腭帆张肌、腭帆提肌、翼内肌、翼外肌，侵入颞下窝、颈动脉鞘、茎突；向上破坏颅底并通过卵圆孔、破裂孔进入颅内累及海绵窦；向下侵犯口咽、喉等。同时可见颈深淋巴结肿大。病变呈不均匀明显强化。MRI检查 T_1WI 肿瘤呈低-中等信号，T_2WI 呈中-低信号，呈明显强化，MRI检查有利于发现斜坡转移、海绵窦受侵、下颌神经受侵等。

（五）口腔颌面部疾病

1. 牙源性囊肿　圆形或卵圆形囊状透光区，囊壁光滑锐利，绕以硬化边缘。X线平片或CT显示颌骨内多为单房囊肿较小时囊壁与牙颈部相连，牙冠突入囊内，囊肿较大时整个牙齿位于囊内，但牙冠仍指向囊腔。局部颌骨可膨胀，骨壁菲薄。MRI扫描囊肿呈长T_1长T_2信号。

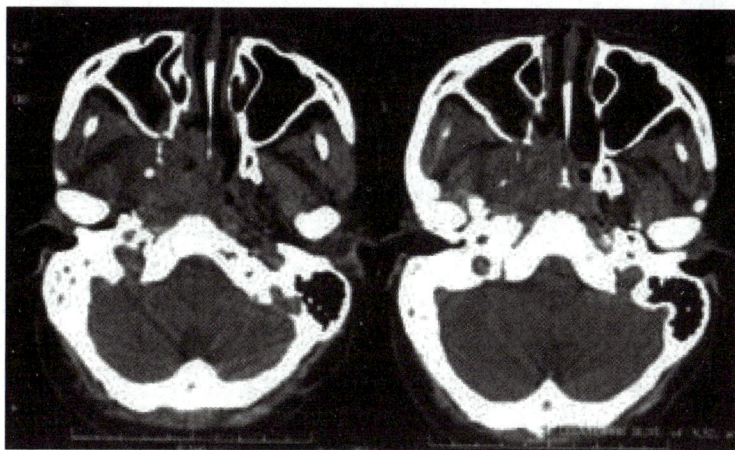

图5-1-27 鼻咽癌

右侧咽隐窝消失，两侧咽腔不对称，翼突根部及内、外板均破坏

2. **成釉细胞瘤** X线平片表现颌骨内可见单囊状、砂粒状、蜂窝状或多囊状低密度影，内见厚度不一骨隔，囊壁边缘硬化，囊内有时见到牙齿，局部骨皮质受压变形、膨隆、变薄。CT可清晰观察肿瘤的位置、边缘、内部结构、密度及局部骨皮质情况。MRI扫描T_1WI低信号，T_2WI囊液高信号，囊壁低信号，囊内间隔低信号。

3. **涎腺肿瘤** CT平扫良性肿瘤呈圆形或分叶状边界清楚的等或稍高密度影，增强扫描呈轻-中等强化。恶性肿瘤呈境界不清稍高密度影，其内密度不均匀，增强扫描示下颌骨骨质破坏，常合并颈部淋巴结肿大，呈不均匀强化。MRI扫描T_1WI肿瘤呈低一中等信号，T_2WI呈高信号。良性边界清，呈圆形或分叶状，恶性呈不规则状，伴淋巴结肿大。良性肿瘤强化较均匀者居多，恶性肿瘤多呈不均匀强化，转移淋巴结呈均匀或环状强化。

（蒋 蕾）

书网融合……

目标检测　　　知识回顾　　　习题

PPT

学习目标

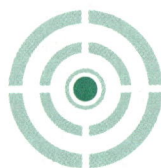

知识要求：

1. 掌握肝、胆、胰、脾、肾、心脏等常见疾病的典型声像图表现。
2. 熟悉膀胱、子宫、乳腺等常见疾病的声像图表现。
3. 了解超声成像的原理及应用。

技能要求：

学会根据患者临床表现选择合适的超声检查项目，对典型声像图进行分析，得出超声诊断。

岗位情景模拟 34

冯某，女，56岁。有风湿性关节炎10年，心慌气急3年，X线显示梨形心，心尖上翘，心腰部突出，左心房有双房影。

问题与思考

1. 该患者可能的诊断是什么？
2. 为进一步确诊该做什么检查？

答案解析

超声诊断学利用超声的物理特性，以组织器官解剖学、病理学等形态学为基础，用非侵入性的方法获得活体器官和组织的断层解剖图像和病理图像，从而使一些疾病得到早期诊断，是对人体无损伤、无痛苦的非侵入性检查方法之一。

第一节 超声诊断的基础知识

（一）超声波的定义

超声波属于机械波，是由物体振动所产生，其频率为超过人耳听觉范围（20~20000Hz）的高频波。超声波在骨骼、软组织、水、空气等组织中的传导速度和声能衰减是不同。

超声波是由超声诊断仪的探头发出的，用于超声诊断最常用超声频率是2~10MHz，其具有一定的频率和能量，从体表透射进入人体，通过声学特性不同的介质和它的界面时，则可发生反射、散射、衍射、衰减及多普勒效应等，超声探头能发射超声波并可接收带有人体组织声学特性信息的超声回波，经过一系列声能与电能的转换，模拟信息与数字信息的转换，则可在荧光屏上显示为不同类型和特点的声像图。

（二）超声的物理特性

1. **反射**　大界面产生反射现象（大界面是指大于声束波长的界面）反射波仍回到第一介质中，声波的其余部分将通过界面进入下一介质中，现代超声利用大界面反射显示体表和内部器官的表面形态和轮廓。

2. **散射**　小界面产生散射现象（小界面是指实质小于声束波长的界面）使入射超声能量的一部分向空间的各个方向分散辐射，散射回声能清楚地显示人体表层及内部器官的细微结构。

3. **全反射**　超声波达到含气组织（肺、胃肠等）所形成的界面时，因两界面声阻抗相差太大，声能几乎全部被反射，不能进入下一组织，所以界面后方组织结构不被显示。

4. **绕射**　声波在传播中遇到物体直径小于 $\lambda/2$，绕过物体继续前行。

5. **折射**　当入射声束与界面不垂直，透射声束的方向发生改变，这种现象称为折射。

6. **衰减**　声束在介质传播过程中，由于各种界面的反射、散射、折射以及人体组织对超声能量的吸收造成超声在前进过程中衰减。人体组织衰减规律：骨＞软骨＞肌腱＞肝肾＞血液＞尿液胆汁。

7. **多普勒效应**　声源发射超声的频率固定，如遇到与声源做相对运动的界面，造成反射频率不同于发射频率，这种现象称为多普勒效应。心壁、血管壁、瓣膜、血流等都是人体中的运动体，当超声波照射到它们时会产生多普勒效应。发射频率与反射频率之差称多普勒频移。频移的增或降，取决于声源与接收界面相对运动的方向。频移的大小与相对运动的速度成正比。界面向着声源运动时，反射声波频率增高，为正频移；界面背离声源运动时，反射声波频率降低，为负频移。

（三）声像图的描述

超声图像是由许多像素所构成的，而回声的强弱是像素的亮暗也即是灰度的直接反映。灰度是在显示器上从亮到暗的变化过程即是由白到黑的过程。若将灰度分为若干等级，即灰阶。在显示器上一侧用格数表示灰阶的标志称为灰标。我们所获得的声像图即是各种不同界面的灰阶强度，回声的空间范围和几何形状等来加以描述。

1. **回声强弱的命名**　依据图像中不同灰阶强度将其回声信号分型如下。

（1）极强回声（全反射型）　当超声波到达软组织与含气组织（如肺、肠等）形成的界面时，界面两侧组织的声阻抗相差很大，声能几乎全部被反射，不能透射入下一组织，界面后方的组织结构不能显示，因此肺、胃肠道等脏器病变的超声诊断受到较大限制。

（2）强回声型（多反射型）　在两种声阻抗差较大的组织所构成的界面上，超声波反射也较强而多，如心内膜、心外膜、心瓣膜及肾包膜等。当超声波通过结构复杂而紊乱的界面时，由于回收的反射较多，所以表现为较强的密集光点回声，如乳腺、肝硬化等。

（3）高回声　反射系数大于20%左右，图像较明亮，后方不伴声影，如纤维组织和肾窦。

（4）等回声　表现为灰白点状，如肝、脾等实质脏器。

（5）低回声型（少反射型）　超声波通过实质性组织时，回声较少。声像图表现为少量均匀细小的中等强度光点，这类组织结构属少反射型，如肾皮质等均质结构。

（6）弱回声　表现为透声性较好的暗区，如肾锥体和正常淋巴结皮质的回声。

（7）无回声型（无反射型）　液体为人体内最均匀的介质，内部不存在声阻抗差，表现为无回声暗区，如正常充盈的膀胱和胆囊腔。

2. **回声形态的命名**　包括团块状回声、斑片状回声、点状回声、环状回声和带状或线状回声。

3. **回声分布的描述**　按声像图中的回声分布情况分为均匀或不均匀，不均匀包括随机性的不均匀和规律性的深度递减。除此之外，病灶内部的回声分布可用均质或非均质描述。

4. 特殊征象 一些病灶可呈现出特征性回声。

（1）"靶环征"及"牛眼征" 是指病灶中心呈高回声，外周形成圆环状低回声也称"声晕"，整体形似"靶环"。在结节的外周呈1~2mm无回声环形围绕者称"暗环"，可见于肝转移癌。

（2）"双筒枪" 肝门部肝外胆管因阻塞扩张后在声像图上形成与肝门部门静脉平行，管径相近或更宽。

（3）"彗星尾征" 指超声遇到金属避孕器及其他金属物，在强团块状回声后尾随狭长带状回声。

（4）"平行管征" 肝内胆管扩张与伴行的门脉可形成"平行管状"。

（5）"驼峰征" 是指实质脏器内的肿瘤向表面隆起。

（6）"蝌蚪尾征" 是乳房内或肝内小囊肿无回声区后方回声增强。

（7）"假肾征" 在胃肠道肿瘤中，由其壁增厚与残腔形成的似肾脏的声像图。

5. 毗邻回声 病变与周围脏器间有无粘连、挤压或侵犯周围邻近脏器，有无淋巴结肿大、继发性管道扩张（胆管、输尿管等），周围血管有无异常。

（四）超声伪像的识别

正确识别伪像对分析声像图十分重要。超声伪像是指在超声成像过程中出现的某些征象，此征象并不代表真实的声学界面。常见超声伪像如下。

1. 混响效应 声束传播过程中，如果通过两个声反射较强的界面时，声束可在两个反射界面之间反复传播，在声像图上显示为逐渐减弱的等距离反射信号。图形的重复、移位多见于接近于体表的大囊肿前壁、膀胱前壁及胆囊底，易被误认为壁的增厚、分泌物或肿瘤等。

2. 振铃效应 又名声尾。是声束在传播途径中，遇到一层甚薄的液体层，且液体下方有极强的声反射界面为其条件。通常在胃肠道及肺部容易产生。

3. 部分容积效应 由于探头发射的声束具有一定的宽度，尤其是在非聚焦区的声束，使得相邻两个位置的反射界面在声像图上相互重叠。例如：小型肝囊肿因部分容积效应常可显示其内部出现细小回声，而难以与实质性肿块做出鉴别。

4. 侧壁失落效应 大界面回声具有明显角度依赖现象。入射角较大时，回声转向他侧不复回探头，则产生回声失落现象。常见于囊肿或肿瘤其外周包以光滑的纤维薄包膜。

5. 镜面反射伪像 超声透射到强反射平滑大界面时，产生与平面镜相似的反射现象。镜像效应必须在大而光滑的界面上产生。常见于横膈附近。

6. 旁瓣效应 探头发射的主瓣外侧有多个旁瓣存在，呈放射状分布，声能较弱，但当旁瓣与高反射体相互作用时，产生的回声可干扰主瓣成像而形成伪像。旁瓣效应常在显示子宫、胆囊、横膈等处发生。

7. 后壁增强效应 声束在传播过程中不会随深度的增加而不断增加其衰减，为了使声像图显示深浅均匀、可比性好，故需加入深度增益补偿（DGC）调节系统。后壁增强效应是指在常规调节的DGC系统下所产生的图像显示效应，常出现在囊肿、脓肿及其他液区的后壁，但几乎不出现于血管腔的后壁。

8. 声影 是声路中具有较强衰减体所造成。在常规DGC正补偿调节后，组织或病灶后方所显示回声低弱甚至接近无回声的平直条状区。高反射系数物体（如气体）下方具声影；高吸收系数物体（如骨骼、结石、瘢痕）下方具声影；兼有高反射及高吸收系数者更具声影。

（五）超声诊断的临床应用

超声检查对受检者无痛苦、无损伤、无放射性，且可重复使用，深受医生和患者的欢迎。无须使用对比剂也可以获得人体各部位高清晰度的断层图像，可显示解剖结构及其变化的形态学信息，还能观察运动器官的活动及其变化，应用超声多普勒技术还可以无创地检测到心脏大血管血流动力学参数和观察脏器的血流灌注，因此，广泛应用于临床。临床主要用于：①检测实质性脏器（如肝、肾、脾、胰腺、子宫和卵巢等）的大小、形态及物理特性；②检测囊性器官（如胆囊、膀胱、胃等）的大小、形状、走向及某些功能状态；③检测心脏、大血管及外周血管的结构、功能与血流力学状态；④鉴定脏器内占位性病变的物理特性，是实质性还是囊性，还可鉴别部分病例的良、恶性；⑤检测积液的存在与否，并对积液量做出初步估计；⑥随访经药物或手术治疗后各种病变的动态变化；⑦引导穿刺、活检或导管置入，进行辅助诊断及超声介入治疗。但是，超声也有其目前难以克服的局限性。首先是它的穿透力弱，对0.5cm左右的肿瘤组织不易检出；其次，由于反射中发生多次重复反射以及旁边干扰出现假反射现象，因此有时易造成误诊。

第二节 超声诊断的临床应用

一、肝脏常见疾病的超声表现

1. **脂肪肝** 声像图特点：①肝呈轻度或中度扩大，轮廓较光滑，边缘圆钝；②肝实质回声分布不均匀，肝近场（2/3）回声增强，远场（1/3）回声明显衰减；③肝内管道结构变细，走行紊乱或显示不清；④晚期脂肪肝用彩色Doppler超声检查可显示肝静脉以蓝色为主的花色血流。

2. **肝内囊性占位性病变** 可单发或多发。呈大小不等的圆形或椭圆形无回声区；壁薄、边界清楚；后方有增强效应。肝脏正常结构几乎消失，肝内被大小不等的囊肿占据时多为多囊肝，应注意脾、肾有无类似病灶。

3. **肝脓肿** 肝内可显示一个或多个占位性病变，通常有较厚的壁，且整个脓肿壁的厚度不均匀；肝脓肿侧壁一般显示清晰，无回声失落现象；后壁回声增强，与囊肿相似；后方回声亦可增强；内部回声可为低回声，分布较均匀；周围炎症反应表现为大多数肝脓肿外壁之外具有环状由亮渐暗的分布；慢性脓肿囊壁钙化时显示其上方的半圈亮弧形反射。

4. **肝硬化** 由多种原因引起的，发病过程缓慢，在各种病因的作用下，肝细胞弥漫性变性、坏死和再生，进一步发生纤维组织增生和肝细胞结节状再生。

声像图特点：①肝体积缩小，右叶萎缩，左叶及尾叶肿大或萎缩，肝表面高低不平，呈锯齿状或凹凸状；②肝实质回声不均匀，回声光点增粗增强，可见网状高回声的分隔及不规则的结节回声；③肝静脉变细、扭曲，走向不清，频谱多普勒常呈"双峰"波或"带状"波，波幅降低；④门静脉扩张，其主干内径大于1.4cm，血流速度下降，当有返流时，门静脉呈蓝红混杂或蓝色血流信号，门静脉主干、脾静脉及肠系膜上静脉扩张，脐静脉再通，脾肿大；⑤胆囊壁增厚呈"双壁状"表现；⑥出现腹水时，腹腔内显示无回声区及漂浮的肠管。

5. **原发性肝癌** 声像图表现复杂，典型的特点如下。

（1）巨块型 呈圆形、椭圆形或分叶状，边缘有低回声，常与肝实质分界清晰，内部回声多不均匀，为中高回声，中心部有坏死时，可见不规则液性暗区。如有钙化时可见强回声光团（图5-2-1）。

（2）结节型 单发或多发，直径为2~5cm，边界清晰，轮廓整齐，多有声晕，内部多呈高回声，亦可呈等回声或不均匀回声，较小的结节以弱回声多见。

（3）弥漫型 多伴有肝硬化，具有肝硬化声像图特征，肝脏变形，边缘不平，肝内正常结构紊乱，回声强弱不一，出现不规则斑片状高回声及低回声小结节，与结节性肝硬化不易鉴别，肝内静脉及其分支显示不清、残缺，管腔内充满实性癌栓是其主要特征。

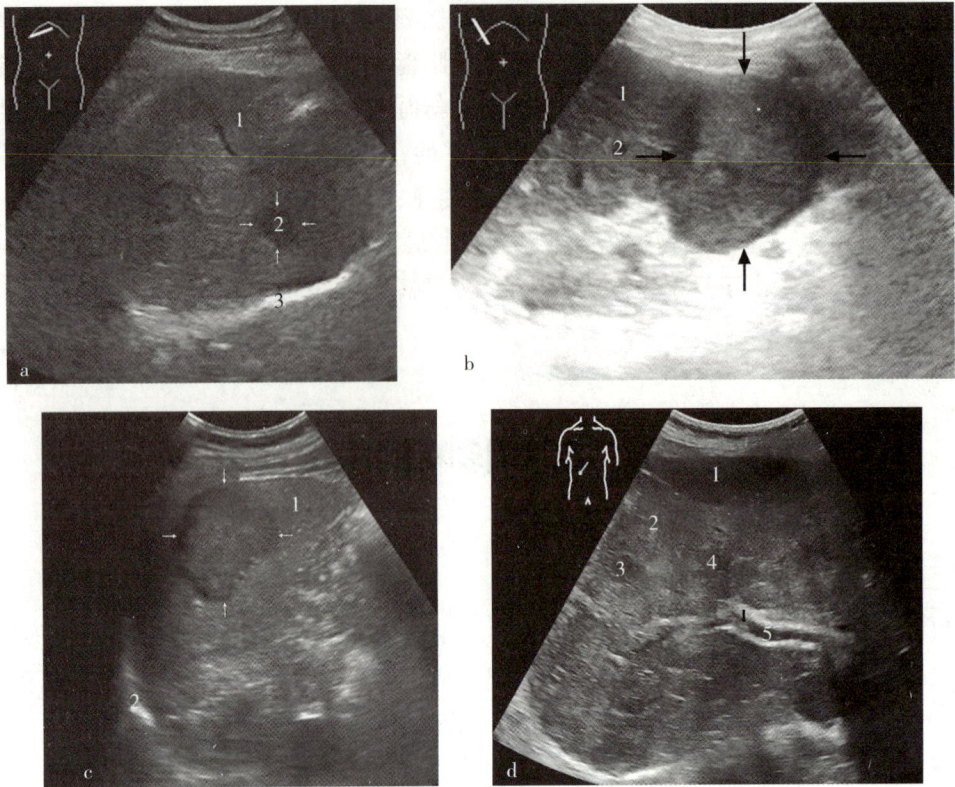

图5-2-1 肝癌

a.回声减低型（1.肝脏；2.低回声灶；细白箭头示边界较清）
b.回声增强型（1.肝脏；2.肝静脉分支；粗黑箭头示边界清晰）
c. 等回声型（1.肝脏；2.膈肌；细白箭头示边界清晰）
d.弥漫型（1.腹水；2.肝脏；3.低回声团块；4.低回声斑片；5.门静脉右支；粗黑箭头提示癌栓）

二、胆囊常见疾病的超声表现

1. 胆囊炎

（1）急性胆囊炎　急性胆囊炎为临床上常见的急腹症。通常由于细菌感染、胆结石嵌顿和蛔虫阻塞引起的胆道淤积为主要病因，胆囊内压力增高，压迫胆囊壁血管和淋巴结，胆囊血供障碍导致炎症发生。

超声表现为胆囊增大，胆囊壁轮廓线模糊，胆囊壁弥漫性增厚，增强的胆囊壁呈强回声光带，中间层出现间断或连续弱回声带，为胆囊壁的双层回声；如胆囊腔内出现了弥漫性低回声、云雾状回声等提示胆囊积脓。胆囊穿孔后，扩张的胆囊缩小，胆囊内部回声增高，肝胆间隙可见液性暗区（图5-2-2）。

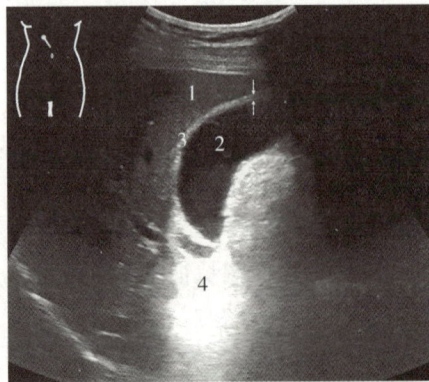

图5-2-2 急性胆囊炎

1.肝脏；2.胆囊；3.胆囊壁增厚；细白箭头示"双边"征

（2）慢性胆囊炎 典型表现为胆囊肿大（积液）或萎缩，壁增厚，腔内可见结石所造成的强回声。

2. 胆囊结石 在胆汁淤积和胆道感染等因素的影响下，胆汁中胆色素、胆固醇、黏液物质和钙盐析出、凝结而形成胆结石。

（1）典型表现 依据结石大小、形态、数量以及化学成分不同构成了多种多样的声像图表现，典型表现①胆囊内出现形态稳定的一个或多个强回声光团；②后方有声影；③改变体位向重力方向移动；④结石强回声与胆囊壁间分界清楚（图5-2-3）。

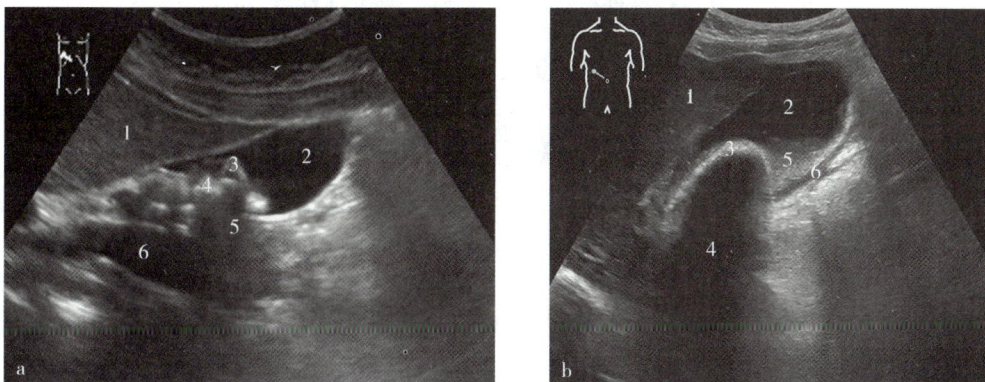

图5-2-3 胆囊结石

a.泥沙型（1.肝脏；2.胆汁；3.沙粒样结石；4.粟粒样结石；5.声影；6.下腔静脉）
b.团块型（1.肝脏；2.胆汁；3.结石强回声光团；4.声影；5.胆泥；6.胆囊壁水肿）

（2）非典型表现

①胆囊结石充满型：正常胆囊液性区消失，胆囊前壁呈一弧形强回声光带，其后为宽大声影，胆囊后壁不显示，另一种特征性图像，即增厚的胆囊壁的弱回声带包绕着结石强回声，其后伴声影，简称"囊壁、结石、声影"三联征（WES征）；②胆囊颈部结石：颈部结石横切呈环靶征；③泥沙样结石：胆囊后壁上是细小强回声光点沉积平面，后方有弱声影，并随体位变化；④胆囊壁内结石：胆囊壁内可见单发或多发数毫米强回声光团，其后有"彗星尾征"，改变体位不移动。

三、胰腺常见疾病的超声诊断

1. 急性胰腺炎 急性胰腺炎病理上分为水肿型和坏死型，声像图表现如下。

（1）胰腺弥漫性肿大，个别局限性肿大，多见于胰头和胰尾。

（2）水肿型，形态规整，边缘整齐，一般为较均匀低回声；出血坏死型，边缘模糊，形态不规整，与周边组织分界不清，呈不均质高低回声，实质内见有不规则液性区。

（3）胰管轻度扩张或不扩张。

（4）坏死型胰腺炎常见胰周小网膜囊内积液，重者盆、腹腔均探及较多液性暗区。水肿型渗出较轻或不渗出。

2. 慢性胰腺炎声像图表现

（1）胰腺大小 一般正常或略增大，亦可见局限性肿大者。

（2）形态和边缘 形态饱满或僵硬，边缘不整，表面不光滑。

（3）内部回声 粗糙、粗大光点及光条增多，钙化时可见强回声光团或光斑，梗阻型回声较低。

（4）胰管呈串珠样扩张，扩张的胰管可见结石强回声。

（5）可伴有胰腺假性囊肿。

3. 胰腺癌声像图表现

（1）直接征象 较小肿瘤，胰腺大小形态正常，肿瘤多为低回声。较大肿瘤，中心可产生液化、坏死，胰腺局限性或弥漫性肿大，形态失常。肿块边界不整，轮廓不清，向周围组织浸润呈蟹足样改变。一般内部呈低回声，中间杂有不均质回声点，癌瘤后方回声衰减，偶见有高回声（图5-2-4）。

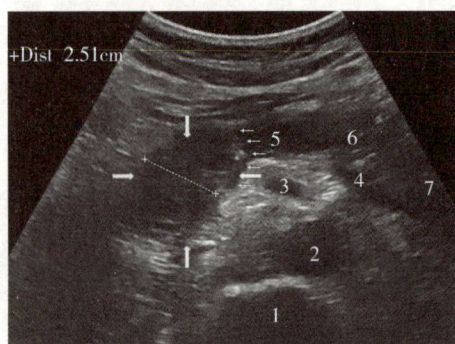

图5-2-4 胰头癌

1.椎体；2.腹主动脉；3.肠系膜上动脉；4.脾静脉；5.胰颈；6.胰体；7.胰尾；粗白箭头提示胰头不规则增大

（2）间接征象　压迫胆总管引起梗阻性黄疸，晚期可发生肝内转移性和腹腔淋巴结肿大、腹水等。

四、脾脏常见疾病的超声表现

1. 脾肿大　声像图表现：脾的厚径，男性大于4.0cm，女性大于3.5cm，长径大于12cm为脾大。

根据脾肿大的程度可分为轻度、中度及重度肿大。轻度脾肿大：脾脏形态大致正常，各径线值增加，仰卧位平静呼吸时，肋缘下不能探及脾脏，深吸气时可探及，但未超过肋缘2~3cm；中度脾肿大：脾脏体积明显增大，轮廓圆钝，脾门切迹变浅，各径线值增加，仰卧位平静呼吸时，肋缘下可探及脾脏，深吸气时下缘可达到脐；重度脾肿大：脾脏体积进一步增大，轮廓圆钝，脾门切迹消失，邻近器官可出现受压移位。脾脏前缘可超过左锁骨中线达到腹中线，下缘超过脐部，甚至可以抵达盆腔。

2. 脾破裂　声像图表现：是常见急腹症之一，多由外伤引起。轻者钝挫伤，常在患面脾实质表现为回声强弱不均，早期常表现为不规则略高回声区，实质内破裂者显示为不规则或圆形液性暗区，包膜下破裂于包膜下呈半圆形或不规则液性无回声或低回声区，脾实质受压改变。真性脾破裂表现表面回声中断或见到有实质裂口或局部碎片状，脾周见有液性暗区。破裂较重者腹腔内见有大量液性暗区（图5-2-5）。

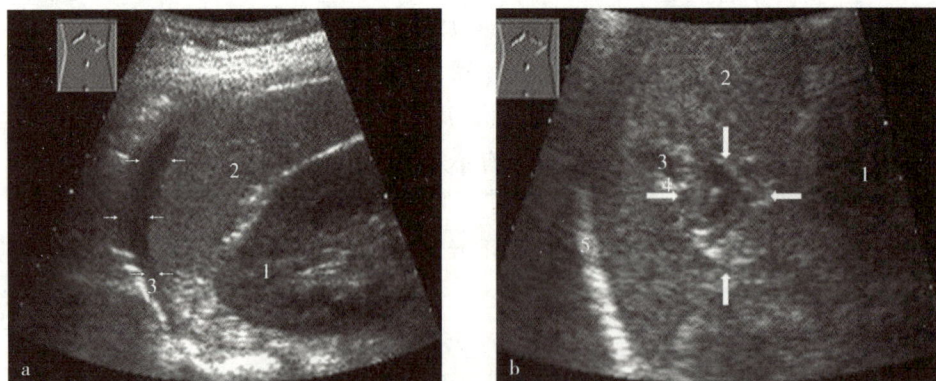

图5-2-5 脾破裂

a.包膜下破裂（1.左肾；2.脾脏；3.左膈；细白箭头包膜下血肿）
b.实质破裂（1.左肾；2.脾脏；3.血肿低回声区；4.血肿高回声区；5.左膈；粗白箭头提示血肿区）

五、肾脏常见疾病的超声表现

1. 肾结石　在肾窦区内出现点状或团块状强回声，通常伴有声影，肾盂内较大结石可引起局部或全部肾盂肾盏扩张。

2. **肾积水**　肾积水由于各种原因导致尿路梗阻引起的肾盂、肾盏扩张。肾窦内肾盂扩张，出现液性无回声，扩张的肾盏与肾盂相连，1.0~1.5cm宽度为轻度积水，中度呈手套状回声。重度为多房囊状似调色盘。积水加重常使肾脏逐渐增大。重度肾积水，肾皮质变薄。

3. **肾肿瘤**　小的肾细胞癌多为高回声，中等大小的多为低回声，巨大肿瘤内部呈不均匀回声区，有时伴有液化及钙化，多房囊性肾细胞癌，且有不规则增厚的壁，肾集合系统受压，变形、中断。小的肾肿瘤外形多无改变，发生在边缘的和较大肿瘤肾外形不规则局部或全部增大。肾周边彩色血流丰富，内部多有较丰富的而分布不规则血流信号，一般呈高速低阻，但少数细胞癌内部血流甚少，肾脏炎性病变血流丰富，两者相鉴别（图5-2-6）。

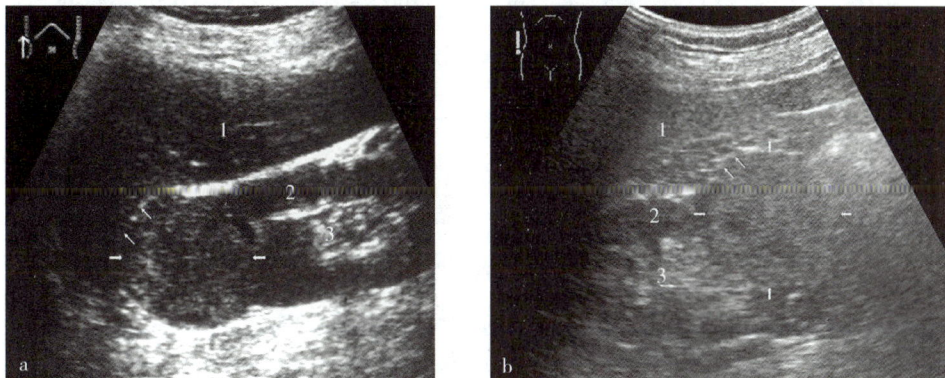

图5-2-6　肾癌

a.等回声肾癌；b.强回声肾癌（1.肝脏；2.肾皮质；3.肾窦脂肪；细白箭头示明显占位效应；
粗白箭头示癌肿边界不清晰）

六、膀胱常见疾病的超声表现

1. **膀胱癌**　自膀胱壁向腔内突出呈乳头状或菜花样凸起，多呈中等或中等略高回声。早期膀胱壁回声连续性好，浸润性膀胱癌基底部较宽，膀胱回声不完整，层次分辨不清。肿瘤内可见自膀胱壁伸入瘤内的条状血流束，多为高速低阻动脉血流（图5-2-7）。

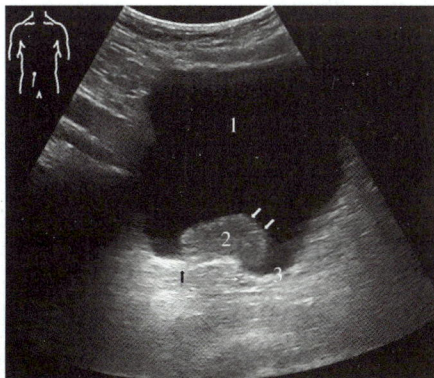

图5-2-7　膀胱癌

1.膀胱；2.肿块；3.膀胱壁增厚；粗白箭头示肿块边缘呈锯齿状；粗黑箭头示膀胱壁破坏；细白箭头示肿块沿壁生长

2. **膀胱结石**　膀胱液性暗区内可见单个或多个强回声光斑或团块；强回声后伴声影，强回声团块随体位改变而移动。

七、妇科常见疾病的超声表现

1. 子宫肌瘤声像图表现（图5-2-8）

（1）壁间肌瘤　最多见，其声像图表现为子宫增大，增大的程度与肌瘤的大小和肌瘤的数目成正比。单发肌瘤多表现为结节状弱回声；多发肌瘤常见表现为宫体形态失常，宫壁表面凹凸不平，宫区内出现多结节状或漩涡状杂乱回声和竖条状暗影，伴后壁回声衰减。如肌瘤压迫宫腔，可见到宫腔线状反射偏移或消失。

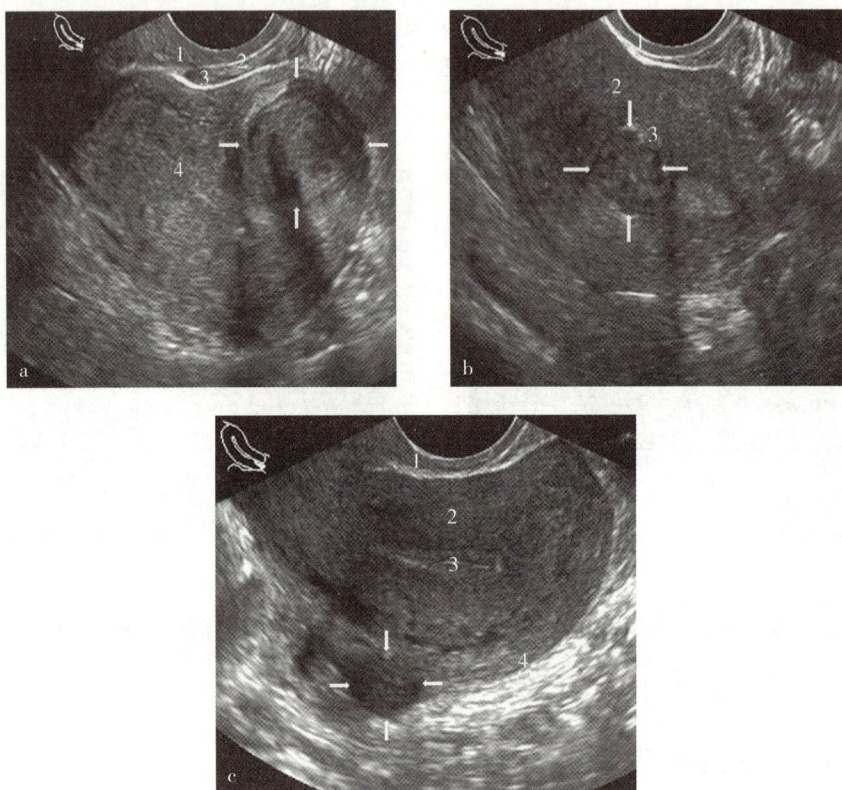

图5-2-8　子宫肌瘤阴道超声

a.肌壁间肌瘤（1.宫颈；2.宫颈浆膜；3.宫体浆膜；4.宫体；粗白箭头示肌瘤位于肌壁内，呈不均匀等回声）

b.黏膜下肌瘤（1.宫颈；2.宫体；3.宫腔；粗白箭头示肌瘤紧贴宫腔黏膜，呈不均匀等回声）

c.浆膜下肌瘤（1.宫颈；2.宫体；3.宫腔；粗白箭头示肌瘤突出宫外紧贴浆膜，呈较均匀低回声）

（2）浆膜下肌瘤　子宫形态不规则，表面有球状或结节状突出，呈弱或中等回声。加压扫查时，瘤体与子宫无分离现象。浆膜下肌瘤常与壁间肌瘤同时存在。

（3）黏膜下肌瘤　显示"宫腔分离征"，其间见有中等或弱回声团块，即杯内球状。如肌瘤脱入颈管及阴道，可见宫颈管径增大，其间有肿瘤团块，回声强弱不等。同时可见到宫腔线多扭曲不规则。

2. 子宫体癌声像图表现

（1）早期无特殊改变。

（2）中晚期可表现：①子宫体积增大，其轮廓尚规则。如合并子宫肌瘤时形态可不规则呈分叶状；②宫腔内为不规则强、中、弱回声或杂乱分布，粗糙不整的点状、小线状及团块状回声；③宫腔内有积液、积脓时可见弱回声或无回声区。

3. 卵巢肿瘤　因其病理种类多样，声像图表现多种多样。常见为卵巢囊性肿瘤。

（1）浆液性囊腺瘤　圆形或椭圆形，无回声区；单房或多房，直径5~10cm；壁光滑或增厚，有时可见钙化点；如恶性可有腹水，周边浸润的转移灶。

（2）黏液性囊腺瘤　圆形或椭圆形；多房，壁厚均匀完整；暗区内可有散在光点；恶变时呈分叶状壁薄厚不均，瘤体内偏实性，可合并腹水。

> ✍ **知识拓展**
>
> 超声检查注意事项
>
> ①肝、胆及胰腺常规检查通常需空腹。必要时饮水400~500ml，使胃充盈作为声窗，以使胃后方的胰腺及腹部血管等结构充分显示。胃的检查需饮水及服胃造影剂，以显示胃黏膜及胃腔。
>
> ②早孕，妇科，肾、膀胱及前列腺的检查，患者应于检查前2小时饮水400~500ml，憋尿以充盈膀胱。
>
> ③婴幼儿及检查不合作者可给予药物镇静，待安静入睡后再行检查。
>
> ④腹部检查前2日内应避免行胃肠钡剂造影和胆道造影，因钡剂可能干扰超声检查。

八、心脏常见疾病的超声诊断

（一）二尖瓣狭窄

常见于风心病及老年退行性变，先天性少见。由于二尖瓣口狭窄，舒张期左房血流入左室受阻，可引起左房增大、肺淤血、肺水肿、肺动脉高压、右室后负荷加重、右室肥大。

1. **二维超声心动图**

（1）二尖瓣叶增厚、回声增强；二尖瓣开口明显减小，其中瓣口面积小于1.5~2.0cm² 为轻度狭窄，1.0~1.5cm² 为中等狭窄，小于1.0cm² 为重度狭窄；二尖瓣腱索增粗、缩短、有粘连，乳头肌可增厚。

（2）左房明显增大，右室大，肺动脉内径增宽。

（3）左房附壁血栓。

2. **M型超声心动图**

（1）二尖瓣前叶双峰消失，EF斜率减慢，形成城墙样改变；瓣叶回声变宽增强。

（2）由于前后叶交界处粘连可有舒张期前后叶同向运动，间距线缩小。

（3）左房增大，后期右室大，室间隔可呈同行运动。

3. **彩色多普勒超声心动图**

（1）舒张期于二尖瓣口可见以红色为主，五彩镶嵌射流束延伸左室，射流束细而明亮。

（2）收缩期三尖瓣口见以蓝色为主五彩镶嵌的反流束，舒张期肺动脉口右室流出道见红色为主镶嵌的反流束。

（3）脉冲多普勒 左房腔内血流速度缓慢，二尖瓣口及左室血流速度增快，峰速大于1.5m/s，呈宽频带、充填型湍流频谱（图5-2-9）。

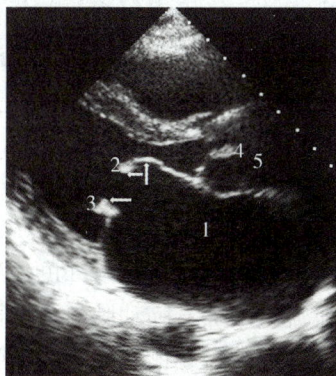

图5-2-9 二尖瓣狭窄B超

1.左心房增大；2.二尖瓣前瓣钙化呈鼓槌状；3.二尖瓣后瓣钙化呈鼓槌状；4.主动脉瓣；
5.升主动性；粗白箭头示二尖瓣开放受限；细白箭头示二尖瓣前瓣呈气球样前突

（二）二尖瓣关闭不全

二尖瓣关闭不全，慢性发病，以风湿热引起最常见，其他各种原因引起的左室明显扩大，二尖瓣环扩张可继发引起的关闭不全。

二尖瓣关闭不全时收缩期左室一部分血流反流到左房，左房容量负荷加重，左房代偿性增大，舒张期正常加上反流入左房的血进入左室，左室容量负荷加重，左室代偿性扩大，最后导致左室左房失代偿，依次出现肺淤血，肺动脉高压，右心室右心房肥大，最终出现右心衰。

1. 二维超声心动图

（1）二尖瓣叶增厚、变形，回声增强，二尖瓣脱向左房等反流解剖学改变。

（2）二尖瓣前后叶对合不良及完全不能对合；瓣环扩大；左房左室扩大。

2. M超声心动图

（1）二尖瓣前后叶回声增强，前叶活动增强，EF斜率增快，DE速度增加，CD段呈双线或多条回声，吊床样改变。

（2）收缩早期主动脉瓣狭窄，主动脉瓣开放曲线呈锥形。左房扩大，左房后壁运动加强，C凹加深大于4mm。左室扩大，左室流出道增宽，室间隔运动幅度增大。

3. 彩色多普勒超声心动图　收缩期在左房侧记录到以蓝色为主的五彩镶嵌的反流束，长度和面积取决于反流程度，二尖瓣口舒张期血流量增多，速度增加，血流显示明亮，主动脉瓣收缩期血流量少，血流显示暗淡。频谱多普勒于收缩期在左房侧探及反流频谱，速度大于1.5m/s。

（三）室间隔缺损

室间隔缺损是常见先天性心脏病之一，发病率12%~25%。

1. 二维超声心动图　左室长轴切面、心尖四腔心切面，大血管短轴切面可见室间隔回声中断，大于0.5cm的VSD易于检出，对于小于0.5cm的VSD不易检出，需变化多个切面仔细观察，测量大小，确定部位（图5-2-10）。

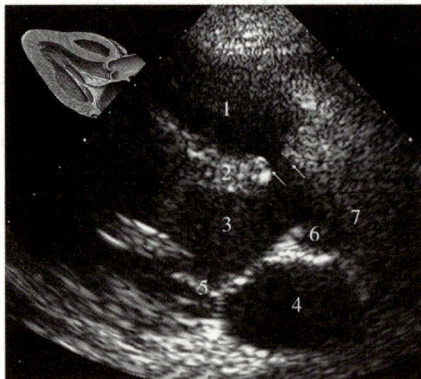

图5-2-10　室间隔缺损B超

1.右心室增大；2.室间隔；3.左心室；4.左心房；5.二尖瓣；6.主动脉瓣；7.主动脉腔；细白箭头示室间隔缺损处

2. 多普勒超声　检查可直观地观察到分流血流。缺损较小，左向右分流时，可见红色或五彩穿隔分流血流束，缺损较大时，或左右室压力接近时，分流束为暗红色，当有右向左分流时，出现红蓝相间的彩色血流信号。早期左向右分流，肺动脉血流量增加，肺动脉内可见宽大，明亮的彩色血流显像。脉冲多普勒在收缩期室间隔缺损处右侧可探及高速正向湍流频谱。如有肺动脉高压时，可见分流速度减低，出现双向分流频谱或出现负向频谱。

（四）房间隔缺损

分为原发孔型和继发孔型两大类。原发孔型发病率较低，多数为继发孔型发生率约占先天性心脏病的10%~20%。房间隔缺损通常单独存在，也可成为复杂性心血管畸形的组成部分。

1. **二维超声心动图** 可见房间隔回声局部或全部中断，断端回声增强，摆动度较大。同时还可观察到右房、室增大，右室流出道增宽、肺动脉增粗、三尖瓣环扩大等间接征象（图5-2-11）。

2. **彩色多普勒超声心动图** 可见左、右房血流相连续，一束宽大的红色血流束穿过房间隔。发生在原发孔缺损，血流束靠近"十字交叉处"；发生在继发孔缺损，分流血流束位于中、上部。频谱多普勒当将取样容积置于房缺处或其右房侧，可探及舒张期正向分流频谱。

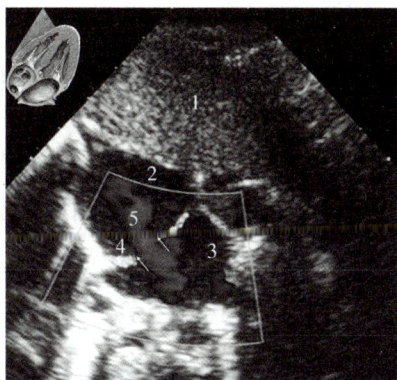

图5-2-11 房间隔缺损B超

1.肝左叶；2.右心房增大；3.左心房增大；4.房间隔；5.红色血流提示左向右分流；细白箭头示房间隔缺损处

九、乳腺疾病的超声诊断

（一）乳腺正常的超声表现

1. **皮肤** 强回声弧形光带，厚2~3mm，边界整齐。

2. **皮下脂肪组织** 呈低回声，内有散在弱光点，有时可见三角形强回声光条，为库柏氏韧带。

3. **腺体层** 中等强回声的光点、斑、线与导管圆形、椭圆形暗区将交错排列。

青春期：腺体回声致密，腺体与脂肪组织分界不清。

成熟期：腺体与脂肪分界清楚，腺体回声粗大。

萎缩期：腺体层变薄，多为致密的高回声（纤维组织）取代。

（二）乳腺常见疾病的超声表现

1. **乳腺增生（乳腺囊性增生症）** 腺体增厚或正常，回声减低或增强，可随月经周期改变；可见多个圆形或条索状低回声，有导管扩张；血流信号正常或增加、阻力指数降低。

2. **乳腺纤维腺瘤** 乳腺内圆形或椭圆形低回声肿物，多呈低密度，内部回声均匀边界清楚、光滑，与周围组织分界清晰，活动度较大。病灶后方腺体回声多正常，少数回声增强，如囊性变时，可见液性暗区。

3. **乳腺囊肿** 可单发或多发，囊肿呈圆形、椭圆形无回声区，边界清楚、整齐光滑。囊肿后方回声及后壁回声增强。

4. **乳腺癌**

（1）肿瘤形态不规则，凹凸不平，可呈分叶状。无包膜，边界不规则，界限不清楚。

（2）内部回声不均匀，多呈低回声。

（3）肿瘤后壁回声减低或消失。

（4）病变突入腺体层时，癌瘤边界不光滑，呈蟹足状浸润。

（5）癌瘤中心液化或坏死。

十、甲状腺疾病的超声表现

1. 单纯性甲状腺肿大 甲状腺弥漫性对称性增大，表面光滑，无结节，压迫气管或颈静脉。内部可见多发、弥漫性分布的薄壁的无回声区。正常腺体组织显示不清。血流多正常，可有少许散在分布的点状血流信号。

2. 甲状腺功能亢进 甲状腺弥漫性对称性肿大，表面光滑，回声光点增强密集或回声减弱，彩色多普勒血流显像可见腺体内血管增多、增粗，血流速度加快。

3. 结节性甲状腺肿 甲状腺两侧叶增大、不对称，包膜凹凸不平，结节呈高回声，间隔弱回声或无回声，结节无包膜。

4. 甲状腺腺瘤 甲状腺内单个或多个圆形，椭圆形低回声，强回声肿块影像，边界清晰光滑有包膜，部分腺瘤周围有一暗环。腺瘤内液化出血可见无回声区，腺瘤内血管增粗。

5. 甲状腺癌

（1）肿物轮廓不清，边界不整齐，呈锯齿状或蟹足状。

（2）内部回声不均匀，多见强回声光点或液性暗区。

（3）彩色多普勒可显示内部及周边丰富的血流信号。

（于连峰）

书网融合……

目标检测　　知识回顾　　习题

第六篇
器械检查

第一章　心电图

第二章　肺功能检查

第三章　内镜检查

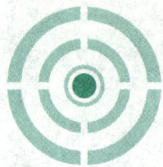

学习目标

知识要求：

1. 掌握心电图各波段的正常范围及临床常见异常心电图特点。

2. 熟悉心电图的常用导联、各波段名称和代表意义，以及心电图的测量方法。

3. 了解心电图基本知识。

技能要求：

1. 熟练应用心电图机快速为患者描记心电图。

2. 学会识别心电图纸上的图形，进行科学分析并得出正确诊断结果。

🍎 思政课堂

我国临床心电图学奠基人——黄宛教授

黄宛教授是我国心血管内科的开拓者，为中国的心电图学、心导管学的应用和发展做出了里程碑式的奠基性工作。

黄宛教授对医学事业执着追求，无私奉献，创造了不平凡的业绩，为我国医疗卫生事业做出了杰出的贡献。1950年8月黄宛教授放弃美国优越的条件毅然回到祖国并将心电图"单极导联"的原理和应用带回国内，奠定了国内标准12导联心电图检查方法。1953年，黄宛教授在我国首次成功将右心导管检查技术用于心脏病的临床诊治，并积极在全国推广普及右心导管技术和知识，奠定了心脏介入诊治技术的基础。1962年，黄宛教授在《中华医学》杂志发表的《主动脉及其分支的炎症狭窄》是国际上第一篇对该疾病的报道。1966年黄宛教授创用的加压给氧法抢救急性左心衰竭得到国际公认。

黄宛教授勤奋好学，医术精湛，医德高尚。他强调物理检查的重要性，强调心脏听诊的训练，对业务精益求精，练就了精湛的医术。

黄宛教授一生对医学事业执着追求，治学严谨，对疾病的诊断治疗提出的意见都有充分的理论及实践根据，从不做空洞的发言，对培养青年医生严谨规范的学风起到重要的作用，经他培养和指导的许多医生已成为我国心血管专业著名专家和学科带头人。

岗位情景模拟 35

　　辛某，男，58岁。突发胸骨后压榨性疼痛3小时。3小时前，患者与人争吵时突发胸骨后压榨性疼痛，伴胸闷、大汗、恶心、呕吐，当时给予硝酸甘油舌下含服，疼痛仍未缓解，高血压病史5年，最高血压达 155/100mmHg。

问题与思考

1. 结合病史对疾病做出初步诊断。
2. 对该患者应进一步做什么检查？
3. 这项检查对诊断该患者的疾病有什么临床意义？

答案解析

第一节　心电图基本知识

　　生理学研究证实，心脏在机械收缩之前先有电激动，电激动产生动作电流，可经人体组织传到体表。心电图（electrocardiogram，ECG）是利用心电图机从体表间接地记录心脏每一心动周期产生的电活动变化的曲线图形。

一、心电图产生原理

　　心肌细胞的电生理变化主要是细胞膜内外带电离子如 K^+、Na^+、Cl^-、Ca^{2+} 等的流动引起，表现为细胞膜内外的电位变化。

　　1. **心肌细胞极化状态**　心肌细胞在静息时，膜外为带正电荷的阳离子，膜内为同等比例带负电荷的阴离子，二者保持着平衡，称为极化状态。此状态下细胞膜内外的电位差称为静息电位。此时细胞膜表面和内外均无电流活动

　　2. **心肌细胞除极**　当心肌细胞一端的细胞膜受到刺激（阈刺激）后，该部位细胞膜对离子的通透性发生改变，使细胞外大量带正电荷的阳离子进入细胞内，膜内电位增高出现除极化，该处细胞膜外的正电荷消失，而其前面尚未除极的细胞膜外却仍是正电荷，从而形成一对电源（正电荷）在前、电穴（负电荷）在后的电偶，电流自电源流入电穴，并迅速扩散到整个细胞，直至整个细胞膜全部除极完毕，此时心肌细胞膜内带正电荷，膜外带负电荷，称为除极状态。在从极化状态到除极状态的转变过程中，膜表面产生了电流。心肌细胞在兴奋时所发生的膜电位变化称为动作电位（图6-1-1）。

课堂互动 6-1

你知道动作电位是什么吗？

答案解析

　　3. **心肌细胞复极**　心肌细胞除极后，再经过多种离子的后续移动及离子泵的耗能调整，使细胞膜逐渐恢复到外正内负的极化状态，这个过程称为复极。一般情况下，先除极部位先复极，复极过程与除极过程方向一致，但复极的电偶是电穴（负电荷）在前，电源（正电荷）在后，缓慢向前推进，直至整个细胞全部复极完成。同理，在这个过程中膜表面也产生了电流（图6-1-1）。

　　4. **心电波的形成**　当我们将探查电极连接在单个心肌细胞的细胞膜上，在除极时，电极面向电源（即面对除极方向）则描记出向上的波形，背向电源（即背离除极方向）则描记出向下的波形，放在细胞中部则描记出双向波形。在复极时，电穴在前，电源在后，因此电极放置在同一位置，描记到的波形方向与除极波相反（图6-1-2）。因除极过程非常迅速，因而描记出高而窄的波形。因复极较除极缓慢，因而

描记出的曲线较圆钝。在单个细胞膜上复极与除极方向一致，但不同的是，复极过程中电穴在前、电源在后，故此时产生的电流方向与除极时相反，描记的复极波方向与除极波相反。

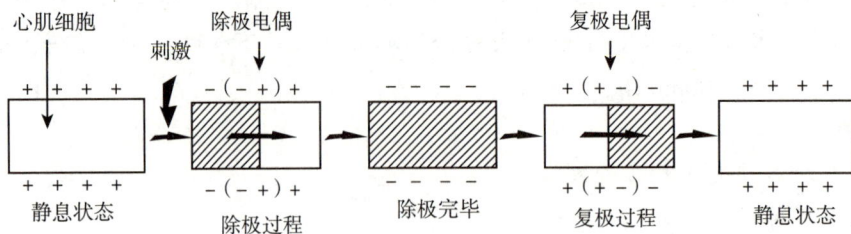

图6-1-1 单个心肌细胞除极和复极中膜内外电偶变化

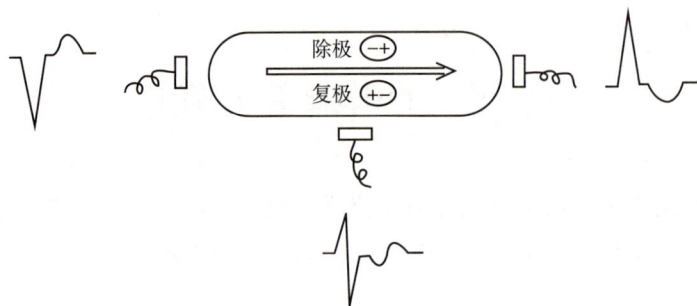

图6-1-2 单个心肌细胞检测电极方位与除极、复极波形方向的关系
（箭头为除极与复极的方向）

需要注意的是，在正常人的心电图中，记录到的复极波方向常与除极波主波方向一致，而非相反。这是因为正常人心室的除极从心内膜向心外膜，而复极则从心外膜向心内膜，除极与复极方向并不一致，这和单个细胞膜描记到的波的方向不同，其发生机制尚不清楚。

5. **心电向量** 由于心壁的厚薄不同，兼之有特殊传导组织的存在，每个瞬间心肌除极、复极形成电偶的方向和大小均不同，所以产生的电流也均不相同。我们把这种既具有大小，又具有方向性的电流称为心电"向量"，通常用箭矢表示，箭头代表正电位，箭尾代表负电位，而其长度表示其电位强度。

由于心脏的解剖结构及其电活动相当错综复杂，心脏在激动过程中产生的诸多心电向量，关系十分复杂，但一般按下列原理合成为"心电综合向量"，即同一轴上的两个心电向量的方向相同者，其幅度相加；方向相反者则相减；两个心电向量的方向构成一定夹角者，取其平行四边形的对角线为综合向量（图6-1-3）。我们由体表描记到的心电变化，是全部心肌细胞产生的所有心电向量按上述原理合成的综合向量。

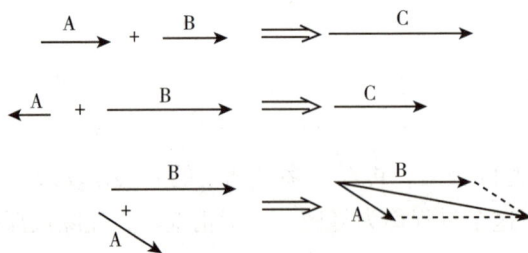

图6-1-3 综合向量的合成方法

6. **影响因素** 由体表所采集到的心脏电流的大小与下列因素有关：①与心肌细胞数量（心肌厚度）呈正比；②与探查电极位置和心肌细胞之间的距离呈反比；③与探查电极的方位和心肌除极的方向所构成的角度有关，夹角越大，电流越弱（图6-1-4）。

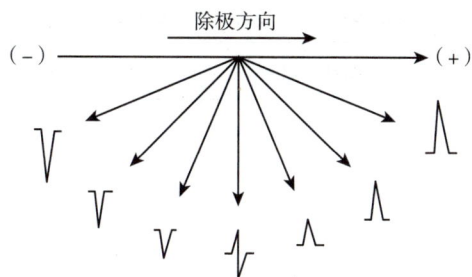

图6-1-4 探查电极方位与心肌除极方向的关系及其呈现出的波形

二、心电图导联体系

在人体不同部位放置电极，并通过导联线与心电图机电流计的正负极相连，这种记录心电变化的电路连接方法称为心电图导联。电极位置和连接方法不同，可组成不同的导联。在长期临床心电图实践中，已形成了一个由Einthoven创设而目前广泛采纳的国际通用导联体系，称为常规12导联体系。

（一）肢体导联

包括标准肢体导联Ⅰ、Ⅱ、Ⅲ和加压肢体导联aVR、aVL、aVF。

1. **标准肢体导联** 亦称双极肢体导联，即连接体表的两极均有电位的改变，所测得的波形反映两个电极所在部位之间的电位差变化。

正、负极连接方式见图6-1-5和表6-1-1。

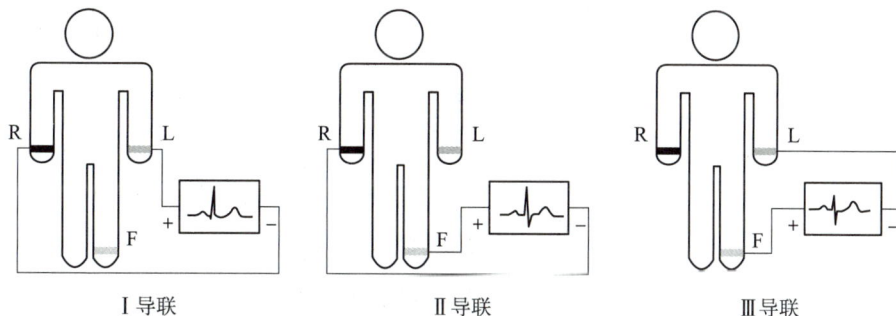

Ⅰ导联　　　　　　　Ⅱ导联　　　　　　　Ⅲ导联

图6-1-5 标准肢体导联的电极位置及正负极连接方式

2. **加压肢体导联** 属单极导联，单极导联是在两个电极中，只使一个电极显示电位，而使另一电极的电位等于零，所得的波形反映检测部位的电位变化，较能表现心脏局部电活动情况。但此种波形振幅较小，故采用加压的方法使测得电位升高，以便于检测，称之为加压肢体导联。

正、负极连接方式见图6-1-6和表6-1-1。

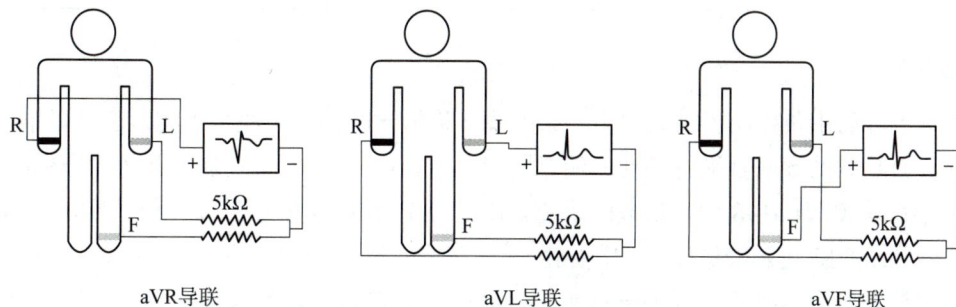

aVR导联　　　　　　　aVL导联　　　　　　　aVF导联

图6-1-6 加压肢体导联的电极位置及电极连接方式

表6-1-1 肢体导联电极位置

导联名称	正极（探查电极）	负极
I	左上肢	右上肢
II	左下肢	右上肢
III	左下肢	左上肢
aVR	右上肢	左上肢+左下肢
aVL	左上肢	右上肢+左下肢
aVF	左下肢	右上肢+左上肢

（二）胸导联

属单极导联，包括V_1~V_6导联。检测正电极安放于胸壁规定的部位，另将3个肢体导联电极分别通过5K电阻与负极连接构成中心电端，此连接方式可使该处电位接近零电位且较稳定。胸导联检测电极具体安放的位置见下方（图6-1-7，表6-1-2）。

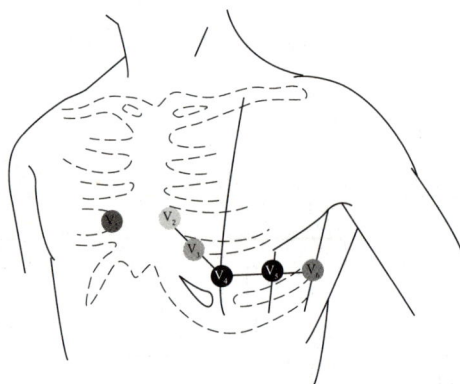

图6-1-7 胸导联电极的连接位置

表6-1-2 常规胸导联电极位置

导联名称	正极（探查电极）	负极
V_1	胸骨右缘第4肋间	中心电端
V_2	胸骨左缘第4肋间	中心电端
V_3	V_2与V_4连线的中点	中心电端
V_4	左锁骨中线与第5肋间相交处	中心电端
V_5	左腋前线与V_4同一水平处	中心电端
V_6	左腋中线与V_4同一水平处	中心电端

（三）导联轴

在每一个标准导联由负极向正极假想出一条射线，称为导联轴。为便于表明六个导联轴之间的方向关系，将 I、II、III 导联的导联轴平行移动，使之与 aVR、aVL、aVF 的导联轴一并通过坐标图的轴中心点，便构成额面六轴系统（图6-1-8A）。此坐标系采用 ±180° 的角度标志，每个相邻导联间的夹角为30°。该轴系统可帮助判断心脏上下和左右的心电变化。

同样，六个胸导联也可画出这样的导联轴。从心脏中心点向体表各胸导联方向分别假想出一条射线，坐标轴中心点就是心脏中心点，这就构成了横面六轴系统（图6-1-8B），可帮助判断心脏前后和左右的心电变化。

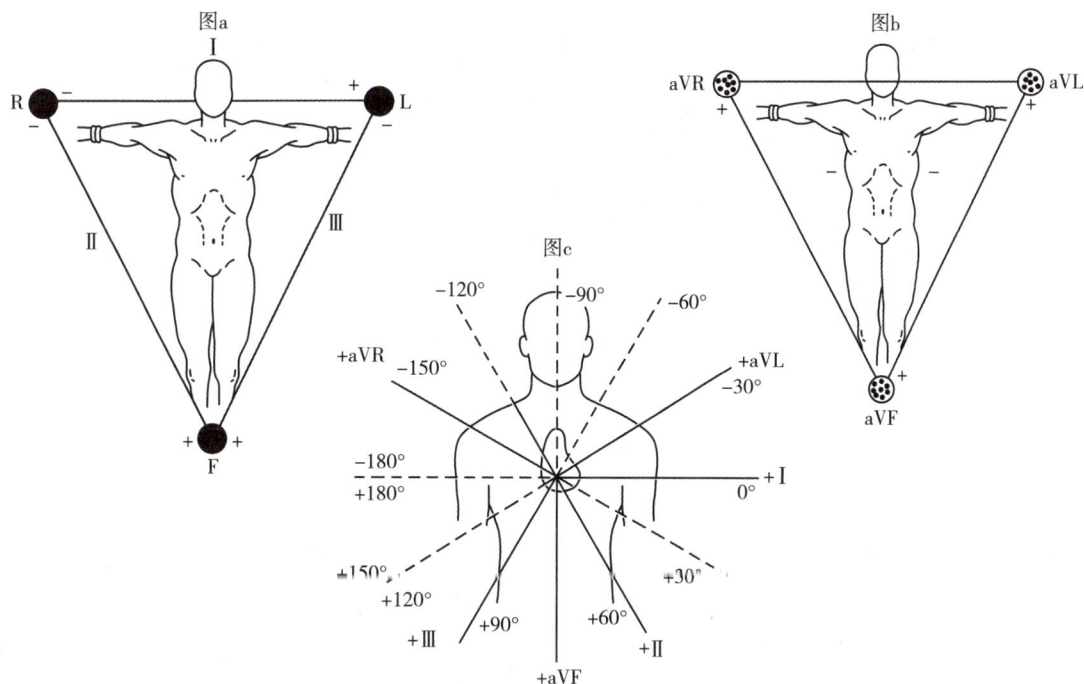

图 6-1-8A 肢体导联的导联轴

a.标准肢体导联的导联轴 b.加压肢体导联的导联轴 c.肢体导联额面六轴系统

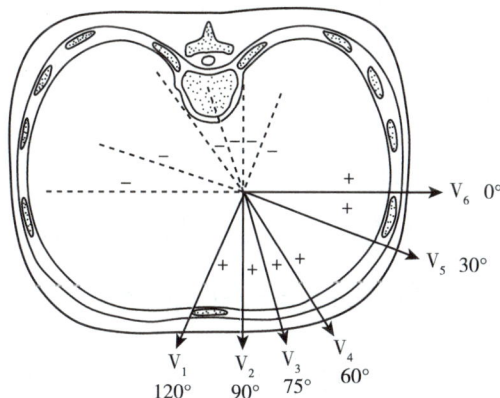

图 6-1-8B 胸导联的导联轴

三、心电图各波段的组成和命名

正常窦房结发出电冲动，兴奋心房肌细胞的同时，电冲动沿心脏传导系统向下传，经结间束到达房室结（在此停留 0.05~0.07s），然后沿希氏束、左右束支、浦肯野纤维顺序传导，最后兴奋心室肌细胞。这种先后有序的电冲动的传播，使得心肌细胞也有序被兴奋，产生除极和复极，形成了心电图上先后出现的波形，临床心电学对它们规定了统一的名称，分别为 P、Q、R、S、T 以及 U 波（图 6-1-9）。在心电活动开始后 0.02~0.07s，心脏才有机械性的收缩活动，心电活动一完成，心脏即开始舒张。

1. **P 波** 反映心房的除极过程，代表左右两心房除极时的电位变化。

2. **PR 段** 实为 PQ 段，传统称为 PR 段，反映心房开始复极到心室开始除极的电活动，通常与基线同一水平。

3. **PR 间期** 从 P 波的起点至 QRS 波群的起点，为 P 波与 PR 段合计，反映自心房开始除极至心室开始除极的时间。

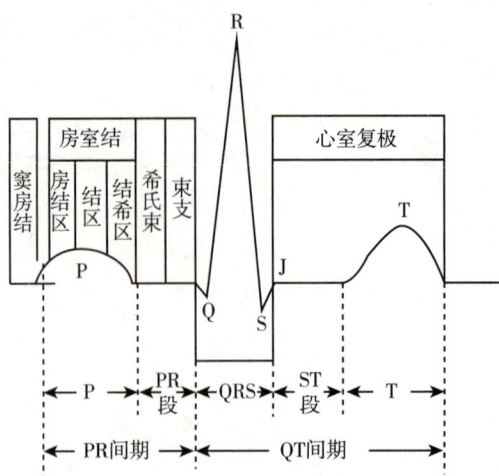

图6-1-9　心脏除极、复极与心电图各波段的关系

4. QRS波群　反映心室除极的全过程，包括除极电位和时间的变化。QRS波群可因检测电极的位置不同而呈多种形态，其命名规则为：第一个位于参考水平线以上的正向波称为R波；R波之前的负向波称为Q波；R波之后第一个负向波称为S波；S波之后的正向波称为R′波；R′波后再出现负向波称为S′波；如果QRS波只有负向波，则称为QS波。各个波根据振幅大小，当波幅小于0.5mV时，用英文小写字母q、r、s表示；当波幅大于或等于0.5mV时，用英文大写字母Q、R、S表示。（图6-1-10）。

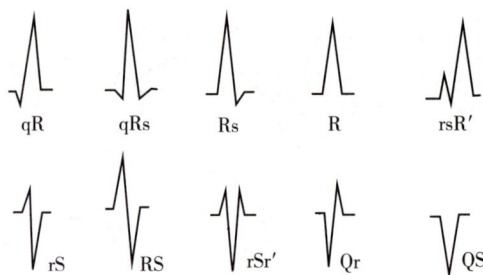

图6-1-10　QRS波群命名示意图

5. ST段　心室除极完毕后，进行缓慢复极的一段短暂时间，一般为一等电位线。自QRS波群的终点至T波起点间的线段，代表心室缓慢复极过程。

6. T波　代表心室快速复极的电位变化，常与QRS波群的主波方向一致。

7. QT间期　指QRS波群的起点至T波终点的间距，代表心室肌除极和复极全过程所需的时间。

8. U波　在T波之后0.02~0.04s出现的振幅很低小的波，心动周期中最后一个小波，其方向一般与T波方向一致，代表心室的后继电位。

正常心室除极从室间隔中部开始，自左向右除极；随后左右心室游离壁从心内膜朝心外膜方向除极；左室基底部与右室肺动脉圆锥部是心室最后除极部位。心室肌这种规律的除极顺序，能够帮助理解不同电极部位QRS波形态的形成。

四、心电图描记的操作方法

1. 环境要求　①保持室内温暖，不低于18℃，以避免因寒冷而引起的肌电干扰；②检查前确保心电图机性能合格，使用交流电源的心电图机必须接可靠的地线，床旁不要摆放电器；③检查床的宽度不窄于80cm，以免肢体紧张而引起肌电干扰。

2. **受检者准备** ①对初次接受心电图检查者，必须事先做好解释工作，消除紧张心理。除急症外，一般情况下要求受检者平静休息5分钟后接受检查，避免饱餐或吸烟后检查；②嘱受检者解开上衣，取仰卧位，四肢放松，平稳呼吸，暴露受检者两手腕与两小腿内侧；③避免受检者的四肢接触铁床、墙壁或地，避免与他人发生皮肤接触。

3. **皮肤处理** 在受检者两手腕关节上方（屈侧）约3cm处，及下肢内踝关节上方约7cm处，心前区V_1~V_6导联相应部位，用75%的酒精棉球擦拭，然后在放置电极处涂抹导电膏。

4. **电极安放** 按常规心电图连接方式放置电极，连接导联。

（1）肢体导联电极安放位置：上肢电极板固定于腕关节屈侧上方3cm处；下肢电极板固定于内踝上方7cm处。

红色导联——右上肢

黄色导联——左上肢

绿色导联——左下肢

黑色导联——右下肢

（2）胸导联电极安放位置：

（白/红）C_1/V_1——胸骨右缘第四肋间

（白/黄）C_2/V_2——胸骨左缘第四肋间

（白/绿）C_3/V_3——V_2与V_4连线的中点

（白/褐）C_4/V_4——左锁骨中线与第五肋间相交处

（白/黑）C_5/V_5——左腋前线与V_4水平

（白/紫）C_6/V_6——左腋中线与V_4水平

5. **描记心电图** 接通电源，点击开始键，心电图机自动切换导联方式，依次描记各导联心电图。

6. **核对** 每检查完一人，再核对一遍有无遗漏、伪差等，撕下心电图纸，在其上注明患者姓名、床号及检查日期等信息。

7. **整理** 将心电图机电源关闭，导线整理好，推至电源插头处进行充电，以备无电源的情况下也能使用。

8. **注意事项**

（1）操作前检查心电图机性能，做好环境准备和受检者的解释工作。

（2）操作时及时识别并尽可能排除导致伪差的原因，嘱受检者平静呼吸、放松肢体，检查心电图机电极和地线是否连接妥当，是否涂抹酒精，电极板有无不洁或生锈，环境中有无使用交流电的仪器，患者是否携带手机、智能手环等电子产品等。

（3）女性乳房下垂者应托起乳房，将V_3、V_4、V_5电极安放在乳房下缘胸壁上，而不应该安置在乳房上。

（4）疑有或有急性心肌梗死患者首次作常规心电图检查时必须加作V_7、V_8、V_9，疑有右位心或右心梗死者，应加作V_{3R}、V_{4R}、V_{5R}、V_{6R}导联。

相应导联安放位置如下：

V_7——左腋后线与V_4水平；

V_8——左肩胛线与V_4水平；

V_9——左脊旁线与V_4水平；

V_{3R}~V_{6R}——右胸部与V_3~V_6对称处。

✎ 知识拓展

心电图机的发明

荷兰生理学家爱因托芬（Willem Einthoven）致力于心脏研究。一次，莱顿大学附属医院来了一位严重的心脏病患者，医生们束手无策。因为患者的心脏跳动无法测定，因此也无法诊断。这时，平常寡言少语的爱因托芬在一旁说道："让我试试看！"说着他拿出自己制造的"心跳记录仪"连接在患者身上，用电流计来计量心跳，极轻微的跳动也测得非常准确，这一发明很快轰动医学界。爱因托芬将经过实践证实的心电图描记仪的发明原理公之于世后，1924年，他荣获了诺贝尔生理学及医学奖。

第二节　心电图的测量和正常数据

一、心电图的测量

心电图记录纸由1mm×1mm的小方格组成。纸上的横向距离代表时间，用以计算各波和间期所占的时间。当调定走纸速度为25mm/s时，则每两条纵线间（1mm）代表0.04秒（即40毫秒）；粗线间隔内有5小格，故每两条粗线之间时间为0.2秒。纵向距离代表电压，用以计算各波振幅的高度或深度。当标准电压1mV=10mm时，描笔在纸上纵向走动时，每两条横线间（1mm）电压为0.1mV（图6-1-11）。

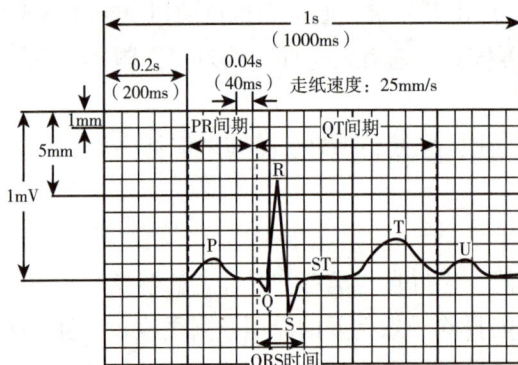

图6-1-11　心电图纸的意义

（一）心率的测量

测量心率时，根据心脏节律是否规整，可采取不同的测量方法。①心律规整，只需测量一个RR（或PP）间期（代表一个心动周期的时间）的秒数，然后被60除即可求出，即心率（次/分）=60（s）/RR（或PP）间期（s），例如RR间距为0.8秒，则心率为60/0.8=75次/分；②心律明显不规则时，一般采取数个心动周期（如不同导联的10个心动周期）的平均值来进行测算。此外，还可采用查表法或使用专门的心率尺直接读出相应的心率数。

（二）振幅的测量

高度（正向波）自等电位线的上缘至波的顶点的垂直距离；深度（负向波）自等电位线的下缘至波的最低点的垂直距离（图6-1-12）。

课堂互动 6-2

当心率在60~100次/分时，RR间期是多少？

答案解析

（三）时间的测量

测量各波时间应自波形起点的内缘测量至波形终点的内缘（图6-1-12）。

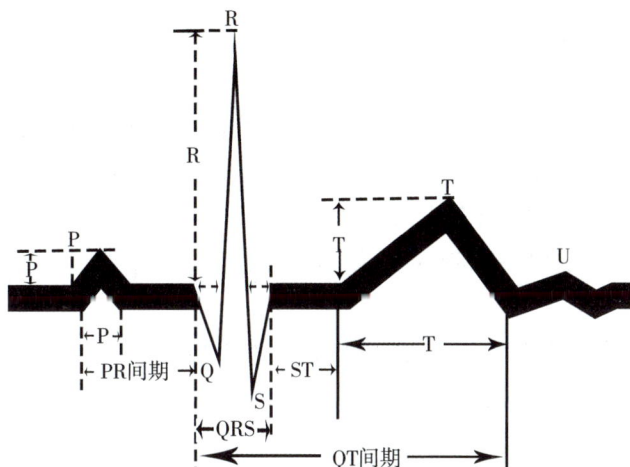

图6-1-12 各波段振幅与时间的测量

（四）ST段移位的测量

ST段是指J点（为QRS波群终点与ST段起始的交接点）到T波起点之间的距离。测量时取QRS波的起点为对照点。当ST段移位时，应取J点后0.06秒或0.08秒处测量。ST段上抬时，应测量上抬的ST段测量点上缘至对照点上缘的垂直距离；ST段下移时，应测量下移的ST段下缘至对照点下缘的垂直距离。

（五）心电轴的测量

心电轴一般指的是平均QRS电轴（mean QRS axis），它是整个心室除极过程中全部瞬间向量的综合（平均QRS向量），反映心室在除极过程这一总时间内的平均电势方向和强度。它是空间性的，但心电图学中通常所指的是它投影在前额面上的心电轴，正常人心电轴在额面上的投影指向左下方。一般采用心电轴与导联 I 正侧段所成的角度表示心电轴的偏移程度，其正常值可变动于−30°~+90°之间。电轴位于−30°~−90°范围为心电轴左偏；位于+90°~+180°范围为心电轴右偏（图6-1-13，表6-1-3）。

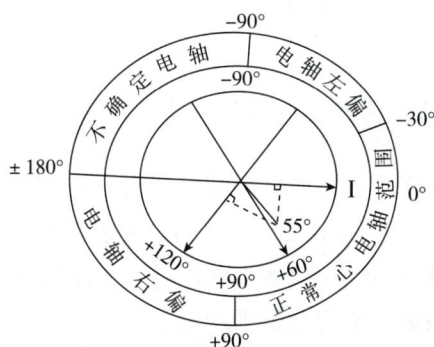

图6-1-13 正常心电轴及其偏移

表6-1-3　心电轴的分类及临床意义

分类	范围	临床意义
正常心电图	–30°~+90°	正常人
心电轴左偏	–30°~–90°	左心室肥厚、左前分支阻滞等
心电图右偏	+90°~+180°	右心室肥厚、左后分支阻滞等
不确定心电图	–90°~–180°	正常人、某些病理情况如肺源性心脏病、冠心病等

1. **临床意义**　影响心电轴偏移的因素很多，一般有心脏在胸腔内的解剖位置、两侧心室的质量比例、心室内传导系统的功能、激动在室内传导状态以及年龄、体型等。左心室肥厚、左前分支阻滞等可使心电轴左偏；右心室肥厚、左后分支阻滞等可使心电轴右偏；不确定电轴可以发生在正常人（正常变异），亦可见于肺源性心脏病、冠心病、高血压等。

2. **测量方法**　心电轴的测量方法有查表法、目测法、计算机自动分析法等。

（1）查表法　将Ⅰ和Ⅲ导联QRS波群振幅代数和值通过专用的心电轴角度表中直接查到心电轴度数，进而判断心电轴是否偏移。

（2）目测法　心电轴最简单的测定方法是目测法，目测Ⅰ和Ⅲ导联QRS波群的主波方向，估测电轴是否发生偏移，若Ⅰ和Ⅲ导联的QRS主波均为正向波，可推断电轴不偏；若Ⅰ导联出现较深的负向波，Ⅲ导联主波为正向波，则属电轴右偏；若Ⅲ导联出现较深的负向波，Ⅰ导联主波为正向波，则属电轴左偏（图6-1-14）。

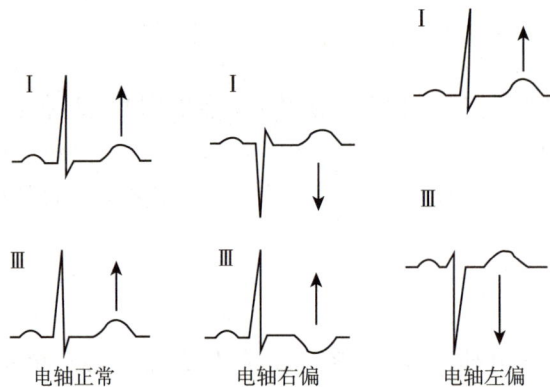

图6-1-14　心电轴的目测法（箭头示QRS主波方向）

（3）计算机自动分析法　计算机心电图自动分析程序使用面积测出平均心电轴更为准确。

二、正常心电图各波段波形特点和正常值

（一）P波

代表心房肌除极的电位变化。

1. **形态**　P波的形态在大部分导联上一般呈钝圆形，有时可有轻度切迹。心脏激动起源于窦房结，因此激动首先传到右心房，继而传到左心房，故P波前1/3代表右心房除极，中1/3代表左右心房同时除极，后1/3代表左心房除极。心房除极的综合向量指向左前下，所以P波方向在Ⅰ、Ⅱ、aVF、V_4~V_6导联直立，aVR导联倒置，其余导联呈双向、倒置或低平均可。

2. **时间**　正常人P波时间一般小于0.12秒。

3. **振幅**　P波振幅在肢体导联一般小于0.25mV，胸导联一般小于0.2mV。

（二）PR间期

代表自心房开始除极至心室开始除极的时间。

PR间期长短与年龄、心率有关，成人在正常窦性心律时，PR间期一般为0.12~0.20秒。在幼儿及心动过速的情况下，PR间期相应缩短。在老年人及心动过缓的情况下，PR间期可略延长，但一般不超过0.22秒。

（三）QRS波群

代表心室肌除极的电位变化。

1. **时间**　正常成年人QRS时间小于0.11秒，多数在0.06~0.10秒。

2. **形态和振幅**　在胸导联，QRS波群形态移行的规律是自V_1至V_6导联，R波逐渐增高，S波逐渐变浅，V_1、V_2的R/S小于1，V_5、V_6的R/S大于1，在V_3、V_4导联，R波和S波的振幅大体相等，R/S大致等于1。正常人V_1、V_2导联多呈rS型，V_1的R波一般不超过1.0mV。V_5、V_6导联QRS波群可呈qR、qRs、Rs或R型，且R波一般不超过2.5mV。

在肢体导联，Ⅰ、Ⅱ导联的QRS波群主波一般向上，Ⅲ导联的QRS波群主波方向多变。aVR导联的QRS波群主波向下，可呈QS、rS、rSr′或Qr型。aVL与aVF导联的QRS波群可呈qR、Rs或R型，也可呈rS型。正常人aVR导联的R波一般小于0.5mV，Ⅰ导联的R波小于1.5mV，aVL导联的R波小于1.2mV，aVF导联的R波小于2.0mV。

六个肢体导联的QRS波群振幅（正向波与负向波振幅的绝对值相加）一般不应都小于0.5mV，六个胸导联的QRS波群振幅（正向波与负向波振幅的绝对值相加）一般不应都小于0.8mV，否则称为低电压。多见于肺源性心脏病、冠心病、风湿性心脏病、心肌炎、心肌病、广泛心肌梗死、心包积液、胸腔积液、肺气肿、过度肥胖等。

3. **Q波**　除aVR导联外，正常人的Q波时间小于0.04秒，振幅小于同导联中R波的1/4，且无切迹。正常人V_1、V_2导联不应出现Q波，但偶尔可呈QS波。超过正常范围的Q波，即Q波过深或过宽均称为异常Q波，常见于心肌梗死。

（四）J点

QRS波群的终末与ST段起始之交接点称为J点。

J点大多在等电位线上，通常随ST段的偏移而发生移位。有时可因心室除极尚未完全结束，部分心肌已开始复极致使J点上移。还可由于心动过速等原因，使心室除极与心房复极并存，导致心房复极波（Ta波）重叠于QRS波群的后段，从而发生J点下移。

（五）ST段

代表心室缓慢复极过程。

正常的ST段多为一等电位线，有时亦可有轻微的偏移，但在任何导联中，ST段下移一般不超过0.05mV；ST段上抬在V_1~V_2导联一般不超过0.3mV，V_3不超过0.5mV，在V_4~V_6导联及肢体导联不超过0.1mV。

若ST段下移超过正常范围，主要提示心肌缺血、心肌损害，亦可见于低钾血症、洋地黄作用、心室劳损等。若ST段上移超过正常范围且呈弓背向上型，常提示急性心肌梗死；若ST段上移超过正常范围且呈弓背向下型，常提示急性心包炎。另外，变异型心绞痛、室壁瘤亦可致ST段上移。

（六）T波

代表心室快速复极的电位变化。

1. **形态**　在正常情况下，T波的方向大多与QRS主波的方向一致。T波方向在Ⅰ、Ⅱ、V_4~V_6导联向上，aVR导联向下，Ⅲ、aVL、aVF、V_1~V_3导联可以向上、双向或向下。若V_1的T波方向向上，则V_2~V_6导联均不应向下。

2. 振幅 除Ⅲ、aVL、aVF、V_1~V_3导联外，其他导联T波振幅一般不应低于同导联R波的1/10。T波在胸导联有时可高达1.2~1.5mV尚属正常。T波轻度升高一般无重要意义，如果显著升高，可见于心肌梗死的超急性期和高血钾。T波低平或倒置，见于心肌损伤、心肌缺血、低血钾等。

（七）QT间期

代表心室肌除极和复极全过程所需的时间。

QT间期长短与心率的快慢密切相关，心率越快，QT间期越短，反之则越长。心率在60~100次/分时，QT间期的正常范围为0.32~0.44秒。由于QT间期受心率的影响很大，所以常用校正的QT间期（QTc）。QT就是R-R间期为1秒（心率60次/分）时的QT间期。传统的QT的正常上限值设定为0.44秒，超过此时限即认为QT间期延长。一般女性的QT间期较男性略长。

若QT间期延长，提示心肌缺血、心肌损害、心室肥大、心室内传导阻滞、低钾血症、低钙血症及胺碘酮或奎尼丁等药物影响。若QT间期缩短，提示高钙血症、洋地黄作用等。

（八）U波

代表心室的后继电位。

U波方向大体与T波相一致。U波在胸导联较易见到，以V_2~V_3导联较为明显。U波振幅的大小与心率快慢有关，心率增快时U波降低或消失，心率减慢时U波增高。

正常12导联心电图波形特点见图6-1-15。

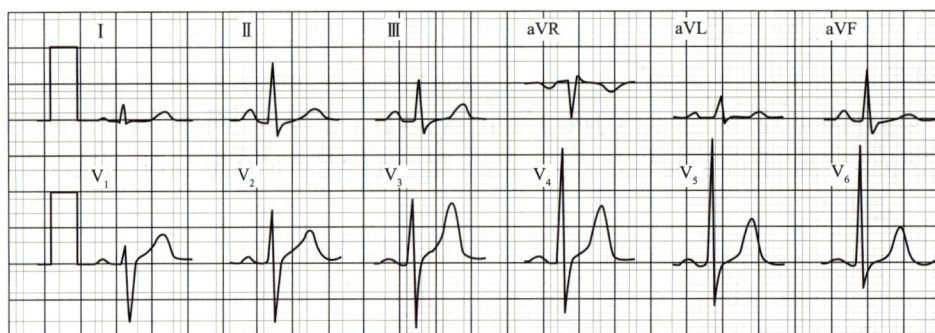

图6-1-15　正常心电图

第三节　心房肥大和心室肥厚

一、心房肥大

心房肥大在心电图上主要表现为P波振幅、时间及形态改变。

（一）右心房肥大

正常情况下右心房先除极，左心房后除极。当右心房肥大时，除极时间延长，往往与稍后除极的左心房时间重叠，故表现为心房除极波振幅增高（图6-1-16）。

心电图表现如下。

（1）P波尖而高耸≥0.25mV，以Ⅱ、Ⅲ、aVF导联表现突出，常见于慢性肺源性心脏病，故又称"肺型P波"。

（2）V_1导联P波直立时，≥0.15mV，如P波呈双向时，其振幅的算术和≥0.20mV。

（3）P波时间不延长。

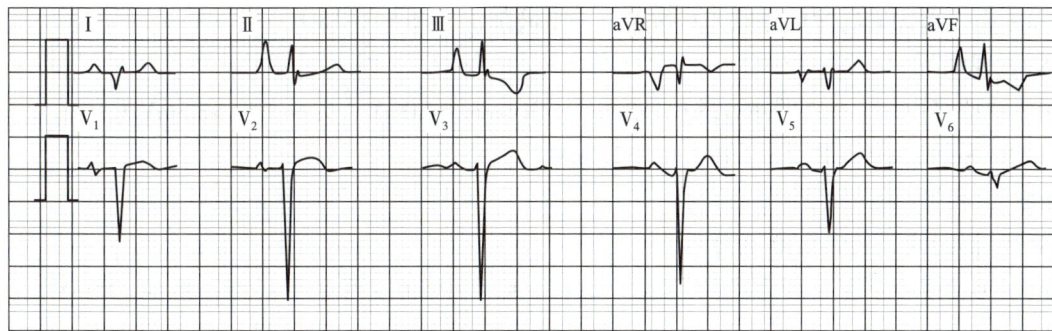

图6-1-16 右心房肥大

（二）左心房肥大

由于左心房后除极，当左心房肥大时，心电图主要表现为心房除极时间延长（图6-1-17）。

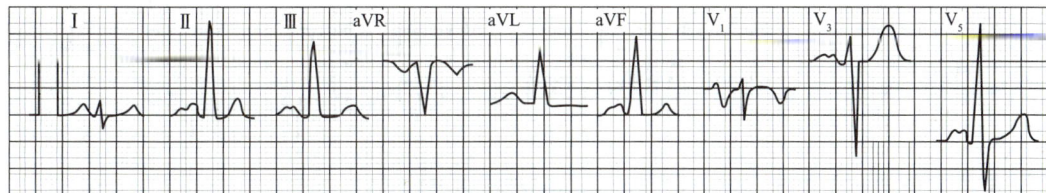

图6-1-17 左心房肥大

心电图表现如下。

（1）P波增宽≥0.12秒，P波常呈双峰型，两峰间距≥0.04秒，以Ⅰ、Ⅱ、aVL导联明显，常见于风湿性心脏病二尖瓣狭窄，故又称"二尖瓣型P波"。

（2）P波与PR段时间之比>1.6。

（3）V_1导联上常呈先正后负的双向P波，将V_1负向P波的时间乘以负向P波振幅，称为P波终末电势（P-wave terminal force，Ptf）。$|Ptf_{V_1}|$≥0.04mm·s时，提示左心房肥大。

（三）双心房肥大

双心房肥大的心电图兼具左心房和右心房肥大的特点。

心电图表现如下。

（1）P波时间≥0.12秒，振幅≥0.25mV。

（2）V_1导联P波呈双相，上下振幅均超过正常范围。

请注意，上述心电图特征不是慢性肺源性心脏病和二尖瓣疾病的特异性诊断标准，心房内传导阻滞、心房梗死、各种原因导致心房负荷增加等亦可出现上述类似的心电图表现，应鉴别。

二、心室肥厚

心室肥厚由心室负荷过重所引起，是器质性心脏病的常见改变，一般认为其心电图的表现与下列因素有关：心肌纤维增粗、截面积增大，心肌除极产生的电压增高；心室壁增厚、心室腔扩大以及由心肌细胞变性所致传导功能低下，使心肌激动的总时程延长；心室壁肥厚、劳损以及相对供血不足引起心肌复极顺序发生改变。

（一）左心室肥厚

正常左心室的位置位于心脏的左后方，且左心室壁明显厚于右心室，故正常时即表现为左心室除极综合向量占优势的特征。左心室肥厚时，可使左室优势更为突出，故面向左室的导联（Ⅰ、aVL、V_5和V_6）

中R波振幅更高，而面向右室的导联（V₁和V₂）中S波加深（图6-1-18）。

心电图表现如下。

1. QRS波群高电压　胸导联R_{V_5}或$R_{V_6}>2.5mV$，$R_{V_5}+S_{V_1}>4.0mV$（男性）或$>3.5mV$（女性）；肢体导联$R_I>1.5mV$或$R_I+S_{III}>2.5mV$，$R_{aVL}>1.2mV$，$R_{aVF}>2.0mV$。

2. QRS心电轴左偏。

3. QRS波群时间延长到0.10~0.11秒。

4. 继发ST-T改变　在R波为主的导联（如V₅、V₆）中ST段可呈下斜型压低>0.05mV，T波低平、双向或倒置；在以S波为主的导联（如V₁）则可见直立的T波。该现象提示可能同时伴有心肌缺血。

常见于高血压性心脏病、冠状动脉粥样硬化性心脏病、主动脉瓣狭窄及二尖瓣关闭不全等。

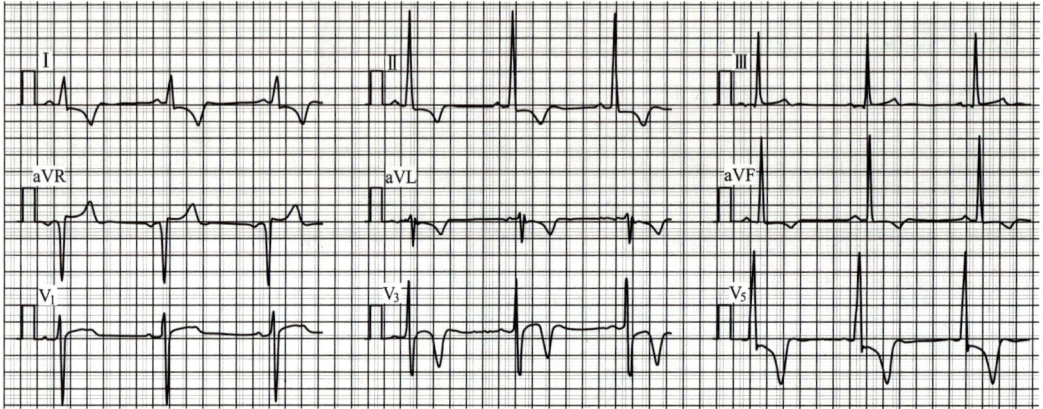

图6-1-18　左心室肥厚

在以上现象中，QRS波群高电压为必备条件，其他为参考条件。符合一项或几项QRS电压增高的现象，再结合其他阳性表现，一般可以成立左心室肥厚的诊断。符合条件越多，诊断可靠性越大。如仅有QRS电压增高，而无其他任何阳性表现者，只诊断为左室高电压。

（二）右心室肥厚

右心室壁厚度仅有左心室壁的1/3，只有当右心室肥厚达到相当程度时，才会使综合向量由左心室优势转向为右心室优势，出现右室面上的导联（V₁、aVR）R波增高，而左室面上的导联（I、aVL、V₅）S波变深（图6-1-19），故心电图对诊断右心室肥厚敏感性低。

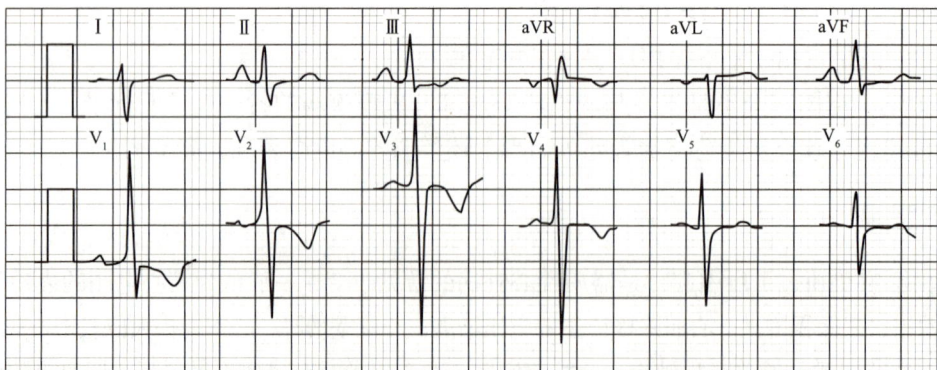

图6-1-19　右心室肥厚

心电图表现如下。

1. QRS波群高电压　胸导联V₁中R/S≥1，呈R型或Rs型；V₅中R/S≤1或S波比正常加深；$R_{V_1}+S_{V_5}$

>1.05mV（重症>1.2mV）。肢体导联aVR中以R波为主，R/q或R/S≥1，R_{avR}>0.5mV。

2. 心电轴右偏≥+90°（重症可>+110°）。

3. 继发性ST-T改变 右胸导联如V_1、V_2的ST段压低及T波倒置。

常见于二尖瓣狭窄、慢性肺源性心脏病、房间隔室间隔缺损、肺动脉瓣狭窄、原发性肺动脉高压等。

诊断右心室肥厚，定性诊断（依据V_1导联QRS形态及电轴右偏等）比定量诊断更有价值。右心室高电压为必备条件，其余阳性指标愈多，则诊断的可靠性越高。

（三）双心室肥厚

与诊断双心房肥大不同，双侧心室肥厚的心电图表现并不是简单地把左、右心室异常表现相加。其心电图可出现下列情况：

1. **大致正常心电图** 双侧心室电压同时增高，除极向量方向相反互相抵消。

2. **单侧心室肥厚心电图** 只表现出一侧心室肥厚，而另一侧心室肥厚的图形被掩盖。

3. **双侧心室肥厚心电图** 既有右心室肥厚的心电图特征（如V_1导联R波为主，电轴右偏等），又有左心室肥厚的某些征象（如V_5导联R/S>1，R波振幅增高等）（图6-1-20）。

常见于二尖瓣狭窄合并关闭不全或合并主动脉瓣病变，先天性心脏病如室间隔缺损、动脉导管未闭，心肌病，以及各种原因引起的全心衰竭。

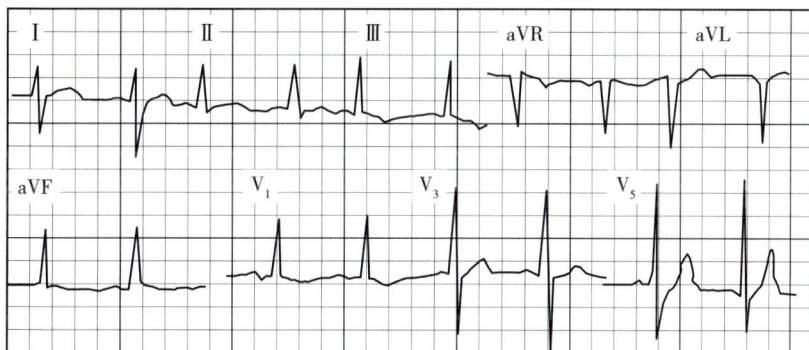

图6-1-20 双侧心室肥厚

课堂互动 6-3

总结一下：房室肥大时心电图最突出的表现是什么？

答案解析

第四节 心肌缺血与 ST-T 改变

心肌缺血是冠状动脉内血流相对或绝对减少导致的。正常情况下，心外膜处的动作电位时程较心内膜短，心外膜完成复极早于心内膜，因此心室肌复极过程可看作是从心外膜开始向心内膜方向推进。发生心肌缺血时，复极过程发生改变，可使缺血区相关导联发生ST-T异常。

一、心肌缺血的心电图类型

（一）缺血型T波改变

1. **心内膜下心肌缺血** 此时，这部分心肌复极时间较正常更加延迟，使原来存在的与心外膜复极向量相抗衡的心内膜复极向量减小或消失，致使 T 波向量增加，出现高大的 T 波（图 6-1-21）。

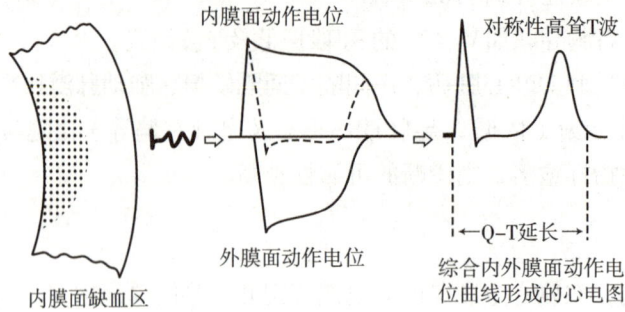

内膜面动作电位

外膜面动作电位

内膜面缺血区

对称性高耸T波

←Q-T延长→

综合内外膜面动作电位曲线形成的心电图

图 6-1-21　心内膜下心肌缺血

2. **心外膜下心肌缺血（包括透壁性心肌缺血）**　心外膜动作电位时程比正常时明显延长，从而引起心肌复极顺序的逆转，即心内膜开始先复极，于是 T 波向量改变，与正常方向相反，称为 T 波倒置（图 6-1-22）。

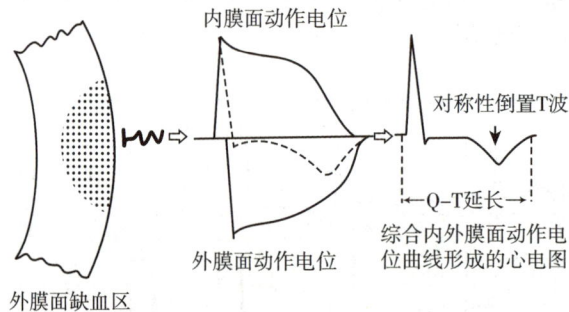

内膜面动作电位

外膜面动作电位

外膜面缺血区

对称性倒置T波

←Q-T延长→

综合内外膜面动作电位曲线形成的心电图

图 6-1-22　心外膜下心肌缺血

（二）损伤型 ST 段改变

心肌缺血还可出现损伤型 ST 段改变。正常情况下，心肌除极完毕无电位差存在，不产生 ST 向量，即 ST 段与等电位线重合。当心肌损伤（myocardial injury）时，心肌除极完毕时产生了 ST 向量，ST 向量从正常心肌指向极化不足的损伤心肌。

1. **心内膜下心肌损伤**　ST 向量背离心外膜面指向心内膜，使位于心外膜面的导联出现 ST 段压低（图 6-1-23）。

2. **心外膜下心肌损伤（包括透壁性心肌缺血）**　ST 向量指向心外膜面导联，位于该处的导联出现 ST 段抬高（图 6-1-24），而对侧部位的导联常可记录到相反的 ST 改变。

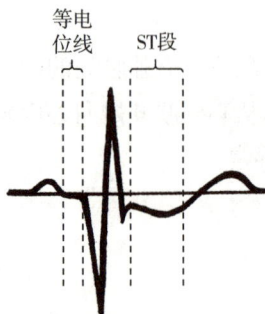

等电位线　ST段

图 6-1-23　ST 段压低

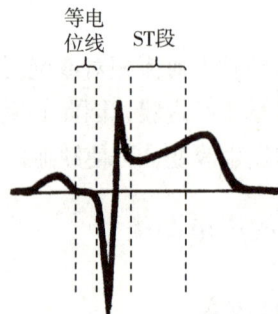

等电位线　ST段

图 6-1-24　ST 段抬高

二、临床意义

心肌缺血的心电图可仅仅表现为ST段改变或者T波改变，也可同时出现ST-T改变。临床上约一半的冠心病患者于心绞痛发作时出现ST-T动态改变，约10%的冠心病患者在心肌缺血发作时心电图可以正常或仅有轻度ST-T变化。

1. **典型的心肌缺血心电图表现**　面向缺血部位的导联常显示缺血型ST段压低（水平型或下斜型下移≥0.1mV）和（或）T波倒置（图6-1-25）。

2. **不典型的心肌缺血心电图表现**　有些冠心病患者心电图可呈持续ST改变（水平型或下斜型下移≥0.05mV）和（或）T波低平、负正双向和倒置，而于心绞痛发作时出现ST-T改变加重或伪性改善。

3. **心外膜下或透壁型心肌缺血心电图表现**　心电图上出现倒置深尖、双肢对称的T波（称之为冠状T波）。这种T波改变亦见于心肌梗死患者。

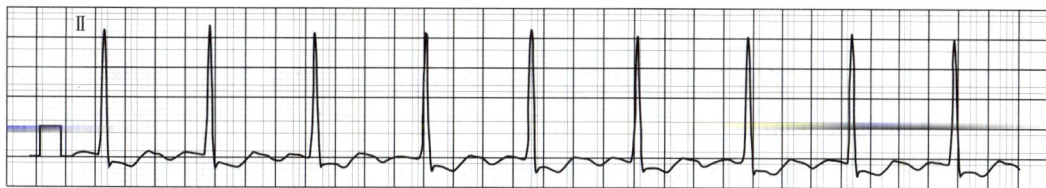

图6-1-25　缺血型ST段压低

4. **变异型心绞痛（冠状动脉痉挛为主要因素）心电图表现**　多引起暂时性ST段抬高并常伴有高耸T波和对应导联的ST段下移，这是急性严重心肌缺血表现。如ST段持续抬高，则提示可能发生心肌梗死。

三、鉴别诊断

请注意，ST-T改变是非特异性心肌复极异常的共同表现，在做出冠心病心肌缺血或冠状动脉供血不足的心电图诊断之前，必须结合临床资料进行鉴别诊断。此外，心肌病、心肌炎、瓣膜病、心包炎、脑血管意外（尤其颅内出血）、低钾、高钾、药物（洋地黄、奎尼丁等）影响以及自主神经调节障碍等也可引起ST-T改变。心室肥厚、束支传导阻滞、预激综合征等可引起继发性ST-T改变。

第五节　心肌梗死

心肌梗死是冠状动脉粥样硬化导致心肌血供急剧减少或中断，而引起心肌坏死，属于冠心病的严重类型。除了临床表现外，心电图的特征性改变及其演变规律是确定心肌梗死诊断和判断病情的重要依据。

一、基本图形

冠状动脉闭塞后，随着时间的推移在心电图上可先后出现缺血、损伤和坏死3种不同的图形。心电图显示的是梗死后心肌多种心电变化的综合结果。

（一）缺血型改变

最早出现的变化是缺血性T波改变。一般缺血最早出现在心内膜，使位于缺血区的导联出现高而直立的T波。若缺血发生在心外膜，则位于缺血区的导联表现为T波倒置。T波会在几分钟或几十分钟内变化明显。

（二）损伤型改变

缺血进一步加重，就会出现损伤型ST段改变。主要表现为面向损伤心肌的导联出现ST段抬高。目前机制尚不完全清楚。一般来说，损伤不持久，或恢复正常，或进一步坏死（图6-1-26）。

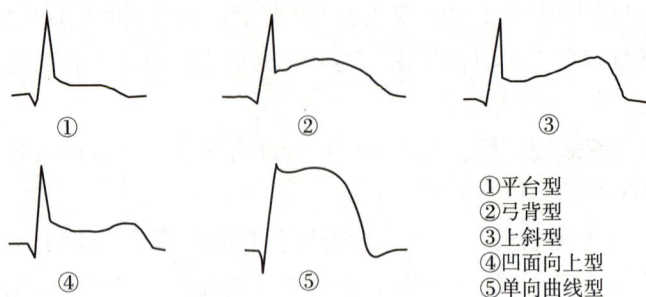

①平台型
②弓背型
③上斜型
④凹面向上型
⑤单向曲线型

图6-1-26   常见"损伤型"ST段抬高形态

（三）坏死型改变

坏死的心肌丧失了除极和复极的能力，不再产生心电向量，而其他健康心肌的除极仍在进行，其综合心电向量背离心肌坏死区，因此在相应导联上出现异常Q波（宽度≥0.03秒、振幅≥同导联R波的1/4）或QS波（图6-1-27）。梗死心肌的直径>20~30mm，或厚度>5mm，才可产生异常Q波。

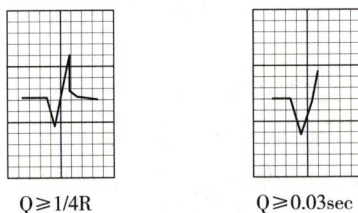

Q≥1/4R   Q≥0.03sec

图6-1-27   异常Q波

临床上，当心肌梗死发生时，直接置于坏死区的电极记录到异常Q波或QS波；靠近坏死区周围心肌呈损伤型改变，记录到ST段抬高；而外周心肌呈缺血型改变，记录到T波倒置。体表心电图导联可同时记录到心肌缺血、损伤和坏死的图形改变。因此，若上述3种改变同时存在，则急性心肌梗死诊断的可靠性更大。

二、心肌梗死的图形演变及分期

心肌梗死发生后，心电图的变化随着时间进展而呈现一定演变规律，据此可分为超急性期、急性期、近期（亚急性期）和陈旧期（图6-1-28）。这种演变也是心肌梗死特有的心电图变化，有助于决定后续诊治活动。

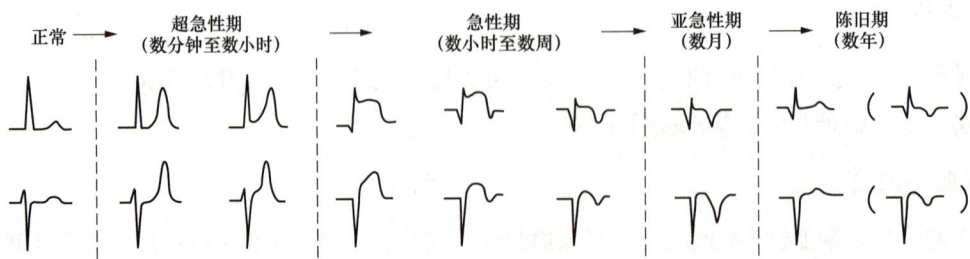

图6-1-28   急性心肌梗死的图形演变与分期

（一）超急性期（早期）

心肌梗死发生数分钟后，首先出现短暂的心内膜下心肌缺血，表现为高大的T波；接着迅速出现ST段呈斜型抬高，与T波相融合；此时尚未出现异常Q波。这些表现仅持续数小时，临床上多因持续时间太短而不易记录到，若及时治疗，有可能避免发展为心肌梗死或使已发生梗死的范围趋于缩小。

（二）急性期

梗死后数小时或数日，T波由直立开始倒置，并逐渐加深；ST段呈弓背向上抬高，抬高显著者可形成单向曲线，继而逐渐下降；面向坏死区导联的R波振幅降低或丢失，出现异常Q波或QS波。坏死型Q波、损伤型ST段抬高和缺血型的T波倒置在此期内可并存。一般呈动态演变，持续到数周。

（三）近期（亚急性期）

梗死后数周至数月，T波由倒置较深逐渐变浅；抬高的ST段恢复至基线；坏死型Q波持续存在。

（四）陈旧期（愈合期）

心肌梗死3~6个月之后或更久，T波和ST段恢复正常，或T波持续倒置、低平，趋于恒定不变；残留下坏死型的Q波，理论上存在终生，但随着瘢痕组织的缩小和周围心肌的代偿性肥大，其在数年后有可能明显缩小消失。

三、心肌梗死的定位诊断

根据心电图梗死型图形出现于哪些导联可判断出发生心肌梗死的部位，若早期尚未出现坏死型Q波，则根据ST-T异常出现于哪些导联来判断梗死部位。由此便可推测出是冠状动脉的哪个分支出现了堵塞（表6-1-4），例如下壁心肌梗死的异常心电图出现在Ⅱ、Ⅲ、aVF导联（图6-1-29）。

表6-1-4　心肌梗死的定位诊断

导联	梗死部位	供血的冠状动脉
Ⅱ、Ⅲ、aVF	下壁	右冠状动脉或左回旋支
Ⅰ、aVL、V$_5$、V$_6$	侧壁	左前降支或左回旋支
V$_1$~V$_3$	前间壁	左前降支室间隔分支
V$_3$~V$_5$	前壁	左前降支远端
V$_1$~V$_6$	广泛前壁	左前降支及左回旋支
V$_7$~V$_9$	正后壁	左回旋支或右冠状动脉房室支
V$_{3R}$~V$_{4R}$	右心室	右冠状动脉

四、心肌梗死的分类

（一）Q波型和非Q波型心肌梗死

部分患者发生急性心肌梗死后，心电图可只表现为ST段抬高或压低及T波倒置，ST-T改变可呈规律性演变，但不出现异常Q波，需要根据临床表现及其他检查指标明确诊断，该种类型即称为"非Q波型心肌梗死"。与典型的Q波型心肌梗死比较，此种不典型的心肌梗死较多见于多支冠状动脉病变，可以是非透壁性，亦可是透壁性。此外，还要注意很多因素均可导致心肌梗死图形不典型，如发生多部位梗死、梗死范围弥漫或局限、梗死区位于心电图常规导联记录的盲区（如右心室、基底部、孤立正后壁梗死等）。

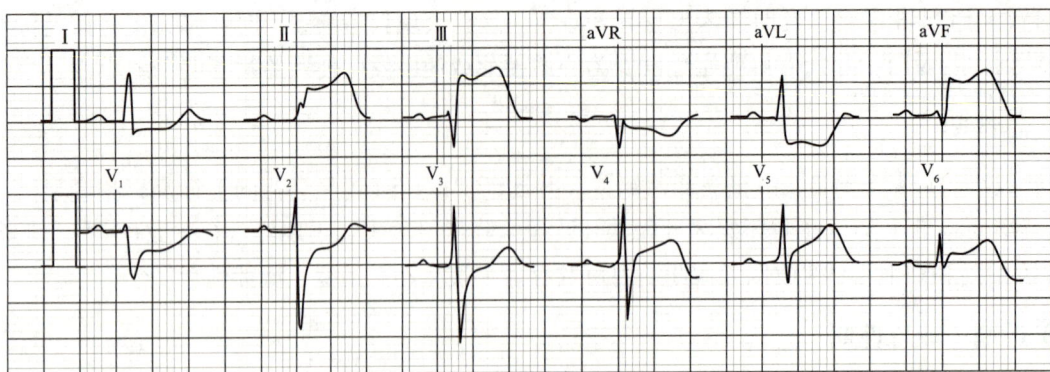

图6-1-29　急性下壁心肌梗死

（二）ST段抬高和非ST段抬高心肌梗死

近年提出把急性心肌梗死分为ST段抬高和非ST段抬高梗死，并与不稳定心绞痛一起统称为急性冠脉综合征，这样做的目的是突出早期干预的重要性，在坏死型Q波出现之前及时进行溶栓、介入治疗等，可挽救濒临坏死的心肌或减小梗死面积。另外，ST段抬高型和非ST段抬高型心肌梗死二者的治疗对策是不同的，而二者如不及时治疗都可演变为Q波型或非Q波型心肌梗死。

五、心肌梗死合并其他病变

心肌梗死合并室壁瘤时，可见升高的ST段持续存在达半年以上；心肌梗死合并右束支阻滞时，心室除极初始向量表现出心肌梗死特征，终末向量表现出右束支阻滞特点；心肌梗死合并左束支阻滞，梗死图形常被掩盖，诊断比较困难。

六、心肌梗死的鉴别诊断

单纯的ST段抬高还可见于急性心包炎、变异型心绞痛、早期复极综合征等，可根据病史、是否伴有异常Q波及典型ST-T演变过程予以鉴别。

异常Q波不一定都提示为心肌梗死，例如发生感染或脑血管意外时，可出现短暂QS或Q波，但缺乏典型演变过程，很快可以恢复正常。心脏横位可导致Ⅲ导联出现Q波，但Ⅱ导联通常正常。顺钟向转位、左室肥厚及左束支阻滞时，V_1、V_2导联可出现QS波，但并非前间壁心肌梗死。预激综合征心电图在某些导联上可出现"Q"或"QS"波。此外，右室肥厚、心肌病、心肌炎等也可出现异常Q波，结合患者的病史和临床资料一般不难鉴别。

当异常的Q波、抬高的ST段以及倒置的T波同时出现，并具有一定的演变规律才是急性心肌梗死的特征性改变。

🎓 课堂互动 6-4 ————————————————————————————

画一画心肌梗死心电图演变的图形吧！

答案解析

第六节 心律失常

一、概述

心脏的特殊传导系统由窦房结、结间束（分为前、中、后结间束）、房间束（起自前结间束，称Bachmann束）、房室交界区（房室结、希氏束）、束支（分为左、右束支，左束支又分为前分支和后分支）以及浦肯野纤维构成。正常心电活动始于窦房结，兴奋心房的同时，兴奋沿心脏特殊传导系统的路径下传，经结间束传导至房室结（激动传导在此处延迟0.05~0.07秒），然后循希氏束→左、右束支→浦肯野纤维顺序传导，最后兴奋心室。正常人的心脏起搏点位于窦房结，并按正常传导系统顺序激动心房和心室。

如果心脏激动的起源异常或（和）传导异常，称为心律失常。心律失常目前多按激动起源异常和激动传导异常进行分类（图6-1-30）。

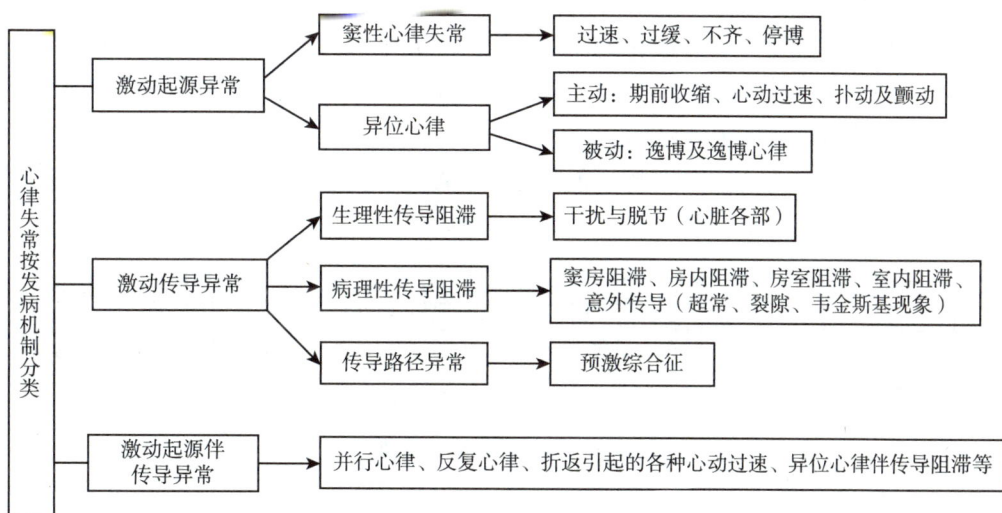

图6-1-30 心律失常按发病机制分类

课堂互动 6-5

请问窦性、房性、交界性、室性都代表什么意思？

答案解析

二、窦性心律及窦性心律失常

凡起源于窦房结的心律，称为窦性心律。

（一）正常窦性心律

心电图表现：①P波在Ⅰ、Ⅱ、aVF、V_4~V_6导联直立、在aVR导联倒置；P波振幅在任何导联<0.25mV，时间0.06~0.11秒；②P波规则出现，频率60~100次/分；③PR间期0.12~0.20秒；④同一导联上P-P间期相差<0.12秒。（图6-1-31）

正常窦性心律是正常人的心电图表现。

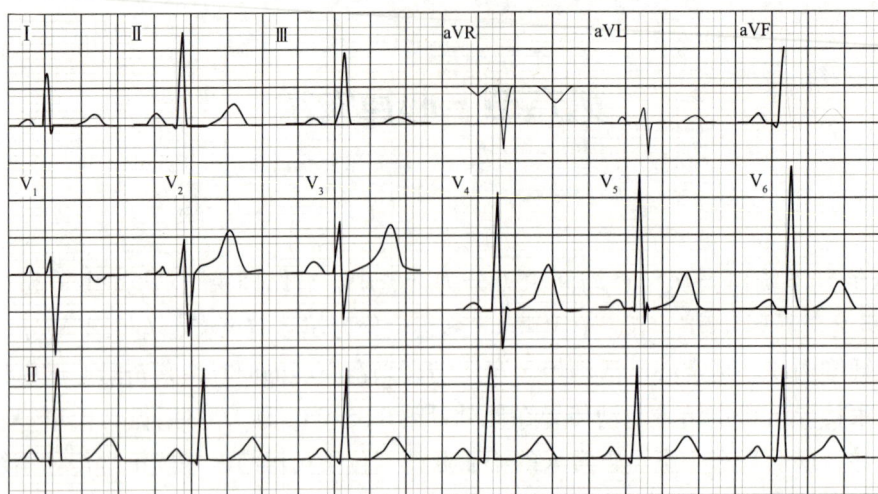

图6-1-31 正常窦性心律心电图

（二）窦性心动过速

心电图表现：①窦性心律，成人心率>100次/分，一般不超过160次/分；②窦性心律，婴儿心律>150次/分，儿童心率>120次/分；③窦性心动过速时，PR间期及QT间期相应缩短，有时可伴有继发性ST段轻度压低和T波振幅降低（图6-1-32）。

常见于运动、精神紧张、发热、甲状腺功能亢进症、贫血、失血、心肌炎和拟肾上腺素类药物作用等情况。

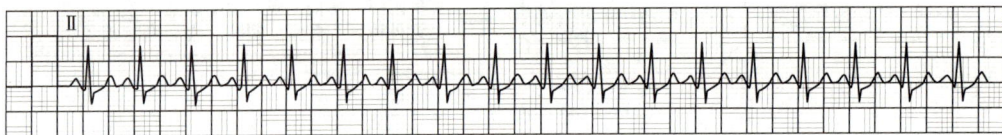

图6-1-32 窦性心动过速

（三）窦性心动过缓

心电图表现：①窦性心律；②成人心率<60次/分（图6-1-33）。

近年大样本健康人群调查发现：约15%正常人静息心率可<60次/分，尤其是男性。另外，老年人及运动员心率可以相对较缓。窦房结功能障碍、颅内压增高、甲状腺功能低下、服用某些药物（例如β受体阻滞剂）等亦可引起窦性心动过缓。

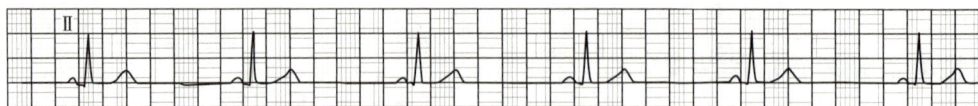

图6-1-33 窦性心动过缓

（四）窦性心律不齐

心电图表现：①窦性心律；②节律不整，在同一导联上PP间期差异>0.12秒（图6-1-34）。

窦性心律不齐常与窦性心动过缓同时存在。较常见的一类心律不齐与呼吸周期有关，称呼吸性窦性心律不齐，多见于青少年，一般无临床意义。另有一些比较少见的窦性心律不齐与呼吸无关，例如与心室收缩排血有关的（室相性）窦性心律不齐以及窦房结内游走性心律不齐等。

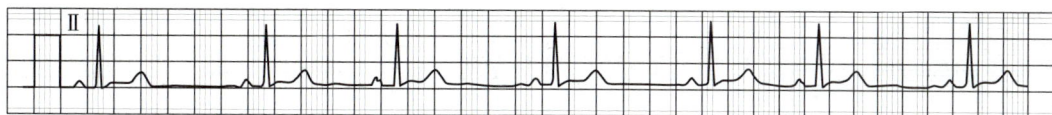

图6-1-34 窦性心律不齐

（五）窦性停搏

心电图表现：规则的PP间距中突然出现P波脱落，形成长PP间距，且长PP间距与正常PP间距不成倍数关系（图6-1-35）。

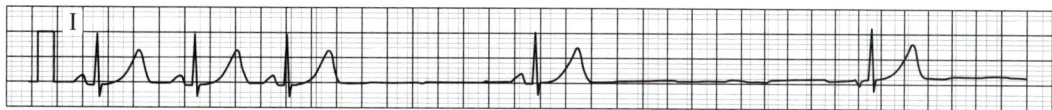

图6-1-35 窦性停搏伴交界性逸搏

窦性停搏亦称窦性静止，在规律的窦性心律中，有时因迷走神经张力增大或窦房结功能障碍，在一段时间内窦房结停止发放激动。其后常出现逸搏或逸搏心律。

（六）病态窦房结综合征

心电图表现：①持续的窦性心动过缓，心率<50次/分，且不易用阿托品等药物纠正；②窦性停搏或窦房阻滞；③在显著窦性心动过缓基础上，常出现室上性快速心律失常（房速、房扑、房颤等），又称为慢-快综合征；④若病变同时累及房室交界区，可出现房室传导障碍，或发生窦性停搏时，长时间不出现交界性逸搏，此即称为双结病变（图6-1-36）。

病态窦房结综合征是起搏传导系统退行性病变以及冠心病、心肌炎（尤其是病毒性心肌炎）、心肌病等疾患，累及窦房结及其周围组织而产生一系列缓慢性心律失常，并引起头昏、黑矇、晕厥等临床表现。

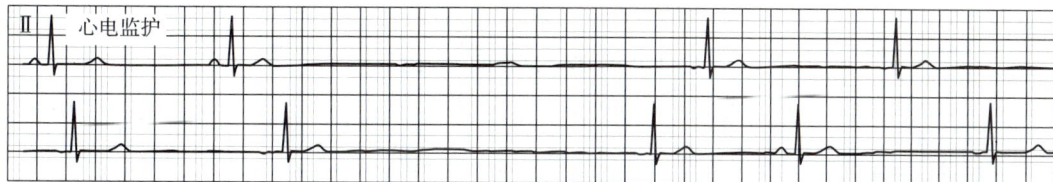

图6-1-36 病态窦房结综合征

三、期前收缩

期前收缩是指起源于窦房结以外的异位起搏点提前发出的激动，又称过早搏动，是临床上最常见的心律失常。期前收缩的产生机制包括：①折返激动；②触发活动；③异位起搏点的兴奋性增高。根据异位搏动发生的部位，可分为房性、交界性和室性期前收缩，其中以室性期前收缩最为常见，房性次之，交界性比较少见。

1. **联律间期** 指异位搏动与其前窦性搏动之间的时距，折返途径与激动的传导速度等可影响联律间期长短。房性期前收缩的联律间期应从异位P波起点测量至其前窦性P波起点，而室性期前收缩的联律间期应从异位搏动的QRS起点测量至其前窦性QRS起点。

2. **代偿间歇** 指期前出现的异位搏动代替了一个正常窦性搏动，其后出现一个较正常心动周期为长的间歇。由于房性异位激动，常易逆传侵入窦房结，使其提前释放激动，引起窦房结节律重整，因此房性期前收缩大多为不完全性代偿间歇。而交界性和室性期前收缩，距窦房结较远，不易侵入窦房结，故往往表现为完全性代偿间歇。

3. **间位性期前收缩** 又称插入性期前收缩，指夹在两个相邻正常窦性搏动之间的期前收缩，其后无代偿间歇。

4. **单源性期前收缩** 指期前收缩来自同一异位起搏点或有固定的折返径路，其形态、联律间期相同。

5. **多源性期前收缩** 指在同一导联中出现2种或2种以上形态及联律间期互不相同的异位搏动。如联律间期固定，而形态各异，则称为多形性期前收缩，其临床意义与多源性期前收缩相似。

6. **频发性期前收缩** 依据出现的频度可人为地分为偶发和频发性期前收缩。常见的二联律与三联律就是一种有规律的频发性期前收缩。前者指期前收缩与窦性心搏交替出现；后者指每2个窦性心搏后出现1次期前收缩。

（一）房性期前收缩

（1）提前出现的异位P′波，其形态与窦性P波不同。

（2）P′R间期通常 >0.12秒。

（3）大多为不完全性代偿间歇，即期前收缩前后两个窦性P波的间距小于正常PP间距的2倍。

（4）P′波之后的QRS-T可有三种表现

①P′波之后的QRS-T波群正常（与同导联窦性激动的QRS-T一致），最常见（图6-1-37）；

②有时P′下传心室时遇心室处于相对不应期引起QRS波群增宽变形，多呈右束支阻滞图形，称房性期前收缩伴室内差异性传导；

③如异位P′后无QRS-T波，则称为未下传的房性期前收缩（图6-1-38）。

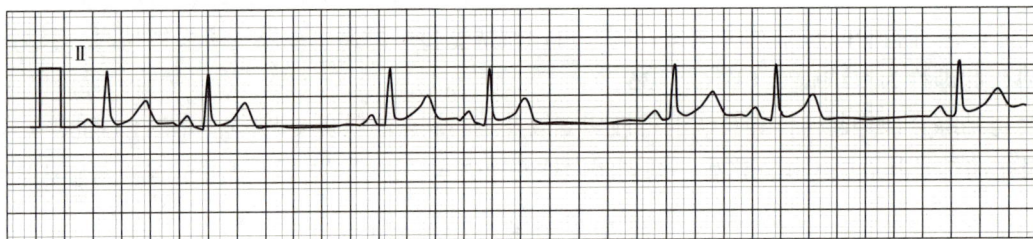

图6-1-37 房性期前收缩

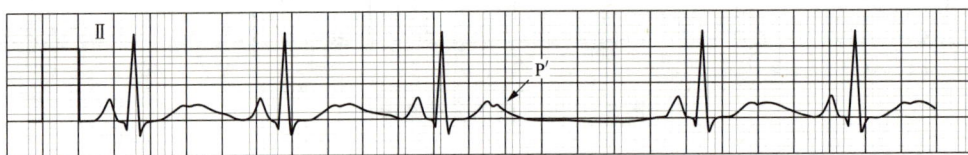

图6-1-38 房性期前收缩未下传

（二）交界性期前收缩心电图

（1）提前出现的QRS-T波，其前无窦性P波，QRS-T形态与窦性下传者基本相同。

（2）出现逆行P′波（P波在Ⅱ、Ⅲ、aVF导联倒置，aVR导联直立），可发生于QRS波群之前（P′R间期 <0.12秒）或QRS波群之后（RP′间期 <0.20秒），或者与QRS相重叠。

（3）大多为完全性代偿间歇（图6-1-39）。

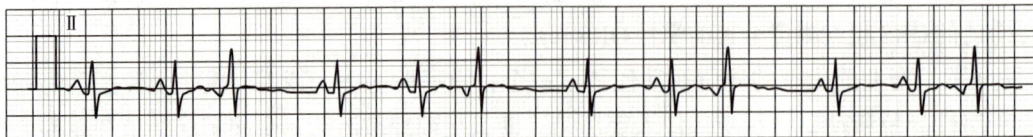

图6-1-39 交界性期前收缩

（三）室性期前收缩心电图表现

（1）提前出现的QRS-T波前无P波或无相关的P波。

（2）提前出现的QRS形态宽大畸形，时限通常>0.12秒，并有继发性T波改变（T波方向与QRS波的主波方向相反）。

（3）室性期前收缩后有一完全性的代偿间期，个别呈间位性期前收缩，即无代偿间期（图6-1-40及图6-1-41）。

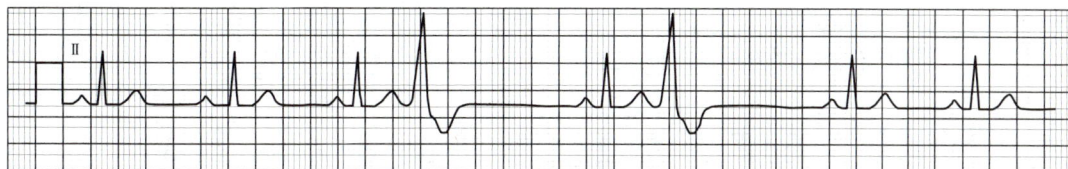

图6-1-40　室性期前收缩

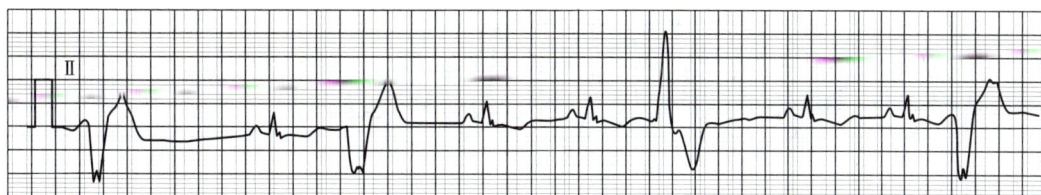

图6-1-41　多源室性期前收缩

四、异位性心动过速

异位性心动过速是指异位节律点兴奋性增高或折返激动引起的快速异位心律（期前收缩连续出现3次或3次以上）。根据异位节律点发生的部位，可分为房性、交界性及室性心动过速。

（一）阵发性室上性心动过速心电图表现

分为房性以及与房室交界区相关的心动过速，但常因P'不易辨别，故统称为室上性心动过速（室上速）。

（1）突发、突止。

（2）频率一般在160~250次/分，节律快而规则。

（3）QRS形态一般正常（伴有束支阻滞或室内差异性传导时，可呈宽QRS波心动过速）（图6-1-42）。

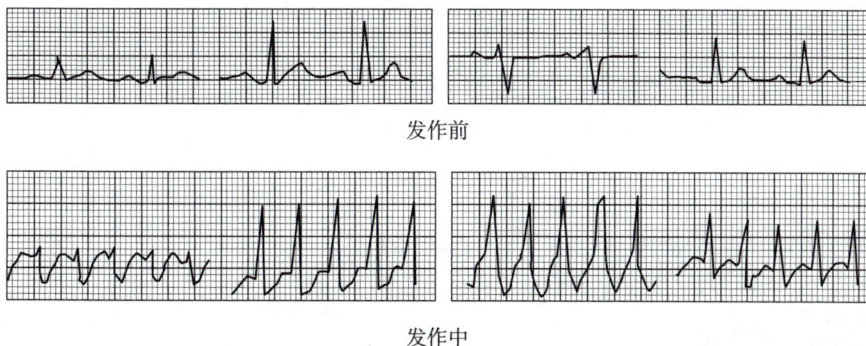

发作前

发作中

图6-1-42　阵发性室上性心动过速

（二）阵发性室性心动过速心电图表现

（1）频率多在140~200次/分，节律可稍不齐（图6-1-43）。

（2）QRS波群形态宽大畸形，时限通常>0.12秒。

（3）如能发现P波，并且P波频率慢于QRS波频率，PR无固定关系（房室分离），则可明确诊断。

（4）偶尔心房激动夺获心室或发生室性融合波，也支持室性心动过速的诊断。

除了室性心动过速外，室上速伴心室内差异性传导，室上速伴原来存在束支阻滞或室内传导延迟等，亦可表现为宽QRS波心动过速类型，应注意鉴别诊断。

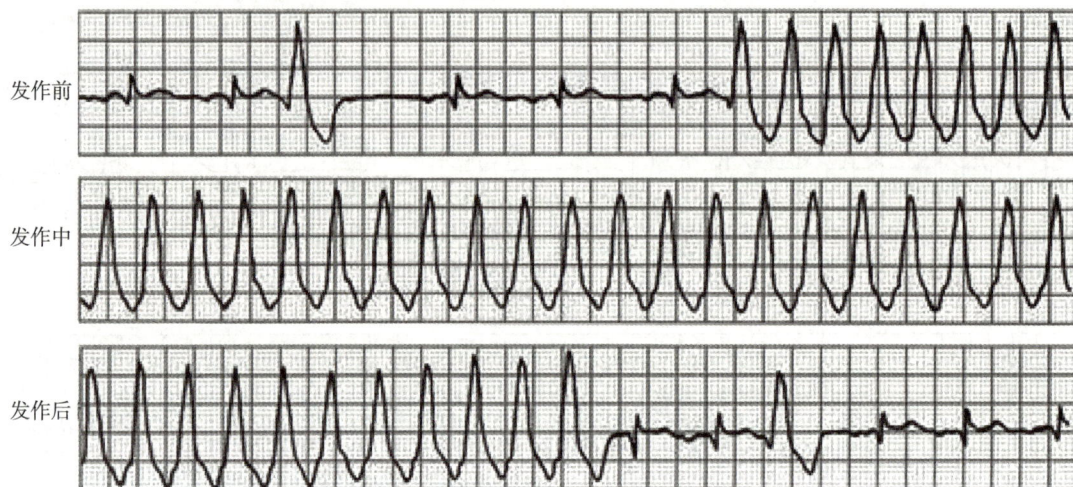

图6-1-43　阵发性室性心动过速

（三）扭转型室性心动过速心电图表现

此类心动过速是一种严重的室性心律失常。

（1）发作时可见一系列增宽变形的QRS波群，以每3~10个心搏围绕基线不断扭转其主波的正负方向。

（2）每次发作持续数秒到数十秒而自行终止，但极易复发或转为心室颤动（图6-1-44）。

临床表现为反复发作心源性晕厥或称为阿-斯综合征。扭转型室性心动过速可由不同病因引起，临床上常见的原因有：先天性长QT间期综合征、严重的房室传导阻滞、电解质紊乱伴有异常的T波及u波、某些药物（例如奎尼丁、胺碘酮等）所致等。

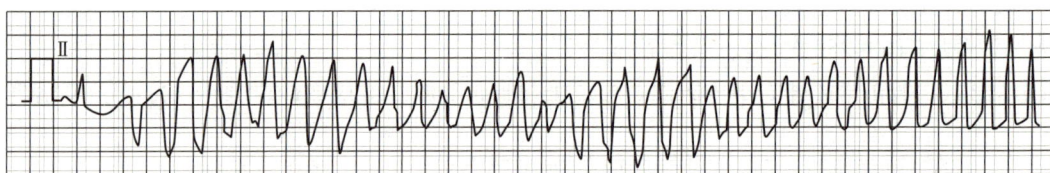

图6-1-44　扭转型室性心动过速

五、扑动与颤动

扑动、颤动可出现于心房或心室。主要的电生理基础为心肌的兴奋性增高，不应期缩短，同时伴有一定的传导障碍，形成环形激动及多发微折返。

（一）心房扑动心电图表现

（1）正常P波消失，代之连续的大锯齿状扑动波（F波），多数在Ⅱ、Ⅲ、aVF导联中清晰可见（图6-1-45），F波间无等电位线，波幅大小一致，间隔规则。如果F波的大小和间距有差异，且频率>350次/分，称不纯性房扑或称非典型房扑。

（2）频率为240~350次/分。

（3）大多不能全部下传，常以固定房室比例（2：1或4：1）下传，故心室律规则。如果房室传导比例不恒定或伴有文氏传导现象，则心室律可以不规则。

（4）房扑时QRS波时间一般不增宽。

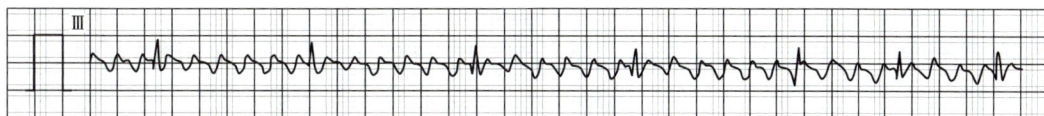

图6-1-45　心房扑动

（二）心房颤动心电图特点

（1）正常P波消失，代以大小不等、形状各异的颤动波（f波），通常以V_1导联最明显（图6-1-46），房颤波的频率为350~600次/分。

（2）RR间期绝对不齐，如果出现RR绝对规则，且心室率缓慢，常提示发生完全性房室传导阻滞。

（3）QRS波一般不增宽，若是前一个RR间距偏长而与下一个QRS波相距较近时，易出现一个增宽变形的QRS波，此可能是房颤伴有室内差异传导，并非室性期前收缩，应注意进行鉴别。

心房颤动是临床上很常见的心律失常，可以是阵发性或持续性，大多发生在器质性心脏病基础上，多与心房扩大、心肌受损、心力衰竭等有关。但也有少部分房颤患者无明显器质性心脏病。发生心房颤动的机制比较复杂，至今仍未完全清楚，多数可能系多个小折返激动所致。近年的研究发现：一部分房颤可能是局灶触发机制（起源于肺静脉）。房颤时整个心房失去协调一致的收缩，心排血量降低，易形成附壁血栓。

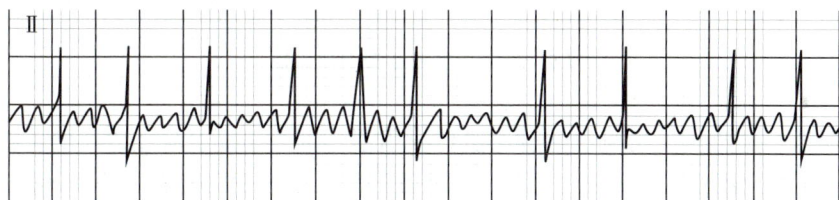

图6-1-46　心房颤动

（三）心室扑动与心室颤动

心室扑动心电图表现：无正常QRS-T波，代之以连续快速而相对规则的大振幅波动，频率达200~250次/分，心脏失去排血功能。

心室颤动心电图表现：QRS-T波完全消失，出现大小不等、极不匀齐的低小波，频率为200~500次/分。

多数人认为心室扑动是心室肌产生环形激动的结果。出现心室扑动一般具有两个条件：心肌明显受损、缺氧或代谢失常和异位激动落在易颤期。室扑常不能持久，不是很快恢复，便会转为室颤而导致死亡。心室颤动往往是心脏停搏前的短暂征象，也可以因急性心肌缺血或心电紊乱而发生。由于心脏出现多灶性局部兴奋，以致完全失去排血功能。心室扑动和心室颤动均是极严重的致死性心律失常（图6-1-47）。

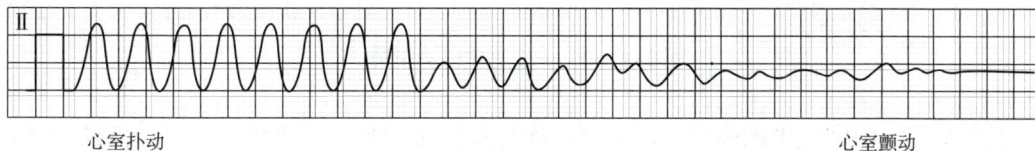

心室扑动　　　　　　　　　　　　　　　　　　心室颤动

图6-1-47　心室扑动与心室颤动

六、传导异常

心脏传导异常包括生理性干扰脱节、病理性传导阻滞及传导途径异常。

（一）传导阻滞

传导阻滞的病因可以是传导系统的器质性损害，也可能是迷走神经张力增高引起的功能性抑制或是药物作用及位相性影响。心脏传导阻滞按发生的部位分为窦房阻滞、房内阻滞、房室传导阻滞和室内阻滞。按阻滞程度可分为一度（传导延缓）、二度（部分激动传导发生中断）和三度（传导完全中断）。按传导阻滞发生情况，可分为永久性、暂时性、交替性及渐进性。

1. **窦房阻滞**　心电图表现：PP间距逐渐缩短，于出现漏搏后PP间距又突然延长，该长PP间距小于基本PP间距的两倍，呈文氏现象，为二度Ⅰ型窦房阻滞（图6-1-48），此应与窦性心律不齐相鉴别。在规律的窦性PP间距中突然出现一个长间歇，这一长间歇恰等于正常窦性PP间距的倍数，此称二度Ⅱ型窦房阻滞（图6-1-49）。

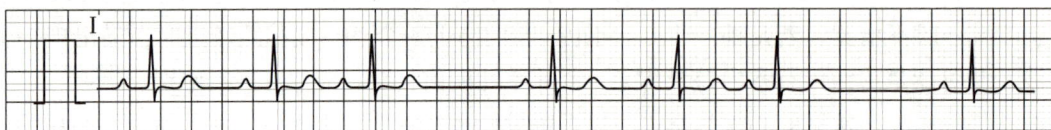

图6-1-48　二度Ⅰ型窦房阻滞

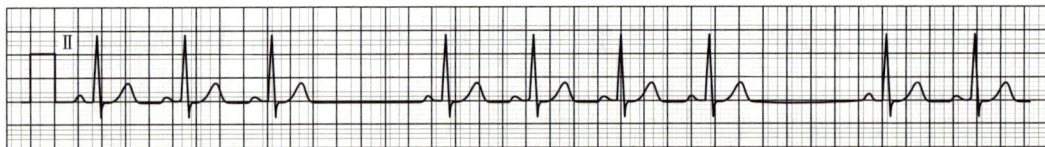

图6-1-49　二度Ⅱ型窦房阻滞

2. **房室传导阻滞**　是临床上常见的一种心脏传导阻滞。通常分析P与QRS波的关系可以了解房室传导情况。房室传导阻滞可发生在不同水平：在房内的结间束（尤其是前结间束）传导延缓即可引起PR间期延长；房室结和希氏束是常见的发生传导阻滞的部位；若左、右束支或三支（右束支及左束支的前、后分支）同时出现传导阻滞，也归于房室传导阻滞。阻滞部位愈低，潜在节律点的稳定性愈差，危险性也就愈大。准确地判断房室传导阻滞发生的部位需要借助于希氏束电图。房室传导阻滞多数是由器质性心脏病所致，少数可见于迷走神经张力增高的正常人。

（1）一度房室传导阻滞心电图表现　为PR间期≥0.20秒（14岁以下儿童为0.18秒，老年人大于0.22秒），每个P波之后有QRS波群（图6-1-50）。房室传导时间虽延长，但每个来自心房的激动均可下传至心室。

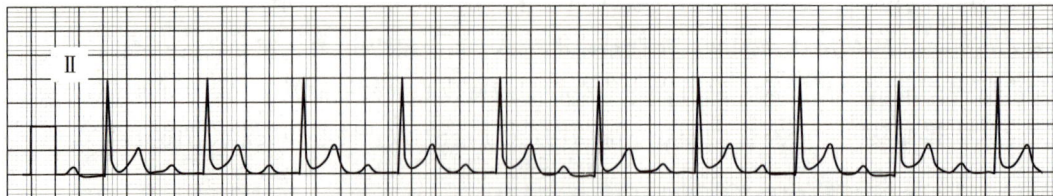

图6-1-50　一度房室传导阻滞

（2）二度房室传导阻滞心电图表现　①Ⅰ型：亦称莫氏Ⅰ型即文氏型阻滞。PR间期依次呈进行性延长，直至P波不能传入心室，发生心室漏搏一次，心室漏搏后，PR间期缩短，以后又依次逐渐延长，这种周而复始的PR间期延长现象，称为文氏现象。因为PR间期逐渐延长时每次递增值逐渐减少，所以出现了

R-R间隔逐渐缩短的规律性变化，而且阻滞的长间歇小于任何短R-R间歇的2倍（图6-1-51）；②Ⅱ型：亦称莫氏Ⅱ型，即无文氏现象的二度房室阻滞。表现为P波规则的出现、PR间期固定不变、发生周期性的QRS波群脱漏（图6-1-52）。

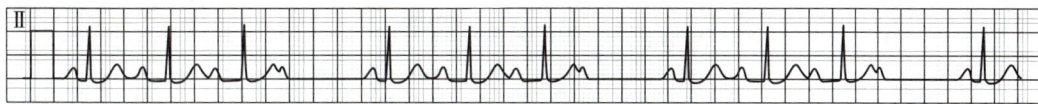

图6-1-51 二度房室阻滞Ⅰ型

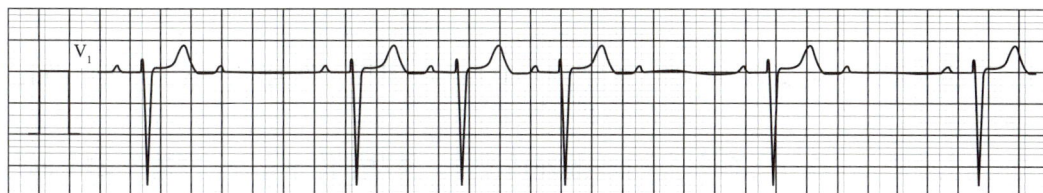

图6-1-52 二度房室阻滞Ⅱ型

（3）三度房室传导阻滞（完全性房室传导阻滞）心电图表现 ①完全性房室脱节，心房率快于心室率，表现为P波频率较QRS波群频率高，两者之间无固定关系；②心室率慢而匀齐，心室起搏点如位于房室束分叉以上，则QRS波群形态正常，频率常在40次/分以上。若起搏点位于房室束分叉以下，则QRS波群呈宽大畸形，频率常在40次/分以下（图6-1-53）。

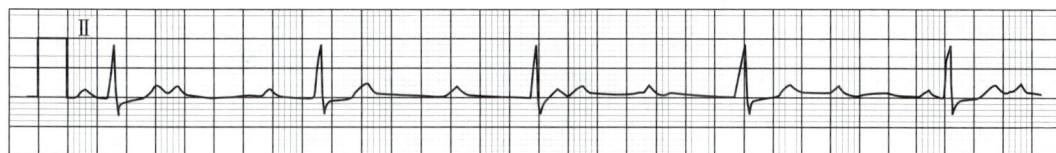

图6-1-53 三度房室传导阻滞

3. 室内传导阻滞 希氏束穿膜进入心室后，在室间隔上方分为右束支和左束支分别支配右室和左室。右束支细长，由单侧冠状动脉分支供血，其不应期比左束支长，故传导阻滞比较多见。左束支又分为左前分支、左后分支及间隔支。当一侧束支阻滞时，激动从健侧心室跨越室间隔后再缓慢地激动阻滞一侧的心室，当激动时间大于40~60毫秒时将引起QRS波群的增宽，根据QRS波群的时限是否≥0.12秒，而分为完全性与不完全性束支阻滞。

（1）右束支阻滞 右束支阻滞可以发生在各种器质性心脏病，也可见于健康人。

完全性右束支阻滞心电图表现：①QRS波群时间≥0.12秒；②V₁或V₂导联QRS呈rsR′型或M形，此为最具特征性的改变；Ⅰ、Ⅱ、V₅、V₆导联S波增宽而有切迹，其时限≥0.04秒；aVR导联呈QR型，其R波宽而有切迹；③V₁导联R峰时间>0.05秒；④以R波为主的导联可出现ST段压低，T波倒置。（图6-1-54）

不完全性右束支阻滞心电图表现：QRS形态和完全性右束支阻滞相似，仅QRS波群时间<0.12秒。

（2）左束支阻滞 左束支粗而短，由双侧冠状动脉分支供血，不易发生传导阻滞。如有发生，大多为器质性病变所致。

完全性左束支阻滞心电图表现：①QRS波群时间≥0.12秒；②V₁、V₂导联呈rS波（其r波极小，S波明显加深增宽）或呈宽而深的QS波；Ⅰ、aVL、V₅、V₆导联R波增宽、顶峰粗钝或有切迹；③Ⅰ、V₅、V₆导联Q波一般消失；④V₅、V₆导联R峰时间>0.06秒；⑤ST-T方向与QRS主波方向相反，呈继发性改变（图6-1-55）。

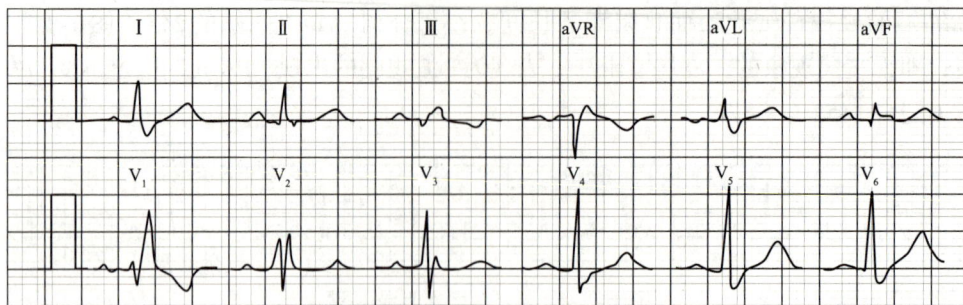

图6-1-54　完全性右束支阻滞

不完全性左束支阻滞心电图表现：QRS波群时间<0.12秒，其图形有时与左室肥厚心电图表现十分相似，需要鉴别诊断。

（3）左前分支阻滞　左前分支细长，支配左室左前上方，易发生传导障碍。左前分支阻滞时，激动沿左后分支下传，先引起左心室后下壁除极，随后激动左心室前侧壁，最后向量指向左上方。

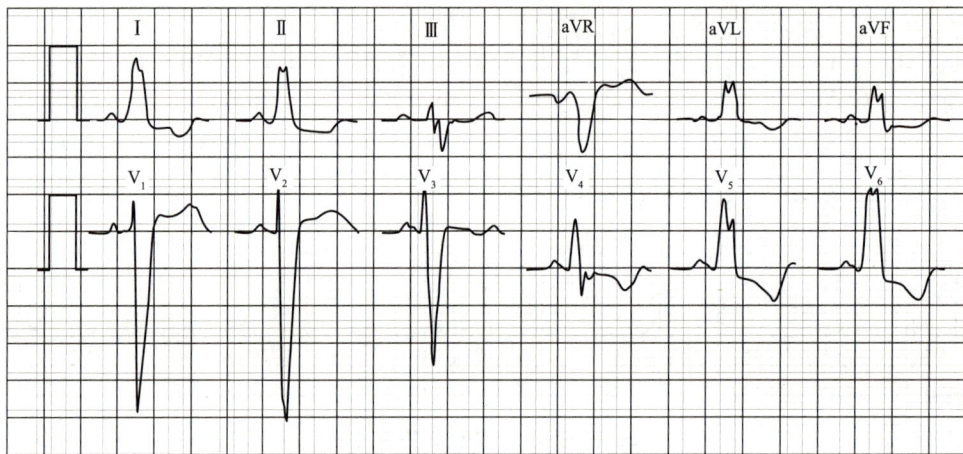

图6-1-55　完全性左束支阻滞

心电图表现：①心电轴左偏在 -30° ~-90°，以等于或超过 -45° 有较肯定的诊断价值；②Ⅱ、Ⅲ、aVF导联QRS波呈rS型，Ⅲ导联S波大于Ⅱ导联S波；Ⅰ、aVL导联呈qR型，aVL导联的R波大于Ⅰ导联的R波；③QRS时间轻度延长，但<0.12秒（图6-1-56）。

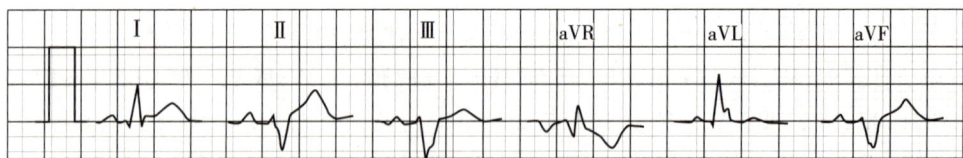

图6-1-56　左前分支阻滞

（4）左后分支阻滞　左后分支粗，向下向后散开分布于左室的隔面，具有双重血液供应，故左后分支阻滞比较少见。左后分支阻滞时，激动延左前分支下传，先引起左心室前侧壁除极，最后激动左心室后下壁，最后向量指向右下后方，心电向量改变主要在额面。

心电图表现：①心电轴右偏在 +90° ~+180°，以超过 +120° 有较肯定的诊断价值（图6-1-57）；②Ⅰ、aVL导联QRS波呈rS型，Ⅱ、Ⅲ、aVF导联呈qR型；Ⅲ导联R波大于Ⅱ导联R波；③QRS时间<0.12秒。临床上诊断左后分支阻滞时应首先排除引起心电轴右偏的其他原因。

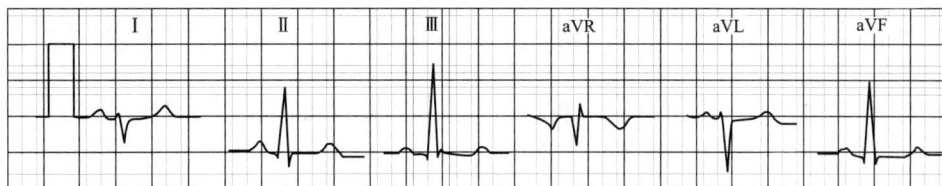

图6-1-57 左后分支阻滞

（二）干扰与脱节

正常的心肌细胞在一次兴奋后具有较长的不应期，因而对于两个相近的激动，前一激动产生的不应期必然影响后面激动的形成和传导，这种现象称为干扰。当心脏两个不同起搏点并行地产生激动，引起一系列干扰，称为干扰性房室脱节。干扰是一种生理现象，常可使心律失常分析变得更加复杂。干扰现象可以发生在心脏的各个部位，最常见的部位是房室交界区。房性期前收缩的代偿间歇不完全（窦房结内干扰），房性期前收缩本身的P′R间期延长，间位性期前收缩或室性期前收缩后的窦性PR间期延长等，均属干扰现象。

心电图表现：与传导阻滞图形相似（如传导延缓、中断、房室脱节等），必须与病理性传导阻滞相区别。

（三）预激综合征

预激是一种房室传导的异常现象，冲动经附加通道下传，提早兴奋心室的一部分或全部，引起部分心室肌提前激动，称为"预激"，合并室上性心动过速发作者称为预激综合征。预激的病因是正常房室传导系统以外的先天性房室附加通道（简称旁路）存在。已知的旁路有下列几种。①房室旁道（Kent束）：大多位于左、右两侧房室沟或间隔旁，连接心房肌和心室肌。②房结旁道（James通路）：为心房与房室结下部或房室束的通道，可能为后结间束部分纤维所形成。③结室、束室连接（Mahaim纤维）：为连接房室结远端或房室束或束支近端与室间隔的通路。三者中以房室旁道最常见。

窦房结激动或心房激动可经传导很快的旁路纤维下传预先激动部分心室肌，同时经正常房室结途径下传激动其他部分心室肌，不同旁路引起的心电图表现稍有不同，根据旁路的不同预激综合征分为以下类型。

1. 预激综合征（WPW）

由于房室旁道传导引起的典型预激综合征（WPW），心电图表现如下。

（1）PR间期缩短<0.12秒；
（2）QRS增宽≥0.12秒；
（3）QRS起始部有预激波（delta波）（图6-1-58）；
（4）P-J间期正常；
（5）出现继发性ST-T改变。

需要注意：心电图delta波的大小、QRS波的宽度及ST-T改变的程度与预激成分的多少有关，少数预激患者QRS波的时间可<0.12秒。

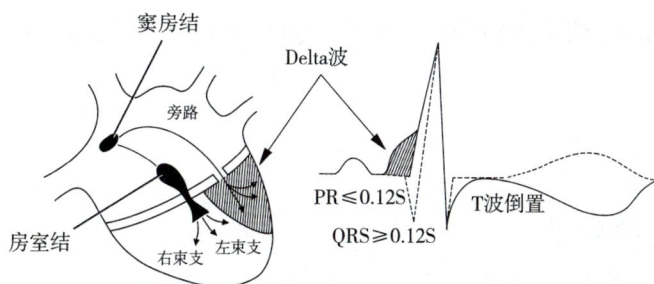

图6-1-58 典型预激综合征心电图特征示意图

2. LGL综合征　由于房结、房希旁道引起的LGL综合征（Lown-Ganong-Levine syndrome），又称短PR综合征。心电图表现：PR间期<0.12秒，但QRS起始部无预激波。

3. Mahaim型预激综合征　由于结室、束室旁道连接引起的Mahaim型预激综合征。心电图表现：PR间期正常或长于正常值，QRS波起始部可见预激波。

预激综合征多见于健康人，其主要危害是常可引发房室折返性心动过速。WPW综合征如合并心房颤动，还可引起快速的心室率，甚至发生室颤，属一种严重心律失常类型。近年，采用导管射频消融术已可对预激综合征进行根治。

第七节　电解质紊乱和药物影响

一、电解质紊乱

电解质紊乱是指血清电解质浓度的增高与降低，它们会影响心肌的除极、复极及激动的传导，表现在心电图上。但需注意的是，用心电图判断电解质紊乱并无特异性，故应密切结合病史和临床表现来综合判断。

1. 高血钾　血钾>5.5mmol/L时，QT间期缩短和T波高尖，基底部变窄；血钾>6.5mmol/L时，QRS波群增宽，PR及QT间期延长，R波电压降低及S波加深，ST段压低；血钾>7mmol/L，QRS波群进一步增宽，PR及QT间期进一步延长，P波增宽，振幅低，甚至消失，出现"窦室传导"；高血钾的最后阶段，宽大的QRS波甚至与T波融合呈正弦波。高血钾还可引起房室阻滞、室性心动过速、心室扑动或颤动，甚至心脏停搏。

2. 低血钾　低血钾时引起的心电图变化（见图6-1-59），典型改变为ST段压低，T波低平或倒置以及U波增高（U波>0.1mV或U/T>1或T-U融合、双峰），QT间期一般正常或轻度延长，表现为QT-U间期延长；明显的低血钾可使QRS波群时间延长，P波振幅增高。低血钾可引起房性心动过速、室性异位搏动和室性心动过速、室内传导阻滞、房室传导阻滞等各种心律失常。

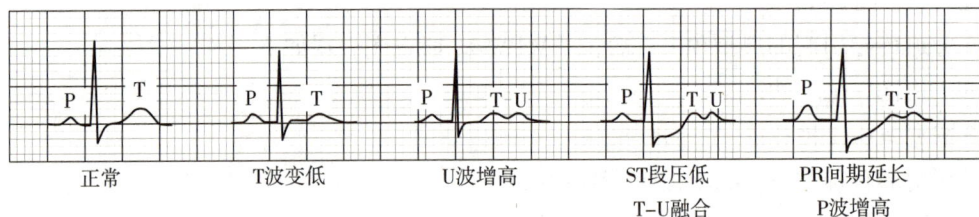

图6-1-59　低血钾时心电图变化

3. 高血钙　高血钙的主要改变为ST段缩短或消失，QT间期缩短。严重高血钙（例如快速静脉注射钙剂时），可发生窦性静止、窦房阻滞、室性期前收缩、阵发性室性心动过速等。

4. 低血钙　低血钙的主要改变为ST段明显延长，QT间期延长，直立T波变窄、低平或倒置。很少发生心律失常。

二、药物影响

（一）洋地黄对心电图的影响

洋地黄通过抑制心肌细胞膜Na-K泵，可增强心肌收缩力，但一般剂量下可抑制心电传导，大剂量时提高心房、交界区及心室的自律性。

1. **洋地黄效应** 洋地黄直接作用于心室肌，使动作电位时程缩短，引起心电图特征性表现：①ST段下垂型压低；②T波低平、双向或倒置，双向T波往往是初始部分倒置，终末部分直立变窄，ST-T呈"鱼钩型"；③QT间期缩短。出现这些表现说明已经接受洋地黄治疗，即所谓洋地黄效应（图6-1-60）。

2. **洋地黄中毒** 各种心律失常是洋地黄中毒的主要表现，常见的有频发性（二联律或三联律）及多源性室性期前收缩，严重时可出现室性心动过速、室颤、交界性心动过速伴房室脱节，房性心动过速伴不同比例的房室传导阻滞等表现。严重中毒表现为二度或三度房室传导阻滞。

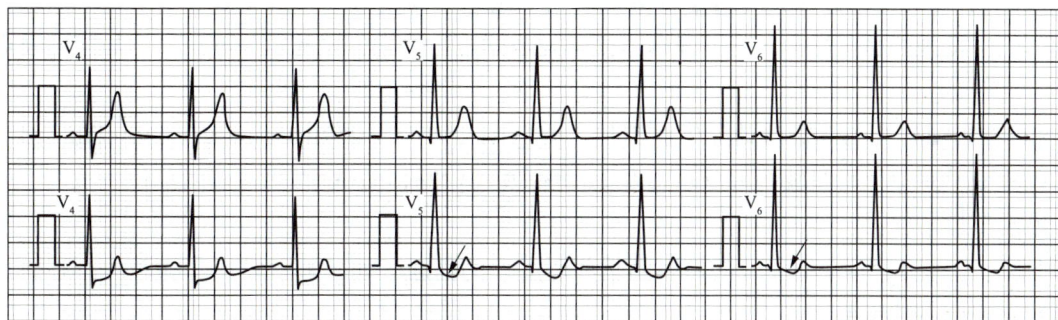

图6-1-60 洋地黄效应心电图表现

（二）奎尼丁

属 I_A 类抗心律失常药物，抑制细胞膜钠离子通道，降低0相除极速度及动作电位上升幅度，延长动作电位时程。

1. **奎尼丁治疗剂量时的心电图表现** ①QT间期延长；②T波低平或倒置；③U波增高；④P波稍宽可有切迹，PR间期稍延长。

2. **奎尼丁中毒时的心电图表现** ①QT间期明显延长；②QRS时间明显延长（用药过程中，QRS时间不应超过原来的25%，如达到50%应立即停药）；③各种程度的房室传导阻滞，以及窦性心动过缓、窦性静止或窦房阻滞；④各种室性心律失常，严重时发生扭转型室性心动过速，甚至室颤引起晕厥和突然死亡。

（三）胺碘酮

属 III 类抗快速心律失常药，阻断钾离子通道，延长复极，表现为心电图QT间期延长，若超过原QT间期25%时应减量或停药。中毒时可反复出现扭转型室性心动过速，甚至室颤。

第八节 心电图的分析方法和临床应用

一、心电图的分析方法和步骤

1. 进行心电图分析时，首先确认定标电压和走纸速度，一般心电图均是在走纸速度为25mm/s、标准电压1mV=10mm的情况下获得。

2. 根据P波的有无、形态、顺序及与QRS波群的关系，确定主导心律；观测PP或RR间距是否匀齐并计算出心率。

3. 通过观察 I、II、III 导联QRS波群主波方向，了解心电轴的偏移情况，大致判断心脏位置。

4. 观察各导联P波与QRS波的形态、时间、电压变化，并通过P波与QRS波群的出现顺序，PR间期的时间及其是否固定等判断有无心脏电位变化或心律异常。

5．观察ST-T段，确定ST段有无移位及移位形态。T波的形态改变，以及出现改变的导联及导联数。

6．阅读临床提供的申请单，结合患者的年龄、性别、症状、体征，做出心电图诊断，即：心电图正常；心电图大致正常；对于有明显异常的心电图，直接做出肯定性诊断，如心房颤动、急性心肌梗死等；对于不能肯定的诊断，可以写"提示"或"可疑"诊断。

二、心电图的临床应用

1．对各种心律失常的诊断具有肯定价值。心电图是迄今为止检查心律失常最精确的方法之一，不仅可以确诊体检中发现的心律失常，还可确诊体检未发现的心律失常，尤其对一度房室传导阻滞及束支传导阻滞的诊断更重要。

2．诊断心肌梗死及急性冠状动脉供血不足。心电图特征性变化和演变规律可明确反映心肌的缺血、损伤和坏死改变，对急性心肌缺血可反映其有无、部位及持续时间。对心肌梗死的部位、范围、演变与分期的诊断提供可靠依据。

3．判定有无心房、心室肥大，从而协助某些心脏病的诊断，如心脏瓣膜病、肺源性心脏病、高血压性心脏病和先天性心脏病等。

4．客观评价某些药物对心脏的影响以及对心律失常治疗的效果，为临床用药的提供依据。

5．对某些疾病和电解质紊乱（如心包炎、血钙和血钾的过低或过高等）的诊断提供辅助依据。

6．心电图和心电监护已广泛应用于外科手术、心导管检查、人工心脏起搏、电击复律、心脏复苏及其他危重病症的抢救，可以及时了解心律的变化和心肌供血情况。

（黄金珠）

书网融合……

目标检测　　　　知识回顾　　　　习题

PPT

学习目标

知识要求：

1. 掌握肺功能检查的应用。
2. 熟悉反映通气功能、换气功能、小气道功能的重点检查项目的意义。
3. 了解肺功能检查的应用。

技能要求：

学会在临床诊疗过程中合理地选择为患者做肺功能检查，学会分析常见疾病的肺功能检查结果，得出正确的诊断。

岗位情景模拟 36

黄某，男，70岁。20年前受凉后出现咳嗽、咳白色黏痰，在当地医院诊断为"支气管炎"，给予治疗，症状缓解，以后常于冬季受凉后发作，每年持续近4个月。5年前出现活动后胸闷、气短，逐年加重。3天前受凉后咳嗽、胸闷加重。今晨出现神志不清，急诊送来。

问题与思考

1. 根据以上病史考虑该患者可能是什么疾病？
2. 患者需要做什么检查来确定神志不清的原因？

答案解析

肺功能检查包括肺容积、通气功能、气体交换功能、小气道功能、血气分析和酸碱测定等检查项目。肺功能检查是呼吸系统疾病的必要检查之一，检查的目的是：①了解呼吸功能的基本状态，明确肺功能障碍的程度和类型；②协助判断呼吸系统疾病的发病机制、病理生理，从而明确诊断，指导治疗；③判断肺功能损害的程度及评估手术的耐受性；④评价药物与其他治疗的疗效；⑤职业性肺病的劳动能力鉴定；⑥对危重患者进行呼吸监护等。

第一节　通气功能检查

肺通气功能检查是呼吸功能检查中最基本的检查项目。这项检查包括肺泡的含气量、气流在气道中的流速及其影响。肺泡内含气量受肺与胸部扩张或回缩的影响发生相应改变，形成四种基础肺容积（basal lung volume）和四种基础肺容量（basal lung capacity）。

一、肺容积

肺容积是在安静状态下，一次呼吸所出现的容积变化，不受时间限制，因其具有静态解剖学意义，故称为静态肺容积。四种基础肺容积由潮气容积、补吸气容积、补呼气容积和残气容积组成，它们之间彼此互不重叠。肺容量是由两个或两个以上的基础肺容积组成（图6-2-1）。四种基础肺容量包括深吸气量、功能残气量、肺活量、肺总量。

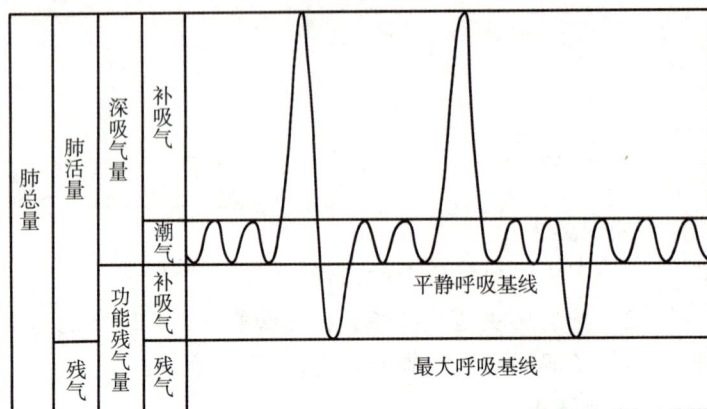

图6-2-1　肺容量及其组成

1. **潮气容积**（tidal volume，VT）　是指平静呼吸时，一次吸入和呼出的气量。

[参考值] 500ml

[临床意义] VT受吸气肌功能的影响，尤其是膈肌的运动，呼吸肌功能不全时VT降低。

2. **补呼气容积**（expiratory reserve volume，ERV）　是指平静呼气末再尽力呼气所能呼出的最大气量。

[参考值] 男性（1609±492）ml；女性（1126±338）ml

[临床意义] ERV受呼气肌功能的影响。

3. **补吸气容积**（inspiratory reserve volume，IRV）　是指平静吸气末再尽力吸气所能吸入的最大气量。

[参考值] 男性2160ml；女性1400ml

[临床意义] IRV受吸气肌功能的影响。

4. **深吸气量**（inspiratory capacity，IC）　是指平静呼气末用力吸气所能吸入的最大气量，即潮气容积加补吸气容积（VT+IRV）。

[参考值] 男性（2617±548）ml；女性（1970±381）ml

[临床意义] IC是衡量最大通气潜力的一个重要指标。一般情况下，正常IC应占肺活量的2/3或4/5。当呼吸功能不全时，尤其是吸气肌力障碍以及胸廓、肺活动度减弱和气道阻塞时IC均降低。

5. **肺活量**（vital capacity，VC）　是指用力吸气后所能呼出的最大气量，即深吸气量加补呼气容积（IC+ERV）或潮气容积加补吸气容积加补呼气容积（VT+IRV+ERV）。

[参考值] 男性（4217±690）ml；女性（3105±452）ml

[临床意义] 肺活量是肺功能检测中简单易行而又最有价值的参数之一。实际测值不应低于预计值的80%。如<80%为减低，其中60%~79%为轻度、40%~59%为中度、<40%为重度。肺活量减低提示有限制性通气功能障碍，亦可提示有严重的阻塞性通气功能障碍。临床上常见于胸廓畸形、广泛性胸膜增厚、大量胸腔积液、气胸、肺不张、支气管哮喘、大量腹水、腹腔肿瘤、重症肌无力等。

6. **功能残气量**（functional residual capacity，FRC）　是指平静呼气后肺内所含气量，即补呼气容积加残气容积（ERV+RV）。

[参考值]男性（3112±611）ml；女性（2348±479）ml

[临床意义]FRC反映胸廓弹性回缩和肺弹性回缩力之间的关系。正常情况下这两种力量相等而互相抵消，FRC约相当于肺总量的40%。肺弹性回缩力下降，可使FRC增高，如阻塞性肺气肿、气道部分阻塞。反之FRC下降，如肺间质纤维化、急性呼吸窘迫综合征（ARDS）。另外，当胸廓畸形致肺泡扩张受限，或肥胖伴腹压增高使胸廓弹性回缩力下降时，FRC亦下降。

7. **残气量（residual volume，RV）**　是指最大呼气末肺内所含气量，这些气量足够继续进行气体交换（弥散呼吸）。

[参考值]男性（1615±397）ml；女性（1245±336）ml

[临床意义]临床上残气量常以其占肺总量（TLC）百分比（即RV/TLC%）作为判断指标，正常情况下，RV/TLC小于或等于35%，超过40%提示肺气肿。RV在正常情况下约占TLC的25%，并随FRC的改变而改变。在限制性肺疾病时RV减少比较轻，在小气道疾病时，RV可能略增加，而FRC可正常。

8. **肺总量（totallung capacity，TLC）**　是指最大限度吸气后肺内所含气量，即肺活量加残气量（VC+RV）。

[参考值]男性5020ml；女性3460ml

[临床意义]肺总量减少提示限制性通气障碍，见于广泛肺部疾病，如气胸、胸腔积液、肺纤维化、肺水肿、肺不张、肺叶切除术后等。在肺气肿时，TLC可正常或增高，主要取决于残气量和肺活量的增减情况。

二、通气功能

通气功能又称为动态肺容积，是指单位时间内随呼吸运动进出肺的气量和流速。它包括肺通气量和用力肺活量等。

（一）肺通气量

1. **每分钟静息通气量（minute ventilation，VE）**　指静息状态下每分钟呼出的气量，等于潮气容积（VT）×每分钟呼吸频率（RR/min）。

[参考值]男性（6663±200）ml；女性（4217±160）ml

[临床意义]VE大于10L/min提示通气过度，可造成呼吸性碱中毒。小于3L/min提示通气不足，可造成呼吸性酸中毒。另外，VE改变亦可受胸廓与呼吸肌等病变的影响。

2. **最大自主通气量（maximal voluntary ventilation，MVV）**　是指在1分钟内以最大的呼吸幅度和最快的呼吸频率呼吸所得的通气量。可用来评估肺组织弹性、气道阻力、胸廓弹性和呼吸肌的力量，临床上常用作通气功能障碍、通气功能储备能力考核的指标。

[参考值]男性（104±2.71）L；女性（82.5±2.17）L

[临床意义]MVV低于参考值的80%为异常。

（1）MVV降低　无论是阻塞性或限制性通气障碍均可使之降低。常见于阻塞性肺气肿、呼吸肌功能障碍、胸廓、胸膜、弥漫性肺间质疾病和大面积肺实变等。

（2）作为通气储备能力考核指标　常以通气储备百分比表示，计算公式如下：

$$通气储量\% = \frac{每分钟最大通气量 - 每分钟静息通气量}{每分钟最大通气量} \times 100\%$$

通气储备百分比被认为是胸部手术术前判断肺功能状况、预计肺并发症发生风险的预测指标以及职业病劳动能力鉴定的指标。正常值>95%。低于86%提示通气储备不足，气急阈为60%~70%。

（二）用力肺活量

用力肺活量（forced vital capacity，FVC） 是指深吸气至肺总量后，以最大力量、最快的速度所能呼出的全部气量。它是测定呼吸道有无阻力的重要指标。第1秒用力呼气容积（forced expiratory volume in one second，$FEV_{1.0}$）是指最大吸气至肺总量位后，开始呼气第1秒钟内的呼出气量。正常人3秒内可将肺活量全部呼出，第1、2、3秒所呼出气量各占FVC的百分率正常分别为83%、96%、99%。$FEV_{1.0}$既是容积测定，亦为1秒钟内的平均呼气流量测定，临床应用非常广泛，并常以$FEV_{1.0}$和$FEV_{1.0}$/FVC%表示（简称一秒率）。

[参考值] 男性（3179±117）ml；女性（2314±48）ml

　　　　　$FEV_{1.0}$/FVC% >80%

[临床意义] 阻塞性通气障碍患者，如慢性阻塞性肺病、支气管哮喘急性发作的患者，$FEV_{1.0}$和$FEV_{1.0}$/FVC%均降低。限制性通气障碍时，如弥漫性肺间质疾病、胸廓畸形等患者可正常，甚至可达100%。

（三）最大呼气中段流量

最大呼气中段流量（maximal mid-expiratory flow，MMEF、MMF）是根据用力肺活量曲线计算得出，即将用力肺活量起、止两点间平均分为四份，取中间用力呼出50%肺活量与其所用时间比值。

[参考值] 男性（3452±1160）ml/s；女性（2836±946）ml/s

[临床意义] MMF主要取决于FVC非用力依赖部分，包括MMF在内的低肺容量位流量改变仅受小气道直径影响，可作为评价早期小气道阻塞的指标。

（四）肺泡通气量

肺泡通气量（alveolar ventilation，VA）是指安静状态下每分钟进入呼吸性细支气管及肺泡与气体交换的有效通气量。正常成人潮气容积为500ml，其中150ml为无效腔气。无效腔气不参与气体交换，仅在呼吸细支气管以上气道中起传导作用，又称为解剖无效腔。若按呼吸频率为15次/分钟计算，其静息通气量为7.5L/min，减除无效腔气，即肺泡通气量为5.25L/min。但进入肺泡中气体，若无相应肺泡毛细血管血流与之进行气体交流，也同样会产生无效腔效应，称肺泡无效腔。解剖无效腔加肺泡无效腔称生理无效腔（dead space ventilation，VD）。正常情况下因通气/血流比值正常，肺泡无效腔量小至可忽略不计，故生理无效腔基本等于解剖无效腔。

（五）临床应用

1. 通气功能的判断　临床上通气功能测定是肺功能测定的基本内容，是一系列肺功能检查中的初筛项目。根据上述各项指标，并结合气速指数（正常为1），可对通气功能做出初步判断、判断肺功能状况和通气功能障碍类型。

$$气速指数 = \frac{MVV\,实测值/预计值\%}{VC\,实测值/预计值\%}$$

通气量储备能力用通气储量百分数来表示，95%为正常，低于86%提示通气储备不佳，低于70%提示通气功能严重损害。

2. 阻塞性肺气肿程度的判断　可根据RV/TLC%结合肺泡氮浓度的测定，对阻塞性肺气肿的程度作出判断（表6-2-1）。

表6-2-1　阻塞性肺气肿程度判断

	RV/TLC（%）	平均肺泡氮浓度（%）
无肺气肿	≤ 35	2.47
轻度肺气肿	36~45	4.43
中度肺气肿	46~55	6.15
重度肺气肿	≥ 56	8.40

3. **气道阻塞的可逆性判断及药物疗效的判断**　可通过支气管舒张试验来判断有无可逆性及药物疗效。患者停用支气管舒张药24小时后，再进行肺功能测定。当$FEV_{1.0}$或$FEV_{1.0}$/FVC%降低时，给患者吸入沙丁胺醇0.2mg，15~20分钟后重复测定$FEV_{1.0}$和$FEV_{1.0}$/FVC%，然后计算出通气改善率。改善率>15%，判断为支气管舒张试验阳性，说明气道阻塞是可逆的。支气管哮喘患者改善率至少应达到12%以上，且绝对值增加200ml或以上，慢性阻塞性肺疾病患者改善率不明显。

4. **最大呼气流量（peak expiratory flow，PEF）**　是指用力肺活量测定过程中，呼气流速最快时的瞬间流速，亦称峰值呼气流速，主要反映呼吸肌的力量及气道有无阻塞。正常人一日内不同时间点的PEF值可有差异，称为日变异率或昼夜波动率。这种变异率的测定，可用微型峰流速仪于每日清晨及下午（或傍晚）测PEF，连续测1周后计算：

$$PEF变异率 = \frac{日内最高PEF - 日内最低PEF}{1/2（同日内最高PEF + 最低PEF）} \times 100\%$$

正常值一般<20%，若≥20%对支气管哮喘诊断有意义。因该法操作简便，故常作为哮喘患者病情监测的指标，若日变异率明显增大，提示病情加重，需行相应处理。

5. **支气管激发试验**　气道高反应性是支气管哮喘的特征，而支气管激发试验是测定气道反应性的一种方法。该试验是用某种刺激，使支气管平滑肌收缩，再行肺功能检查，依据检查结果的相关指标判定支气管狭窄的程度，以判定气道反应性。

此试验主要用于协助支气管哮喘的诊断。对于无症状、体征，或有可疑哮喘病史，或在症状缓解期，肺功能正常者，或仅以咳嗽为主要表现的咳嗽变异性哮喘者，若支气管激发试验阳性可确定诊断。

第二节　换气功能检查

肺泡是气体交换的基本单位，进入肺泡中的氧通过肺泡壁毛细血管膜进入血液循环，血液中的二氧化碳通过毛细血管肺泡壁膜弥散到肺泡，这个过程称为换气，也称为"内呼吸"。只有吸入的气体能均匀地分布于每个肺泡，才能发挥最大的气体交换效率。这与气道阻力、肺的顺应性、胸腔内压力的变化有关。换气功能检查包括气体分布测定、通气/血流比值测定和气体弥散功能等测定。

一、通气 / 血流比值

肺有效的气体交换不仅要求有足够的通气量和血流量，而且要求有足够的肺泡通气量（正常约4L/min）和充分的血流量（正常约5L/min），且两者之间保持一定的比值，即通气（ventilation，V）/血流（perfusion，Q）比值。

[**参考值**] V/Q=0.8

[**临床意义**] 当V/Q比值>0.8时，提示肺泡无效腔气增多，见于局部血流障碍，如肺动脉栓塞等。

V/Q 比值 <0.8 时，提示有无效血流灌注，或导致静–动脉分流效应，见于局部气道阻塞，如支气管痉挛与阻塞、阻塞性肺不张、肺炎、肺水肿、ARDS 等。这两种异常状况，都可造成换气功能障碍，导致缺氧（动脉氧分压，PaO_2 降低），一般无 CO_2 潴留，但可出现动脉血二氧化碳分压（$PaCO_2$）降低。

二、肺泡弥散功能

肺泡弥散是肺泡内气体中和肺泡壁毛细血管中的氧和二氧化碳，通过肺泡壁毛细血管膜进行气体交换的过程。以弥散量（diffusing capacity，D_L）作为判定指标。肺泡弥散量是指肺泡膜两侧气体分压差为 1mmHg 条件下，气体在单位时间（1min）所能通过的气体量（ml）。影响肺泡毛细血管弥散的因素有：弥散面积、弥散距离（厚度）、肺泡与毛细血管的氧分压差、气体分子量、气体在介质中的溶解度、肺泡毛细血管血流以及气体与血红蛋白的结合力。O_2 与 CO_2 在肺内的弥散过程不同，相同温度下，两种气体弥散的相对速率与该气体分子量平方根成反比、与气体在介质中的溶解度成正比，计算结果，CO_2 的弥散速率为 O_2 的 21 倍，实际上不存在 CO_2 弥散功能的障碍，故临床上弥散障碍是指氧而言，其后果是缺氧。由于一氧化碳（CO）有与氧分子相类似特性，临床上测定时则通常采用 CO 气体。正常值如下。

[参考值] 男性 18.23~38.41ml/（mmHg·min）
女性 20.85~23.9ml/（mmHg·min）

[临床意义] 弥散量如小于正常预计值的 80%，则提示有弥散功能障碍。弥散量降低，常见于肺间质纤维化、石棉肺、肺气肿、肺结核、气胸、肺部感染、肺水肿、先天性心脏病、风湿性心脏病、贫血等。弥散量增加可见于红细胞增多症、肺出血等。

📋 课堂互动 6-6 ——————————————————————

慢性阻塞性肺疾病病人会不会出现弥散障碍？

答案解析

第三节 小气道功能检查

小气道功能为区域性肺功能的一种。小气道是指吸气状态下内径 ≤2mm 的细支气管（相当于第 6 级支气管分支以下），包括全部细支气管和终末细支气管，是许多慢性阻塞性肺疾病早期容易受累的部位。小气道功能检查包括闭合容积、最大呼气流量–容积曲线和频率依赖性肺顺应性。

一、闭合容积

闭合容积（closing volume，CV）是指平静呼气至残气位时，肺下垂部小气道开始闭合时所能继续呼出的气体量；而小气道开始闭合时肺内留存的气体量则称为闭合总量（closing capacity，CC），CC=CV+RV（残气量）。CV 与 CC 是反映小气道功能的重要检查指标。

[参考值] CV（闭合气量）/VC（肺活量）%：30 岁时为 13%，40 岁时为 16%，50 岁时为 20%
CC（闭合总量）/TLC（肺总量）% <45%

二、最大呼气流量–容积曲线

最大呼气流量–容积曲线（maximum expiratory flow-volume curve，MEFV）为受试者在做最大用力呼气过程中，将呼出的气体容积与相应的呼气流量所记录的曲线，或称流量–容积曲线（V–V 曲线）（图 6-2-2）。临床上常用 VC 50% 和 VC 25% 时的呼气瞬时流量（V_{max50} 和 V_{max25}）作为检测小气道阻塞的指标，凡两指标的实测值/预计值<70%，且$V_{max50}/V_{max25}<2.5$即认为有小气道功能障碍。通过观察MEFV曲线的下降支斜率的形状可判断气道阻塞的部位（图6-2-3）。

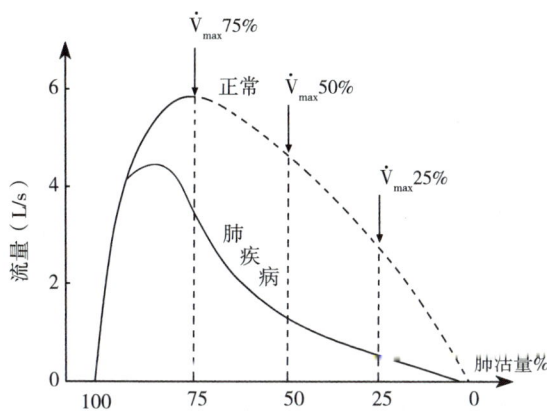

图6-2-2　正常和阻塞性肺病的流量-容积曲线

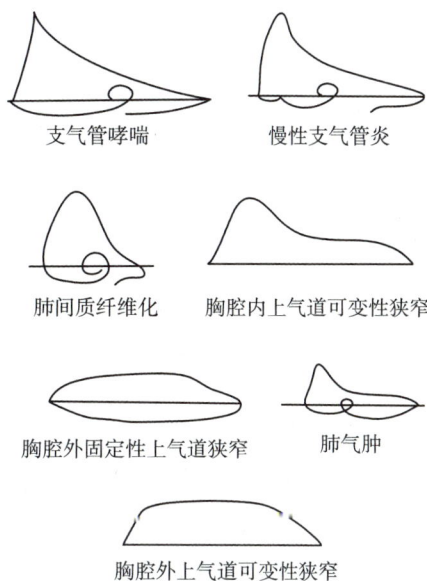

图6-2-3　不同疾病时流量-容积曲线

三、频率依赖性肺顺应性

肺顺应性是指单位压力改变时所引起的肺容积变化，用以反映肺组织的弹性，通常包括肺顺应性、胸壁顺应性和总顺应性。肺顺应性分为静态顺应性（Cstat）和动态顺应性（Cdyn）两种，静态顺应性指在呼吸周期中气流被短暂阻断时测得的肺顺应性，它反映肺组织的弹性；动态顺应性则是在呼吸周期中气流未被阻断时测得的肺顺应性，它受气道阻力的影响，并根据呼气和吸气末肺容量与不同胸膜腔内压改变来确定。

正常情况下Cdyn与Cstat基本一致，但小气道有病变时，随着呼吸频率加快，肺顺应性下降，此现象为频率依赖性顺应性（frequency dependence of dynamic compliance，FDC）。临床上常分别检测每分钟20次呼吸频率时的肺顺应性（Cdyn20）与每分钟60次呼吸频率时的肺顺应性（Cdyn60）。正常成人参考值：Cdyn60/Cdyn20 ≥ 0.75。如<0.75，则反映小气道病变。目前认为FDC是检测小气道病最敏感的指标。除此以外，肺顺应性还与弹性回缩力有关，弹性回缩力是指保持肺脏于某容积所要求的压力。弹性回缩力增加，则顺应性降低，反之则顺应性增加。肺静态弹性回缩力增加和Cstat降低，见于肺纤维化等疾病，肺静态弹性回缩力降低和Cstat增加，见于肺气肿。

第四节　血气分析和酸碱测定

血液气体和酸碱平衡正常是体液内环境稳定、机体赖以健康生存的一个重要方面。血液气体分析可以了解O_2的供应及酸碱平衡状况，是抢救危重患者和手术中监护的重要指标之一。血液气体分析（血气分析）的标本有采自于动脉和静脉两种，但临床上常用动脉血。两者的差别能更准确地判断组织气体代谢及其伴随的酸碱失调的状况以及准确地解释结果，例如采血对结果的影响等。

血气分析测定标本采集的基本要求：①合理的采血部位（桡动脉、肱动脉、股动脉）；②严格地隔绝空气，在海平面大气压（101.3kPa，760mmHg）、安静状态下，采集肝素抗凝血；③标本采集后立即送检，若血标本不能及时送检，应将其保存在4℃环境中，但不得超过2小时；④吸氧者若病情许可应停止吸氧30分钟后再采血送检，否则应标记给氧浓度与流量。

一、血气分析指标

动脉血气分析指标中，血气分析仪可直接测定的有动脉氧分压、动脉二氧化碳分压、动脉氢离子浓度，然后根据相关的方程式由上述三个测定值计算出其他多项指标，从而判断肺换气功能及酸碱平衡的状况。

（一）动脉血氧分压

动脉血氧分压（PaO_2）是指血液中物理溶解的氧分子所产生的压力。

[参考值] 95~100mmHg（12.6~13.3kPa）

[临床意义]

1. 判断有无缺氧和缺氧的程度　造成血低氧症的原因有肺泡通气不足、通气血流（V/Q）比例失调、分流及弥散功能障碍等。血低氧症分为轻、中、重三型：轻度　80~60mmHg（10.7~8.0kPa）；中度　60~40mmHg（8.0~5.3kPa）；重度　<40mmHg（5.3kPa）。

2. 判断有无呼吸衰竭的指标　PaO_2测定值<60mmHg（8kPa），并可除外其他因素（如心脏内分流等）所致的血低氧症，即可诊断为呼吸衰竭。呼吸衰竭根据动脉血气分为Ⅰ型和Ⅱ型。Ⅰ型是指缺氧（PaO_2<60mmHg）而无CO_2潴留（$PaCO_2$降低或正常）；Ⅱ型是指缺氧（PaO_2<60mmHg）伴有CO_2潴留（$PaCO_2$>50mmHg）。

（二）肺泡-动脉血氧分压差

肺泡-动脉血氧分压差是指肺泡氧分压（P_AO_2）与动脉血氧分压（PaO_2）之差［$P_{(A-a)}O_2$］。是反映肺换气功能的指标，能较早地反映肺部氧摄取状况。

[参考值] 青年人为15~20mmHg（2~2.7kPa），随年龄增加而增大，但最大不超过30mmHg（4.0kPa）

[临床意义]

1. $P_{(A-a)}O_2$增大伴有PaO_2降低　提示肺本身受累所致氧合障碍，主要见于：①右向左分流或肺血管病变使肺内动-静脉解剖分流增加致静脉血掺杂；②弥漫性间质性肺病、肺水肿、急性呼吸窘迫综合征等所致的弥散障碍；③V/Q比例严重失调，如阻塞性肺气肿、肺不张或肺栓塞。

2. $P_{(A-a)}O_2$增大，无PaO_2降低　见于肺泡通气量明显增加，而大气压、吸入氧气浓度与机体耗氧量不变时。

（三）动脉血氧饱和度

动脉血氧饱和度（SaO_2）是指动脉血氧与血红蛋白（Hb）结合的程度，是单位Hb含氧百分数。

[参考值] 95%~98%

[临床意义] SaO_2可作为判断机体是否缺氧的一个指标，降低提示体内缺氧。

（四）动脉血氧含量

动脉血氧含量（CaO_2）是指单位容积（每升）的动脉血液中所含氧的总量（mmol）或每百毫升动脉血含氧的毫升数。包括与Hb结合的氧和物理溶解的氧两个部分。

[参考值] 8.55~9.45mmol/L（19~21ml/dl）

[临床意义] CaO_2是反映动脉血携氧量的综合性指标。高原缺氧、慢性阻塞肺病缺氧的患者，CaO_2随PaO_2降低而降低，但Hb正常或升高；贫血、CO中毒、高铁血红蛋白血症的患者，虽PaO_2正常，而CaO_2随Hb的降低而降低。

（五）动脉血二氧化碳分压

动脉血二氧化碳分压（$PaCO_2$）是指物理溶解在动脉血中的 CO_2（正常时每 100ml 血中溶解 2.7ml）分子所产生的张力。CO_2 是有氧代谢的最终产物，经血液运输至肺排出。

[参考值] 35~45mmHg（4.7~6.0kPa），平均值 40mmHg（5.33kPa）

[临床意义]

1. 判断呼吸衰竭类型与程度的指标　Ⅰ型呼吸衰竭，$PaCO_2$ 可正常或略降低；Ⅱ型呼吸衰竭，$PaCO_2$ 必须 >50mmHg（6.67kPa）；肺性脑病时，$PaCO_2$ 一般应 >70mmHg（9.93kPa）。

2. 判断呼吸性酸碱平衡失调的指标　$PaCO_2$>45mmHg（6.0kPa）提示呼吸性酸中毒；$PaCO_2$<35mmHg（4.7kPa）提示呼吸性碱中毒。$PaCO_2$ 升高可由通气量不足引起，如慢性阻塞性肺疾病、支气管哮喘、呼吸肌麻痹等疾病；呼吸性碱中毒则提示通气量增加，见于各种原因所致的通气增加。

3. 判断代谢性酸碱失调的代偿反应　代谢性酸中毒时经肺代偿后 $PaCO_2$ 降低，最大代偿极限为 $PaCO_2$ 降至 10mmHg。代谢性碱中毒时经肺代偿后 $PaCO_2$ 升高，其最大代偿极限为 $PaCO_2$ 升至 55mmHg（7.33kPa）。

二、酸碱测定指标

（一）pH

血液 pH 是未分离血细胞的动脉血浆中氢离子浓度 [H^+] 的负对数值，反映血液的酸碱度。pH 取决于血液中碳酸氢盐缓冲对，其中碳酸氢盐由肾调节，碳酸由肺调节，其二者比值为 20∶1。

🏛 **课堂互动 6-7**

某患者动脉血气分析检查结果如下：pH 7.39，AB 15mmol/L，BE –5mmol/L，$PaCO_2$ 4kPa。如何分析？

答案解析

[参考值] pH 7.35~7.45，平均 7.40

[临床意义] pH 可作为判断酸碱失调中机体代偿程度的重要指标。pH<7.35 为失代偿性酸中毒，存在酸血症；pH>7.45 为失代偿性碱中毒，有碱血症；pH 值正常可有三种情况：无酸碱失衡、代偿性酸碱失衡、混合性酸碱失衡。

（二）标准碳酸氢盐

标准碳酸氢盐（standard bicarbonate，SB）是指在 38℃，血红蛋白完全饱和，经 $PaCO_2$ 为 40mmHg 的气体平衡后的标准状态下所测得的血浆 [HCO_3^-] 浓度。

[参考值] 22~27mmol/L，平均 24mmol/L

[临床意义] 是准确反应代谢性酸碱平衡的指标。

1. **SB 增高**　见于代谢性碱中毒（胃液大量丢失、低钾血症、输入过多碱性物质等）。

2. **SB 降低**　见于代谢性酸中毒（糖尿病酮症酸中毒、休克、尿毒症、剧烈腹泻、肠瘘、大面积烧伤等）。

（三）实际碳酸氢盐

实际碳酸氢盐（actual bicarbonate，AB）是指在实际 $PaCO_2$ 和血氧饱和度条件下所测得的血浆 [HCO_3^-] 含量。

[参考值] 22~27mmol/L

[临床意义] AB 同样反映酸碱平衡中的代谢性因素，与 SB 的不同之处在于 AB 尚在一定程度上受呼吸

因素的影响。

（1）AB增高　可见于代谢性碱中毒，也可见于呼吸性酸中毒经肾脏代偿的结果。

（2）AB减低　见于代谢性酸中毒，也可见于呼吸性碱中毒经肾代偿的结果。

（3）AB与SB的差数　反映呼吸因素对血浆［HCO_3^-］影响的程度。当呼吸性酸中毒时，AB>SB；当呼吸性碱中毒时，AB<SB；相反，代谢性酸中毒时，AB＝SB<正常值；代谢性碱中毒时，AB＝SB>正常值。

（四）缓冲碱

缓冲碱（buffer bases，BB）是指血液（全血或血浆）中一切具有缓冲作用的碱性物质（负离子）的总和，其中［HCO_3^-］是BB的主要成分，约占50%。是反映代谢性因素的指标。

［参考值］45~55mmol/L，平均50mmol/L

［临床意义］反映机体对酸碱平衡失调时总的缓冲能力，不受呼吸因素、CO_2改变的影响。BB减少提示代谢性酸中毒，BB增加提示代谢性碱中毒。

（五）剩余碱

剩余碱（bases excess，BE）是指在38℃，血红蛋白完全饱和，经$PaCO_2$为40mmHg的气体平衡后的标准状态下，将血液标本滴定至pH值等于7.40所需要的酸或碱的量，表示全血或血浆中碱储备增加或减少的情况。需加酸者表示血中有多余的碱，BE为正值；反之，需加碱者表明血中碱缺失，BE为负值。

［参考值］（0±2.3）mmol/L

［临床意义］BE只反映代谢性因素的指标。BE增高见于代谢性碱中毒时，BE降低见于代谢性酸中毒时。

（六）血清二氧化碳结合力测定

血清二氧化碳结合力（CO_2 combining power，CO_2CP）是指血液中［HCO_3^-］和H_2CO_3中CO_2含量的总和。CO_2CP受代谢和呼吸双重因素的影响。

［参考值］22~31mmol/L

［临床意义］

1. CO_2CP降低　见于代谢性酸中毒（糖尿病酮症酸中毒、饥饿性酮中毒、肾衰竭、剧烈腹泻、肠瘘、大面积烧伤等）和呼吸性碱中毒（脑出血、脑炎、支气管哮喘发作、癔病等）。

2. CO_2CP增高　见于呼吸性酸中毒（如慢性阻塞性肺气肿、慢性肺源性心脏病等）和代谢性碱中毒（如幽门梗阻、妊娠呕吐等）。

（黄金珠）

书网融合……

目标检测　　　知识回顾　　　习题

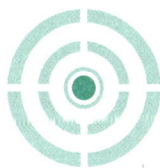

第三章 | 内镜检查

PPT

学习目标

知识要求：

1. 掌握常见内镜检查的适应证与禁忌证。
2. 熟悉常用内镜检查的并发症、临床应用。
3. 了解内镜检查的术前准备、操作要点。

技能要求：

学会根据患者表现正确选择合适的内镜检查。

岗位情景模拟 37

孔某，男性，40岁。半年前出现间断上腹部隐痛，餐后明显，未予重视。2天前疼痛加重，并出现恶心、呕吐，呕吐少量咖啡样液体，自服"奥美拉唑"后腹痛缓解，今晨排黑色不成形大便一次。查体发现轻度贫血貌，腹肌软，上腹部压痛，无反跳痛。

问题与思考

1. 该患者最可能的诊断是什么？
2. 为明确诊断首选什么检查？

答案解析

内镜又称内窥镜，是从人体的自然孔道或切口部位插入，用以窥视人体内部结构和病理变化，用来进行诊断和治疗的一类医疗器械，是各种内脏器官医疗用镜的总称。临床常用的内镜有胃镜、十二指肠镜、小肠镜、结肠镜、腹腔镜、胆道镜、支气管镜、膀胱镜、关节腔镜等。

第一节 内镜检查基本知识

（一）电子内镜诊断原理

内镜先端有精细的微型电子耦合元件（charge coupled device，CCD）组成图像传感器，它不仅可清晰摄取腔内图像，而且可以通过电缆将图像送至图像处理中心，最后，显示在电视屏上供人观看，无须窥视，可供多人同时观看，有利于教学。配置的计算机及图文处理系统有利于资料的储存、图像采集，便于分析与交流。电子内镜图像清晰、颜色真实、形象逼真、分辨率高，成为现代疾病诊断、治疗中不可缺少的工具。

（二）内镜检查的临床应用

随着电子技术的推广与应用，内镜制作工艺的改进和操作技术的不断完善，内镜检查已比较容易被患者接受，成为人体内脏器官检查的常规方法。内镜检查除直接观察外还能对可疑部位进行病理活检，从而确诊病变性质，能发现早期甚至发现癌前病变。近年来，内镜检查范围不断扩大和延伸，现代内镜技术已从单纯检查向检查治疗结合方向迅速发展。如息肉切除、黏膜切除、黏膜剥离、圈套结扎、经口内镜下肌切开及支架放置等。内镜治疗的优点在于痛苦少、经济、方便、快捷、高效，从而对此类患者的治疗提供了极为有效的手段。

　　电子内镜与各种先进诊疗技术的结合，进一步拓宽了内镜诊治的范围。目前通过内镜可以对包括消化系统、呼吸系统、泌尿系统、生殖系统等病变进行诊断和治疗，形成一个崭新的领域，称为内镜学（endoscopicology），达到内镜技术发展的全新境界。如超声内镜可在内镜指导下用超声探头扫查消化道管壁或邻近器官病变，并可行穿刺做病理检查；色素与放大内镜可用于发现黏膜细微病变，并鉴别良恶性质；共聚焦内镜的使用将共聚焦显微镜引入腔内检查，达到光学活检的效果；胶囊内镜将无线摄影装置吞入消化道，定时摄录腔内图像，为小肠病变诊断提供了崭新的工具；内镜下逆行胰胆管造影（ERCP）作为胆、胰管疾病内镜下的诊断和治疗的基础技术而得到了广泛的应用。

第二节　常用内镜检查

一、上消化道内镜检查

　　上消化道内镜检查包括食管、胃、十二指肠的检查，是应用最早、进展最快的内镜检查，通常亦称胃镜检查。

（一）适应证

　　（1）临床疑有食管癌、食管裂孔疝、食管炎、消化性溃疡、胃癌、慢性胃炎等疾病需要明确诊断者。

　　（2）上消化道出血原因不明者。

　　（3）钡餐检查发现胃溃疡、胃窦炎或胃肿瘤，但不能确定其性质。

　　（4）胃溃疡、萎缩性胃炎、胃手术后、Barrett食管等有癌变可能需要随访观察的病变。

　　（5）药物治疗前后对比观察或手术后随访。

　　（6）内镜下治疗，如止血、食管静脉曲张的硬化剂注射与套扎、狭窄的扩张与内支架放置治疗、息肉切除、黏膜切除或异物取出等。

（二）禁忌证

　　（1）休克、昏迷等危重状态。

　　（2）严重心肺疾病或全身极度衰弱无法耐受检查者。

　　（3）精神病患者或其他不能合作者。

　　（4）严重咽喉疾病、腐蚀性食管炎和胃炎、巨大食管憩室、主动脉瘤及严重颈胸段脊柱畸形者或上消化道穿孔急性期。

　　（5）急性传染性疾病一般暂缓检查；慢性乙、丙型肝炎或病原携带者、艾滋病患者应具备特殊的消毒措施。

（三）术前准备

　　（1）检查前禁食8小时。有幽门梗阻者，应洗胃后再检查。已做钡餐检查者，一般3天后再做胃镜检查。

　　（2）阅读胃镜申请单，简要询问病史，作必要体格检查，了解胃镜检查的适应证及禁忌证，签署知情同意书。

（3）麻醉、去泡　检查前5~10分钟，吞服胃镜胶（含利多卡因、二甲硅油等），具有麻醉、润滑及去泡作用。

（4）镇静剂　一般无需使用镇静剂。过分紧张者可用地西泮5~10mg肌内注射或静脉注射。做镜下治疗时，为减少胃蠕动，可术前10分钟肌内注射山莨菪碱10mg或阿托品0.5mg。

（5）检查胃镜及配件　注意光源、送水、送气阀及吸引装置，操纵部旋钮控制的角度等。检查胃镜的线路、电源开关及监视器屏幕影像。内镜室还应具有监护设施、氧气及急救用品。

（四）检查方法要点

（1）患者取左侧卧位，颈部垫枕头稍后仰。松开衣领及腰带。

（2）口边放置弯盘，有义齿者取下义齿，嘱患者咬住牙垫，铺上无菌巾。

（3）术者左手持操纵部，右手持胃镜先端约20cm处，直视下将胃镜经口插入咽部，缓缓沿舌背、咽后壁插入食管。嘱患者深呼吸，配合吞咽动作可减少恶心，有助于插管。注意动作轻柔，避免暴力，勿误入气管。

（4）在直视下胃镜由食管通过贲门进入胃腔，在胃底部略向左、向上可见胃体腔，推进至幽门前区，再经幽门入十二指肠。在退镜时详细观察各部情况，配合注气及抽吸，观察顺序依次为十二指肠、幽门、胃窦、胃角、胃体、胃底、贲门及食管。

（5）对病变部位可摄像、染色、局部放大、活检、刷取细胞涂片及抽取胃液检查以协助诊断。

（6）退出胃镜时尽量抽气，防止腹胀。受检者2小时后进温凉流质或半流质饮食。

（五）并发症

（1）一般并发症　喉痉挛、下颌关节脱臼、咽喉部损伤、腮腺肿大、食管贲门黏膜撕裂等。

（2）严重并发症　由于插镜刺激迷走神经及低氧血症，可能出现心搏骤停、心肌梗死、心绞痛；操作不当可致上消化道出血、穿孔，吸入性肺炎等，一旦发生积极做相应处理和抢救。

（六）常见上消化道疾病的内镜表现

胃镜检查是上消化道疾病最具有诊断价值的检查方法。胃镜下炎症最多见，其次是消化性溃疡和肿瘤，其他还有息肉、憩室、异物、食管胃底静脉曲张、食管贲门黏膜撕裂综合征（Mallory-Weiss综合征）、胃石等。

1. 慢性胃炎　我国2006年达成的中国慢性胃炎共识意见中采纳了国际上新悉尼系统的分类方法，将慢性胃炎分为非萎缩性（以往称浅表性）、萎缩性和特殊类型三大类。以前两种多见。

（1）慢性非萎缩性胃炎　是指不伴有胃黏膜萎缩性改变，胃黏膜层见以淋巴细胞和浆细胞为主的慢性炎症细胞浸润。病变可累及黏膜的浅层或全层。胃镜下主要表现为黏膜水肿、红斑（点、片状或条状）、黏膜粗糙不平、出血点/斑、黏膜水肿、渗出等。

（2）慢性萎缩性胃炎　指黏膜已经发生了萎缩性改变。慢性萎缩性胃炎因不同病因又再分为多灶萎缩性胃炎和自身免疫性胃炎两类。胃镜下又分为单纯萎缩性胃炎和萎缩性胃炎伴增生。前者主要表现为黏膜红白相间，白相为主、血管显露、色泽灰暗、黏膜皱襞变平甚至消失；后者主要表现为黏膜呈颗粒状或结节状。

2. 溃疡　可位于食管、胃、十二指肠等部位。内镜下溃疡表现为较规则的凹陷，呈圆形或椭圆形或线状，底部常覆盖白色或血污状苔，周边较光滑，可稍隆起。溃疡可分三期。①活动期：可见圆形或椭圆形凹陷，直径多在0.5~1.5cm之间，底部覆以白苔、血痂或血凝块，周围黏膜充血、水肿明显，可呈堤状隆起；②愈合期：溃疡缩小、变浅、表面苔变薄，周边水肿消失，溃疡边缘可见黏膜皱状向中央集中；③瘢痕期：溃疡消失，为再生上皮覆盖，黏膜发红，呈栅状，向心性呈放射状排列。

3. 肿瘤　上消化道肿瘤有良、恶性之分，我国胃癌、食管癌患者相当多见，胃镜检查结合活检是最佳鉴别方法，尤其对发现早期癌症更为重要。

根据癌组织在胃壁的浸润深度，将胃癌分为进展期胃癌和早期胃癌两类。早期胃癌仅累及黏膜或黏膜下层，可作内镜下黏膜切除术或剥离术而治愈。进展期胃癌根据形态分为隆起型、溃疡型、溃疡浸润型和弥漫浸润型（包曼Ⅰ–Ⅳ型）。弥漫浸润型胃黏膜可无溃疡而胃壁变得僵硬、增厚、扩张受限，缺乏蠕动，形成"皮革胃"，应仔细观察，多处活检，行病理检查确诊，以防漏诊。

> ◉ **知识拓展**
>
> ### 内镜下逆行胰胆管造影术
>
> 内镜下逆行胰胆管造影术（ERCP）是在内镜下经十二指肠乳头插管注入造影剂，从而逆行显示胰胆管的造影技术，是目前公认的诊断胰胆管疾病的金标准。在ERCP的基础上，可以进行十二指肠乳头括约肌切开术（EST）、内镜下鼻胆汁引流术（ENBD）、内镜下胆汁内引流术（ERBD）、胆总管取石术、胆胰管肿瘤支架引流术等介入治疗。适应证比较广泛，主要包括胆管结石、肿瘤、炎症或梗阻性黄疸原因不明者；胰腺肿瘤、慢性胰腺炎、胰管结石、胰腺囊肿；胆囊切除或胆管术后症状复发者；疑有壶腹癌或十二指肠乳头病变等。具有不用开刀、创伤小，住院时间短的优点。

二、结肠镜检查

下消化道内镜检查包括乙状结肠镜、结肠镜和小肠镜检查，以结肠镜应用较多，可达回盲部甚至末端回肠，了解部分小肠和全结肠病变。在此仅介绍结肠镜检查。

（一）适应证

（1）有大便习惯改变、便血、腹痛、腹块、消瘦或贫血等征象而不明原因的者。

（2）钡剂灌肠或乙状结肠镜检查结肠有狭窄、溃疡、息肉、癌肿、憩室等病变，需进一步确诊者。

（3）炎症性肠病的诊断与随诊；结肠癌术前确诊与术后随访；息肉摘除术后随访。

（4）结肠癌普查或转移性腺癌，CEA、CA199等肿瘤标志物升高，需寻找原发病灶者。

（5）镜下治疗，如止血、息肉切除、整复肠套叠与肠扭转、扩张肠狭窄及放置支架解除肠梗阻等。

🏫 **课堂互动 6–8**

大便带血或隐血试验阳性一定需要做肠镜检查吗？

答案解析

（二）禁忌证

（1）结肠急性炎症性病变，如急性细菌性痢疾、急性重度溃疡性结肠炎及憩室炎等。

（2）急性弥漫性腹膜炎、腹腔脏器穿孔、大量腹水等。

（3）严重心肺功能衰竭、昏迷患者或有精神、心理问题不能配合者。

（4）妊娠期妇女禁止检查。月经期妇女尽量暂缓检查。

（5）肛门、直肠严重狭窄。

（三）术前准备

（1）一般准备　阅读申请单，简要询问病史，作必要的体格检查，了解检查的适应证，有无禁忌证，签署知情同意书。

（2）肠道准备　肠道清洁是检查成功的先决条件，检查前2~3天进少渣半流质饮食，检查当日早晨禁食。肠道清洁有多种方法，可于检查前3小时嘱患者饮主要含氯化钠的平衡电解质液3000~4000ml，或主要含磷酸缓冲液的清肠液，饮水总量不足1000ml，可达到同样清肠效果。甘露醇在肠道内被细菌分解产生氢气，不适用于高频电凝切除术的肠道准备。

（3）术前用药　可术前5~10分钟用阿托品0.5mg或山莨菪碱10mg肌内注射，以减少肠蠕动，但对青光眼、前列腺肥大或近期发生尿潴留者禁用。对情绪紧张者可肌内注射地西泮5~10mg。

（4）检查室具有监护设备及抢救药物，以备不时之需。

（5）检查结肠镜及配件。

（四）检查方法要点

结肠镜有单人操作和双人操作之分。镜检难度较胃镜为大，术者需经规范培训后方可进行独立操作。

（1）嘱患者穿上带孔洞的检查裤，取左侧卧位，双腿屈曲。

（2）术者先做直肠指检，了解有无肿瘤、狭窄、痔疮、肛裂等后再插镜。将肠镜前端涂上润滑剂（一般用硅油）后，嘱患者张口呼吸，放松肛门括约肌，以右手示指按压镜头，使镜头滑入肛门再缓慢进镜。

（3）遵照循腔进镜原则，少量注气、适当钩拉、去弯取直、防袢、解袢等插镜原则逐段缓慢插入肠镜。可让助手用适当的手法按压腹部，减少乙状结肠、横结肠结袢，以助进镜。

（4）到达回盲部的标志为内侧壁皱襞夹角处可见圆形或椭圆形漏斗状的阑尾开口及回盲瓣。在回盲瓣口尽可能调整结肠镜前端角度，插入或挤入回盲瓣，观察末端回肠15~30cm范围的肠腔与黏膜。

（5）退镜时，操纵上下左右旋钮，环视肠壁，适量注气、抽气，逐段仔细观察。

（6）对有价值的部位摄像、取活检及细胞学检查等以助诊断。

（五）并发症

1. 肠出血和肠穿孔　由于插镜损伤、活检过度、息肉切除过深、电凝止血不足、结肠结构异常等引起。肠穿孔患者可发生剧烈腹痛、腹胀，有急性弥漫性腹膜炎体征，X线腹部透视可见膈下游离气体，一经确诊应立即处理。

2. 心脑血管意外　由于检查时牵拉刺激迷走神经引起反射性心律失常，甚至心搏骤停，高血压患者检查时情绪紧张可加重高血压，引起脑血管意外，出现这些情况应立即拔出镜子，积极抢救。心脏病或高血压患者应特别注意术前用药准备和术中监护。

3. 肠系膜损伤　可由于操作粗暴所致，如有腹腔粘连时易造成肠系膜损伤。少量出血可保守治疗，大量出血应剖腹探查作相应处理。

4. 气体爆炸　如果口服20%甘露醇做肠道准备后，做息肉电切时可引起肠道气体爆炸，多与产生甲烷类易燃气体有关。治疗内镜应避免使用甘露醇做肠道准备。

（六）常见结肠疾病的内镜诊断

结肠疾病的基本病变是炎症、溃疡及肿瘤，与上消化道疾病有相似之处。

1. 溃疡性结肠炎（ulcerative colitis，UC）　患者镜下见黏膜广泛充血、水肿、糜烂或表浅溃疡，表面有脓苔和渗出物，病程长者可伴炎性息肉形成。

2. 克罗恩病（Crohn disease，CD）　患者镜下见跳跃式分布的纵形或匍行性深溃疡，附近常有多发大小不等的炎性息肉，周围黏膜正常或鹅卵石样增生，肠壁明显增厚，肠腔明显狭窄。

3. 结肠良性肿瘤　以腺瘤、息肉多见，其大小、形态、有无蒂，对判断类型及预后甚为重要。

4. 结肠恶性肿瘤　好发于直肠、乙状结肠。临床发现的早期癌局限于肠黏膜及黏膜下层，以息肉隆起型居多，可有蒂、无蒂和亚蒂，表面发红，凹凸不平，多有糜烂或溃疡。进展期结肠癌可分为隆起型癌、溃疡型癌、浸润型癌，病变已侵入固有肌层，可累及部分肠壁及肠壁全周，经内镜下病理活检是诊断大肠肿瘤的必要手段。

5. 结肠血管病变、结肠憩室等　均可通过结肠镜检查为临床诊断提供有价值的依据。

三、超声内镜检查

超声内镜是将内镜和超声完美结合而形成的一种新的影像设备，由此形成的技术，称为内镜超声检查术（endoscopic ultrasonography，EUS）。它是将微型高频超声探头安置在内镜前端，当内镜插入体腔后，利用内镜下的超声实时扫描观察到的病变部位，可以获得胃肠道的层次结构的组织学特征及周围邻近脏器的超声图像。与传统经腹超声相比，EUS更接近病变部位，更易发现微小病灶，较大提高了内镜技术的诊断和治疗水平。

（一）适应证

（1）确定消化道黏膜下肿瘤的起源与性质，判断消化道恶性肿瘤的TNM分期。

（2）肝胰胆系统肿瘤　EUS紧贴胃壁或十二指肠壁进行扫描，可清晰地显示全部胰腺组织、胆管全长、胆囊及肝左叶。EUS引导下可对肝胆胰肿瘤穿刺活检或引流、胆管支架置入、介入治疗等。

（3）慢性胰腺炎　EUS是诊断慢性胰腺炎的敏感工具。

（4）胃肠淋巴瘤　EUS联合流式细胞学等技术对胃肠淋巴瘤有较好的诊断效果。

（5）门脉高压症　EUS引导下可行门静脉压力测定、胃底静脉曲张介入治疗，判断食管静脉曲张程度与栓塞治疗的效果等。

（6）纵隔病变或腹膜后疾病。

（二）禁忌证

1. 绝对禁忌证

（1）严重心肺疾患不能耐受检查或上消化道大出血处于休克状态者。

（2）腐蚀性食管炎、胃炎的急性期或怀疑消化道穿孔者。

（3）精神病患者或严重智力障碍而不能配合内镜检查者。

（4）明显的胸腹主动脉瘤患者。

（5）脑卒中急性期患者。

2. 相对禁忌证

（1）心肺功能不全或血压未得到控制的高血压患者。

（2）凝血机制障碍及出血倾向者。

（3）巨大食管憩室、重度食管静脉曲张者。

（4）高度脊柱畸形者。

（三）术前准备及操作方法

超声内镜检查术前准备基本同一般内镜检查。检查医生必须熟练掌握一般消化道内镜的操作技术和十二指肠镜的操作要点，并具有一定的体表超声经验和超声解剖知识，检查前要了解病史、检查目的、检查的适应证、有无内镜禁忌证等。通常患者取左侧卧位，双下肢微曲，解开衣领，放松腰带，头稍后仰；行结肠超声内镜检查者，术前应清洁肠道准备。超声内镜插入消化道后，可采用直接接触法、水囊法、无气水充盈法及水囊法合并无气水充盈法对胃肠道黏膜下病变、肿瘤及邻近脏器进行扫描检查。结合多普勒，超声内镜尚能够检测血流速度和血流量并能显示血流方向。

（四）并发症

消化道超声内镜检查较安全，并发症同胃镜、结肠镜检查。如果操作技术不熟练、未按规程操作等还可能出现吸入性肺炎、窒息、胆汁性腹膜炎、医源性胰腺炎等。

（五）EUS的临床应用

随着超声内镜技术在临床的普及，已经广泛用于消化道、肝胆胰腺及腹膜后疾病的诊断与治疗，尤其对于消化道肿瘤的术前分期，明确消化道早癌的浸润深度，合理把握内镜下微创治疗的适应证起到重要作用。近年来开展的超声内镜下穿刺活检、肿瘤射频、光动力和激光治疗等都取得了迅速进展。

四、支气管镜检查

支气管镜检查是呼吸系统疾病诊疗的重要方法之一。因其管径细，可弯曲，易插入段支气管和亚段支气管，同时可在直视下作活检或刷检，亦可作支气管灌洗（bronchial lavage，BL）和支气管肺泡灌洗（bronchoalveolar lavage，BAL），行细胞学或液性成分检查，并可摄影或录像，已成为支气管、肺和胸腔疾病诊断、治疗和抢救上的一项重要手段。

（一）适应证

（1）不明原因的咯血、慢性咳嗽、局限性喘鸣音、胸腔积液、声带麻痹和气道阻塞病变，需明确诊断者。

（2）诊断不明的支气管、肺脏疾病，需取支气管或肺活组织进行病理检查者。

（3）性质不明的弥漫性病变、孤立性结节或肿块，需钳取或针吸肺组织作病理切片或细胞学检查者。

（4）胸部X线片阴性，但痰液检查癌细胞阳性者。

（5）原因不明的喉返神经麻痹和膈神经麻痹者。

（6）收集肺深部细支气管的分泌物作病原学培养，以避免口腔污染。

（7）肺部手术术前评估。

（8）用于治疗，如气管或支气管的局部止血、支气管异物取出、吸痰及局部用药、肺癌局部瘤体的放疗和化疗、气道狭窄患者的球囊扩张或放置镍钛记忆合金支架、支气管-肺泡灌洗等。

（二）禁忌证

（1）活动性大咯血、严重出血倾向或凝血障碍者。

（2）有严重心肺功能不全、心律失常、频发心绞痛者。

（3）严重高血压、主动脉瘤或极度衰弱不能耐受检查者。

（4）有呼吸道急性炎症、哮喘发作期或开放性肺结核者。

（三）术前准备

（1）术前向患者说明检查目的、意义、大致过程和配合的方法，以消除患者的顾虑，并签署知情同意书。

（2）询问病史，了解近期X线检查、心电图检查及其他检查结果，评估心肺功能。有出血倾向者需作凝血功能等检查。

（3）术前禁食4~6小时。

（4）术前半小时肌内注射阿托品0.5mg，或同时肌内注射地西泮5~10mg。

（5）术前做好急救器械、急救药物等的准备。

（四）检查方法要点

（1）常用2%利多卡因溶液局部麻醉，可咽喉喷雾，也可在支气管镜镜管插入气管后滴入或经环甲膜穿刺注入。

（2）患者一般取平卧位，头摆正，略后仰。术者持镜经鼻或口腔插入，找到会厌与声门，观察声门活动情况。当声门张开时，将镜快速送入气管，在直视下边向前推进边观察气管内腔，达到隆突后观察隆突形态。

（3）见到两侧主支气管开口后，先进入健侧再进入患侧，依据各支气管的位置，拨动操纵部调节钮，依次插入各段支气管，仔细观察支气管黏膜光滑度和色泽，有无充血水肿、出血、糜烂、溃疡、结节、管腔有无狭窄等。对可见病变，先活检，再用毛刷刷取涂片，或进行支气管灌洗作细胞学或病原学检查。对某些肺部疾病可行支气管肺泡灌洗。

（4）术后嘱患者休息，禁食、禁水2小时，并严密观察，出现异常情况及时采取有效处理措施。

（五）并发症

纤维支气管镜检查已经广泛应用于临床，在实施过程中可发生并发症。其发生与病例选择、操作者的技术水平等有关。

1. **出血**　最常见，组织活检均可导致不同程度出血，细胞刷检后也可致局部黏膜刷破出血，或因插管中剧烈咳嗽而诱发出血。少量出血，可自行止血或经局部注入止血药后停止，大出血时除经支气管镜及时负压吸引外，还需注入一定浓度的肾上腺素或凝血酶局部止血，必要时采取全身的止血药物治疗。

2. **气胸**　主要是由组织活检引起的，发病率及死亡率均低，气体较多时进行胸腔闭式引流处理。

3. **术后发热**　发生率6%左右，继发肺部细菌感染、菌血症，甚至术后偶发致死性败血症。

4. **低氧血症**　一般认为插镜时80%左右的患者PaO_2下降，其下降幅度在10mmHg左右，操作时间越长，下降幅度越大。低氧血症可诱发心律失常、心肌梗死甚至心搏骤停。

5. **喉痉挛**　本症为最严重并发症，多为麻醉药所致，亦可在给支气管哮喘或慢性阻塞性肺疾病患者插镜时发生。患者还可出现抽搐、呼吸抑制，甚至心搏骤停。为防止该并发症的发生，术前一定要详细询问过敏史以及基础疾病史。

（六）临床应用

1. 协助疾病诊断

（1）肺肿瘤的鉴别诊断　支气管镜检查可鉴别良、恶性肿瘤，明显提高肺癌的确诊率，通过钳检技术获取诊断，钳检时要求部位准确、钳夹肿瘤的基部，若表面附有坏死样物需反复吸引或钳出后再取肿瘤组织。可通过多种采样方法如针吸、钳检、刷检等来提高肺癌诊断阳性率。

（2）肺不张的诊断　肺不张常见的原因有炎症、肿瘤和结核，还可以是血块、异物、外伤和胸腹手术后引起。支气管镜检查对于肺不张病因的鉴别诊断有非常重要的意义。在临床工作中有被胸部CT诊断为"肿瘤"而支气管镜下诊断为异物的病例。

（3）对胸部X线片正常的咯血患者的诊断　通过纤支镜检查可明确支气管可见范围内有无黏膜改变、管腔狭窄及出血的部位，同时可以清除血块、局部止血。

（4）肺部感染性病变的诊断　通过纤支镜冲洗液可行细菌、结核的培养，为肺部感染性疾病提供病原学诊断，尤其是不典型肺结核和支气管结核的诊断。

（5）胸膜疾病的诊断　进行细胞学检查和胸膜活检的结果对诊断胸膜疾病的效果不佳。以支气管镜代替胸腔镜检查可提高胸膜疾病诊断率，对于伴有咯血或肺部病变者纤支镜的检查对诊断的价值优于胸膜活检。

2. 协助疾病的治疗

（1）摘取异物　误吸是急诊科经常遇到的急症，如吸入花生、葡萄、笔帽、牙齿等。支气管镜下取异物视野广、对患者造成的痛苦小，已广泛应用于临床。但若异物留置时间长，异物周围被肉芽组织包绕取异物时特别易出血，需要慎重。

（2）清除呼吸道异常分泌物 患者在呼吸衰竭、胸外伤、胸腹部手术后痰液不能排出时，此时可借助支气管镜通过气管插管的内径口或气管切开的气管套管口或直接插镜进行吸痰，常可取得良好效果。

（3）肺部感染性疾病的治疗 对于有大量分泌物的肺脓肿、支气管扩张等，可通过支气管镜吸引分泌物、肺泡灌洗以及局部给药治疗。

（4）气道狭窄的治疗 对于各种原因如良恶性肿瘤导致的大气道狭窄可采用介入治疗，如球囊扩张、放置支架、冷冻、微波、化疗等。

（5）止血 支气管镜下发现出血部位可行局部止血。

（6）肺泡蛋白沉积症的治疗 可经气管镜行支气管分段反复多次灌洗，操作起来简便、安全。

（庞淑珍）

书网融合……

目标检测　　　知识回顾　　　习题

第七篇
诊断方法与病历书写

第一章　诊断疾病的步骤和临床思维方法

第二章　病历书写

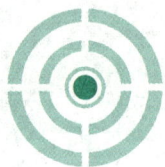

第一章 | 诊断疾病的步骤和临床思维方法

PPT

学习目标

知识要求：

1. 掌握临床诊断的基本原则和常用临床思维方法。
2. 熟悉疾病诊断的步骤和诊断内容的书写要求。
3. 了解临床思维中应注意的问题。

技能要求：

1. 具备对疾病诊断的系统思维能力。
2. 学会根据相关病史资料对疾病得出初步诊断。

    诊断是医生将收集到的病史、体格检查、实验室检查及其他各项检查资料，经过整理、分析、综合、推理判断等思维过程，从而对疾病的本质和名称做出的结论。诊断是临床医学最根本的任务之一，正确的诊断是治疗和预防疾病的先决条件和重要依据。因此，必须重视对疾病的诊断。

    建立正确的诊断，需要有广博而精深的医学理论知识，熟练的诊断检查技术，丰富的临床实践经验以及掌握诊断的基本步骤和辨证的临床思维方法。每位医生都有必要对临床思维的科学原理与教学策略有所认识，从认知心理学的共性规律入手，结合各学科特点，更好地把握自己在疾病诊断与临床决策的不确定因素，避免直觉思维的认知偏差与经验局限性的干扰，突破诊断能力低水平重复现象，改进诊断与决策的效率，减少误诊与差错，提高医疗水平与质量。

第一节 诊断疾病的步骤

岗位情景模拟 38

    刘某，女，46岁。反复心悸、气促20年，加重1年，发热伴双下肢水肿3天。20年前劳累后出现心悸、气促，休息后可缓解。1年前受凉后上述症状加重，伴咳嗽，咳少量泡沫痰，晚上睡眠中时常憋醒，坐起后好转。曾诊断为"风湿性心脏病"。3天前受凉后出现发热、咳嗽、气促加重，不能平卧、下肢水肿、尿少，腹胀伴恶心，即来我院就诊。

    查体：体温39.2℃，脉搏73次/分，呼吸36次/分，血压115/72mmHg。二尖瓣面容，半卧位，呼吸急促，咽部充血，扁桃体Ⅱ度肿大。双下肺可闻及湿啰音。心界双侧扩大，心率112次/分，心律绝对不齐，第一心音强弱不等，心尖部可闻及舒张期隆隆样杂音，P_2亢进。肝肋缘下4cm，剑突下7cm，轻压痛，肝颈静脉回流征阳性。双下肢凹陷性水肿。

问题与思考

1. 该患者可能的诊断是什么？
2. 简述你的诊断思路。

答案解析

疾病诊断的过程，就是对疾病的认知过程。通过病史采集和体格检查获得的数据，结合初步的实验室检查结果，共同形成了初步诊断推理的基础。

正确的诊断一般要经过以下四个步骤：搜集临床资料，分析、综合、评价资料，提出初步诊断，验证或修正诊断（图7-1-1）。

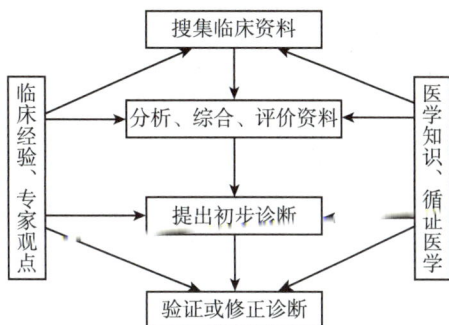

图7-1-1 疾病诊断步骤示意图

一、搜集临床资料

1. **病史采集** 采集病史的方法主要是问诊，通过问诊可以了解疾病的发生、发展、诊治经过、既往健康状况和生活经历等情况，对诊断具有极其重要的意义。病史的主体是症状，症状的特点及其发生发展与演变情况，对于形成诊断起重要作用。许多疾病通过问诊就可以直接提出准确的诊断，如胆道蛔虫症、消化性溃疡、上呼吸道感染、心绞痛、急性扁桃体炎等。问诊时应按照问诊的内容全面询问，不清楚的地方可反复询问，不能怕麻烦。只有全面的资料才能反映疾病发生、发展和演变的全过程，避免误诊或漏诊。病史采集要具有全面性、系统性和真实性，还要反映出疾病的动态变化及个体特征，这是建立正确诊断的基础和前提。

2. **体格检查** 通过病史采集，医生对病情已有初步了解，对疾病做出了初步诊断的设想，但对这些诊断是否能成立尚难以肯定或否定。通过体格检查，从患者身上寻找阳性或阴性体征，可使诊断思维更加接近实际病情。

医生通过视诊、触诊、叩诊、听诊、嗅诊等方法对患者进行全面、规范的体格检查，除注意收集阳性体征外，具有否定意义的阴性体征也不能遗漏。阳性体征和阴性体征，都可以成为诊断疾病的重要依据。医生在体格检查过程时要做到既重视患者症状提示的部位，也不能忽视或遗漏其他部位的检查。应边查边问，边查边想，思考体征与诊断的关系，以严谨的科学态度和实事求是的精神，对有怀疑的地方应进行核对或重新收集，核实、补充和完善证据，使临床资料具有真实性和完整性。

3. **实验室及辅助检查** 在获得病史和体格检查资料的基础上，从实际需要出发，选择恰当的、必要的实验室检查和其他检查，会使临床诊断更准确、可靠。检查要有针对性，杜绝滥用检查。切忌单凭某项检查结果来诊断疾病，因为任何检查都有其局限性，某些结果还会出现假阳性、假阴性。在选择检查时应考虑检查的适应证、检查的时机、敏感性、准确性和特异性以及安全性，分析其成本与实际效果是否合理，特别是有创检查和高成本检查。

二、分析、综合、评价资料

对病史、体格检查、实验室检查和辅助检查所获得的各种临床资料进行分析、评价、比较，去粗取精，去伪存真，由此及彼，由表及里，形成较为清晰的资料框架或轮廓以后，医生结合掌握的医学知识和临床经验，将可能性较大的疾病排列出来，作为诊断假设，并排优先次序。选择可能性最大的、最能解释所有临床发现的疾病形成初步诊断。

1. 确定主要问题　疾病多种多样，其临床表现千变万化。患者因受疾病、文化素养、知识层次、心理状态和社会因素等方面的影响，所述病史可能是琐碎、凌乱、主次不分、顺序颠倒，甚至有些虚假、隐瞒或遗漏等现象。有的患者同时患多种疾病，出现了交错和叠加的症状，甚至掩盖了主要疾病的症状，或者并发症的存在，使疾病的临床表现更加复杂化、多样化。即使是同一疾病，在不同发展阶段也具有不同的特点，加上个体差异及用药，打乱了疾病发展变化的一般规律而更使疾病的临床表现不典型，给疾病诊断带来困扰。因此要对各种临床资料进行综合分析，列出患者的所有症状，识别异常的体征，归纳整理为单一或多重问题，确定主要临床问题。

2. 提取关键信息　简明、准确地概括患者的临床表现是鉴别诊断至关重要的切入点。要从问诊和体格检查中提取疾病的关键信息，例如腹痛诊断的关键信息：部位、阵发或连续发作、突然或逐步开始，刀割或烧灼样疼痛、饱餐或空腹、有无反射痛等。这些关键信息常常是配对的、相反的描述，起限制性诊断作用，与诊断推理密切相关。

3. 与辅助检查相结合　辅助检查是在问诊和体格检查的基础上，为了验证某种或几种诊断假设而开具。由于检查时机和技术因素等影响，一两次阳性或阴性结果有可能不足以证实或排除疾病的存在。因此，在利用检查结果时必须考虑是否存在假阴性和假阳性？是否存在误差？有无影响检查结果的因素？检查结果与其他临床资料是否相符等诸多因素。所以，临床医生应结合病史资料和体格检查结果综合考虑，而不应单纯地采用检查结果诊断疾病。如仅依据某种局部征象，或某一检验或辅助检查的结果武断地做出诊断，可能会顾此失彼，造成误诊。

三、提出初步诊断

通过对临床资料的综合分析和评价，医生应对疾病的主要临床表现及特点、疾病的演变情况、治疗效果等有清晰明确的认识，为进行鉴别诊断、提出初步诊断打下了基础。初步诊断往往带有主观臆断的成分，这是由于在认识疾病的过程中，医生只发现了某些自己认为特异的征象。由于受到病情发展的不充分，病情变化的复杂性和医生认识水平的局限性等影响，这些征象在诊断疾病中的作用常常受到限制，易导致临床思维方法片面性、主观化。另外，临床上有的疾病表现典型，有一定规律性，容易诊断；有些疾病表现特殊，缺乏一定的规律性；还有些疾病同病异症、异病同症，给疾病诊断增加难度。因此，初步诊断只能为疾病进行必要的治疗提供依据，为验证和修正诊断奠定基础。

四、验证或修正诊断

病情是一个动态演变的过程，与之相适应的诊断工作也必须是一个动态的过程。疾病不断发展变化，诊断也需要不断调整。做出初步诊断只是临床工作的第一步，还有待于进一步修正、完善，甚至推翻。

临床诊断是医生对疾病的一种认识，属主观范畴，而且不是一次就能完成的，它的正确与否还需通过临床实践的不断验证。患者初步诊断后所采取治疗的反应，病情变化的动态观察，某些检查项目的复查以及某些必要的特殊检查等，都将为验证诊断、修正诊断提供可靠依据。

病情是一个动态变化过程，因此，提出初步诊断之后常常需要严密观察病情，随时发现问题，提出问题，查阅文献资料解决问题，或是开展讨论等，这在一些疑难病例的确诊过程中发挥重要作用。如果这个主要诊断及其他有意义的诊断都不能确诊，那么应该继续进行其他鉴别诊断并确定优先考虑的顺序。有时候正确的诊断并不符合这个疾病最初的表现。

只有符合疾病本质的诊断才是正确的诊断，据此进行防治，才可获得预期的效果。这就要求临床医生根据病情的变化不断地验证或修改自己原有的诊断，在继续发展的疾病面前多次证实、补充、修改，如此循环往复，直到得出正确的诊断。

第二节　临床思维方法

临床思维是医生在诊治疾病过程中，对疾病现象进行分析、判断、推理等一系列的逻辑推理过程。

一、临床思维的要素

临床思维包括两大要素：临床实践和科学思维。

1. **临床实践**　是获取临床资料的过程，包括病史采集、体格检查、必要的实验室和其他辅助检查等，在这个过程中，医生应细致周密观察病情，发现问题，分析问题，解决问题。

2. **科学思维**　是对具体的临床问题比较、推理、判断，在此过程上建立疾病的诊断。

科学的临床思维方法除要求医生具有丰富的医学知识外，还需具备哲学、社会学、生物学、心理学等诸多学科的知识，需要经过反复的临床实践训练。它是开启诊断和治疗大门的钥匙，是医生认识疾病、处理疾病的能力体现。

二、临床思维的方法

1. **推理**　推理是医生获取临床资料或诊断信息之后到形成初步诊断的中间思维过程。推理是认识疾病的方法，也是表达诊断依据的手段。

（1）演绎推理　演绎推理是从一般到个体的推理方法。侧重于从原理和普遍的现象出发，推论出对个别事物的认识，得出新结论的思维方法。即通过对现有临床资料的分析，提出一个假说–诊断假设，根据诊断假设进行演绎推理，再通过临床病情观察、辅助检查等手段演绎推理该结论。如果结果与预期结论相符，就证明假说是正确的，反之，则说明假说是错误的。例如：患者患肺结核。按该疾病的一般规律演绎出患者可能有咳嗽、咳痰、午后潮热等现象。能够演绎解释的已知症状越多，肺结核的诊断假设就越可靠。如果该患者除了有咳嗽、咳痰、午后潮热等现象外，还存在盗汗、痰中带血丝、体重减轻等现象，那肺结核的假设就有了更多的证据支持。假设患者痰培养中查到结核分枝杆菌阳性，则该诊断假设概率就更高。再经过抗结核治疗后患者痊愈，就说明诊断假设是正确的。反之，则说明诊断假设是错误的。

根据患者的临床表现去对照疾病的诊断标准和诊断条件，将患者典型的特异的临床表现逐一与疾病诊断标准对照，这也是形成临床诊断的一种方法。

（2）归纳推理　从个别性或特殊的临床资料推导出一般性或普遍性结论的推理，叫作归纳推理。临床上疾病种类繁多，临床表现各不相同。即使同一疾病，不同患者临床表现也各有差异。医生每天所接触的患者是具体的，也是个别的，所患疾病的临床表现也是具体的、个别的。在纷繁复杂的疾病中经过综合分析、逻辑推理找到最有价值的线索，利用自己的临床思维形成一个完整的诊断思路，得出的初步临床诊断，就是由个别上升到一般，由特殊性上升到普遍性。

（3）类比推理　是根据两个或两个以上疾病在临床表现上有相似或相同，而其中一个或两个疾病还有另外其他表现或病理改变，由此推出其诊断的推理方法。如患者因多食易饥、心慌易怒、体重减轻就诊。对该患者进行诊断分析时发现用糖尿病可以解释多食易饥、体重减轻，而不能解释心慌易怒，而用甲状腺功能亢进症可以解释上述症状，但属原发性还是继发性甲状腺功能亢进，应进一步再获取诊断信息，最后确立或排除甲状腺功能亢进的临床诊断。

2. 横向列举 当主要症状和体征不具特异性，存在多种疾病的可能性，一时难以区分，无法确定诊断时，应考虑多种诊断可能，逐一列举，再进一步根据其他实验室检查、影像学检查结果，查找其诊断依据，或选择其他项目检查，在反复分析、反复补充诊断资料的过程中，不断剔出原来的不符诊断，也可补充新的诊断。如此步步为营，把最可能的诊断从多种相似的疾病中辨别出来。

3. 经验再现 是指根据既往临床经验进行疾病诊断的过程。医生在临床实践过程中积累的知识和技能称为临床经验。当临床医生见到经长期临床实践反复验证的某些"典型症状"、特定的"体征"，可以帮助医生迅速建立起初步诊断。例如"转移性右下腹痛"提示急性阑尾炎。这样的诊断思维活动多数是在潜意识中进行，是有经验的医生常用的诊断方法。在临床诊断疾病的过程中，应注意"同病异症"和"同症异病"的现象。经验再现只有与其他诊断疾病的临床思维方法结合起来，才能更好地避免诊断失误。

4. 其他方法 广博的医学知识、丰富的临床经验、敏锐细致的病情观察、符合逻辑的临床思维程序、灵活正确的分析评价，是正确诊断疾病必要的条件。对具体病例的诊断，也可应用以下的临床思维程序：①从解剖的观点，有何结构异常？②从生理的观点，有何功能改变？③从病理生理的观点，提出病理变化和发病机制的可能性；④考虑几个可能的致病原因；⑤考虑病情的轻重，勿放过严重情况；⑥提出1~2个特殊的假说；⑦检验该假说的真伪，权衡支持与不支持的症状体征；⑧寻找特殊的症状体征组合，进行鉴别诊断；⑨缩小诊断范围，考虑诊断的最大可能性；⑩提出进一步检查措施。这一临床思维过程对初学者来说，经过多次反复，可以熟能生巧、运用自如。

三、诊断思维的基本原则

在疾病诊断过程中，必须掌握以下几项诊断思维的基本原则。

1. 常见病、多发病原则 当几种诊断可能性同时存在的情况下，要优先考虑常见病、多发病和当地流行病，较少考虑罕见病。这种选择符合概率分布的基本原理，在临床上可以有效减少误诊。

2. 一元论原则 尽可能地以一种疾病对患者复杂的临床表现进行解释，尽可能选择单一诊断，不用多个诊断分别解释各个不同的症状。若患者的临床表现确实不能用一种疾病解释时，再考虑有其他疾病的可能性。

3. 器质性疾病原则 首先考虑器质性疾病的存在。在器质性疾病与功能性疾病鉴别有困难时，首先考虑器质性疾病的诊断，以免错过最佳治疗时机。如表现为腹痛的胃癌患者，早期诊断可以进行手术根治，但如果按照功能性胃病治疗，则可能错失良机。即使器质性疾病与功能性疾病并存，也应重点考虑器质性疾病的诊断。

4. 可治性疾病原则 首先考虑可治性疾病的诊断。优先考虑可治性的疾病是指当鉴别诊断遇到困难，多种疾病均可以解释临床表现时，应仔细考虑各类疾病的疗效和预后，以及各自治疗方案对其他疾病的影响，在此基础上进行综合判断。当诊断有两种可能时，一种是可治且疗效好，而另一种是目前尚无有效治疗且预后甚差。此时，在诊断上应首先考虑前者并开始治疗。例如：克罗恩病和肠结核均可造成回盲部溃疡，二者有时鉴别极为困难。由于克罗恩病需要免疫抑制治疗，若诊断有误，大剂量糖皮质激素和免疫抑制剂很可能会加重肠结核病情，甚至导致结核播散；另一方面，抗结核治疗虽无助于克罗恩病，但也不会加重病情，因此，按照临床医疗"首先不伤害"的原则，当二者鉴别不清时，应先给予抗结核治疗，同时密切观察病情变化，必要时调整诊断思路并转换治疗方案。当然，对于不可治或预后不良的疾病亦不能忽略。这样可最大限度地减少诊断过程中的周折，减轻患者的负担和痛苦。

5. 实事求是原则 医生必须实事求是地对待客观现象，不能仅仅根据自己的知识范围和局限的临床经验任意取舍。症状、体征以及辅助检查结果是医生进行临床分析的基础，不能仅仅依赖医生主观的诊断来片面解释临床表现，更不能为了维持"诊断"而对患者的客观表现视而不见，这样势必造成误诊、漏诊。

6. 见病见人原则 同一疾病在不同的人身上表现各不相同，这种差异除受病因、病理生理等生物学方面的因素影响外，还受性别、年龄、生活环境、工作情况、文化程度、心理状态等方面的影响。人体是极其复杂的，加上个体间的差异，使得病情变化多端，临床表现千差万别，"从来没有两个表现完全一样的患者"。在诊断时应充分考虑生理、心理、社会等多种因素，要避免见病不见人的现象。以患者为整体，抓准重点、关键的临床现象，只有这样，患者才能得到及时恰当的诊疗。

课堂互动 7

临床思维和我们的课本学习有什么不同？

答案解析

四、诊断思维中应注意的问题

（一）理顺诊断思维中的关系

1. 现象与本质的关系　患者的临床表现是现象，疾病的病理改变才是本质。在诊断的思维过程中，应注意现象与本质的统一。例如，在心尖部听到隆隆样舒张期杂音，是现象，它的本质是二尖瓣狭窄，而这个变化是瓣膜的病理形态改变引起的，疾病的临床表现往往比较复杂，想要透过复杂的现象去认识疾病的本质，就必须要掌握各种症状、体征和相关辅助检查与疾病本质的关系，才能做出正确诊断。要求现象能反映本质，现象要与本质统一。

2. 主要与次要　患者的临床表现复杂多样，收集的临床资料也较多，分析这些资料时，要分清哪些资料反映疾病的本质。反映疾病本质的是主要临床资料，缺乏这些资料则临床诊断不能成立，次要资料虽然不能作为主要的诊断依据，但可为确立临床诊断提供旁证。例如，某患者有食欲不振、腹胀、腹泻，属消化系统症状，同时出现心悸、气促、下肢水肿、发绀等循环系统症状，体检发现颈静脉怒张、肝大、心尖区隆隆样舒张期杂音等典型的心瓣膜病的体征，而无相应的消化系统疾病的主要体征，这说明循环系统的临床表现是疾病的主要矛盾，而消化系统的临床表现只是次要矛盾。只有抓住了主要矛盾，才能做出正确的诊断。

3. 局部与整体　人体的整体统一是多层次的统一，各个层次功能的互相作用、互相影响综合成整体的功能。疾病过程也是如此。在临床诊断过程中，要坚持从普遍联系的观点出发，把人体看成是一个有机的整体，这不仅是诊断观的要求，也是医学科学本身发展规律的要求。人体生命活动最突出的表现，就是它的联系性和整体统一性。局部病变可以引起全身改变，而某些全身性疾病又可以表现为局部病变。因此不仅要观察局部变化，也要注意全身情况。例如，化脓性扁桃体炎，这一局部病变，可引起畏寒、发热等全身症状。另一方面整体病变又可以出现局部病症的突出表现，例如，风湿热是全身性疾病，它可以表现为关节、心脏及神经系统（舞蹈病）等方面的局部病变。所以疾病的诊断必须结合整体来考虑，要防止片面地、孤立地对待临床症状与体征。牢固树立整体观念，从局部变化的相互关系中认识整体变化，才能真正揭示身体内在的联系，避免漏诊、误诊发生。

4. 典型与不典型　大多数疾病都有共同的特征和临床表现，属于典型表现，易于识别。但由于医生的认识水平、患者耐受性、敏感性不同，经过多次治疗或合并多种疾病的干扰影响，特别是年老体弱、疾病晚期、婴幼儿等，临床表现往往表现不典型，增加了诊断的难度。例如大叶性肺炎，典型的体温升高特点是稽留热，即体温恒定地维持在39~40℃以上的高水平，达数天或数周，24小时内体温波动范围不超过1℃，但由于降温药物和抗生素的应用，临床已很难见到典型的稽留热，可结合患者其他症状和体征进行诊断。

5. 共性与个性　不同的疾病有相同的临床表现，即这些疾病的共性。而同一特性表现在不同疾病中又各有其独特的临床特点，即该病的个性。

（1）抓共性　可以就某些临床表现进行全面考虑而不致漏诊。例如呼吸困难可分为肺源性、心源性、中毒性、神经精神性、血源性等，呼吸困难是这些疾病的共性。但由于病因不同，呼吸困难的具体表现又各具特点，分析它们的特点（个性），可使医生得出一个与之相符的疾病诊断。

（2）抓个性　有利于鉴别诊断、减少误诊。例如胃溃疡、十二指肠溃疡统称消化性溃疡，腹痛均具有周期性、节律性、季节性和慢性的特点，这是该疾病的共性；但胃溃疡腹痛在进食后加重，而十二指肠溃疡是空腹痛或夜间痛，依据个性差异，可以对两种溃疡进行鉴别。

（二）避免诊断思维中的误区

医学是一种不确定的科学，因为任何一种疾病的临床表现都各不相同。由于各种主客观的原因，临床诊断往往与疾病本质发生偏离而造成诊断失误，表现为误诊、漏诊、病因判断错误、疾病性质判断错误以及延误诊断等。临床上常见诊断失误的原因如下。

1. 不重视物理诊断   采集病史和体格检查被称为物理诊断，是临床医生的基本功。无论病情复杂抑或简单，病史和体征都是诊断工作不可或缺的一环。忽视病史和体征对于诊断的不可替代的价值，会增加诊断错误的风险。

（1）病史资料不完整、不确切   医生在病史采集过程中缺乏耐心，分析取舍不当；患者表述不清或故意隐瞒、夸大病情等，使采集的病史不能真实反映疾病个体的特征和演变规律，因而难以作为诊断的依据。

（2）体格检查不细致、不全面   医生在体检中不认真、不规范，对已有的病变体征未能发现或在检查中遗漏关键征象。

2. 过分依赖实验室及辅助检查   临床医生尤其是青年医生，过分依赖辅助检查手段，不进行复杂的临床思维，盲目相信某些先进检查方法提供的数据或图片，对结果不做深入细致地分析，忽视系统分析，直接得出疾病的诊断，影响诊断的正确性。

3. 医学知识不足   临床医学的认识对象是人，人体是极其复杂的，加上个体间的差异，使得病情变化，临床表现千差万别，同一种疾病在不同的个体可呈现不同的表现，不同的疾病又可有相同或类似的症状或体征，特别是对一些病情复杂、临床表现不典型以及罕见疾病，由于知识匮乏，经验不足，未能及时有效地学习各种知识，是构成误诊的另一种常见原因。

4. 缺乏正确的临床思维方法   先入为主，主观臆断，不能客观、全面地收集、分析和评价临床资料，让个案的经验或错误的印象占据了思维的主导地位，致使判断偏离了疾病的本质。

诊断的核心任务在于透过疾病的表面（临床表现）去认识其本质（病因）。诊断错误反映了我们主观认识的缺陷，难以完全消除，但必须努力减少和避免。医生应充分认识到自身知识水平和思维方式的局限性，从实践中积累知识、从误诊中得到教益，遵照诊断疾病的基本原则，运用正确的临床思维方法就会减少诊断失误的发生。

第三节   临床诊断的内容

一、诊断的内容

诊断是通过疾病的表现来认识疾病内在属性的客观反映，是医生制订治疗方案的依据，必须是全面概括、条理清晰且重点突出的综合诊断。完整的诊断内容包括：

1. 病因诊断   列在诊断的首位。根据临床的典型表现和（或）检查结果，明确提出致病原因。如病毒性肝炎、风湿性心瓣膜病、结核性脑膜炎等。其中病毒、风湿、结核即为病因。病因诊断对疾病的发展、转归、治疗和预防都有指导意义，因而是最重要的、也是最理想的临床诊断内容。

2. 病理解剖诊断   对病变部位、性质、细微结构变化的判断，如主动脉瓣狭窄、心肌梗死、肾小球肾炎等。其中有的需要组织学检查，有的也可由临床表现联系病理学知识而提出诊断。

3. 病理生理诊断   是对疾病引起的机体功能变化的诊断，如心功能不全、甲状腺功能亢进、呼吸衰竭等，它不仅是机体和脏器功能判断所必需的，而且也可由此做出预后判断和劳动力鉴定。

4. 疾病的分型与分期   不少疾病有不同的分型与分期，其治疗及预后意义各不相同，诊断中亦应予以明确。如病毒性肝炎可分甲、乙、丙、丁、戊、己、庚等多种类型；慢性支气管炎可分为急性发作期、慢性迁延期与临床缓解期。对疾病进行分型、分期可以充分发挥其对治疗选择的指导作用。

5. 并发症的诊断　并发症是指在发病机制上与主要疾病有密切关系的疾病，是原发疾病的发展或是在原发病的基础上产生和导致机体脏器的进一步损害。如严重的肝脏疾病并发肝性脑病、慢性消化性溃疡并发急性穿孔或大出血等。

6. 伴发疾病诊断　伴发疾病或并存病是指与主要诊断的疾病不相关但同时存在的疾病，其对机体和主要疾病可能发生影响，如胆囊炎伴发龋齿、风湿性心脏病伴发肠蛔虫病等。

7. 待诊诊断　在临床实际工作中，对一时难以明确诊断的疾病，可根据尚未查明原因的主要症状或体征作为临时诊断，如腹痛原因待诊、便血原因待诊、黄疸原因待诊等。对于待诊病例应根据临床资料的分析和评价，提出可能性较大的诊断，并按可能性大小排列，反映诊断的倾向性。如腹痛原因待诊：①伤寒？②肠结核待排除。乳腺肿块待查：①乳腺纤维腺瘤？②乳腺癌待排除。对"待诊"患者提出诊断的倾向性有利于合理安排进一步检查和治疗，并应尽可能在规定时间内明确诊断。

二、诊断的格式

临床诊断一般写在病历记录末页的右下方。诊断之后要有医生签名，签名要规范，同时书写诊断时间。

诊断举例：

1. 风湿性心瓣膜病（病因诊断）

　　二尖瓣关闭不全（病理解剖诊断）

　　左心功能不全，心功能Ⅲ级（病理生理诊断）

2. 亚急性感染性心内膜炎（并发症）

3. 龋齿（伴发疾病）

辛××

××××年×月×日

三、诊断书写要求

1. 诊断名称规范化　疾病诊断名称的书写和编码要符合《国际疾病分类》（ICD-10）的规范要求，要将诊断写全，修饰词和限定词不能省略，疾病的部位要写具体，避免出现笼统的诊断。如碰到疑难诊断或综合征时，尽可能与专业病案人员联系，使诊断名称规范化。

2. 选好第一诊断　世界卫生组织和我国国家卫生健康委员会规定，当就诊者存在着一种以上的疾病损伤和情况时，需选择对就诊者健康危害最大、医疗花费最多、住院时间最长的作为病历首页的主要诊断，将导致死亡的疾病作为第一诊断。同时不要遗漏那些不常见的疾病和其他疾病的诊断。

（谭　倩）

第二章 病历书写

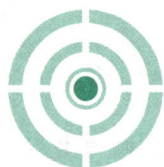

学习目标

知识要求：

1. 掌握病历书写的种类、格式和内容。
2. 熟悉门诊病历的格式及内容。
3. 了解电子病历相关要求。

技能要求：

学会将病史采集、体格检查、辅助检查结果等资料进行系统整理、写出格式正确、符合要求的完整病历。

　　病历是医务人员在医疗活动过程中形成的文字、符号、图表、影像、切片等资料的总和，包括门（急）诊病历和住院病历。病历书写是指医务人员通过问诊、查体、辅助检查、诊断、治疗、护理等医疗活动获得有关资料，并进行归纳、分析、整理形成医疗活动记录的行为。

　　病历既是医院管理、医疗质量和业务水平的反映，也是临床教学、科研和信息管理的基本资料，同时也是医疗服务质量评价、医疗保险赔付参考的主要依据，更是具有法律效力的医疗文件，是涉及医疗纠纷和诉讼的重要依据。因此，书写完整而规范的病历是每个医生必须掌握的一项基本功。

第一节　病历书写的基本要求

岗位情景模拟 39

　　患儿，男，2岁。咳嗽伴高热发热2天。请进行模拟问诊，写出门诊病历。

答案解析

（一）内容真实，书写及时

　　病历必须客观地、真实地反映病情和诊疗经过，杜绝主观臆造。内容真实不仅关系到病历的质量，也反映出医生的品德和作风。内容的真实来源于认真、全面、细致的资料收集，客观的分析及科学的判断。

　　病历应按各种文件完成时间的要求及时书写。门诊病历在接诊同时完成，急诊病历在接诊同时或处置完毕后完成，入院记录在患者入院后24小时内完成。危重患者的病历应及时完成，因抢救危急患者未能及时书写病历的，应在抢救结束后6小时内据实补记，并注明抢救完成时间和补记时间。

各项记录应注明时间，一律使用阿拉伯数字书写日期和时间，采用24小时制记录。一般时间记录至年月日时，急诊病历需记录至分钟，例如：2022年4月1日16：25。

（二）格式规范，项目完整

病历具有特定的格式，临床医生必须按规定格式进行书写。

（1）各种表格栏内必须逐项认真填写，无内容者画"/"或"-"，不能空项。

（2）每张记录用纸均须完整填写眉栏（患者姓名、住院号、科别、床号）及页码。

（3）度量衡单位一律采用中华人民共和国法定计量单位。

（4）各种检查报告单应按日期顺序分门别类整理好归入病历。

（三）表述准确，用词恰当

要运用规范的汉语和汉字书写病历，要使用通用的医学词汇和术语，力求精练、准确，语句通顺、标点正确。

（1）规范使用汉字，以《新华字典》为准，两位以上的数字一律用阿拉伯数字书写。

（2）病历书写应当规范使用中文和医学术语，通用的外文缩写和无正式中文译名的症状、体征、疾病名称、药物名称可以使用外文。

（3）疾病诊断、手术、各种治疗操作的名称书写和编码应符合《国际疾病分类》（ICD.10、ICD.9.CM.3）的规范要求。患者述及的既往所患疾病名称和手术名称应加引号。

（四）字迹工整，签名清晰

病历书写字迹要清晰、工整，不可潦草。病历书写应用使用蓝黑墨水或碳素墨水，需复写的病历资料可用蓝色或黑色油水的圆珠笔。计算机打印的病历应当符合病历保存的要求。各项记录书写结束时应在右下角签全名，字迹应清楚易认。

（五）审阅严格，修改规范

上级医务人员有审查修改下级医务人员所书写病历的责任。

（1）实习医务人员、试用期医务人员书写的病历，应当经本医疗机构执业注册的医务人员审阅、修改并签名。审查修改应保持原记录清楚可辨，并注明修改时间。上级医师审核签名应在署名医生的左侧，并以斜线相隔。

（2）进修医务人员由接受进修的医疗机构根据其胜任本专业工作实际情况认定后书写病历。

（3）病历书写过程中出现错字时，应当用双线划在错字上，保留原记录清楚、可辨，注明修改时间，并由修改人签名。不得采用刮、粘、涂等方法掩盖或去除原来的字迹。

（六）法律意识，尊重权利

在病历书写中应注意尊重患者的知情权和选择权，医务人员应当将治疗方案、治疗目的、检查和治疗中可能发生的不良后果以及对可能出现的风险和预处理方案如实告知患者或家属，并在病历中详细记载，由患者或授权人（法定代理人）签字确认，以保护患者的知情权。诊疗过程中应用新的治疗方法、输血、麻醉、手术等多种治疗手段，治疗中可能发生的不良后果，均需与患者或授权人（法定代理人）充分沟通，并签字确认，将结果记录在案，既充分体现尊重患者的自主选择权，医务人员也保存了相关证据，利于保护医患双方的合法权利。

（1）对按照有关规定须取得患者书面同意方可进行的医疗活动，应当由患者本人签署同意书。患者不具备完全民事行为能力时，应当由其法定代理人签字；患者因病无法签字时，应当由其授权的人员签字；

为抢救患者，在法定代理人或被授权人无法及时签字的情况下，可由医疗机构负责人或者被授权的负责人签字。

（2）因实施保护性医疗措施不宜向患者说明情况时，应当将有关情况告知患者近亲属或法定代理人，由患者近亲属签署知情同意书，并及时记录。患者无近亲属或患者近亲属无法签署同意书时，由患者的法定代理人或关系人签署知情同意书。

第二节　病历书写的种类、格式及内容

一、住院病历

住院病历内容包括住院病案首页、入院记录、病程记录、医患沟通记录、手术同意书、麻醉同意书、输血治疗知情同意书、特殊检查（特殊治疗）同意书、病危（重）通知书、医嘱单、辅助检查报告单、体温单、医学影像检查资料、病理资料等。

（一）入院记录的内容和格式

入院记录是指患者入院后，由经治医生通过问诊、查体、辅助检查获得有关资料，并对这些资料归纳分析书写而成的记录。可分为入院记录、再次或多次入院记录、24小时内入出院记录、24小时内入院死亡记录。

入院记录、再次或多次入院记录应当于患者入院后24小时内完成；24小时内入出院记录应当于患者出院后24小时内完成，24小时内入院死亡记录应当于患者死亡后24小时内完成。

1. **入院记录**　入院记录的内容包括如下。

（1）一般项目　一般项目包括姓名、性别、年龄、民族、婚姻状况、出生地、职业、工作单位、住址、入院时间（具体到分钟）、记录时间、病史陈述者（应注明与患者的关系），需逐项填写，不可空缺。

（2）主诉　主诉是指促使患者就诊的主要症状（或体征）和持续时间。要简明精练，一般1~2句，以不超过20字为宜。症状一般不超过3个，按照发生时间先后顺序列出，时间记录至最小单位，时间要明确，忌用"数天""数小时"等。

（3）现病史　是指患者本次疾病的发生、演变、诊疗等方面的详细情况，应当按时间顺序书写。现病史是住院病历书写的重点内容，应结合问诊内容，经整理分析后，围绕主诉进行描写，主要内容应包括如下。

①发病情况：记录发病的时间、地点、起病缓急、前驱症状、可能的原因或诱因。

②主要症状特点及其发展变化情况：按发生的先后顺序描述主要症状的部位、性质、持续时间、程度、缓解或加剧因素以及演变发展情况。

③随症状：记录伴随症状，描述伴随症状与主要症状之间的相互关系。

④伴发病以来诊治经过及结果：记录患者发病后到入院前，在院内、外接受检查与治疗的详细经过及效果。对患者提供的药名、诊断和手术名称需加引号以示区别。

⑤发病以来一般情况：简要记录患者发病后的精神状态、睡眠、食欲、大小便、体重、体力等情况。与本次疾病虽无密切关系，但仍需治疗的其他疾病情况，可在现病史后另起一段予以记录。

（4）既往史　既往史是指患者过去的健康和疾病情况。内容包括既往一般健康状况、疾病史、传染病史、预防接种史、手术外伤史、输血史、食物或药物过敏史等。系统回顾如下。

①呼吸系统：慢性咳嗽、咳痰、呼吸困难、咯血、低热、盗汗、与肺结核患者密切接触史等。

②循环系统：心悸、气急、咯血、发绀、心前区疼痛、晕厥、水肿及高血压、动脉硬化、心脏疾病、

湿热病史等。

③消化系统：慢性腹胀、腹痛、嗳气、反酸、呕血、便血、黄疸和慢性腹泻、便秘史等。

④泌尿系统：尿频、尿急、尿痛、排尿不畅或淋沥，尿色（洗肉水样或酱油色），清浊度，水肿，肾性药物应用史，铅、汞化学毒物接触或中毒史，下疳、淋病、梅毒等性病史。

⑤造血系统：头晕、乏力，皮肤或黏膜瘀点、紫癜、血肿，反复鼻出血，牙龈出血，骨骼痛，化学药品、工业毒物、放射性物质接触史等。

⑥内分泌系统及代谢：畏寒、怕热、多汗、食欲异常、烦渴、多饮、多尿、头痛、视力障碍、肌肉震颤、性格、体重、皮肤、毛发和第二性征改变史等。

⑦神经精神系统：头痛、失眠或嗜睡、意识障碍、晕厥、痉挛、瘫痪、视力障碍、感觉及运动异常、性格改变、记忆力和智能减退等。

⑧肌肉骨骼系统：关节肿痛、运动障碍、肢体麻木、痉挛、萎缩、瘫痪史等。

（5）个人史　出生地及长期居留地，生活习惯及有无烟、酒等嗜好，常用药物，职业与工作条件及有无工业毒物、粉尘、放射性物质接触史，有无冶游史。

（6）婚姻史　婚姻史记录婚姻状况、结婚年龄、配偶健康状况、子女状况、性生活情况等。

（7）月经史、生育史　女性患者月经史应记录初潮年龄、行经期天数、间隔天数、末次月经时间（或闭经年龄）等情况。并记录月经量、颜色，有无血块、痛经、白带等情况。

生育史按下列顺序写明：足月分娩数–早产数–流产或人流数–存活数。并记录计划生育措施。

（8）家族史　家族史指的是父母、兄弟、姐妹及子女的健康情况，有无与患者类似的疾病；如已死亡，应记录死亡原因及年龄。家族中有无传染性疾病以及遗传性疾病病史。家族中有无结核、肝炎、性病等传染性疾病。有无家族性遗传性疾病，如糖尿病、血友病等。

（9）体格检查　体格检查应当按照系统循序进行书写。内容包括体温、脉搏、呼吸、血压，一般情况，皮肤、黏膜，全身浅表淋巴结，头部及其器官，颈部，胸部（胸廓、肺部、心脏、血管），腹部（肝、脾等），直肠肛门，外生殖器，脊柱，四肢，神经系统等。专科体格检查情况应当根据专科需要记录专科特殊情况。具体记录的内容及格式见下。

体温：　℃　脉搏：　次/分　呼吸：　次/分　血压：　/mmHg　体重：　kg

一般状况：发育（正常、异常），营养（良好、中等、不良、肥胖），神志（清晰、嗜睡、昏睡、昏迷），体位（自主、被动、强迫），面容与表情（安静、忧虑、烦躁、痛苦，急、慢性病容或特殊面容），检查能否合作。

皮肤、黏膜：颜色（正常、潮红、苍白、发绀、黄染等），温度，湿度，弹性，有无水肿、皮疹、瘀点、紫癜、皮下结节、肿块、蜘蛛痣、肝掌、溃疡和瘢痕，毛发的生长及分布。

淋巴结：全身或局部淋巴结有无肿大（部位、大小、数目、硬度、活动度等）。

头部及其器官

①头颅：大小、形状，有无肿块、压痛、瘢痕，头发（量、色泽、分布）。

②眼：眉毛（脱落、稀疏），睫毛（倒睫），眼睑（水肿、运动、下垂），眼球（凸出、凹陷、运动、斜视、震颤），结膜（充血、水肿、苍白、出血、滤泡），巩膜（黄染），角膜（云翳、白斑、溃疡、反射等），瞳孔（大小、形态、对称与否、反射）。

③耳：有无畸形、分泌物、乳突压痛，听力情况。

④鼻：有无畸形、鼻翼扇动、分泌物、出血、阻塞，有无鼻中隔偏曲或穿孔、鼻窦压痛等。

⑤口腔：气味，有无张口呼吸，唇（畸形、颜色、疱疹、溃疡），牙齿（龋齿、缺齿、义齿、残根、斑釉齿，注明位置），牙龈（色泽、肿胀、溃疡、溢脓、出血、铅线），舌（形态、舌质、舌苔、溃疡、运动、震颤、偏斜），颊黏膜（发疹、出血点、溃疡），咽（色泽、分泌物、反射、腭垂位置），扁桃体（大小、充血、分泌物、假膜），喉（发音、喘鸣、失音）。

颈部： 对称、强直，有无颈静脉怒张、肝颈静脉回流征、颈动脉异常搏动，气管位置，甲状腺（大小、硬度、压痛、结节、震颤、血管杂音）。

胸部： 胸廓（对称、畸形，有无局部隆起或塌陷），胸壁（有无静脉曲张、皮下气肿、压痛，肋间隙有无回缩或膨隆），乳房（大小、乳头有无红肿、压痛、肿块和分泌物）。

肺

①视诊：呼吸运动（类型、频率、节律、深度，两侧对比）。

②触诊：胸廓扩张度、语音震颤（两侧对比），有无胸膜摩擦感。

③叩诊：叩诊音（清音、过清音、浊音、实音、鼓音及其部位），肺上界、肺下界及肺下界移动度。

④听诊：呼吸音（性质、强弱，异常呼吸音及其部位），有无干、湿性啰音和胸膜摩擦音，语音震颤（两侧对比）等。

心

①视诊：心前区隆起，心尖搏动位置、范围和强度，有无心前区异常搏动。

②触诊：心尖搏动的性质及位置，有无震颤（部位、时相）和心包摩擦感。

③叩诊：心脏左、右浊音界。可用左、右第2、3、4、5肋间距前正中线的距离（cm）表示，须注明左锁骨中线距前正中线的距离（cm）。见表7-2-1。

表7-2-1　正常心脏相对浊音界与前正中线的距离

右界（cm）	肋间	左界（cm）
	Ⅱ	
	Ⅲ	
	Ⅳ	
	Ⅴ	

注：左锁骨中线距前正中线　cm。

④听诊：心率，心律，心音的强弱，P_2和A_2强度的比较，有无心音分裂、额外心音、杂音（部位、性质、时期、连续性、强度、传导方向以及与运动、体位和呼吸的关系）；收缩期杂音强度用6级分法，如描述3级收缩期杂音，应写作"3/6级收缩期杂音"；舒张期杂音（分为轻、中、重三度）和心包摩擦音等。

桡动脉： 脉搏频率、节律，有无奇脉、交替脉等，搏动强度，动脉壁弹性，紧张度。

周围血管征： 有无毛细血管搏动、枪击音、水冲脉和动脉异常搏动。

腹部： 腹围（腹腔积液或腹部包块等疾病时测量）。

①视诊：形状（对称、平坦、膨隆、凹陷），呼吸运动，胃肠蠕动波，有无皮疹、色素、条纹、瘢痕、腹壁静脉曲张（及其血流方向），疝和局部隆起（器官或包块）的部位、大小、轮廓，腹部体毛。

②触诊：腹壁紧张度，有无压痛、反跳痛、液波震颤、肿块（部位、大小、形状、硬度、压痛、移动度、表面情况、搏动）。

肝脏：大小（右叶以右锁骨中线肋下缘，左叶以前正中线剑突下至肝下缘多少厘米表示），质地（Ⅰ度：软；Ⅱ度：韧；Ⅲ度：硬），表面（光滑度），边缘，有无结节、压痛和搏动等。

胆囊：大小，形态，有无压痛、Murphy征。

脾脏：大小，质地，表面，边缘，移动度，有无压痛、摩擦感，脾脏明显肿大时以二线测量法表示。

肾脏：大小、形状、硬度、移动度，有无压痛。

膀胱：膨胀、肾及输尿管压痛点。

③叩诊：肝上界，肝浊音界，肝区叩击痛，有无移动性浊音、高度鼓音、肾区叩击痛等。

④听诊：肠鸣音（强弱、消失、金属音），有无振水音和血管杂音等。

肛门、直肠：视病情需要检查。有无肿块、裂隙、创面。直肠指诊（括约肌紧张度，有无狭窄、肿块、触痛、指套染血；前列腺大小、硬度，有无结节及压痛等）。

外生殖器：根据病情需要做相应检查。

男性：包皮、阴囊、睾丸、附睾、精索，有无发育畸形、鞘膜积液。

女性：检查时必须有女性医护人员在场，必要时请妇科医师检查。包括外生殖器（阴毛、大小阴唇、阴蒂、阴阜）和内生殖器（阴道、子宫、输卵管、卵巢）。

脊柱：活动度，有无畸形（侧凸、前凸、后凸）、压痛和叩击痛等。

四肢：有无畸形，杵状指（趾），静脉曲张，骨折及关节红肿、疼痛、压痛、积液、脱臼、强直、畸形，水肿，肌肉萎缩，肌张力变化或肢体瘫痪等。

神经反射

①生理反射：浅反射（角膜反射、腹壁反射、提睾反射）。

深反射（肱二头肌、肱三头肌及膝腱、跟腱反射）。

②病理反射：Babinski 征、Oppenheim 征、Gordon 征、Chaddock 征、Hoffmann 征。

③脑膜刺激征：颈项强直、Kernig 征、Brudzinski 征。

必要时做运动、感觉及神经系统其他特殊检查。

专科情况：外科、耳鼻咽喉头颈外科、眼科、妇产科、口腔科、介入放射科、神经精神科等专科需写"外科情况""妇科检查"……主要记录与本专科有关的体征，前面体格检查中的相应项目不必重复书写，只写"见某某科情况"。

辅助检查：辅助检查是指患者入院前所做的与本次疾病相关的主要实验室检查和器械检查及其结果。应分类按检查时间顺序记录检查结果，如系在其他医疗机构所做检查，应当写明该机构名称及检查号。

（10）病历摘要 简明扼要、高度概述病史要点，体格检查、实验室及器械检查的重要阳性和具有重要鉴别意义的阴性结果，字数以不超过300字为宜。

（11）诊断 诊断名称应确切，分清主次，顺序排列，主要疾病在前，次要疾病在后，并发症列于有关主病之后，伴发病排列在最后。诊断应尽可能地包括病因诊断、病理解剖部位和功能诊断。对一时难以肯定诊断的疾病，可在病名后加"？"一时既查不清病因又难以判定在形态和功能方面改变的疾病，可暂以某症状待诊或待查作为诊断，并应在其后注明一两个可能性较大或待排除疾病的病名，如"发热待查，肠结核？"在临床诊疗过程中，诊断包含初步诊断和修正诊断。

①初步诊断：指经治医师根据患者入院时情况，综合分析所做出的诊断。书写入院记录时的诊断就是初步诊断，如初步诊断为多项时，应当主次分明。对待查病例应列出可能性较大的诊断。

②修正诊断：凡以症状待诊的诊断以及初步诊断不完善或不符合的诊断，上级医师在诊疗过程中应做出"修正诊断"，修正诊断可打印新的一页"修正诊断"，并注明修正日期，修正医师也需要签名。随着诊疗活动的进展，医师对之前的诊断可以进行多次修正和补充，可表述为"第一次修正诊断""第二次修正诊断"等。

（12）医师签名 书写入院记录的医生在初步诊断的右下角签全名，字迹应清楚易认。

2. 再次或多次入院记录 是指患者因同一种疾病再次或多次住入同一医疗机构时书写的记录。要求及内容基本同入院记录。现病史中要求首先对本次住院前历次有关住院诊疗经过进行小结，然后再书写本次入院的现病史。

3. 24小时内入出院（死亡）记录或24小时内入院死亡记录 患者入院不足24小时出院，可书写24小时内入出院记录。内容包括患者姓名、性别、年龄、职业、入院时间、主诉、入院情况、入院诊断、诊疗经过、出院情况、出院诊断、出院医嘱、医师签全名。患者入院不足24小时死亡的，可写24小时内入院死亡记录，内容和24小时内入出院记录基本相同，只是将出院诊断项改为死亡原因，死亡诊断。

（二）病程记录

病程记录是指继入院记录之后，对患者病情和诊疗过程所进行的连续性记录。内容包括患者的病情变化情况、重要的辅助检查结果及临床意义、上级医师查房意见、会诊意见、医生分析讨论意见、所采取的诊疗措施及效果、医嘱更改及理由、向患者及其近亲属告知的重要事项等。

病程记录的内容及要求如下。

1. 首次病程记录 是指患者入院后由经治医生或值班医生书写的第一次病程记录，应当在患者入院8小时内完成。内容包括病例特点、拟诊讨论（诊断依据及鉴别诊断）、诊疗计划等。

（1）病例特点 应当在对病史、体格检查和辅助检查进行全面分析、归纳和整理后写出本病例特征，包括阳性发现和具有鉴别诊断意义的阴性症状和体征等。

（2）拟诊讨论（诊断依据及鉴别诊断） 根据病例特点，提出初步诊断和诊断依据；对诊断不明的写出鉴别诊断并进行分析；并对下一步诊治措施进行分析。

（3）诊疗计划 提出具体的检查及治疗措施安排。

2. 日常病程记录 日常病程记录是指对患者住院期间诊疗过程的经常性、连续性记录。由经治医师书写，也可以由实习医务人员或试用期医务人员书写，但应有经治医师签名。书写日常病程记录时，首先标明记录时间，另起一行记录具体内容。对病危患者应当根据病情变化随时书写病程记录，每天至少1次，记录时间应当具体到分钟。对病重患者，至少2天记录一次病程记录。对病情稳定的患者，至少3天记录一次病程记录。

3. 上级医师查房记录 上级医师查房记录是指上级医师在查房时对患者病情、诊断、鉴别诊断、当前治疗措施疗效的分析及下一步诊疗意见的记录，属于病程记录的重要内容，代表上级医师及本医院的医疗水平。三级查房（主任医师、主治医师、住院医师）记录是原卫生部规定的必做项目，下级医师应在查房后及时完成，在病程记录中要明确标记，并另起一行。书写过程中应注意如下。

（1）书写上级医师查房记录时，应在记录日期后，注明上级医师的姓名及职称。

（2）下级医师应如实记录上级医师的查房情况，尽量避免写"上级医师同意诊断、治疗"等无实质内容的记录。记录内容应包括对病史和体征的补充、诊断依据、鉴别诊断的分析和诊疗计划。

（3）主治医师首次查房记录至少应于患者入院48小时内完成；主治医师常规查房记录间隔时间视病情和诊治情况确定；对疑难、危重抢救病例必须及时有科主任或具有副主任医师以上专业技术任职资格医师查房的记录。

（4）上级医师的查房记录必须由查房医师审阅并签名。

4. 疑难病例讨论记录 疑难病例讨论记录是指由科主任或具有副主任医师以上专业技术任职资格的医师主持、召集有关医务人员对确诊困难或疗效不确切病例讨论的记录。内容包括讨论日期、主持人、参加人员姓名及专业技术职务、具体讨论意见及主持人小结意见等。

5. 交（接）班记录 交（接）班记录是指患者经治医师发生变更之际，交班医师和接班医师分别对患者病情及诊疗情况进行简要总结的记录。交班记录应当在交班前由交班医师书写完成；接班记录应当由接班医师于接班后24小时内完成。

（1）交班记录 紧接病程记录书写，接班记录紧接交班记录书写，不另立专页，但需在横行适中位置标明"交班记录"或"接班记录"字样。

（2）交班记录 应简明扼要地记录患者的主要病情、诊断治疗经过、手术患者的手术方式和术中发现，计划进行而尚未实施的诊疗操作、特殊检查和手术，患者目前的病情和存在问题，今后的诊疗意见、解决方法和其他注意事项。

（3）接班记录 应在复习病历及有关资料的基础上，再重点询问和体格检查，力求简明扼要，避免过多重复，着重书写今后的诊断、治疗的具体计划和注意事项。

6. **转科记录**　转科记录是指患者住院期间需要转科时，经转入科室医师会诊并同意接收后，由转出科室和转入科室医师分别书写的记录。转科记录包括转出记录和转入记录。转出记录由转出科室医师在患者转出科室前书写完成（紧急情况除外）；转入记录由转入科室医师于患者转入后24小时内完成。转科记录内容包括入院日期、转出或转入日期，转出、转入科室，患者姓名、性别、年龄、主诉、入院情况、入院诊断、诊疗经过、目前情况、目前诊断、转科目的及注意事项或转入诊疗计划、医师签名等。

7. **阶段小结**　阶段小结是指患者住院时间较长，由经治医师每月所做的病情及诊疗情况的总结。阶段小结的内容包括入院日期、小结日期，患者姓名、性别、年龄、主诉、入院情况、入院诊断、诊疗经过、目前情况、目前诊断、诊疗计划、医师签名等。

交（接）班记录、转科记录可代替阶段小结。

8. **抢救记录**　抢救记录是指患者病情危重，采取抢救措施时需做的记录。因抢救急危患者，未能及时书写病历的，有关医务人员应当在抢救结束后6小时内据实补记，并加以注明。内容包括病情变化情况、抢救时间及措施、参加抢救的医务人员姓名及专业技术职称等。记录抢救时间应当具体到分钟。

9. **有创诊疗操作记录**　有创诊疗操作记录是指在临床诊疗活动过程中进行的各种诊断、治疗性操作（如胸腔穿刺、腹腔穿刺等）的记录，应当在操作完成后即刻书写。内容包括操作名称、操作时间、操作步骤、结果及患者一般情况，记录操作过程是否顺利、有无不良反应、术后注意事项及是否向患者说明，操作医师签名。

10. **会诊记录（含会诊意见）**　会诊记录（含会诊意见）是指患者在住院期间需要其他科室或者其他医疗机构协助诊疗时，分别由申请医师和会诊医师书写的记录。会诊记录应另页书写，内容包括申请会诊记录和会诊意见记录。申请会诊记录应当简要载明患者病情及诊疗情况、申请会诊的理由和目的，申请会诊医师签名等。常规会诊意见记录应当由会诊医师在会诊申请发出后48小时内完成，急会诊时会诊医师应当在会诊申请发出后10分钟内到场，并在会诊结束后即刻完成会诊记录。会诊记录内容包括会诊意见、会诊医师所在的科别或者医疗机构名称、会诊时间及会诊医师签名等。申请会诊医师应在病程记录中记录会诊意见执行情况。

11. **术前小结**　术前小结是指在患者手术前，由经治医师对患者病情所做的总结。内容包括简要病情、术前诊断、手术指征、拟施手术名称和方式、拟施麻醉方式、注意事项，并记录手术者术前查看患者相关情况等。

12. **术前讨论记录**　术前讨论记录是指因患者病情较重或手术难度较大，手术前在科主任或具有副主任医师以上专业技术任职资格的医师主持下，对拟施手术方式和术中可能出现的问题及应对措施所做的讨论。讨论内容包括术前准备情况、手术指征、手术方案、可能出现的意外及防范措施、参加讨论者的姓名及专业技术职务、具体讨论意见及主持人小结意见、讨论日期、记录者签名等。

13. **麻醉术前访视记录**　麻醉术前访视记录是指在麻醉实施前，由麻醉医师对患者拟施麻醉进行风险评估的记录。麻醉术前访视可另立单页，也可在病程中记录。内容包括姓名、性别、年龄、科别、病案号，患者一般情况、简要病史、与麻醉相关的辅助检查结果、拟行手术方式、拟行麻醉方式、麻醉适应证及麻醉中需注意的问题、术前麻醉医嘱、麻醉医师签字并填写日期。

14. **麻醉记录**　麻醉记录是指麻醉医师在麻醉实施中书写的麻醉经过及处理措施的记录。麻醉记录应当另页书写，内容包括患者一般情况、术前特殊情况、麻醉前用药、术前诊断、术中诊断、手术方式及日期、麻醉方式、麻醉诱导及各项操作开始及结束时间、麻醉期间用药名称、方式及剂量、麻醉期间特殊或突发情况及处理、手术起止时间、麻醉医师签名等。

15. **手术记录**　手术记录是指手术者书写的反映手术一般情况、手术经过、术中发现及处理等情况的特殊记录，应当在术后24小时内完成。特殊情况下由第一助手书写时，应有手术者签名。手术记录应当另页书写，内容包括一般项目（患者姓名、性别、科别、病房、床位号、住院病历号或病案号）、手术日期、术前诊断、术中诊断、手术名称、手术者及助手姓名、麻醉方法、手术经过、术中出现的情况及处理等。

（1）术时患者体位，皮肤消毒方法，无菌巾的铺盖，切口部位、方向、长度，解剖层次及止血方式。

（2）探查情况及主要病变部位、大小、与邻近脏器或组织的关系；肿瘤应记录有无转移、淋巴结肿大等情况，如与临床诊断不符合时，更应详细记录。

（3）手术的理由、方式及步骤，应包括离断、切除病变组织或脏器的名称及范围；修补、重建组织与脏器的名称；吻合口大小及缝合方法；缝线名称及粗细号数；引流材料的名称、数目和放置部位；吸引物的性质及数量。手术方式及步骤必要时可绘图说明。

（4）术毕敷料及器械的清点情况。

（5）送检化验，培养、病理标本的名称及病理标本的肉眼所见情况。

（6）术中患者耐受情况、失血量、输血量、术中用药、特殊处理和抢救情况。

（7）术中麻醉情况，麻醉效果是否满意。

16. 手术安全核查记录　手术安全核查记录是指由手术医师、麻醉医师和巡回护士三方，在麻醉实施前、手术开始前和患者离室前，共同对患者身份、手术部位、手术方式、麻醉手术风险、手术使用物品清点等内容进行核对的记录。输血的患者还应对血型、用血量进行核对。手术安全核查记录应由手术医师、麻醉医师和巡回护士三方核对、确认并签字。

17. 手术清点记录　手术清点记录是指巡回护士对手术患者术中所用血液、器械、敷料等的记录，应当在手术结束后即时完成。手术清点记录应当另页书写，内容包括患者姓名、住院病历号（或病案号）、手术日期、手术名称、术中所用各种器械和敷料数量的清点核对、巡回护士和手术器械护士签名等。

18. 术后（首次）病程记录　术后首次病程记录是指手术者或第一助手医师在患者术后即时完成的病程记录。记录内容包括手术时间、术中诊断、麻醉方式、手术方式、手术简要经过、术后处理措施、术后应当特别注意观察的事项等。术后病程记录应连记3天，以后按病程记录规定进行记录。伤口愈合情况及拆线日期等也应在术后病程记录中反映。

19. 麻醉术后访视记录　麻醉术后访视记录是指麻醉实施后，由麻醉医师对术后患者麻醉恢复情况进行访视的记录。麻醉术后访视记录可另立单页，也可在病程中记录。内容包括姓名、性别、年龄、科别、病案号，患者一般情况、麻醉恢复情况、清醒时间、术后医嘱、是否拔除气管插管等，如有特殊情况应详细记录，麻醉医师签字并填写日期。

20. 出院记录　出院记录是指经治医师对患者此次住院期间诊疗情况的总结，应当在患者出院后24小时内完成。内容主要包括入院日期、出院日期、入院情况、入院诊断、诊疗经过、出院诊断、出院情况、出院医嘱、医师签名等。出院记录一式两份，另立专页并在横行适中位置标明"出院记录"，其中正页归档，附页交予患者或其近亲属，如系表格式专页，按表格项目填写。出院记录由经治医师书写，主治医师审核并签字。

21. 死亡记录　死亡记录是指经治医师对死亡患者住院期间诊疗和抢救经过的记录，应当在患者死亡后24小时内完成。内容包括入院日期、死亡时间、入院情况、入院诊断、诊疗经过（重点记录病情演变、抢救经过）、死亡原因、死亡诊断等。记录死亡时间应当具体到分钟。死亡记录另立专页，并在横行适中位置标明"死亡记录"。死亡记录由经治医师书写，科主任或具有副主任医师以上专业技术任职资格的医师审核并签字。

22. 死亡病例讨论记录　死亡病例讨论记录是指在患者死亡一周内，由科主任或具有副主任医师以上专业技术职务任职资格的医师主持，对死亡病例进行讨论、分析的记录。内容包括讨论日期、主持人及参加人员姓名、专业技术职务、具体讨论意见及主持人小结意见、记录者的签名等。

23. 病重（病危）患者护理记录　病重（病危）患者护理记录是指护士根据医嘱和病情对病重（病危）患者住院期间护理过程的客观记录。病重（病危）患者护理记录应当根据相应专科的护理特点书写。内容包括患者姓名、科别、住院病历号（或病案号）、床位号、页码、记录日期和时间、出入液量、体温、脉搏、呼吸、血压等病情观察、护理措施和效果、护士签名等。记录时间应当具体到分钟。

（三）同意书

根据《中华人民共和国执业医师法》《医疗机构管理条例》《医疗事故处理条例》和《医疗美容服务管理办法》，凡在临床诊治过程中，需行手术治疗、特殊检查、特殊治疗、实验性临床医疗和医疗美容的患者，应对其履行告知义务，并详尽填写同意书。

经治医师必须亲自使用通俗语言向患者或其授权人、法定代理人告知患者的病情、医疗措施、目的、名称、可能出现的并发症及医疗风险等，并及时解答其咨询。同意书必须经患者或其授权人、法定代理人签字，医师签全名。同意书一式两份，医患双方各执一份。由患者授权人或其法定代理人签字的，应提供授权人的授权委托书。

1. **手术同意书**　手术同意书是指手术前，经治医师向患者告知拟施手术的相关情况，并由患者签署是否同意手术的医学文书。内容包括术前诊断、手术名称、术中或术后可能出现的并发症、手术风险、患者签署意见并签名、经治医师和术者签名等。

2. **麻醉同意书**　麻醉同意书是指麻醉前，麻醉医师向患者告知拟施麻醉的相关情况，并由患者签署是否同意麻醉意见的医学文书。内容包括患者姓名、性别、年龄、病案号、科别、术前诊断、拟施手术方式、拟施麻醉方式，患者基础疾病及可能对麻醉产生影响的特殊情况，麻醉中拟行的有创操作和监测，麻醉风险、可能发生的并发症及意外情况，患者签署意见并签名、麻醉医师签名并填写日期。

3. **输血治疗知情同意书**　输血治疗知情同意书是指输血前，经治医师向患者告知输血的相关情况，并由患者签署是否同意输血的医学文书。内容包括患者姓名、性别、年龄、科别、病案号、诊断、输血指征、拟输血成分、输血前有关检查结果、输血风险及可能产生的不良后果、患者签署意见并签名、医师签名并填写日期。

4. **特殊检查、特殊治疗同意书**　特殊检查、特殊治疗同意书是指在实施特殊检查、特殊治疗前，经治医师向患者告知特殊检查、特殊治疗的相关情况，并由患者签署是否同意检查、治疗的医学文书。内容包括特殊检查、特殊治疗项目名称、目的、可能出现的并发症及风险、患者签名、医师签名等。

（四）住院病历中其他记录和文件

1. **病危（重）通知书**　病危（重）通知书是指因患者病情危、重时，由经治医师或值班医师向患者家属告知病情，并由患方签名的医疗文书。内容包括患者姓名、性别、年龄、科别，目前诊断及病情危重情况，患方签名、医师签名并填写日期。一式两份，一份交患方保存，另一份归病历中保存。

2. **医嘱单**　医嘱是指医师在医疗活动中下达的医学指令。医嘱单分为长期医嘱单和临时医嘱单。长期医嘱单内容包括患者姓名、科别、住院病历号（或病案号）、页码、起始日期和时间、长期医嘱内容、停止日期和时间、医师签名、执行时间、执行护士签名。临时医嘱单内容包括医嘱时间、临时医嘱内容、医师签名、执行时间、执行护士签名等。医嘱内容及起始、停止时间应当由医师书写。医嘱内容应当准确、清楚，每项医嘱应当只包含一个内容，并注明下达时间，应当具体到分钟。医嘱不得涂改。需要取消时，应当使用红色墨水标注"取消"字样并签名。

一般情况下，医师不得下达口头医嘱。因抢救急危患者需要下达口头医嘱时，护士应当复诵一遍。抢救结束后，医师应当即刻据实补记医嘱。

3. **辅助检查报告单**　辅助检查报告单是指患者住院期间所做各项检验、检查结果的记录。内容包括患者姓名、性别、年龄、住院病历号（或病案号）、检查项目、检查结果、报告日期、报告人员签名或者印章等。

4. **体温单**　体温单为表格式，以护士填写为主。内容包括患者姓名、科室、床号、入院日期、住院病历号（或病案号）、日期、手术后天数、体温、脉搏、呼吸、血压、大便次数、出入液量、体重、住院周数等。

（五）住院病案首页

住院病案首页是医务人员使用文字、符号、代码、数字等方式，将患者住院期间相关信息精练汇总在特定表格中形成的病历数据摘要。住院病案首页是病案中信息最集中、最重要、最核心的部分，内容包括患者基本信息、住院过程信息、诊疗信息、费用信息等。住院病案首页由经治医师于患者出院或死亡后24小时内完成，经病案编码员审核编码后上传至与医疗保险机构及医疗行政管理机构联网的信息平台。医疗保险机构通过住院病案首页信息，审核医疗行为的合理性与必需性，并作为统筹支付的重要依据。医疗行政管理机构通过住院病案首页信息反映出的疾病严重度、治疗的复杂性和可用资源的丰富性，评价医疗机构和专科的医疗服务水平。住院病案首页填写要求客观、真实、及时、规范、完整。

住院病案首页应当使用规范的疾病诊断和手术操作名称。疾病诊断、手术、各种治疗操作的名称书写和编码应符合《国际疾病分类》（ICD-10、ICD-9-CM-3）的规范要求，疾病诊断依据和手术相关记录应在病案中可追溯。推荐采用国际流行的"SOAP"模式，即从首次病程记录开始分别按主观资料（subjective information，S）、客观资料（objective data，O）、评估（assessment，A）、计划（plan，P）方式，记录患者本次住院诊疗过程中的主诉及所有相关问题，列出充分的诊断依据，做出完整的疗效评价和处理计划。这种记录方式条理清晰、避免遗漏，便于住院病案首页填写时资料的提取与审核。

二、门（急）诊病历

门（急）诊病历内容包括门（急）诊病历首页（封面）、病历记录、化验单（检验报告）、医学影像检查资料等。

（一）门（急）诊病历首页（封面）

（1）门（急）诊病历首页（封面）应设有姓名、性别、出生年月日、民族、婚姻、职业、住址、工作单位、药物过敏史、身份证号及门（急）诊病历编号等栏目。病人首次就诊时应认真填写完整。

（2）儿科患者、意识障碍患者、创伤患者及精神病患者就诊须写明陪伴者姓名与患者的关系，必要时写明陪伴者工作单位、住址和联系电话。

（二）门（急）诊病历记录

门（急）诊病历记录分为初诊病历记录和复诊病历记录。

1. **初诊病历记录** 书写内容应当包括就诊时间、科别、主诉、现病史、既往史、阳性体征、必要的阴性体征、辅助检查结果、诊断、治疗处理意见和医生签名等。急诊病历书写就诊时间应当具体到分钟。

（1）主诉 主要症状及持续时间。

（2）病史 现病史要重点突出（包括本次患病的起病时间、主要症状、他院诊治情况及疗效），简要叙述与本次疾病有关的既往史、个人史及家族史（不需列题）。

（3）体格检查 一般情况，重点记录阳性体征及有助于鉴别诊断的阴性体征。急危重患者必须记录患者体温、脉搏、呼吸、血压、意识状态等。

（4）实验室检查、特殊检查或会诊记录 患者在其他医院所作检查，应注明该医院名称及检查日期。

（5）初步诊断 如暂不能明确，可在病名后用"？"，并尽可能注明复诊医师应注意的事项。

（6）处理措施

①处方及治疗方法记录应分行列出，药品应记录药名、剂量、总量、用法。

②进一步检查措施或建议。

③休息方式及期限。

（7）法定传染病，应注明疫情报告情况。

（8）医师签全名。

2. **复诊病历记录**　复诊病历记录书写内容应当包括就诊时间、科别、主诉、病史、必要的体格检查和辅助检查结果、诊断、治疗处理意见和医生签名等。

（1）上次诊治后的病情变化和治疗反应，不可用"病情同前"字样。

（2）体格检查应着重记录原来阳性体征的变化和新发现的阳性体征。

（3）需补充的实验室或器械检查项目。

（4）3次不能确诊的患者，接诊医师应请上级医师会诊，上级医师应写明会诊意见及会诊日期并签全名。

（5）对上次已确诊的患者，如诊断无变更，可不再写诊断。

（6）处理措施要求同初诊。

（7）持通用门诊病历变更就诊医院、就诊科别或与前次不同病种的复诊患者，应视作初诊患者并按初诊病历要求书写病历。

（8）医师签全名。

3. **急诊留观记录**　急诊留观记录是指急诊患者因病情需要留院观察期间的记录。重点记录观察期间患者的病情变化和诊疗措施，记录应简明扼要，并注明患者去向。

4. **门（急）诊抢救记录**　门（急）诊抢救危重患者时，应当书写门（急）诊抢救记录。书写内容及要求按照住院病历抢救记录要求执行。

三、表格式住院病历

表格式住院病历主要对主诉和现病史以外的内容进行表格化书写。项目内容完整且省时，有利于资料储存和病历的规范化管理。

表格式病历设计，应根据表格式病历规范和病历表格印制规范要求，结合本专科病种特点和要求，选派高年资临床专家负责研究设计，报省卫生行政部门备案，经省、自治区或直辖市卫生行政部门审批后使用。初学者应首先学会书写完整病历，而不能依靠表格，待书写熟练之后，为了临床工作需要，再使用表格式住院病历。

第三节　电子病历

传统的书写病历、纸质版的表格式病历作为病例资料库，其信息采集、传递存储和管理利用都存在着许多不便之处，电子病历系统可以提高医疗效率和管理效能。

（一）电子病历的概念

电子病历是由医疗机构以电子化方式创建、保存和使用的，重点针对门诊、住院患者（或保健对象）临床诊疗和指导干预信息的数据集成系统，是居民个人在医疗机构历次就诊过程中产生和被记录的完整、详细的临床信息资源，是记录医疗诊治对象医疗服务活动记录的信息资源库，该信息资源库以计算机可处理的形式存在，并且能够安全地存储和传输，医院内授权用户可对其进行访问。

电子病历具有传送速度快、时效性强、资料共享、储存容量大、安全可靠等优点。

（1）以患者电子病历的信息采集、存储和集中管理为基础，连接临床信息系统和管理信息系统的医疗信息共享和业务协作平台，是医院内不同业务系统之间实现统一集成、资源整合和高效运转的基础和载体。

（2）以电子病历为核心的、整合医院临床服务、医疗管理、运营管理等数据，形成全院级的数据存储、管理和共享的数据资源中心，为医院业务应用系统以及医院管理辅助决策、医院临床辅助决策和临床教学与科研提供信息服务。

（3）电子病历安全稳定。电子病历的管理以建立数据中心为基础，实现信息实时上传和自动备份到医院数据中心和第三方存储中心，在设定一定权限的基础上实现数据资源的共享，并保障数据安全。

（4）电子病历可提供医院信息平台与医院业务系统（临床服务系统、医疗管理系统、运营管理系统等）以及区域卫生信息平台之间的信息交换。

（二）电子病历的功能

（1）电子病历创建功能　可为患者（含急诊或其他情况下身份不确定的患者）创建电子病历并赋予统一编码的唯一标识号码功能，通过该标识号码可查阅患者的基本信息（如姓名、性别、出生日期等）、病案号、医疗保险号、身份证号等，并能将各类标识与电子病历唯一标识号码进行关联。同时可将同一患者的多重电子病历与该患者唯一标识号码进行关联，通过唯一标识号码可查阅患者的电子病历相关信息。电子病历还可提供患者既往诊疗信息的收集、管理、存储和展现的功能，使医护人员能够全面掌握患者既往诊疗情况。

（2）住院病历管理功能　主要为医疗、护理和检查检验结果等医疗电子文书提供创建、管理、存储和展现等功能。按照原卫生部《病历书写基本规范》和《电子病历基本规范（试行）》的要求，创建住院病历各组成部分病历资料的功能，并自动记录创建时间（年、月、日、时、分）、创建者、病历组成部分名称。提供根据患者住院期间电子病历记录，自动生成病案首页中住院天数、确诊日期、出院诊断、手术及操作、费用信息、护理等信息的功能。

（3）医嘱管理功能　可对医嘱下达、传递及执行进行管理，保障医嘱实施的正确性，并记录医嘱实施过程的关键时间点。适用于住院及门（急）诊的各类医嘱。因抢救危急患者需要下达口头医嘱，应当在抢救结束后即刻据实补记录入，电子病历提供医嘱补录入功能，并给予特殊标识。

（4）药品应用管理功能　提供药品、医用耗材、诊疗项目等字典及分类检索、编码检索、关键字检索等功能，供医师录入医嘱使用。电子病历提供药品的常用剂量、用法，药品说明书查询功能，并根据药品配伍禁忌、药物过敏反应进行医嘱自动审查和提示。按照临床合理用药有关规定，当医师选择限制性药品和超常规剂量用药时，系统提供警示。同时可对医嘱的医保政策符合性进行自动检查和提示。

（5）检查检验报告管理功能　主要为各类检查、检验报告的采集、修改、告知与查阅、报告内容展现等提供支持。医师在登录系统时或者在使用系统过程中，系统主动提示患者有新的检查检验报告生成，主动提示患者检查检验报告中存在异常结果和危急结果的功能，并进行危急值提示。

（6）临床知识库功能　为医师开具医嘱、诊疗方案选择等提供辅助支持。重点是辅助医师实施正确的诊疗措施，提供主动式提示与警告，规范诊疗行为。

（7）医疗质量管理与控制功能　电子病历系统通过对病历数据的汇总、统计与分析，在病历质量管理与控制、合理用药监管、医院感染监测、医疗费用监控和高值耗材监控等方面为医疗质量管理与控制提供信息支持。

（三）电子病历的书写和管理

（1）电子病历书写按照原卫生部《病历书写基本规范》《电子病历基本规范（试行）》要求执行。

（2）电子病历系统为操作人员提供专有的身份识别手段，并设置有相应权限，操作人员对本人身份标识的使用负责。住院医师可执行病历书写、浏览、修改、计算机打印纸质病历等操作；主治医师可执行病历书写、浏览、修改、病历质量控制、计算机打印纸质病历等操作；副主任、主任医师可执行病历书写、浏览、修改、病历质量控制、管理、计算机打印纸质病历、封存归档等操作；医疗质量控制中心与医务处负责人具有执行电子病历书写浏览、封存、解封、质量监控、计算机打印纸质病历等操作管理权限。当由实习医师、试用期医务人员书写病历时，应当经过本医疗机构注册的医师审阅、修改，并保留书写者与审阅者的双签名。医务人员修改时，电子病历系统应进行身份识别、保存病历修改痕迹、标记准确的修改时间和修改人信息。

（3）医务人员应在患者住院后8小时内完成首次病程记录，24小时内完成入院记录的书写。因抢救急危患者未能及时书写病历的，有关医务人员应当在抢救结束后6小时内据实补记并加以注明。

（4）门（急）诊电子病历记录以接诊医生录入确认即为归档，归档后不得修改。住院病历在患者出院时经上级医师审核后归档。归档后的电子病历由电子病历管理部门统一管理，必要时可打印纸质版本，打印的纸质版本需统一规格、字体、格式等。电子病历数据应当保存备份，并定期对备份数据进行恢复试验，确保电子病历数据能够及时恢复。当电子病历系统更新、升级时，应当确保原有数据的继承与使用。

（5）电子病历系统具有严格的复制管理功能，不同患者的信息不得复制。

（6）患者诊疗活动过程中产生的非文字资料，如CT、磁共振、超声等，应纳入电子病历系统管理，确保随时调阅、内容完整。

（7）医疗机构应当建立电子病历信息安全保密制度，设定医务人员和有关医院管理人员调阅、复制、打印电子病历的相应权限，建立电子病历使用日志，记录使用人员、操作时间和内容。未经授权，任何单位和个人不得擅自调阅、复制电子病历。

（8）医疗机构可以为申请人、专门机构、公安司法部门等提供相应电子病历资料，提供范围严格按照国家卫生健康委员会《医疗机构病历管理规定》执行。

（谭　倩）

书网融合……

目标检测　　知识回顾　　习题

第八篇
临床常用诊断技术

第一节 胸膜腔穿刺术

第二节 腹膜腔穿刺术

第三节 腰椎穿刺术

第四节 骨髓穿刺术

第五节 眼底检查术

第六节 导尿术

第七节 心包腔穿刺术

第八节 肝脏穿刺术

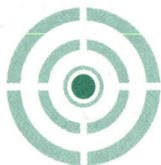

学习目标

知识要求：

1. 掌握各种穿刺术的适应证。
2. 熟悉各种穿刺术的基本操作步骤。
3. 了解各种穿刺术的注意事项。

技能要求：

1. 熟练掌握各种穿刺术的基本操作。
2. 学会根据临床需要选择适当的穿刺术，并会准确分析化验结果。

第一节　胸膜腔穿刺术

📋 岗位情景模拟 40

蒋某某，男，45岁。低热伴胸闷不适1个月。查体：右胸部饱满，语音震颤减弱，叩诊实音，呼吸音减弱。胸部X线摄片示中等量积液。

问题与思考

要查明积液性质，如何完成胸膜腔穿刺术？

答案解析

胸膜腔穿刺术是应用胸膜腔穿刺针穿刺胸壁达胸膜腔抽取液体、气体或注入药物等的方法，是临床最常用的基本操作技能之一。

一、适应证

（1）诊断性穿刺　原因未明的胸腔积液，可作诊断性穿刺以明确病因。
（2）治疗性穿刺　通过抽液、抽气或向胸腔内注射药物治疗相关疾病。

二、禁忌证

（1）体质衰弱、病情危重难以耐受穿刺术者。
（2）对麻醉药过敏者。
（3）凝血功能障碍，严重出血倾向，在未纠正前不宜行穿刺。
（4）有精神疾病或不配合者。
（5）疑为胸腔包虫病患者，穿刺可引起感染扩散，不宜穿刺。
（6）穿刺部位或附近有感染。

三、术前准备

（1）向患者、家属解释穿刺的必要性、大致过程及可能出现的并发症等，消除顾虑及紧张情绪并签署知情同意书。
（2）必要时可行超声波检查定位穿刺点并在皮肤上做好标记。
（3）完善血常规、出凝血时间等检查。
（4）物品准备　胸腔穿刺包、无菌手套、治疗盘（碘伏、棉签、胶布、2%利多卡因注射液）、盛放胸水的容器等。如需向胸腔内注入药物，应准备好所需药品。

（5）操作者需戴帽子、口罩。

四、操作步骤

1. **体位** 根据穿刺点选择体位。①坐位：患者取坐位面向椅背，两前臂交叉平放于椅背上，前额伏于前臂上，如选择肩胛下角线穿刺点；②半卧位：不能起床者可取半卧位，患侧前臂上举置于枕部，如取腋中线、腋前线、锁骨中线穿刺点。

2. **穿刺点** 根据病情选择穿刺点。

（1）穿刺气体 选择患侧锁骨中线第2肋间。

（2）穿刺液体或血液 ①选择肩胛下角线或腋后线7~8肋间；②腋中线第6~7肋间；③腋前线第5~6肋间。避免在第9肋间以下穿刺，以免穿透膈肌损伤腹腔脏器。

3. **消毒** 用碘伏以穿刺点为中心由内向外进行皮肤消毒2遍，消毒直径至少15cm。

4. **铺巾** 打开穿刺包，戴好无菌手套，检查穿刺包内器械，覆盖无菌洞巾。

5. **麻醉** 以5ml注射器抽取2%利多卡因注射液作穿刺点胸壁全层的局部浸润麻醉，注意回抽有无鲜血，避免误入血管。

6. **穿刺** 术者用止血钳夹住穿刺针后的橡皮管，以一手示指与中指固定穿刺部位皮肤，另一只手持穿刺针沿麻醉处缓缓刺入，当针尖抵抗感突感消失时，提示针尖已进入胸膜腔。①胸腔积液：将橡皮胶管后接上50ml或100ml注射器，松开止血钳后进行放液，记量并送检。若为治疗性胸腔穿刺，则按要求抽液。②气胸：气胸而无特殊设备时，可反复抽气，直至呼吸困难缓解，注意记录抽气量。

7. **术后** 穿刺结束后，先夹闭止血钳，再拔出穿刺针，按压穿刺点，局部消毒，覆盖无菌纱布，移去洞巾，胶布固定，标本送检。搀扶患者上床休息，交代注意事项。观察术后有无血压改变、有无呼吸困难等异常表现。

五、注意事项

1. **密切观察** 穿刺过程中应密切观察，若出现头晕、面色苍白、出汗、心悸、胸部压迫感或剧痛、咳泡沫痰等应立即停止抽液，并皮下注射0.1%肾上腺素0.3~0.5ml，或进行其他对症处理。操作完成后嘱患者卧位休息30分钟。

2. **抽液速度与量** 一次抽液不应过多、过快。诊断性抽液，抽取50~100ml；减压抽液，首次不超过600ml，以后每次不超过1000ml。检查瘤细胞，至少需要100ml，并应立即送检，以免细胞自溶。操作中应严格无菌操作，始终保持胸膜负压，防止空气进入胸腔。

课堂互动 8-1

你了解胸膜腔内压力吗？

答案解析

3. **注射药物** 对于恶性胸腔积液，可注射抗肿瘤药物或硬化剂诱发化学性胸膜炎，促使脏层与壁层胸膜粘连，阻止胸液再积聚。具体操作：抽液500~1200ml后，将药物（如米诺环素500mg）加生理盐水20~30ml稀释后注入胸膜腔，推入药物后回抽胸液，再推入，反复2~3次后，嘱患者卧床2~4小时，并不断变换体位，使药物在胸腔内均匀涂布。如注入的药物刺激性强，可致胸痛，应在药物前给布桂嗪或哌替啶等镇痛剂。

六、并发症

1. **气胸** 产生原因如接头漏气、更换穿刺针或三通活栓使用不当导致气体从外界进入胸膜腔，或穿刺过程中误伤脏层胸膜和肺脏所致。若患者无症状者应严密观察，摄片随访；如有症状，则需行胸腔闭式引流术。

2. **血胸** 穿刺针刺伤胸壁、肺内、胸腔内血管所致。少量出血多见于胸壁皮下出血，一般无需处理。出血量多时需立即止血治疗。

3. **膈肌及腹腔脏器损伤** 穿刺部位过低可引起膈肌损伤及肝脏等腹腔脏器损伤。

4. **胸膜反应** 穿刺过程中出现头昏、面色苍白、出汗、心悸、胸部压迫感或剧痛、昏厥等症状，称为胸膜反应。多见于精神紧张患者，为血管迷走神经反射增强所致。此时应停止穿刺，嘱患者平卧、吸氧，必要时皮下注射肾上腺素0.5mg。

5. **胸腔内感染** 主要见于反复多次胸腔穿刺者，多因操作过程中无菌观念不强所致。一旦发生应全身使用抗菌药物，并进行胸腔局部处理。

6. **复张性肺水肿** 多见于较长时间胸腔积液者经大量抽液或气胸患者。大多发生于肺复张后即刻或1小时内，一般不超过24小时。患者表现为剧烈咳嗽、呼吸困难、胸痛、烦躁、心悸等，继而出现咳大量白色或粉红色泡沫痰，有时伴发热、恶心及呕吐，甚至出现休克及昏迷。处理措施包括纠正低氧血症，稳定血流动力学，必要时给予机械通气等。

第二节　腹膜腔穿刺术

腹膜腔穿刺术简称腹穿，是运用穿刺针由腹前壁入路，把腹腔积液从腹膜腔中抽出，来进行疾病的诊断和治疗的操作过程。

一、适应证

（1）诊断性穿刺　穿刺抽液化验检查以协助诊断；穿刺抽液诊断腹腔内有无积液、积脓、积血等以明确病因。

（2）治疗性穿刺　通过穿刺适量放腹水缓解胸闷、呼吸困难等症状；行人工气腹协助诊断和治疗；向腹腔内注射药物治疗相关疾病。

二、禁忌证

（1）胃肠高度胀气。
（2）腹腔内病灶被内脏粘连包裹。
（3）粘连型腹膜炎、棘球蚴病、卵巢囊肿。
（4）妊娠中后期。
（5）腹腔内巨大肿瘤（尤其是动脉瘤）。
（6）躁动、不能合作者。
（7）肝性脑病先兆者。
（8）腹壁手术瘢痕区或明显肠襻区。

三、术前准备

（1）检查血常规、凝血功能，必要时查心、肝、肾功能，穿刺前1周停服抗凝药物，腹胀明显者可服泻药或清洁灌肠。
（2）穿刺前嘱患者排空小便，以免穿刺时损伤膀胱。
（3）耐心做好患者的思想工作，解释穿刺的目的和大致过程，消除患者顾虑并签署知情同意书。
（4）物品准备
①腹腔穿刺包，内有弯盘、止血钳、组织钳、消毒碗、消毒杯、腹腔穿刺针、无菌洞巾、纱布、棉

球、无菌试管、注射器、引流袋等。

②常规消毒治疗盘1套，内可放置碘伏棉球、胶布、局部麻醉药、无菌手套等。

③其他物品如皮尺、多头腹带、盛放积液的容器、培养瓶，如需腹腔内注药，则需准备相应药物。

（5）操作者需戴帽子、口罩。

四、操作步骤

1. **体位**　根据病情采取适当体位，如平卧位、半卧位、稍左侧卧位等。

2. **穿刺点**　选择腹部叩诊浊音最明显区域或超声探查确认穿刺点。对于少量或包裹性腹腔积液常需在超声指导下定位穿刺。

（1）脐和左髂前上棘间连线外1/3和中1/3的交点作为穿刺点，临床多选用该穿刺点。

（2）脐和耻骨联合中点上方约1cm，偏左或偏右1~1.5cm处。

（3）侧卧位，脐水平线与腋前线或腋中线交点处。

3. **消毒、铺巾**　常规消毒皮肤，术者戴无菌手套，铺无菌洞巾。

4. **麻醉、抽液**　用2%利多卡因逐层浸润麻醉至腹膜壁层，当针尖有落空感时揭示针尖已穿刺成功，抽取积液盛于消毒试管中以备检验用。诊断性穿刺可直接用无菌的20ml或50ml注射器和7号针头进行穿刺，大量放液时可用针尾连接橡皮管的8号或9号针头穿刺，并将腹腔积液引流入容器中计量或送检。为预防因放液过快导致腹压骤然降低、内脏血管快速扩张而发生血压下降甚至休克现象，应用输液夹子调整放液速度或将预先绑在腹部的多头绷带逐步收紧。

5. **穿刺结束后**　拔出穿刺针，常规消毒后盖上无菌纱布，并用多头绷带将腹部包扎。如遇穿刺孔有积液漏出时可用蝶形胶布封闭。并收拾操作用品，协助患者穿好衣服，整理床铺，交代患者注意事项，嘱患者平卧1~2小时，尽量保持穿刺点向上。标本送检。

五、注意事项

1. **密切观察**　术中应密切观察患者，若发现头晕、恶心、心悸、面色苍白等应立即停止操作，并作适当处理，如卧床休息、补充血容量等。

2. **控制抽液速度、量**　治疗性放液一般初次不超过1000ml，以后每次放液不超过3000~6000ml；肝硬化患者放腹腔积液一次不超过3000ml，以防诱发肝性脑病和电解质紊乱。

3. **减少腹腔积液渗漏**　穿刺时注意勿使皮肤至腹膜壁层位于同一条直线上，即在针尖通过皮肤到达皮下后再将针尖稍向周围移动一下，然后再向腹腔刺入。

4. **超声定位穿刺**　腹腔积液量少者穿刺前可先行超声定位，并嘱患者向穿刺一侧侧卧数分钟。

第三节　腰椎穿刺术

岗位情景模拟 41

陆某，男，36岁。头痛、发热、恶心3天来诊。3天前受凉后头痛阵发性加重，体温38℃左右。按"上呼吸道感染"治疗不见好转，收入病房。现体温38.6℃，颈部略抵抗，考虑急性脑膜炎，拟做脑脊液检查。

问题与思考

如何完成腰椎穿刺抽取脑脊液？

答案解析

腰椎穿刺术是将针头引导到脊髓蛛网膜下腔内留取脑脊液后进行脑部病理学诊断的技术，在神经系统疾病应用中尤为广泛。

一、适应证

（1）中枢神经系统炎性病变的诊断，如化脓性脑膜炎、结核性脑膜炎、病毒性脑膜炎、霉菌性脑膜炎、乙型脑炎等。

（2）脑血管性病变的诊断，如脑出血、脑梗死、蛛网膜下腔出血等。

（3）肿瘤性疾病的诊断与治疗，如用于诊断脑膜白血病，并通过腰椎穿刺鞘内注射化疗药物治疗脑膜白血病。

（4）测定颅内压和了解蛛网膜下腔是否阻塞等。

（5）鞘内给药。

二、禁忌证

（1）颅内占位性疾病，尤其是颅后窝占位性病变。

（2）脑疝或疑有脑疝者。

（3）腰椎穿刺处有感染或脊柱病变。

（4）休克或濒临死亡者。

三、术前准备

（1）耐心向患者解释穿刺的必要性和大致过程，消除其恐惧和顾虑心理，取得患者配合，并签署穿刺知情同意书。

（2）物品准备，如腰椎穿刺包、脑压表、碘伏棉球、2%利多卡因注射液、无菌手套、注射器、纱布、胶布等。

（3）操作者需戴帽子、口罩。

四、操作步骤

1. **体位** 患者侧卧于硬板床上，背部与床面垂直。头向前胸部屈曲，双手抱膝贴紧腹部，使躯干呈弓形。

2. **穿刺点** 多选择腰3~腰4椎棘突间隙为穿刺点，即双侧髂嵴最高点连线与后正中线的交会处，有时也可在上移或下移一个椎间隙进行。

3. **消毒、铺巾** 常规消毒皮肤后戴无菌手套，铺无菌洞巾。

4. **麻醉** 用2%利多卡因沿穿刺部位自皮肤到椎间韧带逐层作局部浸润麻醉。

5. **穿刺** 术者用左手固定穿刺点皮肤，右手持穿刺针沿穿刺点缓慢、垂直进针，穿刺过程中若有阻力突然消失感时，提示针头已穿过韧带与硬脑膜，成人进针深度为4~6cm，儿童则为2~4cm。此时可将针芯慢慢抽出（以防脑脊液迅速流出，造成脑疝），若见脑脊液流出提示穿刺成功。

6. **测压** 在放液前先接上测压管测量压力。正常侧卧位脑脊液压力为80~180mmH$_2$O或40~50滴/分。若了解蛛网膜下腔有无阻塞，可做Queckenstedt试验（又称压颈试验或梗阻实验）。即在测定初压后，由助手先压迫一侧颈静脉约10秒，然后再压另一侧，最后同时按压双侧颈静脉。正常时压迫颈静脉后，脑脊液压力迅速升高一倍左右，解除压迫后10~20秒，迅速降至原来水平，称为梗阻试验阴性，提示蛛网膜下腔通畅。若压迫颈静脉后，不能使脑脊液压力升高，则为梗阻试验阳性，提示蛛网膜下腔完全阻塞；若施压后压力缓慢上升，放松后又缓慢下降，提示有不完全阻塞。凡颅内压增高者，禁做此试验，以免发生脑疝。

7. **送检**　撤去测压管，收集脑脊液2~5ml送检；如需作培养时，应用无菌操作法留标本。

8. **术后**　术毕，将针芯插入后一起拔出穿刺针，覆盖消毒纱布，用胶布固定。询问患者感受，协助患者穿好衣服并去枕俯卧4~6小时，以免引起术后低颅压头痛。

五、注意事项

（1）严格把控禁忌证。

（2）穿刺过程中如出现呼吸、脉搏、面色异常等症状时，应立即停止操作，并作相应处理。

（3）鞘内给药时，应先放出等量脑脊液，然后再注入等量药液。

第四节　骨髓穿刺术

骨髓穿刺术是通过穿刺骨髓腔抽取骨髓液的一种常用医疗操作技术，是诊断血液病最基本、最重要的检查手段。

一、适应证

（1）各种血液病的诊断、鉴别诊断及治疗评估。

（2）不明原因的血细胞数量增多或减少及形态学异常。

（3）不明原因发热的诊断与鉴别诊断，可作骨髓培养、骨髓涂片找寄生虫等。

（4）造血干细胞培养及遗传学检查。

二、禁忌证

血友病。

三、术前准备

（1）核对患者，了解、熟悉患者病情。检查出血时间和凝血时间。

（2）与患者及家属谈话，交代检查目的、检查过程及可能发生情况，并签署知情同意书。

（3）物品准备如，骨髓穿刺包、治疗盘（碘伏、棉签、纱布以及胶布、2%利多卡因注射液、载玻片）、无菌手套、注射器。若做细菌培养，需准备好培养基。

（4）操作者熟悉操作步骤，戴口罩、帽子。

四、操作步骤

1. **体位**　采用髂前上棘和胸骨穿刺时，患者取仰卧位；采用髂后上棘穿刺时，患者取侧卧位；腰椎棘突穿刺时取坐位或侧卧位。

2. **穿刺点**　①髂前上棘：常取髂前上棘后上方1~2cm处作为穿刺点，此处骨面较平，容易固定，操作方便安全；②髂后上棘：位于骶椎两侧、臀部上方骨性突出部位；③胸骨：胸骨柄、胸骨体相当于第1、2肋间隙的部位，其后有心房及大血管，严防穿透发生危险，较少选用；④腰椎棘突：位于腰椎棘突突出处，极少选用。

3. **消毒、铺巾**　常规消毒皮肤后戴无菌手套，铺无菌洞巾。

4. **麻醉**　用2%利多卡因沿穿刺部位自皮肤到骨膜作局部浸润麻醉，其中骨膜麻醉需进行多点麻醉。

5. 穿刺

（1）将骨髓穿刺针固定器固定在适当长度上（髂骨穿刺约1.5cm，胸骨穿刺约1.0cm）。

（2）以左手拇、示指固定穿刺部位皮肤，右手持骨髓穿刺针垂直刺入（若为胸骨柄穿刺，穿刺针与骨面成30°~40°角斜行刺入），当针尖接触到骨质后则左右旋转，缓缓钻刺骨质，当感到阻力消失，且穿刺针已固定在骨内时，表示已进入骨髓腔。

（3）拔出骨髓穿刺针针芯，放在无菌盘内，接上无菌干燥注射器（10ml或20ml），用适当力度缓慢抽吸，可见少量红色骨髓液进入注射器内，骨髓液抽吸量以0.1~0.2ml为宜。

（4）将抽取的骨髓液滴于载玻片上，速作有核细胞计数及制备数张骨髓液涂片。

（5）抽吸完毕，插入针芯，左手取无菌纱布置于针孔处，右手将穿刺针连同针芯一起拔出，随将无菌纱布盖在穿刺点上，稍加按压，用胶布加压固定。

（6）询问患者感受，帮助患者穿好衣服，取适当体位休息。

五、注意事项

（1）穿刺针进入骨质后避免摆动过大，以免折断。

（2）胸骨柄穿刺不可垂直进针，不可用力过猛，以防穿透内侧骨板。

（3）抽吸骨髓液时，逐渐加大负压，作细胞形态学检查时，抽吸量不宜过多，否则使骨髓液稀释，但也不宜过少。

（4）骨髓液抽取后应立即涂片。

（5）多次干抽时应进行骨髓活检。

（6）注射器与穿刺针必须干燥，以免发生溶血。

（7）术前应作出血时间、凝血时间、血小板等检查，血友病患者禁止做骨髓穿刺检查。

（8）送骨髓液涂片时，应同时附送2~3张血涂片。

第五节　眼底检查术

眼底检查术是检查玻璃体、视网膜、脉络膜和视神经疾病的重要方法。许多全身性疾病如高血压、肾脏病、糖尿病、妊娠毒血症、结节病、风湿病等往往会发生眼底病变，故临床医师应重视眼底检查术。

一、术前准备

（1）核对患者，交代检查目的、检查过程及可能发生情况并签署知情同意书。

（2）物品准备　检查眼底须用检眼镜，目前多用直接检眼镜检查，实用、方便，且眼底所见为正像。需在暗室中进行检查。

（3）操作者熟悉操作步骤，戴口罩、帽子。

二、操作步骤

1. **体位**　患者多取坐位，医生坐位或立位均可。检查右眼时医生位于患者的右侧，用右手持镜，右眼观察；检查左眼时，则位于患者左侧，左手持镜，用左眼观察。

2. **检查屈光间质**　正式检查眼底前，先用透照法检查眼的屈光间质是否浑浊。用手指将检眼镜盘拨到+8~+10（黑色）屈光度处，距受检眼20~30cm，将检眼镜光线射入受检眼的瞳孔，正常时呈橘红色反光。如角膜、房水、晶状体或玻璃体浑浊，则在橘红色反光中见有黑影。此时令患者转动眼球，如黑影与眼球的转动方向一致，则浑浊位于晶体前方；如方向相反，则位于玻璃体；位置不动，则浑浊在晶体。

3. **检查眼底** 检查时应按照先查视盘，再按视网膜动静脉分支，分别检查各象限，最后检查黄斑部的顺序进行。

（1）调整检眼镜 嘱患者向正前方直视，将镜盘拨回到"0"，同时将检眼镜移近到尽可能接近受检眼，以不接触睫毛为准，检查眼底。如医生与患者都是正视眼，便可看到眼底的正像，看不清时，可拨动镜盘至看清为止。

（2）检查内容 ①检查视盘时，光线自颞侧约15°角处射入，观察视盘的形状、大小、色泽，边缘是否清晰。②检查视网膜动、静脉时，注意血管的粗细、行径、管壁反光、分支角度及动、静脉交叉处有无压迫或拱桥现象，正常动脉与静脉管径之比为2∶3。③检查黄斑时，嘱患者注视检眼镜光源，观察黄斑部，注意其大小、中心凹反射是否存在，有无水肿、出血、渗出及色素紊乱等。④检查眼底周边部时，嘱患者向上、下、左、右各方向注视、转动眼球或变动检眼镜角度。⑤检查视网膜时，注意有无水肿、渗出、出血、脱离及新生血管等。

4. **眼底检查记录** 为说明和记录眼底病变的部位及其大小范围，通常以视盘，视网膜中央动、静脉行径、黄斑部为标志，表明病变部与这些标志的位置距离和方向关系。距离和范围大小一般以视盘直径PD（1PD=1.5mm）为标准计算。记录病变隆起或凹陷程度，是以看清病变区周围视网膜面与看清病变隆起最高处或凹陷最低处的屈光度（D）差来计算，每差3个屈光度（3D）等于1mm。

三、注意事项

（1）检查眼底时虽经拨动任何一个镜盘，仍不能看清眼底，也说明眼的屈光间质有浑浊，需进一步作裂隙灯检查。

（2）对小儿或瞳孔过小不易窥入时，常需散瞳观察，散瞳前必须排除青光眼。

第六节 导尿术

导尿术是将导尿管经尿道插入膀胱引出尿液，是临床诊断和治疗疾病的一种常用手段。

一、适应证

（1）各种原因所致尿潴留。
（2）危重症患者抢救。
（3）膀胱疾病诊断与治疗。
（4）留取未受污染的尿标本做细菌培养。
（5）膀胱内药物灌注或膀胱冲洗。
（6）盆腔器官术前准备。

二、禁忌证

（1）急性下尿路感染。
（2）尿道狭窄或先天性畸形无法留置导尿管者。
（3）相对禁忌为女性月经期，严重的全身出血性疾病。

三、术前准备

（1）细心核对需导尿患者信息，耐心向患者及家属解释导尿的必要性和大致过程，取得患者配合。
（2）物品准备，如一次性导尿包、生理盐水、注射器、无菌手套、垫单、消毒盘、污物盘等。

（3）操作者需戴帽子、口罩。

四、操作步骤

1. **体位** 患者取仰卧位，两腿屈膝外展，臀下铺垫单。

2. **清洁外阴**

（1）将消毒盘和污物盘置于患者两腿之间。

（2）将消毒用的碘伏棉球放入消毒盘。

（3）以碘伏棉球完成消毒。①男性：消毒阴阜、阴茎和阴囊，然后以无菌纱布裹住阴茎，翻开包皮，暴露尿道口，自尿道口向外旋转擦拭尿道口、龟头及冠状沟。②女性：消毒阴阜、大小阴唇和尿道外口，最后从尿道外口消毒至肛门部。

（4）消毒完毕，撤走污物盘和消毒盘，脱去手套。

3. **戴无菌手套，铺无菌洞巾**

（1）打开一次性导尿包，戴无菌手套。

（2）铺无菌洞巾。

4. **插导尿管** 插管前需检查有无破损及漏气，连接一次性引流袋，用液状石蜡棉球润滑导尿管前端。

（1）消毒外阴 将消毒棉球挤入消毒盘，完成再次消毒。①男性：以左手拇、示二指挟持阴茎，以碘伏棉球自尿道口向外旋转擦拭消毒数次；②女性：分开小阴唇露出尿道口，再次用碘伏棉球自上而下消毒尿道口与小阴唇。

（2）插入导尿管 ①男性：将阴茎提起使其与腹壁呈钝角，右手将导尿管缓慢插入尿道，男性进入15~20cm，有尿液流出则提示插入导尿管成功；②女性：分开小阴唇后，从尿道口插入6~8cm，成功插入导尿管后则有尿液流出。

（3）固定导尿管 目前临床气囊导尿管采用注水固定，即向球囊内注入生理盐水15~20ml后，缓慢向外牵拉导尿管时感觉遇到阻力为止。

5. **术后** 插管完成后询问患者感受，协助患者穿好衣服。告知患者注意事项，清理所用物品。

五、注意事项

（1）严格无菌操作，预防尿路感染。

（2）插入尿管动作要轻柔，以免损伤尿道黏膜。

（3）选择导尿管的粗细要适宜。

（4）对膀胱过度充盈者，排尿宜缓慢，首次引流尿量应小于1000ml，以免大量排尿使腹腔骤然减压引起出血或晕厥。

（5）测定残余尿时，嘱患者先自行排尿，然后导尿。残余尿量一般为5~10ml，如超过100ml，则应留置导尿管。

（6）留置导尿时，应经常检查尿管固定情况，有否脱出，必要时以无菌药液每日冲洗膀胱一次；每隔5~7日更换尿管一次，再次插入前应让尿道松弛数小时，再重新插入。

第七节　心包腔穿刺术

心包腔穿刺术是经体表皮肤将穿刺针直接刺入心包腔内抽取心包积液，是心内科最常用的诊疗技术之一。

一、适应证与禁忌证

1. **适应证**　原因不明的大量心包积液，有心脏压塞症状需进行诊断性或治疗性穿刺者。
2. **禁忌证**　以心脏扩大为主而积液量少的患者。

二、术前准备

（1）细心核对患者信息，向患者及家属解释心包穿刺术的必要性和大致过程，告知患者在穿刺时的注意事项，取得患者配合，并签署知情同意书。

（2）物品准备　心包穿刺包、碘伏棉球、2%利多卡因注射液、无菌手套、纱布、胶布等。

（3）操作者需戴帽子、口罩。

三、操作步骤

1. **体位**　一般取坐位或半卧位，暴露前胸、上腹部，以清洁布巾盖住面部。
2. **穿刺点**　目前穿刺术多在心脏超声引导下完成。常用的穿刺点有剑突与左肋弓缘夹角处或心尖部内侧。
3. **消毒、铺巾**　消毒局部皮肤，覆盖消毒洞巾。
4. **麻醉**　在穿刺点自皮肤至心包壁层以2%利多卡因做局部浸润麻醉。
5. **穿刺**　多取剑突下穿刺点，使针体与腹壁成30°~40°角，向上、向后并稍向左刺入心包腔后下部。若在左第5或第6肋间心浊音界内2.0cm进针，应使针自下而上，向脊柱方向缓慢刺入。进针也可在超声引导下确定穿刺点位置及穿刺方向。穿刺过程中如出现针尖落空感或抵抗感消失，提示针尖已穿过心包壁层；如有心脏搏动撞击针尖感时，应稍退针少许，以免划伤心脏。
6. **放液**　确认穿刺针进入心包腔后，助手将注射器接于引流管上，缓慢抽液，当针管吸满后，取下针管前，应先用止血钳夹闭引流管，以防空气进入。记录抽液量，留标本送检。
7. **术后**　抽液完毕，拔出针头或套管，覆盖消毒纱布，压迫数分钟，并以胶布固定，必要时可留置导管。询问患者感受，帮助患者穿好衣服，告知注意事项。

四、注意事项

1. **严格掌握适应证**　心包腔穿刺术应由有经验医师操作或指导，并应在心电监护下进行。
2. **完成术前评估**　术前应通过心脏超声确定液平段大小、穿刺部位、穿刺方向和进针距离，选液平段最大、距体表最近点作为穿刺点，或在超声显像指导下进行穿刺抽液更为准确、安全。
3. **操作娴熟、轻柔**　穿刺过程中嘱被检者切勿咳嗽或深呼吸，进针时切忌强力快速，进入心包腔后应随时细察针尖感觉，抽液或冲洗时动作需轻缓。如抽出鲜血应立即停止抽吸，并严密观察有无心脏压塞症状出现。
4. **控制抽液速度和量**　抽液速度宜缓慢，首次抽液量以100~200ml为宜，以后每次抽液300~500ml，避免抽液过多、过快，否则可导致肺水肿。
5. **麻醉确切、可靠**　术前麻醉要完善，避免操作过程中因疼痛而发生休克。
6. **其他**　术中、术后密切观察生命体征变化。

第八节　肝脏穿刺术

肝脏穿刺术又称肝脏穿刺活体组织检查术，简称肝活检，是指通过肝脏穿刺吸取活体组织进行病理组织学检查，协助诊断肝脏疾病的检查方法。

一、适应证与禁忌证

1. 适应证

（1）肝功能检查异常，性质不明者。

（2）不明原因的肝脏肿大及肝功能异常者。

（3）肝脏实质性占位的鉴别。

（4）代谢性肝病，如脂肪肝、淀粉样变性、血色病等疾病的诊断。

（5）不明原因的发热怀疑为恶性组织细胞病者。

2. 禁忌证

（1）有出血倾向的患者。

（2）大量腹腔积液者。

（3）昏迷、严重贫血或一般情况差者。

（4）疑为肝血管瘤、肝棘球蚴病患者。

（5）严重肝外阻塞性黄疸伴胆囊肿大者。

（6）肝缩小或肝浊音界叩不清者。

（7）右侧脓胸、膈下脓肿、胸腔积液及穿刺处局部感染者。

二、术前准备

（1）核对患者信息，向患者及家属告知肝脏穿刺术的必要性和大致过程，以及注意事项，并签署知情同意书。术前应排空膀胱，放松心情。

（2）术前需完成血型、血小板计数、出血时间、凝血酶原时间等测定，如有异常，应肌内注射维生素K_1 10mg，每日1次，3天后复查，如仍不正常，不应强行穿刺；完成胸部X线检查；术前超声定位，确定穿刺方向及深度等检查。

（3）物品准备，如肝脏穿刺针、皮肤穿刺锥、弯盘、注射器、手术刀、碘伏棉球、2%利多卡因注射液、无菌手套、纱布、胶布、标本固定液等。

（4）操作者需戴帽子、口罩。

三、操作步骤

（一）快速穿刺术

1. 体位　患者取仰卧位，右臂上举于枕后，左背垫一薄枕。

2. 穿刺点　右侧腋前线第8、9肋间，腋中线第9、10肋间肝实音处穿刺。疑为肝肿瘤者，宜选较突出的结节处，再用超声定位下穿刺。

3. 消毒、铺巾　消毒局部皮肤，覆盖消毒洞巾。

4. 麻醉　用2%利多卡因由穿刺点的肋骨上缘的皮肤至肝包膜做局部浸润麻醉。

5. 穿刺

（1）将肝脏穿刺针连于10ml注射器，吸入无菌生理盐水3~5ml。

（2）皮肤穿刺锥在穿刺点皮肤上刺孔，再持穿刺针由此孔进入，并沿肋骨上缘与胸壁垂直方向刺入0.5~1.0cm，然后将注射器内生理盐水推出0.5~1.0ml，以冲出针内可能存留的皮肤与皮下组织，防止针头堵塞。

（3）在穿入肝脏前，将注射器抽成5~6ml空气负压，并嘱患者于深呼气末屏气。在患者屏气同时，医生双手持针按超声所定方向和深度将穿刺针迅速刺入肝内并立即拔出（此动作一般在1秒左右完成），深度不超过6.0cm。

6. 保护创面　拔针后盖上无菌纱布，立即用手按压创面5~10分钟，待无出血后用碘伏棉球消毒，无菌纱布覆盖，再以胶布固定，用小沙袋压迫，并以多头腹带束紧。

7. 标本固定　推动注射器用生理盐水从针内冲出肝组织条于弯盘中，用针尖挑出肝组织置于4%甲醛小瓶中固定送病理检查。

（二）超声引导下细针穿刺术

（1）穿刺点、消毒、铺巾、局部浸润麻醉同快速穿刺术。

（2）用手术刀尖将穿刺点皮肤刺一小口，用无菌穿刺探头再次确定进针点和穿刺途径，稍稍侧动探头，当病灶显示最清晰且穿刺引导线正好通过活检部位时，立即固定探头。

（3）先将带针芯穿刺针从探头引导器穿刺腹壁，于肝包膜前停针，嘱患者于深呼气末屏气，迅速将穿刺针沿引导线刺入肝脏病灶边缘，拔出穿刺针针芯，将穿刺针与10ml空注射器紧密连接，迅速将穿刺针推入病灶内2~3cm，用5~6ml空气负压抽吸病灶组织，针尖在病灶上下提插2~3次后去除负压，迅速拔出穿刺针。

（4）将注射器内抽出物推注于盛有4%甲醛小瓶中固定送病理检查。

（5）穿刺点处理和术后观察同快速穿刺术。

四、注意事项

（1）做肝穿刺手术前，患者需要熟练深呼气末屏气动作，以配合肝穿刺手术。

（2）穿刺后应注意脉搏、呼吸、血压的检测，观察穿刺点有无出血等，术后要绝对卧床休息24小时。

（孙　萌）

书网融合……

目标检测　　知识回顾　　习题

第九篇
实训实练

实训实练一　一般检查

【**实训目的**】

（1）掌握全身状态、皮肤、淋巴结检查的顺序、内容和方法，掌握其正常状态和特征。

（2）熟悉异常体征的临床意义。

【**实训用品**】

血压计、听诊器、体温计、棉签、软尺、体重计、皮脂卡尺。

【**实训内容**】

一般检查	
检查前准备	1.着装整洁，剪指甲，洗手，必要时穿隔离衣、戴口罩及帽子 2.向被检者介绍体格检查的目的及查体注意事项，取得配合。安置适当舒适体位，检查者立于被检者右侧
检查内容	口述：性别、年龄、体温、脉搏、呼吸、血压、发育、体型、营养状态、意识状态（神志）、面容、表情、体位、姿势、步态、皮肤、黏膜、浅表淋巴结
生命体征	1.体温　将体温计头端放入腋窝深处，嘱被检者夹紧，10分钟后读数 2.脉搏　检查者以示指、中指和环指指腹平放于被检者手腕桡动脉搏动处，压力大小以清楚触到脉搏为宜，计数1分钟 3.呼吸　观察胸壁或腹壁的起伏，计数1分钟 4.右上臂血压　被检者取坐位或仰卧位，右上肢裸露外展，肘部、血压计"0"点与心脏在同一水平，将气袖紧贴皮肤缠于上臂，使其下缘在肘横纹上约2.5cm，气袖的中央对准肱动脉，听诊器体件置于肱动脉上，向袖带内充气，边充气边听诊，待肱动脉搏动声消失，再将水银柱升高20~30mmHg后，缓慢放气（2~3mmHg/秒），听到的第一声响的数值代表收缩压，最终声音消失的数值为舒张压。血压至少应测量2次，间隔1~2分钟
发育	测量身高、体重，口述发育的判断（年龄、智力、身高、体重及第二性征）
营养与体型	1.测量皮下脂肪厚度　用拇指和食指捏起前臂屈侧或上臂背侧下1/3处皮下脂肪，用皮脂卡尺测量厚度 2.口述常见体型
面容与体位	口述面容和常见体位（自主体位、被动体位、强迫体位）
皮肤弹性	右手拇指与示指将手背或上臂内侧皮肤提起，片刻后松手，观察皮肤皱折平复的情况
蜘蛛痣	模拟检查并口述：选择额部，用棉签或火柴杆压迫蜘蛛痣的中心，其辐射状小血管网立即消失，去除压力后又复出现
淋巴结检查	1.检查顺序　耳前、耳后、乳突区、枕部、颌下、颏下、颈前三角、颈后三角、锁骨上窝、腋窝（尖群、中央群、胸肌群、肩胛下群、外侧群）、滑车上、腹股沟（上群、下群）、腘窝淋巴结 2.检查方法　浅部触诊法 ①头部淋巴结：双手或单手检查耳前、耳后（乳突区）、枕部 ②颈部淋巴结：包括颌下、颏下、颈前三角、颈后三角。嘱被检者头稍低或偏向检查侧，由浅及深进行滑动触诊 ③锁骨上淋巴结：被检者取坐位或仰卧位，头部稍向前屈，左手触右侧，右手触左侧，由浅部逐渐摸触至锁骨后深部 ④腋窝淋巴结：一般先查左侧，后查右侧。检查左侧腋窝淋巴结：被检者采取坐位或仰卧位，检查者面对被检者，以左手握住被检者左腕外展45°角；右手指并拢，掌面贴近胸壁向上逐渐达腋窝顶部，按下列顺序进行检查：尖群–中央群–胸肌群–肩胛下群–外侧群。右侧腋窝淋巴结：右手握住被检者右手腕，左手触摸，方法同检查左侧。 ⑤滑车上淋巴结：一般先查左侧，后查右侧。检查左侧滑车上淋巴结：被检者采取坐位或仰卧位，检查者面对被检者，左手握住被检者左手腕抬至胸前，右手掌面向上，小指抵在肱骨内上髁，无名指、中指、示指并拢，在肱二头肌与肱三头肌沟中纵行、横行滑动触摸；②检查右侧滑车上淋巴结：右手握被检者右手腕，左手触摸，方法同检查左侧 ⑥腹股沟淋巴结：被检者取仰卧位，髋关节稍屈曲，左手触右侧，右手触左侧，按上群、下群顺序由浅至深滑动触诊 ⑦腘窝淋巴结检查：以右手扶起（或托起）被检查者小腿，以左手触摸淋巴结
检查后	1.协助被检者盖好被子，取舒适体位 2.整理用物，记录检查结果 3.操作有序，查体过程中体现爱伤意识和人文关怀

实训实练二　头部检查

【实验目的】

（1）掌握头部检查的顺序、内容和方法，了解其正常状态和特征。

（2）熟悉异常体征的临床意义。

【实训用品】

手电筒、压舌板、棉签、软尺。

【实训内容】

头部检查	
检查前准备	1.着装整洁，剪指甲，洗手，必要时穿隔离衣、戴口罩及帽子 2.向被检者介绍检查的目的及查体注意事项，取得配合。安置适当舒适体位，检查者立于被检者右侧
头围	测量方法：以软尺自眉弓上缘经枕骨粗隆绕头一周（cm）
眼部检查	口述检查内容：视功能、外眼、眼前节和内眼。视功能包括视力、视野、色觉和立体视等检查；外眼包括眼睑、泪器、结膜、眼球位置和眼压检查；眼前节包括角膜、巩膜、前房、虹膜、瞳孔和晶状体；内眼，即眼球后部，包括玻璃体和眼底
视力	根据视力表、色盲表进行检查
泪囊	嘱被检者向上看，检查者用双手拇指轻压被检者眼内眦下方，挤压泪囊
结膜	1.上睑结膜　嘱被检者向下看，用示指和拇指捏起上睑中外1/3交界处的边缘，轻轻向前下方牵拉，同时示指轻向下压，配合拇指将睑缘向上捻转即可将眼睑翻开 2.下睑结膜　嘱被检者向上看，用拇指将下眼睑向下翻开，暴露下睑结膜。检毕嘱受检者向上看，上眼睑即复原 3.检查内容　注意颜色（充血、苍白），颗粒、滤泡、出血点等
眼球	1.眼球运动　嘱被检者头部固定不动，将示指置于其眼前30~40cm处，眼球随检者手指所指示方向按左→左上→左下→右→右上→右下6个方向的顺序运动 2.眼球震颤　嘱被检者眼睛随检查者手指所示的方向（水平或垂直）运动数次，观察是否出现震颤
瞳孔	1.对光反射　直接对光反射：嘱被检者注视正前方，检查者用手电筒直接照射一侧瞳孔，观察被照的瞳孔是否立即收缩，移开光源后是否很快复原。间接对光反射：嘱被检者注视正前方，检查者以手隔开两眼，光照一侧瞳孔，观察另一侧瞳孔是否同时收缩 2.调节反射　嘱被检者注视1m外检查者的手指，然后将手指迅速移近到被检者眼球约20cm处，正常人瞳孔逐渐缩小 3.辐辏反射　嘱被检者注视1m外检查者的手指，将手指由1m外缓慢移近眼球5~10cm处，正常人可见双侧眼球内聚
耳	听力检查　嘱被检者闭目静坐，用手指堵塞非受检耳道，检查者立于背后手持嘀嗒表或用捻指声（拇指与示指互相摩擦）自1m以外逐渐移向被检者耳部，直至听到声音为止，测量其距离。用同样方法检测另一耳
鼻窦	1.额窦　一手扶持被检者枕部，另一手拇指置于眼眶上缘内侧向后向上按压，或以双手固定头部，两手拇指置于眼眶上缘内侧向后向上按压 2.筛窦　双手固定被检者两侧耳后，双侧拇指分别置于鼻根部与眼内眦之间向后方按压 3.上颌窦　双手拇指置于鼻侧左右颧部向后按压，其余四指固定在两侧耳后
咽部与扁桃体	1.检查方法　让被检者坐于椅上，头略后仰，口张大并发"啊"音，检查者用压舌板压被检者舌前2/3与后1/3交界处，在充足的光线下，口述可见到软腭、悬雍垂、腭咽弓、扁桃体、咽后壁等 2.咽　有无充血、分泌物，有无咽后壁淋巴滤泡增殖 3.扁桃体　大小、颜色、渗出物、假膜
检查后	1.协助被检者盖好被子，取舒适体位 2.整理用物，记录检查结果 3.操作有序，查体过程中体现爱伤意识和人文关怀

实训实练三　颈部检查

【实验目的】

（1）掌握颈部检查的内容和方法，了解其正常状态和特征。

（2）熟悉异常体征的临床意义。

【实训内容】

颈部检查	
检查前准备	1.着装整洁，剪指甲，洗手，必要时穿隔离衣、戴口罩及帽子 2.向被检者介绍检查的目的及查体注意事项，取得配合。安置适当舒适体位，检查者立于被检者右侧
颈部分区	颈部分区：颈前三角和颈后三角
颈部运动	颈项强直：左手托住被检者枕部，右手置其胸前使被检者头部做被动屈颈动作，感觉有无抵抗感，同时观察膝关节和髋关节活动
颈静脉	1.正常人立位或坐位时颈外静脉常不显露，平卧时可稍见充盈，充盈的水平仅限于锁骨上缘至下颌角距离的下 2/3 以内 2.被检者取30°~45° 半卧位，颈静脉充盈超过正常水平，或坐位、立位时颈静脉充盈明显，称为颈静脉怒张
甲状腺视诊	观察甲状腺的大小和对称性。检查时嘱被检查者做吞咽动作可见甲状腺随吞咽动作而向上移动
甲状腺触诊	1.甲状腺峡部　检查者站于被检者前面用拇指从胸骨上切迹往上触摸，嘱被检者做吞咽，感觉气管前软组织在手下滑动，判断有无增厚及肿块 2.甲状腺侧叶 （1）前面触诊：检查者站于被检者前面，一手拇指施压于一侧甲状软骨，将气管推向对侧；另一手示、中指在对侧胸锁乳突肌后缘向前推挤甲状腺侧叶，拇指在胸锁乳突肌前缘触诊，配合吞咽动作，重复触摸，可触及被推挤的甲状腺侧叶。用同法检查另一侧甲状腺 （2）后面触诊：检查者站于被检者后面，一手示、中指施压于一侧甲状软骨，将气管推向对侧，另一手拇指在对侧胸锁乳突肌后缘向前推挤甲状腺，示、中指在其前缘触诊甲状腺，配合吞咽动作，重复触摸。用同法检查另一侧甲状腺
甲状腺听诊	用钟型听诊器直接放在肿大的甲状腺上，听诊有无血管杂音
气管检查	被检者取坐位或仰卧位，使颈部处于自然直立状态。检查者将右手示指与无名指分置于被检者两侧胸锁关节上，中指置于胸骨上窝气管位置处，观察中指与示指及中指与无名指之间的距离
检查后	1.协助被检者盖好被子，取舒适体位 2.整理用物，记录检查结果 3.操作有序，查体过程中体现爱伤意识和人文关怀

实训实练四　胸廓及肺脏检查

【实训目的】

（1）熟悉胸部的体表标志，正常胸廓外形和呼吸运动。

（2）掌握胸廓扩张度、语音震颤、肺下界及肺下界移动度的检查方法；肺部的叩诊方法及其注意事项，辨认清音、浊音、实音、鼓音。肺部听诊方法及其注意事项。

【实训用品】

听诊器、笔记本、尺子、记号笔、心肺听诊模拟人。

【实训内容】

胸廓及肺脏检查	
检查前准备	1.着装整洁，剪指甲，洗手，必要时穿隔离衣、戴口罩及帽子 2.向被检者介绍体格检查的目的及查体注意事项，取得配合。安置适当舒适体位，检查者立于被检者右侧
胸廓和肺视诊	1.自然陷窝　腋窝、锁骨上、下窝、胸骨上窝及腹上角 2.标志线　前正中线、胸骨线、胸骨旁线、锁骨中线 视诊：胸廓外形、正常呼吸频率、呼吸过速、呼吸过缓、呼吸深度
肺脏触诊	1.前胸廓扩张度的检查　两手置于被检查者胸廓下面的前侧部，左右手拇指分别沿两侧肋缘指向剑突，拇指尖在前正中线两侧对称部位，两手掌和伸展的手指置于前侧胸壁，嘱被检查者做深呼吸运动，比较两手的动度是否一致，以此对比被检查者呼吸时两侧胸廓扩张度 2.后胸廓扩张度的检查　将两手平置于被检查者背部，约第十肋骨水平，拇指与中线平行，将两侧皮肤向中线轻推，嘱被检查者做深呼吸运动，观察两手的动度是否一致 3.语音震颤检查　将两手掌或尺侧缘轻贴在被检者胸壁两侧对称部位，让被检者用同等强度重复发长音"yi"，自上而下，从内到外，两手交替对比检查两侧是否相同 4.胸膜摩擦感检查　被检者取仰卧位，令被检者反复作深慢呼吸运动，检查者用手掌轻贴腋中线5~7肋间，吸气末明显
肺脏叩诊	1.叩诊方法　被检者可取坐位或卧位，检查者站其右侧，左手中指作扳指，紧贴体表，右手指自然弯曲，中指指端以垂直的方向叩诊于扳指第二节指背的前端 2.叩诊顺序　前胸：自锁骨上窝开始，沿锁骨中线、腋前线自第一肋间隙从上至下逐一肋间隙进行叩诊；其次检查侧胸壁：请被检查者举起上臂置于头部，自腋窝开始沿腋中线向下叩诊至肋缘；最后叩诊背部：请被检查者坐起嘱其向前稍低头、双手交叉抱肘，由上至下进行叩诊。注意左右、上下、内外进行对比 3.肺尖宽度叩诊　自斜方肌前缘中点开始，先外后内，并做标记 4.右肩胛线肺下界移动度叩诊　被检者取坐位双手抱肩，平静呼吸时，在被检查者右肩胛线上叩出肺下界的位置。然后嘱被检者作深吸气后再屏住呼吸的同时，沿右肩胛线继续向下叩诊，当由清音变为浊音时，即为肩胛线上肺下界的最低点，做标记。当被检者恢复平静呼吸后，同样先于肩胛线上叩出平静呼吸时的肺下界，嘱被检查者作深呼气后再屏住呼吸，再由下向上叩诊，直至浊音变为清音时，即为肩胛线上肺下界的最高点，做标记。测量出最高点与最低点之间的距离（cm）即为肺下界移动的范围
肺脏听诊	1.听诊顺序　由肺尖开始，自上而下，分别检查前胸部、侧胸部、背部，应注意上下，左右对称部位进行对比。口述并指出支气管呼吸音、支气管肺泡呼吸音、肺泡呼吸音的听诊区域 2.语音共振　嘱被检查者用同等强度的声音重复发长音"yi"，用听诊器在胸壁进行听诊，听诊器移动参照语音震颤手的移动。一般在气管和大支气管附近听到的声音最强，在肺底则较弱 3.胸膜摩擦音　用听诊器在腋中线5~7肋间进行听诊。口述其特征及特点：颇似用一手掩耳，以另一手指在其手背上摩擦时所听到的声音。一般于吸气末或呼气初较为明显，屏气时即消失。深呼吸或在听诊器体件上加压时，摩擦音的强度可增加
检查后	1.协助被检者盖好被子，取舒适体位 2.整理用物，记录检查结果 3.操作有序，手法熟练。查体过程中体现爱伤意识和人文关怀

实训实练五　心脏检查

【实训目的】

（1）掌握正常心尖搏动位置、强弱、性质和范围。准确叩诊出心脏相对浊音界。

（2）掌握心脏听诊方法，正常各瓣膜听诊区位置及心音的性质、强度、节律、频率。掌握第一、第二心音的鉴别要点。

【实训用品】

听诊器、笔记本、尺子、记号笔、心肺听诊模拟人。

【实训内容】

心脏检查	
检查前准备	1.着装整洁，剪指甲，洗手，必要时穿隔离衣、戴口罩及帽子 2.向被检者介绍体格检查的目的及查体注意事项，取得配合。安置适当舒适体位，检查者立于被检者右侧
心脏视诊	1.被检者仰卧位（或坐位），充分暴露胸部，上至颈以下，下至中上腹，两侧至腋中线 2.检查者视线自上向下，必要时与胸部同水平视诊 3.观察心前区有无异常隆起与凹陷，观察心尖搏动范围，观察心前区有无异常搏动
心脏触诊	1.心尖搏动　用右手全手掌开始触诊，置于被检者心前区，然后用手掌尺侧（小鱼际）或示指、中指及环指指腹并拢同时触诊，也可用单一手指指腹触诊，确认心尖搏动位置、范围 2.心前区震颤　用手掌或手掌尺侧小鱼际平贴于心前区各个部位，以触知有无微细的震动感。检查顺序：心尖→胸骨左缘第二肋间→胸骨右缘第二肋间→胸骨左缘第三肋间→剑突下偏左（逆时针法） 3.心包摩擦感　在心前区或胸骨左缘第3、4肋间触诊，前倾位、收缩期、呼气末触诊明显
心脏叩诊	1.叩诊手法　左手中指为叩诊板指，平置于心前区拟叩诊的部位。取坐位时，板指与肋间垂直（消瘦者例外）；平卧时，板指与肋间平行 2.左界　在心尖搏动外2~3cm处开始，由外向内，逐个肋间向上，直至第2肋间，做记号 3.右界　先在右侧锁骨中线上叩出肝上界，然后于其上一肋间向上叩诊，直至第2肋间，做记号 4.标记　测量其与胸骨中线间的垂直距离，并记录
心脏听诊	1.听诊部位　二尖瓣区：心尖搏动最强点；肺动脉瓣区：胸骨左缘第2肋间；主动脉瓣区：胸骨右缘第2肋间；主动脉瓣第二听诊区：胸骨左缘第3肋间；三尖瓣区：胸骨左缘第4、5肋间 2.听诊顺序　先从二尖瓣区开始，再听肺动脉瓣区、主动脉瓣区、主动脉瓣第二听诊区，最后听三尖瓣区 3.听诊心包摩擦音　在胸骨左缘3、4肋间听诊，前倾位、收缩期、呼气末听诊清楚
检查后	1.协助被检者盖好被子，取舒适体位 2.整理用物，记录检查结果 3.操作有序，手法熟练。查体过程中体现爱伤意识和人文关怀

● 实训实练六　腹部检查

【实训目的】

（1）掌握腹部视诊、触诊、叩诊及听诊的基本内容和检查方法。

（2）掌握腹部体表标志及分区。

【实训用品】

听诊器、笔记本、软尺、腹部触诊模拟人。

【实训内容】

腹部检查	
检查前准备	1.着装整洁，剪指甲，洗手，必要时穿隔离衣、戴口罩及帽子 2.向被检者介绍检查的目的及查体注意事项，取得配合。安置适当舒适体位，检查者立于被检者右侧
腹部视诊	1.视诊　被检者取仰卧位，双腿屈曲，检查者站在其右侧，从上腹部至下腹部视诊全腹或从左下腹开始逆时针方向视诊全腹。观察腹部外形、呼吸运动、腹壁静脉、胃肠型和蠕动波、腹壁皮肤 2.腹部分区　四分法、九分法
腹部听诊	1.听诊内容　肠鸣音、振水音、血管杂音等 2.听诊部位　在右下腹部听诊肠鸣音；在上腹部听诊振水音；在上腹中部听诊腹主动脉、在左、右上腹听诊肾动脉
腹部触诊	被检者仰卧位，双腿屈曲，站于被检者右侧，温暖双手，指甲剪短

续表

腹部检查	
腹部紧张度	1.检查方法　检查者前臂基本与腹部表面同一水平，先以全手掌放于腹壁上，使被检查者适应片刻，此时可感受被检者腹壁紧张程度，然后以轻柔动作开始触诊，触诊时应避免用指尖猛戳腹壁。检查完一个区域后，手应提起并离开腹壁，再以上述手法检查下一区域。先行浅部触诊（腹壁压陷约1cm），然后行深部触诊（腹壁压陷至少2cm以上） 2.检查顺序　先从左下腹开始，逆时针方向进行触诊。原则上先触诊健侧，再触诊患侧
压痛 反跳痛	假定阑尾点出现压痛后，用并拢的示指、中指和环指于原处稍停片刻，使压痛感觉趋于稳定，然后迅速将手抬起，如此时被检者感觉腹痛骤然加重，并伴有痛苦表情或呻吟，称为反跳痛
肝脏触诊	1.单手触诊　将右手4指并拢，掌指关节伸直，与肋缘大致平行地放在被检者的右侧腹部，自右髂前上棘平面开始，逐渐向上移动触诊，随被检查者呼气时，手指压向腹深部，吸气时，手指向前上迎触下移的肝缘。如此反复进行，直到触及肝缘或肋缘为止 2.双手触诊　检查者右手位置同单手触诊手法，用左手托住被检者右腰部，拇指张置于季肋部，触诊时左手向上推，使肝下缘紧贴前腹壁，并限制右下胸扩张，以增加膈下移的幅度，可提高触诊的效果
脾脏触诊	1.仰卧位触诊　检查者左手绕过腹前方，手掌置于左胸下部第9~11肋处，试将脾脏从后向前托起，右手掌平放于脐部，与左肋弓大致成垂直方向，配合呼吸，以手指的力量下压腹壁，直至触及脾缘或肋缘 2.侧卧位触诊　被检者取右侧卧位，右下肢伸直，左下肢屈曲。检查者左手掌置于被检查者左腰部第9~11肋处，试将脾脏从背腰部向腹部推挤，右手食指、中指、无名指、小指伸直与肋缘大致呈垂直方向，配合呼吸，以手指力量下压腹壁，直至能触到脾缘或左肋缘
胆囊及墨菲征	1.单手滑行触诊胆囊　将右手4指并拢，掌指关节伸直，与肋缘大致平行地放在被检查者右上腹部，然后随被检者呼气，手指压向腹深部，吸气时，手指向前向上在胆囊点下方滑行触诊下移的胆囊 2.Murphy征检查　左手掌平放于被检查者右胸下部，拇指指腹勾压于胆囊点，告知其缓慢做深吸气。判断Murphy征阳性：因疼痛突然屏住呼吸
肾脏触诊	1.右肾触诊　嘱被检者取仰卧位，两腿屈曲并做深呼吸。检查者位于被检者右侧，触诊右肾时，以左手掌托住其右腰部向上推起，右手掌平放在右上腹部，手指方向大致平行于右肋缘，于被检者吸气时双手相对挤压 2.左肾触诊　左手绕过被检者前方而托住左腰部，右手掌横置于被检者左上腹部，依前法触诊左肾
膀胱触诊	被检者仰卧屈膝位，检查者以右手自脐开始向耻骨方向触诊，口述膀胱增大的判断，呈扁圆形或圆形，触之囊性感，不能用手推移，按压时憋胀有尿意，排尿或导尿后缩小或消失
液波震颤	被检查者仰卧，双腿屈曲，放松腹肌。检查者站在右侧，以一手掌面贴于被检查者一侧腹壁，另一手4指并拢稍屈曲，用指端叩击对侧腹壁或指端冲击腹壁，如有大量液体存在，则贴于腹壁的手掌有被液体波动冲击的感觉。为防止腹壁本身的震动传至对侧，应请另一人的手掌尺侧缘压于腹中线上协助检查
叩诊	从左下腹开始逆时针方向至右下腹部，再至脐部
肝脾叩诊	1.肝脏叩诊　右锁骨中线。肝上界：由肺区向下叩向腹部。当由清音转为浊音时，即为肝上界。确定肝下界：腹部鼓音区沿右锁骨中线向上叩，由鼓音转为浊音处即是 2.脾脏叩诊　采用轻叩法，在左腋中线上进行。正常时在左腋中线第9~11肋之间叩到脾浊音，其长度为4~7cm，前方不超过腋前线
移动浊音	被检者先仰卧，自腹中部脐水平面向左侧叩诊，由鼓音变浊音时，板指固定不动，嘱右侧卧位，再度叩诊，同样方法向右侧叩诊
肋脊角	叩击痛：被检者取坐位或侧卧位，用左手掌平放在其肋脊角处（肾区），右手握空拳用轻到中等力量叩击左手背
膀胱叩诊	在耻骨联合上方进行，通常从上往下，由鼓音转成浊音，呈圆形浊音区。排尿或导尿后复查，如浊音区转为鼓音，即为尿潴留所致膀胱增大
腹围测量	以软尺通过脐绕腹部一周测量，以cm表示
检查后	1.协助被检者盖好被子，取舒适体位 2.整理用物，记录检查结果 3.操作有序，手法熟练。查体过程中体现爱伤意识和人文关怀

● 实训实练七　脊柱及四肢检查 ●

【实验目的】

（1）掌握脊柱、四肢检查的顺序、内容和方法，了解其正常状态和特征。

（2）熟悉常见异常体征的临床意义。

【实训用品】

叩诊锤、棉签。

【实训内容】

脊柱及四肢检查	
检查前准备	1.着装整洁，剪指甲，洗手，必要时穿隔离衣、戴口罩及帽子 2.向被检者介绍检查的目的及查体注意事项，取得配合。安置适当舒适体位，检查者立于被检者右侧
脊柱	脊柱检查方法　被检者可处站立位和坐位，按视、触、叩的顺序进行
脊柱弯曲度	1.脊柱有无前后凸　从侧面观察有四个生理弯曲，即颈段稍向前凸，胸段稍向后凸，腰椎明显向前凸，骶椎则明显向后凸 2.脊柱有无侧弯　让被检者取站立位或坐位，从后面观察脊柱有无侧弯。检查方法：检查者以拇指沿脊椎的棘突以适当的压力往下划压，划压后皮肤出现一条红色充血痕，以此痕为标准，观察脊柱有无侧弯
脊柱活动度	1.颈椎　固定肩部，嘱被检者颈椎作前屈、后伸、侧弯、旋转等动作 2.腰椎　固定骨盆，嘱被检者腰椎作前屈、后伸、侧弯、旋转等动作
脊柱压痛	嘱被检者取端坐位，身体稍向前倾。检查者以右手拇指从枕骨粗隆开始自上而下逐个按压脊椎棘突及椎旁肌肉，正常时每个棘突及椎旁肌肉均无压痛
脊柱叩击痛	1.直接叩击法　嘱被检者取坐位，用中指或叩诊锤垂直叩击各椎体的棘突，因颈椎位置深，一般不用此法检查 2.间接叩击法　嘱被检者取坐位，将左手掌置于其头部，右手半握拳以小鱼际肌部位叩击左手背
脊柱特殊试验	1.前屈旋颈试验（Fenz征）　嘱被检者头颈部前屈并左右旋转，如颈椎处感觉疼痛属阳性，多提示颈椎小关节的退行改变 2.摇摆试验　平卧，屈膝、髋，双手抱于膝前。检查者手扶被检者双膝，左右摇摆，如腰部疼痛为阳性。多见于腰骶部病变 3.直腿抬高试验（Lasegue征）　被检者仰卧，双下肢平伸，检查者一手握患者踝部，一手置于大腿伸侧，分别做双侧直腿抬高动作，腰与大腿正常可达80°~90°。若抬高不足70°，且伴有下肢后侧的放射性疼痛，则为阳性。见于腰椎间盘突出症，也可见于单纯性坐骨神经痛 4.拾物试验　多用于小儿腰部前屈运动的检查。被检者站立，嘱其拾起地上物品，腰椎正常者两膝能伸直，腰部弯曲将物品拾起。腰椎病变者，则一手扶膝、蹲下，腰部挺直地屈膝下蹲拾物，称为拾物试验阳性 5.屈颈试验（Linder征）　被检者取仰卧位，检查者一手置于被检者胸前，另一手置于其枕后，将被检者头部前屈，若出现腰痛及下肢放射痛即为阳性
四肢检查	1.视诊　四肢形态、关节形态、四肢及关节的活动 2.触诊　四肢及关节 3.动诊　主动及被动运动四肢和关节
搭肩试验	dugas氏征　嘱被检者用患侧手掌平放于对侧肩关节前方，如不能搭上或前臂不能自然贴紧胸壁，提示肩关节脱位
手	1.手的功能位置　腕背伸30°并稍偏尺侧，拇指于外展时掌屈曲位，其余各指屈曲，呈握茶杯姿势 2.手的自然休息姿势　半握拳状，腕关节稍背伸约20°，向尺侧倾斜约10°，拇指尖靠达示指关节的桡侧，其余四指呈半屈曲状，屈曲程度由示指向小指逐渐增大，且各指尖均指向舟骨结节处 3.腕部试验检查　①屈拇握拳试验：被检者拇指向内收屈曲握拳，将拇指握于掌心内，医生一手握住腕关节上方，另一手使被检者的腕关节被动向尺侧偏斜，引起桡骨茎突处明显疼痛，即为阳性。见于桡骨茎突处腱鞘炎 ②腕三角软骨挤压试验：被检者腕关节位于中立位，然后使腕关节被动向尺侧偏斜，并纵向挤压，若出现下尺桡关节疼痛，即为阳性。见于腕关节软骨损伤、尺骨茎突骨折
特殊试验	1.浮髌试验　被检者取平卧位，下肢伸直放松，检查者左手虎口卡于患膝髌骨上极，并加压压迫髌上囊，使关节液集中于髌骨底面，右手虎口卡于髌骨下方，以示指垂直按压髌骨并迅速抬起，按压时髌骨与关节面有碰触感，松手时髌骨浮起，即为浮髌试验阳性，提示有中等量以上关节积液（50ml） 2.拇指指甲滑动试验　检查者以拇指指甲背面沿髌骨表面自上而下滑动，如有明显疼痛，考虑髌骨骨折

续表

脊柱及四肢检查	
特殊试验	3."4"字试验　又称骶髂关节分离试验。被检者取仰卧位，患侧下肢屈膝屈髋，将患侧踝部置于对侧膝关节上，呈"4"字形，医生一手按住对侧髂前上棘，另一手将患侧膝部向外侧按压，如骶髂部出现疼痛为阳性。阳性表示该侧髋关节有病变。做此试验时，应先确定骶髂关节有无病变，如有病变，也可呈阳性 4.托马斯（Thomas）征　被检者仰卧于硬板床上，两下肢伸直，腰椎因代偿作用，向前凸起，此时，被检者可将手插入腰部下方。将健侧髋、膝关节极度屈曲，使腰背部紧贴床面，此时，患肢呈屈曲畸形，即为阳性。见于该侧髋关节有屈曲性挛缩畸形、髋关节结核
检查后	1.协助被检者盖好被子，取舒适体位 2.整理用物，记录检查结果 3.操作有序，查体过程中体现爱伤意识和人文关怀

实训实练八　神经反射检查

【实验目的】

（1）掌握浅反射、深反射、病理反射和脑膜刺激征的检查方法及临床意义。

（2）掌握神经反射阳性反应的临床意义。

（3）熟悉脑神经、肌力、感觉功能及共济运动检查的方法及临床意义。

【实训用品】

叩诊锤、棉签。

【实训内容】

神经系统检查	
检查前准备	1.着装整洁，剪指甲，洗手，必要时穿隔离衣、戴口罩及帽子 2.向被检者介绍检查的目的及查体注意事项，取得配合。安置适当舒适体位，检查者立于被检者右侧
脑神经	1.嗅神经　闭目下用单侧鼻孔辨别气味。一侧嗅完后，测试另一侧，注意二侧比较（醋酸、酒精等可同时刺激三叉神经末梢，不宜使用） 2.视神经　①视力：视力表→数指→手动→光感；②视野：检查者与被检者相对而坐，相隔约60cm。检查左眼时，嘱被检者闭上右眼，检查者则闭上左眼，反之亦然；然后让被检者直视对侧检查者的眼睛，当检查者的手指从上、下、左、右四个方向从外侧向内侧移动时，让被检者看到手指就告诉检查者；③眼底：用检眼镜检查眼底（视盘、动静脉） 3.动眼、滑车、展神经　①外观：观察睑裂有无增宽或变窄、两侧是否对称。有无上睑下垂，眼球有无凸出、内陷、斜视或同向偏斜；②眼球运动、眼外肌功能：嘱被检者头部不动，双眼注视检查者手指，并随之向左右、上下、左上、左下、右上、右下方向移动，在每个方向的极点都停留片刻以观察有否眼震和眼球活动受限。并问被检者有否复视，在那个方向复视最明显；③瞳孔：检查直接对光反射、间接对光反射、调节反射、集合反射 4.三叉神经　①面部感觉：以针、温（凉）物体、棉花丝分别检查面部痛觉、温度觉及触觉，两侧对比；②运动：观察被检者张口时下颌有无偏斜（示齿试验），再嘱被检者咬紧牙关或咀嚼，比较其两侧咬肌和颞肌肌力；③角膜反射：检查者以棉花丝轻触角膜近外侧缘，可引起两眼迅速闭合，同侧为直接角膜反射，对侧为间接角膜反射 5.面神经　①运动：观察被检者的两侧额纹、睑裂、鼻唇沟和口角是否对称；嘱被检者作皱额、皱眉、闭目、露齿、鼓腮和吹口哨等动作，观察两侧运动是否相等；②味觉：被检者保持伸舌、不讲话，检查者以棉签蘸少许含醋、盐、糖或奎宁的溶液，轻擦于一侧舌前2/3处，请被检者用手指指出某个预定的符号（酸、咸、甜、苦）。每种味觉测验完毕用水漱口，以免干扰 6.听神经　①耳蜗神经（听力）：以耳语、表声或音叉振动声分别检测双耳，由远至近移向一侧耳，被检者刚一听到声音，即记录其距离，与另一侧比较，也要与检查者自身比较；②前庭神经（前庭功能）：可做外耳道冷温水灌注试验或旋转试验以检查前庭神经的功能，询问被检者有无眩晕、平衡失调 7.舌咽、迷走神经　①运动：嘱被检者张口说"啊"以观察软腭及悬雍垂的位置；②感觉：用压舌板分别轻触两侧软腭和咽后壁，观察有无感觉。舌后1/3的味觉为舌咽神经支配，也可同时检查；③咽反射：被检者张口，检查者以压舌板先后轻触两侧的咽后壁，观察有无呕吐和软腭上提 8.副神经　观察被检者颈项是否正直、双肩是否等高、斜方肌及胸锁乳突肌有无萎缩。请其作对抗阻力的耸肩及向一侧转头动作，比较两侧肌力及肌肉收缩时的轮廓和坚实度 9.舌下神经　请被检者伸舌，观察有无伸舌偏斜、舌肌萎缩及肌束震颤。再让其以舌尖先后推抵左、右颊，检查者可以手指在颊外测试其肌力

神经系统检查	
肌力	1.检查方法　嘱被检者作肢体伸屈动作，检查者从相反方向给予阻力，测试被检者对阻力的克服力量，注意两侧比较，包括上肢、下肢 2.肌力分级　0级：完全瘫痪，测不到肌肉收缩。1级：仅测到肌肉收缩，但不能产生动作。2级：肢体在床面上能水平移动，但不能抵抗自身重力，即不能抬离床面。3级：肢体能抬离床面，但不能抗阻力。4级：能作抗阻力动作，但不完全。5级：正常肌力
肌张力	1.检查方法　嘱被检者肌肉放松，检查者根据触摸肌肉的硬度以及伸屈其肢体时感知肌肉对被动伸屈的阻力作判断 2.肌张力增高　触摸肌肉，坚实感，伸屈肢体时阻力增加 3.肌张力降低　肌肉松软，伸屈其肢体时阻力低，关节运动范围扩大
共济运动	1.指鼻试验　被检者手臂外展伸直，以示指接触距其前方0.5m检查者的示指，再用示指触指自己的鼻尖，先慢后快，先睁眼、后闭眼，重复进行 2.跟-膝-胫试验　嘱被检者仰卧，上抬一侧下肢，将足跟置于另一下肢膝盖下端，再沿胫骨前缘向下移动，先睁眼、后闭眼重复进行 3.快速轮替动作　嘱被检者伸直手掌并以前臂作快速旋前旋后动作，或一手用手掌、手背连续交替拍打对侧手掌，共济失调者动作缓慢、不协调 4.闭目难立征　嘱被检者足跟并拢站立，双手向前平伸，若出现身体摇晃或倾斜则为阳性。先闭目，后睁眼
感觉功能	1.痛觉　嘱被检者闭目，用别针的针尖均匀地轻刺被检者皮肤。注意两侧对称比较 2.触觉　嘱被检者闭目，用棉签轻触被检者的皮肤或黏膜 3.温度觉　嘱被检者闭目，热水或冷水的玻璃试管交替接触检查者皮肤，嘱被检者辨别冷、热感 4.运动觉　嘱被检者闭目，检查者轻轻夹住被检者的手指或足趾两侧，上或下移动，被检者根据感觉说出"向上"或"向下" 5.位置觉　嘱被检者闭目，检查者将被检者的肢体摆成某一姿势，请被检者描述该姿势或用对侧肢体模仿 6.震动觉　嘱被检者闭目，用震动着的音叉（128Hz）柄置于骨突起处（如内、外踝，手指、桡尺骨茎突、胫骨、膝盖等），询问有无震动感觉，判断两侧有无差别 7.皮肤定位觉　嘱被检者闭目，检查者以手指或棉签轻触被检者皮肤某处，让被检者指出被触部位 8.两点辨别觉　嘱被检者闭目，以钝脚分规轻轻刺激皮肤上的两点，检测被检者辨别两点的能力，再逐渐缩小双脚间距，直到被检者感觉为一点时，测其实际距离，两侧比较 9.实体觉　嘱被检者闭目，被检者用单手触摸熟悉的物体，并说出物体的名称。先测功能差的一侧，再测另一手 10.体表图形觉　嘱被检者闭目，在被检者的皮肤上画图形（方、圆、三角形等）或写简单的字（一、二、十等），观察其能否识别，须双侧对照
浅反射	1.角膜反射　嘱被检者睁眼向内侧注视，以捻成细束的棉絮从被检者视野外接近并轻触外侧角膜，避免触及睫毛，正常反应为被刺激侧迅速闭眼和对侧也出现眼睑闭合反应，前者称为直接角膜反射，而后者称为间接角膜反射 2.腹壁反射　检查时，被检者仰卧，下肢稍屈曲，使腹壁松弛，然后用钝头竹签分别沿肋缘下、脐平及腹股沟上方向，由外向内轻划两侧腹壁皮肤 3.提睾反射　竹签由下而上轻划股内侧上方皮肤，可引起同侧提睾肌收缩，睾丸上提 4.跖反射　被检者仰卧，下肢伸直，检查者手持被检者踝部，用钝头竹签划足底外侧，由足跟向前至近小趾跖关节处转向踇趾侧，正常反应为足趾屈曲（即Babinski征阴性） 5.肛门反射　用竹签轻划肛门周围皮肤，肛门外括约肌收缩
深反射	1.肱二头肌反射　被检者前臂屈曲，检查者以左手拇指置于被检者肘部肱二头肌腱上，然后右手持叩诊锤叩击左手拇指，可使肱二头肌收缩，前臂快速屈曲 2.肱三头肌反射　被检者外展前臂，半屈肘关节，检查者用左手托住其前臂，右手用叩诊锤直接叩击鹰嘴上方的肱三头肌腱，可使肱三头肌收缩，引起前臂伸展 3.桡骨膜反射　被检者前臂置于半屈半旋前位，检查者以左手托住其前臂，并使腕关节自然下垂，随即以叩诊锤叩桡骨茎突，可引起肱桡肌收缩，发生屈肘和前臂旋前动作 4.膝反射　坐位检查时，被检者小腿完全松弛下垂与大腿成直角；卧位检查时被检者仰卧，检查者以左手托起其膝关节使之屈曲约120°，用右手持叩诊锤叩击膝盖髌骨下方股四头肌腱，可引起小腿伸展 5.跟腱反射　又称踝反射。被检者仰卧，髋及膝关节屈曲，下肢取外旋外展位。检查者左手将被检者足部背屈成直角，以叩诊锤叩击跟腱，反应为腓肠肌收缩，足向跖面屈曲
阵挛	1.踝阵挛　被检者仰卧，髋与膝关节稍屈，检查者一手持被检者小腿，一手持被检者足掌前端，突然用力使踝关节背屈并维持之 2.髌阵挛　被检者仰卧，下肢伸直，检查者以拇指与示指控住其髌骨上缘，用力向远端快速连续推动数次后维持推力

续表

神经系统检查	
病理反射	1.Babinski征　取位与检查跖反射一样，用竹签沿被检者足底外侧缘，由后向前至小趾跖关节处再转向踇趾侧，阳性反应为踇趾背伸，其余四趾呈扇形散开 2.Oppenheim征　检查者用拇指和示指沿被检者胫骨前缘自上而下用力滑擦 3.Gordon征　检查者以适度力量挤捏腓肠肌 4.Chaddock征　检查者用钝头竹签沿被检者足背外侧从外踝下方由后向前划至趾跖关节处 5.Hoffmann征　检查者左手持被检者腕部，右手中指与示指夹住被检者中指，稍向上提，使腕部处于轻度过伸位，然后以拇指迅速弹刮被检者中指指甲。正常时无反应，如拇指内收，其余各指也呈屈曲动作即为阳性
脑膜刺激征	1.颈强直　被检者去枕仰卧，双下肢伸直，检查者右手置于被检者胸前，左手托其枕部并使其作被动屈颈动作。检查时感觉到抵抗力增强，即为颈部阻力增高或颈强直 2.Kernig征　被检者仰卧，检查者托起被检者一侧大腿，使髋、膝关节各屈曲成直角，然后一手置于其膝关节前上方固定膝关节，另一手托起踝部抬高小腿。正常膝关节可伸达135°以上。阳性表现为伸膝受限，并有疼痛及阻力 3.Brudzinski征　被检者仰卧，下肢伸直，检查者用一手托被检者枕部，另一手置于被检者胸前，使头前屈。正常表现双下肢不动。阳性表现为双侧膝关节和髋关节同时屈曲
检查后	1.协助被检者盖好被子，取舒适体位 2.整理用物，记录检查结果 3.操作有序，查体过程中体现爱伤意识和人文关怀

实训实练九　全身体格检查

一、实训目的

1. 掌握全身体检的内容。
2. 掌握全身体检的方法和顺序。

【实训用品】血压计、体温计、听诊器、尺子、叩诊锤、棉签、手电筒、记号笔。

【实训内容】

项目	标准
仪表	准备：着装整洁，剪指甲，洗手，必要时穿隔离衣、戴口罩及帽子。衣帽整洁、仪表端庄、语言柔和、态度和蔼
准备工作	1.用物齐全　血压表、体温计、听诊器、皮尺、叩诊锤、棉签、手电筒 2.位置适宜　被检者平卧于左侧有光线处，检查者站于被检者右侧
操作要求	1.手法正确，动作轻柔，充分暴露检查部位，检查顺序合理 2.查体顺序以卧位为例　一般检查及生命体征→头颈部→前、侧胸部（心肺）→后背部（被检者取坐位，包括肺、脊柱、肾区、骶部）→腹部（卧位）→肛门、直肠、外生殖器→四肢、神经系统（最后站位） 3.人文关怀，检查前进行沟通，检查过程中注意保护被检者
一般检查及生命体征	1.自我介绍（说明职务、姓名，并进行简短交谈以融洽医患关系） 2.观察发育、营养、面容、表情和意识等一般状态 3.测量体温（腋温，10分钟） 4.触诊桡动脉至少30秒 5.计数呼吸频率至少30秒 6.测右上肢血压2次
头颈部	7.观察头部外形、毛发分布、异常运动等 8.触诊头颅 9.视诊颜面及双眼 10.用近视力表放眼前33cm处分别检测左右眼近视力 11.检查下睑结膜、球结膜、巩膜和泪囊

续表

项目	标准
头颈部	12. 翻转上睑，检查上睑、球结膜和巩膜
	13. 检查面神经运动功能（皱额、闭目）
	14. 检查眼球运动（检查六个方位）
	15. 检查瞳孔直接对光反射
	16. 检查瞳孔间接对光反射
	17. 检查调节反射
	18. 检查集合反射
	19. 视触双侧外耳及耳后区
	20. 牵拉耳廓、观察外耳道
	21. 触诊颞颌关节及其运动（张口、闭口）
	22. 分别检查双耳听力（掩耳、闭目、摩擦手指，或用手表音）
	23. 观察外鼻
	24. 触诊外鼻
	25. 观察鼻前庭、鼻中隔
	26. 检查上颌窦，注意肿胀、压痛、叩痛等
	27. 检查额窦，注意肿胀、压痛、叩痛等
	28. 检查筛窦，注意压痛
	29. 观察口唇、牙齿、上腭、舌质和舌苔
	30. 借助压舌板检查颊黏膜、牙齿、牙龈、口底，检查口咽部及扁桃体
	31. 检查舌下神经（伸舌）
	32. 检查面神经运动功能（露齿、鼓腮或吹口哨）
	33. 检查三叉神经运动支（触双侧咬肌，或以手对抗张口动作）
	34. 检查三叉神经感觉支（上、中、下三支）
	35. 检查腮腺
	36. 暴露颈部，观察颈部外形和皮肤、颈静脉充盈和颈动脉搏动情况
	37. 检查颈椎屈曲及左右活动情况
	38. 检查副神经（耸肩及对抗头部旋转）
	39. 触诊耳前、耳后、枕后、颌下、颏下、颈前、颈后、锁骨上淋巴结
	40. 触诊甲状软骨、甲状腺峡部（配合吞咽）、甲状腺侧叶（配合吞咽）
	41. 分别触诊左右颈动脉
	42. 触诊气管位置
	43. 听诊颈部（甲状腺、血管）杂音
	44. 暴露胸部
	45. 观察胸部外形、对称性、皮肤和呼吸运动等
前、侧胸部	46. 用右手触诊左侧乳房（四个象限及乳头）、左侧腋窝淋巴结，用左手触诊右侧乳房（四个象限及乳头）、右侧腋窝淋巴结
	47. 触诊胸壁弹性、有无压痛
	48. 检查双侧呼吸动度（上、中、下，双侧对比）
	49. 检查有无胸膜摩擦感
	50. 检查双侧触觉语颤（上、中、下，双侧对比）
	51. 叩诊双侧肺尖
	52. 叩诊双侧前胸和侧胸（先左后右、自上而下，由外向内，双侧对比）
	53. 听诊双侧肺尖
	54. 听诊双侧前胸和侧胸（自上而下，由外向内，双侧对比）
	55. 检查双侧语音共振（上、中、下，双侧双比）
	56. 观察心尖、心前区搏动，切线方向观察
	57. 触诊心尖搏动（两步法：手掌、手指）
	58. 触诊心前区
	59. 叩诊左侧心脏相对浊音界、右侧以及相对浊音界
	60. 听诊二尖瓣区（频率、节律、心音、杂音、摩擦音）、肺动脉瓣区、主动脉瓣区、主动脉瓣第二听诊区、三尖瓣区听诊区，先用膜型胸件，酌情用钟型胸件补充，听诊心音、杂音和摩擦音

续表

项目	标准
背部	61.充分暴露背部
	62.观察脊柱、胸廓外形及呼吸运动
	63.检查胸廓活动度及其对称性
	64.检查双侧触觉语颤
	65.检查有无胸膜摩擦感
	66.叩诊双侧后胸部（顺序、手法同前胸叩诊）
	67.叩诊双侧肺下界
	68.叩诊双侧肺下界移动度（肩胛线）（先深吸气，后深呼气，分别做标记，再测量）
	69.听诊双侧后胸部
	70.有无胸膜摩擦音
	71.检查双侧语音共振
	72.触诊脊柱有无畸形、压痛
	73.检查脊柱有无叩击痛（先用直接叩击法，再用间接叩击法）
	74.检查双侧肋脊点和肋腰点有无压痛
	75.肾区叩击痛
腹部	76.请被检者仰卧，充分暴露腹部，屈膝、放松腹肌、双上肢置于躯干两侧，平静呼吸
	77.观察腹部外形、对称性、皮肤、脐及腹式呼吸等
	78.听诊肠鸣音至少1分钟
	79.听诊腹部有无血管杂音
	80.手指连续冲击上腹部，听诊有无振水音
	81.叩诊全腹（逆时针方向）
	82.叩诊肝上界（右锁骨中线上叩诊）
	83.叩诊肝下界（右锁骨中线上叩诊）
	84.检查肝脏有无叩击痛
	85.检查移动性浊音（经脐平面先左后右）
	86.浅触诊全腹部（自左下腹开始，逆时针触诊至脐部结束）
	87.深触诊全腹部（自左下腹开始，逆时针触诊至脐部结束）
	88.在右锁骨中线上单手法触诊肝脏
	89.在右锁骨中线、前正中线上双手法触诊肝脏
	90.检查肝颈静脉回流征
	91.检查胆囊点有否触痛
	92.双手法触诊脾脏，如未能触及脾脏，嘱受检者右侧卧位，再触诊脾脏
	93.叩诊脾脏
	94.双手法触诊双侧肾脏
	95.检查液波震颤
	96.检查腹部触觉（或痛觉）
	97.叩诊膀胱
	98.检查腹壁反射（上、中、下）
肛门、直肠、外生殖器检查	根据需要进行检查
上肢	99.暴露上肢
	100.观察上肢皮肤、关节等，观察双手及指甲，触诊指间关节与掌指关节
	101.检查指关节运动（手指展开、弯曲、握拳，拇指对掌）
	102.检查上肢远端肌力
	103.触诊双手腕，检查腕关节运动（背伸、掌屈）
	104.触诊双肘鹰嘴、肱骨髁状突
	105.触诊滑车上淋巴结
	106.检查肘关节运动，屈肘、伸肘的肌力
	107.暴露肩部，视触诊肩关节及其周围
	108.检查肩关节运动
	109.检查上肢触觉（或痛觉）
	110.检查肱二头肌反射
	111.检查肱三头肌反射
	112.检查桡骨骨膜反射
	113.检查Hoffmann征

续表

项目	标准
下肢	114. 暴露下肢
	115. 观察双下肢外形、皮肤等
	116. 触诊腹股沟区有无肿块、疝等，触诊腹股沟淋结横组、纵组
	117. 触诊腘窝淋巴结
	118. 触诊股动脉搏动
	119. 检查髋关节运动（屈曲、内旋、外旋）
	120. 检查膝关节及浮髌试验
	121. 检查双下肢肌力（对抗阻力屈髋、伸膝）
	122. 检查有无凹陷性水肿
	123. 触诊双足背动脉
	124. 触诊踝关节及跟腱和关节运动（背屈、跖屈、内翻、外翻）
	125. 检查背屈、跖屈肌力
	126. 检查下肢触觉（或痛觉）
	127. 检查位置觉
	128. 检查膝腱反射
	129. 检查跟腱反射
	130. 检查髌阵挛
	131. 检查踝阵挛
	132. 检查 Babinski 征（或跖反射）
	133. 检查 Chaddock 征
	134. 检查 Oppenheim 征
	135. 检查 Gordon 征
	136. 检查 Kernig 征
	137. 检查 Brudzinski 征
	138. 检查 Lasegue 征
共济运动、步态与腰椎运动	139. 请被检者站立
	140. 指鼻试验（睁眼、闭眼）
	141. 检查双手快速轮替运动
	142. 检查 Romberg 征（闭目难立征）
	145. 观察步态
	146. 检查屈腰运动
	147. 检查伸腰运动
	148. 检查腰椎侧弯运动
	149. 检查腰椎旋转运动
完毕	150. 检查完毕后，感谢被检者的配合，并道别

（蒲永莉　王龙梅）

附 录

临床检验参考值

一、血液检验

（一）血液一般检验

血红蛋白（Hb）　　　　　男性120~160g/L
女性110~150g/L
新生儿170~200g/L

红细胞（RBC）　　　　　男性（4.0~5.5）×10^{12}/L
女性（3.5~5.0）×10^{12}/L
新生儿（6.0~7.0）×10^{12}/L

白细胞（WBC）　　　　　成人（4.0~10.0）×10^9/L
新生儿（15.0~20.0）×10^9/L
6个月至2岁（11.0~12.0）×10^9/L

白细胞分类计数
百分率　　　　　中性杆状核粒细胞0.00~0.05（0~5%）
中性分叶核粒细胞0.50~0.70（50%~70%）
嗜酸性粒细胞0.005~0.05（0.5%~5%）
嗜碱性粒细胞0~0.01（0%~1%）
淋巴细胞0.20~0.40（20%~40%）
单核细胞0.03~0.08（3%~8%）

绝对值　　　　　中性杆状核粒细胞（0.04~0.05）×10^9/L
中性分叶核粒细胞（2.0~7.0）×10^9/L
嗜酸性粒细胞（0.05~0.5）×10^9/L
嗜碱性粒细胞（0~0.1）×10^9/L
淋巴细胞（0.8~4.0）×10^9/L
单核细胞（0.12~0.8）×10^9/L

点彩红细胞　　　　　百分率<0.0001（0.1%）
绝对值<300/10^{6}红细胞

嗜多色性红细胞　　　　　<0.01（1%）

（二）红细胞的其他检验

网织红细胞（Ret）
百分数　　　　　成人　0.005~0.015（0.5%~1.5%）
新生儿　0.03~0.06（3%~6%）
绝对值　　　　　（24~84）×10^9/L

网织红细胞生成指数（RPI）	2
红细胞沉降率（ESR）	Westergren法　男性0~15mm/h
	女性0~20mm/h
红细胞平均直径	6~9μm（平均7.5μm）
红细胞厚度	边缘部2μm，中央部1μm
血细胞比容（HCT）	微量法　男性0.467±0.039L/L
	女性0.421±0.054L/L
	温氏法　男性0.40~0.50L/L（40~50容积%）
	平均0.45L/L
	女性0.37~0.48L/L（37~48容积%）
	平均0.40L/L
平均红细胞容积（MCV）	手工法　82~92fl
	血细胞分析仪法　80~100fl
平均红细胞血红蛋白（MCH）	手工法　27~31pg
	血细胞分析仪法　27~34pg
平均红细胞血红蛋白浓度（MCHC）	320~360g/L（32%~36%）
红细胞体积分布宽度（RDW）	RDW-CV　11.5%~14.5%
红细胞半衰期（$t_{1/2}$）	25~32天
红细胞内游离原卟啉（FEP）	荧光光度法　<2.34μmol/L
血浆游离血红蛋白	<0.05g/L（1~5mg/dl）
血清结合珠蛋白	0.7~1.5g/L（70~150mg/dl）
血浆高铁血红素清蛋白	电泳法　阴性
红细胞渗透脆性试验	开始溶血4.2~4.6g/L（0.42%~0.46%）NaCl溶液
	完全溶血2.8~3.4g/L（0.28%~0.34%）NaCl溶液
自身溶血试验	溶血度<3.5%
酸溶血试验（Ham试验）	阴性
蔗糖水溶血试验	阴性
抗人球蛋白试验（Coombs试验）	直接与间接均为阴性
冷热溶血试验（Donath-Landsteiner试验）	阴性
变性珠蛋白（Heinz）小体生成试验	<0.30（30%）
高铁血红蛋白还原试验	还原率>0.75（75%）
氰化物-抗坏血酸盐试验	阴性
红细胞G-6-PD活性测定	（4.97±1.43）IU/gHb
血红蛋白F测定（碱性变性试验）	1岁后至成人　<2%
血红蛋白F酸洗脱法测定	成人　<0.01（1%）
	新生儿　0.55~0.85（55%~85%）
	2岁后幼儿　<0.02（2%）
血红蛋白A_2测定	成人　0.015~0.03（1.5%~3%）
血红蛋白H包涵体生成试验	<0.01（1%）
异丙醇沉淀试验	阴性
硫化血红蛋白定性试验	阴性

硫氧血红蛋白	不吸烟者 0~0.023g/L（0~2.3mg/dl）
	吸烟者 0.021~0.042g/L（2.1~4.2mg/dl）
一氧化碳血红蛋白	定性 阴性
	定量 不吸烟者 <0.02（2%）
	吸烟者 <0.10（10%）
红细胞镰变试验	阴性

（三）血栓与止血的检验

毛细血管抵抗力（脆性）试验（CRT）	Rumpel-Leede法
5cm直径圆圈内新出血点数	男性 <5个
	女性及儿童 <10个
出血时间（BT）	（6.9±2.1）分钟，超过9分钟为异常
血管性血友病因子抗原（vWF：Ag）	免疫火箭电泳法 94.1%±32.5%
血浆6-酮-前列腺素$F_1\alpha$（6-Keto-$PGF_1\alpha$）	酶联法 （17.9±7.2）ng/l
血浆血栓调节蛋白抗原（TM：Ag）	RIA法 20~35μg/L
血浆内皮素-1（ET-1）	ELISA法 <5ng/L
血小板计数	（100~300）×10^9/L
血小板平均容积（MPV）	7~11fl
血小板分布宽度（PDW）	15%~17%
血小板相关免疫球蛋白	ELISA法 PAIgG 0~78.8ng/10^7血小板
	PAIgM 0~7.0ng/10^7血小板
	PAIgA 0~2.0ng/10^7血小板
血小板黏附试验（PAdT）	血小板黏附率 62.5%±8.61%（45.34%~79.78%）
血浆血小板球蛋白（β-TG）	ELISA法 （16.4±9.8）μg/L
血浆血小板第4因子（PF_4）	ELISA法 （3.2±2.3）μg/L
血浆血小板P-选择素	（1.61±0.72）×10^{10}分了数/ml
血小板第3因子有效性（PF3aT）	复钙时间 Ⅰ组较Ⅱ组延长 <5秒
血块收缩试验（CRT）	血块收缩率 65.8±11.0%
血浆血栓烷B_2（TX-B_2）	ELISA法 76.3±48.1ng/L
凝血时间（CT）	普通试管法6~12分钟
	硅管法15~32分钟
活化部分凝血活酶时间（APTT）	32~43秒（超过对照值10秒为延长）
血浆凝血酶原时间（PT）	11~13秒（超过对照值3秒为延长）
凝血酶原比值（受检血浆PT/正常血浆PT）	1.0±0.05
血浆纤维蛋白原（Fg）	2~4g/L
简易凝血酶生成试验（STGT）	最短凝固时间 <15秒（10~14秒）
血浆因子Ⅷ促凝活性（FⅧ：C）	103%±25.7%
血浆因子Ⅸ促凝活性（FⅨ：C）	98.1%±30.4%
血浆因子Ⅺ促凝活性（FⅪ：C）	100%±18.4%
血浆因子Ⅻ促凝活性（FⅫ：C）	92.4%±20.7%
血浆因子Ⅱ促凝活性（FⅡ：C）	97.7%±16.7%
血浆因子Ⅴ促凝活性（FⅤ：C）	102.4%±30.9%

血浆因子Ⅶ促凝活性（FⅦ：C）	103%±17.3%
血浆因子Ⅹ促凝活性（FⅩ：C）	103%±19.0%
血浆因子Ⅷ定性试验	24小时内纤维蛋白凝块不溶解
血浆因子Ⅷ亚基抗原	FⅧα　Ag100.4%±12.9%
	FⅧβ　Ag98.8%±12.5%
血浆凝血酶片段1+2（F_{1+2}）	0.67±0.19nmol/L
血浆纤维蛋白肽A（FPA）	不吸烟男性　（1.83±0.61）μg/L
	不吸烟女性　（2.22±1.04）μg/L
可溶性纤维蛋白单体复合物（SFMC）	胶乳凝集法　阴性
	ELISA法　（48.5±15.6）mg/L
	RIA法　（50.5±26.1）mg/L
组织因子（TF）	双抗体夹心法　30~220ng/L
血浆抗凝血酶Ⅲ活性（AT–Ⅲα：A）	108.5%±5.3%
血浆抗凝血酶Ⅲ抗原（AT–Ⅲβ：Ag）	免疫火箭电泳法　（0.29±0.06）g/L
血浆蛋白C抗原（PC：Ag）	免疫火箭电泳法　102.5%±20.1%
血浆游离蛋白S（FPS）	凝固法　100.9%±29.1%
血浆组织因子途径抑制物（TFPT）	ELISA法　（97.5±26.6）μg/L
血浆凝固酶–抗凝血酶复合物（TAT）	（1.45±0.4）μg/L
血浆肝素定量	0.005~0.01U/ml
狼疮抗凝物质	Lupo试验Ⅱ　31~44秒
	Lucor试验　30~38秒
	Lupo试验/Lucor试验比值　1.0~1.2
优球蛋白溶解时间（ELT）	加钙法　（129.8±41.4）min
	加酶法　（157.5±59.1）min
血浆组织型纤溶酶原激活物活性（t–PA：A）	0.3~0.6U/ml
血浆纤溶酶原活性（PLG：A）	75%~140%
血浆纤溶酶原激活抑制物–1活性（PAI–1：A）	0.1~1.0抑制单位/ml
血浆α_2–纤溶酶原抑制物活性（α_2–PI：A）	0.8~1.2抑制单位/ml
血浆硫酸鱼精蛋白副凝固试验（3P试验）	阴性
血浆凝血酶原时间（TT）	16~18秒（超过对照值3秒为延长）
血浆纤溶酶–抗纤溶酶复合物（PAP或PIC）	<0.8mg/L
血浆纤维蛋白（原）降解产物（FDP）	ELISA法　<5mg/L
血浆D–二聚体（DD）	胶乳凝集法　阴性
	ELISA法　<256μg/L
血浆纤维蛋白肽Bβ$_{1-42}$	0.74~2.24nmol/L
血浆纤维蛋白肽Bβ$_{15-42}$	（1.56±1.20）nmol/L
全血比黏度（ηb）	男性　3.43~5.07
	女性　3.01~4.29
血浆比黏度（ηp）	1.46~1.82
血清比黏度（ηs）	1.38~1.66
全血还原比黏度	5.9~8.9

红细胞变形性	红细胞滤过指数 0.29±0.10
红细胞电泳时间	自身血浆电泳时间 （16.5±0.85）秒

（四）血液生化检验

血清总蛋白（TP）	60~80g/L
	双缩脲法 新生儿 46~70g/L
	7月~1周岁 51~73g/L
	1~2周岁 56~75g/L
	3周岁 62~76g/L
血清蛋白（A）	40~55g/L
	溴甲酚绿法 新生儿 28~44g/L
	<14岁 38~54g/L
	<60岁 34~48g/L
血清球蛋白（G）	20~30g/L
清蛋白/球蛋白比值（A/G）	（1.5~2.5）：1
血清蛋白电泳	醋酸纤维膜法 清蛋白 0.62~0.71（62%~71%）
	球蛋白 α_1 0.03~0.04（3%~4%）
	α_2 0.06~0.10（6%~10%）
	β 0.07~0.11（7%~11%）
	γ 0.09~0.18（9%~18%）
血清前清蛋白	1岁 100mg/L
	1~3岁 168~281mg/L
	成人 280~360mg/L
血糖（空腹）	葡萄糖氧化酶法 3.9~6.1mmol/L
	邻甲苯胺法 3.9~6.4mmol/L
口服葡萄糖耐量试验（OGTT）	
空腹血糖	<6.72mmol/L
服糖后0.5~1小时	升至高峰 7.8~9.0mmol/L
服糖后2小时	血糖恢复至空腹水平
尿糖	阴性
血清胰岛素（空腹）	10~20mU/L（10~20μU/ml）
胰岛素（μU/ml）/血糖（mg/dl）	比值 <0.3
血清胰岛C肽（空腹）	265~1324pmol/L
胰岛素C肽释放试验	
服糖后1小时	胰岛素及C肽均上升至高峰
服糖后3小时	两者均下降至空腹腔积液平
糖化血红蛋白（GHb）	（按GHb占血红蛋白的百分比计算）
	电泳法 5.6%~7.5%
	微柱法 4.1%~6.8%
血酮体	定性 阴性
	定量（以丙酮计） 0.34~0.68mmol/L

血浆乳酸	0.44~1.78mmol/L
血清总脂	成人　4~7g/L
	儿童　3~6g/L
血清游离脂肪酸	0.2~0.6mmol/L
血清总胆固醇	成人　2.86~5.98mmol/L
	儿童　3.12~5.2mmol/L
血清游离胆固醇	1.3~2.08mmol/L
胆固醇脂	2.34~3.38mmol/L
胆固醇酯/游离胆固醇比值	3：1
血清阻塞性脂蛋白X（LP–X）	阴性
血清甘油三酯（TG）	0.56~1.7mmol/L
血清磷脂	1.4~2.7mmol/L
脂蛋白（LP）	电泳乳糜微粒（CM）　阴性
高密度脂蛋白（HDL）	0.30~0.40（30%~40%）
低密度脂蛋白（LDL）	0.50~0.60（50%~60%）
极低密度脂蛋白（VLDL）	0.13~0.25（13%~25%）
α–脂蛋白	男性　517±106mg/L
	女性　547±125mg/L
高密度脂蛋白胆固醇（HDL–C）	沉淀法　0.94~2.0mmol/L（老年人偏高）
低密度脂蛋白胆固醇（LDL–C）	沉淀法　2.07~3.12mmol/L（老年人偏高）
脂蛋白（a）（LP$_{(a)}$）	ELISA法　<300mg/L
载脂蛋白A$_1$（Apo–A$_1$）	ELISA法　男性　1.42±0.17g/L
	女性　1.45±0.14g/L
载脂蛋白B（Apo–B）	ELISA法　男性　1.01±0.21g/L
	女性　1.07±0.23g/L
载脂蛋白A/B	1.0~2.0
血清钾	3.5~5.1mmol/L
血清钠	135~147mmol/L
血清氯（以氯化钠计）	95~105mmol/L
血清钙	
	总钙（比色法）　2.25~2.58mmol/L
	离子钙（离子选择电极法）　1.10~1.34mmol/L
血清无机磷	成人　0.97~1.61mmol/L
	儿童　1.29~1.94mmol/L
血清镁	成人　0.8~1.2mmol/L
	儿童　0.56~0.76mmol/L
血清锌	7.65~22.95μmol/L
血清铜	11.0~22.0μmol/L
血清锰	728μmol/L
血清铁	男性　11~30μmol/L
	女性　9~27μmol/L

血清铁蛋白（SF）	ELISA法或RIA法　男性　15~200μg/L
	女性　12~150μg/L
血清总铁结合力（TIBC）	男性　50~77μmol/L
	女性　54~77μmol/L
未饱和铁结合力	25.2~50.4μmol/L
转铁蛋白（Tf）	免疫比浊法　28.6~51.9μmol/L
转铁蛋白饱和度（Ts）	0.33~0.35μmol/L
血清肌钙蛋白T（cTnT）	ELISA法　0.02~0.13μg/L
血清肌红蛋白（Mb）	ELISA法　50~80μg/L
	RIA法　6~85μg/L
血清铜蓝蛋白	免疫扩散法　成人　150~600mg/L
	儿童　300~650mg/L
血清甲胎蛋白（AFP）	定性　阴性
	定量　成人　<25μg/L（25ng/ml）
	小儿（3周~6个月）　<39μg/L（39ng/ml）
碱性胎儿蛋白	7.4~115μg/L（平均47.6μg/L）
异常凝血酶原	<20μg/L
$β_2$-微球蛋白（$β_2$-M）	0.8~2.4mg/L，平均1.5mg/L
血清总胆红素（STB）	成人　1.7~17.1μmol/L
	新生儿　0~1天　34~103μmol/L
	1~2天　103~171μmol/L
	3~5天　68~137μmol/L
结合胆红素	0~6.8μmol/L
非结合胆红素	1.7~10.2μmol/L
胆汁酸（BA）	总胆汁酸（酶法）　0~10μmol/L
	胆酸　气-液相色谱法　0.08~0.91μmol/L
	鹅脱氧胆酸　气-液相色谱法　0~1.61μmol/L
	甘氨胆酸　气-液相色谱法　0.05~1.0μmol/L
	脱氧胆酸　气-液相色谱法　0.23~0.89μmol/L
尿素氮	成人　3.2~7.1mmol/L
	儿童　1.8~6.5mmol/L
肌酐	全血　88.4~176.8μmol/L
	血清或血浆　男性　53~106μmol/L
	女性　44~97μmol/L
尿酸	磷钨酸盐法　男性　268~488μmol/L
	女性　178~387μmol/L
	尿酸酶法　男性　208~428μmol/L
	女性　155~357μmol/L
	儿童　119~327μmol/L
丙氨酸氨基转移酶（ALT）	连续监测法　5~40U/L
	比色法　5~25U

天门冬酸氨基转移酶（AST）	连续监测法　8~40U/L
	比色法　8~28U
ALT/AST 比值	≤ 1
天门冬酸氨基转移酶同工酶	<5U
血清碱性磷酸酶（ALP）	连续监测法　成人 <40~110U/L
	儿童 <250U/L

碱性磷酸酶同工酶（ALPiso）

	成人	ALP_1	阴性
		ALP_2	0.90（90%）
		ALP_3	少量
		ALP_4	阴性，妊娠期增多，占0.40~0.65（40%~65%）
		ALP_5	B型或O型血型者微量
		ALP_6	阴性
	儿童	ALP_3	>0.60（60%）
		ALP_2	少量
		其余	阴性

γ-谷氨酰转移酶（GGT 或 γ~GT）	连续监测法　男性　11~50U/L
	女性　7~32U/L
血清酸性磷酸酶（ACP）	化学法　0.9~1.9U/L
乳酸脱氢酶（LD 或 LDH）	连续监测法　104~245U/L
	速率法　95~200U/L

乳酸脱氢酶同工酶（LDiso）

	圆盘电泳法	LD_1	0.327 ± 0.046（32.7% ± 4.6%）
		LD_2	0.451 ± 0.0353（45.1% ± 3.53%）
		LD_3	0.185 ± 0.0296（18.5% ± 2.96%）
		LD_4	0.029 ± 0.0089（2.9% ± 0.89%）
		LD_5	0.0085 ± 0.0055（0.85% ± 0.55%）
	醋酸膜电泳法	LD_1	0.24~0.34（24%~34%）
		LD_2	0.35~0.44（35%~44%）
		LD_3	0.19~0.27（19%~27%）
		LD_4	0~0.05（0%~5%）
		LD_5	0~0.02（0%~2%）

单胺氧化酶（MAO）	伊藤法　成人　<30U
	中野法　23~49U
脯氨酰羟化酶（PH）	（39.5 ± 11.87）μg/L
5'-核苷酸酶	27~283mmol/L
肌酸激酶（CK）	酶偶联法　37℃　男性　38~174U/L
	女性　26~140U/L
	30℃　男性　15~105U/L
	女性　10~80U/L
	肌酸显色法　男性　15~163U/L

	女性 3~135U/L
连续监测法	男性 38~174U/L
	女性 26~140U/L

肌酸激酶同工酶（Ckiso）   CK-MB   <0.05（5%）

CK-MM   0.94~0.96（94%~96%）

CK-BB   阴性或微量

肌酸激酶异型（CK-MB） $CK-MB_1$ <0.71U/L

$CK-MB_2$ <1.01U/L

MB_1/MB_2 比值   <1.4

醛缩酶   3~8U（平均5.4U）

血清淀粉酶（AMS）   Somogyi法   总活性 800~1800U/L

酶偶联法   20~115U/L

血清脂肪酶（APS）   比色法   0~79

浊度法   0~160

滴度法   <1500U/L

胆碱酯酶（ChE）

    全血胆碱酯酶（AchE）   比色法   80000~12000U/L

连续监测法   为SChE的1.5~2.5倍

    血清胆碱酯酶（SchE）   比色法   30000~80000U/L

连续监测法   620~1370U/L

胆碱酯酶活性   0.80~1.00（80%~100%）

超氧化物歧化酶（SOD）   比色法   555~633μg/gHb

血清Ⅲ型前胶原氨基末端肽（P-ⅢP）   100ng/L

靛氰绿滞留率（ICGR）   15分钟滞留率   0%~10%

（五）血清学与免疫学检测

免疫球蛋白

    IgG   单向免疫扩散法   7.6~16.6g/L

    IgA   单向免疫扩散法   血清型   0.71~3.35g/L

分泌型（sIgA） 唾液   314mg/ml

泪液   30~80mg/ml

初乳   5060.5mg/ml

    IgM   单向免疫扩散法   0.48~2.12g/L

    IgD   ELISA法   0.6~1.2mg/L

    IgE   ELISA法   0.1~0.9mg/L

血清M蛋白   阴性

总补体活性（CH50）   试管法   50~100U/ml

补体旁路途径溶血活性（AP-H50）   试管法   （21.7±5.4）U/ml

补体C_{1q} ELISA法   180~190mg/L

补体C_3 单向免疫扩散法   （1.14±0.27）g/L

补体C_4 单向免疫扩散法   （0.55±0.11）g/L

补体C_3裂解物（C_3SP）   <94mg/L

补体旁路B因子（BF）　　　　　　　单向免疫扩散法　0.1~0.4g/L

T细胞花结形成试验（ERFT）

　　T细胞总花结形成细胞（EtRFC）　0.664±0.067（64.4±6.7%）

　　活化T细胞花结形成试验（EaRFT）　0.033±0.035（23.6±5.5%）

　　稳定T细胞花结形成细胞（EsRFT）　0.033±0.026（3.3±2.6%）

T细胞转化试验（LTT）　　　　　　　形态学法　转化率0.601±0.076（60.1±7.6%）

^{3}H–TdR掺入法　刺激指数（SI）<2

T细胞分化抗原

　　CD$_3$　　　　　　　　　　　免疫荧光法　63.1±10.8%

　　　　　　　　　　　　　　　　　流式细胞术　61%~85%

　　CD$_4$（T$_H$）　　　　　　　免疫荧光法　42.8±9.5%

　　　　　　　　　　　　　　　　　流式细胞术　28%~58%

　　CD$_8$（Ts）　　　　　　　　免疫荧光法　19.6±5.9%

　　　　　　　　　　　　　　　　　流式细胞术　19%~48%

　　CD$_4$/CD$_8$　　　　　　　（0.9~2.1）/1

B细胞膜表面免疫球蛋白（SmIg）

　　免疫荧光法　　　　　　　　　　SmIg阳性细胞　21%

　　　　　　　　　　　　　　　　　SmIgM阳性细胞　8.9%（7%~13%）

　　　　　　　　　　　　　　　　　SmIgA阳性细胞　2.2%（1%~4%）

　　　　　　　　　　　　　　　　　SmIgD阳性细胞　6.2%（5%~8%）

　　　　　　　　　　　　　　　　　SmIgE阳性细胞　0.9%（1%~1.5%）

　　　　　　　　　　　　　　　　　SmIgG阳性细胞　7.1%（4%~13%）

红细胞–抗体–补体花结形成试验（EA–RFT）

　　B细胞EA花结形成试验（EA–RFC）　8%~12%

　　B细胞EA–补体花结形成试验（EAC–RFC）　8%~12%

　　B细胞鼠红细胞花结形成试验（M–RCT）　8.5±2.8%

　　B细胞分化抗原CD$_{19}$　　　流式细胞术　11.74±3.37%

自然杀伤细胞活性（NK）

　　　　　　　　　　　　　　　　　^{51}Cr释放法　自然释放率　<10%~15%

　　　　　　　　　　　　　　　　　　　　　　　自然杀伤率　47.6%~76.8%

　　　　　　　　　　　　　　　　　　　　　　^{51}Cr利用率　6.5%~47.8%

　　　　　　　　　　　　　　　　　酶释放法　细胞毒指数　27.5%~52.5%

　　　　　　　　　　　　　　　　　流式细胞术　13.8±5.9%

抗体依赖性细胞介导细胞毒（ADCC）

　　　　　　　　　　　　　　　　　^{51}Cr释放法　<10%为阴性

白细胞介素2活性（IL–2）　　　　^{3}H–TdR掺入法　5~15kU/L

白细胞介素2受体（IL–2R）　　　ELISA法　<200U/ml

肿瘤坏死因子（TNF）　　　　　　ELISA法　4.3±2.8μg/L

干扰素（IFN）　　　　　　　　　ELISA法　1~4kU/L

类风湿因子（RF）　　　　　　　ELISA法　1~4kU/L

C–反应蛋白（CRP）　　　　　　免疫比浊法　阴性

	单向免疫扩散法　<8mg/L
抗核抗体（ANA）	免疫荧光法　阴性
	血清滴度　>1∶40为阳性
抗双链脱氧核糖核酸抗体（抗ds-DNA）	阴性

抗可提取性核抗原（ENA）抗体谱

抗核糖核蛋白抗体（抗RNP）	阴性
抗酸性核蛋白抗体（抗Smith，Sm）	阴性
抗干燥综合征A抗体（抗SSA）	阴性
抗干燥综合征B抗体（抗SSB）	阴性
抗系统性硬化症抗体（抗Scl-70）	阴性
抗线粒体抗体（AMA）	阴性
抗平滑肌抗体（ASMA）	阴性

抗甲状腺球蛋白抗体（抗TG）	间接血凝法滴度　≤1∶32
	ELISA法　放射免疫分析法（RIA）　阴性
抗甲状腺微粒体抗体（抗TM）	间接血凝法　ELISA、PIA法　均阴性
抗乙酰胆碱受体抗体（AchRA）	ELISA法或RIA法　阴性或≤0.3nmol/L

循环免疫复合物（CIC）

聚乙二醇（PEG）沉淀法	低于正常对照值+2SD或A值≤0.12
微量抗补体法	阴性
C1q结合法	低于正常对照组+2SD或A值<0.12
冷球蛋白（CG）	阴性或<80mg/L
甲型肝炎病毒抗原（HAVAg）	ELISA法　HAV IgM　阳性
	HAV IgA　阴性
	HAV IgG　部分老年人可呈阳性
乙型肝炎病毒表面抗原（HBsAg）	ELISA法、RIA法　阴性
	反向间接血凝法　阴性（滴度<1∶8）
乙型肝炎病毒表面抗体（HBsAb）	ELISA法、RIA法　阴性
乙型肝炎病毒e抗原（HBeAg）	ELISA法、RIA法　阴性
乙型肝炎病毒e抗体（HBeAb）	ELISA法、RIA法　阴性
乙型肝炎病毒核心抗原（HBcAg）	ELISA法、RIA法　阴性

乙型肝炎病毒核心抗体（抗-HBc）

抗-HBc总抗体	ELISA法、RIA法　阴性
抗-Hbc IgM	ELISA法、RIA法　阴性
抗-Hbc IgG	ELISA法、RIA法　阴性
乙型肝炎病毒表面抗原蛋白前S_2（Pre-S_2）	阴性
乙型肝炎病毒表面抗原蛋白前S_2抗体（抗Pre-S_2）	阴性
乙型肝炎病毒DNA（HBV-DNA）	斑点杂交实验　阴性
	聚合酶链反应　阴性
丙型肝炎病毒RNA（HCV-RNA）	斑点杂交实验　阴性
	RT-PCR法　阴性
丙型肝炎病毒抗体IgM（抗-HCV IgM）	ELISA法，RIA法　阴性

丙型肝炎病毒抗体IgG（抗–HCV IgG）	ELISA法，RIA法　阴性
丁型肝炎病毒抗原（HDV Ag）	IFA、RIA、ELISA法　均阴性
丁型肝炎病毒抗体（抗–HDV）	IFA、RIA、ELISA法　均阴性
丁型肝炎病毒RNA（HDV–RNA）	RT–PCR法　阴性
戊型肝炎病毒抗体（抗–HEV IgG和抗–HEV IgM）	RIA，ELISA法　均阴性
庚型肝炎病毒抗体（抗–HGV）	RIA，ELISA法　阴性
抗链球菌溶血素"O"（ASO）	滴度低于1：400
Widal反应	直接凝集法　"O"低于1：80
	"H"低于1：160
	"A"低于1：80
	"B"低于1：80
	"C"低于1：80
伤寒沙门菌抗体IgM	酶联免疫试验　阴性或滴度低于1：20
伤寒沙门菌可溶性抗原	乳胶凝集法　阴性
斑疹伤寒血清反应（Weil–Felix）反应	阴性或低于1：40
流行性脑脊髓膜炎免疫测定	抗体、抗原测定　均为阴性
布氏杆菌凝集试验	阴性或滴度低于1：25
结核分枝杆菌抗体（TB–Ab）	胶体金法或ELISA法　阴性
结核分枝杆菌DNA	PCR法　阴性
幽门螺旋杆菌抗体（HP–Ab）	金标免疫斑点法　阴性
出血热病毒抗体IgM	ELISA法　阴性
流行性乙型脑炎病毒抗体IgM	ELISA法　阴性
人巨细胞病毒（HCMV）抗体IgM和IgG	IFA法或ELISA法阴性；HCMV–DNA　阴性
柯萨奇病毒（Cox）抗体IgM和IgG	IFA法或ELISA法阴性；Cox–RNA　阴性
轮状病毒抗体和RNA	阴性
嗜异性凝集试验	红细胞凝集法　阴性或凝集效价低于1：8
弓形虫抗体和DNA	阴性
日本血吸虫抗体	环卵沉淀法　阴性
	ELISA法　IgE　0~5IU/L，IgG、IgM　阴性
囊虫抗体（CSA）	ELISA法　血清低于1：64，脑脊液低于1：8
	间接血凝法　血清低于1：128，脑脊液低于1：8
疟原虫抗体和抗原	IFA法和ELISA法测定抗体　阴性
	免疫印迹法测定抗原　阴性
沙眼衣原体（CT）抗体IgM和IgG	IFA法　CT–IgM　效价≤1：32
	CT–IgG　效价≤1：512
梅毒螺旋体抗体	
定性试验（非特异性抗体）	快速血浆反应素试验（RPR）　阴性
	不加热血浆反应素试验（USR）　阴性
	美国性病研究实验室试验（VDRL）　阴性
确诊试验（特异性抗体）	梅毒螺旋体血凝试验（TPTA）　阴性
	荧光螺旋体抗体吸收实验（FTA–ABS）　阴性

人获得性免疫缺陷病毒抗体（抗-HIV）

    筛选实验　　　　　　　　　　　　　　ELISA法和快速蛋白印迹法　阴性

    确诊试验（测HIV-RNA）　　　　　　蛋白印迹法和RT-PCR法　阴性

钩端螺旋体抗体　　　　　　　　　　　　补体结合实验和ELISA法　阴性（滴度<1：10）

    　　　　　　　　　　　　　　　　　间接血凝试验　阴性（滴度<1：60）

    　　　　　　　　　　　　　　　　　凝集溶解实验　阴性（滴度<1：400）

甲种胎儿球蛋白（AFP，αFP）　　　　　对流免疫电泳法　阴性

    　　　　　　　　　　　　　　　　　RIA或ELISA法　<25 μg/L

癌胚抗原（CEA）　　　　　　　　　　　ELISA法和RIA法　<5 μg/L

癌抗原125（CA125）　　　　　　　　　RIA、RIA法或ELISA法　<3.5万 U/L

组织多肽抗原（TPA）　　　　　　　　　RIA法　<130U/L

癌抗原153（CA153）　　　　　　　　　RIA法、CLIA　<2.5万 U/L

前列腺特异抗原（PSA）　　　　　　　　RIA法，CLIA法　≤4.0 μg/L

鳞状上皮癌抗原（SCC）　　　　　　　　RIA法，CLIA法　≤1.5 μg/L

癌抗原50（CA50）　　　　　　　　　　IRMA、CLIA法　0~2.0万 U/L

癌抗原724（CA724）　　　　　　　　　ELISA法　<6.7 μg/L

糖链抗原199（CA199）　　　　　　　　IRMA法，ELISA法　<3.7万 U/L

癌抗原242（CA242）　　　　　　　　　ELISA法<20kU/L

前列腺酸性磷酸酶（PAP）　　　　　　　RIA法，CLIA法　≤2.0 μg/L

神经元特异性烯醇化酶（NSE）　　　　　RIA法，ELISA法　≤15 μg/L

异常凝血酶原（APT）　　　　　　　　　<20 μg/L

血 α-L-岩藻糖苷酶（AFU）　　　　　　ELISA法　234~414 μmol/L

二、骨髓检验

有核细胞计数　　　　　　　　　　　　　（40~180）×10^9/L

增生程度　　　　　　　　　　　　　　　增生活跃（即成熟红细胞与有核细胞之比约为20：1）

粒/红（G/E）　　　　　　　　　　　　　（2.76±0.87）：1

粒系细胞总数　　　　　　　　　　　　　0.50~0.60（50%~60%）

粒系细胞分类

    原粒细胞　　　　　　　　　　　　　0~0.0018（0%~1.8%）

    早幼粒细胞　　　　　　　　　　　　0.004~0.039（0.4%~3.9%）

    中性中幼粒细胞　　　　　　　　　　0.022~0.122（2.2%~12.2%）

    中性晚幼粒细胞　　　　　　　　　　0.035~0.132（3.5%~13.2%）

    中性杆状核粒细胞　　　　　　　　　0.164~0.321（16.4%~32.1%）

    中性分叶核粒细胞　　　　　　　　　0.042~0.212（4.2%~21.2%）

    嗜酸性中幼粒细胞　　　　　　　　　0~0.014（0%~1.4%）

    嗜酸性晚幼粒细胞　　　　　　　　　0~0.018（0%~1.8%）

    嗜酸性杆状核粒细胞　　　　　　　　0.002~0.039（0.2%~3.9%）

    嗜酸性分叶核粒细胞　　　　　　　　0~0.42（0%~4.2%）

    嗜酸性中幼粒细胞　　　　　　　　　0~0.002（0%~0.2%）

    嗜酸性晚幼粒细胞　　　　　　　　　0~0.003（0%~0.3%）

嗜酸性杆状核粒细胞	0~0.004（0%~0.4%）
嗜酸性分叶核粒细胞	0~0.002（0%~0.2%）
红系细胞总数	0.15~0.25（15%~25%）
红系细胞分类	
原红细胞	0~0.019（0%~1.9%）
早幼红细胞	0.002~0.026（0.2%~1.6%）
中幼红细胞	0.026~0.107（2.6%~10.7%）
晚幼红细胞	0.052~0.175（5.2%~17.5%）
淋巴细胞分类	
原淋巴细胞	0~0.004（0%~0.4%）
幼淋巴细胞	0~0.021（0%~2.1%）
淋巴细胞	0.107~0.431（10.7%~43.1%）
单核细胞分类	
原单核细胞	0~0.003（0%~0.3%）
幼单核细胞	0~0.006（0%~0.6%）
单核细胞	0~0.062（0%~6.2%）
浆细胞分类	
原浆细胞	0~0.001（0%~0.1%）
幼浆细胞	0~0.007（0%~0.7%）
浆细胞	0~0.021（0%~2.1%）
巨核细胞	0~0.003（0%~0.3%）
巨核细胞分类	
原巨核细胞	0~0.05（0%~5%）
幼巨核细胞	0~0.10（0%~10%）
颗粒型巨核细胞	0.10~0.50（10%~50%）
产血小板型巨核细胞	0.20~0.70（20%~70%）
裸核	0~0.30（0%~30%）
变性巨核细胞	0.02（2%）
网状细胞	0~0.01（0%~1%）
内皮细胞	0~0.004（0%~0.4%）
组织嗜碱细胞	0~0.005（0%~0.5%）
组织嗜酸细胞	0~0.002（0%~0.2%）
吞噬细胞	0~0.004（0%~0.4%）
脂肪细胞	0~0.001（0%~0.1%）
分类不明细胞	0~0.001（0%~0.1%）
过氧化物酶（POX）染色	粒系（除原粒）细胞　强阳性 单核系细胞　弱阳性或阴性 淋巴系细胞　阴性
苏丹黑B（SB）染色	结果与POX染色大致相同
中性粒细胞碱性磷酸酶（NAP）染色	阳性率0.1~0.4（10%~40%） 积分值40~80（分）

酸性磷酸酶（ACP）染色	T淋巴细胞，多毛细胞，Gaucher细胞 阳性
	B淋巴细胞，单核细胞，组织细胞，巨核细胞 阴性
氯化醋酸AS–D萘酚酯酶（AS–D NCE）染色	中性粒细胞 强阳性
	单核及淋巴系细胞 阴性
α–醋酸萘酚酯酶（α–NAE）染色	粒系细胞 阴性或弱阳性（不被氟化钠抑制）
（非特异性酯酶，NSE）	单核系细胞 阳性（可被氟化钠抑制）
糖原染色（PAS反应）	原粒细胞阴性，早幼粒至分叶核粒细胞 阳性
	单核细胞 弱阳性
	淋巴细胞阴性，少数弱阳性
	巨核细胞 阳性
铁染色（普鲁士蓝反应）	细胞外铁 （+~++）
	细胞内铁（铁粒幼细胞） 20%~90%，（平均65%）

三、排泄物、分泌液及体液检验

（一）尿液检查

尿量	1000~2000ml/24h
外观	透明，淡黄色
酸碱反应	弱酸性，pH约为6.5
比重	1.015~1.025
蛋白质	定性 阴性
	定量 20~130ml/24h（平均40ml/24h）
Tamm–Horsfall蛋白（THP）	29.8~43.9mg/24h
葡萄糖	定性 阴性
	定量 0.56~5.0mmol/24h
酮体	定性 阴性
	定量 （以丙酮计）0.34~0.85mmol/24h
尿胆原	定性 阴性或弱阳性（尿稀释20倍为阴性）
	定量 0.84~4.2μmol/24h
尿胆素定性试验	阴性
尿胆红素	定性 阴性
	定量 ≤2mg/L
尿胆原	定性 阴性
	定量 0~4.4μmol/24h
尿卟啉	0~36nmol/24h
尿隐血试验	阴性
尿含铁血黄素试验（Rous试验）	阴性
Bence–Jones蛋白	阴性
β_2微球蛋白	<0.2mg/L（370μg/24h）
α_2微球蛋白	0~15mg/L
肌红蛋白定量	<4mg/L
乳糜尿试验	阴性

总氮	<857mmol/L
肌酐	男性　7~18mmol/24h
	女性　5.3~16mmol/24h
尿毒氮	357~535mmol/24h
尿酸	2.4~5.9mmol/24h
肌酸	男性　0~304μmol/24h
	女性　0~456μmol/24h
氯化物	170~255mmol/24h
钠	130~260mmol/24h
钾	51~102mmol/24h
钙	2.5~7.5mmol/24h
磷	22~48mmol/24h
铅	<0.48μmol/24h
汞	<250nmol/24h
镁	2.1~8.2mmol/24h
铁	<179μmol/24h
铜	0.24~0.48μmol/24h
锌	2.3~0.48μmol/24h
尿 N-乙酰-β-D 氨基葡萄糖酐酶（NAG）	<18.5U/L
尿淀粉酶	Somogyi法　<1000U
溶菌酶	0~2mg/L
纤维蛋白降解产物	<0.25mg/L
黏蛋白	100~150mg/24h
免疫球蛋白	阴性
补体C_3	阴性
尿清蛋白排泄率（UAE）	5~30mg/24h
尿沉渣检查	
白细胞	<5个/HP
红细胞	<3个/HP（0~偶见）
扁平或大圆上皮细胞	少许/HP
透明管型	偶见/HP
12小时尿沉渣计数	
红细胞	<50万
白细胞	<100万
透明管型	<5000个
1小时细胞排泄率	
红细胞	男性　<3万/h
	女性　<4万/h
白细胞	男性　<7万/h
	女性　<14万/h
中段尿细菌培养计数	<10^6菌落/L（10^3菌落/ml）

（二）粪便检验

量	100~300g/24h
颜色	黄褐色
胆红素	阴性
粪胆原定量	75~350mg/100g（68~473μmol/24h）
粪胆素	阳性
蛋白质定量	极少
粪便脂肪测定（平衡试验）	<6g/24h
隐血试验	阴性
细胞上皮细胞或白细胞	无或偶/HPF

（三）胃液检验

胃液分泌总量	1.5~2.5L/24h（含盐酸160mmol/L）
比重	1.003~1.006
pH	1.3~1.8
空腹胃液量	0.01~0.10L（平均0.05L）
胃液性状	清晰无色，轻度酸味，含少量黏液
五肽胃泌素试验	基础胃液量　0.01~0.10L
基础泌酸量（BAO）	（3.9±1.98）mmol/h，很少超过5mmol/h
最大泌酸量（MAO）	3~23mol/h
高峰泌酸量（PAO）	（20.26±8.77）mmol/h
BAO/MAO	0.2
乳酸测定	定性试验　阴性
隐血试验	阴性
细胞、白细胞与上皮细胞	少许
细菌	阴性

（四）十二指肠引流液检验

量与颜色	
A胆液	10~20ml，无色，灰色或黄色
B胆液	10~20ml，橙黄色
C胆液	30~60ml，深褐色
D胆液	量不定，随引流时间而异，金黄色或淡黄色
透明度	透明或加碱性液体后透明
黏稠度	B胆液黏稠，A、C胆液略黏稠，D液较稀薄
比重	A胆液　1.009~1.013
	B胆液　1.026~1.032
	C胆液　1.007~1.010
pH	A胆液　7.0
	B胆液　6.8
	C胆液　7.4
	D液　7.6

淀粉酶	（43~326）×10⁴Somogyi单位/全标本
胰蛋白酶	0.35~1.60（35%~160%）
促胰酶素–促胰液素试验（P–S试验）	
胰液流出量	70~230ml/h
最高碳酸氢盐浓度	70~125mmol/h
淀粉酶排出量	880~7400 Somogyi单位/kg体重

（五）脑脊液检验

性状	无色，清晰透明
压力（侧卧）	成人80~180mmH₂O
	儿童40~100mmH₂O
蛋白	定性（Pandy）试验　阴性
	定量　腰椎穿刺　儿童　0.20~0.40g/L
	成人　0.20~0.45g/L
	小脑延髓池穿刺　0.10~0.25g/L
	脑室穿刺　0.05~0.15g/L
清蛋白	0.1~0.3g/L
蛋白电泳	前清蛋白　0.02~0.07（2%~7%）
	清蛋白　0.56~0.76（56%~76%）
	α₁球蛋白　0.02~0.07（2%~7%）
	α₂球蛋白　0.04~0.12（4%~12%）
	β球蛋白　0.08~0.18（8%~18%）
	γ球蛋白　0.03~0.12（3%~12%）
葡萄糖	成人　2.5~4.5mmol/L
	儿童　2.8~4.5mmol/L
氯化物（以氯化钠计）	120~130mmol/L
免疫球蛋白	IgG　0.01~0.04g/L
	IgA　0.001~0.006g/L
	IgM　阴性
胆红素	阴性
色氨酸试验	阴性
乳酸脱氢酶（LD）	3~40U/L
肌酸激酶（CK）	同工酶CK₁　0~8IU/L
	比色法　0.94±0.25U/L
溶菌酶（LZM）	阴性或微量
天门冬酸氨基转移酶（AST）	5~20U/L
细胞计数	成人（0~8）×10⁶/L
	儿童（0~15）×10⁶/L
细胞分类	淋巴细胞　占0.70（70%），单核细胞占0.30（30%）

（六）精液检验

量	一次排精液量1.5~5.0ml

色	灰白色或乳白色，久未排精液者可淡黄色
黏稠度	呈胶冻状，30分钟后完全液化呈半透明状
pH	7.2~8.0
比重	1.033
精子浓度	$\geqslant 15 \times 10^9/L$
一次排精子总数	$\geqslant 39 \times 10^9/L$
精子活动力	射精30~60分钟内　0.80~0.90（80%~90%）
精子形态	畸形精子<0.10~0.15（10%~15%）
白细胞	<5个/HPF

（七）前列腺液检验

性状	淡乳白色，半透明，稀薄液状
pH	6.3~6.5
卵磷脂小体	多量或布满视野
上皮细胞	少量
红细胞	<5个/HP
白细胞	<10个/HP
淀粉样体	老年人易见到，约为白细胞的10倍
细菌	阴性

四、肾功能试验

菊粉清除率（Cin）	2.0~2.3ml/（s·1.73m²）（120~140ml/min）
内生肌酐清除率（Ccr）	1.3~2.0ml/（s·1.73m²）（80~120ml/min）
	（以1.73m²标准体表面积校正）
肾小球滤过率（GFR）	总GFR　（100±20ml）min

昼夜尿比重试验（Mosenthal浓缩和稀释功能试验）

24小时尿总量	1000~2000ml
夜尿量	<750ml
昼尿量/夜尿量比值	（3~4）：1
尿最高比重	>1.020
最高比重与最低比重之差	>0.009

尿渗量（尿渗透压）测定（Uosm）

禁饮后尿渗量	600~1000mOsm/（kg·H₂O）［平均800mOsm/（kg·H₂O）］
血浆渗量（Posm）	275~305mOsm/（kg·H₂O）［平均300mOsm/（kg·H₂O）］
尿渗量与血浆渗量比值	（3.0~4.5）：1
渗透溶质清除率（空腹）	0.33~0.5ml/s（2~3ml/min）
肾小管葡萄糖最大重吸收量（TmG）	成人平均　（340±18.2）mg/min
	男性　300~450mg/min
	女性　250~350mg/min
对氨马尿酸最大排泄量（TmPAH）	60~90mg/min［（80.9±11.3）mg/（min·1.73m²）］

尿酸化功能实验

尿HCO₃⁻	<30mmol/L

可滴定酸	>10mmol/L
NH_4^+	>20mmol/L
有效肾血浆流量（ERPF）	600~800ml/min
肾全血流量（RBF）	1200~1400ml/min

肾小管性酸中毒试验

氯化铵负荷（酸负荷）试验	尿pH　<5.3
碳酸氢离子重吸收排泄（碱负荷）试验	HCO_3^-排泄　≤1%

五、内分泌激素检测

血甲状腺素（T_4）	放免法　65~155nmol/L
血游离甲状腺素（FT_4）	放免法　10~30pmol/L
血三碘甲状腺原氨酸（T_3）	放免法　1.6~3.0nmol/L
血游离三碘甲状腺原氨酸（FT_3）	放免法　4~10pmol/L
反三碘甲腺原氨酸（rT_3）	放免法　0.2~0.8nmol/L
血清甲状腺结合球蛋白（TBG）	放免法　15~34mg/L
$^{125}I-T_3$摄取试验（$^{125}I-T_3$RUR）	25%~35%
甲状腺摄^{131}I率	3h　0.057~0.245（5.7%~24.5%）
	24h　0.151~0.471（15.1%~47.1%）
基础代谢率（BMR）	−0.10~+0.10（−10%~+10%）
血甲状旁腺激素（PTH）	免疫化学发光法　1~10pmol/L
	放免法　氨基端（活性端）　230~630ng/L
	羧基端（无活性端）　430~1860ng/L
血降钙素（CT）	<100ng/L
尿17-羟皮质激素（17-OHCS，17-OH）	男性　13.8~41.4μmol/24h
	女性　11.0~27.6μmol/24h
尿17-酮皮质激素（17-KS）	男性　34.7~69.4μmol/24h
	女性　17.5~52.5μmol/24h
血皮质醇	放免法　上午8时 140~630nmol/L
	下午4时 80~410nmol/L
	晚上8时小于上午8时的50%
尿游离皮质醇	放免法　30~276nmol/24h
血醛固酮（Ald）（放免法）	普通饮食（上午6时）　卧位（238±104）pmol/L
	立位（418±245）pmol/L
	低钠饮食　卧位（646.6±333.4）pmol/L
	立位（945.6±491）pmol/L
尿醛固酮	普通饮食　（21.36±7.2）nmol/24h
尿儿茶酚胺（CA）	微柱法　71.0~229.5nmol/24h
尿香草扁桃酸（VMA）	比色法　5~45μmol/24h
血游离儿茶酚胺	
多巴胺	<888pmol/L
去甲肾上腺素	615~3240pmol/L

肾上腺素	<480pmol/L
血浆睾酮（T）	放免法　男性青春后期　100~200ng/L
	成人　300~1000ng/L
	女性青春后期　100~200ng/L
	成人　200~800ng/L
	绝经期　80~350ng/L
血浆雌二醇（E_2）	男性　50~200pmol/L
	女性　卵泡期　94~433pmol/L
	黄体期　499~1580pmol/L
	排卵期　704~2200pmol/L
	绝经期　40~100pmol/L
血浆孕酮	非孕妇女　卵泡期（早）　$0.7 \pm 0.1 \mu g/L$
	卵泡期（晚）　$0.4 \pm 0.1 \mu g/L$
	排卵期　$1.6 \pm 0.2 \mu g/L$
	黄体期（早）　$11.6 \pm 1.5 \mu g/L$
	黄体期（晚）　$5.7 \pm 1.1 \mu g/L$
血促甲状腺激素（TSH）	放免法　2~10mU/L
血促肾上腺皮质激素（ACTH）	放免法　上午8时　25~100mg/L
	下午6时　10~80ng/L
血生长激素（GH）	放免法　男性成人　<2.0μg/L
	女性成人　<10.0μg/L
	儿童　<20μg/L
血抗利尿激素（ADH）	1.4~5.6pmol/L
尿抗利尿激素	放免法　11~30μU/24h（平均28.9μU/24h）

六、肺功能检查

潮气量（TC）	500ml（成人）
深吸气量（IC）	男性　2600ml
	女性　1900ml
补呼气容积（ERV）	男性　910ml
	女性　560ml
肺活量（VC）	男性　3470ml
	女性　2440ml
功能残气量（FRC）	男性　（2270±809）ml
	女性　（1858±552）ml
残气容积（RV）	男性　（1380±631）ml
	女性　（1301±486）ml
静息通气量（VE）	男性　（6663±200）ml/min
	女性　（4217±160）ml/min
最大通气量（MVV）	男性　（104±2.71）L/min
	女性　（82.5±2.17）L/min

肺泡通气量（VA）	4L/min
肺血流量	5L/min
通气/血流（V/Q）比值	0.8
无效腔气/潮气容积（VD/VT）	0.3~0.4
弥散功能（CO吸入法）	198.5~276.9ml（kPa·min）
气道阻力	1~3cmH$_2$O/（L·S）
动脉血氧分压（PaO$_2$）	12.6~13.3kPa（95~100mmHg）
动脉血二氧化碳分压（PaCO$_2$）	4.7~6.0kPa（35~45mmHg）
混合静脉血氧分压（P$\bar{\text{v}}$O$_2$）	4.7~6.0kPa（35~45mmHg）
动脉血与混合静脉血氧分压差（PaCO$_2$）	8.0kPa（60mmHg）
肺泡–动脉血氧分压差［P（A–a）O$_2$］	（成人）<2.0kPa（15mmHg）
动脉血氧饱和度（SaO$_2$）	0.95~0.98（95%~98%）
静脉血氧饱和度	0.64~0.88（64%~88%）
动脉血氧含量（CaO$_2$）	8.55~9.45mmol/L（19~21ml/dl）
静脉血含氧量	4.5~7.2mmol/L（10~16ml/dl）
血液酸碱度（pH值）	7.35~7.45（平均7.40）
血液氢离子浓度	35~45mmol/L（平均24mmol/L）
碳酸氢盐（标准或实际）	22~27mmol/L（平均24mmol/L）
动脉血浆二氧化碳含量（T–CO$_2$）	25.2mmol/L（25.2vol/%）
二氧化碳结合力（CO$_2$–CP）	22~31mmol/L（50~70vol/%）
全血缓冲碱（BB）	45~55mmol/L（平均50mmol/L）
碱剩余（BE）	成人（0±2.3）mmol/L
	儿童 –4~+2mmol/L

主要参考书目

［1］万学红，卢雪峰.诊断学［M］.第9版.北京：人民卫生出版社，2018

［2］李广元，周艳丽.诊断学基础［M］.第4版.北京：人民卫生出版社，2018

［3］徐宛玲，陈云华.诊断学［M］.北京：中国医药科技出版社，2018

［4］于广会，肖成明.医学影像诊断学［M］.北京：中国医药科技出版社，2020

［5］孙永显，陶磊.外科学［M］.上海：上海交通大学出版社，2019